第2版

医用影像设备（CT/MR/DSA）成像原理与临床应用

名誉主编 燕树林　秦维昌　王鸣鹏　石明国

主　　编 付海鸿　余建明　李真林

副 主 编 高剑波　倪红艳　郑君惠　孙文阁　罗来树

人民卫生出版社

·北 京·

图书在版编目（CIP）数据

医用影像设备（CT/MR/DSA）成像原理与临床应用 /
付海鸿，余建明，李真林主编. —2版. —北京：人民
卫生出版社，2022.7（2023.7重印）
全国医用设备使用人员业务能力考评教材
ISBN 978-7-117-33324-5

Ⅰ. ①医… Ⅱ. ①付… ②余… ③李… Ⅲ. ①影像诊
断－医疗器械－基本知识－资格考试－教材②影像诊断－
医疗器械－临床应用－资格考试－教材 Ⅳ. ①R445

中国版本图书馆 CIP 数据核字（2022）第 111872 号

| 人卫智网 | www.ipmph.com | 医学教育、学术、考试、健康，购书智慧智能综合服务平台 |
| 人卫官网 | www.pmph.com | 人卫官方资讯发布平台 |

医用影像设备（CT/MR/DSA）成像原理与临床应用
Yiyong Yingxiang Shebei（CT/MR/DSA）Chengxiang
Yuanli yu Linchuang Yingyong
第 2 版

主　　编：付海鸿　余建明　李真林
出版发行：人民卫生出版社（中继线 010-59780011）
地　　址：北京市朝阳区潘家园南里 19 号
邮　　编：100021
E - mail：pmph @ pmph.com
购书热线：010-59787592　010-59787584　010-65264830
印　　刷：北京盛通商印快线网络科技有限公司
经　　销：新华书店
开　　本：787 × 1092　1/16　印张：38
字　　数：925 千字
版　　次：2013 年 10 月第 1 版　2022 年 7 月第 2 版
印　　次：2023 年 7 月第 4 次印刷
标准书号：ISBN 978-7-117-33324-5
定　　价：99.00 元
打击盗版举报电话：010-59787491　E-mail：WQ @ pmph.com
质量问题联系电话：010-59787234　E-mail：zhiliang @ pmph.com
数字融合服务电话：4001118166　E-mail：zengzhi @ pmph.com

编者名单

名誉主编　燕树林　秦维昌　王鸣鹏　石明国

主　　编　付海鸿　余建明　李真林

副 主 编　高剑波　倪红艳　郑君惠　孙文阁　罗来树

编　　委（按姓氏笔画排序）

于　群　华中科技大学同济医学院附属
　　　　协和医院

马　南　郑州大学第一附属医院

马新武　山东第一医科大学附属省立医院

王　泹　中国医学科学院北京协和医院

王　虹　空军军医大学第一附属医院

王世威　浙江中医药大学附属第一医院

王红光　河北医科大学第四医院

王鸣鹏　复旦大学附属华东医院

王敏杰　海军军医大学第一附属医院

王鹏程　山东第一医科大学

牛延涛　首都医科大学附属北京同仁医院

石明国　空军军医大学第一附属医院

付海鸿　中国医学科学院北京协和医院

白　桦　中国医学科学院阜外心血管病
　　　　医院

冯　飞　北京大学深圳医院

冯　骥　甘肃省人民医院

吕发金　重庆医科大学附属第一医院

朱　力　宁夏医科大学总医院

刘　杰　郑州大学第一附属医院

刘　铁　天津市第一中心医院

刘广月　南京大学医学院附属鼓楼医院

刘传亚　山东第一医科大学附属省立医院

刘伯山　北京大学第一医院

刘泽群　中国医科大学附属第一医院

刘建新　应急管理部应急总医院

刘瑞宏　中日友好医院

祁森荣　首都医科大学附属北京口腔医院

许美珍　南昌大学第二附属医院

孙文阁　中国医科大学附属第一医院

孙家瑜　四川大学华西医院

孙照勇　中国医学科学院北京协和医院

李　茗　南京大学医学院附属鼓楼医院

李　萌　山东医学高等专科学校

李文美　广西医科大学第一附属医院

李振涛　北京大学人民医院

李真林　四川大学华西医院

李焕焕　中国医科大学附属第一医院

杨晓鹏　郑州大学第一附属医院

杨燕敏　上海交通大学附属瑞金医院

吴　艳　郑州大学第一附属医院

出版说明

　　为了规范和加强医疗卫生机构医学装备的科学、安全管理，提高医用设备使用人员的业务素质，保障医疗卫生事业健康发展，原卫生部印发了《医疗器械临床使用安全管理规范（试行）》的通知（卫医管发〔2010〕4 号）和《医疗卫生机构医学装备管理办法》的通知（卫规财发〔2011〕24 号），按照文件精神，医疗卫生机构应当对医用装备使用人员（包括大型医用设备相关医生、操作人员、工程技术人员）进行应用培训和考核，业务能力考评合格方可上岗操作。目前考试科目为 18 个专业，均采用闭卷纸笔作答的方式进行考试。

　　为了帮助广大考生做好考前复习工作，特组织国内有关专家、教授编写了《全国医用设备使用人员业务能力考评教材》。本系列图书根据最新考试大纲中的具体要求，参考国内外权威著作，将考试大纲中的各知识点与学科的系统性结合起来，以便于考生理解、记忆、熟悉和掌握知识点。

　　欢迎广大考生和专业人士来信交流学习：2560318096@qq.com。

编审委员会

前　言

为更好地贯彻落实《大型医用设备配置与使用管理办法》（卫规财发〔2004〕474号）精神，原卫生部人才交流服务中心和中华医学会自2004年开始分别组织全国医用设备使用人员进行培训和基础与专业技术知识统一考试。

2011年3月24日，原卫生部印发《医疗卫生机构医学装备管理办法》的通知，其中第三十九条规定："医疗卫生机构应当对医学装备使用人员进行应用培训和考核，合格后方可上岗操作。大型医用设备相关医师、操作人员、工程技术人员须接受岗位培训，业务能力考评合格方可上岗操作"。

根据2017年5月4日《国务院关于修改〈医疗器械监督管理条例〉的决定》（国务院令第680号），为规范和加强大型医用设备配置使用管理，国家卫生健康委员会、国家药品监督管理局于2018年5月22日制定发布《大型医用设备配置与使用管理办法（试行）》（国卫规划发〔2018〕12号），其中第三十五条规定："大型医用设备使用人员应当具备相应的资质、能力，按照产品说明书、技术操作规范等使用大型医用设备。"

2020年12月21日国务院第119次常务会议修订通过《医疗器械监督管理条例》，其中第四十八条规定："医疗器械使用单位配置大型医用设备，应当符合国务院卫生主管部门制定的大型医用设备配置规划，与其功能定位、临床服务需求相适应，具有相应的技术条件、配套设施和具备相应资质、能力的专业技术人员，并经省级以上人民政府卫生主管部门批准，取得大型医用设备配置许可证。"

为此，中华医学会影像技术分会分别于1998年、2005年、2009年、2013年先后组织编写出版了《全国医用设备使用人员业务能力考评教材》系列丛书，为提高我国影像设备使用人员的业务素质、保障医疗卫生事业健康发展起到了积极的推动作用。鉴于医学影像设备发展日新月异，新技术不断涌现，2017年6月中华医学会影像技术分会组织有关专家对《全国医用设备使用人员业务能力考评大纲》进行了修订，2019年5月国家卫生健康委人才交流服务中心委托中华医学会影像技术分会，再次组织业界专家编写《全国医用设备使用人员业务能力考评教材——医用影像设备（CT/MR/DSA）成像原理与临床应用》，由人民卫生出版社出版。

本书图文并茂，涵盖了目前影像技术和设备的最新发展与最新技术，是一本针对性、指导性和实用性都很强的专业书籍,是全国 CT、MRI 和 DSA 技师业务能力考评、考试的必备用书。全书内容包括 X 射线成像技术、CT 成像技术、MRI 成像技术和 DSA 成像技术,并附有考试大纲。

虽然各位编者付出了艰辛的努力,但由于编写时间紧,难免出现疏漏、错误及不妥之处,期待您将使用中发现的问题、建议以及修改意见等反馈给我们,以便日后修订。

付海鸿

中华医学会影像技术分会第八届委员会主任委员

2022 年 2 月

总 目 录

第一篇

X射线成像技术

名誉主编 燕树林 秦维昌

主　　编 李真林 郑君惠

副 主 编 牛延涛 刘建新 陈　勇 冯　飞

编　　委（按姓氏笔画排序）

王鹏程　山东第一医科大学

牛延涛　首都医科大学附属北京同仁医院

冯　飞　北京大学深圳医院

冯　骥　甘肃省人民医院

刘广月　南京大学医学院附属鼓楼医院

刘传亚　山东第一医科大学附属省立医院

刘建新　应急管理部应急总医院

祁森荣　首都医科大学附属北京口腔医院

李　萌　山东医学高等专科学校

李振涛　北京大学人民医院

李真林　四川大学华西医院

吴　艳　郑州大学第一附属医院

吴爱琴　温州医科大学附属第二医院

张永县　首都医科大学附属北京同仁医院

张永高　郑州大学第一附属医院

张宗锐　首都医科大学附属北京同仁医院

陈　勇　兰州大学第一医院

郑君惠　广东省人民医院

秦维昌　山东第一医科大学附属省立医院

傅　强　中国医科大学附属第一医院

燕树林　首都医科大学附属北京同仁医院

目　录

第一章

X射线物理学基础

第一节 X射线的发现与产生

一、X射线的发现

1895年11月8日，当德国物理学家威廉·康拉德·伦琴（Wilhelm·Conrad·Röntgen）（图1-1-1）用一个高真空玻璃管和一台能产生高压的小型机器做实验时，发现了X射线。为此，伦琴于1901年被授予诺贝尔物理学奖（图1-1-2）。

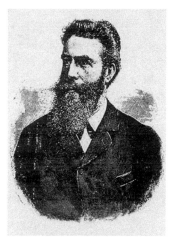

图1-1-1 德国物理学家威廉·康拉德·伦琴

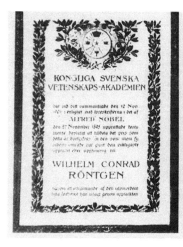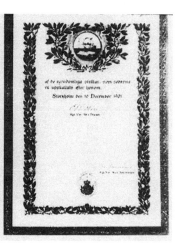

图1-1-2 伦琴被授予的诺贝尔物理学奖证书

当他被问及观察到荧光的感想时，伦琴回答说："我什么也没想，只是去调查研究。"为了区别于其他射线，伦琴提议将自己发现的射线命名为X射线，即未知的射线。

第一张X射线照片是伦琴说服自己的夫人作为志愿者，于1895年12月22日拍摄的手的照片。

伦琴于1923年2月10日逝世。

二、X射线的产生

X射线的产生是能量转换的结果。当X射线管两极间加有高电压时，阴极灯丝发散出的电子就获得了能量，以高速运动冲向阳极。由于阳极的阻止，使电子骤然减速，99%以上的动能产生热量,不到1%的动能转换为X射线。

X射线产生必须具备以下三个条件:

电子源:X射线管灯丝通过电流加热后发散出电子,这些电子在灯丝周围形成空间电荷,即电子云(图1-1-3A)。

高速电子的产生:灯丝发散出来的电子能以高速冲击阳极,其间必须具备两个条件,一是在X射线管的阴极和阳极之间施以高电压,两极间的电位差使电子向阳极加速;二是为防止电子与空气分子撞击而衰减,X射线管必须是高真空(图1-1-3B)。

电子的骤然减速:高速电子的骤然减速是阳极阻止的结果。电子撞击阳极的范围称靶面,靶面一般用高原子序数、高熔点的钨制成。阳极作用有两个,一是阻止高速电子产生X射线;二是形成高压电路的回路(图1-1-3C)。

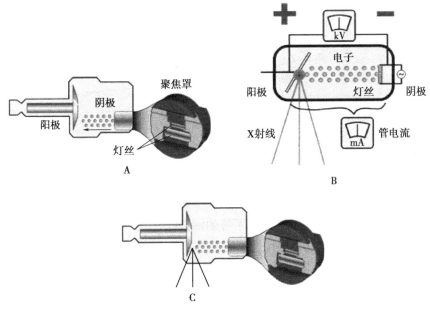

图1-1-3 X射线产生的示意图

A. 电子源;B. 高速电子的产生;C. 电子的骤然减速。

第二节 X射线产生的原理

一、原理

X射线的产生是高速电子和阳极靶物质的原子相互作用中能量转换的结果。X射线的产生是利用了靶物质的三个特性:即核电场、轨道电子结合能和原子存在于最低能级的需要。

当X射线管的电子束和钨靶相互作用时,每一个电子的能量等于它的电荷乘以X射线管电压,即 $E = eV$。E = 电子能量 /e = 电子电荷 /v = X射线管电压(kVp)。因为,电子的电荷不变($e = 1.60 \times 10^{-19}$C),那么增加管电压,将会增加电子的能量(E)。X射线管电压用 kVp 来表示,它是指给电子加速的最大管电压,而用 keV 表示电子的能量。实际上,当管电压为 100kVp 时,电子束中只有很少数的电子能得到 100keV 的能量,而大多数的电子能量都要比 100keV 小。这是因为,X 射线管电压不是恒定的,而是脉动的。例如:在一个单相全波整流的电路中,电压从 0 到峰值的变化为 100 次 /s,这就造成冲击钨靶的电子能量有所不同。

二、连续辐射

在 X 射线诊断使用 X 射线能量范围内,X 射线有两种不同的辐射方式,即连续辐射和特征辐射。

连续辐射又称韧致辐射,是高速电子与靶物质原子核作用的结果。当高速电子接近原子核时,受核电场(正电荷)的吸引,偏离原有方向,失去能量而减速。此时电子所丢失的能量直接以光子的形式辐射出来,这种辐射称为连续辐射(图 1-1-4)。

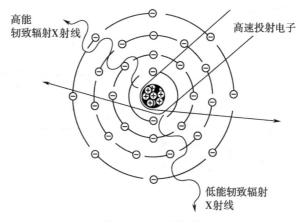

图 1-1-4　连续辐射

连续辐射产生的 X 射线是一束波长不等的混合线,其 X 射线光子的能量取决于:电子接近核的情况、电子的能量和核电荷。

如果一个电子与原子核相撞,其全部动能丢失转换为 X 射线光子,其最短波长(λ_{min})为

$$\lambda_{min} = hc/kVp = 1.24/kVp(nm)$$

其中,h 为普朗克常数,c 为光速。例如,管电压是 100kVp,电子能获得的最大能量是 100keV,其产生的最短波长是 $\lambda_{min} = 1.24/100 = 0.012\ 4nm$。但是,其余大部分 X 射线波长都比最短波长长得多。连续 X 射线的最强波长是最短波长的 1.3～1.5 倍。连续 X 射线的波谱将随管电压升高而变化。

管电压升高时,最短波长向短波一侧移动;

管电压升高时,强度曲线向短波一侧移动;

管电压升高时,最强波长向短波一侧移动;

管电压升高时,产生的 X 射线总能量将以管电压的几次方比例增大,n 为 2～5 的变量值范围;

阳极靶物质的原子序数大时,X 射线总能量增大;

X 射线总能量将随管电流的增大而提高。

可见连续 X 射线波长仅与管电压有关,管电压越高,产生的 X 射线波长越短。

三、特征辐射

特征辐射又称标识辐射,是高速电子击脱靶物质原子的内层轨道电子,而产生的一种辐射

方式。一个常态的原子经常处于最低能级状态,它永远保持其内层轨道电子是满员的。当靶物质原子的K层电子被高速电子击脱时,K层电子的空缺将由外层电子跃迁补充,外层电子能级高,内层电子能级低。高能级向低能级跃迁,多余的能量作为X射线光子释放出来,产生K系特征辐射。若是L层发生电子空缺,外层电子跃迁时释放的X射线,称为L系特征放射(图1-1-5)。

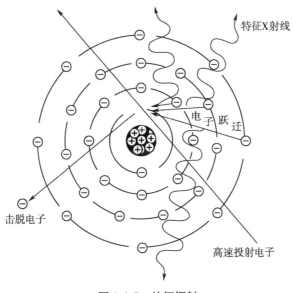

图 1-1-5　特征辐射

特征辐射的X射线光子能量与冲击靶物质的高速电子能量无关,只服从于靶物质的原子特性。同种靶物质的K系特征辐射波长为一定数值。管电压在70kVp以上,钨靶才能产生特征X射线。

由于特征X射线是在原子内层轨道电子跃迁中产生的。因此,无论产生电子空缺的原因如何,也无论造成这种空缺的冲击电子的能量大小,只要能造成空缺,则产生的特征X射线都是一样的。例如,X射线管靶物质钨的K层电子结合能为69.5keV,具有70keV以上能量的冲击电子都可以击脱K层电子,而产生特征X射线。但是,高速电子必须具有能击脱K层电子的最低能量,也即具有一个最低的激发电压,也称限界电压。

在以钨靶X射线管产生的X射线诊断能量范围内,特征线产生的概率与管电压的关系大致为:70kVp以下,不产生K特征X射线;

70~80kVp,K特征X射线很少,忽略;

80~150kVp,K系特征X射线占10%~28%;

150kVp以上,特征X射线减少。

从X射线管发射出来的X射线是一束由连续X射线和特征X射线组成的混合射线,特征X射线是叠加在连续X射线能谱上的(图1-1-6)。

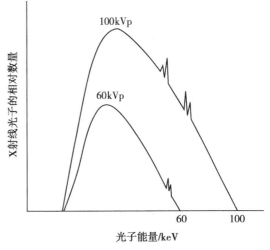

图 1-1-6　从X射线管发射出来的混合射线

第三节   X射线的本质与特性

一、X射线的本质

X射线是一种电磁波。它与无线电波、可见光、γ射线一样都具有一定的波长和频率。由于X射线光子能量大,可使物质产生电离,故又属于电磁波中的电离辐射。X射线与其他电磁波一样,具有波动和微粒的二重性,这是X射线的本质。

（一）X射线的微粒性

把X射线看作是由一个个微粒——光子组成的,光子具有一定的能量和一定的动质量,但无静止质量。X射线与物质作用时表现出微粒性,每个光子具有一定能量,能产生光电效应,能激发荧光物质发出荧光等现象。

（二）X射线的波动性

X射线具有波动特有的现象——波的干涉和衍射等,它以波动方式传播,是一种横波。X射线在传播时表现了它的波动性,具有频率和波长,并有干涉、衍射、反射和折射现象。

二、X射线的特性

X射线的特性指的是X射线本身的性能,它具有以下特性:

（一）物理效应

1. 穿透作用   X射线具有一定的穿透能力。波长越短,穿透作用越强。穿透力与被穿透物质的原子序数、密度和厚度成反比关系。

2. 荧光作用   荧光物质,如钨酸钙、氰化铂钡等,在X射线照射下被激发,释放出可见的荧光。

3. 电离作用   物质在足够能量的X射线光子照射下,能击脱物质原子轨道的电子,产生电离。电离作用是X射线剂量、X射线治疗、X射线损伤的基础。

4. 干涉、衍射、反射与折射作用   X射线与可见光一样具有这些重要的光学特性。它可在X射线显微镜、波长测定和物质结构分析中得到应用。

（二）化学效应

1. 感光作用   X射线具有光化学作用,可使摄影胶片感光。

2. 着色作用   某些物质经X射线长期照射后,使其结晶脱水变色。如铅玻璃经X射线长期照射后着色。

（三）生物效应

X射线是电离辐射,它对生物细胞,特别是增殖性强的细胞有抑制、损伤甚至使其坏死的作用,它是放射治疗的基础。

三、X射线的产生效率

产生X射线所消耗的总能量与阴极电子能量之比,称作X射线发生效率。

$$\eta = X射线消耗的总能量 / 阴极电子能量 = k \cdot V^2 ZI/VI = kVZ(\%)$$

式中,V:管电压;Z:靶物质原子序数;I:管电流;k:系数。在X射线诊断领域内,

$k = 1.1 \times 10^{-9} V^{-1}$。

例如，管电压为 100kVp，靶物质为钨（W，原子序数是 74）时，X 射线产生的效率 $\eta = 1.1 \times 10^{-9} \times 74 \times 100 \times 10^{3} \fallingdotseq 0.81\%$，即只有 0.81% 作为 X 射线能量被利用，其余则为产生的热量。

第四节 X 射线强度

一、X 射线强度的定义

X 射线强度是垂直于 X 射线束的单位面积上，在单位时间内通过的光子数和能量的总和，即线束中的光子数乘以每个光子的能量。在实际应用中，常以量与质的乘积表示 X 射线强度。量是线束中的光子数，质则是光子的能量（也称穿透力）。连续 X 射线波谱中每条曲线下的面积表示连续 X 射线的总强度。

二、影响 X 射线强度的因素

X 射线强度（或 X 射线产生）受管电压、管电流、靶物质及高压波形的影响。

（一）靶物质

在一定的管电压和管电流下，放射量的多少决定于靶物质。靶物质的原子序数越高，产生 X 射线的效率就越高。X 射线管选用钨或钨合金作为靶物质，即阳极焦点面，是因为它有较高的原子序数（$Z = 74$）和相当高的熔点（3 370℃）。

另外，还要注意区分，靶物质的原子序数与两种不同辐射的关系。对于连续 X 射线来说，原子序数决定 X 射线量的产生；而对特征 X 射线来说，原子序数决定产生特征 X 射线波长的性质。例如，钨 K 特征辐射的变化从 57keV 到 69keV，而锡（$Z = 50$）的 K 特征辐射是 25～29keV，这就说明钨和锡的 K 特征 X 射线的波长性质不同。

（二）管电压

X 射线光子的能量，取决于冲击电子的能量大小，而电子的能量又由管电压来确定。所以，管电压决定产生 X 射线最大能量的性质。例如，只有在管电压为峰值（kVp）时，才会有 100keV 或接近 100keV 的最大能量（最短波长）的 X 射线光子产生。

另外，增加管电压也将增加产生 X 射线的量。X 射线强度的增加与管电压的平方成正比。

（三）管电流

管电流的大小并不决定 X 射线的质。但是在管电压一定的情况下，X 射线强度决定于管电流。因为管电流愈大，冲击阳极靶面的电子数愈多，产生的 X 射线光子数就多。

（四）高压波形

X 射线发生器产生的高压都是脉动式的。由于不同的整流方式，单相全波、三相六脉冲、三相十二脉冲、变频发生器等，所产生的高压波形的脉动率有很大区别。而 X 射线光子能量取决于 X 射线的最短波长，也即决定于管电压的峰值。当整流后的脉动电压越接近峰值，其 X 射线强度越大。

三、X 射线质的表示方法

X 射线质有以下几种表示方法。

（一）半值层

半值层（HVL）表示 X 射线强度衰减到初始值一半时，所需的标准吸收物质的厚度。它反映了 X 射线束的穿透力，表征 X 射线质的软硬程度。

（二）电子的加速电压

即管电压。

（三）有效能量

在连续 X 射线情况下使用这一概念。

（四）软射线与硬射线

低能量 X 射线称为软射线，高能量 X 射线称为硬射线。

（五）X 射线波谱分布

表示 X 射线的波长分布或能量分布。此分布将根据 X 射线管固有滤过、附加滤过、管电压、管电流、整流方式等因素的变化而变化。

四、X 射线的不均等性

诊断用 X 射线为连续 X 射线与特征 X 射线的混合，主要为连续 X 射线。连续 X 射线的波长由最短波长（λ_{min}）到长波长领域有一个很广的范围。这种 X 射线称为不均等 X 射线。不均等 X 射线由于滤过板的使用，长波领域的 X 射线被吸收，成为近似均等 X 射线。这种均等的程度以不均等度 h 或 ω 表示。

$$h = H_2/H_1 （H_1：第 1 半值层，H_2：第 2 半值层）$$

$$或 \omega = \lambda_{eff}/\lambda_0 （\lambda_0：最短波长，\lambda_{eff}：有效波长）$$

均等 X 射线场合下，$h=1$，$\omega=1$，不均等 X 射线 $h>1$，$\omega>1$。

（一）有效波长

单一能量波长的半值层等于连续 X 射线的半值层时，此波长称作有效波长（λ_{eff}）。

（二）有效电压

产生有效波长的最短波长的管电压，称作有效电压（V_{eff}）。

$$\lambda_{eff} = 1.24/V_{eff} \quad （单位：nm）$$

（三）有效能量

将有效电压用能量单位（keV）表示时，此能量为有效能量（或等效能量）。

第五节 X 射线与物质的相互作用

X 射线与物质的相互作用形式有：相干散射、光电效应、康普顿效应、电子对效应、光核反应等。诊断用 X 射线能量范围，主要涉及光电效应和康普顿效应。

一、相干散射

X 射线与物质相互作用能发生干涉的散射过程，称为相干散射。在此过程中，一个束缚电子吸收入射光子能量跃迁到高能级，随即放出一个能量等于入射光子能量的散射光子。由于电子未脱离原子，故光子能量损失可忽略不计，相干散射不产生电离过程。在 X 射线诊断能量范围内，相干散射产生的概率只占 5%。

二、光电效应

（一）光电效应的定义

X射线与物质相互作用时，X射线光子能量（$h\nu$）全部给予了物质原子的壳层电子，获得能量的电子摆脱原子核的束缚成为自由电子（即光电子）。而X射线光子本身则被物质的原子吸收，这一过程称为光电效应（图1-1-7）。

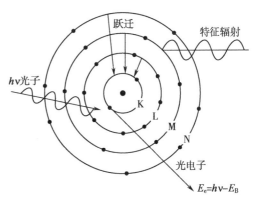

图 1-1-7　光电效应产生的示意图

（二）光电效应的产物

光电效应，在摄影用X射线能量范围内是和物质相互作用的主要形式之一。它是以光子击脱原子的内层轨道电子而发生。有如特征辐射的发生过程，但又不完全一样，其主要差别是击脱电子的方式不同。光电效应可产生三种物质：特征辐射、光电子（也称负离子）和正离子（即缺少电子的原子）。

在产生光电效应的过程中，当一个光子在击脱电子时，其大部分能量是用于克服电子的结合能，多余能量作为被击脱电子（光电子）的动能。由于带电粒子穿透力很小，当这个电子进入空间后，很快就被吸收掉。失掉电子的原子轨道上的电子空位，很快就有电子来补充。这个电子经常是来自同原子的L层或M层轨道上的电子，有时也可来自其他原子的自由电子。在电子落入K层时放出能量，产生特征辐射。但因其能量很低，在很近的距离内则又被吸收掉。例如，钙是人体内较高原子序数的元素，它的最大能量的特征光子也只有4keV。这样小的光子能量，从它的发生点几个毫米内即可被吸收。但必须注意，常用造影剂碘和钡，所产生的特征辐射，会有足够的能量离开人体，而使胶片产生灰雾。

（三）光电效应产生的条件

1. 光子能量与电子结合能，必须"接近相等"才容易产生光电效应。光子的能量要稍大于或等于电子的结合能。例如，碘的K层电子结合能为33.2keV，若光子能量为33.0keV，就不能击脱该层电子。另一方面，一个有34keV能量的光子，又比一个具有100keV能量的光子更容易和碘K层电子发生作用。这就是说，光子能量的增加，反而会使光电作用的概率下降。实际上，光电效应大约和能量的3次方成反比。

在实际摄影中，通过调整管电压的数值就可以达到调制影像的目的。

2. 轨道电子结合得越紧密越容易产生光电效应。高原子序数元素比低原子序数元素的轨道电子结合得紧密。在低原子序数元素中，光电效应都产生在K层，因为这一类元素只有K层电子结合的比较紧。对高原子序数的元素，光子能量不足以击脱它的K层电子，光电效应常发生在L层和M层，因为这两层轨道电子结合得都比较紧密，容易产生光电效应。所以，光电效应的概率随原子序数的增高而很快增加。其发生率和原子序数的4次方成正比。这说明摄影中的三个实际问题：不同密度的物质的影像，是能产生明显对比影像的原因；密度的变化可明显影响到摄影条件；要根据不同密度的物质，选择适当的射线能量。

（四）光电效应在X射线摄影中的实际意义

1. 光电效应不产生有效的散射，对胶片不产生灰雾。

2．光电效应可增加射线对比度。X射线影像的对比，产生于不同组织的吸收差异，这种吸收差别愈大，则对比度愈高。因为光电效应的概率和原子序数的3次方成正比。所以，光电效应可扩大不同元素所构成的组织的影像对比。例如，肌肉和脂肪间的对比度很小，如果选用低千伏摄影，就可以利用肌肉和脂肪在光电效应中所产生的较大的吸收差别来获得影像。

3．在光电效应中，因光子的能量全部被吸收，这就使患者接受的照射量比其他作用都多。为了减少对患者的照射，在适当的情况下，要采用高能量的射线。

三、康普顿效应

康普顿效应也称散射效应或康普顿散射。它是X射线诊断能量范围内，X射线与物质相互作用的另一种主要形式。当一个光子在击脱原子外层轨道上的电子时，入射光子就被偏转以新的方向散射出去，成为散射光子。而被击脱的电子从原子中以与入射光子方向呈θ角方向射出，成为反冲电子。其间X射线光子的能量一部分作为反冲电子的动能，而绝大部分是作为光子散射（图1-1-8）。

一个光子被偏转以后，能保留多大能量，是由它的原始能量和偏转的角度来决定。偏转的角度愈大，能量的损失就愈多。

散射光子的方向是任意的，光子的能量愈大，它的偏转角度就愈小。但是，低能量的光子，在散射效应中，向后散射的多。在

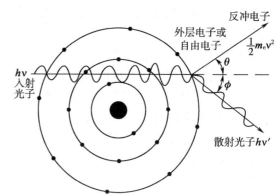

图1-1-8 康普顿效应产生的示意图

摄影用（40～150kVp）能量范围内，散射光子仍保留大部分能量，而只有很少的能量传递给电子（表1-1-1）。

表1-1-1 散射光子的能量与散射角度的关系

原始能量/keV	光子的偏转角度与散射能量/keV			
	30°	60°	90°	180°
25	24.9	24.4	24	23
50	49.6	47.8	46	42
75	74.3	70.0	66	58
100	98.5	91.0	84	72
150	146.0	131.0	116	95

在摄影中所遇到的散射线，几乎都是来自这种散射。由于散射效应是光子和物质相互作用中的主要形式之一，所以在实际工作中无法避免散射线的产生，而只能想办法消除或减少它的影响。

四、电子对效应与光核反应

电子对效应与光核反应，在诊断X射线能量范围内不会产生。因为电子对效应产生所

需要的光子能量是1.02MeV，而光核反应所需光子能量要求在7MeV以上。所以，这两种作用形式对X射线摄影无实际意义。

五、相互作用效应产生的概率

在诊断X射线能量范围内，只有光电效应和康普顿效应是重要的，相干散射所占比例很小。图1-1-9指出了在20~100keV的X射线在水、骨和碘化钠3种物质中发生各种作用的百分数。

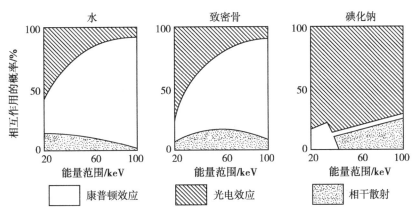

图1-1-9　X射线诊断能量范围内的X射线与物质相互作用的概率

对低能量射线和高原子序数的物质，光电效应是主要的，它不产生有效的散射，对胶片不产生灰雾，因而可产生高对比度的X射线影像，但会增加被检者的X射线接收剂量。

散射效应是X射线和人体组织之间最常发生的一种作用，几乎所有散射线都是由此产生的。它可使影像质量下降，严重时可使我们看不到影像的存在。但它与光电效应相比可减少患者的照射量。

它们之间的相互比率将随能量、物质原子序数等因素的改变而变化。就人体而言脂肪和肌肉的原子序数要低于骨骼。脂肪和肌肉除在很低的光子能量外，散射作用是主要的。骨骼的作用形式，在低能量时主要是光电效应，而在高能量时则以散射作用为主。常用对比剂碘和钡属于高原子序数的物质，以光电效应为主。

总之，X射线和物质的各种相互作用都有它的重要性，就X射线摄影而言，各种作用的结果，都造成了X射线强度的衰减，这是X射线影像形成的基本因素。

第六节　X射线的吸收与衰减

一、距离与物质所致的衰减

X射线强度在其传播过程中，将以距离平方反比的规律衰减。此即X射线强度衰减的反平方法则，它在X射线管焦点是理想的点源、真空传播的条件下成立。严格地讲，X射线在空气中传播会出现衰减。但是，很微弱，在X射线摄影中可以忽略不计。

X射线除距离衰减外，还有物质导致的衰减。在诊断X射线能量范围内，X射线与物质相互作用的主要形式是光电效应和康普顿效应。因此，X射线强度由于吸收和散射而衰减。在光电效应下，X射线光子被吸收；在康普顿效应下，X射线光子被散射。X射线与物质相互作用中的衰减，反映出来的是物质吸收X射线能量的差异，这也正是X射线影像形成的基础。

二、连续X射线在物质中的衰减特点

连续X射线波长范围广，是一束包含各种能量光子的混合射线。连续X射线最短波长决定于管电压，即$\lambda_{min} = 1.24/V$（单位：nm）。最强波长等于$1.2\sim1.5\lambda_{min}$。而它的平均能量的波长，则是$2.5\lambda_{min}$。一般而言，平均光子能量是最高能量的$1/3\sim1/2$。如100keV的射线，平均能量约是40keV。当然，由于滤过不同有所改变。

X射线通过物质之后，在质与量上都会有所改变。这是由于低能量光子比高能量光子更多地被吸收，使透过被照体后的射线平均能量提高。如此继续下去，通过物质之后的平均能量，将接近于它的最高能量。X射线在通过被照体时，绝大部分能量被吸收，较少的能量透过。如何把这种衰减的信号利用起来，将取决于有效地使用影像的转换介质。

X射线在物质中的衰减规律是进行屏蔽防护设计的依据。

三、X射线的滤过

诊断用X射线是一束连续能谱的混合射线。当X射线透过人体时，绝大部分的低能射线被组织吸收，增加了皮肤照射量。为此，可以预先采用X射线滤过把X射线束中的低能成分吸收掉。X射线滤过包括固有滤过和附加滤过。

（一）固有滤过

固有滤过指X射线机本身的滤过，包括X射线管的管壁、绝缘油层、窗口的滤过板。固有滤过一般用铝当量表示。即一定厚度的铝板和其他滤过物质对X射线具有同等量的衰减时，此铝板厚度称为滤过物质的铝当量。

（二）附加滤过

广义上讲，从X射线管窗口至检查床之间，所通过材料的滤过总和为附加滤过。在X射线摄影中，附加滤过指X射线管窗口到被检体之间，所附加的滤过板。一般对低能量射线采用铝滤过板；高能射线采用铜与铝的复合滤过板。使用时铜面朝向X射线管。

四、X射线在物质中的指数衰减规律

当X射线强度为I，通过厚度为ΔX的吸收物质时，其衰减ΔI遵循下列公式：

$$\Delta I = -\mu I \Delta X$$

将上式加以积分后，可得公式：

$$I = I_0 e^{-\mu X}$$

式中，I_0：X射线到达物体表面的强度，I：X射线穿过厚度为X的物质时的强度，X：吸收物质厚度（m），μ：线性衰减系数。此公式即为X射线衰减的指数函数法则。此法则成立的条件有2个，一是X射线为单一能量射线；二是X射线为窄束X射线。所谓窄束X射线是指不包括散射线的射线束，通过物质后的X射线光子，仅由未经相互作用或是经碰撞的原发射线光子所组成的X射线。单能窄束X射线与物质相互作用时，其衰减可由以下两种坐标形式描述：在半对数的坐标中，X射线强度的改变与吸收层厚度的关系变为直线，其直线的斜率就是线性衰减系数的μ值。

在普通坐标中，X射线强度随吸收体厚度的增加而衰减的规律呈指数曲线。

单能窄束X射线在通过物体时，只有X射线光子数量的减少，而无能量的变化，其指数衰减规律是X射线强度在物质层中都以相同的比率衰减。

然而，在X射线诊断能量范围内的X射线发生，不是单能窄束，而是宽束的混合射线。宽束与窄束X射线的主要区别是，宽束考虑了散射的影响，它把散射光子当作被物质吸收的光子来处理。显然，若用窄束的衰减规律来处理宽束的问题是不恰当的，特别是对屏蔽防护的设计。

宽束的衰减与吸收物质种类和厚度、X射线能量、X射线源与探测器的几何学的配置等因素有关。

在此情况下，可在窄束的指数衰减规律的基础上，引入累积因子 B 加以修正。

$$I = BI_0\mathrm{e}^{-\mu X}$$

不同的辐射是有不同的累积因子（也称累积系数），如光子数累积因子、能量累积因子、吸收剂量累积因子及照射量累积因子等。

大体上讲，$\mu X \leqslant 1$ 时，按 $B \approx 1$；$\mu X > 1$ 时，按 $B \approx \mu X$ 计算。在射线防护的情况下，为增加其安全度，一般以 $B \approx \mu X + 1$ 计算。

五、衰减系数

衰减系数有吸收系数和散射系数。它是线性衰减系数、质量衰减系数、原子衰减系数和电子衰减系数的简称。

（一）线性衰减系数

将X射线透过物质的量以长度（m）为单位时，X射线的衰减系数称作线性衰减系数，即X射线透过单位厚度（m）的物质层时，其强度减少的分数值。单位为 m^{-1}。

（二）质量衰减系数

将X射线透过物质的量以质量厚度（$\mathrm{kg/m}^2$）为单位时的X射线衰减系数，称作质量衰减系数（μ/ρ），即X射线在透过质量厚度为 $1\mathrm{kg/m}^2$ 的物质层后，X射线强度减少的分数值。单位为 $\mathrm{kg/m}^2$。

质量衰减系数不受吸收物质的密度和物理状态的影响。它与X射线的波长和吸收物质的原子序数有如下的近似关系：

$$\mu_\mathrm{m} = K\lambda^3 Z^4$$

即波长愈短，X射线的衰减愈少，即穿透力愈强；同时吸收物质的原子序数愈高，X射线的衰减愈大。

（三）总衰减系数

总衰减系数即是光电衰减系数 τ、相干散射衰减系数 σ_t、康普顿衰减系数 σ_c 和电子对效应衰减系数 x 的总和。

$$\mu = \tau + \sigma_\mathrm{t} + \sigma_\mathrm{c} + x$$

若用物质密度 ρ 去除以上线性衰减系数，则得到质量衰减系数。总质量衰减系数等于各相互作用过程的质量衰减系数之和。

$$\mu/\rho = \tau/\rho + \sigma_\mathrm{t}/\rho + \sigma_\mathrm{c}/\rho + x/\rho$$

至于每一项在总衰减系数中所占的比例，则随光子能量和吸收物质的原子序数而变化。

(四)能量转移系数

在 X 射线与物质的三个主要作用过程中,X 射线光子能量都有一部分转化为电子(光电子、反冲电子和正负电子对)的动能,另一部分则被一些次级光子(特征 X 射线光子、康普顿散射光子及湮灭辐射光子)带走。如此总的衰减系数 μ 可以表示为上述两部分的总和,即

$$\mu = \mu_{tr} + \mu_p$$

μ_{tr}: X 射线能量的电子转移部分;μ_p: X 射线能量的辐射转移部分。

对于辐射剂量学而言,重要的是确定 X 射线光子能量的电子转移部分。因为,最后在物质中被吸收的正是这一部分能量。

六、影响 X 射线衰减的因素

(一)射线能量和原子序数对衰减的影响

在 X 射线诊断能量范围内,当 X 射线能量增加时,光电效应的百分数下降。当原子序数提高时,则光电效应的概率增加。对高原子序数的物质(如碘化钠)在整个 X 射线诊断能量范围内主要是光电效应。作为水和骨骼,则随 X 射线能量增加,康普顿散射占了主要地位。随着 X 射线能量的增加,透过光子的百分数增加。对低原子序数的物质,当 X 射线能量增加时,透过量增加,而衰减减少;对高原子序数物质,当 X 射线能量增加时,透过量有可能下降。因为,当 X 射线能量等于或稍大于吸收物质 K 层电子结合能时,光电效应的概率发生突变(表 1-1-2)。X 射线检查中使用的造影剂钡和碘,因为有很理想的 K 结合能,更多的光电效应发生在 K 层,所以,可产生更高的影像对比度。

表 1-1-2　X 射线光子的能量对与物质相互作用形式的影响

X 射线光子能量 /keV	光电效应(吸收百分比)/%	相干散射(散射百分比)/%	康普顿效应(散射百分比)/%	透过 X 射线 /%
10	95	0	5	0
20	75	0	25	0
30	55	2.5	40	2.5
50	21	9	60	10
100	6	13	63	18

(二)密度对衰减的影响

在一定厚度中,组织密度决定着电子的数量,也就决定了组织阻止射线的能力。组织密度对 X 射线的衰减是直接正比关系,如果一种物质的密度加倍,则它对 X 射线的衰减也加倍。

(三)每克电子数对衰减的影响

电子数多的物质比电子数少的更容易衰减射线。一定厚度的电子数决定于密度,也就是决定于每立方厘米的电子数。这是临床放射学中影响 X 射线衰减的主要因素。

七、X 射线诊断能量中的 X 射线衰减

人体各组织对 X 射线的衰减按骨、肌肉、脂肪、空气的顺序由大变小。这一差别即形

成了 X 射线影像的对比度。为了增加组织间的对比度，还可借用对比剂扩大 X 射线的诊断范围。

　　在 X 射线诊断能量范围内（25～150keV），如果把 X 射线的总衰减作为 100，在 42kVp 下，对于肌肉来说光电效应与康普顿散射效应所占比例相同；在 90kVp 时，散射效应占 90%。由于骨的原子序数高，其光电效应是肌肉的 2 倍；骨对 X 射线的衰减，在 73kVp 时光电效应与散射效应相同。对于密度差很小的软组织摄影，必须采用低电压技术，用以扩大光电效应所产生的对比度。

第二章
X 射线影像信息的形成及影像质量分析

第一节　X 射线影像信息的形成与传递

一、摄影的基本概念

（一）摄影

摄影是指用光或其他能量表现被照体信息状态，并以可见光影像加以记录的一种技术。

（二）影像

影像是用能量或物性量，把被照体信息以图像的形式表现出来。在此把能量或物性量称作信息载体。

（三）信息信号

由载体表现出来的单位信息量。

（四）成像系统

将载体表现出来的信息信号转换成可见光信号，就形成了表现信息的影像。此转换过程称为成像系统。X 射线摄影是利用 X 射线的穿透作用将人体的三维解剖密度结构投影为二维平面影像的一种成像技术。X 射线摄影信号转换过程为：X 射线光子→信号→检测→影像形成。在这里，X 射线光子是信息载体，射线对比度是信息信号。

二、影像信息的形成与传递

X 射线在到达被照体之前不具有任何医学信号，只有当 X 射线透过被照体（三维空间分布）时，受被照体各组织的吸收和散射而衰减，使透过后的 X 射线强度分布呈现差异，在到达影像接受介质（屏 - 片系统、影像增强器、成像板、平板探测器）后转换成可见光强度影像信息信号的二维影像。

如果把被照体作为信息源，X 射线作为信息载体，X 射线诊断过程理解为一个信息传递与转换的过程，此过程分为五个阶段（图 1-2-1）。

第一阶段：X 射线对三维空间的被照体进行照射，透过射线可见载有被照体信息的不均匀的 X 射线强度分布。此阶段信息形成的质与量，取决于被照体因素（原子序数、密度、厚度）和射线因素（线质、线量、散射线）。

第二阶段：将不均匀的 X 射线强度分布，通过接受介质转换为二维的光强度分布。若以屏 - 片系统作为接受介质，那么这个荧光强度分布传递给胶片形成银颗粒的分布（潜影形成），再经显影加工处理成为二维光学密度的分布，信息传递转换功能取决于荧光体特性、

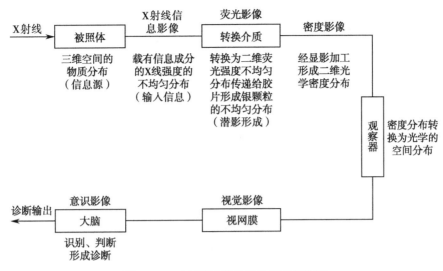

图 1-2-1　X射线影像信息的形成与传递

胶片特性及显影加工条件。数字 X 射线摄影系统是以成像板、影像探测器等为接受介质，信息信号显示于医用显示器上或打印在医用干式胶片上。无论使用哪种接受介质，最终都是形成可被人眼直接观察的可见光影像。

第三阶段：借助医用显示器或医用观片灯，将密度分布转换成可见光的空间分布，投影于人的视网膜。此阶段信息观察的质与量取决于医用显示器或医用观片灯的亮度、色光、观察环境以及视力等。

第四阶段：视网膜接受透过影像的光线刺激，并将其转化为神经信号传送至大脑皮质视觉中枢，形成视觉影像。此阶段信息观察的质与量受观察者视觉、心理因素影响。

第五阶段：通过识别、判断做出评价或诊断。此阶段信息传递取决于观察者的学历、知识、经验、记忆和鉴别能力等。

X 射线摄影的目的就是掌握和控制 X 射线影像形成条件，准确大量地从被照体中得到有用信息，并真实地转换为可见影像。或者说，在允许的辐射剂量内，最有效地获得影像信息，其中有两个关键，一是当 X 射线通过被照体时，究竟以多大程度把客观信息准确地传递出来；二是从信息接受介质来讲，又以何种程度把信息真实地再现可见影像。前者取决于 X 射线性能、X 射线特性以及被照体状况、摄影条件的选择；后者取决于接受介质的转换功能以及影像重建、影像后处理和影像显示技术。

三、X射线照片影像的形成

X 射线影像是以影像接收器（荧光屏、影像增强器、增感屏 - 胶片、平板探测器）为信息接受介质，形成反映被照体信息的影像。当 X 射线透过被照体时，由于被照体的吸收、散射而减弱，透过的 X 射线仍按原方向行进（散射线不形成影像），并作用于影像接受介质，经一系列影像处理形成了密度不等的 X 射线照片影像（图 1-2-2）。

X 射线影像的形成：利用 X 射线的穿透作用、荧光作用、电离作用、感光作用等特性，以及被照体对 X 射线的衰减特性，X 射线影像可以看作是 X 射线对通过被照体内部所产生的吸收现象的记录。

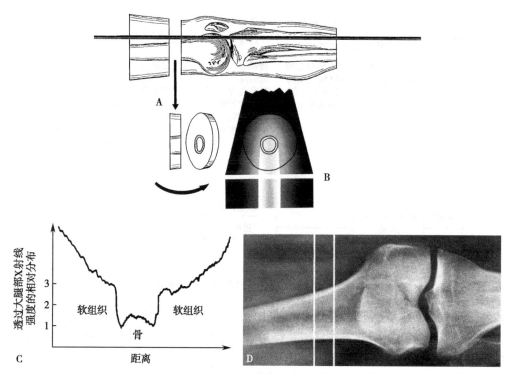

图1-2-2 X射线照片影像的形成

A. 股骨远端的横断切片显示出股骨下端组织的吸收效应；B. 股骨远端内部结构引起空间影像形成中的X射线强度分布的改变，由于骨骼比周围软组织吸收了更多X射线，故透过骨骼后的X射线强度低于透过软组织的强度；C. 透过软组织的X射线强度超过骨组织的3倍，故两者的透射X射线的对比度为3；D. 横断切片在前后位照片上的显示。

　　X射线影像是X射线诊断的依据，通过影像观察，对构成影像的点、线赋予一定的内容，并理解其中的含义，据此做出诊断。对此重要的是，什么样的点和线可以在X射线上显示出来，并能为人眼所识别。影像细节的微小变化与疾病早期诊断征象有关。因此，X射线影像质量实质上就是微小细节的信息传递问题，即影像的清晰度。

　　影像细节的表现主要取决于构成影像的五大要素：密度、对比度、锐利度、颗粒度及失真度。前四者为构成照片影像的物理因素，后者为构成照片影像的几何因素。

第二节　X射线照片影像质量的分析基础

一、影响影像质量的基本因素

（一）X射线影像质量的评价

　　X射线影像质量的评价方法包括主观评价、客观评价、综合评价。

　　1. 主观评价　　通过人的视觉在检出识别过程中根据心理学规律、以心理学水平进行的评价称为主观评价，主观评价也称为视觉评价。以往，主观评价方法主要有金属网法、Burger法、并列细线法等。目前，主要应用ROC（receiver operating characteristic）曲线，它是一种以信号检出概率方式,对成像系统在背景噪声中微小信号的检出能力进行解析与评价的方法,也称为受试者操作特性曲线。

2. 客观评价　是指对形成X射线照片影像的密度、模糊度、对比度、颗粒度以及信息传递功能,以物理量水平进行的评价,称为客观评价。主要通过特性曲线、响应函数等方法予以测定、评价。

3. 综合评价　以诊断学要求为依据,以物理参数为客观手段,再以能满足诊断要求的技术条件为保证,同时充分考虑减少辐射量的评价方法。

无论是主观评价、客观评价还是综合评价,其评价的前提是必须了解影响影像质量的基本因素。

(二)影响X射线影像质量的基本因素

从医疗角度来讲,评价影像质量的第一要素,是看影像质量是否符合诊断学要求。以下仅从技术角度对影像质量加以分析。

X射线照片影像,从X射线发生到形成最后的影像,其间要历经一系列复杂的信息形成与传递的过程。因此,一幅照片影像的质量评价、分析与控制应当是全面、全员、全过程的,即全面质量管理(total quality management, TQM)模式,要提高一幅照片影像质量,必须对所包含的每个步骤、过程加以测试、评估。

影响影像质量的诸多因素中,最重要的是对比度、清晰度和颗粒度。这3个因素既有各自的独立性,彼此之间也存在着相关性。

(三)X射线影像质量的视觉评价

以人类视觉对X射线照片影像质量进行评价时,很难对上述3个因素做出十分清楚的区分,所看到的影像是3个因素相互作用的结果。

当这3个因素完全满意、完全不满意或1种因素相对于另外2种因素具有悬殊的影响时,对影像质量的评价相对容易。但是,实际上有些照片显示出的是清晰度高、颗粒性差的影像,也可以是低清晰度,而有良好颗粒性影像。此外,照片影像质量的评价还受其他因素的影响,如医生的"偏爱"和所检查器官、组织的类型等。目前,主观评价结果与客观评价结果还不能做到完全一致,这也是引入"综合评价"概念的原因。

二、对比度

(一)对比度的概念

X射线摄影学中对比度概念十分重要,它是形成X射线影像的基础。涉及4个对比度概念,即物体对比度、射线对比度、胶片对比度和X射线照片对比度。

1. 物体对比度　在X射线成像中,导致对X射线的吸收、散射不同的不同物体之间的差异称为物体对比度。

由于人体摄影部位不同的构造和组织成分,导致不同摄影部位的物体对比度存在差异。对物体对比度小的被照体,需要使用低能量X射线来增加光电效应的发生概率,以扩大不同组织对X射线的吸收差别,使射线对比度增大。反之亦然。因此,设置X射线曝光条件时,应根据摄影部位的物体对比度大小和诊断学要求,选择适宜的管电压。

2. 射线对比度　X射线透过被照体时,由于被照体密度、厚度等差异,对X射线的吸收、散射不同,使透射线形成的不均匀分布的强度差异称为射线对比度。

X射线到达被照体之前不具有医学信号，它是强度分布均匀的一束射线。当X射线透过被照体时，由于被照体对X射线的吸收差异使得透过射线不再是均一射线，此射线对比度亦即X射线信息信号。

3. 胶片对比度　胶片对射线对比度的放大能力称为胶片对比度。它取决于胶片特性曲线的最大斜率或平均斜率。

射线对比度所表达的X射线信息信号不能被人的裸眼识别，只有通过某种介质转换才能形成可见的影像。对常规X射线照片影像而言，将射线对比度转换为照片对比度的介质是胶片或屏-片系统。不同屏-片系统的特性曲线不全相同，对射线对比度的放大效果也存在差别。

4. X射线照片对比度　X射线照片上相邻组织影像的密度差，称为X射线照片对比度。

X射线照片对比度依存于被照体不同组织差别导致物体对比度、X射线吸收和散射线差别导致的射线对比度，以及胶片等转换介质对射线对比度的放大效果。

（二）影响影像对比度的因素

X射线影像形成的实质，是被照体各组织对X射线的吸收差异。而X射线照片影像形成的物理因素为密度、对比度、锐利度、颗粒度，几何因素为失真度（影像的放大与变形）。所有这些因素中，密度是基础，对比度是密度影像形成的根本。

图1-2-3所示为X射线照片影像形成过程中，其影响照片影像对比度的因素。胶片对比度在更大范围内影响着影像质量，同时胶片对比度也与影像锐利度和宽容度（信息量）有关。当胶片对比度大时，组织影像之间的密度分辨就容易，边缘就趋向锐利；当胶片对比度小时，密度的区分范围就大，涵盖的信息量也就越大。图1-2-4表明，密度的差别在高对比度胶片A中容易识别到。但是，在可分辨密度范围上与胶片B相比，曝光量的选择范围则相对窄。

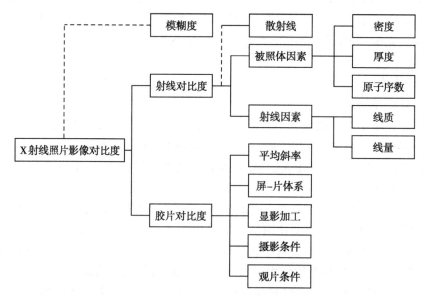

图1-2-3　影响照片影像对比度的因素

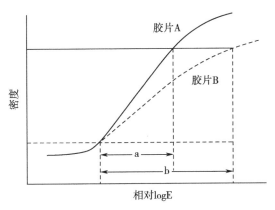

图 1-2-4 胶片对比度对影像对比度的影响

三、清晰度

从摄影学意义上讲,清晰度是在不同密度区域内对"线对"的分辨能力,亦即影像所能表达组织结构细节的能力。

(一)影响影像清晰度的因素

图 1-2-5 所示为影响影像清晰度的高低因素,涉及摄影条件、X 射线胶片、增感屏、观察条件等诸多因素。在这些因素中,对照片影像清晰度产生较大影响的是增感屏清晰度和胶片对比度。

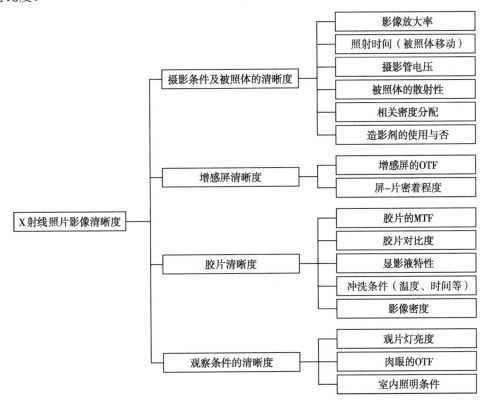

图 1-2-5 影响影像清晰度的因素

OTF. 光学传递函数。

图 1-2-5 中任何一个因素变化都会使清晰度受到影响。例如,当光线进入胶片乳剂层时会受到卤化银晶体颗粒的散射,此称散射(irradiation)。当光线穿过片基反射,而又一次进入到乳剂层时,此称光晕(halation)。此外还有荧光交叠效应等(图 1-2-6)。所有这些因素都会使影像清晰度下降,因此入射光的信息形态与透射光影像形态有很大的差异。如果X 射线信息影像(输入信息)与照片影像在形态、大小上完全相同,分辨力没有损失的话,那么信息记录与传递就是 100%。然而,实际上这是不容易实现的,在信息转换、传递过程中必然有部分损失,而信息损失的多少就涉及了影像的清晰度。

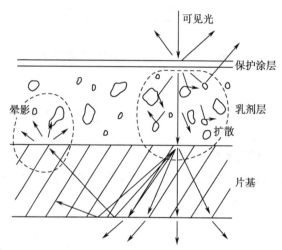

图 1-2-6　胶片乳剂感光过程中散射与光晕对影像清晰度的影响

(二)分辨力与清晰度的关系

分辨力与清晰度是两个不同的概念。分辨力也称解像力,表示某一个介质还原被照体细节的能力。分辨力是个极限值,在高空间频率(高频部分)与清晰度有对应关系,而在低频部分与清晰度评价结果未必一致。在正常观察条件下,肉眼一般能看到对应于 2~4LP/mm 之间的结构。因此,对常规 X 射线摄影而言,低频部分的信息传递能力对诊断价值的影响更大。但当采用放大摄影把高频信息变为低频来加以记录时,则希望在高频部分有更高的信息传递能力。

(三)信息量在增感屏传递中的损失

调制传递函数(modulation transfer function,MTF)是描绘不同空间频率下成像系统细节的分辨力传递函数。图 1-2-7 是不同屏 - 片组合下的调制传递函数比较,结果显示随着空间频率增加,与使用增感屏相比不使用增感屏的 X 射线直接照射的信息传递几乎没有损失。而一旦使用了增感屏,调制传递函数曲线有大幅度跌落。乳腺 X 射线摄影的屏 - 片组合与常规 X 射线摄影屏 - 片组合的调制传递函数曲线相比,在相同的空间频率下,乳腺摄影屏 - 片组合的调制传递函数远高于常规摄影的屏 - 片组合,且乳腺摄影屏 - 片组合的极限分辨力可达 15~20LP/mm。

从中得到重要启示是,屏 - 片体系信息传递的损失,在于所用增感屏对影像清晰度的影响,信息是损失在增感屏的散射与交叠效应上。因此,提高屏 - 片体系信息传递功能的关键是提高增感屏调制传递函数,此结论对使用者和生产厂家都有指导意义。

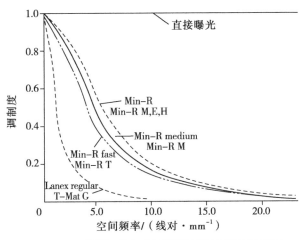

图 1-2-7　不同屏 - 片组合下的调制传递函数（MTF）

图 1-2-7 展示了几种不同组合下的屏 - 片体系的调制传递函数比较，结果显示：

直接曝光（direct exposure），不使用增感屏的胶片信息传递几乎是 100%，它的分辨力最高可达 35LP/mm 以上。

Min-R 乳腺摄影专用中速单面增感屏与乳腺摄影专用胶片 Min-R 组合，调制传递函数的信息传递功能次之。

Min-R Fast 乳腺摄影专用高速单面增感屏与乳腺摄影专用胶片 Min-R T（T 颗粒）的组合，信息传递功能在上述三组屏 - 片体系中最低。

Lanex regular 稀土标准感度的双面增感屏与 T 颗粒 TMG 胶片的组合，在四组中信息传递最低，其原因是使用了前、后两张增感屏，与单面增感屏相比又逊色很多，尽管它使用了 T 颗粒的胶片。

以上组合的不同之处在于是否使用了增感屏以及增感屏的感度。增感屏感度越高，信息传递损失越大，如此可见增感屏在信息传递中的作用。

以上结果也表明，屏 - 片体系中调制传递函数高低的决定因素，在于所使用的增感屏。当然，在实际摄影技术中，要根据不同的摄影部位和诊断要求来选择恰当的屏 - 片体系的感度，以取得最大限度的信息传递，这也是为什么增感屏与胶片的生产要系列化的原因之一。

（四）清晰度的测定

X 射线影像清晰度主要采用分辨力和调制传递函数来测定。

1. 分辨力　某种成像介质（例如，胶片、增感屏、成像板、平板探测器等）区分两个相邻组织影像的细节能力，以每毫米可以分辨出多少线对来表示（LP/mm）。确定分辨力的最直接方式是使用特定的屏 - 片体系来记录被照体，然后对其影像进行观察判断。然而，由于被照体复杂和时常变化，每次记录时需要改变曝光条件，这样就不能做出有价值的比较。因此，可以使用测试卡来代替被照体，这样可使测试条件趋向一致，所得结果有较好的重复性和可比性。图 1-2-8 所示为方波测试的实例。通常测试卡由许多黑白相间且分隔宽度相同的线组成。例如每毫米四个线对时，黑线和白线分隔的总数为 8 条，每一条线条宽度为 1/8mm 或 125μm。分辨力表示的是 X 射线接收 - 转换介质的极限分辨力，黑白部分的分离程度是建立在分辨力的极限基础上的。从表 1-2-1 列出的主要转换介质的分辨力可以看出，胶片的分辨力远远高于增感屏。换言之，分辨力很高的胶片一旦放到增感屏中使用时，其分辨力明显下降。由此可见，影像清晰度在很大程度上受增感屏清晰度的影响。X射线照片影像总体的分辨力，是由X射线管焦点、屏-片体系、被照体运动等各单元系统的分辨力的合成。

表 1-2-1　X射线摄影中主要成像介质的分辨力

成像介质	模糊度 /mm	分辨力 /(LP·mm⁻¹)
荧光缩影片	0.03	50
直接摄影片	0.05	30
高分辨力增感屏	0.10	15
普通增感屏	0.30	5
荧光屏	0.50	3

2．调制传递函数　是描绘不同空间频率下成像系统的细节分辨力的函数，是成像系统分辨力特性的重要参量。调制传递函数在通讯工程领域和光学领域也有应用，将这一概念应用到摄影系统时，需要制作出正弦波模板。对于光学影像来说，与通讯工程学中声音频率的等价物是黑与白的密度的重复，这些重复被指定为空间频率。医学影像中的空间频率是用每毫米长度上的线对数表示，调制指的是一个信号的幅度、强度或量，传递指的是接受介质将输入信息存储和转换输出的过程，两者之间存在一定的函数关系。信息接受介质在某一频率下响应特性的定量表示即为频率响应函数，不同空间频率的响应函数统称为调制传递函数。调制传递函数曲线中的横坐标是空间频率，纵坐标上的调制传递函数的数值表达了输入信号与输出信号的比值，取值范围为0～100%。

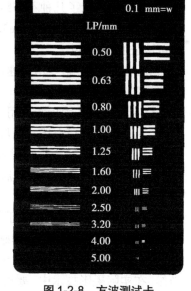

图 1-2-8　方波测试卡

3．相位移动　用星型测试卡测试X射线管焦点的成像质量时发现，当X射线管焦点面积大于被照体的径线或被照体放大率超过限定数值时，星卡影像就会出现交错的影像，此即相位移动（图1-2-9）。在血管造影或放大摄影时，这种相位移动导致的伪解像，可以造成误诊。

4．正弦波与方波间的关系　理论上讲，用正弦波测试模板测量响应函数是最合适的。然而，用于X射线透射成像系统中的正弦波模板制作十分困难。为此，人们改用方波（或矩形波）测试卡来取代正弦波测试卡。

无论是来自普通摄影照片还是X射线照片，产生影像密度的光亮度（强度）的分布十分复杂。这些分布曲线具有多

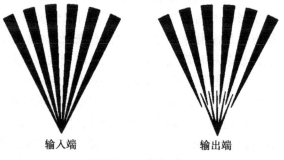

输入端　　　　输出端

图 1-2-9　相位移动

种空间频率、振幅和相位,它可以分割成多个单一的正弦波。从另一个角度解释,如果空间频率、振幅和相位组合在一起,它也可以形成任何一种波形。这种数学综合和分析叫作傅里叶变换。如图 1-2-10 所示,多个正弦波叠加在一起,最后便形成方波。由于它们之间存在着互易的数学关系,利用此法可以进行相互转换。因此,正弦波测试卡可以由方波测试卡取代来获得同样有效的结果。

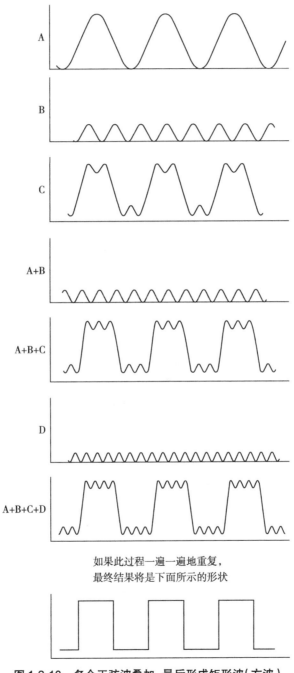

图 1-2-10　多个正弦波叠加,最后形成矩形波(方波)

5. 分辨力与调制传递函数　当调制传递函数曲线绘制出来以后，分辨力与调制传递函数的测量实际上十分简单。图 1-2-11 显示，随着空间频率的提高，调制传递函数曲线下降，最终与横坐标相交，则信息输出为 0。此时的空间频率即是该成像系统的极限分辨力（15LP/mm）。人眼不能识别调制传递函数值 0.1 以下的密度差异（低于 10%），因此，对于人眼来讲，图 1-2-11 表示的成像系统的最终分辨力应为调制传递函数值 0.1 下的空间分辨力（12LP/mm）。

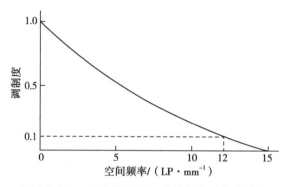

图 1-2-11　从调制传递函数曲线推算影像分辨力

分辨力与调制传递函数之间不总是统一的。影像的清晰度取决于适宜人眼辨别能力（即低空间频率）的调制传递函数值。如图 1-2-12 所示，胶片 A 可能具有高分辨力，但在低频部分具有增强特性值的胶片 B，会产生人眼所能识别的更加清晰的影像。

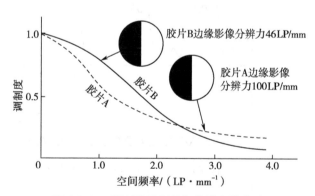

图 1-2-12　调制传递函数与分辨力的关系

此外，调制传递函数测定的优点，还在于可以测试 X 射线成像系统中每一个单元对影像质量的影响比率，如 X 射线管、增感屏、X 射线胶片、影像增强器等。同时，也可以简化其调制传递函数的分析过程。假定 X 射线管的调制传递函数值为 0.5（50%），这就意味着输入到屏 - 片体系之前信息已损失了 50%。假定所用屏 - 片体系的调制传递函数值为 0.3（30%），这就意味着相对于原有输入的信息量来说，当通过屏 - 片体系输出时，其调制传递函数值为 0.15（15%），即仅有 15% 的信息被屏 - 片体系记录和传递（图 1-2-13）。

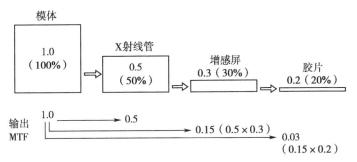

图 1-2-13 X射线成像过程中,各单元调制传递函数的分析

四、颗粒度

当靠近照片观看时,人们会发现整幅图像是由许许多多小的密度区域(颗粒)组成的。它们的组合形成了影像,这种粗糙或砂砾状效果即为颗粒性。

(一)影响颗粒性的因素

影响影像颗粒性的因素如图 1-2-14 所示,其中最为重要的有 4 种因素:X 射线量子斑点(噪声);胶片卤化银颗粒的尺寸和分布、胶片对比度、增感屏荧光体颗粒尺寸和分布。

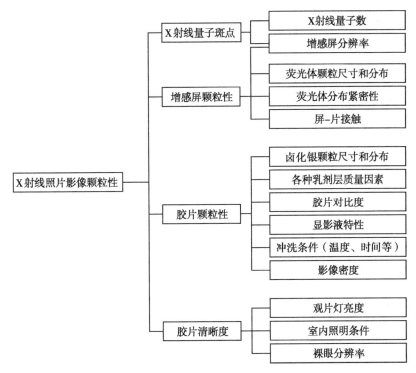

图 1-2-14 影响影像颗粒性的因素

(二)斑点(噪声)

观察 X 射线照片时会看到一定量的颗粒,它们不是由乳剂中单个银颗粒或增感屏荧光体颗粒组成,而是在一定区域内大量集中的不规则的颗粒。这些有颗粒聚集的区域,称

为斑点(噪声)。

卤化银颗粒尺寸为 1～2μm,因此裸眼是看不到的,除非它们的对比度非常高。人们所看到的 X 射线照片斑点,通常认为主要是由量子斑点形成的(或称量子噪声),约占整个 X 射线照片斑点的 92%。所谓量子斑点就是 X 射线量子的统计涨落在照片上记录的反映。X 射线量子冲击到某种介质的受光面时,会像雨点一样激起一个随机的图案,没有任何力量可以使它们均匀地分布在这个表面上(图 1-2-15)。假若 X 射线量子数无限多,单位面积内的量子数就可以看成处处相等;若 X 射线量子数很少,则单位面积里的量子数就会因位置不同而不同。这种量子密度的波动(涨落)遵循统计学的规律,故称之为 X 射线量子的"统计涨落"。

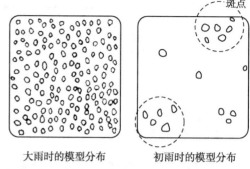

大雨时的模型分布 　　初雨时的模型分布

图 1-2-15　X 射线量子斑点形成示意图

五、影响影像质量因素间的相互关系

影像质量因素间的相互关系甚为复杂,它涉及主观(视觉)评价与客观(物理)评价之间的不一致因素。

(一)清晰度与颗粒度间的相互关系

如果忽略其他因素,仅考虑清晰度和颗粒度的相互关系,则影像调制传递函数(MTF),将随颗粒尺寸的变大而下降。换言之,影像清晰度会因影像颗粒性的提高(影粒度变小)而提高。例如,通常情况下增感屏的荧光体颗粒尺寸变小时,影像清晰度提高。这种关系同时也存在于胶片之中,即胶片的乳剂颗粒尺寸变小时,影像清晰度提高。

图 1-2-16 所示为增感屏、胶片感度与清晰度的关系。可以看出,不使用增感屏时,随着胶片感度逐渐提高,其调制传递函数(MTF)几乎无变化。然而,随着增感屏感度的增加,影像清晰度明显下降。

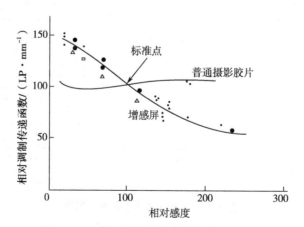

图 1-2-16　屏 - 片系统与清晰度之间的关系

(二)清晰度与对比度的关系

这两个因素之间的关系相对较为简单。在同样使用增感屏的情况下比较,如果胶片对

比度逐渐提高,其清晰度也会提高。相反亦然,胶片对比度降低,其清晰度也下降。

(三) 颗粒度与对比度的关系

当影像对比度提高时,颗粒质量下降。图1-2-17所示为显影温度与胶片对比度和均方根值(root mean square,RMS)颗粒度的关系。图下方曲线所示为单纯胶片时,随着显影温度升高,影像对比度(γ值最大反差)增高,颗粒度加大,影像的颗粒性下降;图上方曲线为胶片与增感屏组合使用时,X射线量子斑点和增感屏斑点的双重影响,颗粒性下降幅度随显影温度的升高(对比度增大)而加大。

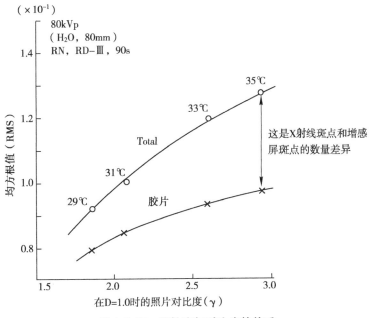

图1-2-17　颗粒度与对比度的关系

(四) 高感度的屏-片系统与影像质量

当前,增感屏荧光体和胶片乳剂都在不断改进,以提高其系统的感度。理论上讲,要获得系统的高感度,必然会在一定程度上牺牲影像的清晰度和颗粒质量。

从辐射防护角度考虑,最大程度地减少曝光量是人们期望的,但如果以牺牲影像质量为代价,那么影像也就失去了自身的价值和意义。稀土增感屏由于采用了X射线吸收效率比传统钨酸钙增感屏高得多的荧光体,因此在很大程度上减少了高感度屏-片系统下影像清晰度和颗粒质量下降的制约。

图1-2-18是将具有相同颗粒度和对比度等级的8种胶片设计成不同的感度,并测量其颗粒度的实验结果。从中可以看出,当屏-片系统的相对感度达到特定值时,颗粒度开始急剧上升。而这种上升部分是由X射线量子斑点导致的,因为这8种胶片特性、增感屏特性和KV值均未变动,此时影像颗粒性除X射线量子斑点之外不受其他因素影响。

在影像工程学上,常用以下公式计算颗粒性:

照片影像整体颗粒性=(胶片对比度)×(X射线量子斑点)×(增感屏调制传递函数)[1]+(胶片对比度)×(增感屏斑点)[2]+(胶片颗粒性)[3]

公式中,[1]表达出X射线量子斑点因素的重要作用,以至于[2]和[3]表达出的屏斑点和胶片颗粒性的轻微提高对整体颗粒性都不会产生明显影响。然而，X射线量子斑点的反作用可以通过①中胶片对比度和屏调制传递函数等协同因素的降低而下降。换言之，可通过设计产生稍低对比度照片的胶片结构来达到预期目的。

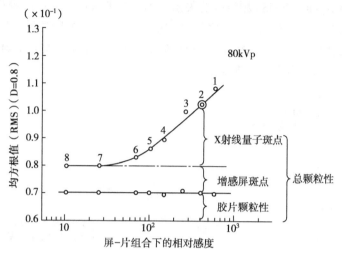

图 1-2-18　胶片感度与颗粒度之间的关系

第三章
X射线影像质量的评价及其标准

第一节　影像质量的主观评价

一、受试者操作特征曲线的概念

通过人的视觉在检出、识别过程中,根据心理学规律以心理学水平进行的评价,称为心理学评价,又称主观评价或视觉评价。以前,主观评价方法主要有金属网法、Burger法、并列细线法等。

既然是主观评价,必然受到心理学因素的影响,且会因人而异。如何在主观视觉评价中建立一个统一的标准,使主观评价趋向客观化。1970年美国芝加哥大学完成了用受试者操作特征曲线(ROC)曲线评价影像质量的方法。

ROC曲线就是以通讯工程学中的信号检出理论(signal detection theory, SDT)为基础,以心理临床评价的观测者操作特性曲线的解析和数理统计处理为手段的评价法,人们称之为ROC曲线。它是一种以信号检出概率方式,对成像系统在背景噪声中微小信号的检出能力进行解析与评价的方法,也就是用数量来表示对影像中微细信号的识别能力。

二、受试者操作特征曲线的应用

ROC曲线可以对主观评价以定量的方式进行表述。因此,ROC曲线解析方法被广泛应用于医学影像中模拟、数字两大系统的成像性能的评价。现在引用日本山口大学医学部附属医院吉田贤一等的研究结果,体会一下ROC曲线解析方法在医学成像系统视觉评价中的意义。

目的:对胸部专用屏-片体系(AD系统)的成像性能进行主观视觉评价,对照组为常规屏-片体系(HR4/Super HRS系统)。

实验设备:HGM/UR1(AD屏-片系统)、HR4/Super HRS屏-片系统、KXO-850X射线发生装置、PBU-S-3胸部模体、RU自动冲洗机、胶片片基模拟肿瘤材料。

实验样品照片的制作:用片基的肿瘤模拟材料做成直径为7mm大小的球状作为被检测观察的信号体,与胸部模体一起进行摄影,摄影条件取140kVp、1mAs、焦-片距(FFD)150cm、栅比14:1的活动滤线栅。要求右肺第5、6后肋间密度在1.5左右,使用90s自动冲洗机、33℃显影。将胸部模体照片分成上、下、左、右4份,每份均包括部分纵隔。其中56张照片有信号(肺野、纵隔部各28张),56张无信号,两种系统合计224张照片。请工作经验在7~16年的5名放射技师对其进行视觉评价,取ROC曲线解析法中的连续确信度法。为了使实验结果更符合临床状态,不对观察时间、观察距离作特别的限制。观察评定进行2

次，其间隔在1周以上。从评定的数据，绘制ROC曲线。

评价结果：评价结果通过图1-3-1～图1-3-3表述。AD系统胸部整体（含肺野部和纵隔部）的信号检出率的 Az 值为0.91，HR4/Super HRS系统为0.82。说明AD系统的信号检出率高于常规系统；如果分别对两系统的肺野部和纵隔部进行比较，则可见AD系统在纵隔部的信号检出率相对肺野部而言更有优势。

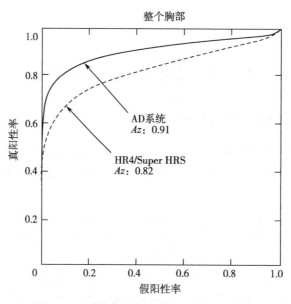

图 1-3-1　对整个胸部影像观察的 ROC 曲线

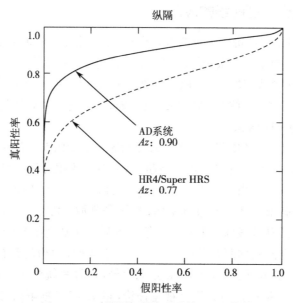

图 1-3-2　对纵隔部影像观察的 ROC 曲线

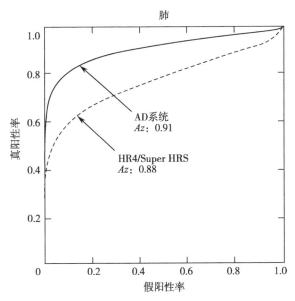

图 1-3-3　对肺野部影像观察的 ROC 曲线

第二节　影像质量的客观评价

一、客观评价

在评价影像质量时，必须首先考虑以下两个问题：X射线把正常组织和病变部分客观准确地传递出来的能力；信息接受介质如何把信息真实地再现成可见影像。前者取决于X射线机的特性及摄影条件的选择；后者取决于接受介质的成像能力。

客观评价就是对导致医学影像形成的密度、锐利度（模糊度）、对比度、颗粒度以及整个成像系统的信息传递功能，以物理量水平进行的评价。主要是通过摄影条件（X射线摄影三参量 kVp、mA、s 的输出）、特性曲线、调制传递函数、均方根值（root mean square，RMS）颗粒度、维纳频谱（Wiener spectrum，WS），以及近年导入的量子检出效率（detective quantum efficiency，DQE）和等效噪声量子数（noise-equivalent number of quantum，NEQ）等参数的测量方法作为影像客观评价的手段。

从临床影像诊断的角度来讲，医生更关心的是影像细节的微小变化，即早期诊断的确定，这些涉及影像清晰度的评价。最初清晰度是通过分辨力和锐利度的测定来判断的。但这些方法都各有其缺点，不能对影像质量做综合评价。而调制传递函数的测定，可以客观地对影像质量做出综合评价。

1962 年国际放射界"模仿"了通讯工程学信息论的"频率调制"概念，将其以时间频率为自变量的频率响应函数，换成以空间频率（LP/mm）为自变量的调制传递函数。

调制传递函数即"响应函数"，是记录（输出）信息量与有效（输入）信息量之比。这一概念引自电子学，输入称为激励，输出称为响应，它们之间存在函数关系，频率响应就是对于接受介质在某一频率下响应特性的定量表示，其理论基础是傅里叶变换。它广泛应用于通讯工程和光学领域。同样这一概念也适用于 X 射线成像系统的检测与评价。X 射线摄影学将其频率定义为空间频率，以每毫米长度上的线对数表示（LP/mm）。调制指的是改变一个信号的幅度、强度或量，传递指的是接受介质（如屏 - 片体系）将输入信息存储和转换输出的过程，两者之间存在着一个函数关系。信息接受介质在某一频率下响应特性的定量表示，即为频率响应函数。我们把不同空间频率的响应函数统称为调制传递函数。

在 X 射线照片上淹没微小信号的无规则的微小密度差称为斑点，对影像细节和低对比度情况下观察图像影响较大。我们用 RMS 颗粒度和 WS 来定量地测定 X 射线照片的颗粒性。维纳频谱是以空间长度为变量的函数，它表示医学影像上单位长度（mm）上的噪声能量随空间频率（LP/mm）的变化而分布的状况，其数值等于噪声自相关函数的傅里叶变换。

MTF、RMS、WS 等物理评价参数对于成像系统性能的客观评价是十分重要的。但它们之间是相互独立的评价，缺少综合的概念。而 DQE 和 NEQ 却能将这些参数联系起来。因此，在数字成像系统性能的客观评价上更具有其价值。

DQE 是指成像系统中输出信号（信噪比平方）与输入信号（信噪比平方）之比。反映成像系统中有效量子的利用率。DQE 值越高（最高值为 1，即 100% 利用），有效量子利用率高，输出信息也就越高。NEQ 是指成像系统中输出侧的信噪比的平方，反映该量子数在理想的成像系统（记录 100% 的输入信号）中产生的噪声与实际输入信号在真实的成像系统中产生的噪声一样。显然，NEQ 越大，成像系统的信噪比就越大，提供的影像信息也就越多。

在数字 X 射线摄影发展的今天，量子检出效率（DQE）和等效噪声量子数（NEQ）这两个概念已成为成像系统客观评价中的重要参数。

二、客观评价在屏 - 片体系成像质量分析中的价值

（一）分辨力与清晰度的关系

分辨力与清晰度是两个不同的概念。分辨力也称解像力，虽然能表示某一个介质还原被照体细节的能力，但它是一个极限值，不能反映全部情况。事实上分辨力主要在高空间频率（高频部分）与清晰度有相应的关系，而在低频部分分辨力与清晰度不一定统一，如图 1-3-4 的调制传递函数曲线所示，B 屏 - 片体系的分辨力要大于 A 屏 - 片体系。但是，在低频部分（2LP/mm）B 系统的调制传递函数小于 A。在正常的观察条件下，肉眼一般能看到对应于 2～4LP/mm 之间的结构。因此，对于一般 X 射线摄影来讲，A 系统信息传递能力比 B 有更大的诊断价值。当然在需要记录高频信息时，就应采用放大摄影把高频信息变为低频来加以记录，选用 B 系统为好。

（二）信息量在增感屏传递中的损失

从图 1-3-5 使用增感屏与不使用增感屏的 X 射线照射下的调制传递函数测定中可见，不使用增感屏的胶片的信息传递几乎没有损失，尽管空间频率在加大。然而，一旦使用了增感屏，调制传递函数曲线有大幅度的跌落。从中得出一个重要的启示，屏 - 片体系信息传递的损失，在于增感屏的使用对影像清晰度的影响，信息是损失在增感屏的散射与交叠效应上。因此，提高屏 - 片体系信息传递功能的关键是增感屏调制传递函数的提高，这一结论对生产厂家有指导意义。

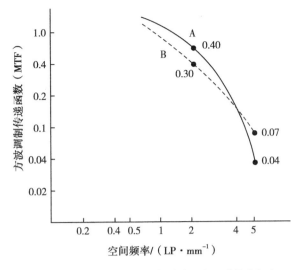

图1-3-4　分辨力与清晰度的关系(双对数坐标)

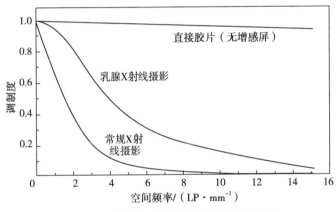

图1-3-5　不同屏-片组合下的调制传递函数

不同屏-片组合下的调制传递函数:

整个体系的信息传递功能将随屏-片体系相对感度的增加而下降;信息传递功能随空间频率(相当于解剖结构的细微程度)的增加而下降;在低空间频率(如0.5LP/mm)或高空间频率(10LP/mm),几组屏-片体系的传递函数相对接近。

而在肉眼识别(诊断时所用的)能力最强的1~2LP/mm空间频率下,几组屏-片体系的传递函数被拉开。这意味着,X射线摄影技术应根据临床诊断部位的不同需要,采用不同相对感度的屏-片体系,即应用系列化选用屏-片体系。如四肢远端关节,应取 Fine 屏-片体系,相对感度较低,但诊断最需要显示的骨纹理特别清晰;血管造影因曝光次数多,拍片量大,而血管造影对比度强,因此,选用高速屏(Fast)屏-片体系为宜。虽然,它的信息传递减弱一些。但是,照射剂量大幅度降低。一般情况下,选用普通或中速的屏-片体系为宜。

三、客观评价在焦点成像质量分析中的价值

(一)X射线管焦点形状对成像质量的影响

1. 相同焦点在不同方位的变形　这是由于 X 射线管焦点线量分布的不均匀造成的。

这一情况，可以通过一个星卡测试的方法来验证。图 1-3-6 为标称 0.2mm 焦点拍摄的星卡放大影像。我们发现沿其影像与 X 射线管长轴平行的方位，自外向内观察时黑白相间的星条影像出现了模糊，继之就是黑条影移到了原来白条影的位置上，影像呈现了双峰状的反转交错；而在短轴方位上影像虽未出现反转，但也呈现了单峰状的扭曲。这就是说，星卡在一定放大率下的实际成像位置，并不始终在理想的、连续的位置上，而是沿着一定方位移动了一段距离，这种现象称为相位移动。其出现的反转与扭曲影像，在放射线图像工学上称为伪解像或对比度逆转。

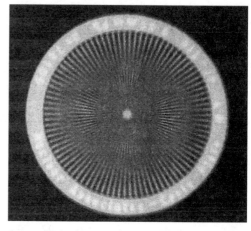

图 1-3-6 标称 0.2mm 焦点拍摄的星卡放大影像

在同一空间频率（被照体相同径线的组织结构）下，单峰要比双峰分布的信息传递功能要高得多，特别表现在高频部分。例如空间频率为 4LP/mm（即径线为 0.125mm 的组织结构）时，单峰分布下可将其信息传递出 40%，而双峰分布只能传递出 21%，几乎相差一倍。

2. 伪解像产生条件的分析　X射线管不规则的线量分布，特别是双峰分布下的伪解像的出现，不仅降低了焦点成像质量，而且会给放大摄影的诊断带来困难。这种伪解像的形成能够在微细结构的成像中，模拟出分叉或血管阻断等假象。因此，了解放大摄影中伪解像出现的具体情况是至关重要的。

伪解像出现的原因，从几何学角度来分析更为直观易懂。图 1-3-7 表示星卡像面上的线量分布情况。很明显在 A、B 两个像面上，能够分辨出相邻两铅条的影像。但在 C 像面上，由于相邻两铅条被放大的影像恰好等于 X 射线管焦点的大小，致使平面 C 上原成像的区域内，线量分布值处处相等，从而导致了相邻两铅条影像完全消失，呈模糊像面。而在越过 C 平面的像面 D 上，由于相邻两铅条的本影与半影叠加，又出现了可分辨的相邻两铅条的影像，但其影像的位置却发生了改变，恰好在 A、B 两像面上所显示的原来可分辨的相邻两铅条之间的位置上，即原影像的黑线条变成了白线条，白线条变成了边境线条，这就是伪解像。

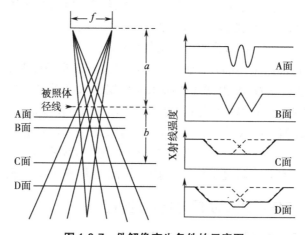

图 1-3-7 伪解像产生条件的示意图

a. 从焦点到被照体的距离；b. 被照体到 C 面的距离；f. 焦点。

伪解像不是在任何情况下都会出现，它需要具备一定条件：焦点尺寸大于被照体微细结构的径线；被照体放大到一定倍率时，相邻组织半影叠加大于组织径线。

这种情况在被照体紧贴胶片的平片摄影中是不会出现的。但在放大率较大的放大摄影中，伪解像出现的频率大为增加。为避免这一情况，必须选用微焦点或超微焦点X射线管，并把被照体的放大控制在该焦点可能产生伪解像的放大率以下，才能获得一张清晰的放大影像。

（二）焦点尺寸对成像质量的影响

在焦点线量分布形状相同的情况下，焦点越小，成像质量越高。实际成像的等效焦点尺寸，并不等于标称焦点尺寸。实测出的焦点尺寸，表示的是由焦点大小及其线量分布等总体成像量的等效焦点尺寸。

四、客观评价在体位设计质量分析中的价值

（一）体位设计的意义

以往，一个摄影位置的摆法是从解剖学的角度设计的，这已经是几十年沿用下来的常规了。现在，我们认为在新的成像原理指导下，应赋予体位设计以更深刻的含义，即根据临床诊断要求，在能够发现、显示病变成目的部位的同时，还必须以最高成像质量反映在照片上。体位设计与影像质量之间的关系，受下列因素的影响。

投影学因素：焦点、被照体、胶片三者间位置与距离的关系；

X射线管焦点的成像质量；

X射线中心线投射增感屏-胶片系统（下称屏-片系统）的状态。

（二）X射线中心线投射状态与成像质量关系的分析

1．X射线垂直射入的影像质量　在中心线垂直射入屏-片系统的体位设计中，最重要的原则之一，是病变部位紧靠胶片，以缩小物-片距，从而获得一个几何模糊度很小的清晰影像。但是患侧靠片与健侧靠片二者在影像质量上究竟有多大区别，还需要定量分析，对此最有力的手段就是测定该成像系统的调制传递函数。通过一个横径18cm的头颅侧位摄影（右侧颅骨骨折）的信息传递功能的测定，看患侧靠片与健侧靠片所呈现的影像质量区别。如图1-3-8所示，在同一空间频率下（2LP/mm），患侧靠片时的调制传递函数为0.50，而在健侧靠片时的调制传递函数为0.35，可见患侧靠片较健侧靠片时的信息传递功能高出0.15，这一差别在高频信息（微细结构）下尤为显著。

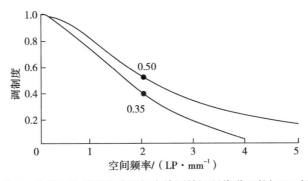

图1-3-8　头颅侧位摄影靠片侧与离片侧的调制传递函数（MTF）比较

2. X射线中心线倾斜射入屏 - 片系统的影像质量

（1）斜射效应的产生：在 X 射线摄影中，为使病变和目的部位显示出来，常常采取中心线倾斜角度的方法，特别是对于结构复杂的头颅部位的摄影。中心线倾斜射入屏 - 片系统将产生怎样的影像质量，没有引起人们的更多注意，只是从解剖学的角度出发，着眼于避免病变或目的部位过多的重叠上。现在，当掌握了影像质量评价的物理手段时，就可以对此做出定量分析，了解斜射效应对影像质量的影响，以采取必要措施来获得最佳像质。

一般医用 X 射线胶片涂有两面乳剂层，夹在前后两张增感屏中使用。当 X 射线倾斜射入时，被胶片记录下来的前后屏发光分布难以吻合，则在胶片两面乳剂膜上分别产生了两个错开的影像。这就使影像出现很大模糊的斜射效应。

已知胶片厚度 T，中心线倾斜角度 θ，即可计算出前后屏发光峰值错开的幅度 D，由此

$$D = T \cdot \tan\theta$$

可知，胶片越厚、中心线倾斜角度越大，胶片两面乳剂所记录下来的影像模糊度也就越大。

（2）斜射效应下伪解像的产生：将线对卡置于暗盒上，中心线分别倾斜 0°、10°、20°、30° 照射，将其影像用微密度计扫描、测算，并绘制成调制传递函数曲线。如图 1-3-9 所示，中心线倾斜角度越大，影像质量越差，特别是在高频部分（微细结构）。在中心线倾斜 20° 时，就开始出现了伪解像。

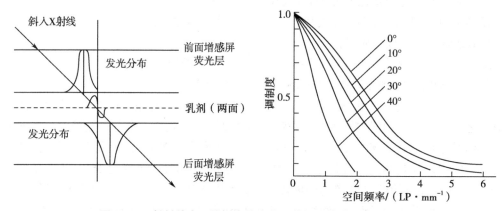

图 1-3-9　斜射效应下伪解像的产生及其调制传递函数（MTF）

伪解像的产生是中心线斜射效应的结果，即 X 射线倾斜使前后屏发光峰值的错开幅度增大，X 射线片两面乳剂合成密度分布出现双峰状的移行，造成影像在原有位置上出现黑白交替的反转现象——伪解像。总之，由于斜射效应，中心线倾斜射入屏 - 片系统时的影像质量，较垂直射入屏 / 胶体系时有明显恶化。

（三）最高像质的体位设计

对于需要中心线倾斜角度的摄影部位，都会因斜射效应而使影像质量下降，对此情况又将如何设计体位呢？

我们知道，X 射线影像是被照体在胶片上的平面投影，其形态、大小将依 X 射线管焦点、被照体、胶片三者间的位置关系而变化。对于需要倾斜中心线的摄影部位，均可用被照体倾斜而中心线垂直射入的方法来获得同一影像。但是，这必然带来物 - 片距加大，而产生放大模糊。究竟哪一种是最佳方案，不能一概而论，必须具体比较。对此最能发挥鉴别能

力的就是调制传递函数的测定方法。一般来说,照片影像的总体调制传递函数,可以从X射线管焦点调制传递函数与屏-片系统的调制传递函数乘积求得。

$$R\omega = T\omega \cdot C\omega$$

Rω:摄影体系的总体调制传递函数,Tω:X射线管焦点的调制传递函数,Cω:屏-片系统的调制传递函数。

在这里,Tω可以通过星卡测试手段、Cω可以通过方波测试卡测试手段获得,将测试数据代入上述公式,即可获得所设计体位下的总体成像质量。现在,具体以某患者内听道Towne位摄影为实例,比较不同体位设计下的成像质量。

中心线倾斜30°:患者取Towne位,前后位,实测患者蝶鞍距片12.5cm、焦-片距100cm,放大率$M = 100/(100-12.5) \approx 1.15$,中心线向足侧倾斜30°(图1-3-10)。

Rω:放大率1.15时的TωX中心线30°斜射效应下的Cω。

被照体倾斜30°法:同一患者取前后位,头颅下垫起30°,实测蝶鞍距片20.6cm,焦-片距100cm,放大率$M = 100/(100-20.6) \approx 1.26$,中心线垂直射入屏-片系统。

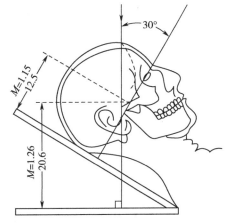

图1-3-10　内听道中心线向足侧倾斜30°与被照体倾斜30°法的体位设计

Rω:放大率1.26时的TωX中心线垂直下的Cω。

两种摄影方法均使用0.3mm焦点。

测试结果表明(图1-3-11),以被照体倾斜30°、而中心线垂直射入屏-片系统的方法为佳。但还应指出影像的几何模糊随X射线管焦点的大小而变化。因此,在不同焦点尺寸下,上述两种设计方案也就会有不同结果。对0.3mm、1.0mm、2.0mm三种焦点在上述条件下做了测试,并在同一空间频率(1.5LP/mm同一组织径线粗细下)下进行了比较,发现:使用1.0mm以下焦点尺寸时,取被照体倾斜,中心线垂直射入屏-片系统的设计方案为佳;使用2.0mm以上焦点尺寸时,以中心线倾斜30°的原Towne位方案为佳。

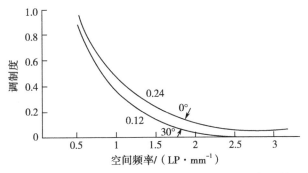

图1-3-11　内听道中心线向足侧倾斜30°与被照体倾斜30°体位设计下的调制传递函数(MTF)

中心线倾斜角度时焦点的调制传递函数比较体位设计方案,几乎不依赖于焦点尺寸,而只依赖于屏-片系统的调制传递函数。这是因为物-片距小,相对来说,焦点尺寸的增加不致带来过分的几何模糊。

在 X 射线摄影的体位设计中,类似上述的体位变换是很多的,如胸骨、乳突摄影等,都存在一个最高像质的体位选择问题,对此必须做具体的测试评价,才能获得一个最佳的体位设计方案。

(四)结语

对于 X 射线摄影中的摆位,应赋予新的广义的概念,即应该以最高像质把病变或欲照部位显示出来为目的进行体位设计。

在掌握了影像评价手段的今天,应该从上述概念出发,来检验历史沿用下来的体位设计。

当前由于高感度屏-片系统的开发,小焦点大功率高速旋转阳极 X 射线管的使用,有可能在一个更优越的几何投影条件下进行 X 射线摄影。在这种形势下,使用被照体倾斜而中心线垂直入射屏-片系统的体位设计方案能显示出更高的影像质量。

因此,上述讨论给我们提出了一个共同的问题,考虑到 X 射线机的进展,传统的体位设计方案的再讨论是必要的。

由于上述讨论的启发,我们设想使用单层高速(稀土)增感屏与单面高感度 X 射线片的组合,而仍采用中心线倾斜入射的体位设计方案,一定能取得一个像质更高的图像。因为在单层屏-片组合下,中心线的倾斜不再出现斜射效应下的影像模糊,而且此时的被照体放大率又小于被照体倾斜、中心线垂直射入时的体位设计方案。可以预言单层高速屏-片组合的使用,一定会给 X 射线摄影质量的提高带来新的局面。

第三节 影像质量的综合评价

一、综合评价的概念

影像质量的评价方法,从视觉主观评价,向物理学的客观评价发展,应该说是向前迈进了一大步,更加客观和量化。但是,单纯的物理学评价在日常临床应用上难以推广普及。同时,缺乏影像评价的目的性,又往往难以与主观评价相统一。因为,最终的影像诊断还是要靠医生的视觉主观判断。

为此,欧洲共同体委员会(CEC)在 1995 年提出了《欧共体放射诊断影像质量标准导则》。这一文件的重要意义在于提出了一个综合评价的概念,即:

以诊断学要求为依据;

以物理参数为客观评价手段;

以满足诊断要求所需的摄影技术条件为保证;

同时,充分考虑减少辐射剂量。

将主观评价与客观评价尽可能结合,使观察者对已形成的影像能够加以客观定量的分析和评价。

二、胸部后前位影像质量的综合评价标准

(一)诊断学要求的标准

肺野部的评价重点是对血管(肺纹理)向肺野外带末梢连续追踪的评价。纵隔部的评

价重点是对低密度区、低对比影像分辨力的评价。

1. 肺野末梢侧 肺野末梢血管的追踪：清晰可见直径为 2mm 左右的血管影像；能明显追踪到直径为 1mm 以下的末梢血管影；肺野外带密度标准 1.76±0.04。

右下肺末梢血管分支：重点对右肋膈角处末梢血管分辨力的评价。清晰可见直径为 2mm 左右的血管影像；明显可见直径为 1mm 以下的末梢血管影；下肺野外带密度标准 1.13±0.04。

2. 肺野纵隔侧 重点对左上肺动脉分辨力进行评估。

左上肺动脉分支：清晰可见直径为 5mm 左右的血管影像；明显可见左上肺动脉分支与主动脉弓的边缘；左上肺动脉分支密度处于可分辨程度 1.13±0.04。

右下肺动脉重叠影像：重点对重叠的大血管、支气管透亮阴影进行评价。清晰可见直径为 5mm 左右的血管影像；明显可见右下肺动脉边缘与重叠影像；似可见与肺静脉的交叉、支气管透亮区；密度标准 0.98±0.02。

3. 纵隔部

主气管：明显可见主气管边界；可见与主气管交叉的奇静脉上区凹陷的边界；主气管密度标准为 0.62±0.03。

左右主支气管追踪：重点是对低密度区中略高密度影像（支气管分叉）分辨力的评价。明显可见气管旁线、气管分叉；可见奇静脉弓部；左右主支气管下缘可追踪；密度标准 0.44±0.02。

心脏、横膈部相重叠的血管影：重点是对低密度区、低密度影像分辨力的评价。可追踪到与心脏阴影相重叠的血管影；可追踪到与横膈相重叠的血管影；心影密度标准 0.37±0.02，膈下密度标准 0.33±0.22。

（二）体位显示标准

肺门阴影结构可辨；

锁骨下密度易于肺纹理的追踪；

乳房阴影内可追踪到肺纹理；

左心影内可分辨出肺纹理；

肝肺重叠部可追踪到肺纹理；

可显示纵隔阴影；

肺尖充分显示；

肩胛骨投影于肺野之外；

两侧胸锁关节对称；

膈肌包括完全，且边缘锐利；

心脏、纵隔边缘清晰锐利。

（三）成像技术标准

摄影装置：带有静止或活动滤线栅的立位摄影架；

标称焦点值：≤1.3；

总滤过：≥3.0mmAl 当量；

滤线栅：栅比 12∶1，栅密度 40L/cm；

屏 - 片体系：标称感度 400；

焦 - 片距（FFD）：180cm；

摄影管电压：125kVp；

自动曝光控制：选择三野电离室；

曝光时间：<20ms；

辐射防护：标准防护。

（四）受检者剂量标准

成年人标准体型受检者的体表入射剂量：≤0.3mGy。

三、其他部位影像质量的综合评价标准

（一）颅骨后前正位

1. 诊断学要求标准　颅骨穹隆内、外板结构及额窦、筛窦、颞骨岩部及内听道应清晰可见。影像细节显示指标为0.3～0.5mm。

2. 体位显示标准　颅骨正中矢状线投影于照片正中；眼眶、上颌窦左右对称显示；两侧无名线或眼眶外缘至颅外板等距；岩骨外缘投影于眶内上1/3处，不与眶上缘重叠；照片包括全部颞骨及下颌骨升支。

3. 成像技术标准

摄影设备：带滤线栅的检查床或带滤线栅的立位摄影架；

标称焦点值：≤0.6；

管电压：70～85kVp；

总滤过：2.5≥mmAl当量；

滤线栅：栅比≥10∶1，栅密度40L/cm；

屏-片体系感度：标称感度400；

摄影距离：100～120cm；

自动曝光控制（AEC）：选择中心探测野；

曝光时间：<100ms；

辐射防护：标准防护。

4. 受检者剂量标准　成人标准体型受检者的体表入射剂量：≤5mGy。

5. 影像密度标准范围　单侧眶上缘中点向上2cm处0.95～1.15；内听道中点0.55～0.60。

（二）颅骨侧位

1. 诊断学要求标准　颅骨穹隆内、外板、蝶骨壁、颞骨岩部、颅骨小梁结构及血管沟清晰可见。颅前窝轮廓、蝶骨小翼明显可见。影像细节显示指标为0.3～0.5mm。

2. 体位显示标准　蝶鞍位于照片正中略偏前；蝶鞍各缘呈单线半月状，无双边影；颅前窝底重叠为单线，双侧外耳孔、岩骨投影重合；照片包括所有颅骨及下颌骨升支，额面缘投影应与片缘近似平行。

3. 成像技术标准

摄影设备：带滤线栅的检查床或带滤线栅的立位摄影架；

标称焦点值：≤0.6；

管电压：70～85kVp；

总滤过：≥2.5mmAl当量；

滤线栅：栅比≥10∶1，栅密度 40L/cm；

屏 - 片体系感度：标称感度 400；

摄影距离：100～120cm；

自动曝光控制（AEC）：选择中心探测野；

曝光时间：<100ms；

辐射防护：标准防护。

4. **受检者剂量标准** 成人标准体型受检者的体表入射剂量：≤5mGy。

5. **影像密度标准范围** 颅内前后径中点 0.45～0.50；鞍内 0.55～0.65。

（三）膝关节前后正位

1. **诊断学要求标准** 股骨远端及胫骨近端骨小梁清晰可见；膝关节周围软组织可见，髌骨隐约可见。影像细节显示指标为 0.3～0.5mm。

2. **体位显示标准** 照片包括股骨远端、胫骨近端及周围软组织；关节面位于照片正中显示，关节间隙内外两侧等距；腓骨小头与胫骨仅有小部重叠（约为腓骨小头 1/3）。

3. **成像技术标准**

摄影设备：摄影检查床；

标称焦点值：≤0.6；

管电压：55～65kVp；

总滤过：≥2.5mmAl 当量；

滤线栅：（-）；

屏 - 片体系感度：标称感度 200；

摄影距离：100～120cm；

自动曝光控制（AEC）：（-）；

曝光时间：<200ms；

辐射防护：标准防护。

4. **受检者剂量标准** 成人标准体型受检者的体表入射剂量：<1.0mGy。

5. **影像密度标准范围** 软组织（腓骨小头旁）1.7～1.8；关节内外腔 0.9～1.1；股骨皮质 0.4～0.5；股骨与髌骨重叠区中心点 0.4～0.5；胫骨上端中心 0.55～0.65。

（四）膝关节侧位

1. **诊断学要求标准** 股骨远端及胫骨近端骨小梁清晰可见；膝关节周围软组织可见。影像细节显示指标为 0.3～0.5mm。

2. **体位显示标准** 膝关节间隙位于照片正中，股骨内外髁重合；髌骨呈侧位显示，无双边，股髌关节间隙完全显示；腓骨小头前 1/3 与胫骨重叠；股骨与胫骨长轴夹角为 120°～130°。

3. **成像技术标准**

摄影设备：摄影检查床；

标称焦点值：≤0.6；

管电压：55～65kVp；

总滤过：≥2.5mmAl 当量；

滤线栅：（-）；

屏 - 片体系感度：标称感度 200；

摄影距离：100～120cm；

自动曝光控制（AEC）：（-）；

曝光时间：<200ms；

辐射防护：标准防护。

4. 受检者剂量标准   成人标准体型受检者的体表入射剂量：<1.0mGy。

5. 影像密度标准范围   关节腔前缘 1.2～1.4；关节腔后缘 1.0～1.2；胫骨上端中点 0.6～0.7；髌骨中点 0.8～0.9。

（五）腰椎前后正位

1. 诊断学要求标准   椎弓、椎间关节、棘突和横突均清晰可见；骨皮质和骨小梁清晰可见；腰大肌可见。影像细节显示指标为 0.3～0.5mm。

2. 体位显示标准   照片包括胸 11 至骶 2 全部椎骨及两侧腰大肌；椎体序列于照片正中，两侧横突、椎弓根对称显示；第三腰椎椎体各缘呈切线状显示，无双边影；椎间隙清晰可见。

3. 成像技术标准

摄影设备：带滤线栅的检查床或带滤线栅的立位摄影架；

标称焦点值：≤1.3；

管电压：75～90kVp；

总滤过：≥3.0mmAl 当量；

滤线栅：栅比≥10∶1，栅密度 40L/cm；

屏-片体系感度：标称感度 400；

摄影距离：100～120cm；

自动曝光控制（AEC）：选择中心探测野；

曝光时间：<400ms；

辐射防护：应对男性或可能的情况下对女性患者进行生殖腺屏蔽。

4. 受检者剂量标准   成人标准体型受检者的体表入射剂量：<10mGy。

5. 影像密度标准范围   第三腰椎横突中点 1.1～1.3；第三、四椎间隙不与骨重叠处 1.1～1.2；腰大肌（平行于第三、四椎间隙的腰大肌中点）1.4～1.6。

（六）腰椎侧位

1. 诊断学要求标准   椎体骨皮质和骨小梁清晰可见；椎弓根、椎间孔和邻近软组织可见；椎间关节、腰骶关节及棘突可见；影像细节显示指标为 0.5mm。

2. 体位显示标准   照片包括胸 11 至骶 2 椎骨及部分软组织；腰椎体各缘无双边显示；腰骶关节可见。

3. 成像技术标准

摄影设备：带滤线栅的检查床或带滤线栅的立位摄影架；

标称焦点值：≤1.3；

管电压：80～95kVp；

总滤过：≥3.0mmAl 当量；

滤线栅：栅比≥10∶1，栅密度 40L/cm；

屏-片体系感度：标称感度 400；

摄影距离：100～120cm；

自动曝光控制（AEC）：选择中心探测野；

曝光时间：<1 000ms；

辐射防护：应对男性患者采取适当的生殖腺屏蔽。

4．受检者剂量标准　成人标准体型受检者的体表入射剂量：<30mGy。

5．影像密度标准范围　第三腰椎正中 1.1～1.3；第三腰椎棘突正中 2.0～2.2；第三、四椎间隙 1.0～1.4；腰骶关节中点 0.5～0.7。

（七）腹部泌尿系平片

1．诊断学要求标准　骨骼清晰可见；肾脏轮廓、腰大肌影及腹壁脂肪线可见；腹部肠道清洁良好，对诊断无影响；影像细节显示指标为 1.0mm 钙化点。

2．体位显示标准　从肾脏上端至膀胱整个泌尿系统全部包括在照片内；腰椎序列投影于照片正中；两侧腹部影像对称显示。

3．成像技术标准

摄影设备：带滤线栅的检查床；

标称焦点值：≤1.3；

管电压：75～90kVp；

总滤过：≥3.0mmAl 当量；

滤线栅：栅比≥10∶1，栅密度 40L/cm；

屏 - 片体系感度：标称感度 400；

摄影距离：100～120cm；

自动曝光控制（AEC）：选择中心或两上探测野；

曝光时间：<200ms；

辐射防护：标准防护。

4．受检者剂量标准　成人标准体型受检者的体表入射剂量：<10mGy。

5．影像密度标准范围　肾区（肾下极向上 2cm 处，无肠气重叠）0.4～1.1；第二腰椎横突中点 0.90～1.25；闭孔中心 1.25～1.35。

第四章
数字X射线摄影

第一节　数字成像技术概述

一、数字成像技术的简史

自1895年德国物理学家伦琴发现X射线伊始，X射线便首先应用于医学领域。通过透视和摄影对疾病进行诊断，从而开创了X射线摄影技术，开启了医学放射影像学服务于人类健康的伟大篇章。它第一次无创伤地为人类提供人体内部器官组织的解剖形态学图像。

20世纪70年代以前，为了适应放射医学临床工作和科研的需要，X射线影像设备技术围绕着X射线管、胶片、成像板、影像增强器以及对比剂等，开展了一系列的新技术、新工艺，使得影像设备的性能、功能不断改善和提高，产品品种和生产规模日益扩大，X射线的检查方式、检查手段、应用范围得到了进一步的扩大和提高。但是，它们的成像方式并没有本质的改变。

20世纪70年代初期开始，伴随着物理学、电子学、计算机和微电子技术的飞速发展，医学影像学领域先后发明了一系列全新的成像技术和设备，如计算机体层摄影（CT）、磁共振成像（MRI）、数字减影血管造影（DSA）、超声成像（US）、核医学成像（NM）、计算机X射线摄影（CR）、数字X射线摄影（DR）等。从而冲破了传统的X射线检查技术，构成了当代新的医学影像技术领域。

这些新技术不仅极大地丰富了形态诊断信息和图像的层次，提高了形态学的诊断水平，更为重要的是实现了诊断信息的数字化，它是医学诊断影像技术中一次重大的变革。可以说，20世纪70年代以前为传统的单一的放射诊断学，70年代以后发展成为现代医学影像学。

与传统X射线影像技术相比，现代医学影像技术的最大特点是进入了数字成像领域。它们虽然都是以形成的图像作为诊断依据。但是，各自的成像能源、成像方式、检查方法和诊断原理则有很大差别（表1-4-1）。

表1-4-1　医学影像成像技术的比较

图像种类	成像源	成像依据	成像方式	电离辐射风险	优势
常规X射线	X射线	密度和厚度	直接透射	有	形态、全貌、精细
CT	X射线	吸收系数	数据重建	有	低对比度分辨力高
MRI	磁场	氢核物理状态	数据重建	无	软组织、代谢信息
US	超声波	界面反射	数据重建	无	安全、动态、重复
NM	γ线	核素含量和分布	数据重建	有	功能

现代各种医学影像的成像源、成像依据虽然各不相同。但是，它们的成像方式均为数据重建，这表明现代医学影像已进入图像信息的数字化时代。

存储荧光体方式的CR系统率先进入了临床使用，从而解决了常规X射线摄影的数字化。1997年以后，以平板探测器为主的数字X射线摄影系统亦相继问世，逐步取代了CR为医学影像学实现图像的全面数字化奠定了基础，也促进了远程放射学的发展。

二、模拟与数字

（一）模拟影像与数字影像的概念

模拟是以某种范畴的表达方式如实地反映另一种范畴。在日常生活中有很多这种现象，例如温度与时间、电源的频率、电压和电流的变化等，这些信息量的变化是随着时间和距离的改变连续的变化。我们把这种连续变化的信号称为模拟信号或模拟量。由模拟量构成的图像称为模拟影像。

在X射线摄影范围内，影像的记录和显示是从几乎完全透明（白色）到几乎不透明（黑色）的一个连续的灰阶范围。它是X射线透过人体内部器官的投影，这种不同的灰度差别即为任何一个局部所接受的辐射强度的模拟；从另一个角度来讲，为相应的成像组织结构对射线衰减的模拟。

由此不难理解，传统的X射线透视荧光屏影像、传统X射线照片以及影像增强器（Ⅱ）影像均属于模拟影像。因为这些影像中的密度（或亮度）是空间位置的连续函数，影像中的点和点之间是连续的，中间没有间隔，感光密度（或亮度）随着坐标点的变化是连续改变的。而将这些形成模拟影像的设备，称之为模拟系统。

若在一个正弦（或非正弦）信号周期内取若干个点的值，取点的多少以能恢复原信号为依据，再将每个点的值用若干位二进制数码表示，这就是用数字量表示模拟量的方法。将模拟量转换为数字信号的介质为模-数（A-D）转换器。模-数转换器把模拟量（如电压、电流、频率、相移、脉宽等）通过采样转换成离散的数字量，该过程就称为数字化。转换后的数字信号送入计算机图像处理器进行处理，重建出图像。该幅图像是由数字量组成的，故称之为数字影像。

数字影像是将模拟影像分解成有限个小区域，每个小区域中图像灰度的平均值用一个整数表示。也就是说，数字图像是由许多不同灰度的点组成的。数字在这里不仅意味着数码，数字的概念是以某种人为规定的量级且定量化反映另一种概念范围。数字成像系统也称为离散系统。

模拟信号可以转换成数字信号。同样，数字信号也可以转换成模拟信号，两者是可逆的。完成这种转换的元件是数-模（D-A）转换器，它把离散的数字量（数字脉冲信号）转换成模拟量，即还原成原来信息。

可见，对于同一幅图像可以有两种表现形式，即模拟方法和数字方法（连续方法和离散方法）。这两种方法各有特色，在解决某一具体问题时，往往两种方法混合使用。

一幅图像显示后，到底是模拟影像还是数字影像，肉眼很难分辨，若用一精密的灰度阅读器扫描，其结果两者是有差别的。模拟图像是以一种直观的物理量来连续地、形象地表现另一种物理量的情况，数字图像则完全是以一种规则的数字量的集合来表示物理图像。

（二）数字影像的优势

既然模拟方法和数字方法可以混用，为什么在图像处理中倾向于数字方法呢？总的来说，数字方法在很多方面优于模拟方法。

（1）对器件参数变化不敏感。

（2）可预先决定精度。

（3）较大的动态范围。

（4）更适合于非线性控制。

（5）对环境、温度变换敏感性低。

（6）可靠性高。

（7）系统依据时间划分进行多路传输时，有较大灵活性。

（8）纯数字系统是由大量简单通断开关组成的。它基本上不随时间和温度产生漂移，系统性能始终一致。

总之，数字方法的最大特点是抗干扰能力强，并可以进行数字处理。

从应用角度分析，数字图像与传统的模拟图像相比，数字图像有以下优势。

数字图像的低对比度分辨力高。屏 - 片组合系统的低对比度分辨力只能达到 2^6 灰阶，而数字图像的低对比度分辨力可达到 $2^{10\sim12}$ 灰阶。虽然人眼对灰阶的分辨力有一定的限度。但是，因数字图像可通过变化窗宽、窗位、转换曲线等技术，可使全部灰阶分段得到充分显示，从而扩大了低对比度分辨力的信息量。

数字图像可进行后处理。图像后处理是数字图像的最大特点。只要保留原始数据，就可以根据诊断需要，并通过软件功能，有针对性地对图像进行处理，以提高诊断率。处理内容有窗技术、参数测量、特征提取、图像识别、二维和三维重建、灰度变换、数据压缩等，这些均是数字处理技术在医学影像学领域中应用的重要体现。

数字图像可以存储、调阅、传输或拷贝。数字图像可以存储于磁盘、磁带、光盘等各种存储媒介中，并可随时进行调阅、传输。影像数据的存储和传输是影像存储与传输系统（PACS）建立的最重要部分，为联网、远程会诊、实现无胶片化等奠定了良好基础。

三、数字 X 射线摄影的发展与需求

（一）数字 X 射线摄影的发展

随着计算机技术的不断更新，尤其是 1972 年 CT 机的问世，使放射学影像开始了数字化。自 20 世纪 80 年代，在 X 射线摄影设备中相继开发应用了的计算机 X 射线摄影（computed radiography，CR）、数字 X 射线摄影（digital radiography，DR）技术，进入 21 世纪以来，CR 和 DR 得到广泛应用。许多全新的数字化成像设备迅猛崛起，使 X 射线摄影进入了全面数字化时代，构筑了全新的 X 射线摄影技术。与模拟 X 射线摄影不同的是，数字 X 射线摄影技术的发展和进步体现在硬件和软件两个方面。

CR 技术自 20 世纪 70 年代开始研究，到 80 年代初应用于临床，进入 90 年代以后，随着 CR 技术的日益成熟，在国内、外的临床应用中得以普及。

DR 是一种主流采用平板探测器获得直接数字化影像的摄影技术。1995 年北美放射年会上报道了非晶硒直接转换静态平板探测器。1997 年，已有关于采用间接转换和直接转换平板探测器 DR 的应用报道。2001 年可用于数字透视和摄影的 10～30 帧 /s 的大面积平板

探测器已由实验室走向临床。动态平板探测器技术的综合应用也促进了数字合成体层成像在临床的应用和发展。

（二）X射线摄影数字化的需求

影像数字化发展的原动力主要有两个方面的原因。

1. 医疗诊断和患者需求　患者需要在最短时间,用最少的花费,获取最佳的诊疗效果,这是一个永无休止的需求。数字化可以提高检查效率;数字化可以提高检查质量、扩展更高级的临床应用;数字化可以优化卫生资源配置,降低医疗费用,减少医院开支。因此,数字化的选择是医学发展的必然。

2. 医疗信息一体化的需求　医院信息一体化的格局将由医院信息系统(HIS)、患者信息系统(PIS)或电子病历系统(EMR)、放射科信息系统(RIS)以及影像存储与传输系统(PACS)构成。因此,医学影像的采集、显示、存储、传输的数字化,将成为实现医院信息一体化的基础。

回顾医学影像学发展的历程,正如中国工程院刘玉清院士指出的:从1895年伦琴发现X射线到1972年,77年基本上处于传统X射线诊断领域,到90年代中期则形成了现代医学影像学体系,其间以每2~3年出现一个新技术的频率发展,而这些新技术无一不是以数字影像为基础。到了20世纪末期则向占60%~70%检查份额的常规X射线摄影数字化冲击,相继出现了CR和DR。

四、X射线数字影像的获取方式与比较

（一）数字影像获取的方式

归纳起来,X射线数字影像可通过以下五种方式获取或转换。

(1) 照片数字化仪(film digitizer)。

(2) 计算机X射线摄影(CR)。

(3) 电荷耦合器件(charge coupled device, CCD)技术。

(4) 碘化铯/非晶硅平板探测器(a-Si)。

(5) 非晶硒平板探测器(a-Se)。

(6) CMOS图像传感器。

从所获得的图像性质来讲,无论是CR、CCD、碘化铯/非晶硅平板探测器还是非晶硒平板探测器所获得的图像系统均属于数字X射线摄影(DR)。然而,由于数字X射线摄影发展历程所致,人们已经习惯将计算机X射线摄影提出来称之为"CR",而将CCD、非晶硅和非晶硒平板探测器、CMOS图像传感器所获得的图像均称为"DR"。

（二）数字影像信息获取方式的比较

1. 胶片数字化仪　价格低廉;适用于原有照片库的数字化;图像质量受原始照片的限制;有信息丢失的危险;网络连接能力低。

2. 计算机X射线摄影(CR)　CR的出现首先链接成了一个完整的影像数字链。CR开拓了X射线摄影数字化的先河;充分有效地利用了现有X射线摄影设备;为X射线摄影数字化的普及创造了十分有利的条件和机遇;对中国市场来讲,它既可以完成影像的数字链,又可以获得可观的资本积累。它是普通X射线摄影向数字X射线摄影过渡的一个阶段,现在随着DR的普及,CR已逐步被DR取代。CR与屏-片成像系统相比有更好的动态范围及线性;网络连接能力强;可充分利用现有X射线设备,不改变工作流程;成本相对较低。但

是，CR 的最大问题是不能做动态采集；CR 静态采集需要手工操作，采集速度较慢（一般在30s）；成像板易出现划痕和人工伪影。

3．电荷耦合器件（CCD）数字 X 射线摄影　利用 CCD 将模拟影像转换成数字影像有三种技术路线：光学透镜式（optical lens）、狭缝扫描式（slot scan）及光纤圆锥式（fiber optical taper）。CCD 开发容易，技术成熟，成本相对较低。图像质量将随其矩阵大小而改变，且它是由许多小的 CCD 拼接而成（砖面设计），结构复杂。与 DR 相比，X 射线量子检出效率（DQE）及等效噪声量子数（NEQ）较低，且采集速度较 DR 慢（一般在 20s 左右）。

4．平板探测器数字 X 射线摄影（DR）　DR 的核心技术是平板探测器（FPD），它分为直接转换式平板探测器和间接转换平板探测器两种。DR 在图像质量、辐射剂量、临床应用等方面均优于屏 - 片成像系统。当然，在网络功能上更是后者所不能及。

数字影像质量的评价要素是信噪比（signal to noise ratio，SNR），它通过调制传递函数、量子检出效率、等效噪声量子数进行评价。

DR 系统的量子检出效率性能比屏 - 片系统高 1 倍，在相同剂量下，影像质量（如 DQE）可以提高 50%；或在相同影像质量下，剂量减少一半。

DR 系统的动态范围大，线性好。根据临床应用采用不同的对比成像，影像层次丰富、信息量大。

采集速度快，可进行动态检查（30 帧 /s）。从采集到显示可做到 5s 之内，工作效率与屏 - 片系统相比可提高 30%～60%。

与网络产品形成一体化，可立即进行网络传输或远程会诊。

DR 系统的高速成像及低剂量高影像质量特点，为临床高级应用的发展提供了一个平台。直接转换平板探测器的调制传递函数及等效噪声量子数高；结构相对简单，制造费用略低，温度稳定性较差；间接转换平板探测器易做成大块整体平板，量子检出效率高于前者；开发成本及制造费用高。

目前间接转换平板探测器（非晶硅）占全球平板探测器市场的 90% 以上。全球医疗影像设备主要厂商均不约而同地选择采用间接转换式（非结晶硅）平板探测器。

（三）数字 X 射线摄影临床应用的走势

一种新技术的出现，其临床价值就体现在临床应用的提高上。由于数字平板探测器技术具有成像速度快和低噪声特点，为未来临床的高级应用提供了一个很好的平台。数字平板探测器技术将会在以下的临床应用中得到扩展：与计算机辅助诊断（computer aided detection，CAD）系统结合成一体化、远程放射学、双能量减影、数字合成体层成像、时间减影、数字减影血管造影、低剂量透视下的体位设计等。

在这些临床应用中最具有影响力的应属于时间减影、数字合成体层成像以及与计算机辅助诊断系统的一体化。

五、数字成像基本用语

1．矩阵　矩阵（matrix）是一个数学概念，它表示一个横成行、纵成列的数字方阵。

2．采集矩阵　采集矩阵（acquisition matrix）指每幅画面观察视野所含像素的数目。

3．显示矩阵　显示矩阵（display matrix）指显示器上显示的图像像素数目。为了保证显示图像的质量，显示矩阵一般等于或大于采集矩阵。通常为 512×512 或 1 024×1 024。

4．像素与体素 像素（pixel）又称像元，指组成图像矩阵中的基本单元。图像实际上包含有人体某一部位的一定厚度，我们将其代表一定厚度的三维空间的体积单元称为体素（voxel）。可见，体素是一个三维的概念，像素是一个二维概念。像素实际上是体素在成像时的表现。像素的大小可由像素尺寸表征，如 $129\mu m \times 129\mu m$。

5．原始数据 由探测器直接接收到的信号，这些信号经放大后通过模 - 数转换得到的数据称为原始数据（raw data）。

6．采集时间 采集时间（acquisition time）又称成像时间或扫描时间，指获取一幅图像原始数据所花费的时间。

7．重建与重建时间 用原始数据经计算而得到图像数据的过程，称之为重建（reconstruction）。实际上重建的数学处理过程是一个相当复杂的数学过程。重建能力是计算机功能中一项重要指标，重建一般采用专门的计算机——阵列处理器（array processor，AP）来完成，它受主控计算机的指挥。

重建时间（reconstruction time）指阵列处理器用原始数据重建成图像数据矩阵所需要的时间。重建时间与重建矩阵的大小有关，重建矩阵大所需的重建时间长。同时又取决于阵列处理器的运算速度和内存容量的影响。阵列处理器的运算速度快重建时间短，内存容量大相对也能缩短重建时间。

8．滤波函数与重建算法 滤波函数（filtering function）与重建算法（reconstruction algorithm）指图像重建时所采用的一种数学计算程序。其重建方法有多种，如反投影法、分析法——傅里叶反演法、滤波反投影法、卷积投影法及二维傅里叶变换法等、迭代法。滤波函数是滤波反投影重建方法用到的。

不同的数字成像设备采用的计算程序也各不相同。前四种重建算法在 CT 和 MRI 中多选用，二维傅里叶变换（ZDFT）图像重建法为 MRI 所特有。在实际应用中，因采用的算法不同，所得到的图像效果亦有很大差别。

以 CT 为例，为了适应诊断的需要，在重建算法中大体分为三种，即高分辨算法、标准算法和软组织算法。高分辨算法实际是一种突出轮廓的算法，它在图像重建时扩大对比度，提高空间分辨力。但是，却要付出图像噪声增加的代价。软组织算法则是采用一种使图像边缘平滑、柔和的算法，图像的高对比度下降，而噪声减少，低对比度分辨力提高，软组织层次清晰。标准算法则不必采取附加平滑和突出轮廓的措施。

9．噪声与信噪比 从字面解释是指不同频率和不同强度的声音，无规律地组合在一起即成噪声（noise）。后来对噪声的应用扩大化，不同地方的应用对其概念的解释也不相同。在电路中，由于电子的持续杂乱运动或冲击性的杂乱运动，而在电路中形成频率范围相当宽的杂波称作"噪声"。

在 X 射线数字成像中严格规定噪声定义为：影像上观察到的亮度水平中随机出现的波动。从本质上分析，噪声主要是统计学的而不是检测性的概念。

信噪比是信号与噪声之比的简称。在实际的信号中一般都包含有两种成分，即有用信号和噪声，噪声是无处不在的。用来表征有用信号强度同噪声强度之比的一个参数称为"信号噪声比"。这个参数值越大，噪声对信号的影响越小，信息传递质量就越高。所以，信噪比是评价电子设备的一项重要的技术指标。

10．灰阶 在照片或显示器上，所呈现的黑白图像上的各点表现出不同深度灰色，把白色与黑色之间分成若干级，称为"灰度等级"。表现出的亮度（或灰度）信号的等级差别，称为灰阶。

11. 比特　比特（bit）是信息量的单位。在数字通讯中，使用一些基本符号来表示信息，这种符号称"位"或"码元"。在二进制中，一位码元所包含的信息量称为 1bit。

12. 伪影　伪影（artifact）指在成像过程中产生的错误图像的特征。

13. 亮度响应　换能器能把光能转换为电流，这种亮度——电流转换功能称为该换能器的亮度响应（brightness response）。

14. 动态范围　对光电转换器而言，亮度响应并非从 0 水平开始，也不会持续至无限大的亮度。其响应的有用的最大与最小亮度值之比即为动态范围（dynamic range）。若 D 表示动态范围，B 表示亮度响应，$D = B_{max}/B_{min}$。例如，氧化铅光导摄像管的 D 值大致为 1 000。

15. 窗口技术　窗口技术（window technology）指分析数字化图像的一种重要方法。即选择适当的窗宽和窗位来观察图像，使所需要的组织或病变部位明显显示出来。窗宽（window width）表示所显示信号强度值的范围。窗位（window level）又称窗水平，是图像显示过程中代表图像灰阶的中心位置。

16. 尼奎斯特频率　尼奎斯特频率（Nyquist frequency）是数字化图像的专用术语，等于 2 倍像素尺寸的倒数。

17. 模 - 数转换器与数 - 模转换器　把模拟信号转换为数字形式或把数字信号转换为模拟形式。即把连续的模拟信号分解为彼此分离的信息，并分别赋予相应的数字量级，这一过程称为数 - 模转换。完成这种转换的元件称模 - 数转换器（ADC）。

数 - 模转换实际是模 - 数转换的逆转。它把二进制数字影像转变为模拟影像，即形成视频影像显示在电视屏幕上，这一过程称为模 - 数转换，完成此转换的元件称数 - 模转换器（DAC）。

18. 硬件与软件　硬件（hardware）指成像设备的机械部件和计算机以及电子部分的元器件。软件（software）是用于控制计算机运算过程的程序。程序由计算机语言写成，它是能被计算机识别的一系列数字。软件包括管理程序、数据获取程序、数据处理程序以及显示程序等。

六、数字图像的形成

以数字方式表示的图像称为数字图像，数字图像的形成需要借助于计算机。因为，计算机接收和输出的信息必须是数字的形式，故模 - 数转换和数 - 模转换是计算机对外联系的门户。无论哪种数字成像设备，如 CT、MRI、DSA、CR、DR 等，虽然它们采集影像的方式各不相同，但作为数字图像的形成，大体都要经过以下三个步骤。

（一）图像数据采集

该过程利用各种辐射接收器件，如探测器、CCD 摄像管、探头、成像板（imaging plate，IP）、硒检测器等，通过曝光或扫描等形式后将收集到的模拟信号转换成数字形式，此称为数字化。与此同时，将图像分割成若干个小单元，这种处理称为空间取样。

为了阐明这一过程，以图 1-4-1 为例进行分析。这是一幅人物画，扫描或曝光过程中即把这幅图像分割成许多等份的区域，这些区域称为像素，扫描又是图像行和列格栅化的过程，格栅大小通常决定了像素的数量。本图中格栅的大小为 8×10，像素数量则为 80 个。

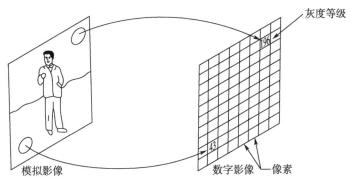

图 1-4-1　模拟影像以及相对应的数字影像

采样是图像数字化过程的第二步（图 1-4-2）。对一幅图像采集时，该图像中像素的每一个亮点被采样，光点通过光电倍增管转换成电子信号（模拟信号）。如果是反射图像，则由光电倍增管在图像前接收采样信号；如果是透射图像，光电倍增管则在图像后采样。

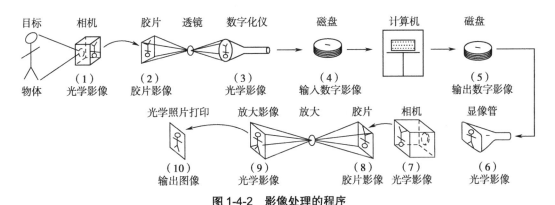

图 1-4-2　影像处理的程序

数据采集的最后一步是图像的量化。量化过程中，每一个被采样像素的亮度值都取整数，即零、正数或负数，其所取的数值决定了数字图像的灰度值，并且精确地对应于像素的原点，灰度值的总和称为灰阶。一幅图像可以由任何一组灰度值组成。整个量化过程，以整数表示的电子信号完全取决于原始信号的强度，并且与原始信号的强度成正比。

（二）快速实时信号处理，进行图像重建

这项工作由计算机完成。计算机接收数据采集系统的数字信号后，立即进行数据处理，重建出一幅图像；再经计算机输出，在显示器屏幕上显示出来。同时，将所接收到的图像数据进行存储，以备随时调用、显示和重建。

（三）图像的处理

根据诊断的需要将重建图像通过不同算法加以处理的过程，称为图像处理。

图像的处理涉及很多算法问题，其基本的方法是改变像素的强度值。这里只讨论有关图像处理的三种最基本的方法，即点阵处理、局部处理和框架处理。众多图像处理方法中，点阵处理是最常用和最简单的一种。

1. 在点阵处理方法中，一幅图像矩阵的所有像素是逐个扫描输入，其相应的输入值完全匹配输出值，这种方法又称为灰度匹配。另外，灰度调节通常需借助于查找表（look-up

table，LUT，图 1-4-3），一幅查找表的图中输出的灰度往往对应于输入的灰度。查找表可由计算机硬件和软件实施。灰度改变后，直方图上相应的像素值也改变，直方图实际上是像素与灰度关系的函数图。

根据以上原理，当已知一幅图像的灰度值，即可画出该图像的直方图。直方图表示一幅图像的亮度和对比度，改变直方图的形状，则改变了图像的亮度和对比度。根据直方图的形状，还可推测图像的亮度和对比度情况，如直方图中曲线较陡直，则图像的对比度较大；如直方图中曲线较平坦，则图像的对比度较小。

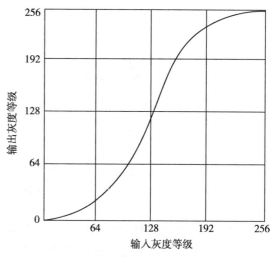

图 1-4-3 查找表（LUT）数字图像灰阶调节

2. 局部处理也是点对点的输入和输出，所不同的是输入像素点的像素值，是对应于输出点的像素值及其周围相邻近范围的一个区域。由于是一个区域范围的像素以输出点的像素计算，该方法又称为区域处理法。局部处理常用于图像的空间频率滤过。

在空间频率滤过处理方法中，图像的亮度大小按照空间频率大小的变化而变化，如果一幅图像的亮度在水平和 / 或垂直方向迅速变化，则称为具有高空间频率；反之，亮度以一恒定的速率变化和变化较慢，则称为低空间频率。空间频率滤过也能改变图像的其他特性，如图像的锐利度、平滑度、模糊度和噪声等。另外，还有卷积和傅里叶变换两种算法也采用空间频率滤过。

3. 另一种处理方法是框架式处理，它采用一整幅图像来计算输出图像的像素值，与 CT 有关的这种处理方法是傅里叶变换处理，这属于一种频率滤过而不是空间滤过。傅里叶变换处理可使图像边缘增强、锐利和还原。

4. 最后要提及的图像处理方法是几何方法处理。几何方法处理不同于前三种图像处理方法，它的处理结果使图像的空间位置改变和像素的方向改变，CT 中常用的图像放大和旋转等都属于这种处理方法。

七、影响数字成像质量的因素

从数字图像的基础特性来分析、讨论影响数字成像质量的有关因素。

（一）空间分辨力

空间分辨力（spatial resolution）即数字图像的高频响应，又称高对比分辨力，系指对物体空间大小（几何尺寸）的鉴别能力。

一种常见的高频测试图案，由相距的交替明暗竖直线构成（如线对测试卡），通常用每毫米内的线对数（LP/mm）来表示，或用可辨别最小物体的直径（mm）来表示。一个显示系统再现图案的好坏反映了其显示图像细节的能力。

数字图像的空间分辨力是由像素的大小（尺寸）决定的。如果构成图像矩阵的像素数量多，像素尺寸就小，图像的分辨力高，观察到的原始图像细节就多；反之，像素尺寸太大，图像分辨力就降低。

重建像素大小＝重建视野大小／矩阵大小

从公式可知，当视野大小固定时，矩阵越大，像素尺寸越小；反之，矩阵越小，像素尺寸越大；矩阵不变，视野增大，像素尺寸随之增大；一幅图像需要的像素量是由每个像素的大小和整个图像尺寸决定的；像素数量与像素大小的乘积决定视野。

像素尺寸多为正方形，若像素大小每减少一半，则像素的总数量就要增加 4 倍。像素数量增加，所占据计算机内存空间加大，致使一幅完整的图像从图像处理到完全显示全过程速度要减慢。所以，像素尺寸的减小不应该是无限制的。

究竟多小的像素应该用于数字化的问题，应该建立在采样理论的基础上。影像中的微细结构通过选择适当的像素尺寸可清晰看到。实际上，理论上确定适当的尺寸究竟为多少是十分困难的。如果像素尺寸尽可能小的话，任何微细结构都应该能够看到。但是，这会导致像素数量巨大，使得信息量不必要的增大，还会使数据量太大，计算机难以运行各种影像处理和电子存储与传递。同样也会涉及对低对比度分辨力的影响。因此，根据 X 射线影像中诊断信息的适当可见性来确定像素的合理尺寸及合理的位数是十分实际和重要的。空间分辨力和低对比度分辨力均应以诊断学要求为依据。

在 CR 推出前（20 世纪 70 年代后期），人们付出了很多努力来确定 CR 影像适宜的空间分辨力和低对比度分辨力。研究表明，5 像素 /mm 和 8 位 / 像素时模拟重复各种普通解剖部位和目标尺寸，CR 影像就可采集到必要分辨力的信息。同时表明，除了特殊成像要求外，大部分必要的诊断信息包含在低频范围内，2.5～5.0LP/mm 范围内的信息大部分为噪声。对于 14"×17" CR 影像，5 像素 /mm 的采样率产生 2.5LP/mm，它是影像中的最高空间分辨力。

（二）低对比度分辨力

低对比度分辨力（density resolution）即数字图像的低频响应，指在低对比情况下分辨物体密度微小差别或大块等灰度级区域即平坦区域的能力，以百分数表示。如某设备的低对比度分辨力为 0.35%，即表示两物质的密度差大于 0.35% 时，该设备能将它们分辨出来。决定低对比度分辨力的主要因素是位深。既然我们的目标是使数字处理对视觉效果的影响最小，就希望平坦区域以均匀一致的亮度显示出来。

数字图像的密度值是由计算机二进制的数字表示的。模 - 数转换器是将原始连续的密度转换为一系列离散的灰阶水平，此过程称数字化。将所有的数值同这某一密度级相似的灰阶转换为准确的该级的灰阶水平，黑白之间灰阶值有许多级，可用的灰阶等级或灰阶水平由 2^N 决定。N 是二进制的位数，称为位深。

从信息量分析，位深又可称其为比特（bit）。比特是信息量的单位，比特值越大，表示信息量越大，量化的精度越高；比特值越小，量比精度越低。所以说，比特值决定着图像的低对比度分辨力。同一幅图像用不同的比特值量化，会获得不同的低对比度分辨力（图 1-4-4）。例如，正式颁布的胶片的密度范围内部最大

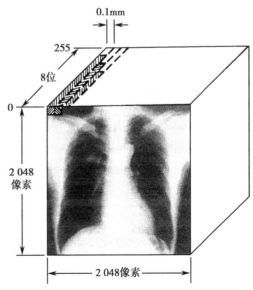

图 1-4-4　数字影像的信息量表示

密度为 3.0,最小密度 0.2 以下。那么胶片的密度范围则为 3.0－0.2＝2.8。假如用 8bit 量化,即 $N＝8$,则 $2^N＝2^8＝256$,也就是说从 0～255 共有 256 个数。对于 256 个数而言,其中每一个数所代表的密度值则是 2.8÷256＝0.01。意味着相邻两灰度级间相差一个数时,其密度相差 0.01。现改用 4bit 量化,即 $N＝4$,则 $2^N＝2^4＝16$,此时,每个数所代表的密度值为 2.8÷16＝0.18,意味着相邻两灰度级相差一个数的密度差是 0.18。

显然,8bit 要比 4bit 量化精度高。所以,比特值越大,量化精度越高,低对比度分辨力越好。目前,常见成像设备的比特值参量多为 8、12、14 或 16。

CR 成像板(IP)的潜影在扫描装置中激发、探测和转换过程中,发出的信号通过模-数转换就实现了图像信息在空间和能量水平上的量化(图 1-4-5)。空间的量化用像素来表达,形成图像的像素矩阵。像素矩阵大小是空间分辨力的一个度量标准。典型 CR 图像的像素矩阵根据成像板规格的不同,在 1 536×1 870 和 2 048×2 560 像素之间变化(建议举几个实

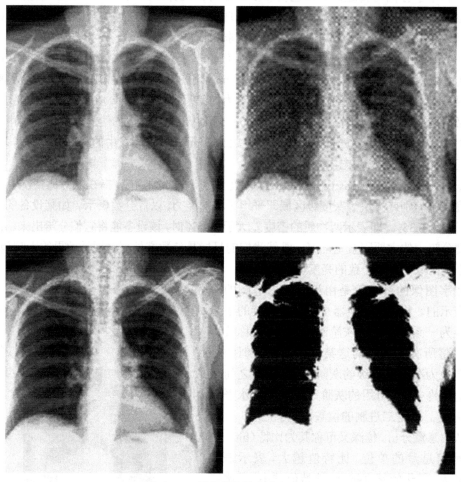

图 1-4-5　数字影像的像素与位深

上左:分辨力为 512×512 像素／英寸[1];上右:分辨力为 50×50 像素／英寸。下左:位深 8bit(256 个灰阶等级);下右:位深 1bit(2 个灰阶等级)。

---

[1] 1 英寸＝2.54cm,因行业用语习惯,本书保留"英寸"的使用。

际成像板尺寸的例子来说明）。能量等级的量化用灰度来表示。像素位深（bit/像素）是影像对比度或灰阶分辨力的一个度量标准。一幅8bit的图像由256个灰阶组成，一幅12bit/像素的图像由4 096个灰阶组成。一般使用12bit/像素进行图像的数字化。

（三）噪声

噪声（noise）是影响图像质量的不利因素，且噪声无处不有，不能完全消除。数字成像有许多数值与过程会影响和形成图像的噪声。主要有量子噪声、电子元件形成的噪声以及重建法形成的噪声。每一幅模拟图像均有一个内在的低对比度分辨力和空间分辨力。噪声限制了这种分辨力。在数字图像中，只想用更多的位深来改变像素内的数字提高低对比度分辨力，而不调整原始图像的噪声含有量没有实际意义。数字化前的噪声加到图像时比数字化后的噪声所包含的心理量多，出现在图像上一点的噪声越多，则像素上信号加噪声的值将有可能越过灰阶界限，因而同周围结构易区分。

为了调整原始图像的噪声含量，采用增加曝光量的方式，可使影像中亮度（或密度）的随机波动见效，噪声量降低。当曝光量增加4倍时，噪声水平减少2倍。也可通过调整滤过板和提高检测器的灵敏度，达到降噪目的。在图像处理过程中，有时为了提高空间分辨力，采用锐利算法（骨算法）重建图像，此时，损失了一些影像信息，增加了噪声含量，换取了边缘增强的效果。

第二节　计算机X射线摄影

一、计算机X射线摄影的简史

（一）称谓

1981年日本富士胶片公司首先推出了成像板（imaging plate，IP）技术。成像板的研发为计算机X射线摄影（CR）的实现奠定了基础，从而真正完成了医学影像的数字链。

在国内人们习惯将计算机X射线摄影称为CR。这种称谓简洁、实用。但是，除此之外我们还需知道它的其他学名。因为，当阅读国外文献时，常常发现CR自身也还有许多不同的称谓，这增加了迷惑性。这些称谓包括，存储荧光体数字X射线摄影（digital radiography with storage phosphors）、数字发光X射线摄影（digital luminescence radiography）、光激励发光X射线摄影（photostimulable luminescence radiography）。不管使用何种名称，它们都是指一种采集和记录高能电磁辐射的投射影像的技术，该技术采用含有特殊存储荧光体材料的可重复使用的探测器。

从国外文献看，特别是从物理学角度分析CR时，较多采用光激励存储荧光体（photostimulable storage phosphor，PSP）成像的称谓。

关于CR成像板也有不同的称谓，如光激励存储荧光体屏、SP探测器等。从X射线信息影像的形成与传递过程分析，凡是能探测到透过被照体以后X射线强度的差异，并转换成可见影像的介质，均可称为探测器。如屏-片系统、影像增强器（II）、CR的成像板、DR的数字平板探测器、CCD探测器等。但是，为适应我国医学影像界的习惯，我们还是在书中以成像板称谓。

将CR称为CR X射线机是一个原则性错误，因为CR不具有产生X射线源的功能，它只是一种将 X 射线信息影像转换成可见的、数字影像的装置，或者说是一种数字影像采集与显示技术的装置。

尽管人们习惯把称为计算机 X 射线摄影（CR）的技术与称为数字 X 射线摄影（DR）的技术区分开。但是，国际上有的学者认为，CR 是 DR 的一种形式，而且是最早的形式。

这从数字摄影的宏观角度来讲是可以理解的。但是，在国内还是不希望将 CR 与 DR 混为一谈。设想一下，如果把 CR 也称为 DR，那就会在使用中造成理解上的混乱。

（二）简史

过去 30 年左右 CR 在快速发展，扫描装置的安装数量增加了 20 000 倍，而系统价格和体积却减小了 10 倍以上，扫描速度提高了 2～3 倍。

然而，CR 的发展是建立于存储荧光体（storage phosphor，SP）技术之上。也就是说，存储荧光体技术比 CR 的历史要长得多。

光激励发光（photostimulable luminescence，PSL）效应，就是把存储的高能射线通过光激励后以可见光的形式释放。早在 19 世纪中期就开始使用，通过全野或局域激励的方法，把不可见（如紫外线）空间影像转换为可见状态。

1895 年伦琴发现 X 射线后不久，就有了使用光激励发光效应的全野 X 射线成像的实验。

"二战"期间，红外激励存储荧光体被用在夜视照相机上，红外情景（光激励发光源）在相机里成像在预先存储能量的存储荧光体探测器上，使其以可见光的形式释放能量，再现了输入的不可见场景。

现代 CR 系统的先驱是在 20 世纪 70 年代发展起来的，当时研究者正在寻找一种新的途径来改善全野激励法的可见光收集效率低下和图像质量不佳的状况。他们尝试开发一种存储荧光体扫描系统，聚焦的可见光束逐点地激励成像板，尽可能靠近激励发光点放置一光电探测器来收集尽可能多的局部激发光。

这些努力随着 1981 年首台商品化 CR 系统（Fuji Photo Film 公司）的推出达到了顶点。此后，许多制造商都研发出使用光激励发光效应的商品化 CR 系统，而且不仅局限在医学成像方面。

二、计算机 X 射线摄影系统的构成

CR 系统使用成像板为探测器，利用现有的 X 射线设备进行 X 射线信息的采集来实现图像的获取。它主要由影像板、影像阅读器、影像处理工作站、影像存储系统组成。

（一）成像板的构造

成像板是 CR 成像系统的关键元器件，是采集或记录图像信息的载体，并代替了传统的屏 - 片系统。它适用于各种类型的 X 射线机，也适用于各种常规 X 射线检查，具有很大的灵活性和广泛的用途，成像板可以重复使用，但是，不具备图像显示功能。

成像板外观像一块单面增感屏，由表面保护层、光激励发光物质层、基板层和背面保护层组成（图 1-4-6）。

1. 表面保护层　表面保护层的制作材料常采用聚酯树脂类纤维，耐磨损、透光率高，不受外界温、湿度变化的影响。作用是防止光激励发光物质层在使用过程中受到损伤。

2. 光激励发光物质层　由光激励发光物质与多聚体共同组成。光激励发光物质为发光材料，结晶体颗粒的平均直径在 4～7μm。颗粒直径增加，发光强度增加，但随之图像的

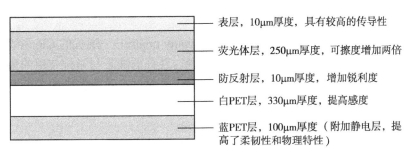

表层，10μm厚度，具有较高的传导性

荧光体层，250μm厚度，可擦度增加两倍

防反射层，10μm厚度，增加锐利度

白PET层，330μm厚度，提高感度

蓝PET层，100μm厚度（附加静电层，提高了柔韧性和物理特性）

图1-4-6　成像板的结构
PET. 聚乙烯对苯二酸酯。

清晰度降低。多聚体的材料一般为硝化纤维素、聚酯树脂、丙烯及聚氯酸酯等。多聚体的作用是使光激励发光物质在涂布层中均匀分布，具有适度的柔软性和机械强度，并免受温度、湿度、辐射和激光等因素的影响而产生理化性质的变化。

3. 基板　基板的材料是聚乙烯对苯二酸酯（polyethylene terephthalate），厚度在200~350μm。作用是保护光激励发光物质层，避免激光在光激励发光物质层产生界面反射，提高图像清晰度。有的成像板为了防止光透过基板，还在基板中增加了吸光层。

4. 背面保护层　制作材料与表面保护层相同。作用是防止使用过程中成像板之间的摩擦损伤。

（二）阅读器的构成与功能

当前的CR阅读器都使用逐点读取技术，激光束按照一定的模式扫描整个成像板表面，测量成像板上每一点的发射光并将其转换为数字信号，然后采样和量化成数字图像。在最早的CR系统中，完成此任务的部件体积巨大要装满整个房间。现在，它们只需要安装在一张桌面上（图1-4-7）。

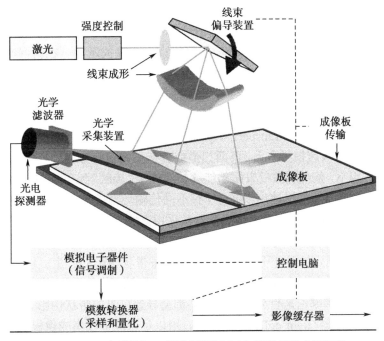

图1-4-7　飞点计算机X射线摄影（CR）扫描装置的主要组件

CR阅读器的构成与功能描述如下：

1. 激光源与强度控制（laser source and intensity control）　现代的CR系统大多采用红外固态激光二极管（波长670～690nm）作为光源。红外的波长与常规使用的氟卤化钡成像板的激励光谱相匹配，同时又与发射光波长（蓝光）容易区分不会影响它的探测。固态激光源更紧凑、有效、可靠，而且持续时间也比气体激光源更长。现在扫描装置激光束的延迟时间在1～6ms/像素。

CR阅读器设有特殊的强度控制装置，它可以实时监控激光的功率并校正波动。但是，这种容许范围很小。在激励曲线的直线部分，波动即使小于10%也会产生问题。因此，必须把强度波动控制在这个水平以下。激励曲线越高，允许波动并不随之加大。因为，需要更大的曝光量变化以使得输出信号产生相同的变化。

2. 线束成型光学装置　激光器发出的线束必须经过线束成型光学装置（beam-shaping optics）最优化处理后方可对成像板曝光。这一点对于固态激光器尤为重要，它产生椭圆形线束而不像气体激光器的圆形线束。此外，即使是产生圆形激光束，线束也会在穿过成像板时改变形状和速度。

在CR阅读器中，这种效果导致尺寸不同的成像板由于线束位置的不同，激励过程的线束延迟时间（扫描速度）也就不同，这是我们不愿看到的。因为，即使整个成像板的曝光量一致，在它的边缘与中央部的信号输出和空间分辨力也会不同。CR阅读器含有专用的束形控制装置（包括一种所谓的f-θ透镜），它保证线束的形状、尺寸和速度与光束所处的位置无关。

3. 线束偏导（偏制）装置　线束偏导装置（beam deflector）是使得激光束快速向前、向后，均沿着一条扫描线顺序激励成像板上的每一点。其他方向的移动由传输装置控制。这个方向被称为快速扫描方向或者线扫描方向。根据所需的扫描速度，可以使用不同规格的偏导（偏制）装置。对于较低的扫描速度，可使用的是旋转的转筒和固定激光束（也就是没有偏转器，所有的移动都由转筒来控制）。对于较高的速度来说，通常的解决办法是在电流计上安装一反光镜。电流计前后摆动，使得线束沿成像板运动。在折回时，激光束会被挡住。而在最高速的装置中，采用旋转的多边形棱镜。每一面反光镜扫过成像板的一条线，然后将下一条线移交给下一面反光镜，以此类推。这里，非常重要的一点是每一面反光镜要具有相同的反射率和相对于多边形转子的相同角度。

4. 传输环节　传输环节（transport stage）能够在与快速扫描垂直的方向上传送成像板。这个方向通常被称为慢速扫描方向、页面扫描或者交叉线扫描方向。在整个线束偏导装置和传输环节的作用下，整个成像板表面都能够被激光束"接触"到（也就是采样）。由于使用线束偏导装置，在不同的扫描速度要求下，有不同传输环节的选择。在低速扫描装置中可以使用一个转筒，然而目前所有的CR阅读器都采用直线传输方式，成像板被夹住或放在可移动的平板上，沿着一定轨迹进行移动。

在这里，速度的稳定性是十分重要的，以避免条带状伪影的产生。由于读取过程是破坏性的，也就是说潜影会在读取之后消失，因此，在慢速扫描方向上，激光扫描线必须进行恒定的交叠。传输速率哪怕是百分之几的波动都会导致可见的带状伪影。

5. 集光器　集光器（light collection optics）用以尽可能多收集成像板的发射光线，并且以最小的损失把它们传送到光电探测器，将光信号转化为电信号。图像的质量主要受这一环节的控制。尽管入射的激光束具有高度定向性,而成像板混杂特性使得发出的光线散射到各个方向。因此,集光器必须非常邻近成像板表面,从而尽量多地截取散射的光子。

6. 光学滤波器 由于成像板的发射光与激励光的波长不同,才有可能从CR成像板中提取有用的信号。这种光谱的分离是极其严格的。然而,仅允许发射光进入光电探测器甚至是更严格的。因为,这个光学滤波器(optical filter)通常有相当宽的敏感光谱。滤光器在阻止激励光进入光电探测器方面起着关键作用,从而防止所需要的图像信号被淹没。

7. 光电探测器 光电探测器(photodetector)的作用是将发射光光子转换为电信号,进一步处理成数字图像。由于CR系统的低发光率,开始时采用一个或多个光电倍增管(photomultiplier tube,PMT)来实现转换。光电倍增管具有高的信号增益、合理的量子转换率(约为25%),内部噪声和暗电流低。但是,CCD同样具有将可见光信号转换成电信号的作用,而且价格低廉、体积小巧,更具灵活性,现逐步取代光电倍增管融入CR系统的渠道。

8. 模拟电子器件 光电探测器上呈现的信号是模拟信号,它反映了成像板上潜影和X射线曝光量的变化。模拟电子器件(analog electronics)在光电探测器之后的另一项操作就是为采样过程作准备。光电探测器探测到的信号有很宽的频率范围(包括噪声)。但是,有一些是对诊断无用的或者与数字化设备不兼容的。因此,需将所谓的防混叠滤过器纳入模拟链中,目的是在模-数转换前除去这些高频信号。

9. 模-数转换器 模-数转换器(analog-to-digital converter,ADC)是模拟和数字的分界线,它包括两个步骤:采样和量化。模-数转换器在控制电路的作用下产生与源模拟图像等价的数字化图像。激光束横跨成像板的移动将成像板表面的空间变化转换成光电探测器的时间变化信号。这种时间变化信号必须以足够高的频率采样,才能保留足够的空间分辨力满足临床应用。

同样,光电探测器信号的强度变化也必须进行足够精细地采样或量化,在覆盖整个可能曝光动态范围的前提下,保留所需要的信号变更幅度(对比度)满足临床应用。

10. 影像缓冲器 扫描装置得到的数字影像在发送到最终目的地(工作站)之前,需要暂存在某处,即影像缓冲器(image buffer)。通常可将硬盘驱动器用作本地存储器。硬盘的容量应与扫描装置的流通量相匹配,并具有在网络连接发生中断时也能保持扫描装置正常运转的能力。

11. 擦抹装置 擦抹装置(erase station)用于清除成像板上所有的残留信号,初始化成像板以备下一次曝光使用。这个组件的典型组成是一排高强度的灯管,其发光强度一般比激励光源高出几个数量级,可以驱除成像板上的残留信号,使之大大低于曝光所产生的信号,以免影响下一次曝光成像。

三、计算机X射线摄影的成像原理

(一)图像的采集与显示的过程

当X射线照射到成像板的光激励荧光体时,其晶体结构中"陷阱"部位吸收并存储了X射线能量。所以,有时也将光激励荧光体称为"存储"荧光体。

在光激励发光过程中,它在附加的适当波长的激光能量的激励下,将这种俘获的能量释放出来。

这一过程就是 CR 影像的采集和显示,其过程可以归纳为图 1-4-8 所示的 5 个步骤:X 射线曝光、图像阅读、图像缩放、图像记录和 CR 图像显示。

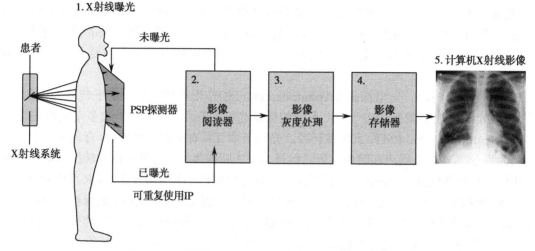

图 1-4-8　计算机 X 射线摄影(CR)图像的采集与显示
PSP. 光激励存储荧光体;IP. 成像板。

(二)图像的生成

成像板上涂有一层"光激励存储荧光体",选用的材料必须具有"光激励发光"的特性。许多化合物具有这种特性。但是,适宜 X 射线摄影所需要特性的却为数不多,最接近 X 射线摄影要求的化合物是氟卤化钡家族,$BaFX: Eu^{2+}$,X 代表卤族元素 Cl、Br、I 或它们的组合,如 $BaFBr: Eu^{2+}$、$BaF(BrI): Eu^{2+}$、$BaSrFBr: Eu^{2+}$。化学式中的 Eu 是赋活剂。微量的 Eu^{2+} 混杂物加在光激励荧光体中,以改变它的结构和物理特性。

曝光后的成像板,由于吸收 X 射线而发生电离,在光激励荧光体的晶体中产生电子 / 空穴对(陷阱)。一个电子 / 空穴对将一个 Eu^{2+} 跃迁到激发态 Eu^{3+},以俘获电子的形式存储的能量形成潜影。也就是说,光激励荧光体的晶体结构"陷阱"中存储的是吸收的 X 射线能量。所以,有时也称作"存储"荧光体。当 Eu^{3+} 在适当波长的附加可见光能量的激励下,再返回到基态 Eu^{2+} 时,会将俘获的能量以可见光的方式释放出来。

曝光后的成像板在阅读器内,经过用低能量高度聚焦和放大的红色激光扫描,一种较高能量低强度的蓝色光激励发光信号被释放出,它的强度与接收器中吸收的 X 射线光子的数量成正比。蓝色的光激励发光信号从红色激光中分离,导入一个或多个光电倍增管。

最常用的激光是 $HeNe(\lambda=633nm)$ 激光和"二极管"$(\lambda=680nm)$ 激光,光激励发光的波长为 $390\sim490nm$,恰好与光电倍增管光电阴极探测敏感度的波长(400nm)相匹配。

光电倍增管将接收到的光信号转换成电压,电压经过增幅,输入模 - 数转换器转换成数字,通过采样和量化,以数字影像矩阵的方式存储。

对采集到的原始数据影像分析,确定有用影像的相关区域,按照用户选择的解剖部位程序将物体对比度转换成模仿模拟胶片的灰阶影像。最后,重建出影像在显示器上显示或通过打印机打印出照片影像。

影像读取过程完成后，成像板的影像数据可通过施加强光照射来消除，成像板可重复使用（图 1-4-9）。

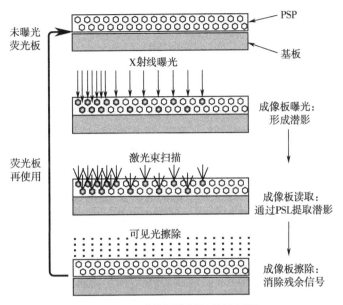

图 1-4-9　成像板的循环使用周期
PSP. 光激励存储荧光体；PSL. 光激励发光。

未曝光的成像板由基板上覆盖的光激励发光材料组成，外面涂布一层薄薄的透明保护层。X 射线曝光后，在晶体结构中形成半稳态势阱的电子潜影中心。潜影的处理由低能量激光束（例如 20mW 633nm 的氦氖激光）的栅条状扫描来实现。俘获电子从发光中心释放出来形成可见光，然后由光导装置采集引至光电倍增管。残余俘获电子被高强度可见光源清除，成像板又可以再次使用。

双面阅读成像板从成像板正反两面探测发射光，从而提取更多信号（并提高信噪比）。这种技术将成像板的基板做成透明的，在屏的反面添加一套光学采集装置、光电探测器和电路（图 1-4-10）。

这样的配置有如下好处。首先，可以在不改变各像素停留时间前提下采集更多的发光信号。其次，相同空间频率采集的两路信号相结合，可以得到比单侧采集更优的信号和噪声特性，来生成总体输出信号。但要注意，当激励线束到达有效层的后面或底部时，其宽度已经明显增加。因此，底部发出的光信号要比顶部采集的光信号模糊。结果是，两路信号组合所得到的图像质量受益于较低空间频率的程度（两路信号均

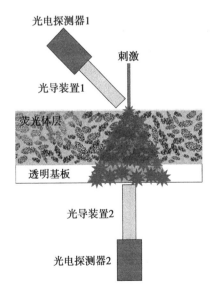

图 1-4-10　具有透明基板的成像板双面读取示意图
使用双套光电探测器系统和相关的电子装置，采集成像板两面的可见光而获得信号。

起作用）高于较高空间频率（底部信号的作用相对减弱）。一个意外收获是，人们可以稍增加成像板厚度，在没有明显降低锐利度的同时来提高X射线吸收率，这可以通过信号组合参量来加以控制。

四、计算机X射线摄影的图像处理

（一）读出参数

1. 需要和不需要的影像信号　在传统屏-片X射线摄影中，通过调整曝光条件得到影像信号范围位于H-D曲线的直线部。位于被照体范围以外，而在照射野范围内的X射线，形成的影像信号落在曲线的肩部（高曝光区），超出准直边缘的影像信号落入趾部（低曝光区）。

CR系统必须对有用的影像信号进行编码，通过数字值的检查表调整以提供最大对比敏感度。正如特定解剖部位选择特殊摄影技术和影像探测器一样，CR读出算法也根据特定的解剖部位对数字影像进行调整。

2. 分割模式和曝光野识别　有些CR系统的首要任务是，确认已曝光的接受器（成像板）上原始数字数据中图像的数量和方位。然后再分别对每一幅图像进行分析。传统X射线摄影在一个暗盒上产生多幅图像比较容易。但是，在CR摄影中可能是很复杂的。在一个曝光野内，CR阅读器识别影像有用区域的重要依据是准直器的边缘定位。一些CR系统通过定义解剖区域的边缘来分割影像。有用影像一旦正确定位，CR系统在执行进一步的影像分析时，就可以忽略超出准直器边缘的影像信息。

3. 直方图分析　对于大多数CR系统来说，确定有用信号范围的方法需要影像灰阶直方图的构建，一种X轴为像素值、Y轴为发生频率的图形（也就是像素值频谱）。图1-4-11是计算机X射线摄影（CR）胸部自由直方图的实例。

直方图的大体形状取决于解剖部位和用于影像采集的摄影技术。所有CR阅读器都利用一种分析算法来识别和分类直方图的各个组成部分，它们对应于骨、软组织、皮肤、对比剂、准直、未衰减X射线和其他信号。这有助于影像的有用和不重要区域的辨别，从而可以正确重建影像的灰阶范围。

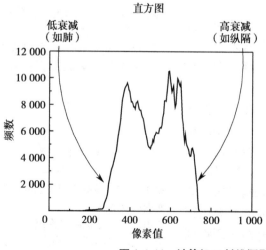
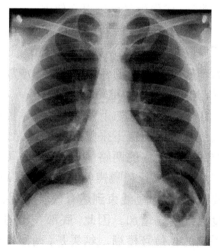

图1-4-11　计算机X射线摄影（CR）胸部直方图

它显示出影像中对应于不同解剖结构,有效区域内像素频率分布的各种成分。此实例与屏 - 片影像一样,像素数值的大小直接对应着衰减程度的高低。它使用反变换表,将数值的大小反比于光激励发光的大小。

直方图分析的结果使原始影像数据的标准化成为可能,而感度、对比度和宽容度的标准化条件是由数字化数值分析决定的。对于特定患者的检查,适宜影像灰阶特性的重建是通过尺度改变和对比增强来实现的。

每一个生产商都使用一种特殊的方法完成这个影像的重新变换过程。一些系统中,潜影信息在一个较小的数值范围内被识别和预采样,目的是最小化量化误差。这种情况下,曝光范围识别中的任何错误都是不可逆转的,都需要影像的重新采集。而在其他系统中,全动态范围的光激励发光信号都被数字化,然后对数字化数据运用重新变换算法。另一种情况是,由于直方图的形状和信息内容影响影像的处理,成像板的相关影像信息必须为后来的灰阶和 / 或频率处理而确定下来。

(二)影像灰阶处理

CR 影像是数字化像素值的矩阵,它可以很容易被处理,而产生可以选择影像外观。主要的处理类型包括影像对比度调整、空间频率调整或特殊影像算法的实施等,下文简要介绍前两种。

1. 影像对比度调整 由于人体衰减的微小差异,CR 数据具有很小的固有对比度。对比处理的目的是改变影像数据的设置,使其对比度等同于传统屏 - 片影像,或者是增强所希望特征的显著性。处理的类型有层次处理、色调协调、对比增强等。

对比度处理有两种不同的方法,最常用的技术是按照用户控制的查找表重新变换各个像素值。第二种对比度处理的类型,是通过对滤过后原始影像的操作和更改后原始影像的重建来实现对比度的改变。

2. 空间频率调整 数字影像处理的一个目的是增强数据中特性的显著性。影像中这些被增强的特性,可以通过它们特定的空间频率来表征。

有几种技术可以达到此目标,包括傅里叶滤过(Fourier filtering)、模糊蒙片减影(blurred-mask subtraction)和小波滤过(wavelet filtering)。图 1-4-12 为 CR 胸部影像的总体影像灰阶增强和频率处理的实例。

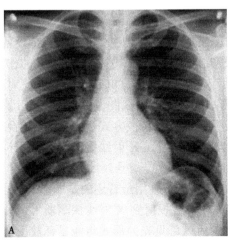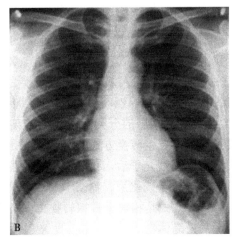

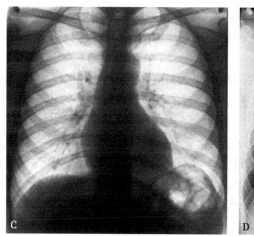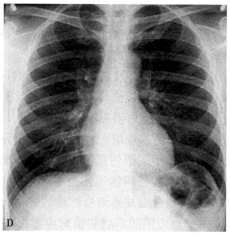

图 1-4-12 同一影像不同处理方式时的表现
A. 原始图像；B、C. 高对比和翻转图像；D. 频率增强的结果。

第三节 数字X射线摄影

一、数字X射线摄影的简史

近年来，随着电子技术、材料技术、制造工艺以及高清晰度显示技术的发展，采用电荷耦合器件探测器技术和平板探测器技术的全数字化X射线摄影系统投入临床应用。数字化X射线摄影是一个广义的名词，涵盖了医学数字X射线摄影的全部，如CR、数字乳腺摄影、数字胃肠道造影、CT等，狭义的概念是指普通的数字X射线摄影。

DR是在传统X射线机的基础上发展起来的一种数字化X射线摄影技术。X射线透过人体后，经过X射线探测器采集和计算机系统处理，可在数秒内快速地再现X射线摄影影像。

DR的成像过程是数字化成像过程，X射线探测器将透过人体的X射线能量转换和数字化，包括X射线信息的采集、转换、量化、传输、处理和显示等环节。

二、数字X射线摄影的成像原理

DR是传统X射线机基础上发展起来的高度集成化和数字化的X射线摄影设备，目前已广泛应用于临床各种X射线摄影检查。X射线探测器是DR的核心组件，它的作用是采集X射线信息，将透过人体的X射线转换为相应的数字信号。DR的计算机系统对数字化X射线图像信息进行重建和各种后处理，最终形成的数字X射线图像由显示器显示。

DR探测器最常用的分类法是依照X射线探测器能量转换方式，分为直接转换方式和间接转换方式。直接转换方式的基本原理是，X射线投射在X射线探测器上，光导半导体材料采集到X射线光子后，直接将X射线强度分布转换为电信号。目前常用的光导体材料为非晶硒、碘化铅、碘化汞、碲化镉、碲锌镉等，DR系统中使用最普遍的是非晶硒。

间接转换方式是相对于直接转换方式而言，X射线投射到X射线探测器上，先照射到某种闪烁发光晶体物质，该晶体吸收X射线能量后以可见光的形式将能量释放出来，经过空间光路传递，由光电二极管采集并转换成电信号。用于间接转换的发光晶体物质主要有碘化铯和硫氧化钆。已经在临床使用的X射线探测器主要有非晶硅平板探测器和电荷耦合器件探测器。

无论是直接转换方式还是间接转换方式，它们都是在X射线探测器内进行X射线的能量转换。经过X射线探测器输出的数字化信号，代表该探测器采集到的X射线图像信息，最大限度地获取人体X射线信息是探测器成像质量评价的基本标准。

三、平板探测器

（一）电荷耦合器件

从概念上讲，基于电荷耦合器件（charge-coupled device, CCD）技术的数字摄影（DR）系统结构比较简单。CCD传感器对覆盖荧光体层所产生的可见光输出进行成像。当前所有应用CCD技术的DR系统都是间接转换形式。

由于临床荧光体成像区域与当前可用的CCD有效区域之间存在物理尺寸的差异，必须使用包括反射镜、透镜或光纤组件的不同技术，使得荧光体输出影像的尺寸缩小到CCD的成像区域。这种缩小效应的一个主要问题是对荧光体可见光采集效率偏低，从而引起成像链中二次量子降低，尤其是对于透镜耦合式的CCD探测器。这种不可避免的局限性导致影像质量下降。在临床相关条件下的量化测试显示，这些系统的性能低于传统的屏-片系统和CR系统。此外，影像缩小光学系统需要一定的物理空间，从而增加探测器外壳的厚度。当使用这些探测器对现存系统进行改型时会存在问题。

CCD对X射线敏感，故产品要避免辐射损伤。CCD的另一个技术问题是需要冷却以减少噪声。故有可能发生水污染和停机故障。

CCD已经开发了几种数字探测器类型。一般尺寸较小，CCD广泛用于视频图像的采集。由于尺寸小，使得它难以显示较大面积的临床图像。

为了改善CCD小成像区域引起的性能局限，开发了使用多个CCD的系统。一种商品化的产品类型采用四个高性能的CCD与四个高质量的透镜排列相组合，对输入荧光体的四个重叠象限进行信号采集。

（二）非晶硅探测器

最早的数字乳腺摄影系统使用的是间接转换探测器。非晶硅平板探测器属于间接转换型平板探测器，它主要分为两类：碘化铯+非晶硅、荧光体（硫氧化钆/铽）+非晶硅。由于荧光的散射效应在硫氧化钆（Gd_2O_2S）荧光体上更为明显，而碘化铯晶体具有的柱状结构可有效降低散射，因此，目前常见的非晶硅平板探测器多为碘化铯+非晶硅型。

1. 非晶硅探测器的工作原理 碘化铯[CsI(TI)]闪烁晶体受X射线照射后，将入射的X射线光子转换为可见光。可见光激发碘化铯层下方的非晶硅光电二极管阵列，使光电二极管产生电流，从而将可见光转换为电信号，在光电二极管自身的电容上形成储存电荷（图1-4-13）。

每一像素电荷量的变化与入射X射线的强弱成正比，同时，读出阵列还将空间上连续的X射线图像转换为一定数量的行和列构成的总阵列图像。点阵的密度决定了图像的空间分辨力。在中央时序控制器的统一控制下，居于行方向的行驱动电路与居于列方向的读取电路将电荷信号逐行取出，量化为数字信号。获取的数字信号经通信接口电路传至图像处理器，从而形成X射线数字图像。

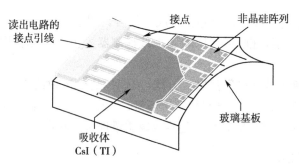

图1-4-13 非晶硅平板探测器的结构

2. 碘化铯的特点 使用碘化铯层和光电二极管的非晶硅平板探测器中，碘化铯层不同于其他闪烁体，它的晶体直接生长在基板上。这种生长方式使得闪烁体与平板能达到比较理想的结合（图1-4-14）。碘化铯针状结构的通道，使吸收的X射线直接到达探测器光电二极管阵列表面，减少了由于闪烁体荧光散射导致的影像模糊。

另外，碘化铯能很好地吸收X射线，并且在数字图像产生之前瞬间产生光学图像，这种方式被称为间接转换。

碘化铯/非晶硅平板探测器的X射线探测、图像采集和读出都是相互独立的过程。因此，探测器元素可以独立地优化而不影响整个

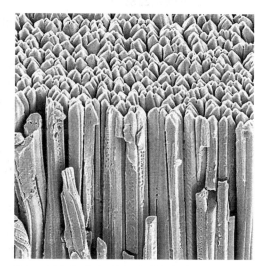

图1-4-14 碘化铯闪烁体的针状结构

探测器的性能。例如，碘化铯层可以很厚用来保证最大的X射线吸收，光电二极管转换可以设计得很薄来使暗电流和图像滞留时间减少。

3. 碘化铯/非晶硅平板探测器的分辨力 各种数字平板探测器的图像质量可以通过量子检出效率来衡量。因为，量子检出效率综合了图像调制传递函数、噪声和对比度的诸多因素。人们对数字成像系统中哪一种是最适宜的像素大小，目前的意见还不一致。

如果像素太小，电子噪声会降低图像质量；如果像素太大，分辨力的降低同样造成图像质量下降。因此，数字成像必须选择一个恰当的像素大小。像素的大小同时还会影响图像的存储、传输时间、图像显示和存档。

与屏-片系统相似，荧光散射会影响图像质量，而且在空间分辨力和辐射敏感度之间有性能折衷。当闪烁体制作得较厚时，光传播增加，可导致分辨力降低。由于其针状（或称柱状）结构，碘化铯不会像其他屏那样产生太多光散射。然而，分辨力和敏感度之间的折衷依然存在。

间接转换数字探测器的闪烁体放置比屏-片系统的问题更多。对于屏-片系统而言，更多的X射线是在靠近增感屏荧光体层的入射面被吸收，而不是在射出面被吸收。光电二极管/晶体管阵列不能透射X射线。所以，该阵列需放置在闪烁体的射出表面上。与屏-片系统相比，这可能会导致空间分辨力下降。

（三）非晶硒平板探测器

直接转换探测器使用了光电导材料，能将所吸收的光子转换成电荷，典型材料为非晶硒（a-Se）。非晶硒本身具有很好的固有空间分辨力。透过被照体的X射线照射到平板探测器的非晶硒层时，由于非晶硒的导电特性被激发出电子-空穴对，即一对正负电子。该电子-空穴对在外加偏置电压形成的电场作用下被分离并反向运动，负电子跑向偏压的正极，正电子跑向偏压的负极，于是形成电流。电流的大小与入射X射线光子的数量成正比，这些电流信号被存储在薄膜晶体管（thin film transistor，TFT）的极间电容上。由于电子和空穴是沿着电场线运动的。所以，它们在运动过程中没有横向电荷散布。这产生了一种异常狭窄的点扩散响应约1μm。

每个薄膜晶体管形成一个采集图像的最小单元，即像素。每个像素区内有一个场效应管，在读出该像素单元电信号时起开关作用。在读出控制信号的控制下，开关导通，把存储于电容内的像素信号逐一按顺序读出、放大，送到模-数转换器，从而将对应的像素电荷转化为数字图像信号。信号读出后，扫描电路自动清除硒层中的潜影和电容存储的电荷，为下一次的曝光和转换做准备。

当非晶硒被X射线撞击以后，产生的光子和电子空穴对在外加电场的作用下直接到达光电导体的表面，由于强大的电场以及采用了减少电荷运动的措施，几乎没有信号丢失。数字读出设备就和碘化铯/非晶硅系统的相似，只是用电极取代了光电二极管。其填充因子的效果远高于几何学填充因子（像素的电极部分），甚至接近100%。像素尺寸可达100μm×100μm以下，却没有因像素减少而引起有效填充因子下降带来的信号丢失。

非晶硒平板探测器的非晶硒层直接将X射线转换成电信号，平板探测器收集电子信号并读出得到图像。这种探测器也被称作"直接"探测器，因为非晶硒层直接将X射线转变成数字图像信号而不是可见光图像。探测器两侧添加的2 500V电压可减少X射线散射带来的模糊。因为在电荷充盈过程中很少有伪影，非晶硒层可变得很厚。但是，太厚的非晶硒会导致其他伪影产生。

非晶硒层存在的局限性包括：吸收X射线后非晶硒层产生的K-缘X射线，会偏离原来被吸收的位置而造成伪影。伪影的程度取决于X射线被吸收前在非晶硒内前行的距离。图像持留时间，限制了图像的采集速度，这对全自动曝光技术带来了负面效应。

探测器的设计必须在X射线捕获和电子信号产生之间折衷。例如，为了增加X射线吸收而增加非晶硒的厚度，这样就需要提高探测器两侧的电压来维持信号水平。同样的道理，带来更好X射线吸收的厚层非晶硒设计与低滞留时间和低暗电流要求的薄层设计相冲突。

四、平板探测器的主要性能指标

（一）调制传递函数

调制传递函数（MTF）和探测量子检出效率（DQE）为成像性能提供了定量测量方法。调制传递函数可测量空间分辨力，而DQE则是信噪比、对比分辨力和剂量效率的测量单位。通过查看相应的调制传递函数和DQE曲线可以更好地反映成像系统的特点。然而，这不能用一个数字以单次空间频率适当地进行描述。可以用这些测量法去确定系统在一个空间频率范围内获取信息的好坏程度。

调制传递函数是在一个空间频率范围内信号传递的度量标准，并且可对空间分辨力进行量化。任何系统的分辨力极限都是通过其像素尺寸加以确定的。例如，一个100μm像素的系统不能充分解析 5LP/mm 以上的空间频率。间接转换法可以使光散射数个像素，这进一步限制了系统的有效分辨力。

　　直接转换系统不受这一限制。如图 1-4-15 所示，直接转换硒探测器的调制传递函数优于屏 - 片和间接转换探测器的调制传递函数。直接转换硒探测器的内在空间分辨力比那些使用间接转换闪烁体的探测器的内在空间分辨力要高。当间接转换探测器的调制传递函数在较高空间频率上显著降低时，直接转换硒探测器的调制传递函数可在一个更大的空间频率范围内保持高水平。利用硒材料，通过光导元件的电荷不会有横向运动，而且其调制传递函数与硒的厚度无关。因此，硒探测器在采集 X 射线并转换为电信号方面效率颇高。

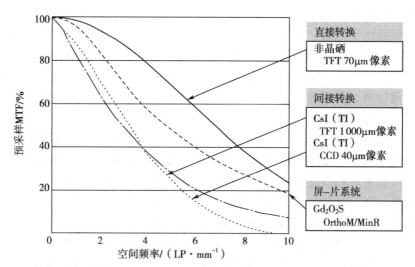

图 1-4-15　屏 - 片系统、直接和间接转换平板探测器的调制传递函数(MTF)对比

TFT. 薄膜晶体管；CCD. 电荷耦合器件。

（二）量子检出效率

　　在高空间频率条件下，即使有较高的调制传递函数，小物体也会消失在系统的噪声中（图 1-4-16）。解决这一问题的方法是通过信号增强和噪声减弱来增强细微结构的可见度。

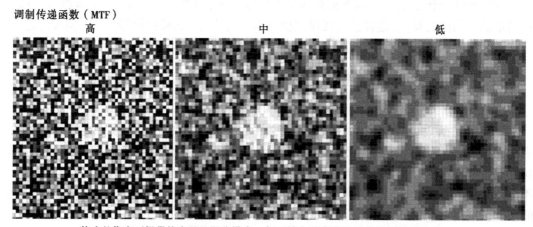

调制传递函数（MTF）

较小的像素可提供较高的极限分辨率，但不易在噪声高的图像中探测到信息

图 1-4-16　噪声对信息传递的影响

量子检出效率（DQE）度量的是成像系统中输出信号与输入信号之比，是成像系统中有效量子的利用率，而且可以很好地衡量剂量效率。DQE 受几个因素的影响，包括 X 射线吸收量、信号曲线（由调制传递函数测量）的幅度或强度以及噪声。

DQE 是综合评价数字摄影系统性能的重要指标。图 1-4-17 显示 DR 系统的 DQE 明显高于屏 - 片、CR 系统。宏观来讲，DQE 与影像质量成正比，与辐射剂量成反比。也就是说，当剂量相同时，影像质量优化；在相同的影像质量下，辐射剂量可以减半（图 1-4-18）。

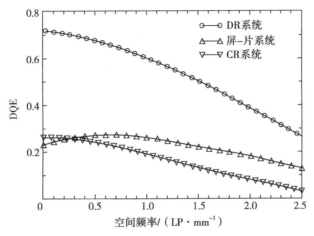

图 1-4-17　屏 - 片系统、CR 系统和 DR 系统的量子检出效率（DQE）

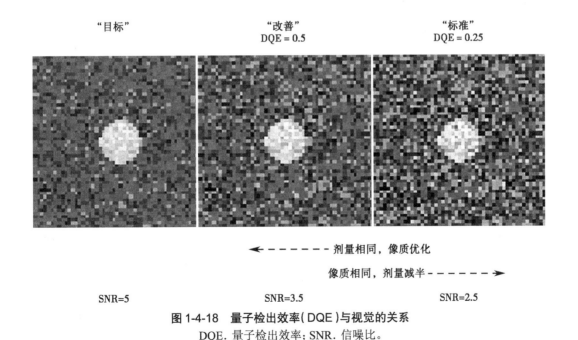

图 1-4-18　量子检出效率（DQE）与视觉的关系

DQE. 量子检出效率；SNR. 信噪比。

（三）动态范围

屏 - 片系统的动态范围是有限的，数字摄影技术提高了被照体成像对动态范围改善的需要。数字探测器可提供大为改善的动态性能。对于没有固有探测器噪声的理想探测器而言，在典型的乳腺摄影图像上，3 100 灰度水平是可以辨别的。这样，可以提供至少 14 位动态范围的系统不会使下层的信息降质。数字 X 射线影像在不同的曝光条件和被照体厚度的条件下具有一致的品质。动态范围的扩大就意味着可以检测和记录更多的影像信息。

用一种对比度细节测量模体分别检测胶片系统和平板探测器系统，其结果如图 1-4-19 所示。左边的影像由胶片系统形成，右边影像是在相同技术下用碘化铯／非晶硅探测器形成。在模体的每一个方格的中心和一个角上各有一个点，所有的点都具有与背景不同的对比度。正如，我们观察到的平板探测器系统中的点更容易探测到。

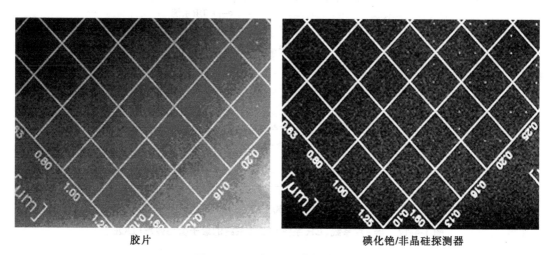

| 胶片 | 碘化铯/非晶硅探测器 |

图 1-4-19　对比度细节模体影像

五、数字 X 射线摄影的特殊功能及应用

数字平板探测器的 DR 系统，为高级临床应用的扩展提供了一个重要的平台。现在已经或正在研发的临床应用项目有：计算机辅助诊断（CAD）、体层合成（tomosynthesis）、双能量减影（dual-energy subtraction）、数字减影血管造影（digital subtraction angiography）、立体／计算机辅助定位（stereo/computer aided localization）、时间减影（temporal subtraction）、图像无缝衔接（image pasting）、骨密度测量（bone mineral densitometry，BMD）等。

（一）双能量减影

1. 单曝光能量减影　目前，双能量减影临床应用价值已得到肯定。双能量成像方法有两种：一种是将两张胶片或 CR 的成像板叠放在一起，中间放置一块铜板作为能量滤过板。

然后，用 X 射线管曝光一次，在第一块成像板上就会得到一幅常规影像，在第二块成像板上得到一幅高能影像。这称为单曝光能量减影（图 1-4-20）。

在单摄能量减影中，铜滤过板分离的两个成像板同时曝光。第一块成像板记录整个能谱及常规方法中的标准图像。因此，标准图像的质量不受减影过程的影响。X 射线束

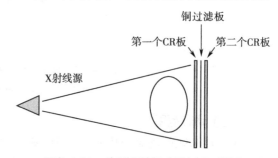

图 1-4-20　单曝光能量减影（CR 系统）

的低能部分被第一块板和铜滤过板选择性滤过,以致第二块板中的图像主要由高能光子形成。因此,第二块板中的图像在几个方面与第一块板中有所不同。首先,它是一种"高电压X射线摄影",这样就缩减了骨和钙的影像对比度。同样,图像仅由通过了第一块板和铜滤过板的光子成分形成。所以,与标准图像相比,它具有固有噪声,而且第二块板的总体曝光水平明显低于第一块板。

为了产生可用于临床的减影图像,需要放大第二块板的信号,并在已减影的图像上完成噪声缩减。进行加权减影,借此在减影前加强第二个(高能)图像中软组织成分的信号以与第一个(低能)图像中的软组织信号相匹配。产生的减影图像包括残留的骨骼和钙结构。对于软组织减影图像,其过程是相反的,减影前,使两个图像中的骨骼和钙的信号相等,生成的图像中留下了软组织成分。

由于每一个减影图像仅仅由形成标准图像的光子成分形成,虽然应用了噪声缩减技术,但与标准图像相比,减影图像仍具有更多噪声。尽管如此,人们将减影图像设计成与标准图像相结合,并提供补充信息。虽然低峰值能量和总体高曝光水平对最佳图像质量是有利的。但是,在临床应用中,CR的标准曝光参数在110kVp及5mAs范围时,能够对正常体格的成人产生良好效果。

2. 双曝光能量减影 现在可以使用数字平板探测器和高频发生器来完成双能量成像。但是,其前提是探测器的刷新速度必须十分迅速,可以变换发生器的kVp值,从而快速得到两幅影像。目前数字平板探测器的刷新速度可达≤0.2s。

这两种方法各有优势,当运用两张成像板进行一次曝光时,两幅影像之间不会有任何运动,但同时不能实现能量水平的较大差异。如果可以在一次屏息内运用平板探测器快速获取两幅影像,就可以得到较好的结果,其原因是平板探测器具有比成像板较高的DQE和较低的噪声,以及能量更大的分离。

通过双能量减影,可以分别获得显示软组织和骨骼的影像。当去掉骨骼后,就更容易在软组织的影像中发现病灶。在胸部、乳腺摄影中,双能量在发现微细钙化灶上具有重要意义。

总之,双能量减影可以快速获得"高"和"低"能量影像;从骨骼和钙化结构中分离软组织;有助于识别肺结节中的钙化;有助于识别微小的钙化灶;消除由肋骨覆盖产生的模糊;最终应用于计算机辅助诊断算法。

目前,某些品牌DR双能量减影可以做到在200ms内一次性采集高能和低能图像(减少呼吸伪影);提供3种图像:标准影像、软组织、骨组织影像(图1-4-21);软组织图像:去除肋骨,使肺部结节可以更好显现;高密度组织图像:鉴别钙化的结节(良性)。其临床效果是:肺癌检测的敏感性提高10%、肺癌检测的特异性提高20%。

3. 双能量减影的诊断价值 胸部双能量减影提高了未钙化肺部结节,包括原发和转移肿瘤的检测(图1-4-22)。另外,双能胸部X射线摄影能够辅助检测局部钙化性结节和胸膜钙化斑中钙化的存在。因此,某些病例不一定需要行CT检查。

双能X射线摄影能够用于被选定的患者,例如,检查前已确定的结节中存在钙化。它具有显示未被怀疑的结节和其他临床上重要的不透光区的潜能。然而,如果双能减影不能在临床上得到常规应用,那么它的这些潜能就不会实现。如果双能减影能够作为常规胸部X射线摄影被接受,那么双次曝光的胸部检查的总吸收剂量一定要在常规范围以内。由于减影图像的质量受噪声限制,就需要通过使用比400感度屏-片系统稍高的总体照射量来提高

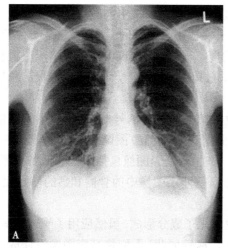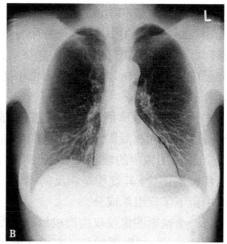

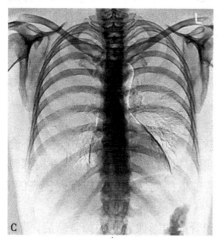

图 1-4-21 双能量减影提供的 3 种图像
A. 标准影像;B. 软组织影像;C. 骨组织影像。

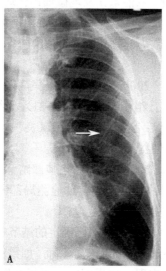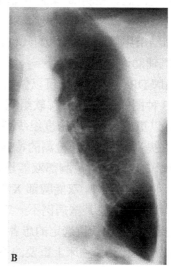

图 1-4-22 双能量减影下肺结节的显示
A. 常规影像,左肺可见密度增强的不确定模糊阴影(箭头所指);
B. 软组织影像,非常清晰地显示出一个肺结节(原发肺癌)。

能量减影图像的质量。能量减影一般仅用于后前位，由于侧位使用的剂量比后前位的 2 倍还多，因此，不推荐在侧位使用能量减影。

（二）组织均衡化

平板探测器宽阔的动态范围是组织均衡化与无缝拼接功能的基础。从对 X 射线的最低反应阈值到 X 射线最高饱和阈值在 60～130 00μR 之间。

影像组织均衡化（tissue equalization）的处理由计算机完成，有两种处理模式，如图 1-4-23、图 1-4-24 所示。

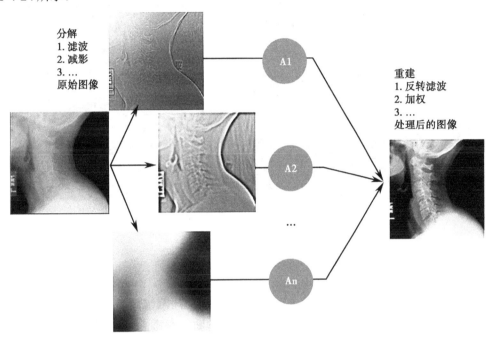

图 1-4-23　组织均衡化的处理模式（1）

多重分解然后加权处理得到全视野均衡的图像。

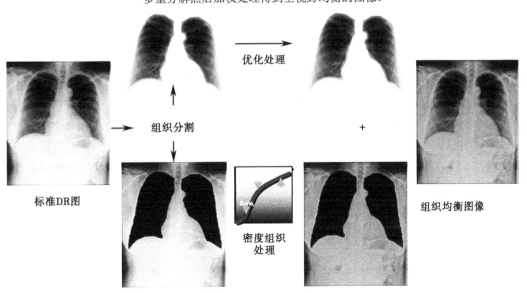

图 1-4-24　组织均衡化的处理模式（2）

组织均衡化的功能可以使我们在一次曝光中获取该组织部位大量的信息。无须调整窗宽／窗位，组织均衡功能使整个视野内高密度和低密度组织同时得到良好的显示。图1-4-25展示了股骨头置换数字X射线摄影下，组织均衡化后与常规影像的比较，显然组织均衡化后的影像可为临床提供更多的可视信息。

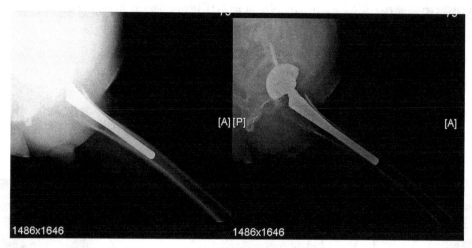

图1-4-25　组织均衡化后与常规影像的比较

（三）计算机辅助诊断

计算机辅助诊断（computer aided detection，CAD），最初（1998年）是以计算机辅助诊断探测仪的形式出现，将模拟的乳腺照片影像通过这种探测仪转换成数字信息，然后由内置的病例分析软件进行分析、处理，最后给出一个诊断的参考意见。1999年北美放射年会（RSNA）就有60多篇计算机辅助诊断方面的论文发表。

在这里，要特别提出计算机辅助诊断扮演的是第二读片者的角色，最终的诊断还是要由医师作出。

计算机辅助诊断的目的是改善诊断准确率和重复性的同时，缩短读片时间、提高诊断效率。

计算机辅助诊断已在乳腺、胸片、血管造影、CT图像中发挥着作用。如它对乳腺微小化的检测灵敏度为100%（伪阳性数：0.57/image）；肿瘤检测灵敏度为58%。在肺结节、气胸、肺间质病变、关节炎、骨质疏松症、异物的检测上有很高的灵敏度（图1-4-26、图1-4-27）。

计算机辅助诊断与数字影像的结合比胶片的效果更好，其原因是平板探测器具有较低的噪声、较高的动态范围和DQE的优点。当对一幅屏-片影像进行数字化时，会受到这幅图像不能调整的限制。如果这是一幅曝光过度或不足的图像时，计算机就会面对较少信息量进行辅助探测。而数字影像具有更多的灰阶等级，即更多的信息。同时，数字影像更加便利，可以在工作站上观察影像时调用计算机辅助诊断，仅仅需要一个按键的操作。

计算机辅助诊断将成为对基因易感个人用任何影像方法进行筛选的主要组成部分。使用神经网络，计算机已被输入正常及正常变异的信息，能够识别完全正常的表现。计算

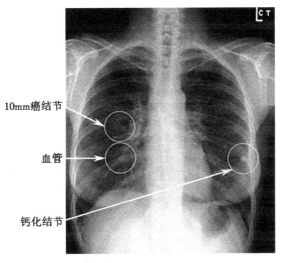

图 1-4-26 计算机辅助诊断对肺部病变的检测功效

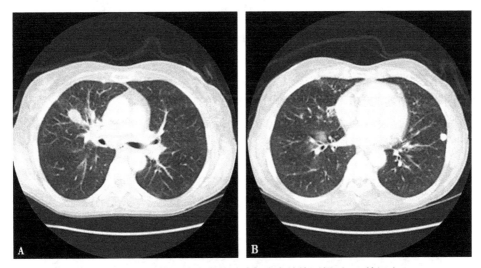

图 1-4-27 计算机辅助诊断对肺部病变的检测得到 CT 的证实

A. 1mm 癌结节（NSCLC）；B. 钙化结节。

机辅助诊断对特定人群普查，如重度吸烟者的胸部定期检查。CT、MRI 计算机辅助冠状动脉造影筛选将成为可能，可以在高危人群中发现早期粥样硬化。计算机辅助诊断在仿真 CT、MRI 结肠镜的筛选中可消除感观的失误。计算机辅助诊断的作用已经越来越被临床认可。

（四）图像无缝拼接

图像无缝拼接有两种方法，一是床体自动移行；另一种是多幅图像通过计算机自动拼接。

图像无缝拼接的临床意义在于精确测量脊柱侧凸的角度和长度；减少对儿科患者的X射线辐射、急诊外科可对多发性骨折进行快速检查（图1-4-28）。

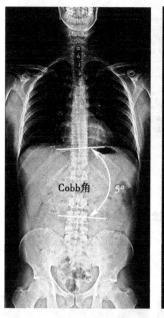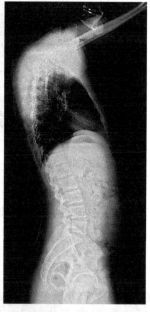

图1-4-28　脊柱图像无缝拼接

（五）骨密度测量

利用平板探测器的DR有骨密度测量（BMD）的功能（图1-4-29）。它在X射线摄影室内进行骨密度测量检查，可以进行骨质分析、骨折危险性评估、形态学测量，与常规骨密度测量相比，患者流通量可增加4～5倍。

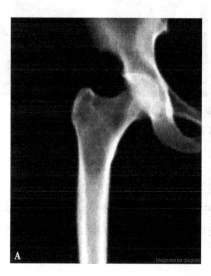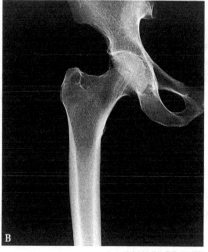

图1-4-29　骨密度测量的两种模式
A. 双能骨密度图像；B. DR图像。

（六）体层合成

在介绍体层合成这一新技术之前，先讨论一下常规体层摄影。在直线体层摄影中，暗盒与X射线管以选定的层面为中心做相对的匀速运动，以获取中心轴面的锐利影像。常规体层摄影中，当需要获取多幅层面的影像时，必须重新装入暗盒并进行另一次的全剂量的曝光。

如果将数字平板探测器替代暗盒，可以真正地在计算机中变换影像，而不用机械装置进行变换，在X射线管的一次运动中就可以得到所有平面影像（图1-4-30）。因此，可以在体层合成中获得一系列低剂量影像。实验表明，8幅乳腺体层合成的影像剂量才与1幅屏-片乳腺摄影的剂量相同。

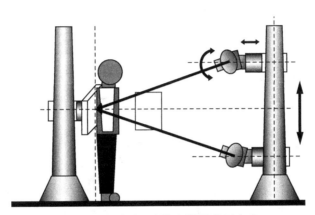

图1-4-30　数字平板探测器的体层合成

体层合成成像的用途主要有以下两方面以乳腺X射线摄影为例。首先，它在乳腺体检尤其是乳房致密妇女的筛查中具有优势。在常规乳腺摄影中，重拍片往往是针对致密型乳房的结果。然而，当患者同时有几幅乳腺图像时，重拍片自然就可以避免了。

其次，在体层合成新技术下，多焦乳腺癌的定性和定位也可以在减少乳房压迫的情况下进行。因为，此时已经不必利用加压来平铺乳房中的组织结构，体层合成X射线管运动的本身就可使组织散开，只要通过压迫保持乳房静止即可，而无须使用常规乳腺摄影的压迫程度。

目前，体层合成技术不仅可以显示分层影像，甚至已经达到容积（三维）显示。体层三维合成的临床意义是：分离重叠的组织结构；多层面显示；提高10%的病灶检出的敏感性和特异性；提高25%的患者流通量；有望替代CT和MRI的部分检查；低剂量的三维立体重建显示。

（七）时间减影

时间减影是将同一个患者不同时间的图像，由计算机通过采集、配准、减影的处理，显示出不同时间段的图像差异，以显示异常病灶（图1-4-31）。

时间减影的临床意义是追踪病变的进展，增强肺结节在解剖背景中的显示，增加气胸、肺炎、间质性肺疾病和充血性心力衰竭的检出率（图1-4-32）。

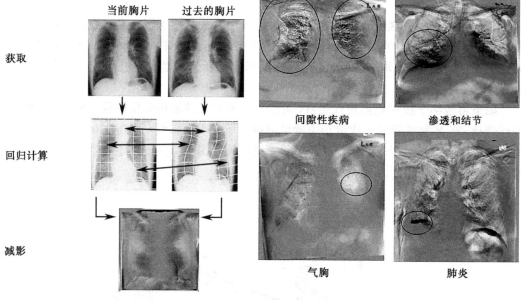

获取

回归计算

减影

间隙性疾病　　　　　渗透和结节

气胸　　　　　　　　肺炎

图 1-4-31　时间减影的流程

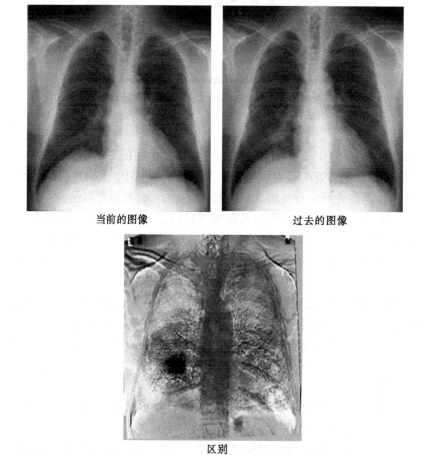

当前的图像　　　　　　　　过去的图像

区别

图 1-4-32　时间减影的临床病例

数字平板探测器 DR 为高级临床应用提供了一个优异的平台。能够做到这一点的关键因素首先是要具备快速成像的技术。如果要进行双能量减影并在高能量和低能量之间转换，就必须快速读出图像；如果要进行体层合成，就必须在单次屏息内获得多幅图像；如果要进行数字减影血管造影，就必须快速成像来避免微细血管的移动模糊。

数字平板探测器 DR 开拓高级临床应用的另一个关键是低噪声。无论是观察双能量减影还是数字减影血管造影，都需要两幅图像相减，噪声就会增加。要使这两种减影技术实用，低噪声和高量子检出效率将是十分重要的。

第五章
激光打印技术

激光打印机（laser printer）又称激光相机，它是应用广泛的数字影像输出设备。激光胶片则是与之配套的影像输出载体。

激光打印机分为湿式激光打印机和干式激光打印机。其中湿式激光打印是首先被广泛应用的激光打印技术。但从发展趋势和应用现状来看，干式激光打印已经成为主流方式。与此同时，随着技术的发展，直热式热敏打印机也应运而生。干式激光打印和直热式热敏打印已经成为目前在医学影像打印领域广泛应用的打印技术。

第一节　激光打印机的构成与工作原理

在激光打印技术中，激光热成像等干式激光打印技术，是在湿式激光打印技术的基础上发展产生的。因此，可以通过对湿式激光打印机的特点、构成和工作原理作为基础，深入理解激光打印技术。

一、激光打印的优点

1. 影像打印质量好　由于激光束有良好的聚焦性和方向性，能量高，扫描时间只有几微秒即能很好地避免光的散射和失真，图像矩阵尺寸可达 4 136 × 5 160，灰度深度可达 14bit。所以，影像质量明显好于多幅相机及其他输出方式。

2. 多接口性　一台激光打印机可以同时连接数台成像设备，如 CT、MRI、DSA、CR、DR 等。每台设备的图像信息可同时输入打印机，无时间锁定界限，互不干扰。可接收视频信号及数字信号。

3. 连续打印　打印机内装有多个硬磁盘作为输入图像的缓冲存储及打印排队，使图像的输入和打印可同步进行。

4. 高效性　可实现高度自动化，将打印机与自动洗片机及药液补充混合器连成一体，形成了打印、冲洗全自动系统，工作效率提高。

5. 具有质量控制系统　激光打印机内配置了标准测试灰阶图及密度读取仪，可自动监测密度，自动校正自动调节打印机参数，保证打印质量恒定在标准水平。同时也可以根据需要调整密度、对比度、曲线形状等，以获得理想的图像质量。

6. 文字注释　可用选件控制终端将需要的标注文字打印在胶片上。

7. 网络化　激光打印机很容易联机并网，扩展功能，资源共享。

二、激光打印机的构成

激光打印系统主要由激光打印、胶片传送、信息传递与存储、控制系统等部分组成。

（一）激光打印系统

由激光发生器、调节器、透镜、驱动电机及传输滚筒等组成。主要作用是完成激光对胶片扫描，形成潜影。

（二）胶片传输系统

包括送片盒、收片盒、吸盘、电机及传动部件等。其主要功能是将胶片从片盒中取出，经传动装置送至激光扫描位置，扫描后再把胶片送至收片盒，后送至自动洗片机的输入口。

（三）信息传递与存储系统

包括电子接口、磁盘及光盘、记忆板、电缆或光缆以及模 - 数转换器、计算机等。其主要功能是将主机的图像信息通过电缆及电子接口、模 - 数转换器输入存储器，再进行激光打印。电子接口分视频接口和数字接口。一台激光打印机可连接几台影像捕获主机，根据主机的输出模式选择不同的接口，以接受视频或数字图像的数据。

（四）控制系统

包括键盘、控制板以及各种控制键。其功能是控制激光打印程序，格式选择，打印张数以及图像质量控制调节等。

三、激光打印机的工作原理

激光打印机的曝光光源是激光束，其特征是高能量单色光，瞬间曝光。当激光束通过发散透镜透射到一个在 X 轴方向转动的多角光镜或电流计镜时，产生反射，反射后的激光束再通过聚焦透镜系统，按"行式打印"在胶片上。与此同时，胶片在高精度电机带动下精确地在 Y 轴方向均匀地移动，从而完成整个画面的扫描（打印），见图1-5-1。

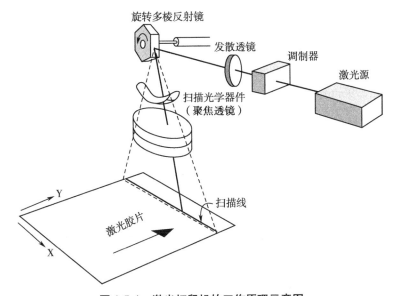

图1-5-1 激光打印机的工作原理示意图

激光束的强度是由调节器控制的,调节器接受数字信号的控制。当成像设备把图像的像素单元的数字信号输入到激光打印机的存储器时,像素的数字大小(灰度值)决定了激光曝光的强度。计算机输出的像素的数字信息顺序与激光在胶片上扫描的位置顺序相对应,则在胶片上就获得了一个二维的图像潜影,经常规的冲洗加工后,可以获得一个二维模拟图像。

四、激光打印机的分类

激光打印机没有明确的分类标准,通常可按激光光源的不同进行分类,包括氦氖激光打印机和半导体激光打印机。

(一)氦氖激光打印机

它是一种以氦氖气体激光器为激光光源的激光打印机。激光技术出现于20世纪60年代,真正投入实际应用始于70年代初期。最早的激光发射器是充有氦-氖(He-Ne)气体的电子激光管,体积较大。因此,在实际应用中受到了一些限制。氦氖激光的光谱波长为633nm,其特点是激光光源衰减慢、性能稳定。它是最早应用的、最普遍的激光打印机。

(二)半导体激光打印机

20世纪70年代末期,在半导体物理发展的推动下半导体技术趋向成熟。半导体激光器随之诞生,高灵敏度的感光材料也不断发现,加上激光控制技术的发展,半导体激光技术的应用迅速成熟,并进入了实际应用领域。在医疗领域,首先获得应用的是不同波长的半导体红外激光发生器,后来又开发了670nm波长的半导体红外激光发生器。由于半导体激光器具有电注入、调制速率高、寿命长、体积小、使用方便等优点,使其获得了更快的发展。

第二节　激　光　胶　片

一、激光胶片的分类

目前还没有激光胶片分类的系统报道,一般可按激光波长进行分类。

1. 氦氖激光胶片　适用的激光波长为633nm。

2. 半导体红激光胶片　适用的激光波长为670nm。

3. 半导体红外激光胶片　半导体红外激光胶片有三种适用的激光波长,适用的激光波长分别为780nm、790nm和820nm。

二、激光胶片的结构与特性

(一)激光胶片的结构组成

激光胶片的结构组成与普通X射线胶片不同,是一种单面卤化银感光胶片(图1-5-2)。

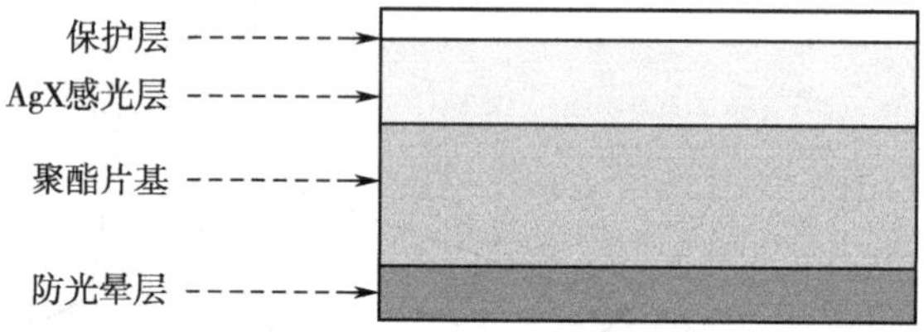

1. 保护层　常为1μm左右厚的明胶

保护层 ------>
AgX感光层 ------>
聚酯片基 ------>
防光晕层 ------>

图1-5-2　激光胶片的结构

或高分子涂层,主要作用是保护感光层,同时还有防止静电、防止粘连等作用。

2. 感光乳剂层　胶片的核心物质,由感光主体卤化银微细颗粒均匀地分散在明胶介质中组成,卤化银晶体的形状、大小、多少及涂层厚度决定了胶片性能的好坏及技术含量的高低。

3．片基　　目前，大多数医用胶片都采用 175μm 左右厚的聚酯（涤纶）片基作为支持体，其物理机械性能好；有些胶片也采用 100μm 左右厚的涤纶片基作为支持体。

4．防光晕层　　常为带有特定颜色的明胶涂层，而涂层的颜色在冲洗加工过程中是可以去除的。防光晕层的作用是防止曝光时片基背面的光反射作用。防光晕层的颜色应该和乳剂层的感光光谱相匹配，防光晕层还有防止卷曲、防止粘连的作用。

（二）激光胶片的特性

1．激光胶片要求高对比度、高清晰度　　激光胶片的卤化银采用极细小的立方晶颗粒技术（图 1-5-3）。

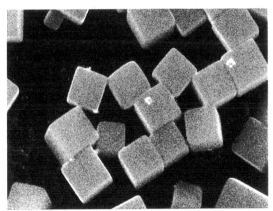
普通立方晶乳剂颗粒

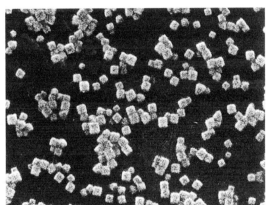
激光片细立方晶颗粒

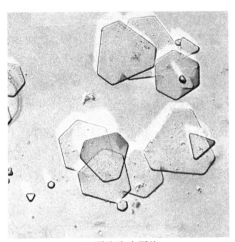
T-颗粒胶片颗粒

图 1-5-3　激光胶片的卤化银采用极细小的立方晶颗粒技术

2．激光胶片是对激光感光的　　由于激光是一种高能量的单色光，激光扫描的时间非常短，通常为 $10^{-6} \sim 10^{-5}$s。所以，激光胶片必须解决高照度瞬间曝光时的互易率失效的问题。

3．激光胶片的感光特性　　对比度高、灰雾低、色污染低、密度高、防光晕效果好、影像清晰、能提供丰富的诊断信息，属于高质量影像输出的方法之一。

4．激光胶片使用的安全色光　　目前市场使用的激光胶片大多是感红或感红外的。所以，在操作中不能使用红灯作为安全灯，可以使用暗绿灯作为安全灯，或者全黑操作。当然，现在许多激光相机都可采用明室装片系统,冲洗也采用联机或自动冲洗,一般不存在安全灯问题。

三、激光打印机与激光胶片的匹配

需要强调的是,因为各种激光器的波长不同,在选择激光胶片时一定要注意胶片光谱特性与激光打印机激光光谱的匹配,才能保证影像的质量。

第三节　激光热成像

数字影像经不同的打印(硬拷贝)设备,直接在媒介(胶片)上成像,不需冲洗加工的方法称为干式打印。由于干式打印具有输出快速、简便等优点,近10年来,在医疗数字影像领域获得了飞速发展。目前,干式打印的技术种类很多,成像原理也各不相同,打印质量也有差异。

医疗干式成像技术主要分激光与非激光两大类(图1-5-4)。本节将主要介绍干式成像技术中的干式激光打印技术即激光热成像技术。第四节将介绍另一种应用非常广泛的干式成像技术,即直热式热敏成像。

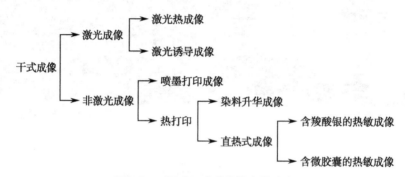

图1-5-4　医疗干式成像技术的分类

一、激光热成像胶片的构成

激光热成像技术(photo thermo graphic,PTG)最早发明于1964年,1996年成功应用于医疗影像中。10年来PTG获得很大的发展,成为当今医疗数字影像输出最优先的选择。

PTG的成像原理可从PTG胶片的组成(图1-5-5)及PTG成像过程两方面理解。

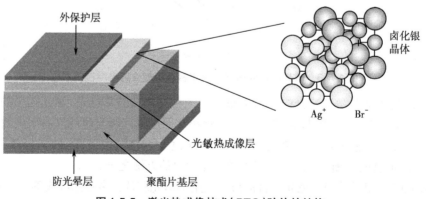

图1-5-5　激光热成像技术(PTG)胶片的结构

（一）基层

它是 0.18mm 厚的蓝色（无色）透明聚酯片基，上面涂有光敏热成像层，在成像层上面涂有保护层，在片基的另一面涂有防光晕层。

（二）光敏热成像层

它是由卤化银（例如溴化银）晶体、银源（例如山嵛酸银）、显影剂（例如对苯二酚）、稳定剂（例如邻苯二甲酸、多溴化物）、调色剂（例如肽嗪＋邻苯二甲酸）等化学成分分散在高分子黏结剂（例如聚乙烯醇缩丁醛）中的涂层。

卤化银晶体曝光（810nm 激光曝光）后生成潜影；黏结剂的作用是将各种化学成分均匀分散并黏结于片基表面形成成像层。

（三）保护层

由高分子黏结剂及毛面剂（matting agent）组成，其作用是保护成像层，防止伪影生成。

（四）背层

是一个很薄的涂层，由防静电剂、防光晕剂及毛面剂分散在高分子聚合物中组成。其作用是防止静电及曝光光晕对影像的不良影响。

二、激光热成像胶片成像层各组分的功能

（一）卤化银

成像层中的光敏成分与传统胶片相似，都是卤化银（AgX）晶体。卤化银经激光曝光形成潜影（图 1-5-6）。但是，PTG 材料中卤化银的作用及其用量与传统 X 射线胶片有很大差别。

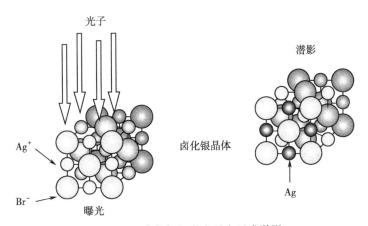

图 1-5-6　卤化银经激光曝光形成潜影

传统胶片中，卤化银既是光敏主体，又是显影时提供银离子还原成银原子的"仓库"；PTG 胶片中，卤化银只是感光主体，但不是热显影时提供银离子的"仓库"。所以，PTG 胶片中的卤化银（无机银）含量很少，大约只有常规胶片的 10%，这里，卤化银只负责形成潜影，而显影时的"银源"来自大量的羧酸银盐（有机银）。

（二）银源

成像层中除了卤化银外，最重要的物质是被称为"银源"的有机羧酸银，使用最广的是无色山嵛酸银（$AgO_2C_{22}H_{43}$，一种二聚体的羧酸银），它是一种热敏性物质，在热敏成像材料

中起重要作用。形成黑色影像的金属银主要来自这种化合物。

热敏性银源(山嵛酸银)在加热(120℃左右,15s)及潜影银的催化条件下,还原成金属银沉积在潜影上,还原银的多少与潜影的大小(曝光多少)成正比,从而形成银影像。

(三)显影还原剂

PTG胶片中所使用的显影还原剂需满足下列条件:

(1)常温下不能还原银盐的弱还原剂;

(2)常温下为固体,熔点适合特定的显影温度;

(3)显影时能有效阻止由羧酸银盐分解产生的自由基,并具有良好的扩散性。

经过大量的试验筛选,符合上述条件最适合的显影还原剂是带有立体位阻基的双酚类化合物。例如,带有叔丁基取代基的双酚衍生物具有较高的反应活性。

(四)调色剂

调色剂对PTG成像体系来说是很重要的化合物,其作用是为了得到适当的金属银的结构,以获得可接受的黑色调影像。羧酸银作为银源的成像系统,生成的是金黄色或棕色的影像色调。但是,在黑白成像系统中,特别是那些有严格影像质量要求的医用X射线胶片,只有真正黑色或蓝黑色的影像才能被接受。改进色调的主要途径是在配方中加入能增强色调的化合物。

通过调色剂的修饰作用来改变最终的银影像色调,是控制影像颜色的主要途径。但是,还有另一种改善影像色调的途径,那就是改变羧酸银本身的纯度和结构,也是改善影像色调的重要方面。

在PTG胶片中最好的调色剂就是酞嗪(PHZ)和邻苯二甲酸(H_2PA)这一对化合物,这一对调色剂能非常有效地引发适当的金属银结构,并给出良好的黑色。除此之外,调色剂在银离子迁移成像过程中扮演着重要的角色。到目前为止,各类调色剂化合物与银的反应性仍停留在研究范畴。尽管还不十分清楚,但已有几种方式来表述调色剂PHZ和H_2PA与有机银离子有很强反应性。已发现,当调色剂PHZ与另一个重要的协配调色剂H_2PA一起应用时,则与羧酸银生成另一络合物$[Ag_2(PHZ)_2(PA)·H_2O]$,这种络合物很容易与温和的还原剂反应生成黑色的Ag。但是,要更详细地说明这些络合物在PTG系统整个热显影反应中起什么样的作用,还是当前PTG技术原理研究的重点之一。

(五)防灰雾剂与稳定剂

常规卤化银感光材料在显影加工后,有定影过程以除去多余的卤化银。而PTG胶片在干式热显影加工后,没有定影过程,感光层中的全部组分仍然存留在胶片中,其中的卤化银、有机酸银及还原剂在热显影之后仍保留一定的活性。在一定条件下,这些组分还会相互作用生成金属银,造成非影像背景区灰雾密度的增长。为此,在PTG材料中必须加入相应的稳定剂和防灰雾剂,使PTG胶片在通常应用及贮存条件下有足够的稳定性。

PTG胶片有三类灰雾:①初始灰雾,指材料刚生产出来时的初始灰雾密度;②自身老化灰雾,指成像之前储存过程中增长的灰雾密度;③加工后的灰雾(影像的稳定性),指加工后存放过程中影像或背景区出现的灰雾密度的变化。

目前主要应用的稳定剂为三溴甲基衍生物,被认为是显影时的关键组分。这类稳定剂的存在通过将光作用释放的Br^-转化为AgBr(来自羧酸银)从而阻碍了显影。

近年来,发现多卤有机化合物,特别是多溴有机化合物大多能与金属银作用,从而防止Ag^0灰雾中心的生成,对防止初始灰雾和自身老化灰雾非常有效。

为了提高显影后影像的稳定性,还可以加入磷酰化合物,如三苯基氧化磷、三(对叔丁基苯基)氧化磷。在热显影加工过程中,其氧化物能与显影还原剂形成氢键络合物,使残留的显影还原剂失去还原活性,从而提高显影后银影像的稳定性。

(六)黏合剂

聚乙烯醇缩丁醛(PVB)是一种重要的黏合剂,被首先应用于溶剂性PTG胶片。只是近来采用水性涂层结构,新的亲水性黏合剂才变得重要起来。

三、激光热成像胶片的种类

PTG胶片的种类不像湿式激光打印胶片那样复杂,但是,各公司都有自己专用的胶片,实际上,市场常用的胶片主要是DVB+、DI-HL、SD-P这几种。

四、激光热成像的成像过程

胶片首先由810nm激光曝光,成像层的卤化银晶体感光生成潜影,然后热敏性银源(山嵛酸银)在加热(120℃左右,15s)及潜影银的催化下,分解并还原成金属银沉积在潜影上,还原银的多少与潜影的大小(曝光多少)成正比;稳定剂保证了影像的稳定性;调色剂使显影银影像能获得黑色的色调(图1-5-7)。

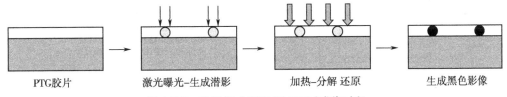

PTG胶片　　激光曝光–生成潜影　　加热–分解 还原　　生成黑色影像

图1-5-7　激光热成像技术(PTG)成像过程

五、激光热成像干式激光打印机

虽然PTG系统材料已取得了很大的进步。但是,如果没有硬件的配合,要从这些材料得到高质量的影像是不可能的。在PTG系统的硬件方面也得到了许多改进,包括曝光和热显影两个方面。

由于有了可靠和价格便宜的高功率二极管激光器及相应的高质量光学组件,实际上就保证了PTG系统的高分辨力。例如Kodak DryView 8900成像设备的扫描精度就达到了650dpi,相当于39μm的像素尺寸,灰度深度也达12bit以上,保证了输出影像很高的空间分辨力及低对比度分辨力,已经达到了可以输出乳腺影像的高质量要求。

目前,实际应用的PTG成像材料及设备都不能直接捕获原始影像,数字影像捕获设备(如CT、CR、DR、MRI等)捕获原始影像得到数字影像信息,储存于计算机中。打印机接受这些数据后,用以驱动激光或热打印头,再把图像信息输出到胶片上。对高分辨力图像,系统需要大的数据文件,为了形成可接受的打印图像,需要有较大的存储能力及快速处理能力。目前高速图像处理运算已能在短时间内得到所需要高质量的图像,例如DryView 8900

每小时可输出200幅图像。

以DryView 8900为例,说明PTG干式激光系统工作流程(图1-5-8):

PTG胶片首先经由810nm激光二极管扫描形成潜影;再经热辊显影(120℃左右,15s,所需能量0.1J/cm² 以下),可获得Dmax>3.0及Dmin<0.25的黑白影像。影像质量与传统湿法激光胶片影像质量相当。

系统还有自动影像质量控制(AIQC)功能,通过灰阶密度检测,自动调整设备参数,以保证影像质量的一致性。

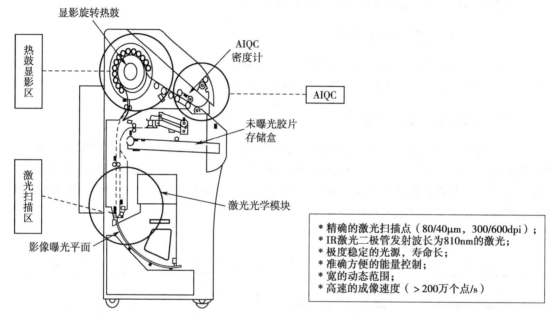

图1-5-8 激光热成像技术(PTG)干式激光打印机

AIQC.自动影像质量控制。

六、激光热成像的优势

激光热成像技术(PTG)之所以发展很快,就是因为该技术显示了操作简单、速度快、影像质量好、网络接驳性好等显著优点,迅速被医疗界认可,并得到了迅速发展。

(一)顺应环保趋势

这是环保型激光相机发展的必然趋势。干式卤化银激光成像技术;无须废弃药液的处理,减少了对环境的污染;节约水电资源;符合环保法规的要求;可改善医务人员的工作环境。

(二)降低医院运营成本

免除了外围工程设施,如水管、银盐回收设备、污水处理系统的需要,无须额外费用在暗房、洗片机的维护上,无须额外费用购买及更换化学药液,免除药液浓度不稳定和洗片机所带来的干扰,消除废片。

(三)提高医院工作效率

无须药液和洗片机,日常维护更可靠更少,实现远程诊断优化工作流程,真正全明室化,胶片即时阅读。设计简单,体积小巧,节省空间;根据需要,放置灵活;设计简单,操作方便;彻底去除药液补充;无须上下水及排风。

(四)强大的接驳能力

具有强大的接驳能力,可以和各种医疗数字成像系统配用,例如 CT、MRI、DSA、PET、CR、DR 等,还可满足影像网络医学数字成像和通信标准(DICOM)接口的要求和网络升级的需要。

(五)稳定的影像质量

由于保留了传统卤化银胶片捕获影像信息(感光)的基本原理。所以,也保留了卤化银胶片高品质的影像质量。低对比度分辨力 >4 096 灰阶,空间分辨力 320/650dpi。高一致性的影像质量,其一致性优于湿式激光胶片;杜绝了冲洗设备及化学药液的不稳定因素。

(六)自动影像质量控制体系

用户按事先设定的成像密度及对比度设定成像参数。在成像时系统会根据用户设定的参数自动调节经由数据转换表而来的影像数据直至参数完全一致,最后经系统确认后在激光头高温作用下成像。

第四节　直热式热敏成像

一、微胶囊式直热热敏成像

热敏干式胶片结构如图 1-5-9 所示。

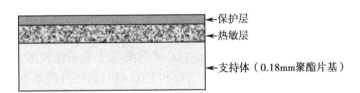

图 1-5-9　热敏干式胶片结构

热敏层中含有许多微胶囊,胶囊壁是热敏性高分子材料,胶囊内含有无色的可发色材料(成色剂),胶囊周围含有无色的显色剂。

微细的加热头对胶片表面加热,微胶囊壁软化,渗透性增加,胶囊外的显色剂渗到胶囊内,与成色剂结合生成黑色染料,加热停止胶囊壁硬化,发色反应停止(图 1-5-10)。热敏头直接接触胶片加热,热敏头温度变化由电脑数据控制。同时,可以使用胶囊壁的软化温度不同的胶囊组合,并优化各种胶囊的比例,可获得预期的灰阶特性。

材料开始发色的温度称为发色起始温度,医疗干式胶片的发色起始温度约为 100℃。

热力头由放热部分、控制电路部分和散热片组成。放热部分,在抛光膜密度为 11.8 条 /mm 的直线上配置了 3 072 个放热电阻和电极,通过放热电阻进行放热,以获得图像(图 1-5-11)。在控制电路部分有控制数字图像数据转换成放热图像灰阶的集成电路(IC)元件。放热部分整体由一片散热片负责冷却,以防止温度过高。

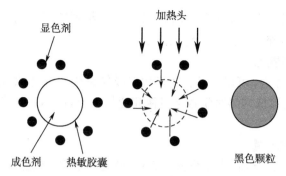

图 1-5-10 热敏干式胶片的成像原理示意图

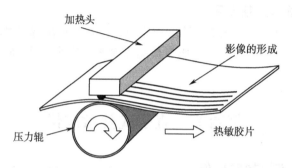

图 1-5-11 直热式热敏成像过程示意图

二、有机羧酸银式直热热敏成像——TG 成像

(一)直热式成像胶片

这种直热式成像技术(thermo graphic,TG)实际与激光热成像技术(PTG)的成像原理很相似,都是基于有机羧酸银的热敏作用。TG 和 PTG 材料的组分清单也大致相同。

构成实用性的 TG 和 PTG 的基本组分是:热敏性银源(山嵛酸银)、还原剂、稳定剂以及将所有组分固定于片基上的黏合剂等。不同的是,PTG 材料中含有光敏性卤化银,它首先是一个光敏材料(对激光感光),还是一个热敏材料(热显影成像);而 TG 材料则不含有光敏性卤化银,它完全是靠有机羧酸银的热敏作用成像。也就是通过微细的加热头直接对胶片表面加热,热敏性有机羧酸银分解并还原成黑色银影像(图 1-5-12)。

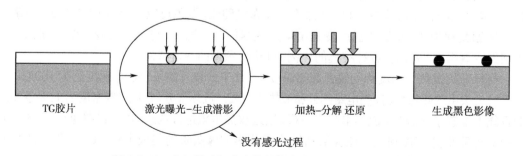

图 1-5-12 有机羧酸银式直热热敏成像——TG 成像原理图

（二）直热式数字打印机工作原理

1. 直热式数字打印机结构　主要由开关电源系统、控制系统、打印引擎系统三部分组成。

（1）开关电源系统：为数字胶片打印机各工作单元提供相匹配的电源供应。

（2）控制系统：通过以太网络接收数字图像数据，并将图像数据存储到计算机硬盘上；由计算机控制的影像控制系统负责把主机的图像数据进行整理，调整图像的尺寸、大小、版面，同时可对图像的对比度、密度进行调节等；控制系统产生程控信号控制打印引擎工作。

（3）打印引擎系统：负责控制胶片经过各个工作单元的胶片机械传送组件，并进行数字热敏成像控制。

2. 直热式数字胶片打印机系统流程　通过以太网络接收数字图像数据，并将图像数据存储到计算机硬盘；由计算机控制的影像控制系统整理图像数据，调整图像的尺寸、大小、版面，调节图像的对比度、密度，随后控制打印引擎进行打印。从胶片输入盘选择合适尺寸的胶片，传送到14英寸宽的打印头电阻器线，一行连一行地直接完成数控热敏成像过程。成像完毕后的胶片由分拣器输出到指定的输出盘。干式数字胶片打印机内置密度检测调节装置，密度检测调节装置将得到的图像密度检测信息送回图像信息处理单元的计算机，这样就形成了一个闭环的图像质量调控体系，使干式数字胶片打印机的图像质量始终保持如一，保证了每张胶片的一致性，确保了影像的诊断质量。

第六章
放射卫生防护

第一节　辐射剂量和单位

电离辐射与物质的相互作用实质上是一种能量的传递过程,其结果是电离辐射的能量被物质吸收,使受照物质发生各种变化,其中有物理的和化学的变化。当生物体受照时还会发生生物学的变化。

辐射剂量学的研究包括:电离辐射能量在物质中转移、吸收的规律;受照物质内的剂量分布及其与辐射场的关系;辐射剂量与生物效应之间的关系以及辐射剂量的测量、计算方法等。

一、照射量与照射量率

照射量是描述 X 射线辐射场的量。X 射线光子不带电,其所引起的电离来自 X 射线光子与物质的相互作用时产生的次级电子。

照射量是 X 射线或 γ 射线的光子在单位质量(dm)空气中释放出的所有正负电子被阻止在空气中时,所产生的同一种符号的离子的总电荷量(dQ)的绝对值(X),即:

$$X = dQ/dm。$$

照射量是从电离本领的角度来说明 X 射线或 γ 射线在空气中的辐射场性质,是 X 射线或 γ 射线在空气中产生电离能力大小的量度。

照射量的国际单位制(SI)单位为 $C \cdot kg^{-1}$(库仑每千克),原有单位为 R(伦琴)。

$$1R = 2.58 \times 10^{-4} C \cdot kg^{-1}$$

照射量率是单位时间内照射量的增量,即时间间隔(dt)内照射量的增量(dX)除以间隔时间(dt)的商。SI 单位为 $C \cdot kg^{-1} \cdot s^{-1}$(库仑每千克秒)。专用单位为 $R \cdot s^{-1}$(伦琴每秒)。

$$X = dX/dt$$

照射量只是一种用于比较不同辐射所生成离子电量的参考物理量,根据照射量测算各种物质中的吸收剂量并不是一个简单的过程。

二、吸收剂量与吸收剂量率

(一)吸收剂量

吸收剂量(D)是辐射防护中最基本的剂量学概念。其定义为授予单位质量物质(dm)(或被单位质量物质吸收)的任何电离辐射的平均能量(dE)。即:

$$D = dE/dm$$

按上述定义，吸收剂量就是电离辐射给予单位质量物质的平均授予能，通常指一个组织或器官的平均剂量。

吸收剂量的 SI 单位为 $J \cdot kg^{-1}$（焦耳每千克），专用单位为戈瑞（Gy），即

$$1Gy = 1J \cdot kg^{-1}$$

SI 单位与原有单位拉德（rad）的换算如下：

$$1rad = 10^{-2}J \cdot kg^{-1} = 10^{-2}Gy$$

$$1Gy = 10^{2}rad$$

吸收剂量是剂量学中和辐射防护领域内一个非常重要的量。它适用于任何类型的电离辐射、任何被辐射照射的物质，适用于内、外照射。

（二）吸收剂量率

吸收剂量率表示单位时间内吸收剂量的增量。为时间间隔（dt）内吸收剂量的增量（dD）除以该间隔时间所得之商，即

$$D = dD/dt$$

其 SI 单位为 $J \cdot kg^{-1} \cdot s^{-1}$（焦耳每千克秒）。

吸收剂量是一个物理量，它考虑了辐射场和物质相互作用的各个方面，然而不考虑物质的原子结构和相互作用的随机性质。吸收剂量是在一个体积中随机分布的沉积能量的平均值。

人体组织吸收剂量的测量，一般不是直接测量能量的吸收，而是首先测量体表或某一位置的入射剂量，再乘以各种修正因数得出组织的吸收剂量。

（三）吸收剂量与照射量的关系

吸收剂量与照射量是两个概念完全不同的辐射量，在相同条件下又存在一定的关系。$1R = 2.58 \times 10^{-4}C \cdot kg^{-1}$，$1R$ 的照射是能使每千克标准空气吸收射线的能量，为 $D_{空气} = 8.7 \times 10^{-3}$（Gy）。对于 X 射线在空气中最容易测得的是照射量（X），则空气吸收剂量应是 $8.7 \times 10^{-3} \cdot X$（Gy）。

三、比释动能与比释动能率

不带电的间接电离辐射与物质相互作用时，其能量辐射分为两个阶段，第一阶段是不带电粒子（X 射线光子）与物质相互作用，把能量转移给释放出的次级带电粒子；第二阶段是所产生的次级带电粒子通过电离、激发把不带电粒子（X 射线光子）那里得到的能量转移给物质。第一阶段的结果用比释动能表示，第二阶段的结果用吸收剂量表示。

比释动能的原意是在物质中释放出的动能。间接电离粒子与物质相互作用时，在单位质量（dm）的物质中，由不带电的间接辐射粒子释放出来的全部带电粒子的初始动能之和（dE_{tr}），其定义为比释动能（K）是 dE_{tr} 除以 dm 之商，即

$$K = dE_{tr}/dm$$

其 SI 单位为 Gy（戈瑞），曾用单位为 rad（拉德），与吸收剂量单位相同。

比释动能的概念常用来计算辐射场量，推断生物组织中某点的吸收剂量，描述辐射场的输出额等。国际放射防护委员会[International Commission on Radiological Protection（ICRP），是在辐射防护方面的一个国际上权威的学术组织，它的主要职责是研究、制定适用于全球的辐射防护标准]规定 X 射线机输出额的表示，采用光子在空气中的比释动能率 $Gy \cdot mA^{-1} \cdot min^{-1}$。

时间间隔(dt)内的比释动能的增量(dk)称为比释动能率(K)。

$$K = \mathrm{d}k/\mathrm{d}t$$

SI单位为$\mathrm{Gy \cdot s^{-1}}$(戈瑞每秒),专用单位同吸收剂量率。

物质中比释动能的大小反映不带电的致电离粒子交给带电致电离粒子能量的多少。比释动能适用于任何物质,由于它是与无限小体积相关联的辐射量,因此,受照射物质的每一点上都有其特定的比释动能值。所以,给出比释动能时,必须同时给出该值相关的物质和所在位置。

四、当量剂量与当量剂量率

吸收剂量可以用来说明各种介质的物质受到辐射照射时吸收能量的多少。但是,它还不能反映所导致的生物效应的不同。而在辐射防护中最关心的是受照后的生物效应。因此,需要对吸收剂量进行修正,从而产生了当量剂量(equivalent dose, $H_{T,R}$)的概念。

在ICRP 1990年出版物中将吸收剂量$H_{T,R}$定义为:

$$H_{T,R} = D_{T,R} W_R$$

式中$D_{T,R}$是辐射R在组织或器官T内产生的平均吸收剂量;W_R为辐射R的辐射权重因子,无量纲。

当量剂量用来描述人体受辐射照射时的危害程度,可以反映不同种类、不同能量以及不同照射条件所导致的生物效应的差异。

当量剂量的SI单位是$\mathrm{J \cdot kg^{-1}}$,称为希沃特(Sievert, Sv),以前曾用雷姆(rem)作为当量剂量的单位。

$$1\mathrm{Sv} = \mathrm{J \cdot kg^{-1}}$$
$$1\mathrm{Sv} = 1\,000\mathrm{mSv}$$
$$1\mathrm{Sv} = 100\mathrm{rem}$$

当量剂量率为单位时间内组织或器官T所接受的当量剂量。当量剂量率的SI单位是$\mathrm{Sv \cdot s^{-1}}$(希沃特每秒)。

五、有效剂量

有效剂量(effective dose, E)是人体各组织或器官的当量剂量乘以相应的组织权重因子后的和。

有效剂量的SI单位为$\mathrm{J \cdot kg^{-1}}$(焦耳每千克),专门名称为希沃特(Sv)。

应强调的是,有效剂量是应用于辐射防护管理的一个基本概念,可以用来对不同照射情况进行定量的比较。但是,不能用来对辐射照射所导致的生物效应或辐射危险度进行直接评价。

在辐射防护量中,最基本的是有效剂量和吸收剂量。有效剂量是用于定量描述各种辐射对人体产生的随机效应的唯一的量。有效剂量的计算都是基于人体和其组织、器官的参考值,而不是具体个人的数据。有效剂量数值不是针对具体人的剂量,而是参考人的。所谓参考人广义上讲包括辐射从业人员也包括公众人员。权重因子的选取也是对工作人员和居民以及男女的平均值。所有参考值和权重因子是基于测量、流行病和实验数据基础上确定的。

第二节　电离辐射的生物效应

一、电离辐射生物效应的基本概念

电离辐射产生多种类型的生物效应，如组织反应、辐射致癌反应、辐射遗传效应、非癌症疾病、出生前照射的效应等。

近年来小剂量辐射生物效应的研究取得了一些新的进展，如旁效应、基因组不稳定性和适应性反应等。人们认识到小剂量辐射效应的多样性和复杂性，机体对辐射的反应是群体现象，而不仅仅是单个细胞对辐射损伤的累积反应。

二、随机性效应与确定性效应

（一）随机性效应机理

如果受到电离辐射的细胞没被杀死而是仍然存活，则产生的效应为随机性效应。

随机性效应有两种类型，一类是体内脱氧核糖核酸（DNA）受到损伤而引起的。受到损伤的细胞经过增殖所形成的克隆，如果没有被身体的防御机制所消除，则在经过一段相当长的潜伏期以后，有可能发展成细胞增殖失控的恶性状态，通称为癌。辐射致癌是辐射引起的最主要的晚期效应。不同组织和器官对辐射致癌的敏感性不同，还与年龄、性别等因素有关。另一类则是由于性腺受到照射而损伤其中的生殖细胞而引起的。生殖细胞将遗传信息传递给后代。当损伤（突变和染色体畸变）发生后，有可能将错误的遗传信息传递下去，而使受照射者的后代发生严重程度不等的各种类型遗传病。

随机性效应的特点是其发生概率随剂量的增加而增加，但其严重程度则与剂量的大小无关。以癌症为例，并不因剂量的大小而使诱发的癌症的严重程度有轻重之分，其严重程度只与癌的类型和部位有关。

随机性效应是否有剂量阈值，迄今在科学界尚无定论。但为了辐射防护的目的，通常都假定不存在阈剂量，但一定的剂量总是与随机性效应的危险发生率相联系的。这样，剂量与随机性效应发生率之间的关系即为线性无阈的关系。根据这一关系，对随机性效应就无法做到完全防止其发生，而只能是减少剂量以限制其发生的概率。

为了定量地表示随机性效应的危险，通常采用概率系数的概念，是指单位剂量当量照射诱发随机性效应的概率。随机性效应概率系数由致死性癌、非致死性癌和严重遗传效应三种效应的概率系数所构成。

（二）确定性效应机理

当器官或组织中有足够多的细胞被杀死或不能正常增殖时，就会出现临床上能观察到的反映器官或组织功能丧失的损害。在剂量较小时，这种损伤不会发生，发生的概率为0；当剂量达到阈值剂量以上时，发生的概率将迅速增加到100%。损害的严重程度也随剂量的增加而增加，同时受损伤的细胞越多，功能的丧失也越严重。这种效应即为确定性效应。它的发生特点是，剂量与确定性效应发生率之间的关系呈线性有阈的关系。

确定性效应的出现有一个时间的进程，通常需要经过一段很长的潜伏期后才会出现。将在照射后几周内出现的效应称为早期效应，照射后数月或几年才出现的效应称为晚期效应。在全身照射情况下，根据剂量的大小不同，可出现不同程度的早期效应，较轻的如轻度血象变化；稍重的则为各型急性放射病。大体上，1～8Gy的剂量将会引起不同程度（轻度、中度、重度和极重度）的造血型急性放射病，当达到重度、急性放射病时，如不予积极治疗，死亡率很高，导致死亡的原因是骨髓功能的衰竭。当剂量超过约5Gy时，除上述症状外，还会产生其他效应，包括严重的胃肠道损伤、骨髓损伤，甚至能在1～2周内引起死亡。

10Gy以上的大剂量时，不仅增加了神经和心血管系统受照损伤，而且还会在几天内由于休克而造成死亡。

现代放射医学影像设备在正常运行条件下，都具有良好的辐射防护措施，一般不会对工作人员（更不用说对公众）产生能导致早期效应的照射。只有在事故情况下，发生较大剂量的异常照射才有可能引起明显的早期效应，但其发生的概率是很小的，特别是能引起致死效应的特大剂量的照射，其发生概率更是微乎其微。

成人确定性效应的阈剂量估算值见表1-6-1。

表1-6-1　成人确定性效应的阈剂量估算值

组织和效应	在单次短时照射中受到的总剂量当量阈值/Sv	在分次多照射或迁延照射中受到的总剂量/Sv	多年中每年在分次多照射或迁延照射的剂量率/(Sv·a^{-1})
睾丸：暂时不育	0.15	不适用	0.4
永久不育	3.5～6.0	不适用	2.0
卵巢：永久不育	2.5～6.0	6.0	>0.2
晶状体：可查出混浊	0.5～2.0	5.0	>0.1
视力障碍	5.0	>8.0	>0.15
骨髓：造血功能低下	0.5	不适用	>0.4
致命性再生障碍性贫血	1.5	不适用	>0.1
皮肤损伤	6.0～8.0	30.0	>0.1

针对"两种效应"的不同特点和可能发生的后果，应在防护行动的计划和实施过程中予以考虑，其内容包括：①确定性效应的发生；②随机效应的增加；③对环境和后代的影响；④其他不良影响（如心理影响、社会秩序混乱、经济混乱等）。

辐射防护的目的是：防止有害的确定性效应发生，将随机性效应的发生概率降低到可以接受（或最低）的水平。

三、影响辐射损伤的因素

影响电离辐射生物效应的因素主要来自两个方面：一个是与电离辐射有关的因素，另一个是与受照机体有关的因素。

（一）与电离辐射有关的因素

1. 辐射种类　在受照剂量相同时，因辐射的种类不同，机体产生的生物效应不同。

2. 吸收剂量　辐射的损伤主要与吸收剂量有关。在一定范围内，吸收剂量越大，生物效应越显著。

3. 剂量率　剂量率越大，生物效应越显著。这是因为高剂量率的照射使机体对损伤的修复作用不能充分体现出来所致。

4. 分次照射　当总剂量相同时,分次越多,各次照射时间间隔越长,生物效应越小。

5. 照射部位　当吸收剂量和剂量率相同时,机体受照的部位不同,引起的生物效应也不同。

6. 照射面积　其他条件相同时,受照面积越大损伤越严重。以同样的剂量照射全身,可能引起急性放射病,而照射局部一般不会出现全身症状。

7. 照射方式　照射方式可分为外照射、内照射和混合照射。外照射可以是单向照射或多向照射,多向照射引起的效应大于单向照射。

(二)与机体有关的因素

在相同的照射条件下,机体不同,对辐射的反应也不同,即敏感性不同。

1. 种系　不同种系的生物对辐射的敏感性差异很大。总的趋势是种系演化越高,组织结构越复杂,辐射敏感性越高。

2. 个体及个体发育过程　即使是同一种系,由于个体的原因,辐射敏感性也不相同。而同一个体,不同的发展阶段,辐射敏感性也不相同。总的趋势是随着个体的发育过程,辐射敏感性降低,但老年的机体又比成年敏感。

3. 不同组织和细胞的辐射敏感性　同一个体的不同组织、细胞的辐射敏感性有很大差异。

人体对辐射的高度敏感组织有:淋巴组织、胸腺、骨髓、胃肠上皮、性腺和胚胎组织等。

中度敏感组织有:感觉器官、内皮细胞、皮肤上皮、唾液腺和肾、肝、肺的上皮细胞等。

轻度敏感组织有:中枢神经系统、内分泌腺、心脏等。

不敏感组织有:肌肉组织、软骨、骨组织和结缔组织等。

四、辐射权重因子与组织权重因子

(一)辐射权重因子

在辐射防护中关注的不是某一点的剂量,而是某一组织或器官的吸收剂量的平均值,并按辐射的品质加权。为此目的的权重因子称为辐射权重因子(radiation weighting factor,W_R)。对于特定种类与能量的辐射,其权重因子的数值是根据生物学资料,由 ICRP 选定的,代表这种辐射在小剂量时诱发随机效应的相对生物效应(relative biological effectiveness,RBE)的数值。

在 X 射线摄影的能量范围内,其辐射权重因子(W_R)为1。

(二)组织权重因子

随机效应的概率与当量剂量的关系还与受到辐射照射的组织或器官有关。因此,从辐射防护的目的出发,需要再规定一个由当量剂量导出的量,以表示整个机体所受到的危害的大小。

对组织或器官 T 的当量剂量加权的因子称为组织权重因子(tissue weighing factor,W_T),它反映了全身受到均匀照射下,各组织或器官对总危害的相对贡献。换句话说,它反映了不同组织或器官对发生辐射随机效应的敏感性。

应当指出,辐射权重因子与辐射种类和能量有关,与组织或器官无关;而组织权重因子的数值决定于被关注的组织或器官,与辐射种类和能量无关。

具体的组织权重因子在 ICRP 2007 年第 103 号出版物作出新的规定（表 1-6-2）。其中特别需要指出的是乳腺组织的组织权重因子从 0.05 提升到 0.12（一级），而性腺从 0.20 降至 0.08。对此，我们要提高对乳腺摄影受检者的辐射剂量的重视。

表 1-6-2　ICRP 第 103 号出版物推荐的组织权重因子

组织	W_T	ΣW_T
骨髓、结肠、肺、乳腺、其余组织	0.12	0.72
性腺	0.08	0.08
膀胱、食管、肝、甲状腺	0.04	0.16
骨表面、脑、唾腺、皮肤	0.01	0.04

第三节　辐射防护原则与标准

辐射防护原则包括正当性、最优化和剂量限值与约束。

一、辐射防护原则

（一）辐射防护三原则

包括：辐射实践的正当性、防护水平最优化、剂量限值与约束三条基本原则。

正当性是前提，剂量限值与约束是上限，最优化则是辐射防护的目标，也是辐射防护中研究的主要问题。

实践的正当性：是指放射检查必须确实具有适应证，避免给患者带来诊断和治疗效益上的无益辐射照射。

对医疗照射正当性的判断可分为两个层次：

第一个层次是指对某一诊断或治疗方法，患者所受照射大小的正当性的判断，通常称为确定放射方法总的正当性。其目的在于判断放射方法是否合理，并给患者提供必要的知识。

第二个层次是指对某个患者实施放射方法时的正当性的判断，即对具体的患者判断是否好处多于危害。应当定期对放射方法进行审评，使其在达到医学要求下尽可能减少患者所受剂量。在诊断的情况下，这意味着减小不必要的照射；在治疗情况下，要求对治疗的部位达到所需实施的剂量，并避免健康组织受到不必要的照射。

正当性判断的一般原则是："在考虑可供采用的不涉及医疗照射的替代方法的利益和危险之后，仅当通过权衡利弊，证明医疗照射给受照个人或社会所带来的利益大于可能引起的辐射危害时，该照射才是正当的。对于复杂的诊断与治疗，应注意逐例进行正当性判断。还应注意根据医疗技术与水平的发展，对过去认为正当的医疗照射重新进行正当性判断。"

放射防护最优化是指在保证患者诊断和治疗效益的前提下，所实施的辐射照射应保持在合理、尽可能低的水平，符合"可合理达到的尽量低水平（as low as reasonably achievable，ALARA）"的原则。

（二）外照射防护的三种主要方法

1. 三种主要方法　①缩短受照时间；②增大与射线源的距离；③屏蔽防护。

2. 屏蔽防护　屏蔽是在射线源与人员之间设置一种能有效吸收 X 射线的屏蔽物,从而减弱或消除 X 射线对人体的危害。

为便于比较各种防护材料的屏蔽性能,通常以铅作为参照物,把达到与一定厚度的某屏蔽材料相同的屏蔽效果的铅层厚度,称为该屏蔽材料的铅当量,单位以 mmPb 表示。

屏蔽防护分主防护与副防护两种:主防护指对原发射线照射的屏蔽防护。副防护指对散射线或漏射线照射的屏蔽防护。诊断用 X 射线机房(管电压最大值不超过 120kV)的主防护应有 2mm 铅当量的厚度,副防护应有 1mm 铅当量的厚度,同时附有机房面积标准。

3. 固有防护为主与个人防护为辅的原则。

4. X 射线工作者与被检者防护兼顾。

5. 合理降低个人受照剂量与全民检查频率。

二、我国放射卫生防护标准

我国《电离辐射防护与辐射源安全基本标准》(GB18871—2002)将辐射实践正当化、放射防护水平最优化、个人剂量限值作为放射防护的综合原则。辐射照射做到在可以合理达到的尽可能低的水平之下。

(一)放射工作人员的剂量限值

1. 防止确定性效应的剂量限值　眼晶状体的年剂量限值为 150mSv(15rem),其他组织为 500mSv(50rem)。

2. 防止随机性效应的剂量限值　全身均匀照射时的年剂量限值为 50mSv(5rem);连续5 年的年平均有效剂量(但不可做任何追溯性平均)为 20mSv。

(二)放射工作条件分类

年照射的有效剂量当量很少可能超过 15mSv 的为甲种工作条件,要建立个人剂量监测、对场所经常性的监测,建立个人受照剂量和场所监测档案。

年照射的有效剂量当量很少有可能超过 15mSv,但可能超过 5mSv 的为乙种工作条件,要建立场所的定期监测,个人剂量监测档案。

年照射的有效剂量当量很少超过 5mSv 的为丙种工作条件,可根据需要进行监测,并加以记录。

从业放射的育龄妇女,应严格按均匀的月剂量率加以控制。

未满 16 岁者不得参与放射工作。

特殊照射:在特殊意外情况下,需要少数工作人员接受超过年剂量当量限值的照射,必须事先周密计划,由本单位领导批准,有效剂量是在一次事件中不得大于 100mSv,一生中不得超过 250mSv,进行剂量监测、医学观察,并记录存档。

放射专业学生教学期间,其剂量当量限值遵循放射工作人员的防护条款,非放射专业学生教学期间,年有效剂量当量不大于 0.5mSv,单个组织或器官的年有效剂量当量不大于5mSv。

三、对被检者的防护

（一）对被检者的防护

对被检者的防护包括以下内容：

1. 提高国民对辐射防护的知识水平。

2. 正确选用 X 射线检查的适应证。

3. 采用恰当的 X 射线质与量。

4. 严格控制照射野；非摄影部位的屏蔽防护。

5. 提高影像转换介质的射线灵敏度。

6. 避免操作失误，减少废片率和重拍片率。

7. 严格执行防护安全操作规则。

8. 执行国家制定的"辐射剂量诊断参考水平"。

（二）对公众的个人当量剂量限值

在实践中，关键人群组的成员所受到的平均剂量估计值不应超过下述限值：

1. 年有效剂量，1mSv。

2. 特殊情况下，如果 5 个连续年的年平均剂量不超过 1mSv，则某单一年份的有效剂量可提高到 5mSv。

3. 晶状体的年当量剂量，15mSv。

4. 皮肤的年当量剂量，50mSv。

第二篇

CT 成像技术

名誉主编 王鸣鹏 石明国

主　编 高剑波 孙文阁

副主编 赵雁鸣 雷子乔 王沄 刘杰

编　委（按姓氏笔画排序）

马新武　山东第一医科大学附属省立医院

王　沄　中国医学科学院北京协和医院

王世威　浙江中医药大学附属第一医院

王鸣鹏　复旦大学附属华东医院

王敏杰　海军军医大学第一附属医院

石明国　空军军医大学第一附属医院

付海鸿　中国医学科学院北京协和医院

白　桦　中国医学科学院阜外心血管病医院

朱　力　宁夏医科大学总医院

刘　杰　郑州大学第一附属医院

孙文阁　中国医科大学附属第一医院

李焕焕　中国医科大学附属第一医院

杨晓鹏　郑州大学第一附属医院

国志义　吉林大学第二医院

赵雁鸣　哈尔滨医科大学附属第二医院

钱根年　中国人民解放军联勤保障部队第九〇〇医院

高向东　山西医科大学太原中心医院

高剑波　郑州大学第一附属医院

郭　岗　厦门医学院附属第二医院

梁　盼　郑州大学第一附属医院

雷子乔　华中科技大学同济医学院附属协和医院

暴云锋　河北省人民医院

潘自兵　宁夏医科大学总医院

目　录

第一章
CT 成像技术概述

第一节　CT 的发展和应用

一、CT 的发明简史

CT 是计算机体层摄影（computed tomography，CT）的简称。

CT 发明的时间、地点、人物和奖项如下所述。

时间：1972 年 4 月，亨斯菲尔德（Godfrey Newbold Hounsfield）和安普鲁斯（Ambrose）一起，在英国放射学研究院年会上宣读了关于 CT 的第一篇论文。同年 11 月，在芝加哥北美放射年会（RSNA）上再次宣读论文向全世界宣布 CT 的诞生。

地点：英国 EMI 公司实验研究中心。

人物：CT 的发明人是亨斯菲尔德教授（Godfrey N. Hounsfield，1919 年 8 月 28 日生于英国诺丁汉，2004 年 8 月 12 日逝世，图 2-1-1）。

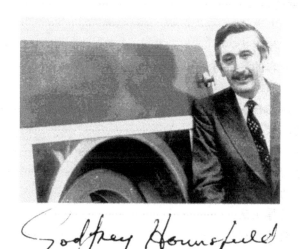

图 2-1-1　亨斯菲尔德（Godfrey Newbold Hounsfield）在英国 EMI 实验中心

奖项：亨斯菲尔德于 1972 年获得了与工程学诺贝尔奖齐名的 McRobert 奖。1979 年亨斯菲尔德和在塔夫茨大学从事 CT 图像重建研究工作的考迈克（Cormack）教授一起，获得了诺贝尔生理学或医学奖。

二、CT 的应用范围

1. CT 主要用于医学影像学对疾病的诊断，另外，还可用于工业、农业等方面。

2. 在影像学的检查中，CT 检查几乎可包括人体的任何一个部位或器官。

3. CT 由于低对比度分辨力高，可分辨人体组织内微小的差别，使影像诊断的范围大大扩展。

4. 注射对比剂增强后，CT 能分辨血管的解剖结构，观察血管与病灶之间的关系，以及病变部位的血供和血流动力学的变化。

5. 也可在 CT 辅助下进行穿刺活检，准确性优于常规 X 射线透视或摄影的定位穿刺。

6. CT 还有助于制订放射治疗计划和放疗疗效评估。

7. CT 可用于各种定量计算工作。如冠状动脉钙化积分和椎体骨矿密度的测量。

8. CT 三维成像图像质量高，可协助临床的诊断和指导外科手术。

三、CT 的优点和缺点

（一）CT 的优点

1. 断面图像　与普通 X 射线的层面影像相比，CT 横断面图像层厚准确，无叠加因素干扰。

2. 低对比度分辨力高　CT 图像清晰，一般要比普通 X 射线平片摄影的分辨力高约 20 倍。CT 低对比度分辨力较高的原因：

（1）X 射线束透过人体，通过准直器后到达探测器，散射线少。

（2）采用高灵敏度的、高效率的接收介质。

（3）与常规 X 射线直接投影成像不同，CT 是 X 射线衰减后通过测量、比较和精确计算再重建成像。

3. 定量分析　能够准确测量组织的 X 射线吸收衰减值，通过计算进行定量分析。

4. 图像后处理　借助计算机和图像后处理软件，对病灶的形状和结构进行分析。采用螺旋扫描方式，可获得高质量的三维图像和多平面的断面图像。

（二）CT 的缺点

1. 极限空间分辨力仍低于普通 X 射线摄影　目前，中档 CT 机极限分辨力约 10LP/cm，高档 CT 机约为 30LP/cm 或以上。普通 X 射线增感屏摄影的空间分辨力可达 10~15LP/mm，无屏单面药膜胶片摄影，其极限分辨力最高可达 30LP/mm 以上。

2. CT 定位、定性诊断的准确性受多种因素影响　在定位方面，CT 对于体内小于 1cm 的病灶，常常容易漏诊。在定性方面，也常受病变的部位、大小、性质、病程的长短、受检者的体型和配合检查程度等诸多因素的影响。

3. CT 图像可反映解剖学的改变　相比较 MRI 而言，CT 图像较少显示生化方面的信息。

四、各代 CT 机的结构特点

20 世纪 80 年代末螺旋 CT 发明之前，CT 的发展通常以"代"称呼（图 2-1-2、图 2-1-3），而螺旋 CT 出现后，CT 的改进和发展则不再以"代"称呼。以下是各代 CT 和螺旋 CT 的基本特点（表 2-1-1）。

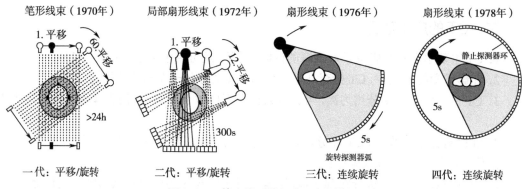

图 2-1-2　第一代到第四代 CT 扫描机

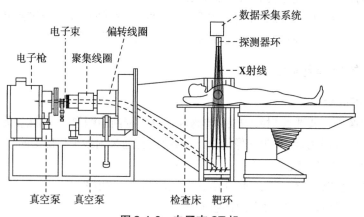

图 2-1-3　电子束 CT 机

表 2-1-1　各代 CT 扫描机的主要特性

特性	第一代	第二代	第三代	第四代	第五代	螺旋 CT
扫描方式	旋转 - 平移	旋转 - 平移	旋转 - 旋转	旋转	静止	连续旋转
射线束	单束扫描	小扇束	大扇束	反扇束	动态空间扇形束	大扇束 / 锥形束
扫描时间	5min	20～90s	2～9s	1～5s	30～100ms	0.25～1s
探测器数量	2～3 个	3～30 个	300～800 个	600～1 500 个	864 个	单，800 个左右 多，5 376 个至 数十万
射线束角度	–	5°～20°	30°～45°	50°～90°	30°～45°	30°～45°
扫描层次	1	2	1	1	8	1～640 层
应用范围	头部	头部	全身	全身	心脏等动态器官	单，全身 多，全身及动态 器官

（一）第一代CT机

第一代 CT 机为旋转 - 平移扫描方式，多属于头颅专用机。X 射线管是油冷固定阳极，扫描 X 射线束为笔形束，探测器一般是 2～3 个。扫描时，机架环绕受检者做旋转和同步直线平移运动，X 射线管每次旋转 1°，同时沿旋转反方向做直线运动扫描。下一次扫描，再旋转 1° 并重复前述扫描动作，直至完成 180° 以内的 180 个平行投影值。这种 CT 机结构的缺点是射线利用率很低,扫描时间长,一个断面需3～5min。

(二)第二代CT机

第二代CT机仍为旋转-平移扫描方式。扫描X射线束改为5°～20°的小扇形束,探测器增加到3～30个,平移扫描后的旋转角度由1°提高到扇形射线束夹角的度数,扫描的时间缩短到20～90s。另外,第二代CT机缩小了探测器的孔径、加大了矩阵和提高了采样的精确性等,改善了图像质量。这种扫描方式的主要缺点是:由于探测器排列成直线,对于扇形的射线束而言,其中心和边缘部分的测量值不相等,需要进行扫描后的校正,以避免伪影的出现而影响图像的质量。

(三)第三代CT机

第三代CT机改变了扫描方式,为旋转-旋转方式。X射线束是30°～45°的宽扇形束,探测器数目增加到300～800个,扫描时间缩短到2～9s或更短。探测器阵列排列成彼此无空隙的弧形,数据的采集以X射线管为焦点,随着X射线管的旋转得到不同方位的投影,由于排列方式使扇形束的中心和边缘与探测器的距离相等,无须进行距离测量差的校正。该扫描方式的缺点是:扫描时需要对每一个相邻探测器的灵敏度差异进行校正,否则由于同步旋转的扫描运动会产生环形伪影。

(四)第四代CT机

第四代CT机的扫描方式是探测器静止而只有X射线管旋转。X射线束的扇形角达50°～90°,因此也减少了X射线管的负载,使扫描速度可达1～5s。探测器更多达600～1 500个,全部分布在360°的圆周上。扫描时,没有探测器运动,只有X射线管围绕受检者做360°旋转。与第三代CT机扫描不同,在第四代扫描方式中,对于每一个探测器来说所得的投影值,相当于以该探测器为焦点,由X射线管旋转扫描一个扇形面而获得,故此种扫描方式也被称为反扇束扫描。

(五)第五代CT机

第五代CT机又称电子束CT机,它的结构明显不同于前几代CT机。它由一个电子束X射线管、一组864个固定探测器阵列和一个采样、整理、数据显示的计算机系统构成。最大的差别是X射线发射部分,包括一个电子枪、偏转线圈和处于真空中的半圆形钨靶。扫描时,电子束沿X射线管轴向加速,电磁线圈将电子束聚焦,并利用磁场使电子束瞬时偏转,分别轰击4个钨靶。扫描时间为30ms、50ms和100ms。由于探测器是排成两排210°的环形,一次扫描可得两层图像;还由于一次扫描分别轰击4个靶面,故可获得多个层面。

(六)螺旋CT扫描机

螺旋CT机改变了以往非螺旋CT的扫描方式,扫描机架是连续、单向的旋转(图2-1-4)。射线束仍为大扇束。单层螺旋CT的螺旋扫描时间通常是1s,而多层螺旋扫描的目前最短时间为0.25s。单层螺旋CT的探测器数目与第三代CT机相比没有数量的增加和材料的改变,但是多层螺旋CT的探测器不仅在数量上有较大的增加,而且改用了超高速的稀土陶瓷,使X射线的利用率大大提高,从原来的50%左右上升到99%。射线束角度没有什么大的改变,同以往的非螺旋CT扫描机。扫描层次在单层螺旋机中仍为每次一层,在多层螺旋机中一次旋转可达4层、8层、16层、64层甚至更多,结合层厚、扫描通道的组合运用,已可满足动态器官心脏等成像的需要。单层螺旋CT只是通过提高连续扫描的能力缩短了检查时间,而多层螺旋CT不仅扫描速度快、覆盖范围大,而且几乎能进行人体所有器官的扫描检查。

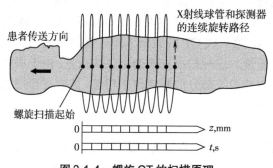

图2-1-4　螺旋CT的扫描原理

五、CT的发展趋势

1983年,美国Douglas Boyd博士开发出超高速扫描的第五代CT——电子束CT(electron beam CT,EBCT)并应用于临床。用电子束扫描替代了机械运动扫描,使扫描速度提高到毫秒级,使心脏、大血管及冠状动脉疾病的影像检查成为现实。

1985年,滑环技术应用于CT设备,使CT扫描实现了单方向连续旋转扫描。

1989年,在滑环技术的基础上螺旋扫描方式问世,缩短了受检者检查时间,而且使各种三维后处理图像(如CT血管造影、仿真内镜技术等)更为精确。

1992年,Elscint公司研制成功双层螺旋CT,开创了多层螺旋扫描的先河。

1998年,Philips、Siemens、GE、Toshiba四家公司同时推出多层(4层)螺旋CT,扫描速度提高到每旋转一周0.5s。

2001年,16层螺旋CT研制成功,扫描一周能同时获得16幅0.75mm层厚的图像。

2003年,64层螺旋CT在北美放射年会上正式发布和投入临床使用。

2005年,西门子推出首台双X射线源和双探测器系统的CT设备。

2007年,东芝、飞利浦和西门子公司在北美放射年会上分别同时推出320层、256层和128层螺旋CT,东芝320层后又升级为640层。

2008年,GE在北美放射年会上首先推出了能谱CT,利用其发生器产生的高、低两种辐射能可得到单能谱图像,使CT涉及功能成像的领域。

2010年,GE和西门子推出了图像的迭代重建方法,利用改良后的迭代重建算法,使CT扫描的辐射剂量进一步降低。

由于近10多年来CT技术的飞速发展,使CT从检查方法和诊断模式都发生了巨大的改变。具体表现有以下几个方面:

(一)扫描快、层数多、层厚薄,使CT的检查范围进一步扩大

1. CT的扫描速度在非螺旋CT时最短是1周/s。单层螺旋CT的周/s时间虽未缩短,但由于扫描方式的改变,缩短了扫描采样时间,使单位时间内的受检者检查数量提高。

2. 至4层螺旋CT,扫描时间缩短到1周/0.5s,其单位扫描时间的图像获得率又有所提高。16层CT的扫描时间则缩短为1周/0.42s。而目前的64层以上CT的扫描时间更是可

缩短到1周/0.25s。

3.由于周/s的扫描时间缩短,使CT能做一些运动器官的检查,如4层以上CT的心脏检查。一次旋转图像获得率增加,更使CT的检查范围扩大,如大面积创伤受检者,可以在短时间内获得从胸腔至盆腔大范围的扫描图像。

4.另外,扫描速度提高也改变了某些部位、器官的检查方法,如肝脏增强CT扫描,现在的多层螺旋CT扫描,一次检查可以做肝脏的三个期甚至四期的扫描,使影像检查对某些疾病的诊断准确性又提高了一步。

5.8层、16层或64层甚至256层CT由于扫描层厚更薄,一次旋转获得的层厚总数大大增加。因而一个部位或器官的检查往往可获数百甚至上千层图像。因为图像数量急剧增加,产生了一种新的诊断模式——CT图像后处理诊断模式。

6.高档CT利用灌注和能谱技术,可对人体的某些脏器进行功能成像,使CT跨入了功能成像时代。

(二)分辨力高、计算机快,促进了图像后处理技术的发展

1.4层螺旋CT扫描的横向分辨力已达到0.5mm,纵向分辨力达到1.0mm;16层螺旋CT的横向分辨力为0.5mm,纵向分辨力达到0.6mm,基本达到了各向同性;而64层以上螺旋CT的横向和纵向分辨力则分别达到了0.3mm和0.4mm。

2.CT计算机图像处理的速度越来越快。目前16层CT横断面的图像重建可达6幅/s,64层以上CT可达60幅/s,迭代重建的速度也达到了30幅/s以上。

3.由于CT的扫描层厚更薄以及纵向分辨力的改善,使后处理图像的质量更高,其中多平面重组已可作为横断面图像的补充,甚至可完全替代横断面的图像。

4.计算机软、硬件技术的发展和普及,对CT图像后处理技术的发展起了很大的推动作用。

5.以往横断面CT图像的阅读和诊断相关知识多为影像诊断医师所掌握,多种后处理CT图像的实用化,使CT图像更容易被阅读。因此,扫描层厚更薄、图像质量的改善和成像模式的改变也进一步推动了图像后处理技术的发展。

第二节 专用和临床研究型CT装备

一、CT透视

(一)CT透视的启用与发展

CT透视于1993年由日本Fujita保健大学保健科学学院(Fujita Health University, School of Health Science)的Katada医师首先提出。其后在Toshiba公司CT开发部的支持下,第一台CT透视研制成功,并在1994年的北美放射年会上发表了他们临床应用的论文,同时推出了第一台CT透视装备。

CT透视装备自1996年推出以来,它的市场占有率迅速上升,临床应用的范围也迅速扩展。除了可进行常规的穿刺外,还可以作囊肿等的抽吸、疼痛治疗(脊髓腔注射镇痛药物)、关节腔造影、吞咽功能和关节活动的动态观察等。其图像质量不亚于非螺旋CT,但辐射剂量却有所降低。

（二）CT透视的特点

1. CT透视是一种连续扫描成像的CT装置。在第三代滑环式扫描CT机的基础上，采用连续扫描、快速图像重建和显示，实现实时CT扫描成像的目的。

2. 透视CT扫描数据采集部分采用了滑环结构，机架孔径是72cm，扫描野范围是18～40cm，高频X射线发生器，X射线管的热容量为7.0MHU。操作台和监视器设计为床边式，操作台上可做床进出、床面升降及机架倾斜等各种操作。监视器端连接了一个录像机，可在必要时作录像用。

3. X射线管电流的选择范围是30～50mA，管电压的选择范围是80～120kVp。此外在CT透视模式时，可加用专用的滤过器，能使受检者辐射剂量减少50%。层厚的选择范围是1、2、3、5、7和10mm，为控制辐射剂量，最长连续透视时间设置为100s，可重新复位后继续使用。

4. 部分CT采用装配C形臂的方式，以方便穿刺的操作需要。如Philips（Marconi）公司的PQ6000 CT可专门配有被称为FACTS（fluoro-assisted CT system，FACTS）的C形臂，该C形臂采用球管和一个平板探测器相连，探测器被称为非晶硅数字探测器，成像质量良好，C形臂还可转向至侧位，能适应不同穿刺检查的需要。

（三）CT透视的应用

CT透视主要用于活检穿刺。常用的非螺旋CT和螺旋CT的最大缺点是无法做到实时显示，这给穿刺工作带来很大不便，特别是胸、腹部的穿刺，由于受呼吸运动影响，非螺旋CT扫描方法很难准确定位。目前的CT透视仪，每秒能获得5～8幅图像，基本上达到了实时显示的要求。

（四）CT透视的原理

CT透视的基本原理涉及以下三个方面：快速连续扫描、高速图像重建和连续图像显示。快速连续扫描技术的基础是滑环技术和扫描机架的连续旋转，因而能够实现CT透视。在每一层CT透视图像扫描时，检查床是相对固定的，所以尽管显示器上显示的是连续的图像，但实际上它是由一连串横断面的图像组成。

透视图像成像的基本原理：当第一次扫描机架旋转360°后，计算机随即重建产生一幅横断面图像，以后连续扫描每旋转60°的图像数据，替代前一幅图像中同一位置60°内的原扫描数据重建一幅图像，接着在下一个60°重建另一幅图像，完成360°后再开始新一轮的循环，所以在CT透视方式中，只有第一幅图像是采用一次360°扫描数据，其他图像只采用了60°的新扫描数据和300°的旧扫描数据，从而提高了成像速度。

（五）CT透视扫描的图像重建

专用图像重建处理的硬件设备主要有快速运算单元、高速存储器和反投影门控阵列处理器，这些硬件设备均安装在图像重建处理单元内，和计算机主机一起执行数据的并行处理运算。图像的显示通常采用电影显示模式，显示分辨力可以是512×512或1 024×1 024。

高速的图像重建采用了不同的图像重建算法和专用的重建处理硬件。螺旋CT扫描采用了数据内插算法，该算法能去除检查床移动产生的运动伪影，而实时CT透视连续扫描不采用内插法，运动伪影在所难免，但因为穿刺前诊断都已明确，所以少量的伪影也无大碍。

CT透视主要是采用60°数据替代方法重建图像。当第一幅图像1.17s显示后，以后每隔0.17s显示一幅新的图像，为了加快显示速度，图像的重建采用256×256矩阵。

（六）CT透视扫描的操作

CT透视操作，由于受检者和工作人员均暴露在射线照射范围内，射线的剂量控制也是一个重要的问题。目前这类设备中，通常都采用床下X射线管设置和专用的X射线滤过器，可减少受检者皮肤射线剂量约50%。同时，采用低毫安、短时间也是减少辐射必不可少的措施。

二、电子束CT

（一）电子束CT的由来

探测器宽度小于心脏大小的非螺旋CT机无法进行运动脏器（如心脏）的成像（多层螺旋CT除外）。2000年前曾生产出具有亚秒速度的CT机，或称为超高速CT扫描机，弥补了这方面的缺陷。超高速CT有两种类型，一种被称为动态空间重建扫描（dynamic spatial reconstructor，DSR），另一种被称为超高速CT扫描，这种类型的CT机由于硬件结构以及扫描的方式不同，又被称为电子束CT（electron beam CT，EBCT）。

电子束CT的研究始于1979年，当初仅限于实验室使用。1983年，Imatron公司生产了第一台能用于心血管检查的电子束CT，也被称为"心血管断层扫描仪"和"电影CT扫描仪"。

电子束CT的主要目的是用于像心脏这类动态器官的高分辨力成像。鉴于其扫描时间仅为非螺旋CT的10%，可消除运动器官的动态伪影，便于人体其他脏器的检查。

（二）电子束CT和非螺旋CT的比较

严格地说，电子束CT与非螺旋CT相比有三大差别：

1. 电子束CT是基于电子束偏转技术产生X射线，而并非使用通常的X射线管。

2. 扫描过程中没有扫描机架的机械运动。

3. 和非螺旋CT相比，图像获得的方式有本质上的差别。

（三）电子束CT的基本结构

1. 电子枪　电子束CT的一端是一个电子枪，它能产生130kV的电子束。电子束产生后，经过加速、聚焦并根据电磁线圈的设计角度偏转，撞击在靶面上。靶面是一个固定的环，半径90cm，弧跨度210°。扫描时电子束沿着环运动，靶环可单个或以任意序列工作，无散热问题（通常X射线管工作时会产生热量）。电子束撞击靶面后，产生X射线。然后，准直器将X射线束调节、准直成扇形束通过受检者。受检者位于直径47cm的扫描野范围内，透过受检者的X射线落到正对于靶环的探测器阵列上，形成扫描数据。

2. 机架　电子束CT机架的孔径是78cm，深度是45cm。和非螺旋CT一样，检查床能做上下和进出运动。另外，检查床还能做±25°的倾斜。受检者的定位可借助于安装在机架内的激光定位装置。电子束CT有三种扫描模式：连续扫描模式、触发扫描模式和容积扫描模式。连续扫描模式用于一般的临床检查，触发和容积扫描模式分别用于血流动力学和器官的容积扫描成像。每一种扫描模式都可采用单层或多层扫描方式。

3. 探测器　探测器阵列由两个分立的环组成，半径和弧跨度分别为67.5cm和210°。第一个探测器环内有864个探测器，其中半数（432个）延伸到第二个探测器环内。这种探测器阵列排列方式的作用是：当使用一个靶面时，可获得两幅扫描图像；而四个靶面同时使用，一次扫描可获得8幅图像。

电子束CT的探测器由固体的发光晶体组成，并耦合到一个光电二极管上，再通过电路连接到前置放大器。来自探测器阵列的扫描数据被送往数据采集系统。数据采集系统的作用是：将探测器阵列获得的扫描数据实行光电转换和数字化。数字化后的扫描数据可暂存于计算机的内存中，根据需要，可依次送给计算机进行图像处理。该计算机的内存通常可临时存储80幅图像数据。

4. 计算机系统　电子束CT的计算机系统在多层扫描模式时，能以4s的速度重建256×256矩阵的图像；在单层扫描模式时，能以10~12s的速度重建512×512矩阵的图像。上述两种扫描模式，重建视野为9.0~47.5cm。计算机的硬磁盘容量为1.34GB，即可存储512×512格式、单层扫描模式的图像2 375幅，256×256格式、多层扫描模式的图像9 500幅。永久存储可选磁带或光盘（磁带可存储256×256格式图像250幅，512×512格式图像63幅；光盘可存储256×256格式图像15 000幅，512×512格式图像3 750幅）。计算机系统允许三种图像格式，256×256、360×360和512×512，单层和多层扫描模式的像素大小范围为0.18~1.86mm。

5. 控制台键盘　控制台键盘的基本功能是显示图像、调节窗宽窗位（范围分别是1~4 000Hu和-1 000~3 000Hu）。图像的显示功能和分析程序有电影模式、时间密度曲线、图像减影、距离测量、多平面重组、兴趣区测量、图像放大、储存和摄影。

三、动态空间重建扫描仪

动态空间重建扫描仪的开发应用始于1975年，目的是使该装置不仅能进行运动器官（如心、肺）的成像，也能作为人体其他器官的成像。目前的动态空间重建扫描时间是10ms，最快可达每秒30层，纵向和横向分辨力为1mm。

动态空间重建扫描是一种动态的容积扫描，可将采集到的扫描数据进行多平面、多层次的图像重建。动态空间重建扫描的临床应用是多方面的，不仅可用于心血管疾病的检查，还可用于肺和其他疾病的检查。其临床应用可以是形态结构方面的，也可以是功能方面的。

（一）基本结构

动态空间重建扫描仪的基本结构由三个主要的部件组成：扫描部分、重建部分和数据分析部分。扫描部分是扫描仪的数据采集装置，它有14个X射线管半圆形地排列在跨度为160°弧形支架上，X射线管的正对面是视频成像系统，它由14个分流视频摄像管组成，每一组视频摄像系统正对一个X射线管。当某一个X射线管的X射线通过受检者时就在荧光屏上形成一幅图像，然后该图像被对侧的电视摄像系统记录。采集数据时，X射线管和电视摄像系统围绕受检者旋转，图像的获取速度是10ms 14幅，并以60次/s的速度重复。每组视频图像的像角是12°，一次扫描范围即是156°。扫描范围60次/s并移动1.5°，每分钟旋转15次，结果每秒可获得840幅视频图像。然后，这些图像数据被记录在磁盘上。磁盘是以特殊方式排列的，最多能存储16 800幅图像。

（二）图像重建

动态空间重建扫描仪的重建图像，像非螺旋CT一样，必须先数字化，数字化也是由模-数转换器完成。因为从每一个X射线管发出的是一束锥形束，图像的重建处理必须按照扇形束的算法。重建后的图像是一组横断面的图像，可根据需要重组产生一组容积图像。最后是数据的分析和显示。经重建后的容积图像可显示为横断面图像、平面投影图像和三维图像（表面三维成像和体积再现三维成像）。动态空间重建扫描仪的图像分析功能非常强大，运用它特有的软件包，可进行多平面、多层次的图像分析，该分析软件需由 UNIX 操作系统支持。

（三）成像过程

动态空间重建扫描的成像全过程归纳如下：

1. 扫描数据由 14 个弧形排列的 X 射线球管，透过被扫描的受检者由一个曲面的荧光屏接收。

2. 荧光屏上的图像由 14 个正对于 X 射线管的电视摄像机记录并转换为视频图像。

3. 视频图像可被记录在磁盘上，并由模 - 数转换器转换成数字信号数据。

4. 数字数据被送往计算机进行图像重建处理，重建的结果是一幅容积图像。

5. 该容积图像可根据需要以横断面、平面投影或三维图像方式显示。

6. 通过分析软件，可获得多种附加的临床信息。

（四）动态空间重建扫描的优化

1. 与常规血管造影相比，可减少大约 20% 的射线曝光量。

2. 可减少 X 射线对比剂的用量，通常 1～2ml/kg。

3. 采用任意侧注射对比剂，可观察双侧心脏血流的情况。

4. 经尸解证实，解剖结构测量的精确性达到 95%。

5. 一次扫描可多平面、多种方式观察解剖结构，减少了假阳性率。

6. 时间分辨力高，可用于心、肺血管的动态显示和测量。

四、移动式 CT

常规 CT 均为固定安装，无法移动。为了适应一些危重受检者的检查需要，出现了移动式 CT。它的主要特点是扫描机架和检查床都可以移动，重量也较轻。

（一）移动式 CT 应用原理

移动式 CT 应用原理同非螺旋 CT，只不过体积较小、可移动，它主要由扫描机架、检查床和控制台三部分组成，每一个单元都装有滑轮可移动。其安装要求不高，值得一提的是它可采用单相交流电源，任何墙上电源均能使 CT 启动，断电后还能利用机器自带的蓄电池继续扫描约 25 层。

（二）移动式 CT 结构特点

1. 机架　移动式 CT 的机架内安装了所有成像所需的重要部件，包括 X 射线管、发生器和探测器等。机架的孔径 60cm，倾斜角度是 −25°～+30°，最大视野（field of view，FOV）是 46cm，该机架的特点是在检查床和机架固定时，机架还能纵向平移 35cm，能适应不能移动受检者头部检查的需要。

2. X 射线管　X 射线管是低功率的，阳极靶面直径 102～108mm，倾斜角 12°，焦点尺寸是 1.3mm×0.55mm～1.7mm×0.7mm，产生的 X 射线比较适合脑部 CT 成像。X 射线管的热容量和散热率分别是 600～1 000kHU 和 125～200kHU/min。发生器是输出功率为 6kW 的高频发生器，根据需要可提升到 18kW。探测器是固体探测器，数量为 400 个，测量通道为 16 个，扫描数据采用射频传送。移动式 CT 基本属于第三代 CT，X 射线管和探测器系统同步旋转，在 360° 扫描范围内都能采集扫描数据，由于采用了非同步扫描方法，探测器的数量减少了约一半。

3. 检查床　检查床下部装有滑轮,并且能和机架对接固定。床面板是用碳素纤维做成,使 X 射线易于穿透。床面高度的调节范围是 645～1 030mm,床纵向移动速度 15mm/s,移动范围 1 300mm,床面最大承重 160kg,最大承重时的床面移动速度为 10mm/s,载重 140kg 时,床移动的精确性是 ±0.25mm/s。

4. 控制台　装有滑轮的控制台,通过电缆与扫描机架相连。操作台的主机是 Sun SPARC 5 小型计算机,操作系统是 UNIX。另外,操作台还包括一个显示器、对话扩音设备、摄影机接口、网络设备和存储设备。监视器是 43cm×32cm 彩色显示器,矩阵 512×512,256 级灰阶。图像存储有系统硬盘和光盘,系统硬盘的容量是 1GB,约可存储 1 200 幅 512×512 图像,系统硬盘可扩展容量,或可选用 2.3GB 的 8mm 磁带,图像除可摄影存储外,也可通过网络传输,因为主机系统是 DICOM 兼容的。操作系统中预存了 100 个不同部位的扫描程序,可简化操作程序,还可做几种常见的图像处理如放大重建、多平面显示、镜像、直方图等。

5. 扫描参数　层厚选择有 2mm、3mm、5mm 和 10mm,扫描时间分别是 2s、4s 和 6s。扫描管电压分别是 120 或 130kVp;电流有 10mA、20mA、30mA、40mA、45mA 和 50mA 六档可供选择。扫描采样频率 1 440 帧/s,扫描重建时间 5s。容积扫描(螺旋扫描)时,机架旋转 1 周时间是 2s,即 2s 获得一层螺旋扫描数据,最大连续扫描旋转 25～35 周,床速可选范围为 2、3、5、10 和 20mm/周,重建层厚 2mm、3mm、5mm、7mm 和 10mm。

空间分辨力为 10LP/cm,测试条件 120kVp、40mA、2s,采用空间分辨力测试专用体模获得。低对比度分辨力在 3mm 测试孔径时是 0.3%,测试条件 120kVp、120mAs,10mm 层厚,采用 16cm 直径低对比度分辨力测试体模得到。噪声水平在 120mA 时为 0.3%。移动式 CT 的 CT 剂量指数(CT dose index)每毫安的射线剂量在头部中央和边缘分别为 30.9mGy 和 38.2mGy,在体部中央和边缘分别是 10.3mGy 和 32.9mGy,测试条件 120kVp,层厚 10mm。

(三)移动式CT机的应用特点

移动式 CT 大大满足了一些危重患者和手术中受检者的检查需要。如该设备可搬运至手术室,无论在手术前、手术中或手术后都可以方便地使用 CT 扫描进行病情的监测,或在 CT 扫描的帮助下,做神经外科方面的手术。移动式 CT 也可以搬运至急救中心或重症监护病房等,做危重受检者的各类 CT 检查,对创伤性的、不宜搬动的危重受检者,移动式 CT 尤其适用。

五、微型 CT 装备

微型 CT(Micro-CT)主要用于实验室的实验研究。这类扫描仪主要有两种类型,一类是标本型 Micro-CT;另一类是活体型 Micro-CT,这两类 Micro-CT 在扫描时间、空间分辨力和扫描方式上都有较大的不同。

标本型 Micro-CT 主要用于实验室标本的扫描,机械结构较为简单,扫描时不需扫描机架的旋转,只有标本在一个固定的机架上旋转,因为标本不是一个活体,不会产生眩晕。另外,标本固定后不会移动,相应扫描时间也可较长。

活体型 Micro-CT 因为需用于活体,主要用于小动物的实验需要,要求相对较高一些。除了扫描时间短一些外,在机械结构上也安装了一个小型的检查床,扫描时也产生机架的旋转。另外,出于对动物的人道主义,设置了一次扫描剂量的限制,同时 X 射线管的功率也相应大一些。两类 Micro-CT 的比较见表 2-1-2。

　　与医用 CT 比较这类设备的共同特点：X 射线管的焦点较小、输出功率也较小、扫描野较小、空间分辨力较高、扫描时间相对较长，另外使用平板探测器。

表 2-1-2　标本型和活体型 Micro-CT 的主要性能比较

主要性能	标本型	活体型
焦点尺寸 /μm	1～30	50～200
X 射线管功率 /W	1～30	10～300
空间分辨力 /μm	5～100	50～200
扫描时间 /min	10～300	0.3～30
探测器类型	数字平板	数字平板
扫描野 /mm	1～100	30～100
辐射剂量	较大	较小

六、双源 CT 装备

　　双源 CT 是 2005 年西门子推出的新型 CT，它的基本结构秉承了 64 层 CT 的设计，在 X 射线管和探测器系统进行了大胆的创新，由沿袭使用的一个 X 射线管、一组探测器系统，改变成了两个 X 射线管和双探测器系统，使 CT 的检查从扫描的速度到扫描仪的功能定位（可利用两种不同的辐射能做一些功能性的检查，以往 CT 基本只能做形态学的检查）都大大前进了一步。

　　双源 CT 的 X 射线管仍采用电子束 X 射线管（Straton tube），单个 X 射线管的功率为 80kW。常用部位的扫描速度为 0.33s，最大扫描范围为 200cm。扫描机架孔径为 78cm（通常为 70cm），各向同性的空间分辨力≤0.4mm，使用高分辨力技术时可达到 0.24mm。

　　双源 CT 的 X 射线管和探测器系统与 96（或 64）层 CT 相同，但两套采集系统同置于扫描机架内，两个 X 射线管之间相隔的距离为 90°。一套扫描系统的 FOV 为 50cm，另一套扫描系统主要用于较小的视野扫描，FOV 为 35cm。两套 X 射线发生器系统由一个一体化的高压发生器控制，可分别调节两套系统的 kV 和 mAs。

　　双源 CT 的两个 X 射线管既可同时工作，也可分别使用。当心脏成像、双能减影和全身大范围扫描时，可采用两个 X 射线管同时工作，而一般的扫描也可只用一组 X 射线管探测器系统工作。

　　双源 CT 用于心脏成像可比 96（或 64）层 CT 减少一半的扫描时间。目前的冠状动脉 CT 成像基本采用 180° 的扫描数据重建算法（单扇区重建），即如果机架旋转一周的时间为 0.4s，则冠状动脉成像的时间分辨力可达 200ms（0.2s）。在双源 CT 中，由于两个 X 射线管同时工作，其实际扫描时间又可减少一半达 83ms（双源 CT 旋转一周为 0.33s）。在冠状动脉图像重建的方法中，还可采用多扇区重建提高时间分辨力，但双源 CT 的降低机械扫描时间与采用多扇区重建算法不同。

　　双源 CT 的另一个性能特点是可利用两个 X 射线管发射不同的能量（即设置不同的千伏值，如 140kV 和 80kV）。两种不同能量的 X 射线对不同的物体其衰减不相同，如骨骼和对比剂在 80kV 时，骨骼的 CT 值为 670Hu，对比剂为 296Hu；当能量提高为 140kV 时，骨骼的 CT 值降低为 450Hu,而对比剂降低为 144Hu。利用两种不同的能量,根据目前临床试验的初步结果,临床意义主要表现在四个方面:①血管和骨骼直接减影成像;②鉴别肿瘤组织性质;③分析人体体液成分;④确定人体结石类型。

第三代双源 CT(Siemens, Somatom Definition Force)中,另一个 X 射线管的扫描野改为了 35cm,并且不像以前的双源 CT,在所有的扫描部位和各种检查方式中,两个 X 射线管可同时使用。在冠状动脉和心脏的检查中,最短扫描旋转时间也缩短为 0.25s,通过使用 Z 轴飞焦点扫描机架旋转一周,可获得 128(192)层图像。在双能成像时,对高能 X 射线束使用锡滤过,使两个能谱分离度提高,可以提高物质的检出效率。

第三节　CT 的基本结构

一、X 射线发生装置

(一)高压发生器

1. CT 设备一般采用三相 X 射线发生器。

2. CT 设备对高压电源的稳定性要求很高,三相发生器大都采用高精度的稳压反馈措施。

3. 三相高压发生器分为连续式和脉冲式,连续式主要用于第二代 CT;脉冲式主要用于第三代 CT。

4. 现代 CT 均采用体积小、效率高的高频发生器。由于体积小,发生器可被装入机架内的一个角落,有的 CT 机将发生器直接安装在旋转的机架上,X 射线管机架同步旋转。

5. 20 世纪 80 年代,高频发生器开始用于 CT、乳腺摄影机和移动式 X 射线机等。它的工作原理是将低频、低压的交流电源转换成高频、高压电源,可产生 500~25 000Hz 的高频甚至更高频率,经整流和平滑后,其电压波动范围小于 1%,而常规三相、十二脉冲发生器的波动范围为 4%。

6. 目前使用的高频发生器最大功率可达 120kW,管电压(kVp)的范围一般为 80~140kV,X 射线管电流的范围一般是 20~800mA。

(二)X 射线管

1. CT 扫描 X 射线射线源的要求:①射线衰减,根据射线强度的不同,X 射线能依据物体的原子序数、密度和厚度作不同的衰减;②穿透一个物体所需足够的射线量。X 射线管满足了上述两个基本要求。

2. X 射线管由电子阴极、阳极和真空管套组成,其基本结构与常规 X 射线机的 X 射线管相同,但额定功率较常规 X 射线管稍大。

3. CT 用 X 射线管也可分为固定阳极和旋转阳极两种。固定阳极 X 射线管主要用于第一代、第二代 CT。

4. 旋转阳极 X 射线管主要用于扇束扫描方式的第三代、第四代 CT,焦点大小约为 1.0mm×1.0mm;高速旋转阳极管焦点约为 0.6mm×0.6mm,阳极靶面材质多为钨、铼合金,转速为 3 600 转 /min 或 10 000 转 /min。

5. 现在螺旋 CT 的 X 射线管,一般都采用大功率的 X 射线管。X 射线管的管套采用金属和陶瓷作为绝缘材料,阳极靶面的直径可达到200mm,X射线管整体质量的增加,也增加了X射线管的热容量和散热率。阴极采用一根或者数根灯丝组成,吸气剂采用钡,吸收使用过程中产生的气体分子,确保了X射线管的真空状态。

6. 螺旋CT的X射线管靶面厚度也有所增加,并且使用了不同的材料,是为了提高阳极的热容量。以前的阳极使用全金属制造,现在有些X射线管采用化学汽化沉淀石墨复合层和黄铜的复合阳极盘。由于石墨有很好的储热性能,使阳极的热容量提高。而最新的CT的X射线管开始采用液体轴承来替代过去的滚轴轴承,液体轴承的主要成分是液态的镓基金属合金,采用液体轴承后,一方面能增加X射线管的散热率,另一方面还能减少噪声和振动。

7. CT用X射线管的产热量计算公式是:$1.4 \times 1kVp \times 1mA \times 1s$。式中1.4是常数。将实际应用的参数分别代入上述公式并乘以常数1.4,即等于一次检查X射线管产生的热量。该公式适用于三相和高频发生器,其中的时间是一次检查的总计扫描时间。单位是HU,1HU=1J(焦耳)。

8. 此外,现代X射线管为了提高热容量,采用了所谓的"飞焦点"设计,即X射线管阴极发出的电子束,曝光时交替使用,其变换速率约为4600次/s,利用锯齿形电压波形的偏转,导致电子束的瞬时偏转,使高压发生时电子的撞击分别落在不同的阳极靶面上,从而提高了阳极的使用效率,并能提高成像的空间分辨力。

9. 西门子公司推出的CT用X射线管称为电子束控管,即所谓的"零兆X射线管",英文商品名为"Straton tube"。该X射线管的最主要改进是将阳极靶面从真空管中分离出来,使阳极靶的背面完全浸在循环散热的冷却油中,改变了以往阳极靶面的间接散热为直接散热,大大提高了X射线管的散热效率(与普通CT的X射线管相比,散热率提高了5～10倍,为5MHU/min),满足了螺旋扫描长时间、连续工作的要求。由于散热效率的提高,阳极靶面的直径也可减小,电子束控管阳极靶的直径为120mm,普通CT的X射线管阳极靶的直径通常可达200～300mm,阳极靶直径的减小同时使X射线管的体积减小和重量减轻。第二个改进是旋转轴的改进,即以往X射线管仅阳极旋转,阴极部分是固定的。而"零兆X射线管"的阴极部分也增加了一个轴承,与阳极靶面一起在真空管中同时旋转,这个改进避免了X射线管机械设计上的弱点,使阳极的机械旋转性能更稳定,更有利于阳极旋转速度的提高。电子束控管的阴极结构有点类似于电子束CT的X射线管,其产生的电子束须由偏转线圈聚焦和偏转一定的角度射向阳极靶面产生X射线。

(三)冷却系统

1. CT的冷却系统一般采用风冷或者水冷。

2. 水冷效率好,但是装置复杂、结构庞大,增加水冷机组,需一定的安装空间和经常性的维护,运行和维护成本高;风冷冷却效率不如水冷,但装置简单,节省空间,运行和维护成本低。

(四)准直器

在CT扫描中,准直器有两个作用:①调节CT扫描的层厚。②减少受检者的辐射剂量和改善CT图像的质量。

CT射线的辐射防护第一关是含铅的X射线管外壳,通过X射线管窗口出来的射线束初步形成了扇形束或锥形束。CT的准直器一般有两套:一套是X射线管端的准直器(或称前准直器），由固定的和可调节的几组叶片组成。在多层螺旋CT扫描机中，为了减少焦点半影现象，可调节的准直器叶片，一般都安装在尽可能远离X射线管的位置；另一套是探测器端的准直器（或称后准直器），同样由固定的和可调节的几组叶片组成，固定部分叶片的开口一般都等于或大于扫描中使用的最大层厚。前准直器主要控制受检者的辐射剂量；后准直器主要控制扫描准直层厚。

（五）滤过器/板

1. 从X射线管发出的原发射线是一束包含不同能量的辐射，其中有不同数量的长波和短波。

2. 在实际使用中，CT所产生的X射线也是多能谱的。现在CT中所使用的楔形补偿器（或称滤过器/板）的作用是：吸收低能量X射线，优化射线的能谱，减少受检者的X射线剂量，并且使通过滤过后的X射线束，变成能量分布相对均匀的硬射线束。

3. CT滤过有两个目的：第一是去除长波X射线，由于长波X射线于成像无益，仅增加受检者的射线剂量；第二是滤过后射线平均能增加、线质变硬和均一，通过物体后的射线硬化现象也因此趋于一致。

4. 圆形物体（CT检查受检者的横断面近似圆形）。由于形状的原因，X射线衰减吸收不一样，射线硬化的产生也有所差别，但这些变化探测器无法检测到，为了纠正射线硬化不一致的现象，CT使用了专用的滤过器。

5. 第一代CT的楔形滤过器是一个方形、中间呈弧形凹陷的水箱。目前CT机的滤过器/板主要有：①X射线管的固有滤过，通常为3mm厚的铝板，有时也使用0.1~0.4mm厚的铜板；②"适形"滤过器（如蝶形，bow-tie），形状为两面凹陷、剖面观类似于蝴蝶形状的高密度物质，目的是适应人体形状射线衰减的需要。"蝶形"滤过器中心部分几乎无衰减射线的作用，而四周则有较强的衰减射线作用，它的主要作用是：滤除部分低能射线，同时也降低了到达探测器射线能的动态范围；其次减少"蝶形"周边与物体作用产生的散射线，降低了受检者的辐射剂量。"蝶形"滤过器常采用特氟纶（Teflon，聚四氟乙烯）作为材料，原因是这种物质原子序数低、密度高，非常适合作为"蝶形"滤过器的材料。X射线管的固有滤过和"蝶形"滤过器通常都置于X射线管的窗口前。

6. CT通常必须使用滤过器/板，但同时使用滤过器/板也增加了X射线的输出量。

二、X射线检测器装置

（一）探测器

1. 探测器的作用是接收X射线辐射并将其转换为可供记录的电信号。

2. 探测器作为一种成像介质，必须具有转换效率、响应时间、动态范围和稳定性等特性。

转换效率指探测器将X射线光子俘获、吸收和转换成电信号的能力；

响应时间指2次X射线照射之间探测器能够工作的间隔时间长度；

动态范围指在线性范围内接收到的最大信号与能探测到的最小信号的比值；

稳定性指探测器响应的前后一致性，如果探测器的稳定性较差，则CT机必须频繁地校准来保证信号输出的稳定。

3. 目前临床应用CT机的探测器可分为固体和气体两大类，固体和气体的作用原理分别是：固体探测器利用闪烁晶体将 X 射线转换成可见光，再把可见光转换成电子能；气体探测器利用气体电离室直接将 X 射线转换成电子能。

（1）固体探测器多由闪烁晶体耦合一个光电倍增管组成，由闪烁晶体把 X 射线转换为光信号，再用光电倍增管或高灵敏度荧电二极管接收，变成电信号送至信号采集处理器。通过探测器后的电信号实现了辐射能到电能之间的转换，其中闪烁晶体将辐射能转换为光能，光电倍增管中的光电阴极又将光能转换为电能。

早期的固体探测器采用碘化钠（NaI），使碘化钠晶体材料和光电倍增管耦合在一起，起到光电转换作用，但由于碘化钠有余辉，且动态范围有限，后又被锗酸铋（BGO）和钨酸镉（CdWO4）等取代，而光电倍增管则被固态的、光电二极管闪烁晶体探测器所取代。

20 世纪 70 年代末至 80 年代初的 CT 大都使用钨酸镉探测器，80 年代至 90 年代初则改用闪烁晶体和高压氙气探测器。

光电二极管探测器的主要部件是一个半导体，它有一个 P-N 结点，曝光时该结点允许电流通过，其前端有一光学镜片，用来聚焦从闪烁晶体到 P-N 结点的入射射线。当入射射线到达结点后，产生电子空穴对，电子移动到结点的 N 极，空穴则相应移动到 P 极，产生的电流量和入射线量成正比，由于二极管的输出量很小，通常光电二极管探测器中还有一个放大器，此外，光电二极管的响应速度也相当快，一般在 0.5～250ns 之间。

固体探测器的优点是灵敏度较高，有较高的光子转换效率。缺点是相邻的探测器之间存在缝隙，X 射线辐射的利用率相对较低；晶体发光后余辉较长影响响应函数，使高低密度交界处的图像产生拖尾伪影；整个探测器阵列中的各个探测器不易做得完全一致，会造成误差，影响成像质量。

多层螺旋 CT 最新的固体探测器是由两种新型的闪烁晶体材料耦合光电二极管组成，它们分别是钨酸钙和高纯度的、稀土氧化物陶瓷。稀土氧化陶瓷实际上是掺杂了一些钇、钆等金属元素的超快速氧化陶瓷，其采用光学方法使这些材料和光电二极管结合在一起。钨酸钙的转换效率和光子俘获能力是 99%，动态范围为 1 000 000∶1；而氧化稀土陶瓷的吸收效率也是 99%，闪烁晶体的发光率却是钨酸钙的 3 倍。

（2）第三代 CT 的气体探测器多采用高压氙气，利用气体电离的原理，入射的 X 射线使气体产生电离，然后测量电流的大小进而得到入射 X 射线的强度。

气体探测器通常做成一个密封的电离室，密封的气室内加入约 30 个大气压，以增加气体分子电离。电离室上下夹面由陶瓷拼成，两侧用薄钨片构成，中心收集电极也由钨片构成，而 X 射线入射面由薄铝片构成，所有的分隔相互联通。电离室内充满氙气，当入射 X 射线进入电离室后使氙气电离，其正电离子由中心收集电极接收，通过前置放大器放大后送入数据采集系统。电离室侧面的钨片对 X 射线有准直作用，可防止被检物体产生的散射线进入电离室。

气体探测器的优点：稳定性好、响应时间快、几何利用率高、无余辉产生。

气体探测器的主要缺点是吸收效率较低。其次是在制作工艺上只能做成单排的探测器阵列，无法做成多排的探测器阵列。故在多层螺旋 CT 中已不采用高压氙气探测器阵列。

一般而言，固体探测器的转换效率约 95%，几何效率 40%～50%；气体探测器的几何效率约 95%，转换效率约 45%。总检测效率的计算公式是：总检测效率＝几何效率×固有（转换）效率。

（二）模 - 数、数 - 模转换器

模 - 数转换器是 CT 数据采集系统的主要组成部分。

CT 最初探测到的模拟信号是连续的随时间变化而不断变化的，可由电压表读取或由示波器显示，但无法被计算机识别。

模 - 数转换器的作用是将来自探测器的输出信号放大、积分后多路混合变为数字信号送入计算机处理。模 - 数转换器由一个频率发生器和比较积分器组成，后者是一组固态电路，被称为"时钟"，作用是把模拟信号通过比较积分后转变成数字信号。同样数 - 模转换器是上述的逆向运算，"时钟"电路根据输入的数字信号转换成相应的模拟信号。

模 - 数和数 - 模转换器有两个重要的参数——精度和速度。精度是指信号采样的精确程度，精度与分辨力有关，分辨力用量化级数或比特描述。速度是指信号的采集速度，也就是数字化一个模拟信号的时间。在模 - 数和数 - 模转换器中，信号采集速度与精确性始终是一对矛盾，即采样信号数字化的精确性越高，采集时间越长，反之，采集速度越快，采样的精确性则越低。

（三）数据采集系统

数据采集系统（data acquisition system，DAS）主要由模 - 数转换器和信号放大器、数据传送器等组成，因其在 CT 成像系统中的作用特殊，尤其在多排螺旋 CT 中，往往被列为一个系统。

数据采集系统是位于探测器与计算机之间的电子器件，和探测器一起负责扫描后数据的采集和转换。

数据采集系统的主要部件是模 - 数转换器，主要作用有三个：①射线束测量，包括通过人体后的衰减射线和未通过人体的参考射线；②将这些数据编码成二进制数据；③将这些二进制数据送往计算机。

三、机械运动装置

（一）扫描机架

1. 机架是一个与检查床相垂直安装的框架，里面安装各种成像部件。如滑环、X 射线管、高压发生器、准直器、探测器和数据采集系统等。

2. 机架的孔径和倾斜范围两项性能指标在应用中较为重要，孔径指机架的开口大小，多数 CT 机的机架孔径为 70cm。机架必须能够倾斜，以适应不同受检者情况和各种检查的需要，倾斜角度通常为 $\pm12°\sim\pm30°$。

（二）滑环

1. **根据结构形状**　滑环可有两种类型：盘状滑环和筒状滑环。盘状滑环的形状类似一个圆盘，其导通部分设在盘面上，而筒状滑环呈圆筒状，它的导通部分则位于圆筒的侧面。

2. **导电刷类型**　通常有两种：金属导电刷和混合导电刷。金属导电刷采用导电的金属和滑环接触，每一道滑环有两个金属导电刷游离端与其接触，目的是增加可靠性和导电性。混合导电刷采用导电材料银石墨合金（又称碳刷）与滑环接触，同样，有两个导电刷游离端与滑环接触。

3. **滑环的传导方式**　根据 X 射线产生部分接受电压的高低，可分为高压滑环和低压滑环。高压滑环通过滑环传递给产生 X 射线的电压达上万伏，而低压滑环通过滑环传递给 X

射线发生器的电压为数百伏。

4. 低压滑环供电方式　采用数百伏特的交流电源,根据 X 射线发生控制信号,借助导电刷将电流送入滑环。在低压滑环供电方式中,电流进入滑环后,由滑环将电流送入高压发生器,再由高压发生器把高电压送给 X 射线管。低压滑环的 X 射线发生器、X 射线管和其他控制单元全部都安装在机架的旋转部件上。

5. 高压滑环供电方式　交流电源直接供电给高压发生器,由高压发生器将高电压送入滑环,然后再输送给 X 射线管。高压滑环一般采用小型的、高频发生器,并且高压发生器不安装在旋转的机架上。高压滑环易发生高压放电导致高压噪声,影响数据采集系统并影响图像质量。低压滑环的 X 射线发生器须装入扫描机架内,要求体积小、功率大的高频发生器。

目前,大多数厂家均采用低压滑环。

(三) 检查床

1. 检查床的作用是准确地把受检者送入预定或适当的位置上。

2. 根据 CT 检查的需要,检查床有两个方面的要求——承重和床面材质,承重是确保特殊体型受检者的检查需要;另外,床面材料必须由易被 X 射线穿透、能承重和易清洗的碳素纤维组成。

3. 检查床应能够上下运动,以方便受检者上下,同时检查床还能够纵向移动,移动的范围应能做头部至大腿的 CT 扫描,床纵向移动要相当平滑,精度要求也很高,绝对误差不允许超过正负 0.5mm,一些高档 CT 机可达正负 0.25mm。

4. 为适应 CT 检查的需要,与 X 射线束射出同方向的位置上有定位光源,以利于准确定位。

四、计算机设备

(一) 主计算机

1. 以往的 CT 计算机系统属于通用小型计算机,但随着计算机技术的飞速发展,小型计算机与微型计算机之间的差别已经很小,现在很多 CT 机包括多层螺旋 CT 都采用微型计算机作为 CT 的主计算机。

2. CT 的计算机系统一般都具有运算速度快和存储量大这两个特点。

3. CT 计算机的硬件通常包括输入输出设备、中央处理器(CPU)、阵列处理器、接口装置、反投影处理器、储存设备和通讯硬件。

4. CT 的计算机还包括软件,并通过硬件执行指定的指令和任务。

5. CT 计算机的作用主要是接受数据采集系统的数字信号,并将接收到的数据处理重建成一幅横断面的图像。

6. CT 的主计算机具有协同处理的能力。协同处理的方式:两个或两个以上大致相同的处理器各自执行一个或几个处理任务,协同处理的主要目的是加快处理速度或提高计算机的处理能力。

7. 根据 CT 机和 CT 机制造厂商的不同,CT 成像的处理方式有并行处理、分布式处理和管线样处理。

(二) 图像重建计算机/阵列处理器

1. 图像重建计算机以前称阵列处理器,是 CT 计算机中一个很重要的部分。

2. 图像重建计算机一般与主计算机相连，其本身不能独立工作，它的主要任务是在主计算机的控制下，进行图像重建等处理。

3. 图像重建时，图像重建计算机接收由数据采集系统或磁盘送来的数据，进行运算后再送给主计算机，然后在监视器上显示。它与主计算机是并行工作的，图像重建计算机工作时，主机可执行自己的运算，而当图像重建计算机把数据运算的结果送给主机时，主机暂停自己的运算，处理图像重建计算机交给的工作。

五、图像显示及存储装置

(一)显示器(监视器)

1. 显示器的作用 通过键盘与计算机对话(其包括受检者资料的输入、扫描过程的监控等)和扫描结果图像的显示。

2. 显示器有黑白和彩色两种，通常显示图像都采用高分辨力的黑白显示器，文字部分的显示有时采用彩色的显示器。

3. 显示器的性能指标主要是显示分辨力，一般以点阵和线表示。

4. 与显示分辨力有关的是重建后图像的显示矩阵、像素大小和灰阶位深等。

(二)存储器

1. CT 的图像存储设备分别由硬磁盘、磁带、软盘和光盘等组成，它们的功能是存储图像、保存操作系统及故障诊断软件等。

2. 在硬件的设置上，硬盘、磁带和光盘等是分列的。通常一次扫描后，由数据采集系统采集的原始数据先存储于硬盘的缓冲区，待扫描完成后，经重建处理后的图像，再存入硬盘的图像存储区，从磁带、光盘等存取图像往往也通过硬盘作中介。

3. 由于 CT 属于数字成像设备，为保证图像的动态范围，存储都采取数字二维像素阵列方式，每个像素点由若干与图像灰阶有关的比特组成。

4. 多数情况下，CT 图像的矩阵大小是 512×512，深度是 $8 \sim 12$bit，灰阶范围是 256 $(2^8) \sim 4\,096(2^{12})$。

5. 一幅 512×512 矩阵的 CT 图像约需 0.52MB 的存储空间。

第二章
CT 成像原理

第一节　CT 成像的基本原理

CT 在医学影像领域中最早使用了数字化成像技术。

CT 图像的基本特征可用两个词概括：即"数字化"和"体积信息"。数字化图像的最小单位为像素；而无论层厚大小，横断面的扫描层面始终是一个三维的体积概念。

根据雷登（J. H. Radon）的数字成像基本理论，一幅人体层面的图像可从任意方向产生，但目前 CT 成像所采用的方式是横断面成像。

一、CT 与普通 X 射线摄影比较

普通 X 射线摄影是利用 X 射线的穿透作用来实现成像的，X 射线照射人体后，由于人体各组织器官密度不同形成 X 射线衰减差，构成一幅射线衰减强度不同的图像，该衰减图像被感光材料或其他感光记录装置接收，能被人眼识别，用于医学影像诊断。

与 CT 比较，普通 X 射线摄影有一些缺点。第一是影像重叠，因为普通 X 射线摄影是利用近似为点状的 X 射线源发出 X 射线，通过物体的衰减吸收后，在接收介质上得到的是一幅二维的、各组织器官结构互相重叠的图像，其密度的大小受 X 射线穿过一个三维物体衰减投影值大小的影响。第二是低对比度分辨力低，普通 X 射线摄影或透视只能区分密度差别大的脏器如肺、骨骼等，对密度差别不大的脏器如肝、胰等组织脏器则无法显示，只能借助对比剂才能显示。第三是无法区分被照射物体质量的变化，如一个物体体积相同，但物质的密度和原子序数不同；另一个物体密度和原子序数相同，但物体体积不相同，结果经 X 射线照射后可产生相同的灰阶密度。

普通体层摄影是 X 射线管和胶片同时相向运动，而中间作为支撑的某一点则固定不动，结果使得支撑点（欲观察平面）层面图像清晰，相应的上下层面模糊，从而获得体层摄影的最佳显示效果。普通体层摄影也有一些不足之处，即观察层面外的结构只是模糊并未去除，可存在于最终的照片上；其次由于照射野较大，大量的散射线影响照片的质量。

普通 X 射线摄影和普通体层摄影的共同缺点是低对比度分辨力较差，无法分辨射线衰减差较小或组织密度较接近的器官组织，如脂肪和水、胰腺和肝脏、脑的灰质和白质等。

作为 X 射线摄影和体层摄影共同使用的成像介质胶片，只能区分 5%～10% 的 X 射线强度差，对于密度差较小的器官组织区分能力显得更差，而且，一经照片记录成像，对比度和灰度无法调节。

普通 X 射线摄影的成像方式是在 X 射线行进方向上射线衰减强度的叠加投影，最终在

接受介质显示的是一个总和密度或衰减值；CT 是直接计算层面中的每一个体素值，各个体素之间的密度差或对比值只由该体素所包含的组织成分决定，基本不受邻近组织或重叠结构的影响。

CT 成像或数据采集主要包括两个方面的内容：从不同方向检测射线通过被成像物体后的空间分布量，以及从所采集的数据中计算无重叠的图像。

普通 X 射线摄影中，通过物体后的射线衰减强度被记录，并以灰阶形式显示用于诊断；在 CT 扫描中，不仅通过物体后的射线衰减强度被记录，而且从 X 射线源至探测器之间未通过物体的原发射线也被记录，并用于计算每一条射线的衰减值。

二、X 射线的衰减和衰减系数

CT 成像是利用了 X 射线的衰减特性，这一过程与 X 射线的基本特性有关。

X 射线通过受检者后产生衰减，根据朗伯 - 比尔定律（Lambert Beer 定律）衰减，其通过人体组织后的光子与源射线是一个指数关系，在 CT 成像中是利用了衰减的射线并重建成一个指定层面的图像。衰减是射线通过一个物体后强度的减弱，其间一些光子被吸收，而另一些光子被散射，衰减的强度大小通常与物质的原子序数、密度、每克电子数和源射线的能量大小有关。

在一匀质的物体中，X 射线的衰减与该物质的行进距离成正比。假定比例常数为 μ，X 射线的行进路程为 dX，穿过该物质后 X 射线强度为 dI，则：

$$dI = -\mu dX \qquad (\text{式 2-2-1})$$

将上式进行不定积分运算，其路径 dX 被看作是 X 射线所通过物质的厚度，并以 d 表示，则上式可简单写成：

$$I = I_0 e^{-\mu d} \qquad (\text{式 2-2-2})$$

式中 I 是通过物体后 X 射线的强度，I_0 是入射射线的强度，e 是 Euler's 常数（2.718），μ 是线性吸收系数，d 是物体厚度，这是 X 射线通过均匀物质时的强度衰减规律，是经典的匀质物体线性衰减系数公式。

在 CT 中，线性衰减系数 μ 值相对较重要，因它与衰减量的多少有关，计量单位是 cm^{-1}。根据等式 $I = I_0 e^{-\mu d}$ 可以得到线性衰减系数 μ 值，即：

$$I = I_0 e^{-\mu d}$$
$$I/I_0 = e^{-\mu d}$$
$$\ln I/I_0 = -\mu d$$
$$\ln I_0/I = \mu d$$
$$\mu = (1/d)(\ln I_0/I) \qquad (\text{式 2-2-3})$$

式中 ln 是自然对数，因在 CT 中 I 和 I_0 都是已知的，d 也是已知的，根据上式就可求得 μ 值。

单一能谱和多能谱射线的衰减不一样，单一能谱又称单色射线，其光子都具有相同的能；多能谱射线或多色射线中的光子具有的能量则各不相同。实际应用中的情况则以多能谱射线为主。

多能谱射线通过物体后的衰减并非是指数衰减，而是既有质的改变也有量的改变。即经衰减后光子数减少，射线的能量增加，并使通过物体后的射线硬化。在实际应用中，不能简单地将等式 $I = I_0 e^{-\mu d}$ 直接应用于 CT 多能谱射线的射线衰减，而只能用一大致相等的方法来满足这一等式。

根据 X 射线的基本特性，X 射线的吸收和散射有光电作用和康普顿效应，多能射线通过一个非匀质物体后的衰减可以用下述等式表示：

$$I = I_0 e^{-(\mu_p + \mu_c)^d}$$ （式 2-2-4）

式中 μ_p 是光电吸收的线性衰减系数，μ_c 是康普顿吸收的线性衰减系数。光电作用主要发生在高原子序数组织中，在某些软组织和低原子序数的物质中则作用较小；康普顿效应是发生在软组织中，在密度有差别的组织中康普顿效应的作用则有所不同。另外，光电作用和康普顿效应都与射线能量大小有关，而光电作用并非像康普顿效应那样随能量的增加而增加。

三、CT 数据采集基本原理

(一) 基本原理

CT 数据采集是指由 CT 成像系统发出的一束具有一定形状的射线透过人体后，产生了形成图像的信号被探测器所接收，所产生的 CT 数据与最终形成图像的空间分辨力、伪影等密切相关。

在 CT 成像系统中，必备的条件是：具有一定穿透力的射线束和接收衰减射线的装置，其中，对射线束的要求包括其形状、大小、运动的路径和方向。

简而言之，CT 的成像是透射射线按照特定的方式通过被成像的人体横断面，探测器接收穿过人体的射线，将射线衰减信号送给计算机处理，经计算机重建处理后形成一幅人体内部脏器的横断面图像。

CT 有两种不同的数据采集方法，一种是一层一层的扫描即逐层采集法（序列扫描或步进式扫描），另一种是容积数据采集法（螺旋扫描）。

逐层采集是 X 射线管围绕受检者旋转，探测器同时接收采样数据，然后扫描机架停止旋转，受检床移到下一个扫描层面，重复进行下一次扫描，一直到全部预定的部位扫描完成。其间每一次只扫描一个层面（或多个层面）。容积数据采集是螺旋 CT 扫描时采用的方法，扫描机架单向连续旋转 X 射线管并曝光，受检床同时连续单向移动并采集数据，其采集的是一个扫描区段的容积数据。

在传统 CT 扫描方法数据采集的第一步，X 射线管和探测器围绕受检者旋转，根据不同的空间位置，探测器依据穿过受检者的衰减射线采集数据，这一相对衰减值可由下式计算：

$$相对衰减值 = \ln \frac{源射线强度(I_0)}{衰减后射线强度(I)}$$ （式 2-2-5）

一般来说，一幅 CT 图像至少需要几百个采样数据，而每一个采样数据由相当量衰减射线构成。所以，一次扫描全部衰减射线可有下述关系式：

$$衰减射线总量 = 采样数 \times 每次采样射线量$$ （式 2-2-6）

(二) 采样过程中的注意点

在理解采样过程中，必须注意下述情况。

1. X 射线管与探测器是一个精确的准直系统。

2. X 射线管和探测器围绕受检者旋转是为了采样。

3. X 射线管产生的射线是经过有效滤过的。

4. 射线束的宽度是根据扫描的要求严格准直的。

5. 探测器接收的是透过人体后的衰减射线。

6. 探测器将接收到的衰减射线转换为电信号(模拟信号)。

综上所述,CT 扫描成像的基本过程是由 X 射线管发出的 X 射线经准直器准直后,以窄束或锥形束的形式透过人体被探测器接收,并由探测器进行光电转换后送给数据采集系统进行逻辑放大,而后通过模 - 数转换器作模拟信号和数字信号的转换,由信号传送器送给计算机进行图像重建,重建后的图像由数 - 模转换器转换成模拟信号,最后以不同的灰阶形式在显示器上显示,并以数字形式存入计算机和影像存储与传输系统(picture archiving and communication system,PACS)。

(三)CT 图像形成的步骤

依据 CT 扫描的过程,其最终形成一幅 CT 图像可分为下述八个步骤。

1. 受检者被送入机架后,X 射线管和探测器围绕受检者旋转扫描采集数据,其发出的 X 射线经由 X 射线管的准直器高度准直。

2. 射线通过受检者后,源射线被衰减,衰减的射线由探测器接收。探测器阵列由两部分组成,前组探测器主要是测量源射线的强度,后组探测器记录通过受检者后的衰减射线。

3. 衰减射线转换为电信号,再由放大电路进行放大;最后由逻辑放大电路根据衰减系数和体厚指数进行计算、放大。

4. 该数据还需由模 - 数转换器将模拟信号转换为数字信号,然后再由数据传送器将数据传送给计算机。

5. 计算机开始处理数据。数据处理过程包括校正和检验,校正是去除探测器接收到的位于预定标准偏差以外的数据;检验是将探测器接受到的空气参考信号和射线衰减信号进行比较。校正和检验是利用计算机软件重新组合原始数据。

6. 通过重建计算机的校正后,由计算机重建程序作成像的卷积处理。

7. 根据扫描获得的解剖结构数据,计算机采用滤波反投影重建算法重建图像。

8. 重建处理完的图像再由数 - 模转换器转换成模拟图像,送到显示器显示,或送到硬盘暂时储存,或打印成胶片。

四、CT 值的计算和人体组织 CT 值

(一)CT 值

CT 中,X 射线的衰减系数以 μ 值表示。衰减系数 μ 值在 CT 中很难定量,它完全取决于所使用的光谱能量。

CT 值(CT number/value)是由 CT 发明人亨斯菲尔德创建设定的、专用于 CT 的计量单位;是一个以水为零、相对于其他物质的衰减值。在实际应用中 CT 值也可被看作重建图像中一个像素的数值。CT 值的计算公式如下:

$$CT\,值 = \frac{\mu_{组织} - \mu_{水}}{\mu_{水}} \times k \qquad\qquad (式\,2\text{-}2\text{-}7)$$

式中 $\mu_{组织}$ 是组织的吸收系数,$\mu_{水}$ 是水的吸收系数,k 是常数。在 CT 发明的早期阶段,k 值是 500,因此每个 CT 值的百分比标尺为 2%,后为便于计算,将 k 值定为 1 000,每个 CT 值的百分比标尺则成为 1%,并将水的吸收作为参考值,在 CT 应用中水的 CT 值为 0。

亨氏标尺的 CT 值无上限。一般医用 CT 设备的 CT 值范围是 -1 024～+3 071Hu，有 4 096（=2^{12}）个级差，像素灰阶等于 12bit。更大的扩展标尺主要用于工业，但有时也用于医学影像诊断。

（二）人体组织 CT 值

CT 值的大小与组织的线性衰减系数有关（表 2-2-1），每一个对应的数值都可用相应的灰阶表示。一般软组织的 μ 值接近水的 μ 值，肌肉的 μ 值约比水 μ 值高 5%，而脂肪的 μ 值约比水的 μ 值低 10%，脑灰白质间的 μ 值差约为 0.5%，比水的 μ 值高约 3.5%，骨的 μ 值约为水的 2 倍。

表 2-2-1　不同组织的吸收系数（60keV）

组织	线性吸收系数 /cm^{-1}
骨骼	0.528
血液	0.208
灰质	0.212
白质	0.213
脑脊液	0.207
水	0.206
脂肪	0.185
空气	0.000 4

在 CT 的实际应用中，亨斯菲尔德将各种组织包括空气的吸收衰减值与水进行比较，并将致密骨定为上限 +1 000Hu，将空气定为下限 -1 000Hu，其他数值均表示为中间灰度，从而产生了一个相对吸收系数标尺。根据表 2-2-2，人体大部分组织除致密骨和肺外，CT 值基本位于 -100～+100Hu 之间。

为了纪念亨斯菲尔德，采用 Hu 作为 CT 值的测量单位。

表 2-2-2　人体不同组织的 CT 值

组织分类	CT 值 /Hu	组织分类	CT 值 /Hu
空气	-1 000	脑灰质	40±10
脂肪	-90±10	脑白质	25±10
水	0	肌肉	45±5
凝固血	80±10	甲状腺	70±10
静脉血	55±5	肝脏	60±5
血浆	27±2	脾脏	45±5
渗出液（蛋白质 >30g/L）	>18±2	淋巴结	45±10
漏出液（蛋白质 >30g/L）	<18±2	胰腺	40±10
致密骨	>250	肾脏	30±10
松质骨	130±100		

（三）CT 值的实际计算

线性衰减系数 μ 值的衰减受射线能量大小和其他一些因素的影响，射线能量改变后可产生穿透后光子衰减系数的变化，如射线能在 60、84 和 122keV 时，水的线性衰减系数可分别为0.206、0.180和0.166,同时光子能量大小也会影响CT值。

通常,CT值的计算是根据73keV时的电子能计算的,即CT扫描时有效射线能为230kVp,通过27cm厚的水模后得到的电子能。

CT扫描一般都使用较高的千伏值(120~140kV),这主要是因为:

1. 减少光子能的吸收衰减系数;

2. 降低骨骼和软组织的对比度;

3. 增加穿透率,使探测器能够接收到较高的光子流。

使用较高的千伏值可增加探测器的响应系数,例如头颅扫描中,颅骨和软组织之间的吸收差,可显示在颅骨边缘软组织内的小病灶和减少射线束硬化伪影。由于CT值受射线能量大小的影响,在CT机中采取了一些措施,如CT值校正程序,从而保证了CT值的准确性。

五、CT窗口技术

(一)CT窗口技术的概念

CT的图像是由许多像素组成的数字图像。扫描后得到的原始数据在计算机内重建后的图像是由横行、纵列组成的数字阵列,也被称为矩阵。如CT图像的矩阵横行和纵列大小为80×80,则产生6 400个像素。

由于任意扫描厚度的层厚都具有一定的深度,对于一个二维的矩阵而言,层厚是一个第三度的概念,即深度。像素加上第三度深度后,被称作为体素。

根据扫描的需要调节扫描野(scan field of view, SFOV),可改变像素的大小。扫描野是指X射线照射穿透受检者后到达探测器,能被用于图像重建的有效照射范围。

根据已知的扫描野和矩阵大小,利用下式计算像素的大小:

$$像素尺寸(d) = \frac{扫描野}{矩阵尺寸} \qquad (式2-2-8)$$

一般,CT机的像素大小范围在0.1~1.0mm之间,体素的大小不仅根据扫描的层厚(深度)而定,也与矩阵尺寸、扫描野有关。

CT扫描图像的形成是X射线透过人体后的衰减,其数字矩阵中的每一个像素都可由相应的CT值表示,而像素由成像介质显示后又以灰阶形式表示,故一幅CT扫描图像同时包含了这两个要素。因而,CT图像的每一个像素在扫描中可被看作由不同衰减的CT值组成,而在图像显示时则为由一组灰阶组成。

目前,CT数字图像的灰阶大都为12bit(2^{12}=4 096),即CT值范围从−1 024~3 071Hu。由于无论是视频监视器甚至胶片都无法在一幅图像上同时记录全部的灰阶,因此在限定范围内显示诊断所需感兴趣区信息的方法,被称为数字图像中的窗口技术或窗宽、窗位调节。

一般而言,人眼识别灰阶的能力大约在60级。在上述全灰度标尺范围内,只有当两个像素的灰度相差60Hu时,人眼才能分辨出它们之间的黑白差,这相当于在全灰度范围内把从全黑到全白的灰阶只分成68个级差。

目前,CT显示系统灰阶显示的设定一般都不超过256个灰阶。

窗宽和窗位的调节在CT机中通常受操作台控制,调节窗宽窗位旋钮能改变图像的灰度和对比度,窗宽增加灰阶数增加,灰阶变长,显示图像中所包含的CT值也增加,同样小窗宽的显示图像则包含较少的CT值。

窗宽窗位的调节属于数字图像处理技术,它能抑制或去除噪声和无用的信息,增强显示有用的信息,但无论如何调节,窗宽窗位的改变不能增加图像的信息,而只是等于或少于原来图像中已存在的信息。

在CT图像中,一般CT值较低的部分(像素)被转换为黑色,而CT值较高的部分则被转换为白色。

由于人眼和显示器件无法显示如此多的灰阶,在实际应用中,常把显示灰阶(窗宽)设定在某个范围内。在显示窗中,已设定高于窗宽上限的像素全部被显示为白色,而低于窗宽下限的像素全部被显示为黑色。

一般情况下,窗宽增大图像对比度降低,而窗宽减小图像对比度增高。

窗位需根据不同的组织器官相应调节,通常按照所需显示组织或器官的平均CT值设置,即大致等于被显示解剖结构的平均CT值(图2-2-1)。另外,窗位的设定除了确定图像灰阶显示的位置外,还将影响图像的亮度。

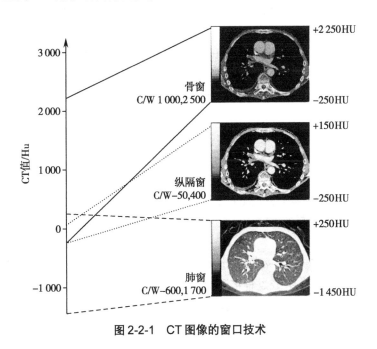

图2-2-1 CT图像的窗口技术

(二)窗宽、窗位及其使用原则

根据窗宽和窗位的设计概念,可以计算出一幅显示图像大致的CT值范围。方法是将窗位减去窗宽除2和窗位加上窗宽除2,即为该窗设置的CT值范围,用数学式表示如下:

$$C-W/2 \sim C+W/2$$

式中C是窗位,W是窗宽。如某一脑部图像的窗宽和窗位分别是80Hu和40Hu,那么它所显示的CT值范围为0~80Hu。

目前常用的窗都属于线性窗,即当窗宽和窗位中某一设定不变而变化另一设置时,它的变化是线性的;而双窗、Sigma窗则属于非线性窗,其窗宽、窗位调节不能使窗的显示呈线性变化,如窗位调高图像变黑,或反之。

双窗是一种最普通的非线性窗,优点是能把两种不同类型的软组织同时在一张照片上显示,可以节省胶片,一般常用于肺部图像的显示。双窗的缺点:在两种窗设置的移行区会形成一个边缘效应,对某些疾病的诊断可能造成一些影响。

窗宽、窗位使用通常遵循的原则是:

窗宽设置为400~2 000Hu通常是用于组织密度差别较大的部位,如肺、骨骼。

窗宽设置为50~350Hu往往是用来区分组织密度较为接近的图像,如颅脑、肝脏。

第二节　CT 的基本概念和术语

1. 体素与像素　体素(voxel)是体积单位。在 CT 扫描中,根据断层设置的厚度、矩阵的大小,能被 CT 扫描的最小体积单位。体素作为体积单位,包括三个要素,即长、宽、高。通常 CT 中体素的长和宽都为1mm,高度或深度则根据层厚可分别为 10mm、5mm、3mm、2mm、1mm 等。

像素(pixel)又称像元,是构成 CT 图像最小的单位。它与体素相对应,体素的大小在CT 图像上的表现,即为像素。

2. 采集矩阵与显示矩阵　矩阵(matrix)是像素以二维方式排列的阵列,它与重建后图像的质量有关。在相同大小的采样野中,矩阵越大像素也就越多,重建后图像质量越高。目前 CT 常用的采集矩阵(scanning matrix)大小基本为:512×512,另外还有 256×256 和1 024×1 024。

CT 图像重建后用于显示的矩阵称为显示矩阵(displaying matrix),通常为保证图像显示的质量,显示矩阵往往是等于或大于采集矩阵。采集矩阵为 512×512 的 CT,显示矩阵常为1 024×1 024。

3. 原始数据　原始数据(raw data)是 CT 扫描后由探测器接收到的信号,经模 - 数转换后传送给计算机,其间已转换成数字信号经预处理后,尚未重建成横断面图像的这部分数据被称为原始数据。

4. 重建与重组　原始扫描数据经计算机采用特定的算法处理,最后得到能用于诊断的一幅横断面图像,该处理方法或过程被称为重建(reconstruction)或图像的重建。

重组(reformation)是利用横断面图像数据重新构建图像的一种处理方法,一般不涉及原始数据的处理。如多平面图像重组、三维图像处理等。

由于重组是使用已形成的横断面图像,因此重组图像的质量与已形成的横断面图像有密切的关系,尤其是层厚的大小和数目。一般,扫描的层厚越薄、图像的数目越多,重组的效果就越好。

5. 算法、重建函数核

(1)算法(algorithm):是针对特定输入和输出的一组规则。主要特征是不能有任何模糊的含义,所以算法规则描述的步骤必须是简单、易操作并且概念明确的,而且能够由计算机实施。

(2)重建函数核(kernel):是一种算法函数,它决定和影响图像的分辨力、噪声等。

在 CT 临床检查中,可供 CT 图像处理选择的滤波函数一般可有高分辨力、标准和软组织三种模式,此外还有超高分辨力和精细模式等。

高分辨力模式实际上是一种强化边缘、轮廓的函数，它能提高分辨力，但同时图像的噪声也相应增加。软组织模式是一种平滑、柔和的函数，采用软组织模式处理后，图像的对比度下降，噪声减少，低对比度分辨力提高。而标准模式则是没有任何强化和柔和作用的一种运算处理方法。

6. 卷积　卷积（convolution）是图像重建运算处理的重要步骤。卷积处理通常需使用滤波函数来修正图像，卷积结束后，形成一个新的用于图像重建的投影数据。

7. 内插　内插（interpolation）是采用数学方法在一已知某函数的两端数值，估计该函数在两端之间任一值的方法。

CT扫描采集的数据是离散的、不连续的，需要从两个相邻的离散值求得其间的函数值。

目前，很多螺旋CT都采用该方法进行图像重建的预处理。内插的方法有很多种，如线性内插（单层螺旋扫描CT常用）、滤过内插和优化采样扫描（多层螺旋扫描CT采用）。

8. 准直宽度、层厚与有效层厚　准直宽度（collimation width）是指CT机X射线管侧和受检者侧所采用准直器的宽度，在非螺旋和单层螺旋扫描方式时，所采用的准直器宽度决定了层厚的宽度，即层厚（slice）等于准直器宽度。

但是，在多层螺旋扫描方式时，情况则不完全一样，因为同样的准直宽度可由4排甚至16排探测器接收，而此时决定层厚的是所采用探测器排的宽度。如同样10mm的准直宽度，可以由4个2.5mm的探测器排接收，那么层厚就是2.5mm；如果由16个0.625mm的探测器排接收，那么层厚就变成了0.625mm。

有效层厚（effective slice）指扫描时实际所得的层厚，由于设备制造的精确性原因，标称1mm甚至0.5mm的层厚设备制造厂家无法做到如此精确，一般都有一定的误差，其误差范围在10%～50%，层厚越小，误差越大。一般层厚的误差与扫描所采用的方式和设备的类型无关。

9. 螺距　单层螺旋螺距（pitch）的定义是：扫描机架旋转一周检查床运行的距离与射线束宽度的比值。该比值（pitch）是扫描旋转架旋转一周床运动的这段时间内，运动和层面曝光的百分比。在单层螺旋CT扫描中，床运行方向（Z轴）扫描的覆盖率或图像的纵向分辨力与螺距有关。

多层螺旋螺距的定义与单层螺旋相同，但实际情况可能有所差别：即扫描旋转架旋转一周检查床运行的距离与全部射线束宽度的比值。但在单层螺旋扫描螺距等于1时，只产生一幅图像（不考虑回顾性重建设置因素），而多层螺旋扫描螺距等于1时，根据不同的CT机，可以同时产生4、8、16、64、128、256幅或更多的图像。

10. 扫描时间和周期时间　扫描时间（scanning time）是指X射线管和探测器阵列围绕人体旋转扫描一个层面所需的时间，常见的有全扫描（360°扫描），其他还有部分扫描（小于360°扫描）和过度扫描（大于360°扫描）。

目前的CT机都有几种扫描时间可供选择，以前最短的扫描时间为1s，其他有2s或3s，现在新的多螺旋CT机最短扫描时间可达0.25s。减少扫描时间除了可缩短受检者的检查时间、提高效率外，还是减少受检者运动伪影的一个有效手段。

从开始扫描、图像的重建一直到图像的显示，这一过程称为周期时间。一般周期时间与上述因素有关，多数情况下是上述两个因素的总和，但目前CT机的计算机功能强大，并且都有并行处理和多任务处理的能力,在一些特殊扫描方式下,扫描后的重建未结束,就可以开始下一次的扫描。所以,周期时间并非始终是扫描时间和重建时间之和。

11. 重建增量、间隔、间距 重建增量或重建间隔(reconstruction increment)、重建间距(reconstruction spacing)是螺旋扫描方式的专用术语,它的定义是:被重建图像长轴方向的距离。通过采用不同的重建增量,决定了同一扫描范围可重建图像的数量。

重建增量大小还与被重建图像的质量有关,即重建增量减小图像的质量改善,小间距重建可减少部分容积效应和改善 3D 后处理的图像质量。

12. 重建时间 重建时间(reconstruction time)是指图像重建计算机将扫描原始数据重建成图像所需的时间。

缩短重建时间也可减少受检者的检查时间,提高检查效率,但与减少运动伪影无关。

重建时间也与被重建图像的矩阵大小有关,矩阵大,所需重建时间长。

另外,重建时间的长短也与重建计算机的运算速度和计算机内存容量的大小有关,计算机运算处理器的速度快、内存的容量大,图像重建的时间短。

13. 扫描野和显示野 CT 中的视野(FOV)或称观察野。另外,在临床应用中还有以下与视野有关的基本概念:

扫描野(SFOV):是由 CT 设备本身设定的扫描时所包括的成像范围。根据不同 CT 厂家的设置,扫描野可以是一个或数个。单个扫描野的直径大小一般是 50cm,扫描前其有效视野的大小多通过 zoom 方式控制;多个扫描野的直径大小一般在 16～50cm,其扫描野的大小一般通过改变探测器阵列的激活或去激活来控制扫描野的大小。在临床应用中,多扫描野 CT 的扫描野分为颅脑和体部扫描野等,可根据不同的检查部位,选择大小合适的扫描野。

显示野(display field of view,DFOV):是在扫描野的范围内,通过检查前的设定,重建后图像的显示范围,显示野一般指由显示器显示或拍摄后照片显示的图像区域范围。合适显示野的选用可改善显示图像的分辨力,并有利于图像的观察和病变的诊断。通常,CT 检查中的显示野受扫描野的制约只能等于或小于扫描野。在单扫描野通过 zoom 方式控制的 CT 中,显示野(DFOV)与扫描野(SFOV)之间的关系如下:

$$DFOV = SFOV/ZF$$

上式中,ZF(zoom factor)为放大倍数,如放大倍数为 1,则显示野等于扫描野。以扫描野直径 50cm 为例,如放大倍数为 2,根据上式显示野则等于 25cm。

14. 时间分辨力 时间分辨力(temporal resolution)的定义是 CT 重建一幅图像,系统扫描获取原始数据所需的时间。

虽然时间分辨力的主要含义是指扫描机架旋转一周的时间,但在多层螺旋 CT 中,它还与扫描覆盖范围和重建方式有关,它也是影像设备的性能参数之一,并且与每帧图像的采集时间、重建时间以及连续成像的能力有关。在 CT 中表示了设备的动态扫描功能,如在多层螺旋 CT 心脏成像时,时间分辨力的高低则决定了 CT 机在这方面临床应用的适应性和范围。

15. 层厚敏感曲线 层厚敏感曲线(slice sensitivity profile,SSP)的定义是 CT 扫描机沿长轴方向通过机架中心测量的点扩散函数(point spread function,PSF)的长轴中心曲线。和非螺旋 CT 相比,螺旋 CT 的层厚敏感曲线增宽,其半值全宽(full width at half maximum,

FWHM)也相应增加,即螺旋扫描的实际层厚增加。

通常,在其他条件不变的情况下,层厚增加X射线光子量也增加,并使噪声降低和对比度增加,但也使Z轴方向的空间分辨力下降和部分容积效应增大。理想的层厚敏感曲线应为矩形,非螺旋CT的层厚敏感曲线接近矩形而螺旋CT的层厚敏感曲线呈铃形分布曲线。

在螺旋扫描中,曲线的形状随螺距的增加而改变,此外曲线的形状也随采用内插算法的不同而改善,如采用180°线性内插可明显改善曲线的形状。层厚敏感曲线对图像中的高对比度和低对比度的长轴分辨力都很重要,可影响小病灶的显示。具体地说,当病灶直径小于层厚宽度时,小病灶的CT值与背景的比值会降低。当层厚敏感曲线偏离理想的矩形,且螺旋扫描采用较高的床速和360°线性内插算法,这种负作用更明显。但不管螺距的大小,这种负作用可由180°线性内插算法而大为减少。

16. X射线管热容量和散热率　X射线管的热容量大,表示可承受的工作电流大,连续工作的时间可以延长。所以,CT机所用的X射线管热容量越大越好。

与X射线管性能指标有关的还有散热率,同样散热率越高,该X射线管的性能越好。现代的螺旋CT扫描机,对X射线管的要求更高,因为以前的扫描是逐层进行,层与层扫描之间还可用于散热,现今的螺旋扫描一般都要连续扫描几十秒,甚至更长,所以必须要求X射线管有一个良好的热容量和散热率性能。

热容量(heat capacity)和散热率(heat dissipation rate)的单位分别是MHu和kHu。

17. 部分容积效应　在CT中,部分容积效应(partial volume effect)主要有两种现象:部分容积均化和部分容积伪影。

CT成像时CT值的形成和计算,是根据被成像组织体素的线性衰减系数计算的,如果某一体素内只包含一种物质,CT值只对该单一物质进行计算。但是,如果一个体素内包含三个相近组织,如血液(CT值为40Hu)、灰质(CT值为43Hu)和白质(CT值为46Hu),那么该体素CT值是这三种组织的CT值平均值,最后经计算上述测量的CT值为43Hu。CT中的这种现象被称为"部分容积均化"。

部分容积现象由于成像部位组织构成的不同可产生部分容积伪影,如射线束只通过一种组织,得到的CT值就是该物质真实的CT值;射线束如同时通过衰减差较大的骨骼和软组织,CT值就要根据这两种物质平均计算,由于这两种组织的衰减差别过大,导致CT图像重建时计算产生误差,部分投影于扫描平面并产生伪影被称为部分容积伪影。

部分容积伪影的形状可因物体的不同而有所不同,一般在重建后横断面图像上可见条形、环形或大片干扰的伪像,部分容积伪影最常见和典型的现象是在头颅横断面扫描时颞部出现的条纹状伪影,又被称为Houndsfield伪影,这种现象也与射线硬化作用有关。

18. 周围间隙现象　相邻两个不同密度组织的交界部分如处于同一层面内,即同一层厚内垂直方向同时包含这两种组织,CT图像上显示的这两种组织的交界处CT值会失真,同时交界处这两种组织变得模糊不清,这种由于射线衰减吸收差引起的图像失真和CT值改变,称为周围间隙现象(peripheral space phenomenon)。

在两种组织差别较大时,密度高的组织边缘CT值偏低,而密度低的组织边缘CT值偏高;当密度差别较小的组织相邻时,因其交界处影像不清,使图像上的微小密度差别难以辨别。周围间隙实质上也是一种部分容积效应。

19. 常规/普通与螺旋CT扫描方式　在螺旋(spiral)扫描方式出现之前,只有一种扫描方式,故不存在 CT 扫描方式的区别问题。自螺旋 CT 扫描方式出现以后,为了与非螺旋 CT 扫描方式相区别,人们有时把非螺旋扫描方式称为普通或常规(conventional)CT 扫描,但目前较规范的、对螺旋 CT 出现以前的逐层扫描方式通称为非螺旋 CT 扫描方式。

20．逐层扫描与容积扫描　逐层扫描(又称序列扫描,sequential scan)和容积扫描(volume scan)分别表示两种不同的扫描方式。逐层扫描是非螺旋扫描的基本方式。在该扫描方式中,扫描一层图像机架一般需旋转 360°,称为全扫描。部分扫描机架一般旋转 240°采集一层图像。

逐层扫描方式的特点是:扫描层厚和层距设定后,每扫描一层,检查床移动一定的距离,然后进行下一次扫描,如此往复循环直至完成预定的扫描范围。早期电缆式和现在滑环式都可采用逐层扫描方式,尤其是滑环式,它既可作逐层扫描也可作容积扫描。

螺旋尤其是多层螺旋出现后,逐层扫描方式逐渐被螺旋扫描方式替代。目前,仅颅脑、脊柱、介入穿刺等一些检查中,仍使用逐层扫描方式。

螺旋扫描都采用容积扫描方式,它通常以人体部位的一个器官或一个区段为单位进行连续的容积采集。这两种扫描无论是扫描方式上,还是成像的质量方面都有较大的区别。

21．纵向分辨力　又称 Z- 轴分辨力(Z-resolution),过去与 CT 有关的质量参数主要由空间分辨力和低对比度分辨力表示。笼统地说,空间分辨力主要表示 CT 扫描成像平面上的分辨能力(或称为平面内分辨力,也有的称为横向分辨力,即 X、Y 方向)。

在螺旋 CT 扫描方式出现后,由于多平面和三维的成像质量提高,出现了应用上的一个新概念即纵向分辨力。

纵向分辨力的含义是检查床移动方向或人体长轴方向的图像分辨力,它表示 CT 机多平面和三维成像的能力。纵向分辨力的优与劣,其结果主要涉及与人体长轴方向有关的图像质量,例如矢状位或冠状位的多平面图像重组。

目前,4 层螺旋 CT 的纵向分辨力约 1.0mm,16 层螺旋 CT 的纵向分辨力是 0.6mm,而 64 层的纵向分辨力可达 0.4mm。

22．动态范围　动态范围(dynamic range)是指最大的响应值与最小可探测值之间的比值,其响应与转换的效率通常与接收器所采用的物质有关。

CT 探测器中钨酸钙的吸收转换效率是 99%,动态范围是 1 000 000∶1。

23．零点漂移　CT 成像的整个过程中,是一个系列的、多部件参与的过程。成像中的主要部件如探测器之间由于存在扫描参数和余辉时间的差异,以及 X 射线输出量的变化,CT 机执行下一次扫描时各通道的 X 射线量输出也不相同,有的通道是零,而另一些可能会是正数或负数,导致探测器接收到的空气 CT 值不是 −1 000Hu,或水的 CT 值不等于 0,这种现象被称为探测器的零点漂移。

24．扫描覆盖率　扫描覆盖率(coverage of scanning)与多层螺旋扫描方式有关,是指机架旋转一周扫描可覆盖的范围,在一段相同的扫描时间内,扫描的覆盖范围又称扫描覆盖率。扫描覆盖率的大小主要取决于以下两个因素:一是扫描所使用探测器阵列的宽度,二是扫描机架旋转一周的速度。如探测器阵列 Z 轴方向的总宽度为 4cm,旋转一周即产生 4cm 的覆盖,因扫描机架的旋转时间不相同,乘以一次扫描所用的总时间,即为扫描覆盖率。

25．灌注参数　灌注量、组织血流量、组织血容量和平均通过时间均为 CT 灌注术语。

灌注量(P)：是以一定的速率注射对比剂后，通过动态扫描后得到的一个时间密度曲线。某一器官或组织灌注量的计算公式是：

$$P = MS/Pa \qquad\qquad (\text{式 2-2-9})$$

式中 P 表示灌注量，MS 表示时间密度曲线的最大斜率，Pa 表示供血动脉的最大强化值。此处动脉常选用扫描层面内的较大动脉血管，如胸、腹部选择主动脉，颅脑选用上矢状窦。灌注计算软件根据组织的灌注值，重建出灌注图及灌注的分布情况，通常用伪彩色的红色表示高灌注，黑色表示低灌注。

组织血流量（rBF）：组织血流量常以相对血流量表示，可由下述公式计算：

$$rBF = rBV/cMTT \qquad\qquad (\text{式 2-2-10})$$

此处的相对血流量代表单位时间内流经扫描层面每一个体素的血量，因此相对血流量图与灌注图相似，都反映了组织的血流灌注情况，实际工作中有时也常用来取代灌注图，同样红色表示高灌注，黑色表示低灌注。

组织血容量（rBV）：组织血容量也是一个相对量，以组织时间密度曲线以下面积除以供血血管时间密度曲线以下面积，即求得相对组织血容量，实际应用常采用下述近似的公式：

$$rBV = Pt/Pv \qquad\qquad (\text{式 2-2-11})$$

其中 Pt 和 Pv 分别代表组织和血管的最高强化值，逐个计算出像素的 rBV 值并重建出图像称为血容量图，通过该图像可以评价组织的血管化程度及血容量的分布情况，以伪彩色红色表示高度血管化，黑色表示低度血管化。

平均通过时间（MTT）：在时间密度曲线图上，MTT 是对比剂开始注射后至血管内对比剂峰值下降段的平均值，大约为开始注射至峰值的一半时间，由于检查部位的不同，对比剂经过的途径不同，该时间有差异，计算公式为：

$$cMTT = MTT - TA \qquad\qquad (\text{式 2-2-12})$$

cMTT 是经过校正的 MTT 图像，TA 是开始注射对比剂后至被检查器官或组织出现对比剂强化时的这一段时间。同样图中红色表示高灌注，黑色表示低灌注。

26. 单扇区和多扇区重建　单扇区和多扇区重建（single-sector and multi-sector reconstruction）是冠状动脉 CT 检查的专用术语。一般，冠状动脉 CT 图像的重建采用 180° 加一个扇形角的扫描数据，称为单扇区重建；采用不同心动周期、相同相位两个 90° 的扫描数据合并重建为一幅图像称为双扇区重建；采用不同心动周期、相同相位的 4 个 45° 或 60° 扫描数据（如 GE）合并重建为一幅图像称为多扇区重建。多扇区重建的目的主要是改善冠状动脉 CT 检查的时间分辨力。

27. 准直螺距和层厚螺距　准直螺距和层厚螺距（collimation pitch and slice pitch）是自 4 层螺旋 CT 出现后对螺距的一些不同计算方法。

准直螺距（或称螺距因子、射线束螺距）的定义是：不管是单层还是多层螺旋 CT（与每次旋转产生的层数无关），螺距的计算方法是扫描时准直器打开的宽度除以所使用探测器阵列的总宽度。如 16 层螺旋 CT 每排探测器的宽度为 0.75mm，当准直器宽度打开为 12mm 时，16 排探测器全部使用，则此时多层螺旋扫描的螺距为 1（16 × 0.75mm = 12mm，12/12 = 1）。4 层螺旋 CT 时，如准直器打开宽度为 10mm，使用两排 5mm 的探测器，此时螺距同样为 1。上述螺距计算的特点是不考虑所使用探测器的排数和宽度，与单层螺旋 CT 螺距的计算基本概念相同，同样由于螺距变化对图像质量的影响也相同。

层厚螺距（或称容积螺距）的定义是：准直器打开的宽度（或扫描机架旋转一周检查床移动的距离）除以扫描时所使用探测器的宽度，如4层螺旋CT使用2排5mm的探测器，检查床移动距离10mm，则层厚螺距为2（10/5＝2）。又如检查床移动距离仍为10mm，使用4排2.5mm的探测器，则层厚螺距为4（10/2.5＝4）。层厚螺距的特点是着重体现了扫描时所使用探测器的排数。

28. 共轭采集和飞焦点采集重建　共轭采集重建（conjugate acquisition reconstruction）是在扫描时快速改变探测器的位置，分别采集180°和360°的扫描数据，并利用两组数据重建图像。飞焦点采集重建（fly focus acquisition reconstruction）是在扫描时使焦点在两个点之间快速变换，得到双倍的采样数据并重建图像。共轭采集和飞焦点采集都可提高扫描图像的分辨力。

29. 窗口技术　目前，CT机实际使用的CT值标尺都被设置为大于2 000Hu。以西门子CT为例，它的CT值标尺设置为-1 024～＋3 071Hu，总共有4 096个CT值，而显示系统灰阶的设置一般为256个灰阶。因为人眼识别灰阶的能力有限（一般不超过60个灰阶），为了良好地显示人体组织的解剖结构，这种通过窗值调整方法来适当显示人体解剖结构信息的处理方法或技术被称为窗口技术（windowing technique）或窗值。

30. 各"相"同性　各"相"同性（isophasic）名词的出现源于多层螺旋CT探测器技术的发展，主要指心脏冠状动脉的CT扫描。在256层以下（包括双源CT）CT的冠状动脉检查中，扫描机架旋转一周无法覆盖整个心脏，一般至少需5～10次旋转，由于心脏的图像是采用回顾性重建，在多扇区心脏图像重建中，需采用相同相位、不同扫描时间的CT扫描数据。而目前256层以上的心脏CT扫描，其探测器阵列的宽度旋转一周足以覆盖整个心脏，即扫描覆盖的所有层面都在同一心动周期相位中。因而这种一次旋转完成采集的心脏扫描方式，其获得的心脏图像被称为各"相"同性，即无须相位选择的一次性采集。

第三章
螺旋 CT 技术概述

20 世纪 80 年代末期,CT 技术有了新的进展,出现了单层螺旋 CT 扫描技术,随后在此基础上发展了双层螺旋 CT 和多层螺旋 CT。螺旋 CT 扫描方法又被称为容积 CT 扫描。

第一节　单层螺旋 CT

一、单层螺旋 CT 的扫描方式

（一）非螺旋 CT 扫描方式

1. 非螺旋 CT 扫描的程序　非螺旋 CT 扫描必须经历四个步骤才能完成。

（1）X 射线管和探测器系统启动加速。

（2）X 射线管曝光采集扫描数据。

（3）X 射线管和探测器系统减速停止。

（4）检查床移动到下一个检查层面。

而螺旋 CT（Spiral or Helical CT）扫描是在 X 射线管 - 探测器系统连续旋转的基础上,受检者随床一起以一定的速度纵向连续运动,同时 X 射线连续曝光并采集数据,扫描完毕,可根据需要作不同层间距的图像重建。

2. 非螺旋 CT 逐层扫描方法的缺点

（1）由于 X 射线管电缆的制约使一次检查的时间相对较长,因为 X 射线管 - 探测器系统的旋转为避免电缆的缠绕必须反转,而这一机械逆向运转又减缓了下一次启动的速度。

（2）由于受检者的屏气、呼吸、再屏气造成了呼吸幅度的不一致,有可能使被检查部位中的小病灶遗漏。

（3）由于呼吸的原因,在多平面重组和三维成像的图像中会产生阶梯状伪影。

（4）由于非螺旋 CT 扫描需要不断启动停顿,整个检查时间长,在增强扫描检查中,可能影响最佳对比剂显示时机,往往一个检查部位的增强扫描,增强效果较好的可能只有几层。

（二）螺旋 CT 扫描方式

1. 螺旋 CT 扫描采用了滑环技术　螺旋 CT 扫描,采用了滑环技术,去除了 X 射线管和机架连接的电缆,X 射线管 - 探测器系统可以单向连续旋转,单层螺旋 CT 每旋转 360° 一般为 1s,使扫描的过程大大加快。又因为扫描时检查床同时单向移动,X 射线管焦点围绕受检者旋转的运行轨迹形成一个类似螺旋管,它采集的不是一个层面的数据,而是一个器官或部位的容积数据,因而这种扫描方法又被称为螺旋扫描或容积扫描。

容积扫描一般有以下要求。

(1)基于滑环技术的扫描架连续旋转运动。

(2)检查床单向连续移动。

(3)X射线管的一般要求:管电流500mA时,能连续扫描100s。

(4)X射线管冷却性能必须提高。

(5)采用螺旋扫描加权图像重建算法。

(6)大容量的内存,适应大容量、快速数据采集的要求。

(7)容积扫描和非螺旋扫描最大的不同是数据的采集方式,在容积扫描方式中,X射线管运行轨迹的半径(焦点至旋转中心)等于运行距离,因而能够得到一个完整的容积采集数据。

2. 螺旋扫描方式的新概念

(1)层厚确定方式与非螺旋扫描不同,因此无法按照非螺旋扫描方法来确定和计算层厚。

(2)根据螺旋扫描的运行轨迹,层面表示也完全不同。非螺旋扫描经过360°旋转,采集到的是一层完全平面的扫描数据,而螺旋扫描则是采集到一个非平面的扫描数据,焦点轨迹的路径不形成一个平面,是一个容积采集区段。

(3)由于扇形扫描束和检查床的移动,使有效扫描层厚增宽。

(4)经典的图像重建要求扫描能产生一致的投影数据,而螺旋扫描由于螺旋的运行轨迹,使重建平面的层厚数据与扫描投影数据不一致。

(5)由于不一致的投影数据,如果采用常规方法重建,可使重建后的图像产生条状伪影。

二、单层螺旋CT的硬件改进

螺旋CT的外形与非螺旋CT差别不大,但其中的一些重要部件则明显不同,其中最大的差别是滑环结构。

在滑环结构上,其固定的部分是前端存储器、计算机和初级高压发生器,旋转的部分是X射线管、探测器系统和次级高压发生器。

另外X射线管的容量也因此大于非螺旋扫描,通常用于螺旋扫描的X射线管热容量都大于3MHU,阳极的冷却率是1MHU/min。单层螺旋扫描的探测器为一排,通常采用固体探测器以提高射线的利用率。

X射线发生器采用体积小的高频发生器,并可安装在机架内,高压产生的范围是80～140kVp。

三、单层螺旋CT的扫描特性

螺旋扫描与非螺旋扫描的方式不同,因此产生了一些新的成像参数和概念。

(一)螺距

螺距(pitch)的定义是:扫描旋转架旋转一周检查床运行的距离与准直宽度的比值。它是一个无量纲的量,根据国际电工委员会(International Electrotechnical Commission, IEC)说明,螺距的定义由下式表示:

$$螺距(p) = \frac{TF}{W}$$

（式2-3-1）

式中 TF（table feed）是扫描旋转架旋转一周床运动的距离，单位为 mm；W 是准直宽度，单位也是 mm。

螺旋 CT 扫描螺距等于零时与非螺旋 CT 相同，通过受检者的曝光层面在各投影角也相同。螺距等于 0.5 时，扫描层厚数据的获取，一般采用扫描架两周的旋转及扫描；在螺距等于 1.0 时，层厚的数据采用扫描架旋转一周的扫描；在螺距等于 2.0 时，层厚的数据只有扫描架旋转半周的扫描。

因此，增加螺距使探测器接收的射线量减少，并使图像的质量下降，而相反在同一扫描范围的射线量增加，图像质量改善。

在单层螺旋 CT 扫描中，床运行方向（Z轴）扫描的覆盖率和图像的纵向分辨力与螺距有关。不管是采用 360° 还是 180° 线性内插方式，螺距增加导致重建图像的有效层厚增加，Z轴分辨力下降。

如毫安秒不变，单层螺旋 CT 扫描的噪声与螺距无关；随着螺距的增加，受检者的接受剂量下降。同样，如毫安秒设置相同，单层螺旋 CT 扫描的噪声比非螺旋 CT 扫描约高 15%。

（二）扫描层厚/准直宽度

射线束的宽度（准直器的设置宽度）决定了单层螺旋扫描的层厚。在扫描中，一般都采用层厚和移床/周相等，即螺距等于 1。在临床应用中，螺距大小的选择也常根据诊断的需要和被扫描的病变大小而定。

非螺旋 CT 扫描后，层厚的大小不能通过再次重建处理改变，即图像的质量属性不变。单层螺旋 CT 扫描结果的层厚虽然也不能改变，但单层螺旋 CT 扫描可采用小于层厚的重建间距来回顾性重建图像，并因此可改变再次重建后图像的质量属性。

（三）床速和重建间距

床速（table feed）是扫描时检查床移动的速度，它与射线束宽度（准直宽度）有关，扫描时床移动的速度增加而射线束宽度设置不变，则螺距的比值增加，图像质量下降。

重建间距（reconstruction spacing）的定义是：扫描数据段中被重建图像长轴方向的间距。重建间距又被称为"重建增量"和"重建间隔"。

通过采用不同的重建增量，可确定被重建图像的层面重叠的程度，另外，重建增量与被重建图像的质量有关，即重建增量减小图像的质量改善。

四、单层螺旋CT的图像重建

根据奥地利数学家 Radon 的二维图像反投影重建原理，被重建的一幅二维图像平面上的任意点，必须采用一周扫描全部角度的扫描数据，而传统的横断面非螺旋扫描方式满足了上述要求。

由于非螺旋扫描，X 射线是以不同的方向通过受检者获取投影数据，并利用平面投影数据由计算机重建成像，因此非螺旋扫描每一层的投影数据是一个完整的圆形闭合环，而螺旋扫描每一层的圆形闭合环则有偏差。

螺旋扫描是在检查床移动中进行，覆盖 360° 的数据用常规方式重建会出现运动伪影。

为了消除运动伪影,必须采用数据预处理后的图像重建方法,从螺旋扫描数据中合成平面数据,这种数据预处理方法在单层螺旋扫描中被称为线性内插法。

线性内插(linear interpolation,LI)的含义:螺旋扫描数据段的任意一点,可以采用相邻两点扫描数据通过插值,然后再采用传统的CT图像重建方法,重建一幅螺旋扫描的平面图像。

单层螺旋CT常用的数据内插方法有两种,即360°线性内插和180°线性内插。

360°线性内插算法在螺旋扫描方法出现的早期被使用,它是采用360°扫描数据向外的两点通过内插形成一个平面数据。这种内插方法的主要缺点是由于层厚敏感曲线(SSP)增宽,使图像的质量有所下降。

180°线性内插是采用靠近重建平面的两点扫描数据,通过内插形成新的平面数据。180°和360°线性内插这两种方法最大的区别是,180°线性内插采用了第二个螺旋扫描的数据,并使第二个螺旋扫描数据偏移了180°,从而能够靠近被重建的数据平面。这种方法能够改善层厚敏感曲线,提高成像的分辨力,进而改善了重建图像的质量。

单层螺旋CT的优缺点

1. 单层螺旋CT扫描的主要优点　与非螺旋CT扫描相比,单层螺旋CT扫描主要有以下优点。

(1)整个器官或一个部位可在一次屏息下完成。

(2)由于没有层与层之间的停顿,一次扫描检查时间缩短。

(3)屏息情况下容积扫描,不会产生病灶的遗漏。

(4)受检者运动伪影因扫描速度快而减少。

(5)可任意地、回顾性重建,无层间隔大小的约束和重建次数的限制。

(6)单位时间内扫描速度提高,使对比剂的利用率提高。

(7)容积扫描,提高了多平面和三维成像的质量。

2. 单层螺旋CT扫描的主要缺点

(1)层厚敏感曲线增宽,使纵向分辨力下降。

(2)可出现部分容积效应影响图像质量。

(3)另外对设备的要求较高,特别是能适应长时间、高输出量扫描的X射线管,以及X射线管的热容量和冷却率。

第二节　多层螺旋CT

多层螺旋CT是指双层及以上的螺旋CT设备。

一、4层和其他多层螺旋CT的探测器

(一)4层螺旋CT的探测器

4层螺旋CT的基本结构同第三代CT,与单层螺旋CT相比两者最主要的差别是探测器系统、数据采集系统和计算机系统的改变。

目前的4层螺旋CT的探测器大致可分为两种类型:等宽型和不等宽型探测器阵列。

GE属于典型的等宽型探测器阵列,Philips和Siemens属于典型的不等宽型探测器阵列,部分观点认为Toshiba也属于等宽型。

两类不同排列组合的探测器阵列各有利弊。等宽型探测器阵列的层厚组合较为灵活，但是外周的四排探测器只能组合成一个宽探测器阵列使用，并且过多的探测器排间隔会造成有效信息的丢失。

不等宽型探测器的优点是在使用宽层厚时，探测器的间隙较少，射线的利用率较高，因为无法产生数据的探测器间隙只有7个；缺点是层厚组合不如等宽型探测器灵活。

4层螺旋CT探测器的排列主要有三种方式：Toshiba公司的多层螺旋CT有34排探测器，其中0.5mm 4排，1.0mm 30排，最大覆盖范围32mm；GE公司采用16排1.25mm的等宽探测器，最大覆盖范围20mm；Philips和Siemens公司采用8排1~5mm的探测器，包括4对1、1.5、2.5、5mm的探测器，最大覆盖范围20mm。

4层螺旋CT与单层螺旋CT相比，一次螺旋扫描覆盖的范围比单层螺旋扫描有所增加，每旋转一周的扫描时间也缩短至0.5s，纵向分辨力也有所提高，但4层螺旋CT扫描还未真正达到各向同性。其平面内（横向）分辨力为0.5mm，纵向分辨力则为1.0mm。

（二）16层螺旋CT的探测器

16层螺旋CT由Siemens公司在2002年的北美放射年会上首先推出。以两大CT机生产厂商为例，由Siemens公司推出的16层CT机的探测器阵列仍为不等宽型，探测器阵列中间部分为16排宽度均为0.75mm的探测器排组成，两侧各有1.5mm宽的探测器4排，总共24排，探测器阵列总宽度为24mm，或一次旋转最大覆盖范围为24mm。每排探测器数量为672个，总共有探测器16 128个。GE公司推出的16层CT机的探测器阵列也改为不等宽型，探测器阵列中间部分为16排宽度为0.625mm的探测器排，两侧则各排列1.25mm宽的探测器4排，总计探测器排数也是24排，探测器阵列总宽度为20mm，一次旋转最大覆盖范围为20mm。每排的探测器数量为880个，探测器的总数为21 120个。

Siemens公司16层CT的螺旋扫描模式有16×0.75mm，可选择的床移动速度范围是12~36mm/s，即螺距可选范围为0.5~1.5（或称为8~24，自由可选），以及16×1.5mm，可选择的床移动速度范围是24~72mm/s，螺距可选范围是0.5~1.5（或称为8~24）。GE公司16层CT的螺旋扫描模式有16×0.625mm（采用中间16排探测器），16×1.25mm（采用全部24排探测器）。

（三）64层及以上螺旋CT的探测器

64层螺旋CT探测器阵列的总宽度又有所增加，即一次旋转扫描覆盖范围增加，探测器阵列可达40mm。详细参数见表2-3-1。

表2-3-1　四家CT机主要生产厂商64层CT机的主要性能指标

商品名	一次旋转扫描层数和扫描模式	最大扫描覆盖范围/mm	最快机架旋转时间/s
GE LightSpeed VCT	64×0.625mm	40	0.35
	32×1.25mm		
Philips Briliance 64	64×0.625mm	40	0.4
	32×1.25mm		
Siemens Sensation 64	64×0.6mm	28.8	0.37（0.33选件）
	24×1.2mm		
Toshiba Aquilion 64	64×0.5mm	32	0.4
	32×1.0mm		

多层螺旋 CT 探测器的材料一般都由稀土陶瓷闪烁晶体组成，与光电二极管一起共同组成探测器阵列。由于几何放大，实际使用中探测器层的宽度会有所误差，如 Siemens 公司的 16 层探测器阵列，实际探测器层的宽度可达到标称值的近 2 倍，即中间的探测器可达到 1.35mm/ 排，两侧的探测器可达到 2.7mm/ 排。

CT 扫描的射线束由于探测器增宽接近锥形束（而不是非螺旋扫描时的扇形束），其纵轴方向剖面类似梯形，对单层 CT 而言，梯形中全部射线都可被探测器利用，而多层 CT 只有梯形平台处的射线对形成探测器信号才是有用的。另外，其外侧形成的一个半影区被称为"无用"射线，该半影随着层厚的减小而增加，但随着同时获得层数增加而减小。在实际应用中，半影区是由后准直器（受检者侧）以及探测器内部自准直去除。

从理论上说，多层螺旋与单层螺旋 CT 相比，一次旋转使用射线的总量有所增加，但该射线总量的增加可以减少在一个可以接受的范围内，并且由于 16 层 CT 一次旋转获得的层数增加，相对每层分配到的射线量也减少。

目前，4 层螺旋 CT 4×1mm 扫描模式时射线的利用率是 70%，4×2.5mm 时的射线利用率是 85%。16 层螺旋 CT 16×0.75mm 扫描模式时射线的利用率是 82%，16×1.5mm 时的射线利用率是 89%。

64 层螺旋 CT 是 2004 年后各大 CT 机生产厂商相继推出的产品，与 16 层螺旋 CT 比较，技术层面的改进不是很多。除了机架旋转速度提高、一次扫描层数增加和覆盖范围加大以外，在成像分辨力方面，4 层 CT 的横向和纵向分辨力分别是：0.5mm 和 1.0mm；16 层 CT 是 0.5mm 和 0.6mm；而 64 层 CT 则达到了 0.3mm 和 0.4mm。

二、数据采集通道和螺距

（一）多层螺旋 CT 的数据采集通道

单层螺旋 CT 或非螺旋 CT，通常只有一个数据采集系统（或称数据采集通道，data acquisition system，DAS），而 4 层螺旋 CT 则有四个数据采集系统，它们之间根据层厚选择的需要，通过电子开关切换，进行不同的组合，形成数据采集的输出和层厚的组合。

4 层螺旋 CT 的数据采集系统工作原理是：长轴方向的探测器形成四个通道同时采集数据，所有收集到的数据可以叠加，得到 4 个 1 相加等于 1 的扫描数据，或通过不同的探测器与数据采集系统的组合，得到不同层厚组合的多层扫描图像。

（二）多层螺旋 CT 的螺距

在单层螺旋扫描中，螺距是射线束宽度与床运行距离的比值，而在多层螺旋扫描中螺距的定义相同，只是单层与多层产生的结果有些不同。根据单层螺旋扫描螺距的定义，以一次旋转扫描的结果而言，如螺距相同，在单层螺旋扫描中仅得到一层图像，而在多螺旋扫描方式中，得到的图像数则与一次扫描所使用的探测器排数有关，可以是 4 层、16 层甚至 64 层。

目前的临床使用中，多层螺旋 CT 螺距的计算方法和名称有两种：准直螺距和层厚螺距。

1. 准直螺距　准直螺距又称螺距因子或射线束螺距。其定义是，不管是单层还是多层螺旋 CT（与每次旋转产生的层数无关），螺距的计算方法是扫描机架旋转一周检查床移动的距离除以所使用探测器阵列的总宽度。如 16 层螺旋 CT 每排探测器的宽度为 0.75mm，当旋转一周检查床移动的距离为 12mm 时，16 排探测器全部使用，则此时的准直螺距为 1

（$16 \times 0.75\text{mm} = 12\text{mm}$，$12/12 = 1$）。又如 4 层螺旋 CT 时，如旋转一周检查床移动的距离为 10mm，使用两排 5mm 的探测器，此时螺距同样为 1。上述螺距计算的特点是不考虑所使用探测器的排数和宽度，与单层螺旋 CT 螺距的计算概念相同，同样由于螺距变化对图像质量的影响也相同。

2. 层厚螺距　层厚螺距又称容积螺距或探测器螺距。其定义是扫描机架旋转一周检查床移动的距离除以扫描时所使用探测器的宽度，并且乘以所使用探测器阵列的排数。如 4 层螺旋 CT 使用 2 排 5mm 的探测器，检查床移动距离 10mm，则层厚螺距为 2（$10/10 = 1$，$1 \times 2 = 2$）。又如 4 层 CT 扫描时机架旋转一周检查床移动 30mm，采用 4 排 5mm 的探测器阵列，则层厚螺距为 6（$30/20 = 1.5$，$1.5 \times 4 = 6$）。后一个例子如按照准直螺距的计算方法应该是 1.5，即 $30/20 = 1.5$，层厚螺距的特点是着重体现了扫描时所使用探测器的排数。

三、多层螺旋 CT 的图像重建

（一）基本概念

多层螺旋扫描的图像重建预处理，基本是一种线性内插方法的扩展应用。

但是，由于多层螺旋扫描探测器排数增加，X 射线管发出的是锥形束射线而不是以前的扇形束，它的射线路径加长，射线束的倾斜度也加大，在横断面图像的重建平面没有可利用的垂直射线。另外，由于采用多排探测器和扫描时检查床的快速移动，如果扫描螺距比值选择不当，会使一部分直接成像数据与补充成像数据交迭，使可利用的成像数据减少，图像质量衰退。

为了避免上述可能出现的情况，多层螺旋的扫描和图像重建，一般要注意螺距的选择并在重建时进行一些必要的修正。

多层螺旋 CT 扫描与单层螺旋 CT 相比，扫描采用的射线束已超越扇形束的范围，被称为锥形束射线。由于射线束的形状改变，因此在图像重建中产生了一些新的问题，最主要的是扫描长轴方向梯形边缘射线的处理。

（二）重建预处理类型与方法

1. 重建预处理类型　目前多层螺旋 CT 图像重建预处理主要有两种处理类型，一种是图像重建预处理不考虑锥形束边缘的预处理，另一种是在图像预处理中将锥形束边缘部分的射线一起计算。4 层螺旋 CT 大部分采用不考虑锥形束边缘的预处理。

2. 4 层 CT 重建预处理方法　根据各生产厂商采用方法的不同，通常有以下几种重建预处理方法。

（1）扫描交迭采样的修正：又称为优化采样扫描（optimized sampling scan）是通过扫描前的螺距选择和调节缩小 Z 轴间距，使直接成像数据和补充成像数据分开。

（2）Z 轴滤过长轴内插法：这是一种基于长轴方向的 Z 轴滤过方法。该方法是在扫描获得的数据段内确定一个滤过段，滤过段的范围大小根据需要选择，选择的范围大小又被称为滤过宽度（filtration width，FW），在选定的滤过段内的所有扫描数据都被作加权平均化处理。其滤过参数宽度和形状，通常可影响图像的 Z 轴分辨力、噪声和其他方面的图像质量。

（3）扇形束重建：单排探测器扫描所获得的数据，一般都采用扇形束重建算法。在多排探测器扫描方法中，是将锥形束射线平行分割模拟成扇形束后，再使用扇形束算法进行图像的重建。

（4）多层锥形束体层重建（the algorithm of multislice cone-beam tomography, MUSCOT）：多层螺旋 CT 扫描由于外侧射线束倾斜角度增大，在射线束螺距小于 1 或者层厚螺距小于 4 时，会出现数据的重叠，所以，4 层螺旋层厚螺距选择往往要避免使用 4 或 6 之类的偶数整数，但为了避免误操作，多数厂家已在螺距设置中采用限制措施避免这种选择的出现。

3. 16 层和 16 层以上螺旋 CT 的重建预处理方法　16 层和 16 层以上螺旋 CT 的图像重建与 4 层螺旋 CT 不同，是将锥形束边缘部分射线一起计算。目前 CT 机生产厂商，分别采用了不同的图像重建预处理方法。如 Siemens 公司采用了一种被称为自适应多平面重建（adaptive multiple plan reconstruction, AMPR）的方法；GE 公司采用了加权超平面重建的方法，而 Toshiba 和 Philips 则都采用了 Feldkamp 重建算法。

（1）自适应多平面重建（AMPR）：AMPR 的方法是将螺旋扫描数据中两倍的斜面图像数据分割成几个部分。重建时，各自适配螺旋的轨迹并采用 240° 螺旋扫描数据。经过上述的预处理后，最终图像重建的完成还需要在倾斜的、不完整的图像数据之间采用适当的内插计算。采用 AMPR 方法后，其内插函数的形状、宽度均可自由选择，像 4 层 CT 中的自适应 Z 轴内插方法一样，AMPR 方法也实现了扫描螺距自由可选，并且 Z 轴分辨力和受检者的射线量与螺距大小无关。

（2）加权超平面重建（weighted hyperplane reconstruction）：其概念有点类似 AMPR 方法，但起始步骤有些不同。先将三维的扫描数据分成一个二维的系列，然后采用凸起的超平面作区域重建。如先收集全部投影数据中的 1～9，然后再 2～10、3～11，最后再将所有扫描数据加权平均处理。经过参数优化后，可获得良好的噪声、伪影和层厚敏感曲线形状的图像。

（3）Feldkamp 重建：Feldkamp 重建算法是一种近似序列扫描三维卷积反投影的重建方法。该方法是沿着扫描测量的射线，将所有的测量射线反投影到一个三维容积，以此计算锥形束扫描的射线。三维反投影方法对计算机的要求较高，需配置专用的硬件设备来满足重建的速度和时间要求。

（三）心电门控螺旋扫描及其图像重建

心电触发序列扫描和心电门控螺旋扫描分别用于 4 层和 16 层以上的心脏成像。心电触发序列扫描是根据心电监控预设的扫描时机，在受检者心电图 R 波的间期触发序列扫描，触发方式既可以选择 R-R 间期的百分比，也可以选择绝对值毫秒。这种方式又被称为前瞻性心电门控触发序列。

前瞻性心电门控触发序列的优点是：由于是只在 R-R 间期触发扫描，受检者的辐射剂量较小。缺点是由于选择性扫描，无法准确选择心率复杂、不规则受检者的扫描时机；并且重要的解剖结构有可能遗漏；另外，由于心动周期的相位不一致，不能做心脏功能的评价检查。

心电门控螺旋扫描又被称为回顾性心电门控螺旋扫描，目前用于 16 层以上螺旋 CT 的心脏成像。心电门控方法是：在记录心电监控信号的同时，采集一段时间、全部心动周期的扫描数据，采用回顾性图像重建的方法，将心动周期舒张期的图像重建用于诊断。

回顾性心电门控的图像重建分两个步骤：第一步采用多层螺旋内插，以修正扫描时检查床移动的影响；第二步根据所需图像的位置，采用部分扫描数据重建横断面图像。采用一周扫描的部分数据重建图像,可提高心脏扫描的时间分辨力。

回顾性心电门控螺旋扫描可采用单个或多个扇区重建心脏图像,目的是提高心脏成像的图像质量。一般,在心率较慢时常采用单扇区重建;在心率较快时采用双扇区或多扇区重建。图像重建时扇区的划分方法有自动划分方法和根据基准图像划分方法等。自动划分方法是:根据扫描时受检者的心率,自动将扫描的容积数据划分为一个或两个扇区(又称为"自适应心脏容积"算法);基准图像划分方法是:先将单扇区的扫描数据重建成一个基准图像,然后再回顾性地作两扇区的图像重建,以改善心率较快受检者的时间分辨力。另一种方法是根据受检者的心率事先调整机架旋转的速度,以获得较好的时间分辨力,但这种方法的前提是受检者的心率比较稳定。

四、多层螺旋 CT 的优点

1. 扫描速度更快　最快旋转速度目前可达到每圈 0.25s,X 射线管旋转一周可获得几十至几百层图像。

2. 图像空间分辨力提高　图像的横向和纵向分辨力都显著提高。目前 4 层 CT 的横向分辨力和纵向分辨力分别是 0.6mm 和 1.0mm;16 层分别是 0.5mm 和 0.6mm;64 层以上 CT 则达到了 0.3mm 和 0.4mm,甚至更高。

3. CT 透视定位更加准确　多层螺旋 CT 可同时行多层透视,应用实时重建可同时显示多个层面的透视图像,使 CT 透视引导穿刺的定位更准确。

4. 提高了 X 射线的利用率　多层螺旋 CT 的 X 射线束在纵向上的厚度比单层螺旋 CT 有所增加,相应地多层螺旋扫描提高了 X 射线利用率,并且也减少了 X 射线管的负荷,降低了 X 射线管的损耗。

五、高端 CT 技术的发展趋势

随着科学技术在医学领域的广泛应用,CT 技术的发展也历经了日新月异的变化,经历了实验室阶段及头部 CT 成像、非螺旋 CT 时代及体部 CT 成像、螺旋时代及血管 CT 成像、多层螺旋 CT 时代及心脏 CT 成像阶段。然而,技术的进步是永无止境的,新推出的高端 CT 就是最好的证明。

高端 CT 可提高图像质量,提升扫描速度,降低辐射剂量,优化后处理流程。①提高时间分辨力;②扩大一次扫描的覆盖范围;③实现了能量成像。

高端 CT 时代的到来,为临床影像诊断带来重大变革,是 CT 发展史上的又一座里程碑。四大 CT 机生产商不断探索,为临床诊断和治疗提供了越来越高质量的图像,不仅开拓了新的临床应用范围,而且也推动了医学的发展。

第四章
CT 的临床应用概要

第一节 CT 检查程序

一、受检者的登记接待

1. 仔细审查申请单是否填写完整,检查部位是否符合要求,并根据病情的轻、重、缓、急和本部门的工作情况合理安排受检者的检查时间。在已建立 PACS(影像存储与传输系统)和 RIS(放射信息管理系统)的医院,可查询其电子申请单并做好审查工作。

2. 如检查需要预先进行准备工作的,应给受检者做好相关解释说明工作,提供检查须知并由受检者或家属签署知情同意书。

3. 受检者检查完毕后,将扫描数据上传至 PACS,并将检查申请单保留存档备案。

4. 编写受检者姓名索引、诊断索引,做日常工作及其他各项统计工作。目前这部分工作通常由 RIS 来完成。

5. 扫描完成后,应告知受检者所做检查取片及诊断报告出具时间,部分医院已实现自助打印。

二、扫描前受检者的准备

CT 检查前受检者需注意或准备的情况一般可归纳为以下几点。

1. 受检者须携带有关影像检查资料及其他临床检查资料供放射医师参考诊断。

2. 被检查的受检者和陪伴家属进入 CT 室,应按科室要求穿戴鞋套,以免灰尘等异物进入扫描间,影响机器的正常运行。

3. 检查前去除被检部位的金属物品,防止伪影的产生。如体内含有置入金属,受检者应主动告知。

4. 对于不能配合检查的受检者,如婴幼儿、昏迷者,可提前给予镇静处理。

5. 对于育龄妇女需提前告知检查风险,自愿确认检查后应签署知情同意书。

6. 对于胸腹部检查的受检者,做必要的呼吸训练,以避免呼吸运动伪影的产生。

7. 对于腹盆部受检者,须根据检查的需要,事先做好口服对比剂或饮用水等准备,并注意服用的方法、时间和剂量等。

8. 检查前 1 周内做过食管、胃肠钡剂和钡剂灌肠的受检者不得进行腹部 CT 扫描,以避免肠腔内遗留的钡剂影响 CT 扫描结果。

三、CT 机的准备

1. X 射线管预热　此过程可使 X 射线管从低千伏、低毫安到高千伏、高毫安之间进行多次曝光，目的主要是使 X 射线管逐渐升温，避免突然过冷、过热的情况出现，以起到保护和延长 X 射线管使用寿命的作用。需要指出的是，当 X 射线管热容量提示过低时，应手动对 X 射线管预热至正常值。该训练的程序由于 CT 型号的差别而有所不同。

2. CT 值校准　主要包括空气校准和水模校准。

（1）空气校准：CT 图像数据的采集是由成百上千个探测器完成的，在设备使用过程中各部件存在老化等各种差异问题，加上 X 射线管曝光能量的变化，导致扫描不同层面时各通道 X 射线输出量有所不同，出现有的通道输出量为零，有的通道可能为正数或负数的现象，这就是探测器的零点漂移。空气校准就是通过扫描空气的方法，对设备零点漂移产生的误差所做的修正，又称为零点漂移校正。

（2）水模校准：利用模体校准照射野范围内射线剂量的均匀一致性和 CT 值准确性的方法，来保证图像质量和提供准确的诊断信息。水 CT 值波动范围应在 3Hu 之内。

四、扫描程序

CT 的扫描检查工作大体可分成以下 5 个步骤。

1. 受检者资料的输入

（1）输入受检者的资料，包括受检者的姓名、性别、出生年月、CT 号等。有 RIS 和 PACS 的医院，输入受检者资料可由工作列表（worklist）完成。

（2）选择扫描方向，是头足式扫描还是足头式扫描。

（3）受检者的位置是仰卧、俯卧、左侧卧还是右侧卧。

（4）如果是增强扫描，要注明 C+，其他特殊扫描方式，必要时也注明。

2. 受检者体位的处置

（1）安置前首先根据检查的要求确定是仰卧还是俯卧，头先进还是足先进。

（2）根据检查的需要采用适当的辅助装置，固定受检者的检查位置。

（3）按照不同的检查部位升高检查床床面，开启定位指示灯，将受检者送入扫描野内。

3. 正式扫描前的定位相扫描　定位的最终目的是确定扫描范围，一般有两种方法。

（1）一种方法是扫描定位相法。根据检查的要求定位片可以前后位或侧位，然后利用 CT 机扫描软件中的定位功能确定扫描的起始线和终止线。

（2）另一种方法是在摆体位时，利用定位指示灯直接从受检者的体表上定出扫描的起始位置。这种方法节省时间，可以省去一张定位片，但缺点是定位不如扫描定位片准确。

4. 扫描　是 CT 检查的主要步骤。

（1）方法有非螺旋扫描（序列扫描）、螺旋扫描（单层或多层螺旋扫描）和其他一些特殊扫描功能。

（2）扫描的具体步骤是：先确定扫描方式，然后选择扫描条件及按下曝光按钮。整个扫描过程中，操作者要密切观察每次扫描的图像和受检者配合情况，根据需要调整扫描的范围。

5. 摄影和存储

（1）摄影和存储是完成整个检查的最后一步工作，根据科室情况，图像摄影、排版、重建、打印可由技师和医师完成。

（2）一般扫描完毕的 CT 图像都暂存于 CT 机的硬盘上，如需永久存储，现阶段可采用上传至 PACS、刻录至光盘等方法。

第二节　CT 扫描检查的基本要点

CT 检查技术参数和方法的选择应该考虑诊断要求和受检者检查所受的辐射剂量等因素。根据这个指导思想，在临床实践中，应不断调整辐射剂量与图像质量之间的平衡。既不应该一味追求高质量的扫描影像，也不应片面强调辐射剂量而使图像质量不佳，导致不能提供必要而准确的临床信息。

圆满完成一项 CT 检查涉及三个要素：即扫描前受检者的准备工作、扫描参数的设置和增强扫描对比剂的使用。

一、关于受检者的准备工作

现代 CT 可应用于人体任何部位，其中需要做好准备工作的主要是腹盆部和冠状动脉 CT 血管成像等。由于没有服用对比剂时小肠和大肠的肠袢，易与肿块和肿大的淋巴结相混淆，所以，腹盆部扫描前基本都需口服稀释的对比剂，其用量成人、小孩或不同部位的检查各不相同，根据不同情况有时还只能口服水，具体情况可通过学习和实践来掌握。以成人小肠检查为例，检查前受检者应保持空腹状态并口服 2.5% 甘露醇等渗溶液 1 500ml，目的是使肠腔产生渗透性腹泻，起到清洁肠道的作用，同时使肠腔充盈，结合多层螺旋 CT 扫描可用来鉴别诊断小肠肿瘤、消化道出血、炎症等多种病变，同时能观察腹部大血管的影像信息。

二、扫描参数的设置

扫描参数中的某些选择将影响最终成像的质量。首先是扫描层厚的选择，较大的扫描层厚可以用较短的扫描时间得到大的扫描覆盖范围，而较小的层厚则相反，此外扫描层厚与纵向分辨力和部分容积效应密切相关。大的扫描层厚纵向分辨力较低，并且易产生部分容积效应，而小的扫描层厚则相反。

一般如喉部、肾上腺等较小的器官或部位，宜采用较小的扫描层厚，使这些部位能清晰显示，也不易产生部分容积效应。另外，浸润性病变往往也需使用薄层扫描。

常规扫描层厚（如 5mm/5mm）有时小病灶难以发现，则需根据病灶的大小、范围调整层厚、层距。

考虑需要做图像后处理的受检者，必须在做连续扫描的同时减小层厚，但受检者所受辐射剂量也会随之增多。

其次是扫描时间，缩短扫描时间最大的优点是可减少甚至避免运动伪影，此外还可减少受检者的辐射剂量。缩短扫描时间最主要的缺点是噪声增加，但相比而言，噪声只影响对比分辨力不影响诊断，而运动伪影往往影响诊断。

三、增强扫描对比剂的使用

1. 对比剂的注入方法　包括滴注法和团注法。滴注法在单位时间内注入的对比剂量较少,导致组织强化效果差,不利于微小病变的显示和扫描时相的选择,故较少采用。团注法注入速率稍高,血管强化效果明显,目前常用于螺旋 CT 的多期扫描。

2. 对比剂的用量　一般的增强扫描应根据受检者的体重指数(BMI)加以计算,体型较大的受检者还需要适当增加用量。特殊部位检查如 CT 血管成像还应考虑对比剂流速、浓度和受检者的血管情况。这一点也因 CT 设备的差异而有所不同。

3. 对比剂注入后的扫描时间　不同的部位扫描延迟时间各不相同,实质脏器动脉期、静脉期和平衡期各期显示的时间也不相同,需要根据实际情况掌握使用。

除了以上介绍的对比剂使用事项外,还应注意小儿应严格按照规定的剂量使用,以免发生意外,同时可根据临床需求来选择不同浓度的对比剂。

第三节　CT 扫描的方法

在 CT 扫描时须注意下列情况:

1. 准确定位　不仅可减少不必要的扫描,同时也使受检者减少不必要的受射线剂量。

2. 作必要的记录　遇到情况比较特殊的或对诊断有参考价值的信息须随时记录,为诊断或下次检查参考。

3. 四肢的检查　根据需要判断是否做双侧同时扫描,以供诊断参考。

4. 体位、方向须准确标明　因为 CT 检查中左右的标注是根据仰卧、俯卧,还是头先进、足先进由计算机程序自动标注的,所以方位的概念对于诊断来说至关重要。

一、常规扫描

CT 的常规扫描又称平扫或普通扫描,即不注入对比剂的单纯 CT 扫描,是 CT 检查中用得最多的一种方法。非螺旋扫描或螺旋扫描均可应用于常规扫描。常规扫描主要适用于骨骼、肺等密度差异较大的组织,其次是急腹症和存在对比剂使用禁忌证的受检者。

二、定位扫描

定位扫描是正式扫描前确定扫描范围的一种扫描方法。根据检查申请单上的病史及症状确定扫描范围,然后根据检查部位选择适当的扫描程序,获得正位或侧面的平面相,再根据显示的部位和其他影像信息,有目的、有步骤地选择准确的扫描范围。

定位扫描得到的是类似普通 X 射线摄影的数字化图像,该图像的动态范围较大,但空间分辨力较低,相应的扫描剂量也较低。

定位相常规采用狭缝扇形束扫描方式获得。在多层螺旋扫描的定位相中,锥形束射线必须用附加的准直器,将锥形束射线准直成狭缝扇形束扫描定位相,目的是减少辐射线和提高图像的质量。

三、高分辨力扫描

高分辨力扫描是采用较薄的扫描层厚(1~2mm)和采用高分辨力图像重建算法所进行的一种扫描方法。

临床上,这种扫描方法常用于肺部和颞骨岩部内耳等某些疾病的诊断,如肺的弥漫性、间质性病变和肺结节。

高分辨力 CT 扫描由于分辨力高,受部分容积效应影响小,对结节内部结构和边缘形态的显示更清晰,故对临床上鉴别诊断较为困难的肺部结节性病灶的诊断,具有更高的临床使用价值。

四、低剂量 CT 扫描

低剂量扫描是在保证诊断要求的前提下,通过优化扫描参数,采用先进设备和技术等手段来降低辐射剂量,减少 CT 检查给受检者带来的辐射损害。与常规胸部 CT 检查相比,低剂量 CT 检查的剂量可达到常规 CT 检查剂量的 1/5 左右甚至更低,而 5mm 及以上结节的发现率几乎等同于普通检查。与胸部数字 X 射线摄影检查相比更具有影像重叠少、低对比度分辨力高等优点,是目前肺癌诊断、分期、疗效评价和复查随诊中最重要和最常用的影像检查手段。

五、CT 的定量测定

CT 的定量测定常用的有定量骨密度测定、心脏冠状动脉的钙化含量测定和肺组织密度测量等。

定量骨密度测定是 CT 扫描的一种检查方法。它是利用 X 射线对人体组织的衰减,其 CT 值与物质的密度线性相关,并借助于已知密度的专用体模,通过人工或专用软件的计算,最后得出人体某一部位的骨密度值。常用来测定骨矿物质含量、监测骨质疏松或其他代谢性骨病,目前大多数 CT 机所做的骨密度测定都是单能定量 CT(single energy quantitative CT,SEQCT)。

冠状动脉钙化是冠状动脉粥样硬化斑块的组成成分,是冠状动脉粥样硬化的标志之一,通过对钙化斑块的定量分析可以判断受检者冠状动脉粥样硬化的程度,并可对其未来发生冠心病的风险进行评价,目前应用于临床的多层螺旋 CT 可以无创检测和定量分析钙化斑块来获得钙化积分情况。在影响钙化斑块测定的诸多因素中,重建层厚和层间隔的选择至关重要,因为小斑块更易受到部分容积效应的影响。相关研究显示,在采用多层螺旋 CT 回顾性心电门控扫描方式时,2mm 层厚可以检出较多的钙化斑块。

六、胆系造影 CT 扫描

胆道系统疾病在临床上是一组常见多发病,病变的定位和定性诊断常依赖于影像检查,能使胆道显影的方法有很多,如口服胆囊造影、经皮肝穿刺胆囊造影、内镜逆行胆道造影等,这些检查方法存在各种各样的不足,包括局限性大、准确率低、有创伤性等。随着螺旋 CT 的广泛应用,螺旋 CT 胆囊造影已成为一种观察胆道系统结构解剖的新方法。

胆系造影 CT 扫描是指先经静脉注射对比剂,通常注射 40%～50% 的胆影葡胺 20～30ml,待胆系充盈到达峰值后(一般在注射对比剂 30～60min 后),采用容积扫描技术进行检查,是一种具有特异敏感性和无创的检查方法。通过胆道显影可全方位显示胆道系统,帮助了解肝内外胆管分支情况及有无狭窄、梗阻等,还可评价胆囊的功能是否正常。

七、增强扫描

一般将通过静脉注入含碘对比剂的方法所进行的 CT 扫描检查称为 CT 增强扫描,其作用是增加体内所需观察组织或血管的对比度。血供丰富的正常组织器官或病灶因对比剂的注入使碘浓度显著增高,血供少的组织则含碘量较低,不同组织间即因碘含量的不同而形成密度差,从而便于发现常规扫描不易发现的小病灶、等密度病灶和血管病变。螺旋扫描方法出现后,由于扫描速度大大提高,对于某些部位可以做注射对比剂后血管显影两期甚至三期的连续扫描,如肝脏的增强扫描,在多层螺旋 CT 扫描中,可以做静脉期、动脉期和平衡期三期的扫描检查,从而大大提高了影像诊断的准确性。

增强扫描的扫描方式基本上和平扫相同,其差别仅仅是注射和不注射含碘对比剂。但是,一般临床上所指的增强扫描,只是指对比剂通过周围血管注入人体内的这一种扫描方法,通过口服对比剂使脏器之间产生对比差异的扫描在狭义上不属于增强扫描范畴。

八、灌注成像

CT 灌注成像的原理是经静脉高速率团注对比剂后,在含碘对比剂首次通过受检组织的过程中对选定层面进行快速、连续、反复扫描,而后利用灌注软件测量所获得图像像素值的密度变化,并使灰度或色彩在图像上表示,最终得到人体器官的灌注图像。通过分析动态的增强图像,可以获得一系列的组织参数信息,如血流量(BF)、血容量(BV)、对比剂平均通过时间(MTT)、对比剂峰值时间(TTP)和组织通透性等,从而反映组织的血供和血流动力学变化情况。

灌注成像主要用于颅脑,作为早期诊断脑卒中的检查方法。另外,临床上也用于体部的脏器如心肌、肝脏、胰腺等部位的疾病鉴别诊断,还可用于器官移植后脏器的状态评估。

九、CT 血管成像

CT 血管成像(computed tomography angiography,CTA)是通过外周静脉注射对比剂的方法,以全身血管为对象,利用多层螺旋 CT 获得兴趣区组织容积数据,根据横断面图像和多种三维成像方式来诊断血管性疾病的方法。它的局限性在于部分容积效应会使相邻结构间发生密度值的传递及边缘模糊,导致其空间和时间分辨力不如常规血管造影,特别是在血管与扫描平面平行走行的小血管部分尤为显著,给三维重组带来困难。

心脏、大血管 CT 血管成像的多层螺旋 CT 容积数据采集按扫描触发方式可分为心电门控和非心电门控扫描方式。

1. 非心电门控螺旋扫描　是大血管及分支 CT 血管成像的常用扫描模式。其特点是扫描速度快,在动脉增强最佳峰值时采集容积数据可避免静脉的干扰,且能实现大范围采集图像的各向同性。主要优点是可以适用于不能配合呼吸的受检者且辐射剂量要低于回顾性心电门控螺旋扫描模式,缺点是在胸部 CT 血管成像检查中易受到心脏搏动的影响而产生运动伪影。

2. 心电门控螺旋扫描　主要用于心脏和冠状动脉成像。

十、心脏门控成像

心脏 CT 检查主要用于冠状动脉的评估。通过外周静脉注射对比剂后，借助心电门控装置短时间内对整个心脏进行容积数据扫描采集，然后采用图像后处理工具进行多平面、曲面和三维的图像显示。

心脏数据采集的时间分辨力是心脏成像的关键，采集速度需小于 60ms 才能真正"冻结"心脏运动伪影，实现实时心脏成像，提供心脏和冠状动脉的清晰结构。随着 CT 扫描时间分辨力的提高，利用心电门控技术可以采集心脏在某一相对静止时刻的图像，从而解决了心脏运动与成像要求之间的矛盾。目前多层螺旋 CT 对心脏检查主要采用了前瞻性的心电触发和回顾性的心电门控两种方法。

1. 前瞻性心电触发是根据受检者心电图 R 波的出现预先设定一个延迟时间，然后曝光扫描，心脏容积数据的采集则是采用了序列扫描的"步进 - 曝光"技术。利用多层螺旋 CT 宽体探测器的优势，由受检者心电信号触发，在预设心动时相到达时产生射线脉冲，采集一个容积数据段，然后移床至下一个位置再开始一次触发扫描，一般完成整个心脏的扫描需要 3~5 个心动周期。由于预设的延迟时间是根据 R-R 间隔时间来判断的，因此这种方法不适用于心律失常的受检者。

2. 回顾性心电门控技术采用亚毫米级采集层厚和小螺距的螺旋扫描方式，连续采集心脏区域的容积数据，同时记录受检者的心电信号。扫描完成后采用回顾性重建方式，可选择性重建 R-R 间期内任一时相的横断面图像，选择运动伪影最小、血管显示最佳的图像用作图像三维后处理，也可以重建多期图像，以电影的方式观察心脏结构的动态影像。

为了在现有机架转速基础上进一步提高图像时间分辨力，根据重建数据的采样方式，回顾性心电门控螺旋扫描方式又分为单扇区重建和多扇区重建两种方法。单扇区重建是利用螺旋扫描获取的数据集及扫描同期记录的心电信号，回顾性选择来自一个心动周期相同时相的 180° +1 个扇形角的原始数据，利用半重建技术进行图像横断面重建，这种方法适用于心率较慢的受检者。多扇区重建法则是利用螺旋扫描同期记录的心电信号，从不同的心动周期和不同列的检测器信息中，选择相同心电时相、不同投影角度的半重建所需的原始数据来进行图像重建，也就是说重建图像的原始数据来自不同的心动周期，这种方法适用于心率较快的受检者。

单扇区和多扇区重建的最大区别在于：单扇区重建的时间分辨力仅由 X 射线管的旋转速度决定，机架转速确定后，时间分辨力是固定不变的；而多扇区重建的时间分辨力不仅受 X 射线管旋转速度的影响，同时还受受检者心率的影响。因此提出多扇区重建算法的变速扫描技术，即扫描速度与受检者心率匹配。多层螺旋 CT 具有多种机架扫描速度，实际应用中，应根据受检者的心动周期，选择与之匹配的机架转速，以获取最佳图像时间分辨力。

CT 心脏成像的容积扫描时间分辨力（r_t）与机架转速、扫描螺距和探测器宽度有关。表达心脏容积扫描时间分辨力的公式是：

$$r_t = (R + pw) \div pw \times s$$

其中，R 是所需覆盖的心脏宽度，p 是扫描螺距，w 是探测器宽度，s 是机架转速。虽然心脏容积扫描时间分辨力与扫描螺距和机架转速都有关系，但由于这两个参数是相互关联的，即转速越快则扫描螺距越小；而且扫描螺距还受限于受检者心率，心率越慢则所需的扫描螺距越小。所以，真正决定容积扫描时间分辨力的参数是探测器宽度。

第四节　CT 的图像后处理

CT 的图像后处理包括简单的图像评价处理和二维、三维图像重组处理。

一、图像评价处理

图像评价处理技术包括 CT 值、距离、大小和角度等，是图像后处理中很常用的手段。

在 CT 的诊断中往往要采用 CT 值的测量。通过 CT 值的测量，可知道某一病变的 CT 值范围，进而推论该病变的性质。在增强扫描中更需要对病变作 CT 值测量，通过与平扫时 CT 值的比较，来确定病变的性质。根据测量的方法不同有单个 CT 值和兴趣区 CT 的测量，根据显示方法的不同还有 CT 值分布图形显示等。

1. 单个 CT 值的测量最常用和简便，但该方法只反映被测量部位某一点的 CT 值变化，没有整个病灶范围的 CT 值概况。

2. 兴趣区 CT 值测量其范围的大小一般可自定，形状通常有圆形或方形，测量个数从一至数个不等。根据测量的数目在屏幕上依次显示，其测得的 CT 值是所定范围内的平均值，并自动提供标准误差来作参考。兴趣区法 CT 值测量相对更实用一些，可根据病灶的大小自定义测量范围。

3. CT 值分布图形（profile）也是有用的 CT 值测量方法。图形显示根据需要可随意选择兴趣区形状，如圆形、椭圆、直线和不规则线，它显示的是所选范围内 CT 值的概况，并以图示的方法表示，它是一种动态的显示，使诊断医师能更直观地了解被测部位的 CT 值情况，有助于诊断的确定。

4. 大小、角度和体积的测量同属计算机软件的测量功能。包括面积和体积测量、距离和角度测量、图像的电子放大、图像的滤过和镜像、图像的减影等。在发现病变后，往往要测量大小、直径等，为临床的诊断提供准确的依据。如肺内发现某一病灶，可采用大小测量，从而取得准确的数据；脑内出血，可采用体积的测量而计算出准确的出血量。

二、二维和三维图像重组处理

二维和三维图像重组后处理的重要差别：二维的多平面重组图像的 CT 值属性不变，即在重组的图像上仍可采用 CT 值测量，而三维图像不能做 CT 值测量。

1. 多平面重组　多平面重组（multiplanar reformation，MPR）将一组横断面图像的数据通过后处理使体素重新排列，使其在显示屏上能够诊断的需要显示任意方向的二维断面图像。显示形式有矢状面、冠状面、斜面和曲面等任意方向。最大优点是快速简洁，适用于身体各个部位（图 2-4-1）。

2. 曲面重组　曲面重组（curved planar reformation，CPR）是 MPR 的一种特殊形式，在一个指定参照平面上选择特定的曲线路径，将路径上的所有体素在同一平面进行显示从而得到曲面重组图像。该方法可使弯曲器官拉直、展开，显示在一个平面上，使观察者能够看到某个器官的全貌。但曲面重组对于所画曲线的准确与否依赖性很大，有时会造成人为的伪像;同时由于存在变形操作,曲面重组图像有时不能真实反映被显示器官的空间位置和关系,图像整体性差,连续性不足(图 2-4-2)。

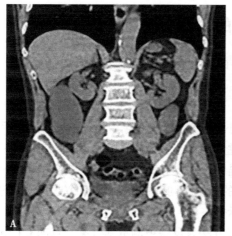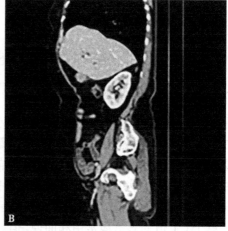

图 2-4-1　多平面重组(MPR)在腹腔检查中的应用
A. 冠状位;B. 矢状位。

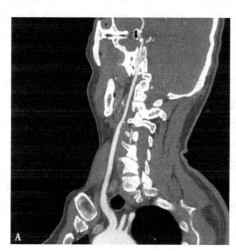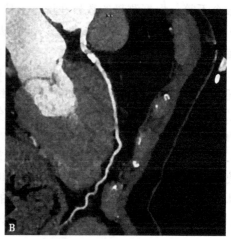

图 2-4-2　曲面重组(CPR)在头颈部和心脏冠状动脉检查中的应用
A. 左侧颈内动脉曲面图像;B. 冠状动脉左回旋支曲面图像。

3. 表面阴影显示法　表面阴影显示法(shaded surface display,SSD)通过计算被观察物体表面所有相关体素的 CT 值,保留所选 CT 值阈值范围内体素的影像,超出阈值的体素被透明处理,仅呈现所有表面体素的集合立体图形。SSD 可逼真显示骨骼系统及增强血管的空间解剖结构,能获得仿生学效果。

SSD 的优点:三维效果明显、立体感强;对于体积、距离和角度的测量准确,有利于病灶的定位和判断侵犯范围,可实施三维图像操作(例如模拟手术)。

SSD 的缺点:采用阈值法成像,图像显示准确性受图像处理中分割参数(阈值)的影响较明显,比如阈值过低时图像噪声增加;亦不能显示物体的内部结构,也不提供物体密度信息(图 2-4-3)。

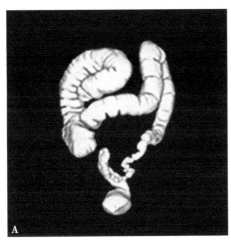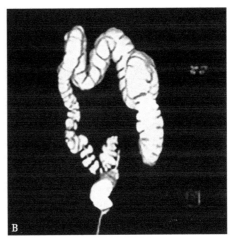

图 2-4-3　表面阴影显示法(SSD)在结肠检查中的应用
A.全段结肠前后位；B.全段结肠后前位。

4. 最大密度投影法　最大密度投影法(maximum intensity projection，MIP)利用了投影法，在任意方向将三维数据进行投影。按操作者观察物体的方向作一投影线，以该投影线经过最大密度(强度)体素值作为结果图像的像素值，低密度的组织结构都被去除。

MIP 的主要优点：分辨力很高，组织结构失真少，能清晰显示血管走行、变异及异常血供等，临床上广泛应用于具有相对高密度的组织和结构。

MIP 的主要缺点：相近密度的组织结构在同一投影方向，会产生前后物体影像的重叠(图 2-4-4)。

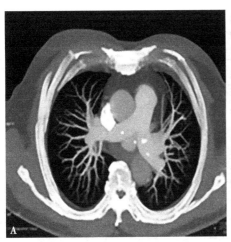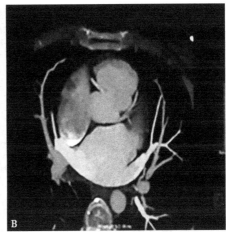

图 2-4-4　最大密度投影法(MIP)在肺部和心脏检查上的应用
A.肺动脉 MIP；B.冠脉 MIP。

5. 最小密度投影法　与 MIP 相反，最小密度投影法(minimum intensity projection，MinIP)仅将每一投影线束所遇密度值低于所选阈值的像素或密度最低的体素投影到与线束垂直的平面上。主要用于显示密度明显较低的含气器官(图 2-4-5)。

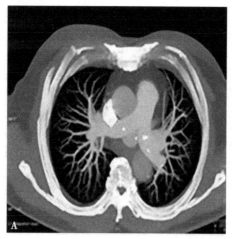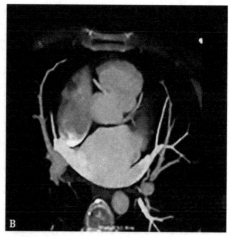

图 2-4-5 最小密度投影法（MinIP）在肺部和心脏检查中的应用
A. 肺动脉；B. 冠脉。

6. 容积再现 容积再现（volume rendering，VR）采用扫描容积数据的所有体素，并通过计算机对容积内的像素信息进行综合显示的技术。在重建图像时可将不同组织显示为不同灰度和亮度，赋予影像不同的伪彩和透明度，给观察者以逼真的近似三维立体结构的感觉。

容积再现技术（VRT）的主要优点是可通过能同时显示空间结构和密度信息，对于肿瘤组织与血管空间的关系显示良好。

缺点是数据计算量大、耗时，实时操作性和容积再现过程对计算机运算能力、内存大小、系统资源等要求较高。通常情况下，512×512 矩阵的 CT 图像如超过 500 幅，则无法做到实时显示（图 2-4-6）。

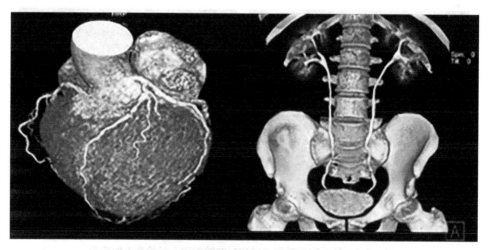

图 2-4-6 VRT 在心脏和泌尿系检查中的应用

7. CT 仿真内镜 CT 仿真内镜（CT virtual endoscopy，CTVE）是在 CT 采集容积数据后采用表面阴影显示法或容积再现法的三维后处理方法。成像时光线的投影采用透视投影，在受检器官的腔内选择好视点的行进路线，通过设定一系列的参数范围来观察管腔内的病变，再由计算机显示结果图像并按电影序列反复回放，获得与内镜检查相仿的效果。

仿真内镜检查的优点：无创性，受检者痛苦小，视点不受限制，能从狭窄或梗阻病变的远端观察，图像清楚，对腔内结构显示良好。

仿真内镜检查的缺点：仿真内镜不能观察病灶的颜色，对扁平病灶不敏感，技术参数的选择不当、人体运动等多种因素可导致伪影，也不能反映空腔外的改变（图2-4-7）。

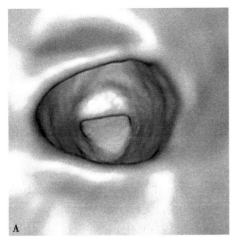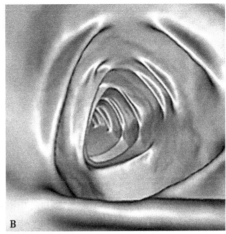

图2-4-7　CT仿真内镜（CTVE）在结肠检查中的应用
A.局部结肠管腔通畅；B.局部结肠皱襞显示清晰、光整。

第五章
常规CT扫描的临床应用

第一节 颅脑CT扫描

一、颅脑扫描定位线

颅脑CT检查多用横断面、逐层扫描方式（非螺旋），有时加用冠状面扫描。冠状面扫描能较好显示大脑深部、大脑凸面、接近颅底的脑内和幕下病变。

颅脑、五官扫描的三条基线是：听眶线（RBL）、听眦线（OML）和听眉线（EML）。

（一）听眶线

听眶线（RBL）是外耳孔上缘与眶下缘的连线。用此线扫描，断面通过眼窝、中颅凹和后颅凹的上部，前颅凹未扫到，而后颅凹已超过大半，第四脑室及枕大孔附近均未显示出来。听眶线又称大脑基底线，即Reid's基线（Reid's base line）。RB线与台面垂直时扫描，受检者的位置较舒服，其他位置的扫描多以此线为基准。

（二）听眦线

听眦线（OML）是外耳孔与外眼眦的连线。对幕下部位扫描可采用RBL或OML向足侧再倾斜10°（在中国人与RBL相近）为基线。

（三）听眉线

听眉线（EML）是眉上缘的中点与外耳孔的连线。EML作扫描基线时有以下优点：首先是标志醒目，定位准确；其次是EML通过三个颅凹的最低处，扫描范围较理想；最后是采用EML扫描，显示组织结构较清楚，幕下显示第四脑室好，幕上显示基底节好。

颅脑断面解剖及扫描图：见图2-5-1、图2-5-2。

二、颅脑扫描技术

1. 颅脑扫描方法的选择　脑出血、脑梗死、颅脑外伤等一般行横断面平扫；脑肿瘤、脑脓肿等应行平扫和增强检查；脑血管畸形等可行颅脑CT血管成像检查；脑瘤术后可直接行增强检查。

2. 扫描体位　横断面扫描基线包括听眦线或听眶线、听眉线。以听眦线最常用。头颅横断面扫描常规取仰卧位，头颅和身体正中矢状面与台面中线重合，保持两侧对称。冠状面扫描基线与听眦线垂直，受检者取仰卧或俯卧位均可，头部过伸。

3. 扫描范围　由基线开始连续由下向上逐层扫描，直至脑实质扫完为止。扫描层厚和层间距：常规用5mm的层厚和层间距，如果病灶较小，可在病变区域加做薄层扫描或重叠扫描，必要时可增强扫描。

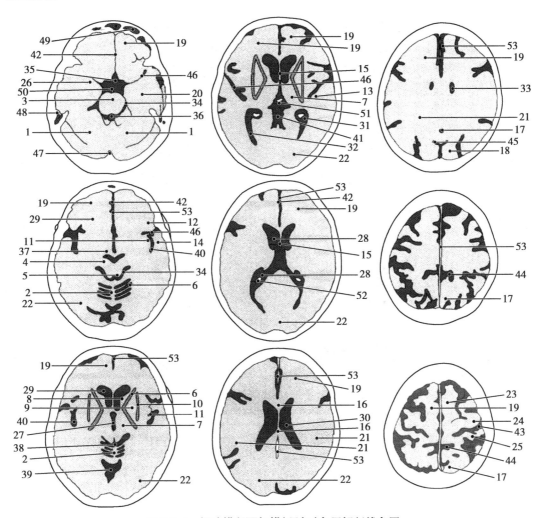

图 2-5-1　颅脑横断面扫描（平扫）各层解剖线条图

1. 大脑半球；2. 大脑蚓部；3. 脑桥；4. 大脑脚；5. 四叠体；6. 内囊；7. 丘脑；8. 尾状核头部；9. 豆状核；10. 外囊；11. 脑岛；12. 额叶；13. 顶叶；14. 颞叶；15. 透明隔；16. 胼胝体；17. 前叶；18. 楔叶；19. 额叶；20. 颞叶；21. 顶叶；22. 枕叶；23. 前上脑回；24. 前中脑回；25. 后中脑回；26. 海马；27. 第三脑室；28. 侧脑室；29. 前角；30. 侧脑室体部；31. 三角体；32. 枕角；33. 颞角；34. 周围池；35. 基底池；36. 上脑池；37. 脚间池；38. 四叠体池；39. 上小脑蚓部池；40. 岛池；41. 大脑静脉池；42. 大脑半球池；43. 脑沟；44. 扣带沟；45. 顶枕沟；46. 大脑外侧裂；47. 枕内隆凸；48. 颞骨岩部；49. 额窦；50. 基底动脉；51. 松果体；52. 脉络丛；53. 大脑镰。

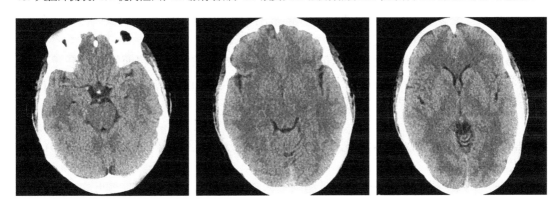

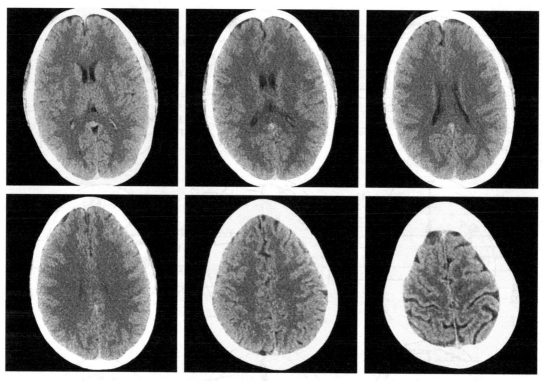

图2-5-2　颅脑横断面扫描（平扫）层面解剖（对应于图2-5-1的结构解剖）

4. 图像后处理　观察脑组织结构取窗宽80～100Hu，窗位35Hu；观察颅骨结构取窗宽1 000～1 500Hu，窗位250～350Hu。

三、颅脑CT横断面解剖

颅脑CT横断面解剖可参照图2-5-1和图2-5-2。

根据听眉线（EML）扫描的颅脑CT横断面各层图像如下所述。按照从颅底向上的扫描方向，层厚、层间距均为5mm。

第一层：为第四脑室下方平面横断面。可见额叶和颞叶下部、小脑、脑桥及脑桥前池，第四脑室下部或尚未显示。小脑自枕大池向前至第四脑室后下方。

第二层：为鞍上池平面横断面。鞍上池呈五角形或六角形，其内周围为Willis血管环，前中部可见视交叉。后方围绕脑干的环行低密度影为环池，中颅窝豆点状低密度为侧裂，后为颞叶皮质，前面为额叶。

第三层：为第三脑室平面。显示侧脑室及第三脑室。前方纵裂将两侧额叶分开，透明隔将两侧脑室前角分开，后方两侧天幕的前外方为枕叶，后内方为小脑。两侧脑室的外方为基底节、内囊、外囊等结构。中颅凹仍可见侧裂。

第四层：为松果体平面。第三脑室两侧可见丘脑、基底节等，第三脑室后方为四叠体池，呈钻石形，内可见松果体。此外可见侧脑室前角及三角区，其内可见脉络丛，常有对称性钙化。

第五层：为侧脑室体部平面。可见侧脑室体部、前角和后角的上部，额叶在额角前方，顶叶在额角后方至侧脑室体部,枕叶在枕角的内侧方。

第六层:为侧脑室体的最上部平面。显示侧脑室体最上部,大脑镰将大脑半球分开,并可有钙化。

第七至十层:为颅顶横断面。显示脑室上方的区域,怀疑脑萎缩、脑转移瘤的受检者应扫至顶叶皮质。

第二节　头颈部CT扫描

头颈部CT常规用横断面扫描,眼眶、鼻咽、鼻窦可加用冠状面扫描,内耳、颞骨CT检查可用横断面扫描和/或冠状面扫描。

一、头颈部扫描技术

1. 头颈部扫描方法的选择　一般炎性病变仅行平扫;良恶性肿瘤鉴别则需平扫加增强扫描。

2. 扫描体位　分颈部、鼻和鼻窦、眼眶和内耳。

颈部扫描常规行横断面扫描,受检者仰卧,头稍后仰,两肩下拉。

鼻和鼻窦可采用横断面或冠状面扫描。横断面扫描:受检者仰卧,头部正中矢状面与台面中线垂直,下颌稍内收。冠状面扫描:仰卧位时头后伸,体位为标准的额顶位;俯卧位时头尽量前伸,为标准的顶额位,两外耳孔与台面等距,听眶线与台面平行,适当倾斜机架角度,使扫描基线垂直于上颌窦底壁。

眼眶横断面扫描:受检者仰卧,下颌稍扬起,听眶线与台面垂直,两外耳孔与台面等距,正中矢状面与台面中线重合。扫描时受检者眼球保持不动。冠状位检查:受检者仰卧或俯卧,头后仰,听眶线与台面平行,正中矢状面与台面中线重合。

内耳、颞骨横断面扫描:受检者仰卧,下颌稍内收,听眶线与台面垂直,两外耳孔与台面等距,正中矢状面与台面中线重合。冠状面扫描:受检者仰卧或俯卧,头尽力后仰或置顶额位,听眶线与台面平行,两外耳孔与台面等距,正中矢状面与台面中线重合,有效固定头部。

3. 扫描范围　分颈部、鼻和鼻窦、眼眶和内耳。

颈部扫描:在侧位定位像上设定扫描范围,包括整个颈部,即从下颌角至胸腔入口,喉部扫描从颈4向下扫描,连续发字母"E"音,甲状腺从颈5向下至甲状腺下极。

鼻和鼻窦扫描:横断面与听眦线平行,可在头颅侧位定位像上设定扫描范围,也可直接扫描。扫描范围包括硬腭至额窦顶部。冠状面与听眦线垂直,扫描范围包括额窦、筛窦、上颌窦、蝶窦和鼻腔。

眼眶扫描:以听眶线为基线,范围从眶底至眶顶。冠状面与听眦线垂直,范围从眼睑至眶尖。

内耳扫描:内耳、颞骨扫描的横断面与听眦线平行,范围从外耳孔后1cm处向前至外耳孔前缘。冠状面扫描范围自外耳道后缘向前扫描至颈内动脉管水平段。

层厚和层距:头颈部CT扫描常规采用5mm层厚和层间距,中耳、内耳采用1mm层厚和层间距。

4. 图像后处理　头颈部CT图像软组织窗的窗宽300~400Hu,窗位30~60Hu;骨窗的窗宽 1 000～1 500Hu, 窗位 250～350Hu; 中耳和内耳常用窗宽 3 000～4 000Hu, 窗位 200～300Hu。

二、头颈部 CT 横断面解剖

头颈部中的眼眶、鼻窦 CT 横断面解剖可参照图 2-5-3～图 2-5-6。

（一）眼眶横断面

1. **眶顶下层面** 前面可见上眼睑, 皮下脂肪层呈低密度区, 中央有一前后向软组织带即为上睑提肌与上直肌。内侧有时可见眼动脉分支显影, 外侧可见扁块状的泪腺。

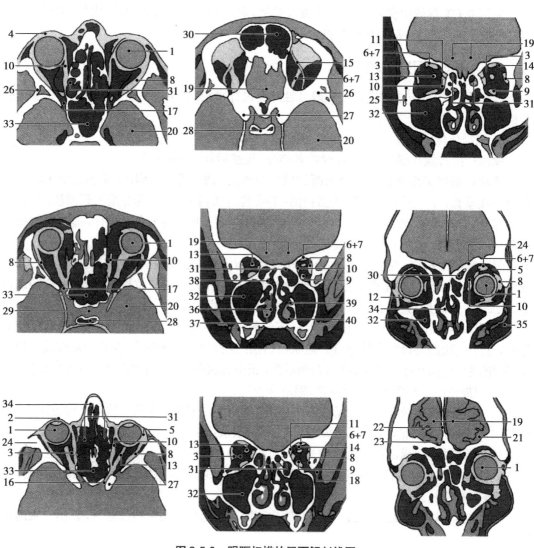

图 2-5-3 眼眶扫描的层面解剖线图

1. 眼球; 2. 晶状体; 3. 眶内脂肪; 4. 上眼睑; 5. 泪腺; 6. 睑提肌; 7. 上直肌; 8. 侧直肌; 9. 下直肌; 10. 中直肌; 11. 上斜肌; 12. 下斜肌; 13. 视神经; 14. 眼动脉; 15. 上眼静脉; 16. 泪道; 17. 眶上裂; 18. 腭窝; 19. 额叶; 20. 颞叶; 21. 蛛网膜下腔; 22. 大脑镰; 23. 鸡冠; 24. 额骨; 25. 颧骨; 26. 蝶骨; 27. 前床突; 28. 鞍背; 29. 垂体; 30. 额窦; 31. 筛骨气室; 32. 上颌窦; 33. 蝶窦; 34. 鼻中隔; 35. 鼻腔; 36. 中鼻甲; 37. 下鼻甲; 38. 上鼻道; 39. 中鼻道; 40. 下鼻道。

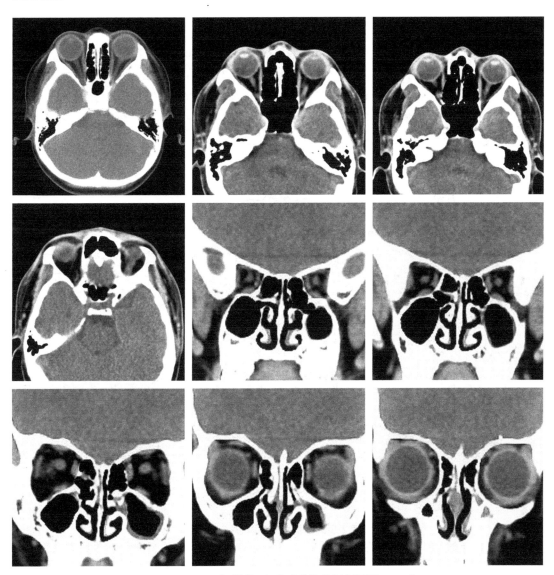

图 2-5-4　眼眶扫描的层面解剖（结构解剖见图 2-5-3）

2. 眼球上层面　可见细条状的上斜肌沿眶内壁走行。当眶内壁发生病变如骨膜下血肿等，这一段斜肌可外移，显示更清楚。这一层面还可见眼静脉在眼球后呈向外拱的弯曲线状，泪腺在眼球前外方也较清楚。

（二）眼球中央两个层面

可显示眼球最大径面，视神经和内、外直肌也最为清楚。眼球位于眶前部，正常时两侧对称，眼环呈高密度，其内可见橄榄形的晶状体，前方为前房，后方为玻璃体。视神经从眼球后极至眶尖，位于内、外直肌间。

（三）眼球下部层面

可见下直肌，下斜肌常较难分清。眶底后内部分常见上颌窦顶部腔影，在上颌窦顶后方与眶外侧壁后段间为眶下裂。

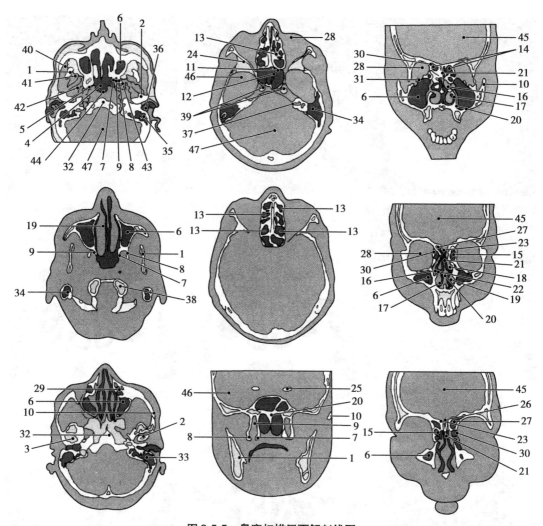

图 2-5-5 鼻窦扫描层面解剖线图

1. 下颌骨；2. 下颌骨髁；3. 颞颌关节；4. 鼻咽；5. 侧咽隐窝；6. 上颌窦；7. 翼突内侧板；8. 翼突外侧板；9. 翼窝；10. 颧弓；11. 蝶窦；12. 蝶窦中隔；13. 筛骨气室；14. 后筛骨气室；15. 筛骨气泡；16. 中鼻道；17. 下鼻道；18. 中鼻甲；19. 下鼻甲；20. 犁骨；21. 垂直板；22. 钩突；23. 筛板；24. 蝶骨大翼；25. 前床突；26. 鸡冠；27. 额窦；28. 眼眶；29. 鼻泪管；30. 纸板；31. 眶下管；32. 斜坡；33. 颞骨；34. 乳突；35. 乳突气房；36. 外耳道；37. 内耳道；38. 枕髁；39. 颈内动脉；40. 咬肌；41. 颞肌；42. 侧翼状肌；43. 中翼状肌；44. 头长肌；45. 前颅窝；46. 中颅窝；47. 后颅窝。

（四）眼眶冠状面

1. **眶前缘层面** 一般可显示上、下眼睑和眼球前段。在眼眶内下方可见泪囊窝下通连鼻泪管，后者下行于鼻腔侧壁与上颌窦内壁之间。

2. **眼球赤道附近层面** 显示眼球径面最大，其外表四极可见眼外肌附着，呈扁片状断面。眼球下方可见薄条状下斜肌。此外，眼眶外上方还可见扁块状泪腺介于眼球与眶壁之间。

3. **眼球后层面** 除下斜肌不可见外，其余眼外肌段面均较清楚。在肌锥中央可见直径约 5mm 的视神经断面，在视神经上方与上直肌下内方还可见等密度的上眼静脉断面小圆点。

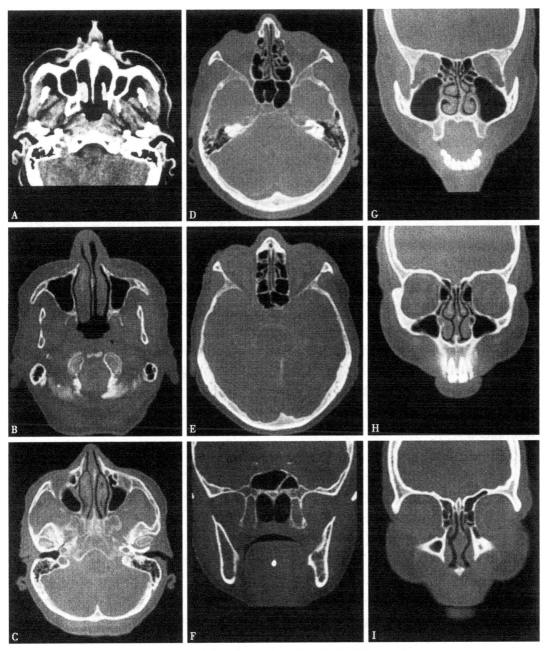

图 2-5-6 鼻窦扫描层面解剖（结构解剖见图 2-5-5）

4. 眶尖部层面 常可见肌环贴着眶上裂，视神经偏于肌环内上区。增强扫描时，在眶上裂内可见上眼静脉后端。

5. 眶后层面 可显示蝶鞍区。在增强扫描时，该层面可显示垂体、海绵窦和颈内动脉等结构。

（五）鼻窦横断面

鼻窦及鼻咽横断面扫描图像在部分层面所见结构变化不大，在此选取几个主要层面介绍鼻、鼻窦及鼻咽的扫描所见。

1. 软腭层面 鼻腔两侧为上颌窦，呈尖向后的三角形，正常上颌窦黏膜不能显示。鼻腔正中为鼻中隔，两侧条状骨片与上颌窦内侧壁相连为下鼻甲，正常时鼻腔及鼻甲黏膜可以显示，呈薄而均匀的软组织密度影。鼻腔后方为软腭，软腭后方近似方形的气腔为口咽腔。口咽侧壁呈软组织密度，外侧脂肪密度区是咽旁间隙，两侧对称，后方为颈部血管断面，外侧斜行的条状软组织为翼内肌。

2. 鼻咽层面 鼻腔内下鼻甲基本消失，鼻腔外侧壁前部小圆形低密度腔为鼻泪管。两侧上颌窦形态与前相仿，后壁呈倒"V"的骨性结构为翼突，内侧为翼突内侧板，外侧为翼突外侧板，内外板间为翼内肌，外板外侧为翼外肌。鼻腔后方与之相连的气腔为鼻咽腔，侧壁有两个凹陷，前面为咽鼓管咽口，后面为咽隐窝，两者间的软组织突起为隆突，正常情况下两侧对称。侧壁向外为低密度的咽旁脂肪间隙，其内紧贴咽鼓管咽口旁可见稍高密度的腭帆张肌，紧贴隆突后方为腭帆提肌。

3. 上颌窦开口层面 两侧上颌窦腔缩小呈类圆形，内侧壁中断处为上颌窦开口，通向中鼻道，两侧鼻腔呈狭长的气腔紧贴鼻中隔两侧，鼻腔和上颌窦间为筛窦，窦壁及气房间隔骨质菲薄，外伤时易发生爆裂骨折。鼻咽腔较前缩小或基本消失。两侧上颌窦后壁和翼突之间的小间隙为翼腭窝。

4. 颅底层面 上颌窦已消失，鼻腔基本消失。筛窦范围较前增大，后方较大的气房为蝶窦，两者间的界限以倒"Y"形的犁骨为标志。蝶窦后方为斜坡，其后为枕大孔。枕骨、蝶骨和颞骨岩锥的尖部共同围成三角形的破裂孔，位于蝶窦的后外侧。破裂孔外侧蝶骨大翼上有两个小孔，靠前内较大的是卵圆孔，靠后外的为棘孔。枕大孔两侧由枕骨和颞骨岩锥共同围成颈静脉孔，其前方圆形小孔为颈动脉管外口。

（六）鼻窦冠状面

冠状面扫描中部分层面解剖结构变化不大，在此选取两个主要层面进行介绍。

1. 上颌窦开口层面 鼻腔及上颌窦开口以冠状面显示较好，于鼻中隔两侧可见鼻腔，其内可见三个卷曲的由上至下阶梯状排列的骨片，外层为黏膜，此即上、中、下鼻甲。眼眶与鼻腔之间为筛窦，呈多房气腔。眼眶下方鼻腔两侧气腔为上颌窦，于内侧壁上方开口于中鼻道。其底壁为牙槽骨，上颌牙根常突入窦腔内，易引发上颌窦牙源性病变。

2. 破裂孔层面 此层面可见蝶窦位于颅底中央，其两侧颅底的骨性凹陷为破裂孔，鼻咽癌常破坏此处骨质，表现为骨皮质边缘的锐利性消失，以冠状面扫描显示最佳。破裂孔外侧的骨性凹陷为卵圆孔。蝶窦下方薄层软组织为鼻咽顶壁，顶壁向两侧各有一陷凹为咽隐窝，其外侧乳头状突起为隆突，隆突外侧的凹陷为咽鼓管咽口。

（七）喉部横断面解剖

喉部是发音器官，上开口于咽腔喉部，下连通气管，后方为喉咽部，两侧有颈部血管和神经。成年人喉界于第4、5颈椎至第7颈椎之间。喉部由会厌、假声带、真声带和梨状窝等组成，假声带成对以水平方向突入喉腔皱襞，舌状对称，吸气时消失；假声带的下方为真声带，发音时两侧对称，呈舌状突入管腔内的皱襞，呼气时消失。

喉部横断面扫描时从上到下几个主要层面的解剖如下。

1. 舌骨层面 为喉咽部扫描的最上方层面，在颈前中部空间低密度含气咽腔，其内有一弧形略高密度影为会厌，其前方纵行的软组织密度影为舌会厌襞，将会厌前方的气腔分为两半,为会厌谷。咽腔的前方可见舌骨体及两侧舌骨大角,两者间有低密度分隔为正常表现。舌骨大角后外方可见颈部血管,在前内的为动脉,后外的为静脉。其周围有时可见小淋巴结,直径小于 5mm。血管间隙的外侧可见斜行的胸锁乳突肌,呈软组织密度。

2. 梨状窝层面　咽腔缩小,前缘呈花瓣样,中央部分为会厌喉侧面构成,十分光整,两侧突入咽腔内的尖角状软组织为勺会厌皱襞。其外侧的气腔为梨状窝,一般两侧对称,其外侧壁菲薄。会厌前方的脂肪间隙为会厌前间隙,中线处常有密度较高的韧带分隔。会厌前间隙前外侧方可见甲状软骨,其钙化可不完全,为正常现象。

3. 室带层面　咽腔更小,两侧梨状窝消失。咽腔侧壁为室带,后端与两侧勺状软骨相连,前端附着于甲状软骨前角两侧。喉室的前方与甲状软骨间有甲状会厌韧带相隔,较圆钝。两侧室带与甲状软骨间可见裂隙状喉旁间隙。

4. 声带层面　与室带层面紧邻,咽腔呈尖向前的等腰三角形,前缘锐利,紧贴甲状软骨前角后方。咽腔两侧壁由声带构成,后端连于三角形钙化的勺状软骨声带突,前端连于甲状软骨前角两侧。

(八)甲状腺横断面解剖

甲状腺位于颈前部、喉的前外侧,由左右两叶及峡部组成,其上极平甲状软骨中点,下极至第 6 气管环水平。在 CT 图像上甲状腺为边缘光滑、密度均匀的软组织,位于气管两侧及前缘,通常密度高于周围组织,食碘或注射对比剂后,密度可增高。位于甲状腺后的甲状旁腺,CT 图像表现为密度均匀的软组织影,正常时与周围血管淋巴结很难区分。颈部淋巴结大小在 3～10mm,CT 值 20～30Hu,通常不被对比剂所增强。

第三节　胸部 CT 扫描

胸部 CT 常规采用横断面扫描,也可通过计算机后处理获取冠状面和矢状面重建图像。

一、胸部非螺旋扫描技术

1. 胸部扫描方法的选择　一般炎性病变平扫即可;良恶性肿瘤鉴别及纵隔病变、大血管病变则需平扫加增强扫描。

2. 扫描体位　一般取仰卧位,双手臂举过头顶,身体尽量置于床面中线。

3. 扫描范围　在正位定位像上设定扫描范围,由肺尖至肺底连续扫描。

4. 层厚和层距　横断面常用 5mm 层厚和层间距,在深吸气后屏气状态下扫描,病灶较小可局部用薄层或高分辨力扫描,层厚和层间距 1～2mm。

5. 图像后处理　肺窗取窗宽 1 500～2 000Hu,窗位 -450～-600Hu;纵隔窗取窗宽 250～350Hu,窗位 30～50Hu;骨窗取窗宽 1 000～1 500Hu,窗位 250～350Hu。

二、胸部 CT 横断面解剖

以 5mm 层厚、层间距扫描的横断面胸部图像,一般在 50 层左右,身材瘦长、有肺气肿的受检者有时可达 70 层。

胸部 CT 横断面解剖参照图 2-5-7～图 2-5-13。

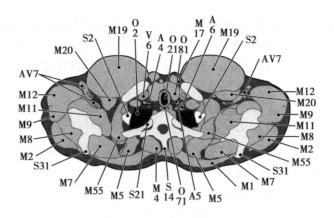

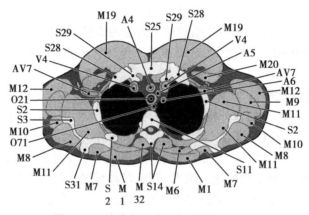

图 2-5-7　胸廓入口水平扫描横断面线图

A. 动脉；V. 静脉；M. 肌肉；O. 器官；S. 骨骼。A4. 头臂干；A6. 锁骨下动脉；A7. 腋动脉；AS. 颈总动脉；V4. 头臂静脉；V6. 锁骨下静脉；V7. 腋静脉；M1. 斜方肌；M2. 三角肌；M4. 头夹肌；M5. 肩胛提肌；M6. 菱大（小）肌；M7. 冈上肌；M8. 冈下肌；M9. 大圆肌；M11. 肩胛下肌；M12. 背阔肌；M17. 胸锁乳突肌；M19. 胸大肌；M20. 胸小肌；M55. 上后锯肌；O2. 肺；O21. 气管；O71. 食管；O81. 甲状腺；S2. 肋骨（断面）；S3. 肩胛骨；S14. 棘突；S21. 肋骨头；S25. 胸骨；S28. 肋软骨；S29. 锁骨；S31. 肩胛骨棘。

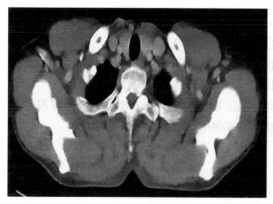
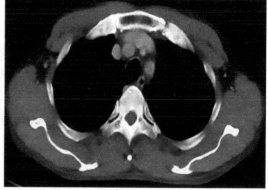

图 2-5-8　胸廓入口水平横断面扫描解剖（纵隔窗）

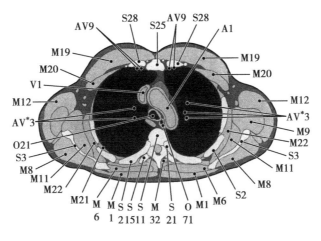

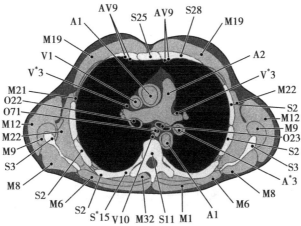

图 2-5-9　主动脉弓及肺动脉水平扫描横断面线图

A. 动脉；V. 静脉；M. 肌肉；O. 器官；S. 骨骼；A1. 胸主动脉；A2. 肺动脉干；A3. 肺动脉；AV*3. 肺动脉分支；AV9. 胸内动静脉；V1. 上腔静脉；V*3. 上腔静脉分支；V10. 奇静脉；M1. 斜方肌；M6. 菱大（小）肌；M9. 大圆肌；M11. 肩胛下肌；M12. 背阔肌；M19. 胸大肌；M20. 胸小肌；M21. 肋间肌；M22. 前锯肌；M32. 立脊肌；O21. 气管；O22. 初级支气管；O23. 叶支气管；O71. 食管；S2. 肋骨（断面）；S3. 肩胛骨；S11. 椎体；S15. 棘突；S*15. 肋横突关节；S21. 肋骨头；S25. 胸骨；S28. 肋软骨。

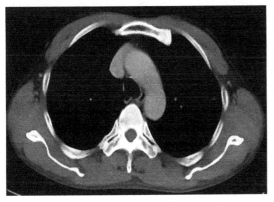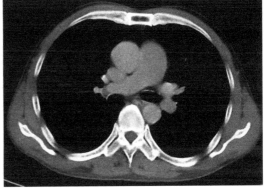

图 2-5-10　主动脉弓及肺动脉水平横断面扫描解剖（纵隔窗）

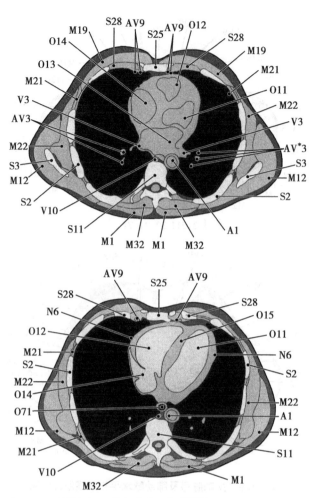

图2-5-11 心脏水平扫描横断面线图

A. 动脉；V. 静脉；M. 肌肉；O. 器官；N. 神经；S. 骨骼；A1. 胸主动脉；AV3. 肺动静脉；AV*3. 肺动脉分支；AV9. 胸内动静脉；V3. 肺静脉；V10. 奇静脉；M1. 斜方肌；M12. 背阔肌；M19. 胸大肌；M21. 肋间肌；M22. 前锯肌；M32. 立脊肌；O11. 左心室；O12. 右心室；O13. 左心房；O14. 右心房；O15. 室间隔；O71. 食管；N6. 膈神经；S2. 肋骨（断面）；S3. 肩胛骨；S11. 椎体；S25. 胸骨；S28. 肋软骨。

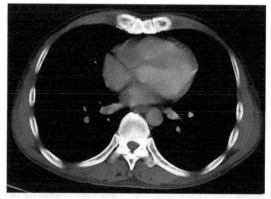
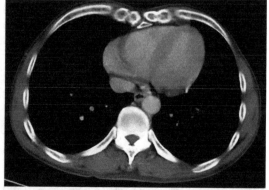

图2-5-12 心脏水平横断面扫描解剖（纵隔窗）

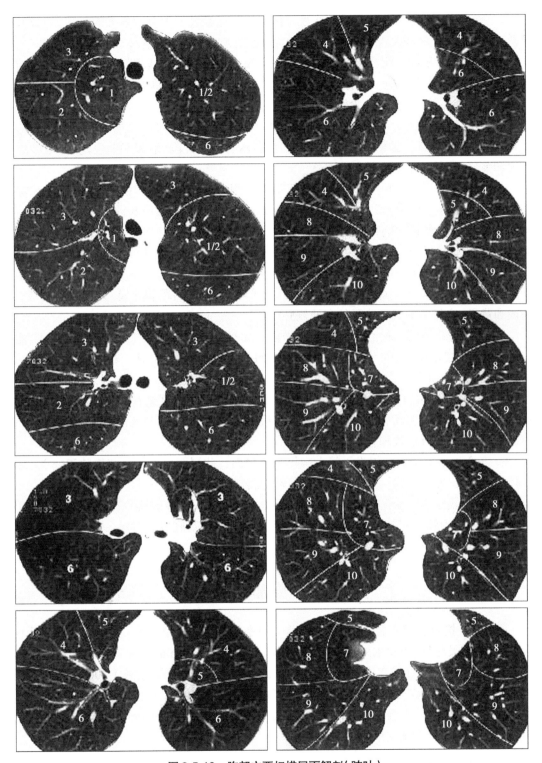

图 2-5-13　胸部主要扫描层面解剖（肺叶）

1. 尖段；2. 后段；3. 前段；4. 舌上段（左肺），中叶外侧段（右肺）；5. 左上叶舌下段，右中叶内侧段；
6. 背段；7. 内基底段；8. 前基底段；9. 外基底段；10. 后基底段。

1. 胸骨切迹平面　相当于第二胸椎平面。该平面经过肺尖有六条大的血管，即成双的颈总动脉、颈总静脉和锁骨下动脉，右肺的尖段和左肺的尖后段，食管、气管等。

2. 胸锁关节平面　相当于第三胸椎平面。该平面经过胸骨柄和胸锁关节，在气管的前面和外侧常可见五条血管，分别是右头臂静脉、右头臂动脉、左颈总动脉和左锁骨下动脉。右肺的尖段和左肺的尖后段，食管、气管等。

3. 主动脉弓平面　相当于第四胸椎平面。本层面于气管前方可见上腔静脉与主动脉弓，有时可见左头臂静脉和奇静脉。此层面可显示右肺的尖段、后段和前段，及其左肺的尖后段和前段，食管、气管等。

4. 主动脉窗平面　相当于第五胸椎平面。右侧可见奇静脉弓和由左侧主、肺动脉窗内的脂肪隔开的升主动脉、降主动脉和上腔静脉。右肺的尖段、后段和前段以及左肺的尖后段、前段和背段，食管、气管等在此层显示。

5. 左肺动脉平面　相当于第五胸椎下缘平面，或称气管隆突下平面。左肺动脉在左主支气管上方向后走行，右上叶支气管清晰可见。由右向左，右上叶肺动脉、上腔静脉、升主动脉、右肺动脉及降主动脉呈半圆形排列。右肺可见前段、后段和背段，左肺可见前段、尖后段和背段，含气的支气管分叉伸向两侧肺野。

6. 右肺动脉平面　相当于第六胸椎平面。此平面右肺动脉从主肺动脉发出后伸展到右侧，位于上腔静脉与中间支气管之间，升主动脉和降主动脉仍可见。右肺可见前段、后段和背段，左肺可见前段、上舌段和背段。

7. 左心房平面　相当于第七胸椎平面。该平面自左向右可见右心房、主动脉根部、主肺动脉、左心房和降主动脉，有时可见下肺静脉。右肺显示前段、外侧段、内侧段和背段，左肺显示下舌段、左外侧段和背段。

8. 左心房中部层面　相当于第七胸椎下缘平面。此层面可见左右肺静脉和降主动脉。右肺显示前段、右下叶内侧段、外侧段和背段，左肺显示下舌段、左外侧段和背段。

9. 心室层面　相当于第八胸椎平面。可见显示软组织密度的心包影及室间沟，右心室后外侧是下腔静脉。右肺显示右下叶内侧段、外侧段、外基底段和背段，左肺显示下舌段、前基底段和背段。

第四节　腹部 CT 扫描

腹部 CT 检查前应空腹 4～8h，检查前 1 周不能行胃肠钡剂造影，不服含金属的药物，检查前 2d 不服泻药，少食水果和蔬菜。上腹部 CT 检查前 10min 口服 1 000～1 500ml 温开水，全腹部及盆腔检查需在检查前 1h 每 10min 口服 200ml 温开水，共 1 200ml 温开水，等膀胱充盈饱满后行 CT 检查；上检查床前再口服温开水 500ml，以保证胃的充盈。小肠检查前 4h 禁食及禁水，检查前 60min 口服 2.5% 甘露醇等渗溶液 2 000ml，每间隔 15min 口服 500ml。腹部 CT 检查采用横断面扫描。

一、腹部非螺旋扫描技术

1. 腹部扫描方法的选择　常规行平扫和增强扫描，根据不同脏器做双期或多期增强扫描。大血管病变则需做 CT 血管成像检查。

2. 扫描体位 受检者常规仰卧,双手臂上举过头,身体置于检查床中间。

3. 扫描范围 在正位定位像上确定检查部位和扫描范围。肝、胆、脾自膈顶向下扫至右肝叶下缘;胰腺自膈顶扫至胰腺钩突下缘十二指肠水平段;肾脏自肾上腺区扫至肾下极下缘;肾上腺自膈顶扫至肾门平面;其他部位根据具体情况确定扫描范围。

4. 层厚和层距 腹部常规用 5mm 层厚和层间距,肾上腺可进行薄层扫描,≤2mm 层厚。腹部 CT 应在屏气下一次扫完。

5. 图像后处理 腹部图像的窗宽和窗位因脏器不同而异,肝脏窗宽 100～150Hu,窗位 45～60Hu;胰腺窗宽 250～350Hu,窗位 35～50Hu;肾脏窗宽 250～350Hu,窗位 35～45Hu;肾上腺窗宽 250～350Hu,窗位 10～45Hu;腹腔及腹膜后窗宽 300～400Hu,窗位 20～40Hu;同一脏器的窗宽和窗位也因人而异。

二、腹部 CT 横断面解剖

腹部 CT 横断面解剖参照图 2-5-14～图 2-5-26。

(一) 肝脏的横断面解剖

自上向下以 10mm 层厚扫描,共分 7 层。

1. 第二肝门层面 本层面自左至右依次可见肝左外叶、左内叶、右前叶和右后上段。左外叶后方可见食管,为卵圆形软组织密度影,有时可见含气的食管腔,其后方毗邻可见类圆形的胸主动脉。主动脉的右侧为肝实质包裹的类圆形影是下腔静脉。左内叶与外叶之间是肝左静脉。肝右叶此层面可见前叶和后叶的上段,右前叶与左内叶之间是肝中静脉,右前叶和后叶间以肝右静脉为界。注射对比剂后正常大血管有均匀强化,密度明显增高。

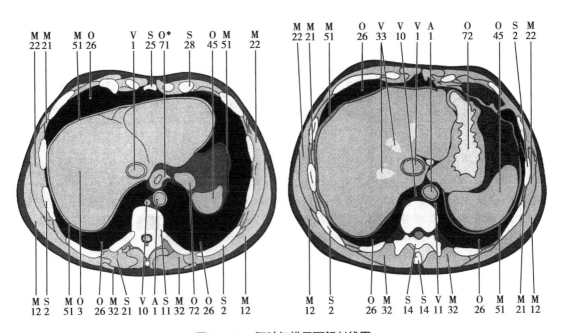

图 2-5-14 肝脏扫描层面解剖线图

A1. 腹主动脉;V1. 下腔静脉;V10. 奇静脉;V11. 下半奇静脉;V10. 脾静脉;V33. 肝静脉;M12. 背阔肌;M21. 肋间肌;M22. 前锯肌;M32. 立脊肌;M51. 横膈;O3. 肝;O26. 肋膈窝;O45. 脾脏;O*71. 食管开口;O72. 胃;S2. 肋骨(断面);S11. 椎体;S14. 棘突;S21. 肋骨头;S25. 胸骨;S28. 肋软骨。

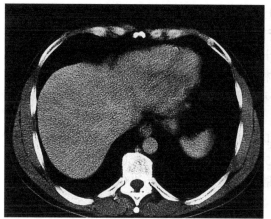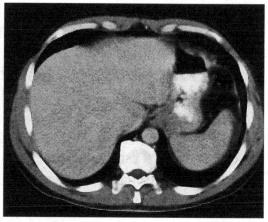

图2-5-15　肝脏扫描层面解剖图像

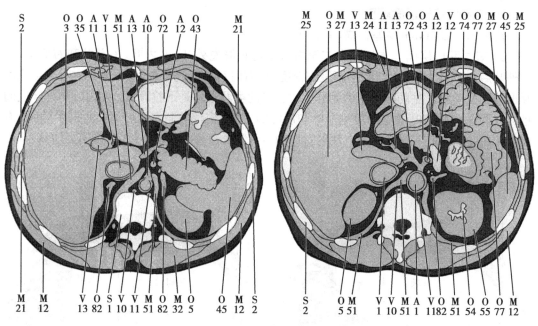

图2-5-16　门静脉水平扫描层面解剖线图

A1. 腹主动脉；A10. 腹腔干；A11. 肝动脉；A12. 脾动脉；A13. 左胃动脉；V1. 下腔静脉；V10. 奇静脉；V11. 下半奇静脉；V12. 脾静脉；V13. 门静脉；M12. 背阔肌；M21. 肋间肌；M24. 腹直肌；M25. 外斜肌；M27. 腹横肌；M32. 立脊肌；M51. 横膈（肌）；O3. 肝；O5. 肾脏；O35. 肝圆韧带；O43. 胰腺；O45. 脾脏；O54. 肾盏；O55. 肾皮质；O72. 胃；O74. 空肠；O77. 结肠肠曲；O82. 肾上腺；S1. 椎体；S2. 肋骨（断面）。

　　2. 第二肝门下方层面　本层面自左至右依次可见肝左外叶、左内叶、右前叶和右后上段。各叶段内的血管影为门静脉及肝静脉的分支影，外下段和外上段之间为肝内门静脉左支的分支，左内叶和右前叶间为肝中静脉。由上述各叶段包绕的中间是尾状叶和肝右静脉，余血管走行情况大致同第一层面。

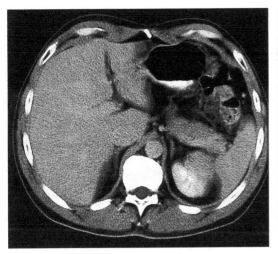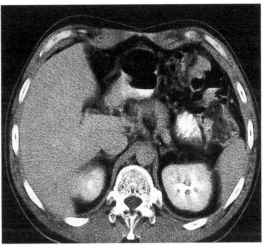

图 2-5-17　门静脉水平扫描层面解剖图像

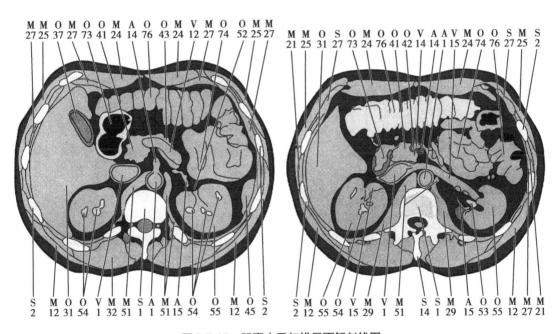

图 2-5-18　胆囊水平扫描层面解剖线图

A1. 腹主动脉；A14. 肠系膜上动脉；A15. 肾动脉；V1. 下腔静脉；V12. 脾静脉；V14. 肠系膜上静脉；V15. 肾静脉；M12. 背阔肌；M21. 肋间肌；M24. 腹直肌；M25. 外斜肌；M27. 腹横肌；M29. 腰大肌；M32. 立脊肌；M51. 横膈（肌）；O31. 肝右叶；O37. 胆囊；O41. 胰头；O42. 钩突；O43. 胰腺；O45. 脾脏；O52. 肾窦；O53. 肾盂；O54. 肾盏；O55. 肾皮质；O73. 十二指肠；O74. 空肠；O76. 结肠；S1. 椎体；S2. 肋骨（断面）；S14. 棘突；S27. 肋弓。

　　3. 肝门稍上方层面　本层面自左至右依次可见肝左外下段、外上段、左内叶、右前叶、右后上段和主肝裂与下腔静脉间的尾状叶。左外下段和内叶间可见向上分叉的门静脉左支的内侧支，肝左内和右前叶之间为向外分叉的肝中静脉。右前叶和后上段内侧、尾状叶边可见卵圆形的下腔静脉。

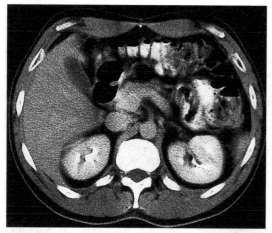
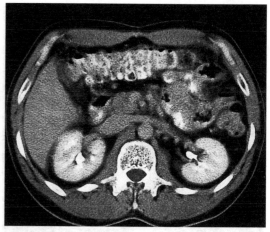

图 2-5-19　胆囊水平扫描层面解剖图像

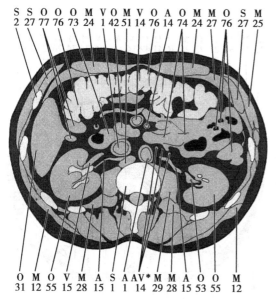
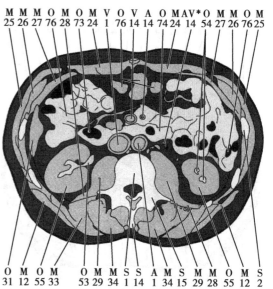

图 2-5-20　横结肠水平扫描层面解剖线图

A1. 腹主动脉；A14. 肠系膜上动脉；A15. 肾动脉；AV*14. 肠系膜血管分支；V1. 下腔静脉；V14. 肠系膜上静脉；V15. 肾静脉；M12. 背阔肌；M24. 腹直肌；M25. 外斜肌；M26. 内斜肌；M27. 腹横肌；M28. 腰方肌；M29. 腰大肌；M33. 竖脊肌；M34. 背长肌；M51. 横膈（肌）；O31. 肝右叶；O42. 钩突；O53. 肾盂；O54. 肾盏；O55. 肾皮质；O73. 十二指肠；O74. 空肠；O76. 结肠；O77. 结肠肠曲；S1. 椎体；S2. 肋骨（断面）；S14. 棘突；S15. 横突；S27. 肋弓。

4. 肝门层面　本层面自左至右依次可见肝左外叶、左内叶、右前叶和右后叶。此层面由肝圆韧带将左肝分为左右两叶。右前叶和后叶间可见一横行的肝内门静脉右支，余结构大体同上层所见。

5. 肝门稍下方层面　本层面自左至右所见肝脏解剖同上层，只是左叶略见缩小。肝圆韧带向下横行方向是肝门横沟，横沟中间下方可见门静脉主干。余所见结构同上层。

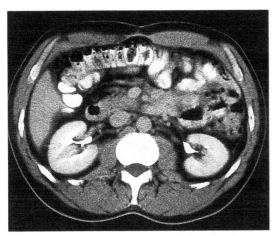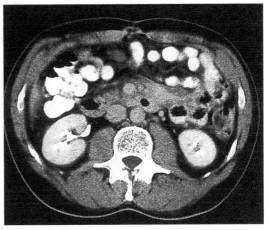

图 2-5-21　横结肠水平扫描层面解剖图像

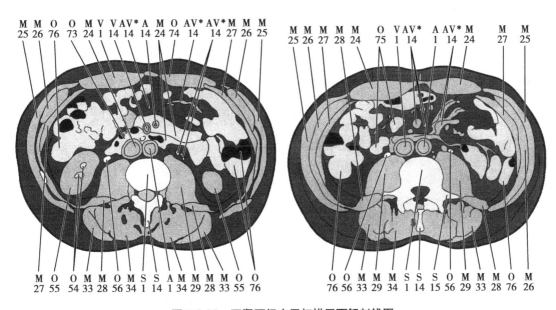

图 2-5-22　双肾下极水平扫描层面解剖线图

A1. 腹主动脉；A14. 肠系膜上动脉；AV*14. 肠系膜血管分支；V1. 下腔静脉；V14. 肠系膜上静脉；M24. 腹直肌；M25. 外斜肌；M26. 内斜肌；M27. 腹横肌；M28. 腰方肌；M29. 腰大肌；M33. 竖脊肌；M34. 背长肌；O54. 肾盏；O55. 肾皮质；O56. 输尿管；O73. 十二指肠；O74. 空肠；O75. 肠曲；O76. 结肠；S1. 椎体；S14. 棘突；S15. 横突。

6. 胆囊水平层面　本层面自左至右依次可见左内叶、胆囊、右前叶和下方的右后下段，尾状叶仍可见。尾状叶内侧可见卵圆形的门静脉。

7. 胆囊下层面　本层面自左至右依次可见左内叶、右前叶和后下段，有时仍可见胆囊。在下腔静脉的前方可见门静脉主干或肠系膜上静脉，其左侧是肠系膜上动脉。

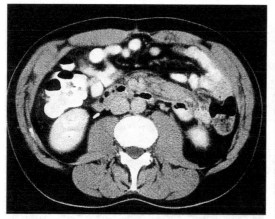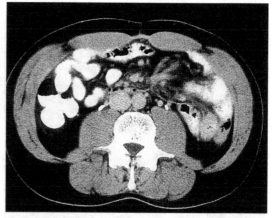

图 2-5-23　双肾下极水平扫描层面解剖图像

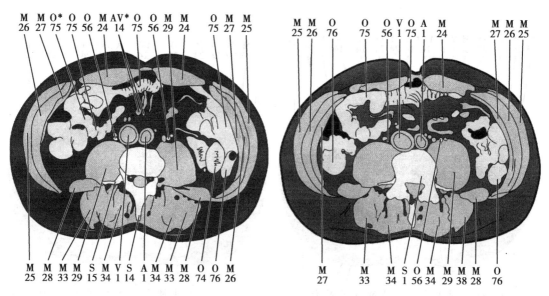

图 2-5-24　回盲瓣水平扫描层面解剖线图

A1. 腹主动脉；AV*14. 肠系膜血管分支；V1. 下腔静脉；M24. 腹直肌；M25. 外斜肌；M26. 内斜肌；M27. 腹横肌；M28. 腰方肌；M29. 腰大肌；M33. 竖脊肌；M34. 背长肌；O56. 输尿管；O74. 空肠；O75. 肠曲；O*75. 回盲瓣；O76. 结肠；S1. 椎体；S14. 棘突；S15. 横突。

（二）胰腺、肾脏和肾上腺

胰腺的形态和位置在腹腔中变化较大，此处将常见的类型以三个层面叙述，并将解剖不太复杂的肾脏和肾上腺统一叙述。

1. 第一腰椎椎体水平层面　此层面显示胰腺的体尾部，位于中部和左中部，以斜行条状排列，胰头在此层面不显示，胰腺后与胰体平行走行的细条状结构是脾静脉，注射对比剂后可显示。脾静脉后脊柱前圆形影是腹主动脉，脊柱两侧较大的类圆形结构是双侧肾脏的断面，前方可见肾上腺，右侧肾上腺位置较高，在肝右叶后段与膈肌脚的间隙内，通常呈条

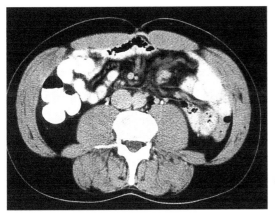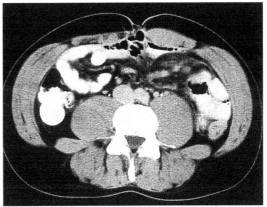

图 2-5-25　四盲瓣水平扫描层面解剖图像

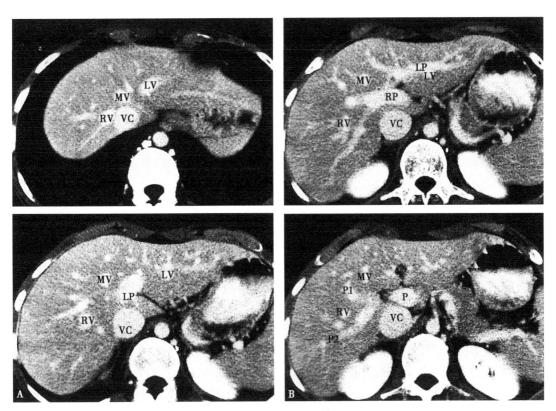

图 2-5-26　肝脏血管

P. 门静脉；MV. 中肝静脉；LP. 门静脉左侧分支；LV. 左肝静脉；RP. 门静脉右侧分支；P1～2. 门静脉
1～2 段分支；VC. 下腔静脉；RV. 右肝静脉。

状或倒"V"形，左侧在胰腺后方，常呈三角形或倒"V"形。胰体的右侧大部由肝脏占据，肝
与胰体间可见门静脉和胆总管，门静脉后方，腹主动脉的右侧是卵圆形的下腔静脉。胰尾
的左侧是部分脾脏，其前方是部分的胃体。

2. 第一、二椎体间层面　此层面胰腺呈横条状位于腹腔的中部，可见部分胰头及胰颈

部。前方是胃和部分肠襻,右侧是肝脏,颈和体交界处后方两个卵圆形影是肠系膜上动脉和肠系膜上静脉,胰头处可见胆总管。左肾可见肾门,左肾动、静脉分别和腹主动脉、下腔静脉相连,左肾外侧仍可见部分脾脏。

3. 第二腰椎中部层面　此层面显示胰头钩突部分,位于腹腔的中线右侧,呈三角形,前方和左侧大部由胃和肠腔占据,胰头的左前方增强时仍可见肠系膜上动脉和肠系膜上静脉,右后方为十二指肠降段。其他结构如胆总管、腹主动脉和下腔静脉仍可见。右侧肾门显示,分别可见右肾动、静脉和肾盂,左侧肾脏的内侧增强时可见输尿管的截面。

第五节　盆腔 CT 扫描

盆腔扫描亦应充分准备好肠道,去除内容物,常规检查前口服 2.5% 甘露醇等渗溶液 1 000～1 500ml;膀胱扫描应待膀胱充盈饱满时再做。

一、盆腔非螺旋扫描技术

1. 扫描体位　常规取仰卧位,双手臂上举过头,身体置于检查床中间。

2. 扫描范围　在正位定位像上确定扫描范围,盆腔的扫描范围自耻骨联合下缘至髂骨嵴水平。膀胱扫描应自耻骨联合下缘向上扫描至膀胱顶。

3. 扫描层厚和层距　盆腔常规用 5mm 层厚和层间距,前列腺和膀胱用 3～5mm 的层厚和层距。

4. 图像后处理　盆腔 CT 图像窗宽为 250～400Hu,窗位 25～40Hu。

二、盆腔 CT 横断面解剖

盆腔 CT 横断面解剖参照图 2-5-27。

(一)女性盆腔横断面解剖

1. 女性盆腔耻骨联合上 5cm 层面　正中为略呈三角形的子宫体及两侧阔韧带,正后方为直肠,子宫两后外侧有输尿管,前方是肠襻,直肠后方是第五骶椎。两外侧及后方由臀部肌群和髂骨包围。

2. 女性盆腔耻骨联合上 2cm 层面　此层面相当于髋臼层面,子宫颈阴道占据盆腔中央,前方是膀胱,膀胱的外后方有时可见两侧的输尿管,膀胱与阴道之间是子宫阴道静脉丛,阴道后方是直肠。此层面骨性盆腔结束,显示两侧股骨头和颈的断面。

3. 女性盆腔耻骨联合上 1cm 层面　此层面解剖结构基本同上层,膀胱横断面略有缩小。骨性骨盆的两前外侧在注射对比剂后可见对称的小圆亮点,为两侧股动、静脉截面。

(二)男性盆腔横断面解剖

1. 男性盆腔耻骨联合上 3cm 层面　层面结构基本与女性盆腔第二层相似。前方为膀胱,后方是直肠,两者之间是呈八字形的一对精囊腺。

2. 男性盆腔耻骨联合层面　层面中明显的骨性标志是前方出现耻骨联合,耻骨联合后是膀胱底部,再往后是前列腺,部分尿道包绕其中,膀胱和前列腺之间是前列腺静脉丛,最后是直肠。

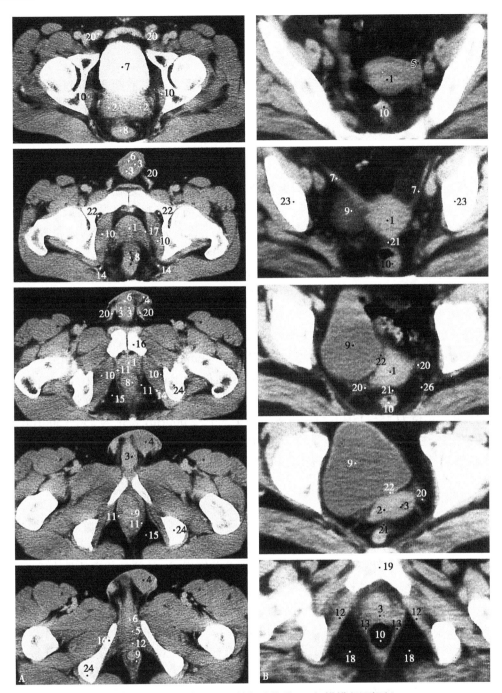

图 2-5-27　男性（A）、女性（B）盆腔 CT 扫描横断面解剖

男性（A）：1. 前列腺；2. 精囊；3. 阴茎海绵体；4. 睾丸；5. 海绵体；6. 尿道；7. 膀胱；8. 直肠；9. 肛门括约肌；10. 闭孔内肌；11. 肛提肌；12. 会阴肌；14. 阴部动、静脉；15. 坐骨直肠凹；16. 耻骨；17. 前列腺丛；20. 输精管；22. 闭孔动、静脉；24. 坐骨结节。

女性（B）：1. 子宫体；2. 子宫颈；3. 阴道；5. 卵巢；7. 子宫圆韧带；9. 膀胱；10. 直肠；12. 闭孔内肌；13. 肛提肌；18. 坐骨直肠凹；19. 耻骨；20. 子宫阴道丛；21. 直肠子宫袋；22. 子宫膀胱袋；23. 髋骨；26. 骶骨子宫韧带。

第六节 脊柱CT扫描

脊柱CT检查包括椎间盘和椎体两种方法,椎间盘常采用横断面逐层扫描(非螺旋)方式,椎体常采用横断面螺旋扫描方法,通过计算机后处理技术可获得冠状面和矢状面图像。

一、脊柱非螺旋扫描技术

1. 脊柱扫描方法的选择 一般只做横断平扫,对于肿瘤病变则应行平扫和增强扫描。对于骨关节的先天性畸形和复杂的骨折,三维重组图像可清晰显示组织结构之间的关系。

2. 扫描体位 受检者仰卧于检查床上,身体置于检查床中间,颈椎扫描通常两手置于身体两侧,腰椎扫描时双手臂上举过头。

3. 扫描范围 在侧位定位像上确定扫描范围。脊柱扫描应使扫描层面与脊柱垂直,椎间盘扫描应使扫描层面与椎间隙平行,一般每个椎间盘扫描3~5层,包括椎间盘及其上下椎体的终板上缘或下缘,中间至少一个层面穿过椎间隙,且不包括椎体前后缘。腰椎间盘突出的好发部位是腰3~4、腰4~5和腰5~骶1。

4. 扫描层厚和层距 一般椎体连续扫描用5~8mm层厚和层距或螺旋扫描5mm重建层厚,颈胸椎间盘用2~3mm的层厚和层距,腰椎间盘用5mm层厚和层距。

5. 图像后处理 脊柱的显示和拍摄需同时采用软组织窗和骨窗。软组织窗的窗宽为200~350Hu,窗位为35~45Hu;骨窗的窗宽为1 500~2 000Hu,窗位为350~500Hu。脊柱照片的拍摄需注意做好大小的测量,如椎间盘突出,需在突出最明显的层面测量突出的直径等;椎管及神经根管如有狭窄,也需在狭窄部位进行测量。

二、脊柱CT横断面解剖

正常脊柱包括骨性脊椎、椎间盘、韧带及椎管内结构等,CT扫描图像能清楚地显示以上结构。脊柱CT横断面解剖参照图2-5-28~图2-5-31。

脊椎由椎体、椎弓、椎板、棘突、横突及上下关节突组成,外部是致密的骨皮质,内部是蜂窝状的骨松质,椎体自颈椎向下体积逐渐增大。横断面上椎体呈卵圆形或肾形,其后缘略平直或凹陷,矢状面或冠状面椎体呈矩形。在CT的图像上常作椎管矢状径测量。

1. 椎间隙层面 椎间隙指上下椎体间的间隙,由椎间盘(包括外围的纤维环和中央的髓核)及上下的软骨板充填,自第二颈椎至第一骶椎每两个椎体间都有椎间盘连接。通常CT图像上椎间盘的四周密度略高于中央,这是因为椎间盘的纤维环含有大量的纤维组织,及扫描时与椎体终板相邻层面的部分容积效应所致,椎间盘的CT值为50~100Hu。

2. 椎间关节层面 椎间关节是由上、下关节突构成,在CT图像上相邻的关节面光滑锐利,骨皮质间有一个2~4mm的间隙。椎体的前、侧缘覆有前纵韧带,椎体和椎间盘的后缘有后纵韧带,一般前、后纵韧带在CT图像上难以识别。另外,胸椎的前、后纵韧带较颈椎和腰椎厚,故临床上该部位很少发生椎间盘突出。

3. 脊髓层面 脊髓位于椎管的中央,由于脊髓周围蛛网膜下腔内脑脊液的衬托可在CT图像上显示脊髓的形态和结构,在注射对比剂增强后,可使脊髓的形态显得更加清楚。

硬膜与紧密相连的蛛网膜绕着蛛网膜下腔形成一个管状结构，并连同硬膜外血管、结缔组织等，这些结构的密度大致相同，CT横断面表现为脑脊液和骨性椎管间的一个薄层环状结构。

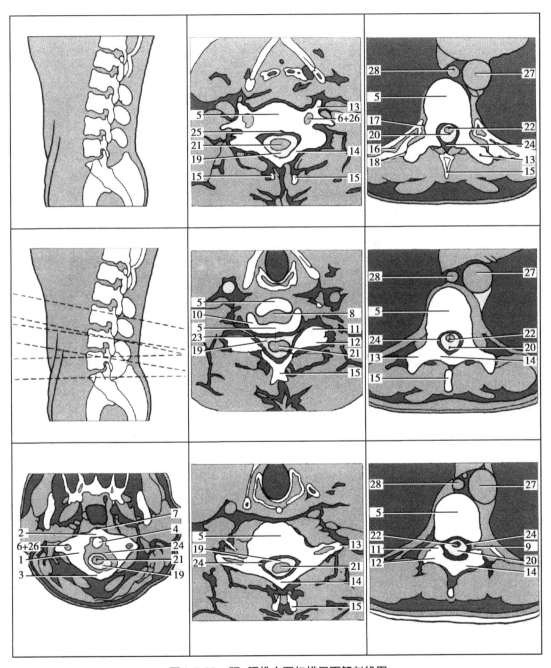

图 2-5-28　颈、腰椎主要扫描层面解剖线图

1.侧块；2.环椎前弓；3.环椎后弓；4.齿突；5.椎体；6.横突孔；7.前结节；8.椎间盘；9.神经孔；10.钩突；11.上关节突；12.下关节突；13.横突；14.椎板；15.棘突；16.肋骨；17.肋椎关节；18.肋椎骨横突关节；19.颈蛛网膜下腔；20.胸蛛网膜下腔；21.颈脊髓；22.胸脊髓；23.脊神经；24.硬膜外脂肪；25.椎基底静脉丛压痕；26.椎动脉；27.降主动脉；28.食管。

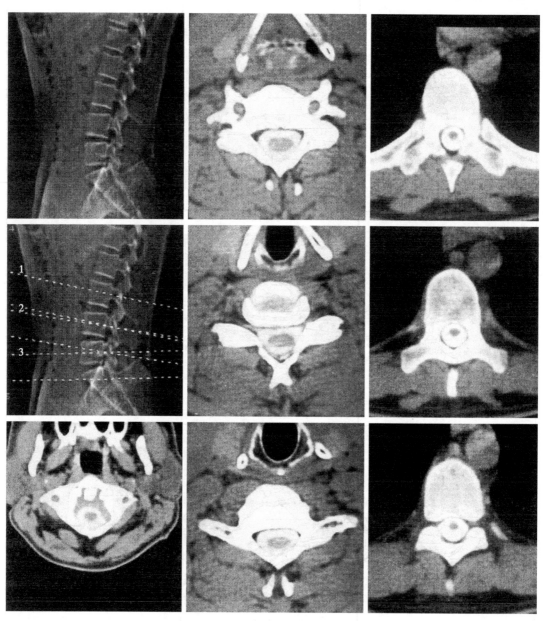

图 2-5-29　颈、胸椎主要扫描层面图像

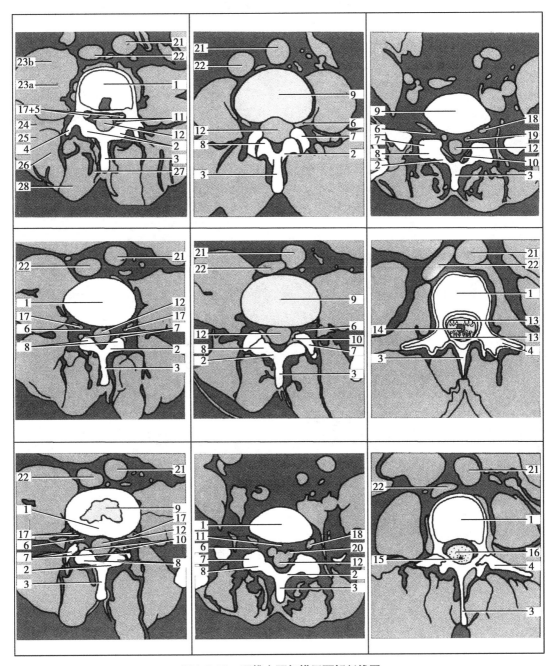

图 2-5-30　腰椎主要扫描层面解剖线图

1. 椎体；2. 椎板；3. 棘突；4. 横突；5. 侧隐窝；6. 神经孔；7. 上关节突；8. 下关节突；9. 椎间盘；10. 黄韧带；11. 硬膜外脂肪；12. 腰椎硬膜囊；13. 腰骶神经根；14. 脊髓圆锥；15. 内终丝；16. 马尾根部；17. L3 神经根；18. L_5 神经根；19. S_1 神经根；20. S_1 神经根源；21. 腹主动脉；22. 下腔静脉；23. 腰大（a）、小（b）肌；24. 腰方肌；25. 竖脊肌；26. 最长肌；27. 棘突间肌；28. 多裂肌。

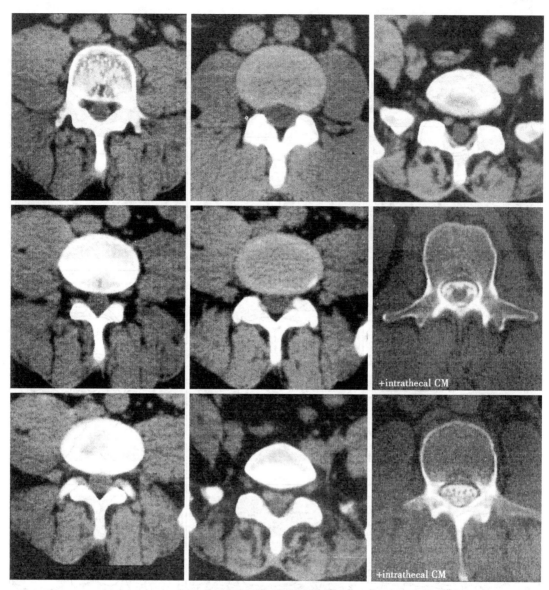

图 2-5-31　腰椎主要扫描层面图像

第六章

螺旋 CT 扫描的临床应用

多层螺旋 CT 设备目前已发展到 640 层，除了一次旋转扫描的层数有所增加外，多层螺旋 CT 的大部分检查方法差别不大。本章所涉及的内容基本以 16 层多层螺旋 CT 为主，以兼顾大部分基层医院。

第一节　颅脑与颈部螺旋 CT 扫描

一、颅脑 CT 血管成像

（一）适应证与扫描前准备

脑血管疾病与颅内肿瘤是颅脑 CT 血管成像的检查适应证。

检查需在受检者的配合下完成。检查前应向受检者说明辐射剂量的安全范围、检查所需时间及扫描过程中设备发出的声响。要求受检者摘掉头上的金属发夹、耳环，进行冠状面扫描时需摘掉义齿。在扫描过程中受检者的体位须保持不动，对不合作的受检者及婴幼儿，可采用药物镇静，成人药物镇静一般检查前采用肌内注射或静脉注射 10mg 地西泮，少数效果差者可重复肌内注射或静脉注射 10mg 地西泮；小儿药物镇静采用口服水合氯醛最为安全，按每千克体重 50～75mg（总剂量不得超过 2g）于扫描前口服。本检查需注射对比剂，根据对比剂使用说明书，决定是否做碘对比剂过敏试验。

（二）检查体位和扫描范围

受检者仰卧，下颌内收，两外耳孔与台面等距。头颅和身体正中矢状面与台面中线重合。扫描范围依据病变情况具体确定。一般扫描从后床突下 30mm 开始，向上达后床突上 50～60mm。

（三）扫描方式和参数

扫描基线一般取听眦线或听眉线，或根据受检者情况和诊断需要另定。扫描参数为 120kV、100mA、0.5s。探测器宽度<0.75mm。层厚 4mm，螺距≤1.25。图像重建函数核采用标准算法。重建间隔小于或等于层厚。FOV 为 200mm。

（四）对比剂的使用

1. 无须使用口服对比剂。

2. 对比剂用量和注射速率　成年人一般用量为 60～100ml，儿童按体重用量为 1.0～1.5ml/kg。用高压注射器静脉注射对比剂，注射速率 3.5～5.0ml/s。目前一般使用双筒高压注射器，可续注 30～40ml 生理盐水。

3. 扫描延迟时间　开始注射对比剂后 15～20s 做动脉期扫描,开始注射对比剂后 60～70s 做实质期扫描。

（五）摄影和图像后处理

摄影一般采用较厚的层厚,窗宽和窗位分别是 70～100Hu 和 30～50Hu。但观察不同部位和不同病变有时需要调整相应窗宽、窗位的设置,以适合诊断的需要。利用后处理工作站做 2D 或 3D（如 MPR、CPR、VR、Flythrough）等的图像后处理。

（六）注意事项

增强扫描后应留观 30min,以观察有无过敏反应。

二、颅脑灌注 CT

（一）适应证与扫描前准备

颅脑灌注 CT 主要用于诊断早期脑梗死。

通常在检查前向受检者做好解释工作,消除受检者的顾虑,请受检者在扫描时保持不动,以配合检查的完成。对比剂注射一般选用 18 号以上的针头,穿刺部位尽可能采用肘正中静脉并加以固定,以保证注射的稳定及质量,注射前的抗过敏措施同一般的增强扫描。

（二）检查体位和扫描范围

检查体位同常规颅脑扫描。扫描范围按兴趣区域而定（通常为 1～2cm）。在注射对比剂前先行平扫,以选择最佳灌注扫描层面。层厚和扫描范围的选择,要尽可能采用较大的扫描野和较厚的层厚,如包括所需检查的器官、包括一条大的血管（如上矢状窦）,以利于参数计算。

（三）扫描方式和参数

扫描基线平行于听眦线。选择 120kV、300mAs、0.8s,层厚（3.75～5mm）×4。FOV 为 150mm。

（四）对比剂的使用

1. 无须使用口服对比剂。

2. 对比剂用量和注射速率　对比剂注射的速度应该是越快越好,通常以大于 5.0ml/s 的速率于肘正中静脉注射 40～50ml。目前一般使用双筒高压注射器,可续注 30～40ml 生理盐水。

3. 扫描延迟时间　一般扫描延迟时间为 9s,1 层 /s,整个扫描时间约 40s 即 40 层。动态扫描完成后再行常规头颅扫描。在较慢的 CT 扫描设备中,扫描次数在 2min 内至少需要 6 次,以便灌注曲线的计算。时间分辨力不能低于 1～3s。

（五）摄影和图像后处理

通过动态分析软件可以获得脑动脉及脑内兴趣区域的时间密度曲线（TDC）。依据公式:脑血流灌注量 =（脑内兴趣区域 TDC 的最大斜率 / 脑动脉 TDC 峰值）× 60,意义为每 100g 脑组织每分钟内的脑血流量（ml）。最后通过计算数值的变化情况来判断脑血流灌注的改变。

（六）注意事项

血流灌注的参照血管可以选择颈动脉、矢状窦等,也可以健侧的计算值为对比参照。人脑组织的血流灌注量因年龄、活动状态、使用的检查仪器和对比剂的不同在数值上会有所改变。所以在临床上，往往只能以一个正常值范围作为参考。增强扫描后应留观 30min，以观察有无过敏反应。

三、颈部 CT 血管成像

（一）适应证与扫描前准备

1. 颈部 CT 血管成像的适应证　颈部血管疾病：颈动脉粥样硬化和颈静脉血栓形成，静脉炎、蜂窝织炎和脓肿等；颈部良、恶性肿瘤：颈动脉间隙内的恶性肿瘤、颈动脉瘤、副神经节瘤、神经鞘瘤和神经纤维瘤；咽旁、咽后、椎前间隙的良、恶性肿瘤等，可选择颈部 CT 血管成像检查。

2. 扫描前准备　扫描前去除受检者颈胸部位饰物等其他金属物品。嘱咐受检者扫描时不做吞咽动作，可平静呼吸或平静呼吸时屏气。在扫描过程中受检者的体位须保持不动，对不合作的受检者及婴幼儿，可采用药物镇静（药物使用、剂量和用法见颅脑 CT 血管成像）。本检查需注射对比剂，根据对比剂使用说明书，决定是否做碘对比剂过敏试验。

（二）检查体位和扫描范围

受检者仰卧，身体置于床面中间，头稍后仰，使下颌支与床面垂直。扫描范围一般从鼻咽部（包括 Willis 环）开始，扫描至主动脉弓上缘，或依据病变情况具体确定。

（三）扫描方式和参数

扫描基线无。扫描参数为 120kV、120mA、0.5s。探测器单元 0.5～0.75mm。层厚 0.5～0.75mm。图像重建函数核采用标准算法。重建间隔 0.5～0.75mm。FOV 为 160～200mm。

（四）对比剂的使用

1. 无须使用口服对比剂。

2. 对比剂用量和注射速率　成年人一般用量为 60～100ml，儿童按体重用量为 1.0～1.5ml/kg。用高压注射器静脉注射，注射速率 3～5ml/s。目前一般使用双筒高压注射器，可续注 30～40ml 生理盐水。

3. 开始注射对比剂后 15s 做动脉期扫描。

（五）摄影和图像后处理

横断面摄影原则同常规颈部扫描。薄层重建后利用后处理工作站做 2D 或 3D 等的图像后处理，较常用的有 MPR、CPR、MIP、SSD、VR 和 CTVE，做 VR 和 MIP 时可选用工作站中预设的颈动脉重组模板。

（六）注意事项

增强扫描后应留观 30min，以观察有无过敏反应。

第二节　胸部螺旋 CT 扫描

一、胸部高分辨力 CT

（一）适应证与扫描前准备

1. 适应证

（1）肺部弥散性、网状病变的诊断和鉴别诊断。

（2）肺囊性病变、结节状病变的诊断和鉴别诊断。

（3）气道病变的诊断和鉴别诊断。

（4）胸膜病变的诊断和鉴别诊断。

（5）支气管扩张。

（6）硅沉着病。

2. 扫描前准备　扫描前去除受检者颈胸部位饰物等其他金属物品。训练受检者呼吸和屏气。在扫描过程中受检者的体位须保持不动，对不合作的受检者及婴幼儿，可采用药物镇静（药物使用、剂量和用法见颅脑 CT 血管成像）。本检查需注射对比剂，根据对比剂使用说明书，决定是否做碘对比剂过敏试验。

（二）检查体位和扫描范围

受检者仰卧，身体置于床面中间，两臂自然上举。扫描范围一般自胸腔入口到肺下界膈面，或依据病变情况具体确定。

（三）扫描方式和参数

胸部高分辨力的扫描参数为 120kV、100mA、0.75s。探测器单元 1.0mm。层厚 1.0mm，螺距小于或等于 1.25。图像重建函数核采用高分辨算法（又称骨算法）。重建间隔 1.0mm。FOV 为 380mm。

（四）对比剂的使用

1. 无须使用口服对比剂。

2. 对比剂用量和注射速率　成年人一般用量为 60~100ml，儿童按体重用量为 1.0~1.5ml/kg。用高压注射器静脉注射，注射速率 2.5~3.0ml/s。

3. 扫描延迟时间　开始注射对比剂后 20~30s。

（五）摄影和图像后处理

图像显示及拍摄采用软组织窗和肺窗，如疑有骨转移或累及肋骨，加摄骨窗。肺窗的窗宽 1 600~2 000Hu，窗位 -600~800Hu；软组织窗的窗宽 300~350Hu，窗位 30~50Hu；骨窗的窗宽 1 000~2 000Hu，窗位 300~500Hu。图像后处理通常采用 1mm 以下薄层重建，而后利用后处理工作站做 2D 或 3D 等的图像后处理，较常用的有 MPR、CPR、MIP、SSD、VR 和仿真内镜，做 VR 和 MIP 时可选用工作站中预设的肺支气管重组模板。

（六）注意事项

高分辨力肺 CT 扫描通常平扫即可，如肺结节或气道病变的鉴别诊断，增强扫描后应留观 30min，以观察有无过敏反应。

二、胸部低辐射剂量筛查

（一）适应证与扫描前准备

1. 胸部低辐射剂量普查的适应证　健康检查或肺及纵隔的肿瘤、肺结核、炎症等治疗后复查。

2. 扫描前准备　扫描前去除受检者颈胸部位饰物等其他金属物品。训练受检者呼吸和屏气。在扫描过程中受检者的体位须保持不动，对不合作的受检者及婴幼儿，可采用药物镇静（药物使用、剂量和用法见颅脑 CT 血管成像）。本检查需注射对比剂，根据对比剂使用说明书，决定是否做碘对比剂过敏试验。

（二）检查体位和扫描范围

受检者仰卧，身体置于床面中间，两臂自然上举。扫描范围一般自胸腔入口到肺下界膈面，或依据病变情况具体确定。

（三）扫描方式和参数

胸部低辐射剂量普查的扫描参数为 120kV、20～40mA、0.5s。探测器宽度 0.75mm 或最小。层厚 1.0mm。图像重建函数核采用标准算法。重建间隔 0.5mm。FOV 为 380mm。

（四）对比剂的使用

1. 无须使用口服对比剂。

2. 对比剂用量和注射速率　成年人一般用量为 60～100ml，儿童按体重用量为 1.0～1.5ml/kg。用高压注射器静脉注射，注射速率 2.5～3.0ml/s。

3. 扫描延迟时间　开始注射对比剂后 20～30s。

（五）摄影和图像后处理

图像显示及拍摄采用软组织窗和肺窗，如疑有骨转移或累及肋骨，加摄骨窗。肺窗的窗宽 1 600～2 000Hu，窗位 −600～800Hu；软组织窗的窗宽 300～350Hu，窗位 30～50Hu；骨窗的窗宽 1 000～2 000Hu，窗位 300～500Hu。图像后处理通常采用 1mm 以下薄层重建，而后利用后处理工作站做 2D 或 3D 等的图像后处理，较常用的有 MPR、CPR、MIP、SSD、VR 和 CTVE，做 VR 和 MIP 时可选用工作站中预设的肺支气管重组模板。

（六）注意事项

胸部低辐射剂量普查通常只做平扫，如已做增强应在增强扫描后留观 30min，以观察有无过敏反应。

三、胸部肺动脉 CT 血管成像

（一）适应证与扫描前准备

1. 适应证

（1）肺血管性病变的诊断和鉴别诊断。

（2）纵隔肿瘤和大血管病变的诊断和鉴别诊断。

2. 扫描前准备　扫描前去除受检者颈胸部位饰物等其他金属物品。训练受检者呼吸和屏气。在扫描过程中受检者的体位须保持不动，对不合作的受检者及婴幼儿，可采用药物镇静（药物使用、剂量和用法见颅脑 CT 血管成像）。本检查需注射对比剂，根据对比剂使用说明书，决定是否做碘对比剂过敏试验。

（二）检查体位和扫描范围

受检者仰卧，身体置于床面中间，两臂自然上举。扫描范围一般自胸腔入口到肺下界膈面，或依据病变情况具体确定。

（三）扫描方式和参数

肺血管栓塞的扫描参数为 120kV、100mA、0.5s。探测器单元 0.75mm 或以下。层厚 5mm。图像重建函数核采用标准算法。重建间隔 5mm。FOV 为 380mm。

（四）对比剂的使用

1. 无须使用口服对比剂。

2. 对比剂用量和注射速率　肺动脉 CT 血管成像的一般用量为 60～100ml，儿童按体重用量为 1～1.5ml/kg。用高压注射器静脉注射，注射速率 3～4ml/s。目前一般使用双筒高压注射器，可续注 30～40ml 生理盐水。

3. 扫描延迟时间 开始注射对比剂后 9～11s。

（五）摄影和图像后处理

图像显示及拍摄采用软组织窗和肺窗，如疑有骨转移或累及肋骨，加摄骨窗。肺窗的窗宽 1 600～2 000Hu，窗位 −600～800Hu；软组织窗的窗宽 300～350Hu，窗位 30～50Hu；骨窗的窗宽 1 000～2 000Hu，窗位 300～500Hu。图像后处理通常采用 1mm 以下薄层重建，而后利用后处理工作站做 2D 或 3D 等的图像后处理，较常用的有 MPR、CPR、MIP、SSD、VR 和 CTVE，做 VR 和 MIP 时可选用相应预设的肺支气管重组模板。

（六）注意事项

增强扫描后应留观 30min，以观察有无过敏反应。

四、胸部肺功能评估

（一）适应证与扫描前准备

1. 适应证

（1）慢性支气管炎、肺气肿、肺弥漫性疾病。

（2）弥漫性肺气肿肺减容手术及肺大疱切除术后的疗效评估。

2. 扫描前准备 扫描前去除受检者颈胸部位饰物等其他金属物品。训练受检者呼吸和屏气。在扫描过程中受检者的体位须保持不动，对不合作的受检者及婴幼儿，可采用药物镇静（药物使用、剂量和用法见颅脑 CT 血管成像）。

（二）检查体位和扫描范围

受检者仰卧，身体置于床面中间，两臂自然上举。扫描范围一般自胸腔入口到肺下界膈面，或依据病变情况具体确定。

（三）扫描方式和参数

肺功能评估的扫描参数为 120kV、110mA、0.75s。探测器宽度≤0.75mm。重建层厚5mm，重建间隔 5mm。螺距≤1。图像重建函数核采用标准算法。FOV 为 380mm。

（四）对比剂的使用

1. 无须需使用口服对比剂。

2. 对比剂用量和注射速率：无。

3. 扫描延迟时间：无。

（五）摄影和图像后处理

图像显示及拍摄采用肺窗。肺窗的窗宽为 1 450Hu，窗位 450Hu。图像后处理通常采用 1mm 以下薄层重建，而后利用后处理工作站的肺功能评估软件做自动评估。

五、心脏冠状动脉 CT 血管成像

（一）适应证与扫描前准备

1. 适应证

（1）冠状动脉各种先天性变异的诊断。

（2）冠状动脉狭窄、闭塞的检测和诊断。

（3）冠状动脉搭桥，术前帮助制订手术计划以及术后桥血管通畅程度的评价。

（4）冠状动脉内支架术后对支架通畅情况的评价。

（5）心功能分析。

（6）心内瓣膜形态及功能的评价。

（7）心脏各类肿瘤的检测。

（8）心脏房、室间隔缺损的诊断。

2.检查要求　扫描前的受检者准备对CT冠状动脉的成像质量非常重要，是心脏检查成败的关键。

（1）检查前12h内不宜服用含咖啡因饮料，宜空腹，检查前后适当增加饮水，避免剧烈运动。

（2）为取得最佳成像效果，检查前需确认受检者为窦性心律且心率稳定在65次/min以下（以60次/min左右为最佳）。静息心率过快和心律不齐者应于检查前0～7d在临床医生指导下服用β受体阻滞剂等药物。检查当日受检者仍需自带控制心率的药物。

（3）向受检者介绍检查过程及可能出现的反应，消除受检者紧张情绪（必要时可吸氧及服用镇静剂），使其能够顺利配合检查。

（4）检查前嘱受检者去掉外衣、紧身内衣和胸部金属饰物，仰卧于检查床上并处于舒适放松状态。

（5）按要求连接导线和放置电极。

1）欧洲国家标准：红色电极，置于右锁骨中线锁骨下；黑色电极，置于右侧肋弓；黄色电极，置于左侧肋弓。

2）美国标准：白色电极，置于右锁骨下；绿色电极，置于右侧肋弓；黑色电极，置于左锁骨下；红色电极，置于左侧肋弓。

（6）可用乙醇棉球擦拭与电极接触的皮肤，以除去油脂增加电极敏感性。观察心电监测仪所显示的受检者ECG信号和心率，确认屏气状态下R波信号能够被准确识别。

（7）对受检者进行反复的屏气训练（吸气量大约为75%的肺活量），确保曝光期间被检者胸腹部均处于静止状态；并观察屏气状态下的心率变化。屏气期间心率变化应小于10%。

（8）建立静脉通道，连接高压注射器。冠状动脉搭桥术后者，在内乳动脉对侧上肢进行静脉穿刺。

（二）检查体位和扫描范围

受检者仰卧，身体置于床面中间，双手自然上举。体轴中心线偏左侧，使心脏尽量位于扫描区域的中心。扫描范围从气管隆突下1cm至心脏膈面下方，怀疑冠状动脉异位起源或者冠状动脉-肺动脉瘘时，应向上扩大扫描范围；冠状动脉搭桥术后复查者自锁骨下缘至心脏膈面下方；胸痛三联征检查者自主动脉弓至心脏膈面下方。

（三）扫描方式和参数

扫描基线：冠状动脉CT血管成像为气管隆突下。扫描参数：120kV、370mA、0.42s。探测器单元≤0.75mm。层厚1.0mm。图像重建函数核采用标准算法。重建间隔≤0.5mm。FOV为220mm。ECG门控心脏螺旋扫描通常采用智能螺距技术，X射线管和检查床面的运动与受检者心率同步，避免图像数据采集中产生间隙。一般螺距与心率呈正相关，受检者心率增加则螺距增加；当屏气前后心率变化较大时需要采用人工设置进行修正。扫描野220~250mm，120kVp，管电流应根据体重修正，选择最快机架旋转时间，预设重建时相 R-R 间期 75%，无重叠重建，图像重建函数核为心脏标准重建核。

（四）对比剂的使用

1. 无须使用口服对比剂。

2. 对比剂用量和注射速率　通常采用右侧肘正中静脉注射，对比剂用量为 80~100ml 加 0.9% 生理盐水 30ml。注射速率为 3.0~4.5ml/s。加用生理盐水的目的是既可减少对比剂用量，也可避免上腔静脉内高密度对比剂伪影对冠状动脉影像的干扰。

3. 扫描延迟时间

（1）团注测试：以 3ml/s 总量 20ml 进行小剂量试验，在主动脉根部层面设置一圆形兴趣区，根据记录的时间密度峰值曲线时间，在此基础上增加 3~5s，作为冠状动脉增强扫描的延迟时间。无团注测试时的实际延迟时间一般为 23~30s（团注速率在 3ml/s 时）。

（2）团注追踪：在主动脉根部层面设置一圆形兴趣区，按实际扫描检查的注射速率 3.0~4.5ml/s 同时开始注射和团注追踪扫描，扫描启动阈值 100~120Hu，追踪扫描开始延迟时间 8~20s（追踪扫描延迟时间的长短取决于团注的速率）。

（五）摄影和图像后处理

横断面图像按平滑或标准算法重建，重建时相为心动周期的 30%~80%，间隔 10%，必要时可修改重建参数，重建运动伪影最小的冠状动脉图像。然后根据所建冠状动脉的不同分支，采用不同时相的横断面图像，利用后处理工作站做 2D 或 3D 等的图像后处理和血管分析，然后有选择性地进行容积再现成像（VR）、最大密度投影（MIP）、薄层 MIP（sliding thin-slab，STS-MIP）、多平面重组（MPR）、表面阴影显示法（SSD）及仿真内镜（CTVE）等方法的三维重组成像。

（六）注意事项

1. 为了观察小的分支要选择薄的层厚，重建间距一般应小于层厚的 50%，重叠重建可以减少伪影，增加图像的平滑度；对比剂的速率要根据心率作相应的调整，心率慢，对比剂的速率可适当减慢，心率快，注射速率宜较快，原则上对比剂注射时间等于扫描时间。

2. 为取得最佳成像效果，检查前一般应将心率控制在 65 次 /min 以下（60 次 /min 左右最好），并且心律必须整齐。检查前 3d 须在临床医生指导下控制心跳速率和心律不齐。检查当日受检者仍需服用控制心率的药物（检查前 1h 服用美托洛尔 25~50mg），如服药后心率仍高于 70 次 /min 者则需要请心内科医生选择其他有效药物控制心率后，再预约检查日期。

3. 心率明显高于要求范围不能控制以及心律不齐者可能会造成图像产生伪影，严重影响诊断准确率。建议不能较好控制者取消检查（尤其是心律不齐者）。

4. 有下列情况者需确认后才能做冠状动脉的 CT 检查。

（1）有明显心律不齐、顽固性心力衰竭、碘过敏、肝肾功能不全及其他对比剂使用禁忌证的受检者不适合进行本检查。

（2）急性心肌梗死受检者如不进行溶栓治疗，应在恢复期后择期进行检查。

（3）放置心脏起搏器的受检者需确认 ECG 信号可以满足成像要求方可进行检查。

（4）心脏功能不全、瓣膜关闭不全等疾病可能影响冠状动脉的对比剂灌注效果，应作为特殊情况对待。

（5）静息心率较快，且存在 β 受体阻滞剂禁忌证者不适合进行本检查。如：失代偿性心力衰竭（Ⅲ级或Ⅳ级）；严重哮喘或使用 β 受体激动剂；活动性支气管痉挛和 / 或严重慢性阻塞性肺病不能耐受 β 受体阻滞剂；二度或三度房室传导阻滞，或一度房室传导阻滞伴 R-R 间期大于 0.24s 者。

5. 检查前 48h 停服枸橼酸西地那非（万艾可）、盐酸伐地那非（艾力达）、他达拉非（希爱力）及二甲双胍。

6. 增强扫描后应留观 30min，以观察有无过敏反应。

六、冠状动脉钙化积分

（一）适应证与扫描前准备

1. 适应证　冠状动脉钙化积分、冠心病的影像学筛选和冠状动脉搭桥术后疗效观察。

2. 扫描前准备　心动过速者扫描前须用药物控制心率在 80 次 /min 以下。嘱受检者去掉外衣和颈胸部金属饰物，在粘贴电极片部位用乙醇棉球擦拭或涂抹少量导电胶，按要求连接导线和放置电极。

欧洲国家标准：红色电极，置于右锁骨中线锁骨下；黑色电极，置于右侧肋弓；黄色电极，置于左侧肋弓。

美国标准：白色电极，置于右锁骨下；绿色电极，置于右侧肋弓；黑色电极，置于左锁骨下；红色电极，置于左侧肋弓。

（二）检查体位和扫描范围

受检者仰卧，双手上举。扫描范围从气管隆突下 1cm 至膈顶下 0.5cm。

（三）扫描方式和参数

扫描基线：气管隆突下。扫描参数：120kV、110mA、0.42s。探测器宽度 1.5mm。重建层厚 3.0mm，重建间隔 1.5mm。螺距为 0.5。图像重建函数核采用标准算法。FOV 为 260mm。

（四）对比剂的使用

1. 无须使用口服对比剂。

2. 对比剂用量和注射速率：无。

3. 扫描延迟时间：无。

（五）摄影和图像后处理

横断图像按平滑算法重建，然后采用后处理工作站上的钙化积分软件做自动钙化积分评估。

（六）注意事项

CAC 主要检测右冠状动脉，左冠状动脉主干及其前降支和旋支有无钙化和钙化程度，作为评价冠状动脉狭窄的参考指标。CAC 的下限值通常定为 90Hu，即冠状动脉行经处的 CT 值≥90Hu 者即可认为有钙化。

一般根据 CT 值的范围其相应的系数是：① CT 值 90～199Hu 之间为 1；② 200～299Hu 之间为 2；③ 300～399Hu 之间为 3；④≥400Hu 者为 4。冠状动脉钙化积分为 0 时，表示冠状动脉明显狭窄（75%）的可能性极小；大于 0 而小于 250 时，表明有冠状动脉明显狭窄的可能性；积分大于 250 时，说明冠状动脉明显狭窄的可能性极大。测试时应准确定位冠状动脉的钙化，否则可影响 CAC 测量的准确性。

第三节　腹部螺旋 CT 扫描

一、腹主动脉血管成像

（一）适应证与扫描前准备

1. 适应证　动脉瘤及动脉瘤术后疗效观察。

2. 扫描前准备　嘱受检者去掉外衣和胸腹部金属饰物，训练受检者扫描时的屏气。在扫描过程中受检者的体位须保持不动，对不合作的受检者及婴幼儿，可采用药物镇静（药物使用、剂量和用法见颅脑 CT 血管成像）。本检查需注射对比剂，根据对比剂使用说明书，决定是否做碘对比剂过敏试验。

（二）检查体位和扫描范围

受检者仰卧，身体置于床面中间，双手上举。扫描范围从胸腔入口至盆底，或依据病变情况具体确定。

（三）扫描方式和参数

扫描基线为胸腔入口。扫描参数为 120kV、200mA、0.5s。探测器单元 0.75mm。重建层厚 1.5mm，重建间隔 1.0mm。螺距为 1.25。图像重建函数核采用平滑算法。FOV 为 380mm。

（四）对比剂的使用

1. 无须使用口服对比剂。

2. 对比剂用量和注射速率　成年人一般用量为 80～100ml，儿童按体重用量为 1.0～1.5ml/kg。用高压注射器静脉注射，注射速率 3～4ml/s。目前一般使用双筒高压注射器，可续注 30～40ml 生理盐水。

3. 扫描延迟时间　在胸主动脉中段层面进行小剂量试验，确定延迟时间。一般延迟 15～25s。

（五）摄影和图像后处理

层厚 / 层距 3mm/3mm 用于横断面摄影。为了获得更好质量的三维图像，第二次薄层重建选用 0.75mm，利用后处理工作站做 2D 或 3D 的图像后处理，较常用的有 MPR、CPR、MIP、SSD、VR 和 CTVE，做 VR 和 MIP 时可选用工作站中预设的模板。

（六）注意事项

为了观察夹层动脉瘤真假腔情况，必要时可行两次扫描，即第一次行从上至下的扫描，然后再行从下至上的第二次扫描。此时需适当延迟小剂量试验结束时间，分别找到两者对比剂达到峰值的时间。增强扫描后应留观 30min，以观察有无过敏反应。

二、肝脏多期扫描

（一）适应证与扫描前准备

1. 适应证

（1）肝脏的良、恶性肿瘤。

（2）肝脏外伤及肿瘤治疗后的复查等。

2. 扫描前准备　嘱受检者去掉外衣和胸腹部金属饰物，训练受检者扫描时的屏气。在扫描过程中受检者的体位须保持不动，对不合作的受检者及婴幼儿，可采用药物镇静（药物使用、剂量和用法见颅脑 CT 血管成像）。本检查需注射对比剂，根据对比剂使用说明书，决定是否做碘对比剂过敏试验。

（二）检查体位和扫描范围

检查体位为受检者仰卧，身体置于床面中间，双手上举。扫描范围从右膈面至肝脏下缘，或依据病变情况具体确定。

（三）扫描方式和参数

扫描基线为右膈面。扫描参数为 120kV、200mA、0.5s。探测器单元为 0.75mm。重建层厚动脉期 5mm，门静脉期 5mm，平衡期 5mm，重建间隔动脉期 5mm，门静脉期 5mm，平衡期 5mm。螺距为 1～1.25。图像重建函数核均为平滑算法。FOV 为 380mm。

（四）对比剂的使用

1. 使用口服对比剂　扫描前 30min 口服 1.0%～1.5% 的阳性对比剂稀释液 500ml，临扫描时再口服相同浓度的阳性对比剂稀释液 500ml。

2. 对比剂用量和注射速率　成年人一般用量为 60～100ml，儿童按体重用量为 1.0～1.5ml/kg。用高压注射器静脉注射，注射速率 2.5～3.0ml/s。

3. 扫描延迟时间　动脉期为 22～25s，门静脉期为 55～60s，平衡期为 180s。怀疑肝血管瘤时，延迟时间常需在 300s 以上。

（五）摄影和图像后处理

摄影的原则是平扫与增强都要拍摄，发现病灶，在病灶的不同密度处需测 CT 值，并且平扫与增强 CT 值的测量位置须保持一致。平扫的窗宽、窗位分别为 250、25Hu；增强时分别为 300、35～50Hu。必要时行局部放大摄影。并采用工作站的图像后处理软件做 MIP 和 MPR 图像处理（A 期观察肝动脉，V 期观察门静脉栓塞）。

（六）注意事项

腹部 CT 检查的受检者，一般都要先询问近日内是否做过胃肠钡剂检查，胃肠钡剂检查后通常在 3d 内不能再行 CT 检查，如必须做 CT，应清肠后确认无残留钡剂方可。扫描延迟时间还需根据受检者的个体情况（如年龄、心功能、有无肝硬化门静脉高压等）作必要的提前或延后。增强扫描后应留观 30min，以观察有无过敏反应。

三、胰腺多期扫描

（一）适应证与扫描前准备

1. 适应证

（1）胰腺癌。

（2）胰头 - 壶腹区梗阻性黄疸。

（3）慢性胰腺炎等。

2. 扫描前准备　嘱受检者去掉外衣和胸腹部金属饰物，训练受检者扫描时的屏气。在扫描过程中受检者的体位须保持不动，对不合作的受检者及婴幼儿，可采用药物镇静（药物使用、剂量和用法见颅脑 CT 血管成像）。本检查需注射对比剂，根据对比剂使用说明书，决定是否做碘对比剂过敏试验。根据临床检查的情况,可于检查前注射山莨菪碱 10~20mg,使胃和十二指肠处于低张和充分扩张状态,更有利于显示胰腺轮廓以及胰腺和胃、十二指肠的关系。

(二)检查体位和扫描范围

受检者仰卧,身体置于床面中间,双手上举。扫描范围从胰腺尾部上缘至十二指肠水平段,或依据病变情况具体确定。

(三)扫描方式和参数

扫描基线为胰尾部上缘。扫描参数为 120kV、200mA、0.5s。探测器单元为 0.75mm。重建层厚动脉期 3mm,静脉期 5mm,平衡期 5mm,重建间隔动脉期 3mm,静脉期 5mm,平衡期 5mm。螺距为 1~1.25。图像重建函数核均为平滑算法。FOV 为 380mm。

(四)对比剂的使用

1. 使用口服对比剂 扫描前 15min 口服水 300~500ml,临扫描时再口服水 300ml 以进一步充盈胃和十二指肠。

2. 对比剂用量和注射速率 成年人一般用量为 60~100ml,儿童按体重用量为 1.0~1.5ml/kg。用高压注射器静脉注射,注射速率 2.5~3.0ml/s。

3. 扫描延迟时间 动脉期为 23s,门静脉前期为 45s,平衡期为 120s。

(五)摄影和图像后处理

摄影的原则是平扫与增强都要拍摄,如有病灶,则在病灶的不同密度处测量 CT 值,并且平扫与增强 CT 值的测量位置须保持一致。平扫时窗宽、窗位分别为 250、25Hu;增强时分别为 300、35~50Hu。必要时行局部放大摄影。

(六)注意事项

腹部 CT 检查的受检者,一般都要先询问近日内是否做过胃肠钡剂检查,胃肠钡剂检查后通常至少在 3d 内不能再行 CT 检查,如必须做 CT,应清肠后确认无残留钡剂方可。扫描延迟时间还需根据受检者的个体情况(如年龄、心功能、有无肝硬化门静脉高压等)作必要的提前或延后。增强扫描后应留观 30min,以观察有无过敏反应。

四、胃

(一)适应证与扫描前准备

1. 适应证

(1)胃占位性病变。

(2)卵巢恶性肿瘤(寻找来源于胃的原发肿瘤)。

(3)胃恶性肿瘤治疗后随访复查,了解治疗疗效、复发情况。

2. 扫描前准备 检查前 1d 晚饭后开始禁食,检查当日晨空腹。嘱受检者去掉外衣和胸腹部金属饰物,训练受检者扫描时的屏气。在扫描过程中受检者的体位须保持不动,对不合作的受检者及婴幼儿,可采用药物镇静(药物使用、剂量和用法见颅脑 CT 血管成像)。需行增强扫描者,应先详细询问有无药物过敏史,了解受检者全身情况,心、肝、肾功能不良者慎用。本检查需注射对比剂,根据对比剂使用说明书,决定是否做碘对比剂过敏试验。检查前 20min 肌内注射山莨菪碱 10mg(青光眼、前列腺肥大、排尿困难者不用)。

(二)检查体位和扫描范围

受检者仰卧,身体置于床面中间,双手上举。扫描范围从左膈顶扫描至胃大弯侧下缘,或依据病变情况具体确定。

(三)扫描方式和参数

扫描基线为左侧膈顶。扫描参数为 120kV、140mA、0.5s。探测器单元为 0.75mm。重建层厚动脉期 5mm,静脉期 8mm,平衡期 8mm,重建间隔动脉期 5mm,静脉期 8mm,平衡期 8mm。螺距为 1～1.25。图像重建函数核均为平滑算法。FOV 为 380mm。

(四)对比剂的使用

1. 使用口服对比剂　胃内对比剂引入有三种方法:扫描前口服产气剂 6～9g;扫描前口服 1 000～1 500ml 浓度为 1.0%～1.5% 的对比剂稀释液;或口服 800～1 200ml 水。

2. 对比剂用量和注射速率　成年人一般用量为 60～100ml,儿童按体重用量为 1.0～1.5ml/kg。用高压注射器静脉注射,注射速率 2.5～3.0ml/s。

3. 扫描延迟时间　动脉期为 27s,门静脉期为 60s,平衡期为 120s。

(五)摄影和图像后处理

摄影的原则是:平扫与增强都要拍摄,如有病灶,则在病灶的不同密度处测量 CT 值,并且平扫与增强 CT 值的测量位置须保持一致。必要时作 MPR 图像重组或胃内镜三维成像。平扫的窗宽与窗位分别为 -15～5Hu、300～350Hu,增强分别为 5～15Hu、300～350Hu。

(六)注意事项

口服产气剂时须注意服用方法,应嘱受检者快速吞下,不能让气体在口腔内产生,否则会影响胃内的产气效果。增强扫描后应留观 30min,以观察有无过敏反应。

五、肾脏

(一)适应证与扫描前准备

1. 适应证　肾脏良、恶性肿瘤的诊断和鉴别诊断。

2. 扫描前准备　嘱受检者去掉外衣和胸腹部金属饰物,训练受检者扫描时的屏气。在扫描过程中受检者的体位须保持不动,对不合作的受检者及婴幼儿,可采用药物镇静(药物使用、剂量和用法见颅脑 CT 血管成像)。本检查需注射对比剂,根据对比剂使用说明书,决定是否做碘对比剂过敏试验。

(二)检查体位和扫描范围

受检者仰卧,身体置于床面中间,双手上举。扫描范围从胸 12 椎体扫描至腰 2 椎体(肾上极至肾下极),或依据病变情况具体确定。

(三)扫描方式和参数

扫描基线为胸 12 椎体中部。扫描参数为 120kV、200mA、0.5s。探测器单元为 0.75mm。重建层厚动脉期、静脉期、平衡期均为 0.75mm,重建间隔动脉期、静脉期、平衡期均为 0.75mm。螺距为 1。图像重建函数核均为平滑算法。FOV 为 380mm。

(四)对比剂的使用

1. 使用口服对比剂　扫描前 20min 内口服水 1 000ml。

2. 对比剂用量和注射速率　成年人一般用量为 60～100ml,儿童按体重用量为 1.0～

1.5ml/kg。用高压注射器静脉注射,注射速率2.5～3.0ml/s。

3. 扫描延迟时间 皮质期为35s,实质期为60～90s,排泄期为240s。

（五）摄影和图像后处理

摄影的原则是平扫与增强都要拍摄,在病灶的不同密度处需测CT值,并且平扫与增强CT值的测量位置须保持一致。动脉期及延迟期,层厚/层距为5mm/5mm。窗宽、窗位分别是200～400Hu、30～50Hu,为区别病变组织中的脂肪与空气可适当增加窗宽。必要时行局部放大摄影。三维成像可用VR及MIP,尿路三维成像可用工作站软件中的模板。

（六）注意事项

腹部CT检查的受检者,一般都要先询问近日内是否做过胃肠钡剂检查,胃肠钡剂检查后通常在3d内不能再行CT检查,如必须做CT,应清肠后确认无残留钡剂方可。增强扫描后应留观30min,以观察有无过敏反应。

六、结肠

（一）适应证与扫描前准备

1. 适应证

（1）结肠良、恶性肿瘤的诊断和鉴别诊断。

（2）结肠炎症性病变。

（3）肠套叠。

（4）肠壁气囊肿。

2. 扫描前准备 检查前1d服泻药清洁肠道或检查前进行清洁灌肠。嘱受检者去掉外衣和胸腹部金属饰物,训练受检者扫描时的屏气。在扫描过程中受检者的体位须保持不动,对不合作的受检者及婴幼儿,可采用药物镇静（药物使用、剂量和用法见颅脑CT血管成像）。行增强扫描者,根据对比剂使用说明书,决定是否做碘对比剂过敏试验。检查前10min肌内注射山莨菪碱20mg（青光眼、前列腺肥大、排尿困难者不用）。开始扫描前先通过肛门向结肠内注入空气1 000～1 500ml。

（二）检查体位和扫描范围

常规为仰卧及俯卧,身体置于床面中间,双手上举。扫描范围从结肠脾曲上缘扫描至直肠末端。

（三）扫描方式和参数

扫描基线为结肠脾曲上缘。扫描参数120kV、200mA、0.5s。探测器单元为0.75mm。重建层厚为0.75mm,重建间隔为0.75mm。螺距为1。图像重建函数核为平滑算法。FOV为380mm。

（四）对比剂的使用

1. 无须使用口服对比剂。

2. 对比剂用量和注射速率 成年人一般用量为60～100ml,儿童按体重用量为1.0～1.5ml/kg。用高压注射器静脉注射,注射速率2.5～3.0ml/s。

3. 扫描延迟时间 通常为60s。

（五）摄影和图像后处理

平扫时窗宽、窗位分别是300～400Hu、-15～5Hu,增强时分别为300～400Hu、0～

15Hu。为区别病变组织中的脂肪与空气可适当增加窗宽。必要时行局部放大摄影。三维成像可用 MPR 观察横断面、冠状面、矢状面,用工作站后处理软件中的透明成像模板做空气结肠成像,用其他相关软件做 CT 仿真结肠镜。

(六)注意事项

腹部 CT 检查的受检者,一般都要先询问近日是否做过胃肠钡剂检查,胃肠钡剂检查后通常在 3d 内不能再行 CT 检查,如必须做 CT,应清肠后确认无残留钡剂方可。怀疑直肠病变的受检者可采用俯卧位扫描。增强扫描后应留观 30min,以观察有无过敏反应。

七、肾脏、输尿管、膀胱(泌尿系)

(一)适应证与扫描前准备

1. 适应证　泌尿系病变。

2. 扫描前准备　嘱受检者去掉外衣和胸腹部的金属物品,训练受检者扫描时的屏气。在扫描过程中受检者的体位须保持不动,对不合作的受检者及婴幼儿,可采用药物镇静(药物使用、剂量和用法见颅脑 CT 血管成像)。检查前嘱受检者饮水至膀胱涨满。本检查需注射对比剂,根据对比剂使用说明书,决定是否做碘对比剂过敏试验。

(二)检查体位和扫描范围

受检者仰卧,身体置于床面中间,双手上举。扫描范围从胸 12 椎体扫描至耻骨联合下缘,或依据病变情况具体确定。

(三)扫描方式和参数

扫描基线为胸 12 椎体中部。扫描参数为 120kV、200mA、0.5s。探测器单元为 0.75mm 或最小,重建层厚为 0.75mm 或最小,重建间隔 0.75mm。螺距为 1。图像重建函数核为平滑算法。FOV 为 380mm。

(四)对比剂的使用

1. 无须使用口服对比剂。

2. 对比剂用量和注射速率　成年人一般用量为 60～100ml,儿童按体重用量为 1.0～1.5ml/kg。用高压注射器静脉注射,注射速率 2.5～3.0ml/s。

3. 扫描延迟时间　皮质期为 35s,实质期为 60～90s,排泄期为 5～30min。

(五)摄影和图像后处理

摄影的原则是平扫与增强都要拍摄,在病灶的不同密度处需测 CT 值,并且平扫与增强 CT 值的测量位置须保持一致。动脉期及延迟期图像拍摄,层厚 / 间距为 5mm/5mm。窗宽、窗位分别是 200～400Hu、30～50Hu,必要时行局部放大摄影。图像后处理层厚 / 间距为 0.75mm/0.75mm,常规采用 MPR,必要时采用 VR 及 MIP,尿路三维成像可用工作站软件中的模板。

(六)注意事项

尿路结石的 CT 检查,一般情况下可由平扫确定,但也可采用增强 CT 扫描。在延迟期(排泄期)中,更容易发现结石的部位,且三维图像处理的显示效果较好。同样,尿路 CT 检查的受检者,一般都要先询问近日内是否做过胃肠钡剂检查,胃肠钡剂检查后通常在 3d 内不能再行 CT 检查,如必须做 CT,应清肠后确认无残留钡剂方可。增强扫描后应留观 30min,以观察有无过敏反应。

第四节　四肢螺旋 CT 扫描

下肢 CT 血管成像

(一) 适应证与扫描前准备

1. 适应证　动脉瘤及动脉内血栓形成。

2. 扫描前准备　嘱受检者去掉外衣。在扫描过程中受检者的体位须保持不动,对不合作的受检者及婴幼儿,可采用药物镇静(药物使用、剂量和用法见颅脑 CT 血管成像)。本检查需注射对比剂,根据对比剂使用说明书,决定是否做碘对比剂过敏试验。

(二) 检查体位和扫描范围

受检者仰卧,身体置于床面中间,双手上举,足先进。扫描范围从耻骨联合上 3cm 至靶血管远端。

(三) 扫描方式和参数

扫描基线为耻骨联合上 3cm。扫描参数 120kV、150mA、0.5s。探测器单元为 1.5mm。重建层厚为 6.0mm,重建间隔为 6.0mm。螺距为 1。图像重建函数核均为平滑算法。FOV 为 200mm。

(四) 对比剂的使用

1. 无须使用口服对比剂。

2. 对比剂用量和注射速率　成年人一般用量为 100～120ml,儿童按体重用量为 1.0～1.5ml/kg。用高压注射器静脉注射,注射速率 3～4ml/s。目前一般使用双筒高压注射器,可续注 30～40ml 生理盐水。

3. 扫描延迟时间　一般为 25s,或采用团注测试在耻骨联合层面进行小剂量试验,确定延迟时间。

(五) 摄影和图像后处理

采用最小薄层做第二次图像重建,然后用 VR 或 MIP 做三维图像重组,下肢的血管造影需细心地把骨骼去除,仅保留血管。也可采用 MPR 和 CPR 做多平面图像重组显示血管。

(六) 注意事项

扫描时双下肢须并拢,并保持对称。增强扫描后应留观 30min,以观察有无过敏反应。

第七章
CT的图像质量

第一节 常用CT图像质量测试方法

一、分辨力测试

图像质量的测试方法：点扩散函数（PSF）、线分布函数（LSF）、对比度传递函数（CTF）以及调制传递函数（MTF）。

点扩散函数测试是以物体中的一个点为单位，经成像后该点的失真程度，即该点大小、形状的改变。空间分辨力是测试点扩散函数最大半值宽度，最大半值宽度又称为半值全宽（FWHM）。

线分布函数也是测试成像系统失真的一种方法，主要是指一个线条状的物体经成像后还原的失真，形成线条状物体的扩散。

对比度传递函数又称为对比度响应函数，用来测试成像系统的对比度。其定义为：一个线条状的分辨力测试模板经射线照射成像后，如果将测试图像中的线条看作是模板中线条长度的函数，那么相邻两条线密度的差值即为对比度传递函数。

调制传递函数的测试方法可由线分布函数通过傅里叶变换方法得到。调制传递函数测试时，先要将被测试物转换为频率，测试结果的光学密度被用来表示图像质量的衰退程度，如果调制传递函数等于1，即说明物体被精确地复制，相反如果调制传递函数等于0，则说明无任何图像信息被传递。根据上述方法，可以画出调制传递函数的曲线图。

在实际应用中，如果某台CT扫描设备的空间分辨力为15LP/cm，那么该CT应该能分辨一个0.3mm的物体（1/15LP/cm＝10/15LP/mm＝0.6mm/LP＝0.3mm/线），或采用简单的数学式5÷LP/cm＝线径（mm）。

二、体模测试

体模是CT图像质量测试一个非常有用的工具，可以测试很多与CT质量有关的性能指标。

最基本的体模如水模、分辨力测试体模等。其中水模至少包括三种类型，直径30cm代表成人体部的水模、直径20cm代表成人头部的水模和直径15cm代表小孩头部的水模，另外还有直径10cm代表四肢的水模。

分辨力体模有两种，一个是高对比分辨力体模，另一个是低对比分辨力体模。层厚测试体模各厂家的设计可有所差别，但目的都是测试CT扫描层厚的准确性。

第二节　图　像　质　量

一、空间分辨力

空间分辨力(spatial resolution)又被称为高对比度分辨力(high contrast resolution),是在高对比度情况下(CT 值差值>100Hu)区分相邻最小物体的能力,它是测试一幅图像质量的量化指标,结果通常以毫米(mm)为单位或以每厘米的线对数(LP/cm)表示。

CT 空间分辨力包括平面分辨力和纵向分辨力,其在三个方向的空间分辨力是非各向同性的。传统 X 射线摄影概念中关于空间分辨力只是指平面分辨力,因此纵向分辨力也只用来表示了受检者长轴方向的分辨力。

CT 的平面分辨力概念与普通 X 射线摄影基本相同,只不过 CT 中平面分辨力的影响因素还受到重建算法的影响。

笼统地说,CT 的空间分辨力受两大因素的影响:CT 成像的几何因素和图像重建的算法。

成像几何因素是指成像过程中与数据采集有关的元器件和参数的设置,包括 X 射线管焦点的尺寸、探测器孔径的大小、扫描层厚、焦点扫描野中心和探测器距离以及采样距离。

重建算法主要是指图像重建过程中采用的不同算法(或滤过函数),如平滑(软组织)算法、边缘增强(高分辨力)算法等。

另外,空间分辨力还受成像矩阵大小的影响,即矩阵越小图像分辨力越高。目前 CT 的成像矩阵基本固定(512×512),在考虑分辨力影响因素中,该项忽略不计。

空间分辨力通常采用两种方法来测试和表示。它们是采用成对排列、黑白相间的分辨力测试体模或由大到小排列的圆孔测试体模测试表示。

采用黑白线条体模测试以线对数(LP/cm)表示,而用圆孔体模测试则以毫米线径数(mm)表示。

二、低对比度分辨力

低对比度分辨力(density resolution),是在低对比度情况下(CT 值差值<10Hu)分辨物体微小差别的能力。

低对比度分辨力常以百分单位毫米数表示(%/mm),或以毫米百分单位表示(mm/%)。

通常 CT 扫描设备密度分辨范围为(0.25%~0.5%)/(1.5~3.0mm),在头颅扫描时能分辨 0.5%/2.0mm 的密度差。同时,低对比度分辨力还与扫描时所采用的剂量大小有关。

低对比度分辨力受扫描层厚、像素噪声、重建算法、光子的数量、物体的大小、物体的对比度和系统调制传递函数的影响,其中像素噪声是主要影响因素。

像素噪声的定义是匀质水模在限定范围内 CT 值的标准偏差,是在匀质断面图像中像素的点与点之间 CT 值的随机波动和它的平均值离散的测量。噪声可通过增加 X 射线的光子数量,即增加扫描条件得到改善,日常工作中采用小的层厚须加大扫描剂量,就是因为小的层厚减少了 X 射线的光子量。

受检者的体型大小也影响了射线的衰减，使到达探测器的光子数量减少，从而影响了低对比度分辨力。重建算法对低对比度分辨力和空间分辨力的影响是一对矛盾，边缘增强算法使图像的边缘更清晰、锐利，但降低了图像的低对比度分辨力；而平滑算法提高了低对比度分辨力，边缘、轮廓表现不及边缘增强算法。

CT系统低对比度分辨力的测量采用排列成行的数排不同大小的圆孔体模。与常规影像设备比较，CT具有更高的低对比度分辨力，这是因为CT图像层面的上下没有重叠，X射线束高度准直散射线少和采用了高灵敏度的探测器。

三、噪声

噪声是在均匀物质扫描图像中各点之间CT值的上下波动，也可解释为是图像矩阵中像素值的标准偏差。

噪声水平是对比度或CT值总数的百分比，在实际使用中，通常是以一划定大小的兴趣区来表示，平均值和标准偏差在图像一侧显示。

噪声可影响图像的质量。在质量较差的显示器上可以看到重叠于图像上、有规律分布、小颗粒状的现象，即为噪声（或像素噪声）。

CT图像中噪声的产生与射线的剂量，也就是到达探测器上光子数量的大小有关，射线剂量越大或光子数越多，噪声越小。

如以毫安秒的乘积表示扫描剂量，一般而言噪声减少1/2，扫描剂量需增加4倍。

四、伪影

伪影是由于CT扫描设备或受检者原因所造成的、图像中组织结构被错误传递的一种现象。在图像中表现各异并可影响诊断的准确性，由于某些原因造成的图像畸变也被归类于伪影。

根据形成的原因不同，伪影可以分成两大类：受检者造成的伪影和设备引起的伪影。

由受检者造成的伪影多数为运动伪影。人体内一些不自主器官如心、肺、肠等的运动和受检者体位的移动可形成条状伪影；受检者身上携带的金属物可产生放射状伪影；在软组织骨的边缘也可产生条纹状伪影。

由设备系统性能所造成的伪影都是由于设备运行不稳定造成的。

如由于探测器之间的响应不一致，可造成环状伪影；由于投影数据测量转换的误差，可导致直线状伪影；采样频率较低也可产生直线状伪影，而由于射线硬化，则可产生宽条状伪影。另外，由于受检者体位摆放不正确（如未放在扫描范围内），也可产生伪影（表2-7-1）。

表 2-7-1　伪影的基本表现和产生原因

表现	原因
条状	数据采样不当；部分容积效应；受检者运动；金属物；射线束硬化；噪声；螺旋扫描；机械故障
阴影状	部分容积效应；射线束硬化；螺旋扫描；散射线；焦外辐射；投影数据不全
环状和带状	探测器通道故障（常见于第三代CT机）

第三节 影响CT图像质量的因素

一、X射线源

CT检查X射线的产生和成像质量受到量子起伏的影响。

X射线发射量子的过程是随机性的,可以给出图像中单位面积上量子的平均值,而不能给出准确的数值,这就是量子的自然起伏。

要获得对比度细微的差别,原则上应使初级的接收获得尽可能多的光子,而可观察的最小对比度则直接依赖于光子数量的多少。

二、几何因素

几何因素也是影响图像质量的一个重要方面。

它们包括焦点的尺寸、探测器孔径的大小、扫描层厚和采样间距等。

从X射线管焦点发出的X射线束到达探测器,根据探测器的数量多少被分解成相对独立的射线束,因而空间分辨力的大小不仅与X射线管焦点有关,还与探测器的孔径大小有关。

当被检物体小于探测器孔径大小时,该物体不能被分辨。

在扫描野中心射线束的宽度,又被称为有效射线束宽度(Web),其决定了空间分辨力的大小。而有效射线束宽度则与五个系统参数密切相关,即焦点尺寸、探测器孔径、一次投影射线束通过的路径、焦点至探测器的距离和焦外辐射至探测器距离的比值。

采样频率是指数据传送和读取的间隔,采样频率越高空间分辨力越高,图像的重建也越精确。

CT扫描设备的矩阵大小基本上使用512×512,个别特殊目的的CT扫描设备有256×256(如CT透视专用CT设备)和1 024×1 024(如某些型号CT)。图像的清晰度受矩阵中的像素点多少的影响,因而像素的大小决定了显示分辨力。但是,增加像素并不增加扫描的原始数据,重建分辨力也不改善。一个相对像素来说较大的物体,可由增加像素而有所增强;相反如一个较小的物体,则可能无法准确的重现。

扫描层厚也影响空间分辨力,如果被扫描的物体为4mm,采用10mm层厚扫描,那么该4mm的物体被分散在10mm的层厚中显示,CT值的测量也会不准确,而扫描层厚改为5mm,图像会更清晰,空间分辨力就会提高。

三、重建算法

重建算法也影响图像的空间分辨力。

在图像的重建过程中,涉及两步重建算法卷积和反投影,如果未经校正即行反投影,有可能使成像模糊。

为使图像的边缘锐利,需采用高通滤过加权卷积处理,使反投影后的图像边缘锐利、清晰。

根据卷积的不同算法,有三种常用的加权方法,标准、边缘增强和平滑算法,卷积算法或称卷积核决定了图像的清晰程度。

通常由计算机程序设定的卷积算法常与解剖部位相关，平滑或软组织算法常用于显示脊柱、胰腺、肾上腺、肺结节或其他软组织部位；边缘增强或骨算法常用于内耳、致密骨或肺部的高分辨力显示。

四、影响空间分辨力的因素

CT 扫描设备的固有分辨力主要取决于探测器孔隙的宽度，其次有 X 射线管焦点的尺寸、受检者与探测器的相对位置等。

CT 尽管采集的是三维信息，但最终的图像显示仍是二维的，它包含的第三维实际上就是层厚。若层厚增加，则第三维的信息也增加，在图像中其像素显示的不过是体素所含全部组织的平均值。对于既含骨骼又含肌肉软组织的体素而言，其 CT 值不过是所有组织的平均值，具体的数值取决于各组织所占的比例。

（一）射线束的宽度

射线束的宽度对空间分辨力有着举足轻重的影响。

首先，射线束的宽度大小受 X 射线管焦点大小的影响，焦点越大射线束宽度越大。

其次，与焦点 - 物体和物体 - 探测器距离有关，该距离越大射线束宽度越大，较宽的射线束，其扫描成像结果的图像相对较模糊。

最后，探测器的孔径大小也与有效射线束宽度相关。即某已知大小的射线束，通过被检查者到达探测器，根据探测器的孔径大小被分解成相对独立的射线束，相对探测器而言，射线束的宽度受探测器孔径大小的影响。

（二）扫描层厚

一般认为，层厚越薄空间分辨力越高，低对比度分辨力越低；反之，层厚越厚空间分辨力越低，低对比度分辨力越高。

改变层厚对于空间分辨力和低对比度分辨力的影响是一对矛盾，因为增加层厚，在扫描条件不变的情况下，X 射线的光通量增加，探测器接收到的光子数增加，结果改善了低对比度分辨力。

（三）滤波函数

改变图像的滤波函数（或重建算法）可影响空间分辨力。如采用高分辨力的算法，其分辨力高于标准和软组织算法，但同时噪声也增加。一般改变算法提高分辨力受设备本身的固有分辨力限制，并不能超过设备本身的固有分辨力。

（四）重建矩阵和显示矩阵

一般而言，矩阵越大图像的分辨力越高，但并不是矩阵越大图像的质量越好，这是因为矩阵增大像素减小，同时每个像素所得的光子数减少，使像素噪声增加，并且使低对比度分辨力降低。

五、影响低对比度分辨力的因素

低对比度分辨力取决于 X 射线束的能量分布。

（一）光通量

光通量即 X 射线通过受检者后的光子数量，其数量的多少受曝光条件的影响，即 kVp、

mA 和时间。

总体说,曝光条件越大,X 射线的光子数量越多,其中 mA 和时间增加 X 射线光子的数量,kVp 增加物体的对比度。其次也受被扫描物体的厚度、密度和原子序数的影响。

(二)扫描层厚

增加层厚光子数增加,低对比度分辨力提高;反之则降低。

(三)重建算法

重建算法也可影响 CT 的低对比度分辨力。如将高分辨力重建算法改为软组织平滑的算法,则可减少噪声,使图像的低对比度分辨力提高。

六、影响噪声的因素

(一)光子的数量

光子数量的多少主要由毫安秒决定。

光子的数量通常还受 X 射线管电压的影响,相对高的电压可降低噪声,反之则噪声增加。一般,X 射线管电压较高,可使骨和对比剂的 CT 值有所降低,并且软组织显示的对比度也降低。但是,因电压增加降低了噪声,也能改善低对比度分辨力,使图像细节显示更清楚。

(二)物体的大小

比像素噪声更为重要的是通过物体后剂量的衰减。

与人体组织相仿的水,每增加 3.6cm 水的厚度,射线衰减约 50%,即在实际扫描中受检者体厚每增加 4cm,射线量可有 50% 的衰减。有鉴于此,在图像满足诊断要求的前提下,应尽可能采用高的扫描条件和较厚的扫描层厚。

(三)扫描的层厚

扫描层厚的大小可影响噪声的量以及图像的空间分辨力。

这是一对相互制约的因素,即增加扫描层厚,降低噪声,但空间分辨力亦相应下降;减小层厚,空间分辨力上升但噪声也增加。层厚的大小直接决定了光子的数量。

(四)滤波函数

采用不同的算法可同时影响噪声和分辨力,这两方面也是相互制约的。

采用边缘增强的算法,如高分辨力算法,可使分辨力增加但也使噪声增加;相反,采用平滑的算法,如软组织算法,使噪声降低但分辨力也降低。在临床应用中,各个解剖部位都有相应的高、中、低不同的算法。

其他还有一些因素也可影响噪声的大小,如矩阵的大小、散射线和电子噪声(探测器噪声)等。

第四节　CT 图像质量控制

一、质量保证的基本概念

质量保证和质量控制基本的定义:对被检查者及检查者,以最小的代价和最少的射线剂量,获得一幅优良图像的一种有组织、有计划的行为。其内容包括:质量控制方法和质量管理程序。质量控制是对 X 射线成像设备系统进行监测和维护的一种方法,并与 X 射线成像设备直接相关。而质量管理是一种管理手段，其保证了监测程序的正常进行，并对结果进行监督管理。

二、CT 质量控制的内容

CT 质量控制主要是对 CT 机的一些硬件如 X 射线发生器、X 射线管、检查床和扫描机架系统等进行监测。一般的测试内容包括高、低对比度分辨力测试，噪声水平测试和 CT 值线性等测试。全面质量测试内容包括：X 射线发生器、焦点尺寸、扫描层厚、床位置精确度、床位指示精确度、X 射线管的输出量、噪声水平、空间分辨力、低对比度分辨力和 CT 值的线性等。

三、质量控制的基本方法

质量控制的基本方法涉及资料的收集和评价，需采用一些图表来表示操作的过程和质控的评价，常用的图表如下。

1. 流程图　流程图是整个质控分析步骤的框图，表示各个环节之间的相互关系，也有助于问题的确定和解决，并能使质控工作的规范化。

2. 因果图　原因结果图又称"鱼刺图"，提供原因的分析，主要在质量控制工作中，对一些问题的原因给出了简明的结果，并以简单的图形形式表示。

3. 矩形图　矩形图能以图形的方式显示是有关数据和资料，能较简明地显示成像过程中的一些变量，并对连续的数据有较直观的表述能力，如各种检查方法的统计显示或各年龄段检查受检者数的统计。

4. 散点图　散点图是以 x 和 y 轴为坐标，数据以点分布为特征，从散点的分布中能表示所比较的两个参数之间的相关性。

5. 控制图　控制图是某一时段内一个被监测对象上下波动的图形表示。

四、验收测试和质控测试

验收测试是指新设备安装后或现有设备大修后的性能和指标测试，目前引用的标准是 IEC 61223：3～5 章节（IEC，International Electrotechnical Commission 2004 国际电工委员会）。

质控测试是指按现有的或国家的标准对所用设备进行系列检测，以尽早发现问题和确保设备的正常运行，目前引用的标准是 IEC 61223：2～6 章节。

目前的验收测试和质控测试都只是针对序列扫描，而对螺旋扫描的检测内容则较少涉及（表 2-7-2）。

表 2-7-2　验收测试和质控测试的项目

项目	验收测试	质控测试
CT 值的准确性	√	√
CT 值的均匀一致性	√	√
噪声	√	√
空间分辨力	√	√

续表

项目	验收测试	质控测试
低对比度分辨力	√	×
层厚	√	√
螺旋扫描层厚	√	√
辐射剂量分布	√	×
横断面剂量	√	√
床位置精确性	√	√
定位指示灯精确性	√	×
机架倾斜精确性	√	×

第五节　质控基本内容的测试方法

一、水模平均 CT 值测试

测试工具：直径 20cm 的水模，一般 CT 机都随机带（标配）有水模。

测试方法：采用非螺旋扫描方法扫描水模，重建图像。根据重建后的图像，在水模的中心部位设置一个兴趣区，大小为 2～3cm^2 包含 200～300 个像素，然后测量平均 CT 值。空气的 CT 值可从图像全黑处获得，或行空气扫描后直接测量。

正常参考值：水的平均 CT 值接近于 0Hu。空气的 CT 值是 −1 000Hu。

正常值范围：水的平均 CT 值正常波动范围不应超过 ±3Hu，空气的平均 CT 值不应超过 ±5Hu。

测试频度：每天 1 次。

二、CT 值的均匀性测试

测试工具：直径 20cm 水模。

测试方法：将水模扫描后，用 CT 机上的兴趣区测量水模图像的上、下、左、右部位，兴趣区大小 2～3cm^2。

正常参考值：正常情况下，四个部位所测得水的 CT 值应为零。

正常值范围：所有部位测得的 CT 值平均差值不应大于 5Hu，大于 5Hu 说明 CT 图像的平滑度降低。如果水模 CT 值中心高四周低，称为"帽状"现象；相反如四周高中心低，则称为"杯状"现象。

测试频度：测试频度为每年 1 次。

三、噪声水平的测试

测试工具：直径 20cm 的水模。

测试方法：其他扫描参数不变，分别改变 mAs 和扫描层厚，对水模进行数次扫描，mAs 由低到高逐渐增加，在扫描后重建的图像上，分别在水模的中心处进行平均 CT 值的测量，

兴趣区大小为 $2\sim3cm^2$。

正常参考值：在匀质物体中，CT 值的标准偏差与噪声水平成正比。通常其他扫描参数不变，当 mAs 和层厚较低时，CT 值的标准偏差增大。随着 mAs 的增加，CT 值的标准偏差减小。

正常值范围：一般在新 CT 安装后应进行噪声水平测试，并保存噪声变化曲线。

测试频度：测试频度为每年 1 次。引起噪声水平变化的原因很多，如扫描条件的改变，探测器的灵敏度改变，探测器阵列放大电路的原因等。

四、高对比度分辨力的测试

测试工具：高对比度分辨力体模，对比分辨力要求等于大于 10%，也可采用分辨力测试线对板。该测试体模由有机玻璃制成，每排有 5 个直径大小不等的孔，直径依次由大到小排列，孔内含水的体模对比度大约是 20%，孔内含空气的对比度大约是 100%。

测试方法：选用适当参数扫描分辨力体模，观察体模图像中能分辨的最小孔径。标准要求是所有 5 个孔都能清晰显示，5 个孔不能全部显示则为不达标。

正常参考值：采用头颅标准扫描模式时，高对比度分辨力在 1mm 以内；采用高分辨力扫描模式时，其分辨力可达 0.25mm。

正常值范围：应该根据不同 CT 机的情况，设定分辨力的正常值范围。方法是在该 CT 机最佳工作状态时进行高对比度分辨力测试，所测得的最高分辨力数值即为该机的正常值。另外，厂家所标称的分辨力参考值，也可作为测量的正常值范围。分辨力降低往往是由于球管使用时间较长，焦点变大，机架内的机械结构磨损、颤动，探测器老化等。

测试频度：每月 1 次。

五、低对比度分辨力的测试

测试工具：低对比度分辨力体模，上面有直径 $2\sim8mm$ 不等的小孔，孔内注满水或其他液体（乙醇或糖水），使 CT 值的误差在 0.5% 之内。另一种方法是将塑料薄膜（或胶片）中间钻孔置于水模中，利用部分容积效应测试低对比度分辨力。扫描时，X 射线大部分通过水，小部分由塑料薄膜吸收，形成模糊的、低对比度图像。在质控测试中，上述两种方法都很难定量，通常的做法是在正常情况下所测得的结果，作为以后质控测试对照参考。

测试方法：根据扫描所得的 CT 图像，观察能看到的最小孔径，一整排孔全部可以看到方可达标。能看到的孔径越小，CT 机的低对比度分辨力越高。一般而言，扫描剂量越高，噪声越小；反之则噪声越大。随着扫描剂量增加，低对比度分辨力也随之增加。

正常参考值：一般低对比度分辨力约在 5%，即应能分辨直径为 $4\sim5mm$ 的小孔，随着设备使用时间的增加，低对比度分辨力会有所降低。

正常值范围：低对比度分辨力的高低与扫描剂量等其他因素密切相关。如使用薄膜水模，低对比度分辨力则与薄膜的厚度和扫描的层厚有关。增加扫描剂量，也会使低对比度分辨力增加。另外，改变扫描算法，也会影响低对比度分辨力。一般低对比度分辨力的测试，常以头颅扫描条件为准，以后每次测试都以此参照标准。

测试频度：每月 1 次。

六、非螺旋扫描的层厚测试

测试工具：嵌有金属丝或钻有小孔并与射线成45°的塑料体模。不能简单地直接用胶片扫描。

测试方法：选择层厚，通常测试最小、中等和最大三种层厚。扫描后在显示屏上测量金属丝或小孔的距离，一般显示的孔距应该等于所用层厚的大小。

正常参考值：显示屏上测得的层厚应该等于标准层厚。

正常值范围。如用7mm标准层厚扫描，误差范围应在2mm以内；如选择1mm或2mm，误差可达标准层厚的1倍。

测试频度：一般每年进行1次。层厚的误差主要是由于准直器的原因。

七、螺旋扫描的层厚测试

测试工具：一个专用体模，内镶嵌金属丝并与扫描平面成45°角，不能使用胶片直接测量层厚的宽度。

测试方法：单层螺旋扫描，取螺距等于1（如10mm层厚/10mm床速）；多层螺旋扫描，移床速度等于探测器的排数乘以层厚。扫描后在重建的图像上用距离测量工具测量金属丝的长度，正常情况下，射线束投影于45°角的部分应该等于射线束的宽度。根据一组螺旋扫描的图像，还可确定层与层之间是否有重叠或间隙现象，具体方法是在显示屏上观察相邻的两幅图像解剖结构是否对接完整。

正常参考值：首先，实际层厚应该与标准层厚相符；其次，确定层与层之间有无重叠和分离，确认的方法是两幅图像所显示的金属丝，在位置上衔接完整，既不重叠、也没有间隔距离。否则，说明床移动与层厚不相符，或者层厚标准不准确。

正常值范围：层厚≥7mm，误差范围应在2mm以内，分离或重叠现象应<3mm，但实际情况往往并非如此，尤其层厚设置较小时，这时标准只能适当放宽。

原因和测试频度：层厚误差主要是机械方面的原因，如准直器叶片未调准；重叠或分离现象可能是螺距设置不当或者是床位指数不准。该测试每年进行1次。

八、检查床定位精确性测试

测试工具：定位装置测试体模。该装置在塑料体模上钻有两个互相垂直的小孔道与成像平面成45°，并交错通过体模中心。

测试方法：首先确定层厚对体模中心孔道交叉点进行扫描，重建后的图像上应能看到两个小孔道。如果定位装置精确，两个孔道应并排排列。该测试方法也可定量，即测试图像显示两条孔道错位，测量错位的距离，两孔道错位的距离等于射线束中心与定位装置中心的偏离距离。

正常参考值：正常情况下，两个孔道应整齐排列。

正常值范围：两个孔道排列偏差应小于3mm，如果大于3mm，应由专业维修人员调整。

测试频度：每月1次。检查床定位误差多见于检查床定标误差，偶尔也可由软件因素引起。

九、定位线指示灯的精确性测试

测试工具：10 英寸×12 英寸 X 射线胶片 1 张。

测试方法：纸包片放置于检查床上，并将检查床升高至常规检查位置，约相当于机架孔中点，进床后打开定位指示灯，在指示灯相当于扫描线的位置处，用大头针在胶片的两侧边缘处钻取两个小孔，然后用最小的层厚扫描。

正常参考值：正常情况下，图像的扫描线应与针眼的位置一致。

正常值范围：正常误差范围不应大于 2mm。

测试频度：一般每年进行 1 次。产生误差的原因有两个，一是定位线指示灯的原因，二是球管的原因。

十、散射线剂量和防护测试

测试工具：直径 20cm 的水模和射线曝光计量仪。

测试方法：将水模置于扫描位置，同时将射线曝光计量仪放置于散射线测量点，穿上铅围裙，另一人按下扫描按钮开始扫描，测得的辐射剂量乘以扫描总次数，即为某一部位的辐射剂量。其余测试点按同样方法进行。

正常参考值：辐射剂量根据测试点离扫描机架的远近不尽相同，通常越靠近扫描机架和受检者散射线剂量越大。

正常值范围：散射线剂量越小越好。

测试频度：测试频度为每年 1 次。如辐射剂量大于 25mR/ 次，应确认准直器及球管管套有无问题。

第六节　CT 的辐射防护

一、概述

图像质量和射线剂量之间存在一定的因果关系，如有时为了增加图像的分辨力或减少图像的噪声，就需要增加扫描的射线剂量，这对于诊断而言或许是有利的，但受检者却额外多接受了 X 射线。X 射线属于电离辐射，对人体会产生生物效应而造成人体的损伤，与常规 X 射线摄影相比，CT 检查的 X 射线量和质都有一些明显的区别。

CT 的检查为窄束 X 射线，常规 X 射线检查是宽束 X 射线。在同样照射条件下，宽束 X 射线剂量大，散射线多。

CT 的检查射线能量高，一般都在 120kV 以上。而 X 射线线质硬、穿透性强、被人体吸收少。

CT 检查采用的元器件转换效率高、损失少，X 射线的利用率要较常规 X 射线检查高。

CT 机 X 射线管的滤过要求比常规 X 射线管高，对人体有害的软射线基本被吸收，是一束相对单一的高能射线。

受检者的辐射剂量主要与辐射剂量分布有关。对于扫描剂量分配的测量，常用数学中的函数 $D(z)$ 表示，$D(z)$ 是被用来描述 CT 扫描时受检者纵轴方向任意形状射线强度的剂量。一般而言，不同 CT 机之间的 $D(z)$ 值并不相同。

一次扫描的辐射剂量，除扫描层面内的剂量外，扫描范围外的区域也存在相当剂量的散射线。

二、CT 受检者的剂量及防护

对 X 射线辐射防护在于防止发生有害的非随机效应，并将随机效应的发生率降低到最低水平。具体的防护除了 CT 机房固有的防护外，还需注意个人防护。

CT 检查的正当化。因为 X 射线对人体有一定的损伤，尽可能避免一些不必要的检查。

扫描中尽可能取得受检者的合作，减少不必要的重复扫描。

扫描时尽可能让陪伴人员离开，必要时应让陪伴人员穿上铅防护衣并尽可能离 X 射线管远一些。

扫描时，在不影响诊断的情况下，尽可能缩小扫描范围，降低扫描剂量。

对受检者，应做好扫描区以外部位的遮盖防护。

定期检测扫描机房的 X 射线防护和泄漏等情况。

第三篇

MRI 成像技术

主　　编　付海鸿　倪红艳
副 主 编　张　晨　赵海涛　吕发金　唐鹤菡
编　　委（按姓氏笔画排序）
　　　　　于　群　华中科技大学同济医学院附属协和医院
　　　　　王　虹　空军军医大学第一附属医院
　　　　　付海鸿　中国医学科学院北京协和医院
　　　　　吕发金　重庆医科大学附属第一医院
　　　　　刘　铁　天津市第一中心医院
　　　　　刘泽群　中国医科大学附属第一医院
　　　　　孙文阁　中国医科大学附属第一医院
　　　　　孙家瑜　四川大学华西医院
　　　　　孙照勇　中国医学科学院北京协和医院
　　　　　李　茗　南京大学医学院附属鼓楼医院
　　　　　李文美　广西医科大学第一附属医院
　　　　　李真林　四川大学华西医院
　　　　　张　晨　北京医院
　　　　　张爱莲　中国人民解放军总医院第一医学中心
　　　　　陈　晶　海口市人民医院
　　　　　欧阳雪晖　内蒙古自治区人民医院
　　　　　周　旸　重庆医科大学附属第一医院
　　　　　赵海涛　西安国际医学中心医院
　　　　　胡军武　华中科技大学同济医学院附属同济医院
　　　　　夏春潮　四川大学华西医院
　　　　　倪红艳　天津市第一中心医院
　　　　　唐大中　华中科技大学同济医学院附属同济医院
　　　　　唐鹤菡　四川大学华西医院
　　　　　黄敏华　中国人民解放军总医院第六医学中心
　　　　　路　青　上海交通大学医学院附属仁济医院

目　录

第一章
磁共振成像的物理学基础

第一节 概 述

一、磁共振成像的起源及定义

磁共振成像（magnetic resonance imaging，MRI）是生物组织中的自旋原子核（氢原子）在磁场及射频场共同作用下产生磁共振信号，并通过处理形成图像的技术。

磁共振成像的物理学基础是核磁共振（nuclear magnetic resonance，NMR）现象。1946年，美国斯坦福大学 Felix Bloch 和哈佛大学的 Edward Purcell 教授同时发现了磁共振现象，这一发现在物理学、化学、生物化学和医学上都具有重大意义。两位科学家由于这一发现于 1952 年获得了诺贝尔物理学奖。1950—1970 年，NMR 主要用于分子的化学和物理特性分析。1971 年，美国纽约州立大学的 Raymond Damadian 教授在《科学》杂志上发表了题为"NMR 信号可检测疾病"和"癌组织中氢的 T_1、T_2 时间延长"等论文。1973 年，美国人 Paul C. Lauterbur 利用反投影法在实验室的试管样品上完成了 MRI 的模拟成像工作。1975 年，Richard Ernst 提出采用相位和频率编码及傅里叶变换方法进行 MRI，为现代 MRI 的发展奠定了基础。1977 年，Peter Mansfield 开发了平面回波成像（echo planar imaging，EPI）技术。1978 年，英国第一台头部 MRI 设备投入临床使用，1980 年全身的 MRI 研制成功。1991 年，Richard Ernst 因其在傅里叶变换方法取得的成绩，被授予诺贝尔化学奖。2003 年，美国伊利诺伊大学的 Paul C. Lauterbur 和英国诺丁汉大学的 Peter Mansfield 因其在磁共振成像方面的发现获得了诺贝尔医学奖。

二、磁共振成像特点及局限性

（一）磁共振影像的特点

1. 多方位、多序列、多参数、多对比成像，可提供丰富的诊断信息。
2. 不使用对比剂即可获得血管成像。
3. 能检测人体功能及代谢信息并可进行定量成像。
4. 无电离辐射，一定条件下可进行介入 MRI 治疗。
5. 无骨伪影的干扰，后颅凹病变等清晰可见。

（二）磁共振成像的局限性

1. 成像速度慢，检查时间长。
2. 常规序列对钙化灶和骨皮质病变不够敏感。

3．图像易受多种伪影因素影响。

4．禁忌证比较多。

第二节　原子核共振特性

一、原子核的自旋

（一）原子核的结构

任何物质都是由分子组成的，分子是由原子组成的。人体内最多的分子是水，水约占人体重量的 65%。水分子由氢原子和氧原子构成，因而，氢原子是人体中含量最多的原子。

原子又由原子核和绕核运动的电子组成。原子核位于原子的中心，由带有正电荷的质子（proton）和不显电性的中子组成。质子数量通常与原子核外的电子数相等，以保持原子的电中性。原子核中的质子数和中子数可有不同，质子和中子决定原子的质量，原子核主要决定该原子的物理特性。电子在原子核外快速运动，有轨道运动和自旋运动。因为，电子有质量和电荷，其轨道运动产生轨道角动量和轨道磁矩，自旋运动产生自旋角动量和自旋磁矩。在许多情况下，轨道磁矩的贡献很小，分子的磁矩主要来自自旋，这种电子的运动在电子显微镜下视如云状，称电子云。

（二）原子核的自旋特性

原子核不是固定不变的，而是不停地类似地球一样围绕着一个轴以一定的频率做自旋运动，称为"自旋"（spin）。由于原子核带有正电荷，随之旋转的电荷则产生电流，即原子核的转动就相当于一个环形电流。根据法拉第（Faraday）电磁原理可知，通电的环形线圈周围都有磁场存在，因此原子核自身具有磁性，在其周围产生微小磁场，并具有磁矩。原子核磁矩是矢量，具有方向和大小，用 μ 表示。总之，原子核的自旋是产生磁共振现象的基础。

因为具有磁矩的原子核有一定的质量和大小，所以原子核还具有自旋角动量，用 P 表示

$$P=h[I(I+1)]1/2$$

式中 h 为普朗克常数，I 为核自旋量子数。

I 代表原子核的固有特性，当原子核内的质子数和中子数都是偶数时，自旋量子数 $I=0$，即成对质子、中子的自旋互相抵消，原子核的总自旋为零；当原子核内的质子数和中子数都是奇数，而两者的和为偶数时，自旋量子数 I 取整数值；当原子核内的质子数和中子数的和为奇数时，自旋量子数 I 取半整数。因此，只有具备奇数质子和奇数中子的原子核并且质子数和中子数的和为奇数的原子核，其总自旋不为零，才能产生磁共振现象，这样的原子包括 ^{1}H、^{13}C、^{19}F、^{23}Na、^{31}P 等百余种元素。在生物组织中，氢原子（^{1}H）是人体中含量最多的原子，^{1}H 占原子总数量的 2/3，而且 ^{1}H 核为磁化最高的原子核，所以目前生物组织的磁共振成像主要是 ^{1}H 成像。氢原子核内只有一个质子，不含有中子，所以氢原子核也称为氢质子。

角动量是磁性强度的反应，角动量大，磁性就强。一个原子核的角动量约为 1.41×10^{-26}T（tesla），磁共振就是要利用这个角动量的物理特性来进行激发、信号采集和成像的。

二、原子核在外加磁场中的自旋变化

前面已经讨论了原子核的一些固有特性，下面介绍自旋核在静磁场中的变化。在没有

磁场的情况下,自旋中磁矩的方向是杂乱无章的。因此,对一个原子核宏观集体而言,就不可能看到任何宏观的磁性现象。如果将含有磁性原子核的物质放置于均匀磁场中,情况就不一样了,下面将详细说明。

(一)原子核自旋和角动量方向

根据电磁原理,原子核自旋产生的角动量的空间方向总是与自旋的平面垂直。由于原子核自旋的方向总是在变化的,因此角动量的方向也跟着变,在自然状态下,角动量方向随机而变。当人体处于强大的外加静磁场(B_0)中时,体内的原子核将发生显著的磁性改变。角动量方向将受到外加静磁场(也称主磁场)的影响,趋向于与外加静磁场平行的方向。当自旋质子磁场方向与外加静磁场同方向时,质子处于低能级状态,而与外加静磁场方向相反时,则处于高能级状态,同时这些质子极易改变方向。经过一定的时间后,终将达到相对平衡、稳定的状态,约一半多一点的原子核的角动量与静磁场方向一致,余下的原子核的角动量与静磁场方向相反,方向一致与方向相反的原子核的角动量总和之差产生了角动量的净值。这个净值是关于所有原子核总的概念,不单独指单个原子核。因此,把这群质子自旋角动量产生的净值称为磁矩,它的方向与外加静磁场方向一致。

(二)磁矩和进动

磁矩有一些重要的特性,第一,磁矩是一个总和的概念。磁矩方向与B_0方向一致,并不代表所有原子核的角动量方向与B_0一致,实际上近一半的原子核的角动量方向与B_0方向相反。第二,磁矩是一个动态形成过程,人体置于磁场后,需要一定的时间才能达到一个动态平衡状态。因此,当磁矩受到破坏后,其恢复也需要一定的时间。第三,磁矩在磁场中是随原子核进动的不同而变化,而且进动是具有特定频率,此称进动频率。

在磁矩的作用下,原子核自身旋转的同时又以B_0为轴做类似陀螺的旋转运动,此称进动。它是一种围绕某一个轴的圆周运动,这个轴就是沿着B_0方向的轴。由于磁矩是有空间方向性的,它绕着B_0轴而转,因此,磁矩方向与B_0轴的夹角决定了旋转的圆周大小。譬如陀螺自身在旋转时,它会出现自身旋转轴与地面垂直线有夹角的情况,这时陀螺本身的位置将围绕某一点做圆周运动,它的轨迹将是一个圆周。当人体置于强磁场中一定时间达到相对平衡后,原子核总的磁矩围绕B_0旋转的角度也相对恒定,B_0方向上的分值可由三角原理来确定,这个B_0方向上的值随着磁矩与B_0的夹角变化而变化。

进动是在B_0存在时出现的,所以进动与B_0密切相关。B_0的大小决定着磁矩与B_0轴的角度,磁场越强大,角度越小,B_0方向上的磁矩值就会越大,因此产生的磁共振信号会越强。此外,B_0的大小也决定了进动的频率,B_0越强大,进动频率越高。与B_0强度相对应的进动频率称为拉莫尔(Larmor)频率。原子在1.0T的磁场中的进动频率定义为原子核的旋磁比(γ),γ为一常数。氢原子的旋磁比为42.58MHz。B_0等于0.5T时,原子核进动频率为21.29MHz;B_0等于1.5T时,原子核进动频率为63.87MHz。

Larmor方程表示:

$$\omega = \gamma \cdot B_0/2\pi$$

ω为原子核的进动频率,与B_0成正比,γ为磁旋比。

三、磁共振现象

共振是一种自然界普遍存在的物理现象。物质是永恒运动着的,物体的运动在重力作用下有其自身的运动频率。当某一外力与物体只作用一次，不会产生共振现象，只有当外力反复作用时，而且有固定的频率，才可能产生共振现象。如果当外力反复作用的频率恰好与物体自身运动频率相同，物体将不断地吸收外力，转变为自身运动的能量，导致物体以共同的频率运动，这个过程称为共振。

原子核在一定的磁场强度环境中，它的磁矩是以拉莫尔频率做进动的，进动频率是由磁场强度决定的。所以，进动是磁场中磁矩矢量的旋转运动与重力场中物体的单摆运动的原理相同。进动的磁矩是三维的运动，如果通过透视法把这三维的旋转改为二维运动图显示时，它与单摆运动极其相似。当在 B_0 作用下以某一恒定频率进动的磁矩，受到另一个磁场（B_1，射频磁场）的重复作用时，若 B_1 的频率与磁矩进动的拉莫尔频率一致，且方向与 B_0 垂直，此时，进动的磁矩将吸收能量，产生共振，B_1 强度越大，进动角度改变越快，但频率不会改变。以上就是原子核（MRI中是质子）的磁角动量在 B_0 的条件下，受到另一外加磁场（B_1，射频磁场）的作用而发生的磁共振物理现象。

第三节　核磁弛豫

一、弛豫过程

（一）弛豫

处于 B_0 中的原子核在 B_1 又称射频磁场或射频（radio frequency，RF）脉冲作用下产生共振后，吸收了能量，磁矩旋进的角度变大，偏离 B_0 轴的角度加大了，此时，原子核发生磁共振而达到稳定的高能态。当 B_1 消失，发生共振的原子核迅速恢复到原来的能量状态，这种从外加的 B_1 消失开始，共振质子从高能量状态恢复至发生共振前的磁矩状态为止，整个变化过程称为弛豫。弛豫过程是一个能量转变的过程，需要一定的时间，磁矩的能量状态随时间延长而改变，磁矩的整个恢复过程是较复杂的，但却是磁共振成像的关键部分。磁共振成像时受检脏器的每一个原子核都要经过反复的射频激发和弛豫过程。弛豫有纵向弛豫和横向弛豫之分。

（二）纵向弛豫

纵向弛豫是一个从零状态恢复到最大值的过程。磁矩是有空间方向性的，当人体进入 B_0 环境中以后，数秒或数十秒后将形成一个与 B_0 方向一致的净磁矩，我们称其为 M_0，B_0 方向是一条空间的中心轴线，我们定义它为纵轴。在外加的 B_1 作用下，M_0 将发生偏离纵轴的改变，此时 B_0 方向上的磁矩将减少，当 B_1 终止后，纵轴（B_0 轴）上 M_0 的分磁矩将逐渐恢复，直至恢复到 B_1 作用前的状态，这个过程称为纵向弛豫，也称自旋 - 晶格弛豫，所需要的时间就是纵向弛豫时间。因为要使纵向磁矩恢复到与激发前完全一样的时间很长，有时是一个无穷数。所以，人为地把纵向磁矩恢复到原来值的63%时所需要的时间定为 T_1 时间，也叫 T_1 值。"T"就是 Time，T_1 值一般以秒或毫秒表示。T_1 是反映组织纵向磁矩恢复快慢的物理指标，人体各种组织因成分不同而具有不同的 T_1 值。

（三）横向弛豫

横向弛豫是一个从最大值恢复至零状态的过程，又称为自旋 - 自旋弛豫。在射频作用下，纵向磁矩 M_0 发生了偏离，与中心轴有了夹角，横向上则出现了分磁矩（M_{xy}），当 B_1 终止后，横向（xy 平面）上的分磁矩（M_{xy}）逐渐减少，直至恢复到射频作用前的零状态，这个过程称为横向弛豫，所需要的时间为横向弛豫时间。我们将横向磁矩减少至最大值时的 37% 时所需要的时间定为 T_2 时间，也叫 T_2 值。横向弛豫与纵向弛豫是同时发生的。

二、磁共振信号

磁共振信号（MR 信号）是 MRI 设备中通过接收线圈探测到的电磁波，它具有一定的相位、频率和强度。根据这个信号的相位、频率和强度的特征，结合它出现的时间先后顺序，可以通过计算机对这些信号进行定位处理和强度表达，并通过不同明暗程度反映不同组织的特征从而形成 MRI 图像。

磁共振成像过程中，组织经过 B_1 激发后，吸收能量，质子处于高能态，磁矩发生偏离 B_0 轴的改变，横向（xy 平面）上出现了磁矩。B_1 终止后，横向上的磁矩将很快消失，恢复至激发前的零状态。在此过程中，质子吸收的能量将通过与激发射频脉冲频率相同的电磁波来实现能量释放，这个释放的电磁波就是 MR 信号的来源，也叫回波，这是磁共振成像的基础。磁共振中的回波信号，实质上是射频信号，具有与射频脉冲相同的频率和强度的特征。

磁共振成像设备中，接收信号与发射射频脉冲信号用的线圈可以是同一线圈，也可以是方向相同的两个线圈。线圈工作频率应尽量接近拉莫尔频率，平面与 B_0 平行，线圈有两个作用，一是发射射频脉冲对组织进行激励，二是在停止发射射频脉冲后，接收当射频脉冲停止作用后组织开始出现弛豫过程，如果弛豫的磁化矢量只受 B_0 的作用时，因这部分原子核的进动即自由进动与静磁场方向一致，因而无法测量。而射频脉冲激励后产生的横向磁化矢量 M_{xy} 与 B_0 垂直，并围绕 B_0 方向旋进，按照电磁感应定律（即法拉第定律），这个横向磁化矢量 M_{xy} 能被位于被检体周围的接收线圈接收到并产生随时间变化的感应电流，且感应电流的大小与 M_{xy} 成正比，那么这个经线圈接收并放大的感应电流即为 MR 信号。由于弛豫过程中 M_{xy} 的幅度按指数方式不断衰减，决定了感应电流的特点为随时间不断衰减的周期性振荡电流。因为它是原子核自由进动而产生的感应电流，并随时间延长而衰减，所以称之为自由感应衰减（free induction decay，FID）。在静磁场均匀的情况下，FID 的衰减速度反映了样品自旋 - 自旋互相作用程度。对于特定的样品来说，FID 的时间是一个常数，用 T_2 表示；而在静磁场不均匀的情况下，FID 还要受磁场不均匀性的影响，衰减得更快。此时 FID 的时间用常数 T_2^* 来表示。90° 射频脉冲后，由于受纵向弛豫时间 T_1 和横向弛豫时间 T_2 的影响，MR 信号以指数曲线形式衰减，其幅度随时间指数式衰减的速度称为横向弛豫速率（$1/T_2$）。

FID 信号描述的是信号瞬间幅度与时间的对应关系。实际上各质子群的 FID 过程并不相同，所叠加在一起的总信号也不会是一个简单的指数衰减曲线。因此，有必要将振幅随时间变化的函数变成振幅随频率分布变化的函数。"傅里叶变换"就是将时间函数变换成频率函数的方法。FID 信号不仅提供幅值和频率，它还提供幅值和频率相关的相位信息。

一个 FID 信号的产生，都是一个特定组织（受检组织）在磁共振成像过程中产生且特有的。不同组织在受到同一个脉冲激发后产生的回波各不相同，相同的组织在受到不同的脉冲激发后的回波特点也不一样，这是因为组织结构的不同导致的磁共振特性（主要指 T_1、T_2 值）不同，而不同的脉冲序列就是要充分显示组织内在特性的不同而设计的。总的来说，组织在磁共振成像上的亮暗差别随回波信号不同而不同，FID 信号的表现特点要受到组织本身的质子密度、T_1 值、T_2 值、运动状态、磁敏感性等因素影响，成像时采用的不同脉冲组合序列及其相关的 TR、TE 值、翻转角等都是为了显示组织特性的。

第四节　磁共振成像的空间定位

一、磁共振成像的数据采集方法

（一）梯度磁场

利用梯度磁场（gradient magnetic field，G）实现 MRI 的空间定位，共有三种梯度磁场：横轴位（G_z）、矢状位（G_x）和冠状位（G_y）。

梯度磁场是在静磁场基础上外加的一种磁场，使人体在成像时不同成像部位出现微小的磁场强度差别。根据拉莫尔定律，人体组织在不同的磁场强度下，要使相应部位的质子发生共振，其所施加的射频脉冲频率就会有所不同，这就形成了根据梯度磁场的变化达到空间定位和实际应用的基础。

MRI 的空间定位主要由梯度磁场来完成。在相对均匀的静磁场基础上施加梯度磁场，将使人体不同部位的氢质子处于不同的磁场强度下，因而具有不同的拉莫尔频率。通过使用不同的射频激发，结果将选择性地激发对应部位的质子，不断变化的梯度磁场与对应变化的射频脉冲频率配合，将实现人体不同部位空间定位的目的。

根据梯度磁场的变化来确定位置时，不需受检患者的移动，这是与 CT 成像明显不同的。梯度磁场性能是磁共振设备性能的一个重要指标，它可提高图像分辨能力和信噪比，可做更薄层厚的成像，提高图像空间分辨力，减少部分容积效应。同时梯度磁场的梯度爬升速度越快，将增加不同射频转换的频率。

（二）层面选择

磁共振成像是多切面的断层显像。要使人体某一部位分层面显示，就要进行层面定位。通过梯度磁场与射频场的结合可以将人体组织器官分成许多具有一定层厚的断面。横轴位（G_z）、矢状位（G_x）和冠状位（G_y）的梯度磁场均可作为层面选择梯度场。根据要求可做矢状面、冠状面或横断面，只要通过电脑控制启动某一轴上的梯度场即可。采集第一层面图像时，采用与第一层梯度强度所对应的射频频率进行激发，射频停止后将出现具有特定频率的回波信号，被计算机确定为第一层面质子的信号进行成像；然后再采用与第二层梯度磁场对应的射频频率激发，如此重复，直到最后一层，从而实现层面选择和分层采集的目的，所以 MRI 做任何断面都不需移动患者，只是启动不同的梯度场即可。

二、磁共振成像断层平面信号的空间编码

以上仅对不同层面进行分辨，出现的回波信号仅仅为一个层面的总和。一个层面中有 128×256 或 256×256 个像素，如何分辨？对一个层面而言，平面上位置有左右和上下不同，可以再用相位和频率两种编码方法来实现定位。

层面定位梯度是 z 轴方向，可以在 y 轴的上下方向上施加第二个梯度磁场，将上下空间位置的体素用不同相位状态来分辨，这个梯度磁场称为相位编码梯度磁场。一个 128×256 矩阵可用 128 种不同相位来编码，这时成像时间就与相位编码数直接相关。这样，通过梯

度磁场 y 轴使位于 z 轴某一层面内自上而下或自下而上的质子有所不同。但是,此时获得的磁共振信号仍是左右方向上一排质子或像素(128 个或 256 个)的总和,这一排多个像素如何区分?这就需要用频率编码的方法来区分。当激发梯度磁场 y 轴相应平面的射频激发停止后,立即在这一排像素所在方向上再施加另一梯度磁场,称为频率编码梯度磁场。使这一排上处于不同位置的质子在弛豫过程中出现频率不同,计算机可以识别此频率的差异而确定不同质子的位置。频率编码与成像总时间没有直接关系,故频率编码上的矩阵点数一般都为 256 个。层面梯度、相位编码梯度和频率编码梯度的时间先后排列和协同工作,可以达到对某一成像体积中不同空间位置体素的空间定位。由以上可知,对于某一层面的成像而言,一次射频激发是对某一层面中的某一排(一般 256 个)像素的同时激发,而且要间隔一个 TR 时间后再进行该层面下一排像素的第二次激发,因而,某一部位多层面成像的总体时间就与 TR、层数、像素数有关。这个定位过程是一个反复的过程,较 CT 的定位更复杂。

三、磁共振图像重建理论

(一)K 空间填充技术

某一层面上一次射频激发是相同相位编码位置上的一排像素的同时激发,这一排像素的不同空间位置是由频率编码梯度场的定位作用确定的。因此,相位和频率的相对应就可明确某一信号的空间位置。所以,在计算机中按相位和频率两种坐标组成了另一种虚拟的空间位置排列矩阵,这个位置不是实际的空间位置,只是计算机根据相位和频率不同而给予的暂时识别定位,这就是"K 空间"。K 空间实际上是 MR 信号的定位空间。在 K 空间中,相位编码是上下、左右对称的,从正值的最大逐渐变化到负值的最大,中心部位是相位处于中心点的零位置,而不同层面中 MR 信号被记录到相应 K 空间所对应的位置上。

由于同一序列频率变化范围恒定,在 K 空间上相位变化对称的前提下,导致处于 K 空间中心位置的中等频率值的像素最多,总的信号强度将最大。所以,K 空间中心位置叠加了最多数量像素的信号,在傅里叶变换后产生的信号强度最大,而处于 K 空间周边位置的像素的信号强度要小很多。

在 K 空间采集中,频率和相位编码的位置一一对应,虽然图像信号采集的矩阵为 128×256 或 256×256,但 K 空间在计算机中为一个规整的正方形矩阵。如前所述,处于 K 空间中心区域的各个数值对图像重建所起的作用要比周边区域的更大,所以,在对成像时间分辨力要求高的脑弥散成像、灌注成像及心脏磁共振成像时,为了节约时间,可以将周边区域的 K 空间全部作零处理,不花时间去采集,可以节约一半的采集时间,但可能导致约 10% 的图像信噪比损失。这种特殊的成像方法就叫 K 空间零填充技术。K 空间分段采集技术一般应用于心脏快速磁共振成像,在 FLASH 或 Turbo-FLASH 等快速梯度成像时,一个序列常可在 1s 左右的时间内完成。但是,对于心脏来说仍然太慢,一个心动周期不足 1s,运动伪影在所难免,且激励次数(NEX)只有一次时的图像质量不太理想。这时,可采用 K 空间分段采集的方法,将 K 空间分成 8 或 16 段,采用心电图门控触发的方法,使一段 K 空间的信号采集固定于心动周期的某一个时段内,达到心脏相对静止的效果。一个序列被分解在 8 次或 16 次心跳中完成,总时间也在一次屏气时间允许之内,这样,既解决心脏跳动伪影问题。另外,K 空间的数据填充可通过多种不同的轨迹填充,包括:①逐行填充;②螺旋状填充;③圆形填充;④辐射填充;⑤随机填充。

　　和所有的电脑图像一样，MRI 图像是由众多的点组成的，称其为点阵。K 空间同样由点阵组成。一幅 MRI 图像像素与其对应的 K 空间的点阵数目相同，如 MRI 图像像素为 256×256，那么对应的 K 空间点阵也是 256×256，但要注意，K 空间与 MRI 图像之间是傅里叶变换关系，所以 K 空间上的点与 MRI 图像上的点不是一一对应的。

（二）二维傅里叶图像重建法

　　二维傅里叶变换法是 MRI 特有且最常用的图像重建方法。K 空间排列的原始数据，整合了相位、频率和强度的信息，傅里叶变换技术就是可以将以上的 K 空间信息逐行、逐点地解析和填补到真正的空间位置上去，形成很多幅反映信号强弱的 MRI 图像。二维傅里叶变换可分为频率和相位两个部分，通过沿两个相互垂直方向的频率和相位编码，可得出该层面每个体素的信息。不同频率和相位结合所确定的每个体素在矩阵中有其独特的位置。计算每个体素的灰阶值就形成一幅 MRI 图像。

第二章
射频脉冲与脉冲序列

第一节 脉冲序列的基本概念

一、脉冲序列的概念

磁共振图像的信号强度既与组织的质子密度、T_1 值、T_2 值、化学位移、液体流动、分子扩散运动等有关，也与射频脉冲的发射方式、梯度磁场的引入方式和 MR 信号的读取方式等有关。在实际应用中，通过调整相关参数，可以明确图像信号强度的决定因素。在磁共振成像过程中反复施加的射频脉冲、快速切换的梯度磁场、信号采集在时间顺序上的排列组合称作脉冲序列。不同的序列选择以及不同的参数选择可以获得不同权重和不同特点的图像。

二、脉冲序列的构成

一般脉冲序列的一个周期中包括射频脉冲、梯度脉冲和 MR 信号采集。射频脉冲包含用以激发氢质子的激发脉冲、使质子群相位重聚的复相脉冲以及反转脉冲；梯度脉冲包括层面选择梯度、相位编码梯度、频率编码梯度（也称读出编码），用以空间定位；形成的 MR 信号也称为回波。

三、脉冲序列的基本参数

在一个脉冲序列中有许多的变量，这些变量统称为序列成像参数。在成像中选用不同的成像参数可以得到不同类型的图像，这里介绍几个主要的序列成像参数。

（一）重复时间

重复时间（repetition time，TR）是指第一个射频激励脉冲到下一周期同一激励脉冲再次出现所经历的时间，也就是执行一次脉冲序列所需要的时间。在 SE 序列中 TR 即指两个 90° 脉冲中点的时间间隔，在梯度回波序列中 TR 是指相邻两个小角度梯度脉冲中点的时间间隔。TR 直接影响磁化矢量受激励后的恢复程度。TR 越长，氢质子就有更长的时间进行纵向弛豫，磁化矢量的恢复程度就越大。对于图像的权重而言，TR 主要决定图像的 T_1 对比，TR 越长 T_1 权重越小，反之，TR 越短，T_1 权重越大。对于图像的信噪比而言，TR 越长，图像的信噪比越高，但扫描时间延长。

（二）回波时间

回波时间（echo time，TE）是指射频激励脉冲的中心点到回波信号中心点的时间间隔。

TE 主要决定了图像的 T_2 对比，TE 越长，氢质子横向弛豫程度越大，所获图像的 T_2 权重就越大；反之 TE 越短 T_2 权重越小。就图像的信噪比而言，TE 越长图像信噪比越低；反之 TE 越短所获图像信噪比越大。在多回波序列中，射频激励脉冲至第 1 个回波信号出现的时间称为 TE_1，至第 2 个回波信号的时间称 TE_2，依此类推。

（三）有效回波时间

在快速自旋回波序列中，一次射频脉冲激发采集多个回波信号，它们分别被填充在 K 空间的不同位置。由于每个回波信号的采集处于不同的 T_2 衰减时间，具有不同的 TE。对于一个 K 空间数据而言，其中心区域的回波主要决定图像的对比度，而 K 空间边缘的数据主要影响图像的空间分辨力。因此，有效回波时间（effective echo time，TE_{eff}）就是指 K 空间中心区域回波信号的回波时间。在所有快速自旋回波序列中，所谓的回波时间均指有效回波时间。

（四）反转时间

反转时间（inversion time，TI）反转时间是反转恢复序列的特有参数，它是指 −180° 反转脉冲与 90° 激励脉冲之间的时间间隔。除了 TR、TE 外，TI 也是反转恢复序列中一个决定图像对比度的重要参数。通过选择不同的 TI，可以达到反转恢复序列的两种应用目的：一是抑制某种组织的信号如自由水、脂肪，另一个是增加组织的 T_1 对比。例如选择短 TI（1.5T 场强为 160ms 左右），可以对脂肪信号实施抑制。选择长 TI（1.5T 场强为 2 200ms 左右）时，则可以抑制自由水的信号。如果成像目的主要是增加如脑灰质和白质等组织的 T_1 对比时，则选择中等长度的 TI 值（1.5T 场强为 700ms 左右）。

（五）翻转角

翻转角（flip angle）又称射频激励角，是指在射频脉冲的激励下，层面内的宏观磁化矢量 M_z 偏离静磁场 B_0 方向的角度，它的大小取决于激励射频的强度（能量）和作用时间。射频强度越大、作用时间越长，则造成磁化矢量的翻转角度越大。自旋回波的翻转角一般为 90°，梯度回波则小于 90°。

（六）信号激励次数

信号激励次数（number of excitations，NEX）又叫信号平均次数（number of signal averaged，NSA）或信号采集次数（number of acquisitions，NA），它是指每个相位编码步信号采集的次数。NEX 增加有利于增加图像信噪比，但也同时增加了信号采集时间。激励次数增加 1 倍，图像信噪比为原来的 $\sqrt{2}$ 倍，但扫描时间增加 1 倍。一般的序列需要 2 次以上的 NEX，而快速 MRI 脉冲序列特别是屏气序列的 NEX 往往是 1 甚至小于 1（部分 K 空间技术）。

（七）回波链长度

回波链长度（echo train length，ETL）是快速自旋回波的专有参数，是指射频脉冲激发后采集的回波数目。在常规自旋回波序列中，每个 TR 中仅采集一个回波信号，填充一行 K 空间数据；而在快速自旋回波序列中，由于回波链的存在，每个 TR 采集多个回波，填充多行 K 空间。因此，回波链也被称为快速成像序列的快速因子。回波链的存在将成比例减少 TR 的重复次数，缩短扫描时间。

（八）回波间隔时间

回波间隔（echo spacing，ESP）时间是指回波链中相邻两个回波中点之间的时间间隔。

由于每个回波信号的采集处于 T_2 衰减的不同时间，导致所采集的信号在幅度上存在差异，因此 ESP 的缩短将有助于减小这种差异，进而降低由此造成的图像边缘模糊伪影（blurring artifact）。另外，ESP 的大小还会影响序列有效回波时间的长短，在回波链长度相等的前提下，ESP 越小，被允许的最短有效回波时间越短。

（九）视野

视野（field of view，FOV）亦称为扫描野，是指实施扫描的解剖区域大小，它是一个面积概念，大多数情况下为正方形。单纯就某一磁共振系统而言，视野的大小受到磁场均匀性的限制，在临床应用中还受到接收线圈有效范围的限制。在矩阵不变的情况下，视野越大，成像体素就越大，图像层面内的空间分辨力就越低，但图像的信噪比越高。

（十）图像采集矩阵

采集矩阵（matrix）是指图像成像视野行、列方向上数据采集点的多少，对应于磁共振成像就是频率和相位编码方向上的编码步数。在扫描视野不变的参数条件下，采集矩阵越大，成像体素越小，图像层面内的空间分辨力越高，但信噪比越低。

（十一）接收带宽

接收带宽（receiving bandwidth）指接收单元中每个独立通道所能接收 MR 信号的频率宽度，即读出梯度采样频率的范围。增加接收带宽，图像信噪比下降，减小接收带宽会增加图像的几何变形。

第二节　自旋回波脉冲序列

一、脉冲序列

自旋回波（spin echo，SE）序列简称 SE 序列，以 90° 脉冲激励开始，后续施以 180° 相位重聚焦脉冲并获得回波信号的脉冲序列，是磁共振成像中最基本的脉冲序列。SE 序列的过程是先发射一个 90° 射频脉冲，z 轴上的纵向磁化矢量 M_0 被翻转到 xy 平面上；在第一个 90° 脉冲后，间隔 TE/2 后再发射一个 180° 射频脉冲，可使 xy 平面上的磁矩在 xy 平面内翻转 180°，产生重聚焦的作用，此后再经过 TE/2 间隔就出现回波信号。从 90° 射频脉冲到接收回波信号的时间称回波时间，即 TE，两个 90° 射频脉冲之间的时间称重复时间，即 TR。

二、T_1 加权像

T_1 加权图像主要反映组织 T_1 值差异，简称为 T_1WI。在 SE 序列中，T_1 加权成像时要选择较短的 TR 和 TE 值，一般 TR 为 500ms 左右，TE 为 20ms 左右，能获得较好的 T_1 加权图像。在一定范围内 TR 越短 T_1 权重越重。

三、T_2 加权像

主要反映组织 T_2 值不同的 MRI 图像称为 T_2 加权图像，简称为 T_2WI。在 SE 序列中，T_2 加权成像时要选择长 TR 和长 TE 值，对于大多数组织而言，一般设置 TR 为 2 500ms 左右，TE 为 80ms 左右。在一定范围内 TE 越长 T_2 权重越重。

四、质子密度加权像 N(H)

质子密度反映单位组织中质子含量的多少。在 SE 序列中，一般采用较长 TR 和较短 TE 时可获得质子密度加权图像，一般设 TR 为 2 500ms 左右，TE 为 20ms 左右时，SE 序列成像可获得较好的质子密度加权图像。各种软组织的质子密度差别大多不如其 T_1 或 T_2 值相差大，所以目前许多情况下医生更重视 T_1 或 T_2 加权图像。

在具体工作中，可采用双回波序列，第一个回波使用短 TE，形成质子密度加权图像，第二个回波使用长 TE，形成 T_2 加权图像。

第三节　反转恢复脉冲序列

一、反转恢复脉冲序列的理论基础

反转恢复（inversion recovery，IR）序列由一个 180° 反转脉冲、一个 90° 激发脉冲与一个 180° 复相脉冲组成。先行施加了一个 180° 的反转脉冲，然后延迟一定时间后再依次施加 90° 脉冲和 180° 重聚脉冲，并采集一个回波信号的脉冲序列称为反转恢复序列。为了保证在下一次 180° 反转脉冲前各组织的纵向磁化矢量有足够的恢复程度，该序列一般要求有足够长的 TR，一般为 TI 的 3～4 倍。

IR 序列的成像参数包括 TI、TE、TR。TI 是 IR 序列图像对比的主要决定因素，尤其是 T_1 对比的决定因素。TI 的作用类似于 SE 序列中的 TR，而 IR 序列的 TR 对 T_1 加权程度的作用相对要小。由于 IR 序列对分辨组织的 T_1 值极为敏感，所以传统 IR 序列一直采用长 TR 和短 TE 来产生 T_1WI。TE 是产生 T_2 加权的主要决定因素，近年来在 IR SE 序列中应用长 TE 值也能获得 T_2WI。尽管如此，IR 序列主要还是用于产生 T_1WI。IR 序列典型的参数为 TI 为 200～800ms，TR 为 500～2 500ms，TE 为 20～50ms。选 TI 值接近于两种组织的 T_1 值，并尽量缩短 TE，可获得最大的 T_1WI。通常 TR 等于 TI 的 3 倍左右时信号噪声比（SNR，简称信噪比）好。IR 序列可形成重 T_1WI，可在成像过程中完全除去 T_2 的作用，可精细地显示解剖结构，如脑的灰白质，因而在检测灰白质疾病方面有很大的优势。目前 IR 序列除用于重 T_1WI 外，主要用于两种特殊的磁共振成像，即脂肪抑制和水抑制序列。

二、短反转时间反转恢复脉冲序列

IR 序列中，每一种组织处于特定的 TI 时（称为转折点），该种组织的信号为零。组织的转折点所处的 TI 值依赖于该组织的 T_1 值，组织的 T_1 越长，该 TI 值就越大，即 TI 的选择要满足在 180° 反转脉冲后 90° 脉冲发射时，该组织在负 z 轴的磁化矢量恰好恢复到 0 值，因此也没有横向磁化矢量，图像中该组织的信号完全被抑制。

脂肪组织的 T_1 值在 1.5T 磁场中约为 230ms。如果设定 TI 值为 160ms（$TI = \ln T_1$）时，脂肪组织的纵向磁化矢量处于恢复过程的零点，不接收 90° 脉冲的射频能量，它的信号会被抑制，这样的序列称为短反转时间反转恢复脉冲（short TI inversion recovery，STIR）序列。STIR 脉冲序列是短 TI 的 IR 脉冲序列类型，主要用途为抑制脂肪信号，可用于抑制骨髓、眶窝、腹部等部位的脂肪信号，更好地显示被脂肪信号遮蔽的病变，同时可以鉴别脂肪与非脂肪结构。另外，因 STIR 序列脂肪不产生信号，因而也可用来降低因脂肪组织运动导致的运动伪影。由于脂肪的 T_1 时间会随着场强升高而延长，因此，STIR 序列中 TI 的选择会随着场强的增高而适当延长。STIR 对于脂肪抑制的优势在于其不具有磁场强度的依赖性，而且磁场的不均匀性对脂肪抑制的影响较小。

三、液体衰减反转恢复脉冲序列

另一种以 IR 序列为基础发展的脉冲序列称为液体抑制反转恢复脉冲（fluid attenuated inversion recovery，FLAIR）序列，也称为 T_2 FLAIR，脑脊液等自由水的 T_1 值很长，在 1.5T 场强中为 3 000~4 000ms。利用 IR 序列并选择 TI 为 2 200ms 左右时，自由水的纵向磁化矢量刚好接近于零，其信号将被抑制。因此，FLAIR 序列实际上就是长 TI 的快速反转恢复序列。选择较长的 TI，可使 T_1 较长的游离水达到选择性抑制的作用。这时，脑脊液呈低信号，但脑组织中含水的水肿组织或肿瘤组织仍如 T_2 加权图像显示的游离水信号一样呈高信号，在 1.5T 场强设备中 FLAIR 序列的 TI 大约为 2 000ms。一旦脑脊液信号为零，异常组织，特别是含水组织周围的病变信号在图像中就会变得很突出，因而提高了病变的识别能力。另外，由于常规 SE 序列 T_2WI 中，脑脊液呈高信号，延长 TE 使脑脊液信号相对周围的组织更高，较高的脑脊液信号在层厚较厚时易产生部分容积效应及脑脊液流动伪影，因此设置的 TE 不能太长。而在 FLAIR 序列中，由于脑脊液信号为零，TE 可以设置较长，因而可获得更重的 T_2WI。目前 FLAIR 序列常用于脑的多发性硬化、脑梗死、脑肿瘤等疾病的鉴别诊断，尤其是当这些病变与富含脑脊液的结构邻近时。

第四节　梯度回波脉冲序列

一、梯度回波脉冲序列的基础理论

梯度回波（gradient echo，GRE）序列也称为场回波（field echo，FE）序列。是指通过读出梯度场翻转产生回波信号。在梯度回波序列中，射频脉冲激励后，在读出梯度方向上施加一个先负后正的离相位梯度与聚相位梯度，造成该方向上质子群进动频率变化，由失相位到聚相位，再失相位的过程，宏观横向磁化矢量也随之变化，产生回波信号。由于无法消除静磁场不均匀引起的信号衰减，信噪比相对较低。GRE 序列与 SE 序列主要有两点区别，一是使用小于 90°（α 角度）的射频脉冲激发，并采用较短的 TR；另一个区别是使用反转梯度取代 180° 复相脉冲。

在 GRE 序列时就不用 180° 脉冲来重聚焦，而是用一个反方向梯度来重新使快速衰减的横向磁矩再现，获得一个回波信号，进行成像。由于梯度回波序列使用反向梯度来获得回波，这个回波的强度是按 T_2^* 衰减的，相对于使用 180° 脉冲的 SE 序列的 T_2WI，GRE 序列获得的图像是 T_2^*WI。

GRE 序列产生的图像可产生其他序列难以获得的信息。GRE 序列图像的对比不仅取决于组织的 T_1、T_2，还与 B_0 的不均匀性有关。但是，主要依赖于激发脉冲的翻转角 α、TR 和 TE 三个因素，另外还与磁敏感性和流动有关。

小角度激发有以下优点：①脉冲的能量较小，比吸收率（SAR）值降低；②产生宏观横向磁化矢量的效率较高，与 90°脉冲相比，30°脉冲的能量仅为 90°脉冲的 1/3 左右，但产生的宏观横向磁化矢量达到 90°脉冲的 1/2 左右；③小角度激发后，组织可以保留较大的纵向磁化矢量，纵向弛豫所需的时间明显缩短，因而可选用较短的 TR，从而明显地缩短采集时间；④磁共振图像信号强度的大小与 M_z 翻转到 xy 平面的 M_{xy} 的大小呈正相关，而 M_{xy} 的大小是由激发脉冲发射时 M_z 的大小及其激发后翻转的角度两个因素决定的。尽管 GRE 序列因使用小于 90°的激发脉冲，对于同样的 M_z，其投影到 xy 平面的矢量比例要小于 90°激发脉冲序列。但是，小角度脉冲的 M_z 变化较小，下一个脉冲发射前 M_z 接近于完全恢复，能形成较大的稳态 M_z，故 GRE 序列可产生较强的 MR 信号，尽管成像时间缩短，但是图像具有较高的 SNR。

二、稳态梯度回波脉冲序列

GRE 由于是短 TR 成像，因此回波采集后，产生一个残留的横向磁化矢量。成像序列中，在层面选择方向、相位编码方向及频率编码方向都施加了编码梯度场，这些梯度场同样会造成质子失相位。如果在这些空间编码梯度施加且回波采集后，在相位编码方向或在这三个方向上各施加一个与相应的空间编码梯度场大小相同、方向相反的聚相梯度场，那么空间编码梯度场造成的失相位将发生相位重聚。这样残留的横向磁化矢量将得到最大程度的恢复，并对下一个回波信号产生影响。若聚相梯度场仅施加在相位编码方向，这种序列称为稳态进动快速成像序列（fast imaging with stead-state precession，FISP 或 gradient recalled acquisition in the steady state，GRASS）。聚相位梯度场施加在层面选择、相位编码及频率编码三个方向，这种序列称为真稳态进动快速成像序列（true FISP 或 fast imaging employing steady state acquisition，FIESTA）。

在 GRE 小翻转角和短 TR 成像时，纵向磁矩在数次脉冲后出现稳定值，即稳态，导致组织 T_1 值对图像的影响很小。如果 TE 远短于 T_2^* 值，那么此时横向磁矩也会在数个脉冲后趋向一个稳定值，此时组织 T_2^* 值对图像的影响也很小了，而真正对图像产生影响的是组织的质子密度，这种特殊的稳定状态下的梯度回波成像就被称为稳态自由进动（steady state free procession，SSFP）序列。

三、扰相位梯度回波脉冲序列

当 GRE 序列的 TR 明显大于组织的 T_2 值时，下一次 α 脉冲激发前，组织的横向弛豫已经完成，即横向磁化矢量几乎衰减到零，这样前一次 α 脉冲激发产生的横向磁化矢量将不会影响后一次 α 脉冲激发所产生的信号。如果成像序列使用的 TR 短于组织的 T_2，当施加下一个射频脉冲激发脉冲时，前一次 α 脉冲激发产生的横向磁化矢量没有完全衰减，由于这种残留的横向磁化矢量将对下一次脉冲产生横向磁化矢量产生影响，这种影响主要以带状伪影的方式出现，且组织的 T_2 值越大、TR 越短、激发角度越大，带状伪影越明显。

为了消除这种伪影，必须在下一次 α 脉冲前去除这种残留的横向磁化矢量。采用的方法是，在前一次 α 脉冲激发的 MR 信号采集后，在下一次 α 脉冲来临前施加扰相位（spoiled）梯度场或干扰射频脉冲。扰相位梯度场对质子的相位进行干扰，使其失相位加快，从而消除这种残留的横向磁化矢量。干扰的方法主要是施加扰相位梯度场，可以只施加层面选择方向或三个方向都施加扰相梯度，造成人为的磁场不均匀，加快了质子失相位，从而消除这种残余的横向磁化矢量。这一脉冲序列称之为扰相位梯度回波脉冲序列（spoiled gradient echo，SPGR）。

扰相 GRE T_1WI 序列一般选用较大的激发角度，如 $50°\sim80°$，这时常需要采用相对较长的 TR（如 $100\sim200ms$）。而当 TR 缩短到数十毫秒甚至数毫秒时，激发角度则可调整到 $10°\sim45°$。扰相 GRE T_1WI 在临床上应用非常广泛，实际应用中，应该根据需要通过 TR 和激发角度的调整选择适当的 T_1 权重。

扰相 GRE T_2^*WI 序列一般激发角度为 $10°\sim30°$，TR 常为 $200\sim500ms$。由于 GRE 序列反映的是组织的 T_2^* 弛豫信息，组织的 T_2^* 弛豫明显快于 T_2 弛豫，因此为了得到适当的 T_2 权重，TE 相对较短，一般为 $15\sim40ms$。

四、快速梯度回波脉冲序列

快速梯度回波脉冲（Turbo-FLASH）序列是在 FLASH 序列的基础上发展和改进而产生的。上述 FLASH 序列中，TR 和 TE 值都很小，为提高梯度回波信号又要选用小角度的翻转角，这时形成的图像是质子密度加权像。为了实现 T_1 或 T_2 加权，除了以上 FLASH 序列外，还可在短 TR 短 TE 的快速 GRE 序列前加用一个脉冲，可称为快速梯度序列的磁矩预准备成像（magnetization prepared rapid acquisition）。在这个预准备脉冲之后，通过控制后续的梯度脉冲出现的间隔时间（TI），既可选择性抑制某一种组织信号，又可选择性形成 T_1 或 T_2 加权成像。如通过此序列实现心脏快速成像时的亮血或黑血成像。Turbo-FLASH 结合 K 空间分段采集技术是心脏和冠状动脉成像的主要方法。

五、磁化准备快速梯度回波脉冲序列

在扰相梯度回波序列中，为了加快采集速度、提高图像对比和信噪比，常在脉冲序列开始之前施加磁化准备脉冲，例如美国通用电气（GE）公司的 IR-PREP、西门子公司的 MP-RAGE、飞利浦公司的 TFE 序列。

不同的磁化准备快速梯度回波脉冲序列可以有不同的磁化准备脉冲，由此会生成不同的图像对比。常用的磁化准备脉冲有 $180°$ 反转脉冲，可形成 T_1WI；$90°$ 脉冲，可形成 T_1WI；$90°—180°—(-90°)$ 的组合脉冲，可形成 T_2WI。

磁化准备快速梯度回波脉冲序列主要用于颅脑高分辨三维成像、心肌灌注、心脏冠脉成像、腹部成像等。

第五节　快速自旋回波脉冲序列

一、RARE 技术的概念

RARE 技术即快速采集弛豫增强（rapid acquisition relaxation enhanced，RARE）是 1986 年由德国科学家 J. Hennig 等提出的，即利用 SE 多回波技术和革新的 K 空间填充方法实现快速 MR 扫描，减少扫描时间，是快速自旋回波序列的基础。具体方法是在一个 $90°$ 脉冲激发后，利用多个聚焦 $180°$ 脉冲形成多个自旋回波，在一个 TR 周期中可以填充 K 空间的多条相位编码线，因此整个序列所需的 TR 周期重复次数将减少，故减少扫描时间。

二、快速自旋回波序列

快速自旋回波序列简称为 FSE(fast spin echo)或 TSE(turbo SE)序列。在普通 SE 序列中，一个 TR 周期内首先发射一个 90°射频脉冲，然后发射一个 180°射频脉冲，形成一个自旋回波。FSE 序列中，在第一个 90°脉冲激发后，相继给予多个 180°脉冲，例如 8 或 16 个连续脉冲，出现 8 或 16 个连续回波，称为回波链。回波链可一次获得 8 或 16 种相位 K 空间的回波信号值，使一次 TR 内完成 8 或 16 个相位编码上的激发和信号采集，等于将相位编码数减少了 1/8 或 1/16 倍。虽然一次激发后采集 8 或 16 个相位 K 空间，时间是缩短了。但是，一次激发中后面数次回波的时间距 90°脉冲较远些，信号必然要低，与前面回波的 T_2 加权权重是不一样的。因此，必然在 MRI 图像上导致与常规 SE 序列 T_2 加权的不同。随着计算机软件和 MRI 硬件的性能改善，特别是 180°脉冲性能改进和梯度动量缓冲技术(gradient moment nulling technique)的应用，使 FSE 的 T_2 加权图像已经能完全满足临床诊断的需要。

多回波 T_2 序列与 FSE 序列一样，也是在一个 TR 周期内首先发射一个 90°射频脉冲，然后相继发射多个 180°射频脉冲，形成多个自旋回波。但是，二者有着本质的区别。在多回波 SE 序列中，每个 TR 周期获得一个特定的相位编码数据，即每个 TR 中相位梯度以同一强度扫描，采集的数据只填充 K 空间的一行，每个回波参与产生一幅图像，最终可获得多幅不同加权的图像。而 FSE 序列中，每个 TR 时间内获得多个彼此独立的不同的相位编码数据，即形成每个回波所要求的相位梯度大小不同，采集的数据可填充 K 空间的几行，最终一组回波结合形成一幅图像。由于一个 TR 周期获得多个相位编码数据，可以使用较少的 TR 周期形成一幅图像，从而缩短了扫描时间。

T_2 序列的扫描时间，由下式决定：

$$T = \frac{TR \times N_y \times N}{ETL}$$

公式中 TR 为重复时间；N_y 为相位编码数；N 为激励次数；ETL 为回波链(在一次 TR 周期内的回波次数称为回波链)。公式中的分子与 SE 序列的扫描时间相同，与普通 SE 序列相比，FSE 序列的扫描时间缩短到 ETL 之一。增加回波链能够显著减少扫描时间，不过回波链过长，会使模糊伪影变得明显，典型的 ETL 为 4～32 个。

FSE 序列不仅采集速度快，而且与 SE 序列相比，减少了运动伪影和磁敏感伪影。另外，FSE 序列能提供比较典型的 PDWI 和重 T_2WI，FSE 与普通 SE 序列在图像对比和病变检测能力方面很大程度上是相当的，在很多部位的磁共振成像中，FSE 序列可取代普通 SE 序列。这些在同样是快速成像的梯度回波序列中是难以做到的。

FSE 序列影像的主要缺点是：FSE 序列的图像模糊效应高于普通 SE 序列；T_2WI 的脂肪信号高于普通 SE 序列的 T_2WI，同时，提高了因使用多个 180°脉冲而引起的对人体射频能量的累积。

三、半傅里叶采集单次激发快速自旋回波序列

半傅里叶采集单次激发快速自旋回波(half-Fourier acquisition single-shot turbo-SE，HASTE)序列是一个单次激发快速成像序列，并结合半傅里叶采集技术，使一幅 256×256 矩阵的图像数据在 1s 内便可采集完毕。

半傅里叶采集方式不是采集所有的相位编码行,而是仅采集正相位编码行、零编码以及少数几个负相位编码行的数据,然后利用 K 空间的数学对称原理对正相位编码数据进行复制,最终由采集数据以及复制的数据重建成一幅完整图像。因为仅采集一半多一点的数据,所以扫描时间降低了近一半。

单次激发序列是指在 1 次 90° 激发脉冲后使用一连串(如 128 个)180° 复相脉冲,采集一连串的回波信号,快速形成图像。

HASTE 序列主要用于生成 T_2WI,因为仅需一次激发便可完成采集,所以大大减少了运动伪影。重 T_2 加权 HASTE 序列还可用于胆道、泌尿道、内耳、椎管等部位的水成像。

第六节　平面回波成像脉冲序列

一、K 空间轨迹

K 空间的数据沿一定轨迹的顺序进行采集,这种按某种顺序填充数据的方式称为 K 空间的轨迹。MRI 中 K 空间采集模式多种多样,K 空间轨迹一般为直线,除此之外,还可以是圆形、椭圆形、螺线形等曲线形式。

二、平面回波成像的概念

平面回波成像(echo planar imaging,EPI)序列是在一次射频脉冲激发后,利用读出梯度场的连续正反向切换,每次切换产生一个梯度回波,因而将产生多个梯度回波,即回波链。

由于 EPI 回波是由读出梯度场的连续正反向切换产生的。因此,产生的信号在 K 空间内的填充是一种迂回轨迹,与一般的梯度回波或自旋回波类序列显然是不同的。这种 K 空间迂回填充轨迹需要相位编码梯度场与读出梯度场相互配合方能实现,相位编码梯度场在每个回波采集结束后施加,其持续时间的中点正好与读出梯度场切换过零点时重叠。

三、平面回波成像序列的分类

EPI 序列的分类方法主要有两种:一种按照一幅图像需要进行射频脉冲激发的次数进行分类;另一种则根据其准备脉冲进行分类。

(一)按激发次数分类

按一幅图像需要进行射频脉冲激发的次数,EPI 序列可分为多次激发 EPI 和单次激发 EPI。

1. 多次激发 EPI　多次激发 EPI(MS-EPI)是指一次射频脉冲激发后利用读出梯度场连续切换采集多个梯度回波,填充 K 空间的多条相位编码线,需要多次射频脉冲激发和相应次数的 EPI 采集及数据迂回填充才能完成整个 K 空间的填充。MS-EPI 所需要进行的激发次数,取决于 K 空间相位编码步级和 ETL。

MS-EPI 与 FSE 颇为相似,不同之处在于:FSE 序列是利用 180° 复相脉冲采集自旋回波链,而 MS-EPI 是利用读出梯度场的连续切换采集梯度回波链;FSE 的 K 空间是单向填充,而 MS-EPI 的 K 空间需要进行迂回填充;由于梯度场连续切换比连续的 180° 脉冲所需的时间短得多。因此,MS-EPI 回波链采集要比 ETL 相同的 FSE 序列快数倍。多次激发 ME-EPI

一般用于腹部屏气 T_2WI。

2. 单次激发 EPI　单次激发 EPI（SS-EPI）是指在一次射频脉冲激发后连续采集的梯度回波，即在一个射频脉冲激发后采集所有的成像数据，用于重建一个平面的磁共振图像，这种序列被称为单次激发。SS-EPI 存在信号强度低、空间分辨力差、视野受限及磁敏感性伪影明显等缺点。单次激发是目前采集速度最快的 MRI 序列，单层图像的采集时间可短于 100ms。目前单次激发 GRE-EPI 主要用于 MR 对比剂首次通过灌注加权成像（perfusion weighted imaging，PWI）、基于血氧水平依赖（blood oxygenation level dependent，BOLD）效应的脑功能成像和弥散加权成像（diffusion weighted imaging，DWI）等。

3. 单次激发与多次激发各有优缺点　SS-EPI 的成像速度明显快于 MS-EPI，因此更适用于对速度要求很高的功能成像；由于 ETL 相对较短，MS-EPI 的图像质量一般优于 SS-EPI，SNR 更高，常见的伪影更少。

（二）按 EPI 准备脉冲分类

EPI 本身只能算是 MR 信号的一种采集方式，并不是真正的序列，EPI 技术需要结合一定的准备脉冲方能成为真正的成像序列，而且 EPI 序列的加权方式，权重和用途都与其准备脉冲密切相关。主要包括以下几种：

1. 梯度回波 EPI 序列　梯度回波 EPI（GRE-EPI）序列是最基本的 EPI 序列，结构也最简单，是在 90° 脉冲后利用 EPI 采集技术采集梯度回波链。

2. 自旋回波 EPI 序列　自旋回波 EPI 序列是 EPI 与自旋回波序列结合。如果 EPI 采集前的准备脉冲为一个 90° 脉冲后随一个 180° 脉冲，即自旋回波序列方式，则该序列被称为 SE-EPI 序列。180° 脉冲将产生一个标准的自旋回波，而 EPI 方法将采集一个梯度回波链，一般把自旋回波填充在 K 空间中心，而把 EPI 回波链填充在 K 空间其他区域。由于与图像对比关系最密切的 K 空间中心填充的是自旋回波信号。因此，认为该序列得到的图像能够反映组织的 T_2 弛豫特性，一般被用作 T_2WI 或水分子弥散加权成像序列。单次激发 SE-EPI 序列用于脑部超快速 T_2WI 时，该序列图像质量不及 FSE T_2WI，一般用于临床情况较差或不能配合检查的患者如腹部屏气 T_2WI。该序列用于腹部的优点是成像速度快，数秒钟可完成数十幅图像的采集，即便不能屏气也没有明显的呼吸伪影。缺点在于磁敏感伪影较明显。在该序列基础上施加扩散敏感梯度场即可进行水分子弥散加权成像，主要用于超急性期脑梗死的诊断和鉴别诊断。

3. 反转恢复 EPI 序列　反转恢复 EPI（inversion recovery EPI，IR-EPI）序列是指 EPI 采集前施加的是 180° 反转恢复预脉冲及 90° 射频脉冲。EPI 与 IR 序列脉冲结合，形成 IR-EPI，可产生典型的 T_1WI。利用 180° 反转恢复预脉冲增加 T_1 对比，选择适当的 TI 时，还可以获得脂肪抑制或液体抑制图像。

四、PRESTO 序列

在 EPI 序列中，为增加 T_2^* 效应，可采用较长的 TE。但是，具有长 TE 的单次激发 EPI 序列回波链太长，图像质量较差。利用短回波链的 EPI 序列结合回波移位技术可解决这一矛盾，这种技术组合就是 PRESTO 序列。

PRESTO 序列采用短回波链的 EPI 序列，改善了图像质量。另外，通过应用特定的回波移位梯度，使射频脉冲激发后，在第二个 TR 周期内形成回波信号，因此 TE 大于 TR。较长的 TE 保证了图像具有足够的 T_2^* 权重。

目前，PRESTO 序列主要用于对比剂首过法脑灌注成像、基于 BOLD 的脑功能成像以及扩散成像。

第七节　梯度自旋回波序列

梯度自旋回波序列是快速自旋回波序列与梯度回波序列的结合，该技术在 GE 公司设备上称为 GSE（gradient spin echo），在飞利浦公司设备上称为 GRASE（gradient and spin echo），在西门子公司设备上称为 TGSE（turbo gradient spin echo）。该序列保持了类似自旋回波的对比特点，又可以进一步缩短扫描时间（比 FSE 序列还要快）。在 GSE 序列中，每个 90° 射频脉冲激发后，用几个 180° 脉冲获得自旋回波，又在每两个 180° 脉冲之间反复改变读出梯度。这样，每个自旋回波之间又产生了几个梯度回波。

在 FSE 序列中，每个 180° 脉冲之间的时间间隔（也等于回波之间的时间间隔）允许在一定范围，如果间隔太短则这些脉冲引起的被检者接受的脉冲能量吸收量（用特异吸收系数 SAR 表示）会很强，就会超过对 SAR 值的安全限制，而且回波之间的时间间隔限定使扫描时间不能做到很短。GSE 技术则可在每个自旋回波之前和之后增加几个梯度回波来克服对回波间隔时间的限制。每一个 TR 成像周期中的梯度回波和自旋回波彼此都具有独立的相位编码。GSE 序列允许的回波链长比 FSE 序列要增加很多，因而扫描时间可明显减少。另外，由于采集自旋回波，减少了单纯梯度回波图像常见的磁敏感伪影。GSE 序列的优点是提高了扫描速度（例如全脑扫描可在 30s 内完成，而用 FSE 序列至少需要 1min 或更长），又克服了单纯快速自旋回波序列与梯度回波序列的不足。

第八节　磁共振成像特殊技术

一、并行采集技术

并行采集技术（parallel acquisition technique）是近年来出现的磁共振快速采集新技术，在很大程度上加快了磁共振成像的采集速度。

（一）并行采集技术的原理

常规 MR 扫描序列的采集时间与图像相位编码方向的编码步数（即 K 空间填充线数目）呈正相关，相位编码步数越多，采集时间越长。减少相位编码步数，采集时间则会缩短。但是若要保持空间分辨力不变，减少相位编码步数的结果会造成相位编码方向的视野长度减少，若小于被检组织大的尺寸，则会出现卷折伪影。

并行采集技术利用在相位编码方向采用多个表面接收线圈、多通道采集的方法，解决了上述矛盾。对于单个线圈，靠近线圈的组织信号高，远离线圈的组织信号低；另外，视野以外的组织将卷折到图像对侧。在并行采集技术中采用多个表面线圈组合成相控阵接收线圈，采集中需要获得各个子线圈的排列及其空间敏感度信息，进而得到成像组织内每一点的敏感度信息。经过合理的算法将各个子线圈采集的数据和空间敏感度信息，去除单个线圈的卷折伪影，生成完整的图像。为此，并行采集技术可以在减少采集相位编码步数，从而减少采集时间的情况下得到完整图像。

（二）并行采集技术序列的种类

并行采集技术主要有两种主要方法：一种方法是数据采集后先进行傅里叶变换，得到相位编码方向的短视野形成的卷折的图像，然后利用相控阵线圈空间敏感度信息去除单个线圈的图像卷折，这种技术称为敏感性编码（sensitivity encoding，SENSE）；另一种方法是数据采集后先利用相控阵线圈空间敏感度信息填充整个 K 空间，再进行傅里叶变换重建图像，这种技术称为空间谐波同步采集（simultaneous acquisition of spatial harmonics，SMASH）或一般性自动校准部分并行采集（generalized autocalibrating partial parallel acquisition，GRAPPA）。

目前三大公司的并行采集技术名称分别为 GE 公司 ASSET、飞利浦公司 SENSE、西门子公司 iPAT。并行采集技术的优点是采集时间减少，并可减少单次激发 EPI 序列的磁敏感伪影。缺点是图像信噪比降低，且可能出现未完全去除的图像卷折伪影，尤其是当采用较大并行采集加速因子时。

二、脂肪抑制技术

在磁共振检查中经常会采用脂肪抑制技术，脂肪抑制可以提供鉴别诊断信息、减少运动伪影和化学位移伪影、改善图像对比、提高病变检出率、增加增强扫描效果等。根据设备场强、扫描部位和扫描序列等的不同，可以选择使用不同的脂肪抑制技术。

（一）STIR 序列

原理见 IR 序列中有关 STIR 的介绍。

STIR 序列的优点为场强依赖性低，对场强的要求不高，低场设备脂肪抑制的效果也不错；对磁场均匀性的要求也较低；且对大范围 FOV 扫描的脂肪抑制效果也较好。STIR 序列的缺点为信号抑制的特异性低，与脂肪 T_1 接近的组织（例如血肿），其信号也被抑制；被增强组织的 T_1 值可能缩短到接近脂肪的 T_1 值，其信号也可能被抑制，所以不能应用于增强扫描；且 TR 延长，使扫描时间延长。

（二）化学位移饱和成像

化学位移饱和成像就是利用不同分子之间共振频率的差异，在信号激发之前，预先发射具有某种特定频率的预饱和脉冲，使这种频率的组织信号被饱和，得到抑制。例如，水中的氢质子与脂肪中的氢质子其化学位移为 3.5ppm，在 1.0T 静磁场中水质子比脂肪质子的共振频率大约快 $3.5\text{ppm} \times 42.5\text{MHz} = 148\text{Hz}$，如果预脉冲的频率选为脂肪的共振频率，则在其后立即发射激发脉冲时脂肪已经饱和，脂肪信号被抑制。

该序列的优点为脂肪信号抑制的特异性高、可用于多种序列。其缺点是场强依赖性较大，在 1.0T 以上的高场设备中，脂肪抑制的效果才不错；对磁场均匀性的要求也较大；且对大范围 FOV 扫描的脂肪抑制效果不理想。

三、磁化传递技术

生物体中含有游离态的自由水和结合态（与蛋白等大分子结合）的结合水，MR 信号主要来自于自由水质子，而结合水质子可以影响 MR 信号。

自由水质子 T_2 值较长，其产生共振的频率范围较小，而结合水质子 T_2 值较短，其产生共振的频率范围较大。在磁化传递对比技术中一般是在常规激励脉冲之前预先使用一个低能量射频脉冲，该射频脉冲的频率偏离自由水质子共振频率但没有超出结合水质子的共振频率范围，通过磁化传递产生新的组织对比。这种结合水质子将饱和的磁化状态传递给自由水质子的过程称为磁化传递（magnetization transfer，MT）或磁化传递对比（magnetization transfer contrast，MTC）。

目前，磁化传递对比技术主要应用包括：① MR 血管成像，降低血管周围背景组织的信号，而不影响血管的信号，从而提高血管和背景之间的对比；② MR 增强检查，降低肿瘤周围组织的信号，而不影响富含钆对比剂的肿瘤的信号，从而提高肿瘤和背景之间的对比；③多发性硬化病变的检查，因为磁化传递的程度与组织的物理和化学状态有关，可以显示硬化斑的脱髓鞘程度；④骨关节检查，有利于关节软骨的显示。

利用磁化传递可间接乃至半定量地反映组织中大分子蛋白含量的变化，其定量指标为磁化传递率（magnetization transfer ratio，MTR）：

$$MTR = \frac{M_0 - M_t}{M_0} \times 100\%$$

公式中 M_0 为未加磁化传递预脉冲图像上的信号强度，M_t 为施加磁化传递预脉冲图像上的信号强度。

四、化学位移成像

原子核的共振频率与磁场强度成正比，但原子核并非孤立存在，位于不同种类化学键上的原子会产生不同频率的信号，即局部化学环境会影响质子的共振频率。例如甲醇分子 CH_3OH 中 CH_3^+ 的 H^+ 和 OH^- 的 H^+ 共振频率并不相同，这是由于原子核被带磁性的电子云所包围，使其所处的分子环境不同。围绕着原子核旋转的电子不同程度地削弱了静磁场强度，若固定静磁场强度大小，周围电子云较薄的原子经受的局部磁场强度较高，其共振频率较高；而周围电子云较厚的原子局部磁场强度较低，其共振频率也较低。这种因分子环境（即核外电子结构）不同引起的共振频率的差异称作化学位移（chemical shift）。

由于化学位移引起局部磁场的改变，对于质子化学位移很小，不同分子环境其共振频率上的差异仅数百赫兹（Hz），其数量与所检测原子核共振频率差异数个 ppm（1ppm = 10^{-6}），例如，水分子中的质子与脂肪 CH_2 原子团中质子的化学位移只相差 3.5ppm。

化学位移是磁共振波谱的基础，用于检测组织细胞内的代谢物质；化学位移饱和成像可用来突出或抑制某种组织的信号；化学位移特性还会诱发化学位移伪影。利用不同分子之间的化学位移，可以生成不同类型的图像。

（一）化学位移饱和成像

化学位移饱和成像就是利用不同分子之间共振频率的差异，在信号激发之前，预先发射具有某种特定频率的预饱和脉冲，使这种频率的组织信号被饱和，得到抑制。例如，上面介绍的脂肪抑制技术。同样，使用水共振频率的预脉冲，则水的信号被抑制。

（二）水脂同相与反相

因为水质子与脂肪质子的共振频率不同，则水质子横向磁化矢量与脂肪质子横向磁化矢量的相位关系处于不断的变化之中，在 1.0T 静磁场中水质子比脂肪质子快一周期所用时

间 $t=1\,000ms/(3.5ppm \times 42.5MHz)=6.8ms$。当激发停止后,水质子横向磁化矢量与脂肪质子横向磁化矢量每隔 6.8ms 便出现相位相同的状态,即同相位,同相时两者的信号相加;而激发停止后,水质子横向磁化矢量与脂肪质子横向磁化矢量每隔 $6.8ms/2=3.4ms$,便出现相位相反的状态,即反相位,反相时两者的信号相减,信号下降。在反相位图像上,水、脂交界处及同时含水及脂肪的部位信号下降明显,此技术常用于肾上腺肿瘤和肝脏脂肪浸润的检查。在 1.5T 磁共振梯度回波序列,TE 值选择为 4.3ms 或其偶数倍数,得到同相位图像,TE 值选择为 2.6ms 或其奇数倍数,得到反相位图像。

五、水脂分离技术

磁共振信号由水、脂两个分量构成,体素内信号是该体素的两个信号的矢量和。1984年 W Thomas Dixon 提出了一种水脂分离(fat water separation)方法,即 Dixon 技术。该方法借助矢量运算将磁共振信号分解,求解出水、脂分量,使水脂分离。Dixon 技术是反转恢复序列脂肪抑制(STIR)和频率选择脂肪抑制(fat saturation)等常规方法之外的新型脂肪抑制技术。

最初的 Dixon 技术,利用水和脂肪的化学位移效应,首先采用两个不同的特定 TE 值,分别采集人体组织中的水和脂肪同相位图像(IP)及反相位图像(OP),再通过计算得到单独"水"或"脂肪"信号的图像,分别表示为 W 和 F 图像。

$$W=(IP+OP)/2$$
$$F=(IP-OP)/2$$

该方法也被称为两点 Dixon 方法。Dixon 技术可以通过一次扫描获得四种不同对比的图像,分别为水和脂肪同相位图像、反相位图像、单独"水"信号图像以及单独"脂肪"信号图像。

两点 Dixon 方法忽略了由于磁场不均匀性和涡流等引起的相位误差,对脂肪的估计不够准确,容易产生水脂互换伪影。针对这种现象,1991 年 Glover 和 Schneider 提出了三点 Dixon 方法。该方法通过三幅具有不同水、脂相位差的图像,实现水脂分离运算,消除相位误差影响,获得更准确的分离效果。

与常规压脂技术相比,Dixon 方法的优势包括:①不影响纵向磁化;②对静磁场的不均匀性不敏感;③对射频场的不均匀性不敏感。由于这些优势,同时因为低场磁共振系统常用的 STIR 序列无法获得 T_1WI,所以 Dixon 方法经常用于低场磁共振成像中。

Dixon 技术不但可以采用扰相 GRE T_1WI 序列,也可以采用 SE 和 FSE(TSE)序列,可进行二维或三维成像。

mDIXON 技术(modified DIXON,净脂技术)使 Dixon 方法得到进一步发展,其采用 TSE 序列的两点 Dixon 方法。该序列不再依赖于 TE 进行水脂分离,可选择比经典两点法的 TE 值更短的 TE,所以具有更高的信噪比,而且使扫描时间缩短,10~15s 即可获得整个腹部的四种不同对比度的图像。

随着磁共振技术的发展,水脂分离技术目前被认为可有效反映内脏器官脂肪含量,可用于脂肪定量。

第三章
磁共振成像系统的组成

磁共振成像（magnetic resonance imaging，MRI）技术是利用人体内原子核在磁场内与外加射频磁场发生共振，产生影像的成像技术。MRI 是随着计算机技术的飞速发展以及在 X 射线及 CT 的临床应用基础上发展起来的一种新型医学数字成像技术。由于它既能显示形态学结构，又能显示原子核水平上的生化信息，还能显示某些器官的功能状况，以及无电离辐射等诸多优点，已越来越广泛地应用于临床各系统的检查诊疗中。随着 MRI 技术的不断改进，其功能日趋完善，应用范围不断拓宽，是当今医学影像学领域发展最快、最具潜力的一种成像技术。

1.5T 及以上的磁共振成像设备（简称为"MRI 设备"）在我国被列为乙类大型医用影像设备，医院需要特别申请配置许可证。MRI 设备主要由以下四部分构成：磁体系统、梯度系统、射频系统、计算机及图像处理系统，各系统间相互连接，由计算机控制和协调。为确保 MRI 设备的正常运行，还需有磁屏蔽、射频屏蔽、冷水机组、空调及激光相机等附属设备，MRI 设备的组成如图 3-3-1 所示。

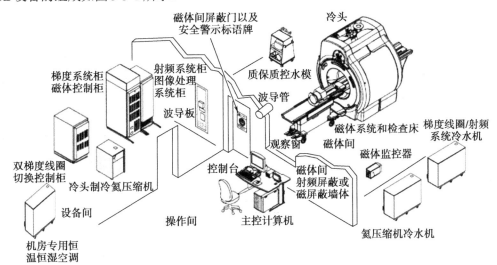

图 3-3-1　MRI 设备的组成

第一节　磁 体 系 统

磁体系统是 MRI 设备产生静磁场（static magnetic field）的硬件。磁体的主要性能指标有磁场强度、均匀度、稳定性、边缘场范围及孔径大小等，这些性能指标直接关系到最终成像质量。

一、磁体系统的组成

　　磁体的基本功能是为 MRI 设备提供满足特定要求的静磁场。典型的磁体系统如图 3-3-2 所示。除了磁体之外，还包括匀场线圈、梯度线圈以及射频发射和接收体线圈（又称为内置体线圈，build-in body coil）等组件。上述三个线圈依次套叠在磁体内腔中，使磁体孔径进一步变小。匀场线圈可进一步提高磁场的均匀性；梯度线圈解决被检测体的空间分辨力、空间定位、层面选择等成像问题；射频发射和接收体线圈用于发射射频脉冲以激发被检测体产生 MR 信号，同时也可以用来接收 MR 信号。对于超导磁体还必须拥有高真空、超低温的杜瓦容器以维持超导线圈的超低温环境。与磁体、匀场线圈和梯度线圈相连接的是它们各自的电源，即磁体电源（永磁体不需磁体电源）、匀场电源及梯度电源。上述三种电源在控制单元的作用下提供高质量的电流，以保证整个系统磁场的均匀和稳定。

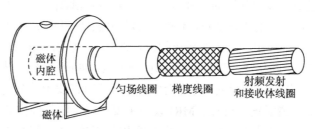

图 3-3-2　磁体系统的组成

二、磁体的性能指标

（一）静磁场强度

　　MRI 设备的磁体在其扫描检查孔径内、z 轴（沿磁体孔洞方向）一定长度范围内（1.5T 超导 MRI 设备通常≤50cm）产生均匀、稳定的磁场称为主磁场或静磁场 B_0。增加静磁场强度，可提高图像的 SNR。MRI 图像质量与静磁场强度、静磁场均匀性、梯度线圈、射频接收线圈等诸多因素相关。

　　目前应用于临床的 MRI 设备静磁场强度大多为 0.15～3.0T［特斯拉，tesla，为磁场强度单位，1T = 10 000Gs（高斯）］，磁场强度越强，组织的磁化强度越强，产生的磁共振信号强度越强。在一定范围内，磁场强度越强，影像的信噪比越高，信噪比近似与磁场强度呈线性关系。但高场强也有一些不利因素，例如在高场强中化学位移伪影更明显，对运动较敏感而更易产生伪影。

　　静磁场强度的高低与磁体以及整机的造价成正比，因此用户需要在整机价格、静磁场强度、图像质量三者中进行比较、平衡、选择。

　　提高场强的唯一途径就是采用超导磁体。随着超导材料价格和低温制冷费用的下降，超导 MRI 设备的性能价格比不断提升。发达国家中 1.5T 以上的超导 MRI 设备已经相当普及；3.0T MRI 设备从 2005 年起，开始大规模进入临床；美国通用电气（GE）、德国西门子（SIEMENS）、荷兰飞利浦（PHILIPS）均已开发并向市场推出 7.0T 的超高场 MRI 设备，7.0T MRI 设备已经在 2017 年 8 月通过 CE 认证，2017 年 10 月通过 FDA 认证，可正式用于临床。10.5T MRI 设备正在用于人体成像研究中。

（二）磁场均匀性

磁场均匀性（homogeneity），又称磁场均匀度，是指在特定容积范围内磁场的同一性，即穿过单位面积的磁力线是否相同。特定容积通常采用与磁体中心相同、具有一定直径的球形空间（diameter of spherical volume，DSV），DSV 常用 10cm、20cm、30cm、40cm、45cm 和 50cm 为直径的球体。在 MRI 设备中，磁场均匀性是以静磁场的百万分之一（parts per million，ppm）为单位定量表示。例如整个扫描检查孔径圆柱体范围内的磁场均匀性为 5ppm；而与磁体中心同心的直径为 40cm 和 50cm 的球体空间内的磁场均匀性分别是 1ppm 和 2ppm；还可表示为：被测标本区每立方厘米的立方体空间内磁场均匀性为 0.01ppm。无论何种标准，在所取测量球大小相同的前提下，ppm 值越小，表明磁场均匀性越好。MRI 对磁场的均匀性要求很高，在成像范围内的磁场均匀性影响图像的空间分辨力和信噪比，磁场均匀性差将会使图像模糊和失真。磁场均匀性由磁体本身的设计和外部环境决定，磁体的成像区域越大，其所能达到的磁场均匀性越低。

以 1.5T MRI 设备为例，一个偏差单位（1ppm）所代表的磁场强度的漂移波动为 1.5×10^{-6}T。也就是说，在 1.5T 的系统中，1ppm 的磁场均匀性意味着该静磁场在 1.5T 磁场强度的本底基础上存在 1.5×10^{-6}T（0.001 5mT）的漂移波动。显然，在不同场强的 MRI 设备中，每个偏差单位或 ppm 所代表的磁场强度的变化是不同的，从这个角度讲，低场系统对于磁场的均匀性要求可以低一些（表 3-3-1）。有了这样的规定之后，人们就能够用均匀性标准对不同场强的系统，或同一场强的不同系统方便地进行比较，以便客观评价磁体的性能。

表 3-3-1　0.35T、1.5T 和 3.0T MRI 设备磁场均匀性典型数值

测量空间	0.35T 永磁型	1.5T 超导型	3.0T 超导型
10cm DSV	0.28ppm	0.004ppm	0.03ppm
20cm DSV	0.60ppm	0.020ppm	0.05ppm
30cm DSV	1.10ppm	0.060ppm	0.15ppm
40cm DSV	1.80ppm	0.270ppm	0.35ppm
45cm DSV	NA	0.810ppm	1.00ppm
48cm DSV	NA	1.650ppm	NA

注：ppm=$\times 10^{-6}$；NA. 无测量数据。

在实际测量磁场均匀性之前首先需要精确定出磁体中心，然后在一定半径的空间球体上布置场强测量仪（高斯计）探头，并逐点（24 平面法、12 平面法）测量其磁场强度，最后处理数据、计算整个容积内的磁场均匀性。

磁场均匀性是会随周围环境的变化而改变的。即使一个磁体在出厂前已达到了某一标准（工厂保证值），但是安装后由于磁（自）屏蔽、射频屏蔽（门窗）、波导板（管）、磁体间和支持物中的钢结构、装修装饰材料、照明灯具、通风管道、消防管道、紧急排风扇、楼上楼下楼旁的移动设备（如汽车、电梯）等环境因素的影响，其均匀性都会改变。因此，均匀性是否达到磁共振成像要求，应以最后验收时的实际测量结果为标准。磁共振生产厂家安装工程师在工厂或医院现场所做的被动匀场和超导匀场线圈主动匀场工作是提高磁场均匀性的关键措施。

MRI 设备为了在扫描过程中对所采集的信号进行空间定位，在 B_0 基础上还需叠加连续

变化的梯度磁场 ΔB。可想而知,在单个体素上叠加的这个梯度场 ΔB 必须大于 B_0 所产生的磁场偏差或漂移波动,否则将会改变甚至湮没上述的空间定位信号,产生伪影,降低成像质量。

B_0 所产生的磁场的偏差和漂移波动越大,表示该磁场的均匀度越差,图像质量也会越低,更会直接关系到脂肪抑制序列(人体中水和脂肪的共振频率仅相差 3.5ppm)、磁共振波谱(MRS)检查的成功与否。因此,磁场均匀性是衡量 MRI 设备性能高低的关键指标之一。

(三)磁场稳定性

受 MRI 设备磁体附近散布的铁磁性物质、磁体间环境温度和湿度、超导匀场线圈电流漂移、静磁场超导线圈电流漂移、进入磁体检查孔径的人体以及人体携带的体内植入物、体外携带物(例如曲别针、硬币、钢笔、钉子)等客观因素的影响,磁场的均匀性或磁场强度值会发生变化,这就是磁场漂移。磁场稳定性是定量评价和衡量这种漂移变化的技术指标。稳定性下降,意味着单位时间内磁场的变化率增高,在成像序列周期内磁场强度的漂移对重复测量的回波信号的相位产生影响,造成图像失真、信噪比下降。

磁场的稳定性分为时间稳定性和热稳定性两种。时间稳定性指的是磁体所建立的静磁场(B_0)随时间而变化的程度。磁场强度值还会随温度变化而漂移,其漂移的程度是用热稳定性来表述的。永磁体和常导磁体的热稳定性比较差,因而对环境温度的恒定能力要求很高。超导磁体的时间稳定性和热稳定性则表现优异。

磁场的漂移通常以 1h 或数小时作为限度。一般说来,磁场的短期(1~2h)漂移不能大于 5ppm,而长期(以 8h 为周期)漂移量必须小于 10ppm。静磁场超导线圈电流或超导匀场线圈电流波动时,会直接导致磁场的时间稳定性变差。

(四)磁体有效孔径

磁体的孔径大小限制着被检查者的体型尺寸,延伸到磁体外部的磁场范围亦与孔径大小及磁场强度有关。在磁场的延伸范围内,电子仪器对磁场均匀性及其本身的磁场产生破坏作用,为限制磁场向外部延伸及外部磁场的影响,需要采用各种磁屏蔽措施。

磁体有效孔径是指梯度线圈、匀场线圈、射频体线圈、衬垫、内护板、隔音腔和外壳等部件均在磁体检查孔道内安装完毕后,所剩余柱形空间的有效内径。因此,实际的磁体孔径即磁体的净孔径要大得多。例如,牛津公司 UNISTAT 磁体本身的净孔径为 1 050mm,但装入匀场线圈后成为 920mm,安装梯度线圈后其内径进一步减小为 750mm。

对于全身 MRI 设备,磁体的有效孔径以足够容纳受检者人体为宜。一般来说其有效孔径尺寸至少达到 60cm。有效孔径过小容易使被检者产生压抑感。有效孔径大些可使受检者感到舒适、轻松,同时也能满足肥胖患者的检查需要。然而,增加磁体孔径会导致磁场均匀性下降,近年来随着磁体技术的发展,大孔径 MRI 设备(有效孔径达到 70cm)已经进入临床,有利于特殊体形患者、儿童及"幽闭恐惧症"患者接受检查。

(五)边缘场空间范围

磁体产生的静磁场向空间各个方向散布,发散到磁体周围的空间中,称为边缘场。它的强弱与空间位置有关,随着空间点与磁体距离的增大,边缘场的场强逐渐降低。边缘场是以磁体原点为中心向周围空间发散的,因而具有对称性,边缘场会对候诊的受检者、工作人员、路过附近的人员、分布在磁体周围空间的电子设备造成可能的伤害或损坏。边缘场的空间分布通常以磁体边缘场的等高斯线在空间分布的三视图(俯视图、前视图、侧视图),即等高斯线图来表示。等高斯线图是由一簇接近于椭圆的同心闭环曲线表示的边缘场分布图(图 3-3-3)。图中每一椭圆上的点都有相同的磁场强度值(一般用高斯表示),故称为等高斯线。由于不同场强磁体的杂散磁场强弱不同,对应的等高斯线也就不同。其中以 5Gs(0.5mT)"安全线"的空间分布最为重要,在磁场强度一定的前提下,5Gs 线边缘场空间范围越小,说明磁体的自屏蔽系统性能越好,该磁体的环境安全性能也越好。通常的安全原则是:5Gs 线空间范围以内禁止无关人员进入;5Gs 线空间范围尽可能局限在磁体间内。因此需要采取措施抑制、屏蔽磁体的边缘场,缩小边缘场的空间范围,保证周围环境的安全。

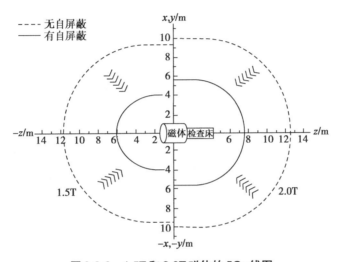

图 3-3-3　1.5T 和 2.0T 磁体的 5Gs 线图

对磁体进行自屏蔽的方法有两种。一种是无源屏蔽法,即给磁体披上非常厚的软铁,但是磁体的重量会急剧增加。另一种是现在常用的有源屏蔽法,使用一组或者几组有源线圈,仔细计算和测量边缘场的分布后,设计成与边缘场大小相等、方向相反的电磁场分布,从而抵消和反射磁体引起的向外发散的磁力线,以此达到缩小边缘场空间范围的目的。除此之外,对磁体间也可以采用特种硅钢材料包绕覆盖的磁屏蔽法,将边缘场空间范围强制压缩在磁屏蔽空间之内。

除了上述五项性能指标外,致冷剂(液氦)的挥发率(l/h)、磁体低温容器(杜瓦)的容积(L)、液氦的补充周期(年)、磁体长度(cm)和磁体重量(吨)等同样是衡量超导型磁体的重要技术指标。

三、MRI 设备磁体类型

MRI 设备的类型繁多,按照使用用途分类有动物 MRI 专用设备、药物分析 MRI 专用设备、矿物和工业探伤 MRI 专用设备、医用人体 MRI 设备等。本书讨论的范围仅限于应用于人体的 MRI 设备。按照磁体类型分类有永磁型 MRI 设备、常导型 MRI 设备、超导型 MRI 设备以及混合型 MRI 设备。按照磁体产生静磁场的磁场强度大小可分为低场(0.2~0.5T)MRI设备、中场(0.6~1T)MRI 设备、高场(1.5~2T)MRI 设备、超高场(3T 及以上)MRI 设备。

（一）永磁型磁体

永磁型磁体（permanent magnet）是最早应用于 MRI 全身成像系统的磁体，由具有铁磁性的永磁材料构成，可用于永磁体的磁性材料主要有铝镍钴、铁氧体和稀土钴三种类型。我国有丰富的稀土元素，也能大量生产高性能的稀土永磁材料（如钕铁硼）。这些材料都是生产永磁型磁体的优质原料资源。

永磁型磁体磁场强度衰减极慢，几乎永久不变，且运行维护简单，无水电消耗，磁力线闭合，磁体漏磁少，磁力线方向与人体长轴垂直。射频线圈制作简便，线圈效率高。但是，磁场强度较低，目前永磁型磁体最大场强已能达到 0.5T，但是磁体庞大、笨重，同时其磁场均匀性受环境温度影响大，磁场稳定性较差。其周围环境发生变化（例如地铁线路、变电设施、供电电缆、过往机动车辆等）就会导致磁场均匀性被破坏，使图像质量下降，甚至造成图像伪影。

永磁体一般由多块永磁材料堆积或拼接而成，磁铁块的排布既要满足构成一定成像空间的要求，又要使其磁场均匀性尽可能高。另外，磁体的两个极面须用导磁材料连接起来，以提供磁力线的返回通路，从而减少磁体周围的杂散磁场，缩小边缘场的空间范围。

图 3-3-4 中的两个磁极分别位于磁体上、下两端，使磁场方向与两个极面相垂直。对于全身成像 MRI 设备来讲，这意味着受检者长轴将与磁场方向垂直。这就是所谓的横向磁场。两极面间距离（d）就是磁体孔径。d 越小磁场越强，而 d 太小又不能容纳人体。在 d 一定前提下，提高 B_0 磁场强度的唯一办法就是增加磁性材料的用量，但这样做又要受磁体重量的限制。因此，设计者必须在磁场强度、扫描检查孔径和磁体重量三者之间进行平衡与折中。0.35T 永磁型磁共振磁体的重量一般在

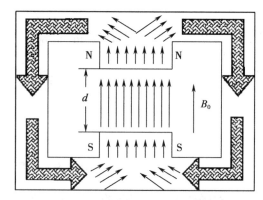

图 3-3-4　永磁型磁体及其磁路

$14 \times 10^3 \text{kg}$ 左右，0.4T 在 $20 \times 10^3 \text{kg}$ 左右，永磁型磁体的磁场强度一般不超过 0.5T。

除磁场强度较低外，永磁型磁体的磁场均匀性通常也受到一定限制，与超导磁体 MRI 设备相比，磁场均匀性指标参数要低很多。其原因一是拼接成完整磁体的每块永磁材料的性能不可能完全一致，二是受磁极平面加工精度的限制，三是磁极本身的边缘效应（磁极轴线与边缘磁场的不均匀性）。此外，永磁型磁体的温度系数较大即它对温度变化非常敏感，这使其磁场稳定性变差。因此，需要恒温恒湿空调系统将磁体间内的温度或磁体本身的温度变化严格控制在 ±1℃ 之内。

永磁型 MRI 设备虽然有上述缺点，但是其优异的开放性能、低造价、低运行成本、整机故障率低、磁场发散少、对周围环境影响小、检查舒适等特点，使得永磁 MRI 设备不仅在中国，在全世界也得到认可和广泛应用。此外，日益兴起的磁共振介入诊断和治疗，以及磁共振导引的介入手术，正在为永磁开放型 MRI 设备开拓新的用武之地。

（二）常导型（阻抗型）磁体

由丹麦物理学家奥斯特（Hans Christian Oersted，1777—1851 年）于 1820 年发现的电流磁效应可知，载流导线周围存在磁场，其磁场强度与导体中的电流强度、导线形状和磁

介质性质有关。常导型磁体（conventional magnet）正是根据这一原理，由电流通过导线产生磁场，即用线圈导线中的恒定电流来产生 MRI 设备中的 B_0，其磁力线与受检人体长轴平行。

常导型磁体实际上是某种类型的空芯电磁铁，其线圈通常用铜线绕成。由于铜有一定的电阻率，故又有人将由这种线圈制成的磁体称为阻抗型磁体（resistive magnet）。此型磁体大致可分为三种：空心磁体、铁心磁体和电磁永磁混合型磁体。

为了产生较高的磁场强度和足够的中空（有效检查孔径）直径，往往数个线圈并用，例如常见的四线圈常导型磁体（图3-3-5）。该磁体由两对大小不同的线圈组成，其中内侧的大线圈对、外侧的小线圈对，四个线圈排布在一个球形空间上。图中的箭头代表磁场方向。

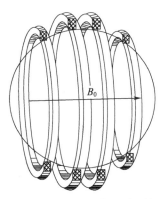

图 3-3-5　四线圈常导型磁体的空间组合结构

常导型磁体优点是结构简单、重量较轻、制造安装容易，造价低廉，可随时建立或卸掉静磁场。但其磁场均匀性和稳定性较差，受室温影响大，开机后耗电量大并使磁体产生较多热量，必须使用大量的循环水冷却维持其运行，故运行费用较高，且其磁场强度亦较低（0.2T 左右），另外，线圈供电电源的波动将会直接影响磁场的稳定，因而高质量的大功率恒流电源是常导型 MRI 设备整机系统的关键部件，该类磁体目前正在逐渐退出市场。

（三）超导型磁体

在普通的导体中，大部分通过导体的电流由于电阻的原因变为热能，因而被"消耗"掉了，而由超导材料制成的超导体最重要的特点是在特定条件下电流通过时其电阻为零。有一些类型的金属（特别是钛、钒、铬、铁、镍），当将其置于接近绝对零度（−273.2℃，标为 0K）的超低温时，其电阻为零，即处于超导工作状态，这些具有超导性的物质可称其为超导体。以超导体为线圈材料制造的磁体称为超导型磁体（super conducting magnet）。

超导型磁体是由电流通过超导体导线产生磁场，与常导型磁体的主要差别在于其导线由超导材料制成并将其置于液氦中。超导体线圈的工作温度在绝对温标 4.2K 的液氦中获得的超低温环境，此时线圈处于超导状态，没有电阻。当超导线圈在 8K 温度下其电阻即等于零，液氦的沸点为 4.2K。超导型磁体配有一个励磁电源，励磁电流从励磁电源发出通过超导型磁体线圈循环流动，当电流上升到使磁场建立起预定的场强时，超导型磁体开关闭合，励磁电源断开，电流在闭合的超导线圈内几乎无衰减地循环流动，产生稳定、均匀、高场强的磁场。

（四）混合型磁体

混合型磁体（hybrid magnet）是利用上述两种或两种以上的磁体技术构造而成的磁体。常见的是永磁型和常导型两种磁体的组合。在永磁型磁体的两个磁极上绕以铜质线圈（绕线方向应使其产生的磁场与固有的永磁场方向一致并叠加）便得到混合型磁体。

当线圈中通过激励电流时，它所产生的感应磁场便会与原磁场相叠加和融合，使其倍增。极片的两端仍以铁磁材料相连，以提供磁力线的返回通路，减少杂散磁场。

无论哪一类型磁体，其共同点都是要产生尽可能强的、均匀的静磁场。而它们的区别主要体现在各自的场强大小、磁场方向、磁场均匀性、整机功率和生产造价等方面（表3-3-2）。

表3-3-2　人体成像MRI设备常用磁体性能比较

磁体类型	最大场强/T	磁场方向	杂散磁场强度	磁场均匀性	整机功率	造价
永磁型	0.5	横向（垂直）	低	中	低	便宜
常导型	0.2	轴向（水平）	中	低	高	适中
混合型	0.6	横向（垂直）	低	中	中	便宜
超导型	10.5 或>9.4	轴向（水平）	高	高	高	昂贵

四、MRI超导型磁体性能及其相关性

（一）绝对零度和超导电性

1908年荷兰物理学家昂内斯成功地液化了地球上最后一种"永久气体"——氦气，并且获得了接近绝对零度的低温：4.25～1.15K（相当于零下摄氏度）。这样低的温度为超导现象的发现提供了有力保证。经过多次实验，1911年昂内斯发现：汞的电阻在4.2K左右的低温度时急剧下降，以致完全消失（即零电阻）。1913年他在一篇论文中首次以"超导电性"一词来表达这一现象。由于"对低温下物质性质的研究，并使氦气液化"方面的成就，昂内斯获1913年诺贝尔物理学奖。

（二）超导体的基本性质及其性能指标

具有超导性的物质就是超导体。

1. 完全导电性　物理学上把物质进入超导状态后电阻为零的性质称为完全导电性。完全导电性是对直流而言的，在交流情况下，超导体不再具有超导电性，它将出现能量损耗。

2. 完全抗磁性　给处于超导态的某物体外加一个磁场，磁感线将无法穿透该物体，即保持超导体内的磁通为零，称为完全抗磁性，又称为迈斯纳效应。

3. 超导体的性能指标

（1）临界温度（Tc）：超导体从呈现一定电阻的正常态转变为电阻为零的超导态时所处的温度，称为临界温度（Tc），又称转变温度。临界温度是物质的本征量。物质不同，其 Tc 值也不同。一般金属的 Tc 极低。如水银的 Tc 为4.2K，锡的 Tc 仅3.7K。

（2）临界磁场（Hc）：当外加磁场达到一定数值时，超导体的超导性即被破坏，物质从超导态转变为正常态，这一磁场值即称为临界磁场。由此可见，超导体只有在临界温度和临界磁场下才具有完全抗磁性和完全导电性。

（3）临界电流（Ic）：在一定的温度和磁场下，当超导金属中的电流达到某一数值后超导性会遭到破坏，这一数值就是临界电流。超导物理中还把每平方厘米截面上可通过的最大电流值叫作临界电流密度，用 Ic 表示。

4. 超导材料的应用　具有低临界转变温度（Tc<30K），在液氦温度条件下工作的超导材料，称为低温超导材料（low temperature superconducting material）。超导材料大致可分为纯金属、合金和化合物三类。目前，已发现近30种元素的单质，8 000多种化合物和合金具有超导性能。低温超导材料由于 Tc 低，必须在液氦温度下使用，运转费用昂贵。

由于具有实用价值的低温超导金属 NbTi（铌钛）合金优良的超导电性和加工性能，其

Tc 为 9.3K，使用已占低温超导合金的 95% 左右。NbTi 合金可用多芯复合加工法加工成以铜（或铝）为基体的多芯复合 NbTi/Cu（铌钛与铜）超导线材（其 Tc 为 9.3K），可用于制造 MRI 设备的超导磁体。

（三）超导磁体的构成

超导磁体主要由超导螺线管线圈（简称超导线圈）、高真空超低温杜瓦容器以及附属部件构成。

1. 超导线圈　同常导型磁体一样，超导磁体也是由线圈中的电流产生磁场。超导磁体采用超导材料螺线管线圈以及匀场线圈设计可达到 MRI 设备对静磁场的磁场强度和均匀性的高标准要求，因此通常 0.5T 以上磁场强度的医用人体 MRI 设备均采用超导磁体。

超导螺线管内轴线上的磁场强度是匀强的，在磁介质一定的前提下，其场强仅与线圈的匝数和流经线圈的电流强度有关。因此，改变超导磁体螺线管线圈的匝数或电流均可使其所产生磁场的磁场强度发生变化。

为了固定超导线圈绕组的线匝，并防止其滑动，要用低温特性优良的环氧树脂浇灌、固定、封装绕制好的超导线圈绕组，环氧树脂封装超导线圈绕组的强度需要确保其能够抵抗并承受励磁过程中线圈整体受到的径向和轴向的挤压力，而不发生位移。

超导螺线管线圈绕组前后两个端点处，场强将减小为其最大值即线圈中心磁场强度值的 50%。因此需要进行场强校正，即在线圈绕组前后两端适当增加匝数（图 3-3-6 和图 3-3-7）以补偿两端的磁场强度，确保螺线管内部轴线方向上尽可能大的范围内（例如 53cm）磁场强度能够做到处处相等。超导线圈正常工作后，就获得了稳定的静磁场（B_0），它是质子发生磁共振的基本条件。

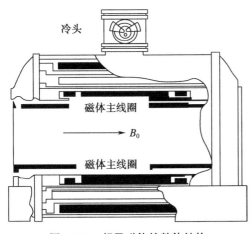

图 3-3-6　超导磁体的整体结构

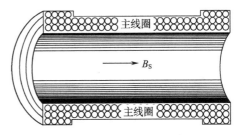

图 3-3-7　超导线圈的场强校正

2. 杜瓦容器　超导线圈须浸泡在高真空、全密封、超低温的液氦杜瓦容器中工作，其磁体制造工艺比较复杂，定期补充液氦也给用户带来一定的消耗成本。

3. 附属部件　为确保杜瓦容器和超导线圈安全稳定地运行，设置有致冷剂（液氦）液面计、超导开关、励磁和退磁电路、失超控制和安全保护电路等附属部件。

（四）超导环境的建立

超导线圈的材料铌钛与铜的多芯复合超导线材的 Tc 为 9.3K，因此将其浸泡在液氦里才能保证其以超导体方式正常工作。MRI磁体超导环境的建立需要经历下述三个步骤。

1. 抽真空 环形真空绝热层是超导磁体的重要保冷屏障,其保冷性能主要决定于它的真空度。由分子泵和机械泵组成的真空泵组,能使超导磁体内的真空度达到 $10^{-7}\sim10^{-6}$ mbar,以保证超导磁体的真空绝热性能。

2. 磁体预冷 磁体预冷是指用致冷剂将杜瓦容器(磁体)内的温度分别降至其工作温度的过程。磁体预冷过程分为两个阶段,需要消耗大量的液氮和部分液氦。第一阶段将价格相对便宜的液氮直接导入磁体内部预冷至77K(-196℃)。液氮预冷完成后,第二阶段再改用价格相对昂贵的液氦,将其不间断地导入磁体内部,用液氦气化产生的压力将磁体内部的液氮全部"吹"干净,同时将磁体内部温度从77K进一步预冷到液氦的沸点温度4.2K(-268.8℃,与室温相差近300℃)。

3. 灌满液氦 磁体预冷到4.2K后,液氦气化减弱,液氦开始驻留在磁体内部,直至将磁体灌满,一般可罐充到满容量的95%左右,剩余空间属于液气两相的平衡面和氦气的空间。在4.2K这一临界温度下,超导线圈将实现从正常态至超导态的转变,超导环境从而建立起来。

(五)励磁

励磁又叫充磁,是指超导磁体系统在磁体励磁电源的控制下逐渐给超导线圈施加电流,从而建立预定静磁场的过程。励磁一旦成功,超导磁体就将在不消耗能量的情况下,提供强大的、高度稳定的匀强磁场。典型的超导励磁电源为10V,4 000A,要求优质的电流稳定度。励磁电流沿着一对铜制电流输送线从励磁电源系统被送往位于磁体上方的超导线圈颈管联接处,为超导线圈充磁。

(六)失超

1. 失超的概念 所谓失超,即超导体变为导体,温度急剧升高,液氦大量挥发,磁场强度迅速下降,不过,现代磁体设计了相应的防范监控系统,以使磁体运行中失超的可能性大大降低。

引起失超的因素很多:磁体结构和线圈组成、超导材料性能不稳定、磁体超低温环境被破坏、人为因素等。常见的失超有如下五类情况:

第一类:励磁时充磁电流超过额定值或者充磁电流增加速度过快均会导致超导线圈整体受到径向和轴向的电磁挤压力使得浸渍于线圈绕组之间的环氧树脂局部开裂,此变形能的释放会转化为热能,从而引发失超。

第二类:灌注液氦速度过快以及输液管尚未完全冷却到4.2K温度时就将其插入磁体输液孔内,会引起杜瓦容器内液氦沸腾,迅速气化并喷发而出,导致超导环境遭到破坏,从而引发失超。

第三类:磁体杜瓦容器中的液氦液面降到一定限度(各厂家规定的液氦低限容量不等,一般极限经验值是满容量的30%)时,如果仍未按规定及时补充,则会导致失超。

第四类:磁体的真空隔温层真空环境破坏后而发生失超。

第五类:误操作紧急失超开关造成失超。

2. 失超与和退磁的区别 失超和磁体退磁是两个完全不同的概念。退磁只是通过磁体特殊设计的超导线开关电路慢慢泄去其储存的巨大能量(一个1.5T的磁体在励磁后所储存的磁场能量高达5MJ),使线圈电流逐渐减小为零,但线圈仍然浸泡在磁体杜瓦容器的液氦中,因此仍处于超导态。通常在 MRI 设备移机、拆除或遇紧急情况下进行退磁。失超则是被动的,并且后果很严重,失超后不仅磁场消失,而且线圈失去超导性,会将电磁能量转换为热能。

(七) 失超的预防保护措施

失超后的线圈不可能从磁体中取出更换,只能重建超导环境,励磁后继续使用,因为失超过后的线圈已经遭到某种程度的破坏,其再次发生失超的可能性增加,甚至形成"习惯性"失超的恶果,因此建立失超的预防和保护系统是十分重要的,首先通过传感器及探测器实时监控磁体状态,同时建立励磁时的失超保护以及超导建立并运行后的失超保护等防范措施。

1. 磁体监控和保护措施 磁体监控装置实时监控测量磁体线圈温度、应力、液氦液位、真空度、流量及杜瓦容器压力等参数值的变化。在磁体杜瓦容器里,安装液位计和加热器,用于测量液氦液位高度,铂 - 钴合金温度计用于检测液氦温度,碳玻璃纤维温度计用于检测从液氦至室温段的温度。将应变片安装在超导线圈的径向和轴向支撑杆上,用于监测线圈的偏移和受力情况;超导线圈上下各安装一个失超探测器。为了诊断失超部位及研究其传播速度,还需要引出若干电压抽头引线,实时监测超导螺线管线圈绕组各个节段的失超电压。在杜瓦容器的真空抽口附近还要安装检验渗漏的氦传感器,以及真空计和压力表等。

2. 失超管(quench tube) 失超管是超导磁体不可缺少的一部分。它汇集了磁体的所有气体挥发管口,从磁体上端直通磁体间建筑外大气中。通常失超管的作用就是排出氦气,一旦失超,磁体杜瓦容器中近 2 000L 液氦挥发的全部氦气(每升液氦可气化为 1.25m³ 氦气)将从失超管中喷出。如果失超管设计尺寸不足、铺设路径不合理、不通畅甚至堵塞,磁体因内部压力快速增高而被损坏的可能性将增大。

3. 氧监测器和应急排风机 氦气的比重小于空气,所以补充致冷剂或失超后气体的泄漏有可能充满磁体间的所有空间,使人窒息。因此,要求在磁体间安装氧监测装置和应急排风机。并且应急排风机的开关可由氧监测装置自动控制,当磁体间氧含量低于设定浓度值时,应急排风机将自动打开,当发生磁体失超或氦气泄漏时,可保障仍然滞留在磁体间内人员的安全。

4. 紧急失超开关 紧急失超开关又称为磁体急停单元(emergency run-down unit, ERDU),是人工强制主动失超的控制开关,分别安装于操作间和磁体间内靠近门口的墙上,其作用是在紧急和危险情况下迅速使静磁场削减为零。该开关仅在地震、火灾和危及受检者生命等突发事件时使用。出于安全考虑,可在失超按钮上加装隔离罩。需要严格控制进出磁体间的人员对该开关的非正常操作。

5. 除须具备上述失超保护电路和措施之外,每位 MRI 技师和工程师还必须每日例行如下工作:首先,观察和记录液氦水平和磁体压力,液面下降到一定数值(例如 60%)时要立即通知液氦供应商前来灌装。其次,例行磁体各对外管口的常规检查。磁体上方各排气管路应保持畅通,以免容器内压力升高而导致失超。各输液口应密封完好,发现结冰要立即处理。通向室外的失超管应有防尘措施。

超导磁体既满足磁共振成像对高磁场强度的追求和需要,显著提升磁共振成像的质量,又使磁场在均匀性和稳定性等方面的性能得以改善。超导磁体的优点:磁场强度高(动物成像可高达 17.6T,临床成像常用的一般为 0.15～3.0T,人体成像目前可高达 10.5T),磁场稳定(磁场强度漂移小于 0.1ppm/h),磁场均匀性高,几乎不受环境温度的波动影响,超导线圈不消耗电能,容易获得高分辨力、高信噪比的 MR 影像,能进行磁共振波谱分析及功能性磁共振成像等一些研究项目。超导磁体的缺点:维持运行费用较高,磁体的构造和工艺复杂,整机价格昂贵,特殊情况下当线圈温度超过 8K 时可能发生失超的危险。

五、磁屏蔽

MRI 设备产生强大磁场,明显影响周围环境。磁屏蔽可防止磁场影响附近的电子设备,如 CT 机、X 射线机、影像增强器、监视器、心电图仪、脑电图仪等,并可防止影响到扫描室外携带心脏起搏器的患者。另外,较大金属物品如汽车、钢瓶等从附近经过,会影响磁场的均匀性,磁屏蔽可防止这种影响。磁屏蔽不仅可防止外部铁磁性物质对磁体内部磁场均匀性的影响,还能大大削减磁体外部杂散磁场的空间分布范围。磁场屏蔽效果的评价标准一般使用 5Gs,即 0.5mT 磁力线的分布范围来表示。磁屏蔽可分为有源屏蔽与无源屏蔽。

(一)有源屏蔽

有源屏蔽由一个磁屏蔽线圈或线圈系统组成。与产生静磁场的工作线圈(内线圈)相比,磁屏蔽线圈可称为外线圈。这种磁体的内线圈中通以正向电流,以产生所需的工作磁场;外线圈中则通以反向电流,以产生反向的磁场来抵消工作磁场的杂散磁场,从而达到屏蔽的目的。如果线圈排列合理或电流控制准确,屏蔽线圈所产生的磁场就有可能抵消杂散磁场。有源屏蔽又称为主动屏蔽。

(二)无源屏蔽

无源屏蔽使用的是铁磁性屏蔽体,即一种铁磁性材料(类似硅钢片)罩壳,它因不使用电流源而得名。根据屏蔽范围的不同,无源屏蔽又分为下述三种。

1. 房屋屏蔽　房屋屏蔽是在磁体间的四周墙壁、地基和天花板等六面体中镶入 4～8mm 厚的磁屏蔽专用特制硅钢板,构成封闭的磁屏蔽间,用材数量多,费用高。

2. 定向屏蔽　若杂散磁场的分布仅在某个方向超出了规定的限度(如 5Gs 磁力线空间分布范围超出了磁体间),可只在对应方向的墙壁中安装磁屏蔽,形成针对边缘杂散磁场的定向屏蔽。既达到屏蔽效果,又节省费用。

3. 铁轭屏蔽　铁轭屏蔽是指直接在磁体外面周围安装铁轭(导磁材料),作磁力线磁通的返回路径的屏蔽方法,也称为自屏蔽。自屏蔽可以有板式、圆柱式、立柱式及圆顶罩式等多种结构形式。各种结构的设计都应以静磁场的均匀性不受影响或少受影响为目的。用这种方法能得到非常理想的屏蔽效果,再加定向屏蔽,那么无论磁体间面积多小,都可使静磁场的 5Gs 磁力线完全限制在磁体间所处楼层高度之内以及磁体间内。自屏蔽的缺点是其屏蔽体重量多达数十吨。

随着超导技术和磁共振技术的不断发展,目前投入临床使用的人体成像 MRI 设备的场强已达到 7.0T,但是由于广泛采用磁体自屏蔽、定向屏蔽、房屋屏蔽的设计,磁共振磁体所产生的强磁场空间分布范围已得到极大缩减。

六、匀场及匀场线圈

MRI 设备励磁结束后,获得的磁场称为基础磁场,此时磁场的匀场度受周围环境的影响比较差，为进一步补偿磁场的非均匀性，需要进行匀场（shimming）。磁场均匀性是影响磁共振成像质量的重要技术指标之一。MRI设备依靠匀场技术提高磁场均匀性。

（一）匀场的概念

受磁体设计、制造工艺及磁体周围环境（如磁体的屏蔽物、磁体附近固定或可移动的铁磁性物体等）影响，任何磁体出厂后到达安装场地都不可能在整个成像范围内的磁场完全一致。因此，磁体安装就位后还要在现场对磁场进行调整，消除磁场非均匀性的过程称为匀场。匀场是通过机械或电流调节建立与磁场的非均匀分量相反的磁场，将其抵消。常用的匀场方法有被动匀场和主动匀场两种。

（二）被动匀场

被动匀场（passive shimming）是指在磁体孔洞内壁上贴补一定形状和尺寸的专用小铁片（又称为匀场片），用以提高磁场均匀性的方法。这种方法在匀场过程中使用的是无源器件，因而也称为无源匀场。被动匀场作为一种匀场初步手段一直被广泛采用，一般由设备安装工程师进行被动匀场的调整。

1. 匀场片材质　匀场所用的小铁片一般用磁化率很高的软磁材料压制。

2. 被动匀场原理　匀场用的匀场片本来没有磁性，一旦将它贴补到磁体内壁，就会立刻被静磁场磁化而成为条形磁铁。条形磁铁内部的磁场与静磁场同向，但在其外部靠近磁体中心一侧的磁力线正好与静磁场反向，从而削弱了匀场片周围特定小区域内的磁场强度，这就是匀场片影响局部磁场并有效调整磁场的原理。匀场操作时，何处磁场均匀性达不到要求，就在何处贴补这种匀场片，其大小根据需要扭转的场强差来决定。匀场片的位置和几何尺寸选择得当，就可提高磁场均匀性。

3. 被动匀场过程

（1）磁体励磁。

（2）将工厂特制的测量模体和专用支架安装在磁体孔洞中，依次测量磁体有效孔径内空间各点的磁场强度数据。

（3）使用工厂提供的专用匀场软件依次采集空间各点的场强测量数值，计算匀场参数，软件会输出匀场片尺寸选择以及空间放置位置的具体方案。

（4）安装工程师依据上述方案，在软件指定的专用卡槽的位置上插入指定尺寸的匀场片，并用无磁螺钉固定，进行匀场操作。

（5）匀场操作过程需要反复进行多次，为了达到理想的磁场均匀性，一般需贴补数十个匀场片才能达到设计和应用要求。

（6）被动匀场安全规范：匀场片在场强为2.0T的磁体孔洞内，磁体对它的作用力将会增至其自身质量的200倍，即重100g的匀场片在磁体中将承受20kg的磁力作用。因此，匀场操作前后，应严格遵守安全规范。例如，匀场时磁体附近只留一人操作；匀场人员必须戴厚手套，穿专用工作服和工作鞋，佩戴防护眼镜等；每次只处理一小块铁片；匀场过程当中以及前后要彻底清理现场等。

（三）主动匀场和匀场线圈

任何磁体都不会产生绝对均匀的磁场，而磁场的不均匀性会降低MRI系统的性能，因此可使用均匀线圈以补偿因不可控制的环境因素及其他不可避免的因素所引起的静磁场的非均匀性和缺陷，以使静磁场更均匀。

主动匀场（active shimming）又称为有源匀场，是指利用匀场线圈（shimming coils）通以电流，产生小磁场，并通过适当调整匀场线圈阵列中各线圈的电流强度，使其周围的局部磁场发生变化来调节改善静磁场的不均匀性，以提高静磁场整体均匀性的过程。在每次 MRI 扫描前还可主动调整，以进一步提高磁场的均匀性。匀场线圈的制作非常精细，其作用范围也比较局限。因此，通过主动匀场可获得磁场高度均匀的成像空间。主动匀场是对磁场均匀性进行精细调节的方法。在表 3-3-1 中可看到 0.35T、1.5T 和 3.0T MRI 设备磁场均匀性的典型数值。

1. 匀场线圈　匀场线圈一般位于磁体中心，多由铌钛（NbTi）合金制成。匀场线圈分为超导型和常导型。超导型匀场线圈与静磁场线圈置于同一低温容器中，其电流高度稳定，且不消耗电能，属于高品质匀场手段。常导型匀场线圈使用广泛，但要消耗能量，其匀场效果受匀场电源质量的限制。

匀场线圈由若干个小线圈组成。这些小线圈分布在柱状匀场线圈骨架表面，构成以磁体中心为调节对象的线圈阵列。由于线圈的大小不同，通电时产生的磁场也不同，因而对静磁场的影响程度就不一样。反映匀场线圈性能的主要参数有电流调节能力（ppm/A）、最大场强调节范围（ppm）以及匀场线圈数量。

2. 匀场电源　匀场电源质量对于主动匀场的效果起着至关重要的作用。匀场电源波动时，不仅匀场目的达不到，静磁场的稳定性也会被破坏。因此，在 MRI 设备中匀场线圈的电流均由高精度、高稳定度的专用电源提供。这种电源不仅可通过设备控制面板进行调控，也可通过标准硬件接口，由系统软件进行精细的调整，并可设定远程监控和控制。

（四）磁场测量

磁场测量是 MRI 设备安装阶段的重要工作之一。所得数据不仅是励磁和匀场工作的重要依据，也是帮助现场安装工程师监测新磁体运行状况的重要手段之一。磁场测量需要专门的设备和方法。

1. 磁场测量仪器　磁场测量最常用的两种方法是霍尔探头法和磁共振法。高斯计（Gauss meter）是专门用于磁感应强度测量的仪器，按照测量方法可分为霍尔探头高斯计和磁共振法高斯计。在磁共振成像系统的磁场测量中，磁共振法高斯计的使用最为广泛。

2. 磁场测量方案　磁场测量在励磁结束 2~3h，磁场强度达到稳定值后再进行。磁场测量常以一定直径的、与磁体同心的 DSV 为基准或参照范围。球体表面任意一点至磁体中心的距离相等，有利于布置高斯计探头，并容易建立相关数学模型进行计算和表达。常用的 DSV 采用 10cm、20cm、30cm、40cm 和 50cm 等几种，在 MRI 显微成像和波谱分析中，会用到更小的 DSV。

在磁场均匀性的测量中，高斯计探头布置在不同直径 DSV 的表面，以反映该 DSV 所在空间的磁场状况。在 DSV 确定的前提下，测量点的选取方法常用的有 9 平面法（每圆周 8 点测量）、11 平面法（每圆周 12 点测量）、23 平面法（每圆周 24 点测量）等。磁场的基础测量采用 11 平面法，这样可为将要进行的被动匀场提供更多更准确的匀场信息。

3. 高斯计使用注意事项　磁场测量使用的仪器主要是高斯计或场强仪，其次是与之配套的探头固定架和前置放大器等。磁场测量的结果直接关系到 MRI 磁场匀场后最终的均匀程度。因此,仅有先进的测量方法和测量仪器是不够的,还必须正确使用磁场测量仪器。需要注意的事项有:①探头固定架用胶木等非磁材料制成,起固定、旋转和伸缩高斯计探头的作用,使用时须紧固在与磁体相连接的检查床面上;②高斯计主机箱不可置于磁体旁边,应至少远离磁体 3m 以上,最安全的方法是移至磁体间外;③高斯计主机箱与前置放大器、测量探头间用带屏蔽功能的 50Ω 同轴电缆相连;④高斯计使用前预热 15min 以上,否则有可能产生 10^{-6}Gs 左右的测量偏差。

第二节　梯度系统

梯度系统是指与梯度磁场相关的电路单元和相关系统,其功能是为 MRI 设备提供线性度优良、可达到高梯度磁场强度(又称梯度场强度)并可快速开关的梯度场,以便动态地、依次递增地修改静磁场(B_0)的磁场强度,实现成像体素的空间定位。此外,在梯度回波和其他一些快速成像序列中,梯度场的翻转还起着射频激发后自旋系统的相关重聚作用。

一、梯度系统的组成

梯度系统由梯度线圈、梯度控制器、数 - 模转换器(DAC)、梯度放大器(又称梯度电源)和梯度冷却系统等部分组成。各部分之间的关系如图 3-3-8 所示。梯度线圈和放大器均有双套设计方案,现有 MRI 设备中按照其梯度组合方式和工作模式可分为单梯度放大器单梯度线圈、双梯度放大器单梯度线圈、单梯度放大器双梯度线圈等三种梯度类型 MRI 设备。

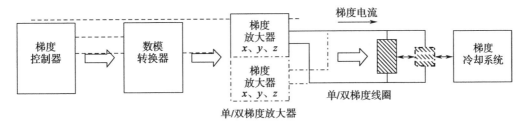

图 3-3-8　梯度系统组成及其工作流程图

(一)梯度线圈

MRI 设备至少需要三个相互正交(x、y、z 方向)的梯度磁场作为图像重建的空间定位和层面选择的依据。梯度线圈由三组线圈组成,梯度场的方向按三个基本轴线 x、y、z 轴方向设计,这三个相互正交的任何一个梯度场均可提供层面选择梯度、相位编码梯度、频率编码梯度三项作用之一,而这三个方向的梯度场的联合使用可获得任意斜面的磁共振图像。MRI 设备中分别由 x、y、z 三个方向的梯度线圈以及为梯度线圈提供"动力"的梯度放大器来提供这三个梯度场。

1. z 向梯度线圈(G_z)　产生 z 向梯度场的线圈 G_z 可以有多种形式,最简单的是所谓马克斯威尔对。这是一对半径为 a 的环形线圈。当两线圈的间距等于 $\sqrt{3}a$ 时,线圈得到最好的线性。另外,如果在两线圈中分别通以反向电流,便可使中间平面磁场强度为零。如今,这种线圈被广泛地用来产生 z 梯度场。图 3-3-9 即表示如此绕制的 z 向梯度线圈 G_z。

图 3-3-10 是 G_z 所产生的磁场。图中的符号"⊙"和"⊗"分别表示线圈电流的方向：前者为电流穿出纸面，后者为电流离开读者而进入纸面。用右手螺旋法则可知，两端线圈产生不同方向的磁场：一端与 B_0 同向，另一端与其反向，因而与静磁场叠加后在 z 轴方向上以磁体中心为原点分别起到加强和削弱静磁场（B_0）的作用。

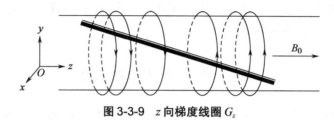

图 3-3-9　z 向梯度线圈 G_z

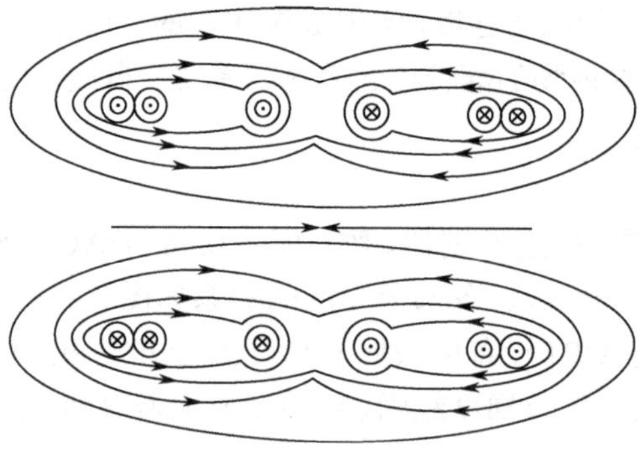

图 3-3-10　z 向梯度磁场

2. x 向和 y 向梯度线圈（G_x 和 G_y）　为了得到与 G_z 所产生的 z 向梯度磁场正交的 x 向、y 向梯度磁场，人们研究电磁学中著名的毕奥—萨伐尔（Biot-Savart）定律，实验观察无限长导体周围的磁场，发现使用四根适当放置的导线组成包围面积为 S 的、具有一定形状的封闭电流线圈通以电流后便可产生特定方向的磁场，这就是 MRI 设备需要的 x 向和 y 向梯度磁场。进一步研究发现该封闭电流线圈产生的磁场在线圈几何形状确定的前提下，其产生的磁场方向固定并且只与线圈中的电流有关。由此制造出 x 向和 y 向的鞍形梯度线圈。

根据对称性原理，将 G_x 围绕 z 轴旋转 90° 就可得到 G_y。因此，G_x 和 G_y 线圈的设计可以归结为同一线圈的设计问题。图 3-3-11 和图 3-3-12 提供 G_y 线圈及其所产生的 y 向梯度场的示意图。图 3-3-11 中四个对称设计的鞍形梯度线圈中流过的是同一电流，且该线圈的鞍形几何形状使其能够产生所需的 y 向梯度场。MRI 设备中三套梯度线圈的关系如图 3-3-13 和图 3-3-14 所示。

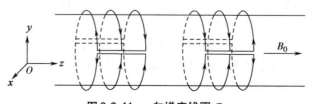

图 3-3-11　y 向梯度线圈 G_y

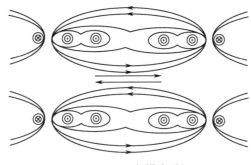

图 3-3-12 y 向梯度磁场

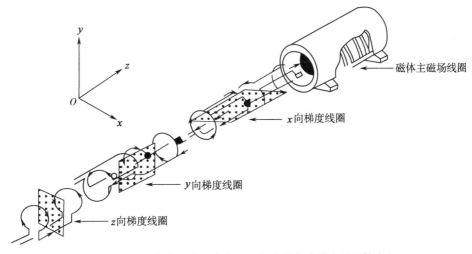

图 3-3-13 三套梯度线圈中电流方向及其生成梯度磁场的方向

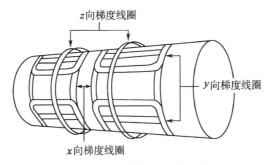

图 3-3-14 三套梯度线圈的套叠关系

（二）梯度控制器和数 - 模转换器

梯度控制器（gradient control unit，GCU）的任务是按系统主控单元的指令，发出全数字化的控制信号，该控制信号包含梯度电流大小的代码，由数 - 模转换器（digital to analogue converter，DAC）接收并"解读"后，立即转换成相应的模拟电压控制信号，据此产生梯度放大器输出的梯度电流。

MRI 设备不仅要求梯度磁场能够快速启停,而且要求其大小和方向均可改变。从硬件上讲就是要求它有良好的脉冲特性。在梯度系统中,对梯度放大器的数字化精确控制正是由梯度控制器和数 - 模转换器共同完成的。

数 - 模转换器是将数字量变为模拟量输出的器件。数 - 模转换器的精度(分辨力)由输入端的二进制数的位数来决定。例如,如果输入为 16 位二进制数,则它的分辨力就是 $2^{-16}=\dfrac{1}{65\,536}$。目前梯度系统大多采用 16 位的数 - 模转换器,即它对梯度电流强度的控制精度可以达到梯度电流输出满刻度的 $\dfrac{1}{65\,536}$,这样 MRI 设备对梯度的控制能够做到非常精确,并且可重复性很好。

(三)梯度放大器

每组梯度线圈都有它们各自的驱动电源——梯度放大器,在梯度控制器的计算机控制下随时开关,精确调节供应给梯度线圈的电源,以便获得精确的梯度磁场。梯度场是在 x、y、z 轴方向梯度线圈中流动电流(即梯度电流)的激励下产生的,而梯度电流是由梯度放大器产生并输出。

梯度放大器是整个梯度系统的功率输出级。因此,它必须具有功率大、开关时间短、输出电流精确、可重复性好、可持续工作时间长、散热系统优良可靠等特点。但在实践中受线路分布电容、分布电感、元器件质量、梯度涡流、梯度热效应以及 x、y、z 轴梯度线圈感性负载的影响,上述要求实现的技术难度大,因而梯度放大器的设计成为决定梯度系统性能优劣的关键环节。

为使 x、y、z 轴梯度线圈的工作互不影响,一般三个梯度线圈分别由三套相互独立、但是电路结构相同的梯度电流放大器驱动。它们在各自的梯度控制单元作用下分别输出 MRI 设备所需的梯度电流,因此梯度系统在 x、y、z 三个方向的有效扫描成像范围的数值可能是一样的(例如:$40cm \times 40cm \times 40cm$),也可能是不一样的(例如:$40cm \times 40cm \times 45cm$)。

梯度控制系统采用霍尔元件作为传感器进行梯度电流参数的采集和测量,并将测量信号实时反馈给梯度控制系统,以达到实时监测、实时反馈、实时精密调节控制梯度输出电流,从而达到精密控制并可以在瞬间产生任意梯度波形的目的,为高质量的 MRI 奠定基础。

MRI 设备扫描过程中,梯度场的强度和方向伴随序列的要求而变化。因此,除了要求梯度系统具备优秀的功率输出特性外,梯度放大器还要有非常好的开关特性,才能满足梯度场快速变化(其频率高出 100Hz)的需要。

(四)梯度冷却系统

梯度系统是大功率、高能耗系统。为了得到理想的、足够强度的梯度磁场,梯度线圈的电流一般在 100A 之上。如此大的电流将在线圈中产生大量的热量,如果不采取有效的冷却降温措施,梯度线圈有烧毁的可能,梯度放大器也会因器件过热而停止工作。x、y、z 三个轴的梯度线圈封装固定在绝缘材料中,同时紧密"窝藏"在磁体孔径内,没有依赖环境自然散热和风冷散热的客观条件,因此梯度线圈必须采用水冷的冷却方式。梯度放大器则是水冷和风冷两种冷却方式均可满足要求,只是水冷冷却效率最高。

（五）梯度涡流的影响和补偿

根据迈克尔·法拉第的电磁感应定律，变化的梯度磁场将在其周围的金属体内产生感应电流。这种电流的"流动路径"在金属体内自行闭合，故称涡电流（eddy current），简称涡流。由物理学知识可知，涡流的强度与磁场变化率成正比，且它所消耗的能量最后均转化为热量散发。这就是人们常说的涡流损耗。MRI 设备必须设法减少这种损耗。

梯度线圈被各种金属导体材料所包围，因而在梯度场快速开关的同时，产生涡流是必然的。随着梯度电流的增加（梯度脉冲的上升沿），这种涡流会猛然增大；梯度电流减小时（梯度脉冲的下降沿），它又会反向变化并猛然增大。当梯度场处于保持（相当于脉冲顶部的平台期）状态时，上述涡流按指数规律迅速衰减，其时间常数为：

$$\tau = \frac{L}{R} \hspace{3cm} \text{（公式 3-3-1）}$$

式中，L 为线圈周围涡电流在其中循环流动的导体的等效电感；R 为其等效电阻。由于大多数金属的电阻率都是会随着温度的波动而变化，因此等效电阻 R 是随时在发生改变的变量（电阻率比较稳定的铜除外）。

涡流的存在会大大影响梯度场波形的输出质量，严重时会导致梯度场波形严重畸变（图 3-3-15），梯度场线性将遭到严重破坏，涡流会导致"鬼影"（图 3-3-16）的产生，降低了影像质量。

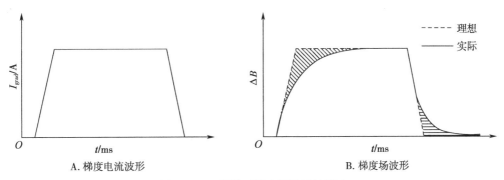

A. 梯度电流波形　　　　　　B. 梯度场波形

图 3-3-15　涡流对梯度场波形的影响

为了克服涡流的负面影响，可以采取的措施有：在主梯度线圈与磁体之间增加一个辅助梯度线圈。它产生的梯度场同主梯度线圈的梯度场相反，从而使合成梯度为零，避免了涡流的形成。但是，这种方案将使梯度线圈的成本和功耗成倍增加。由公式 3-3-1 可知，增大 R 可使 τ 减小，即可加快涡流的衰减。因此，还可使用高电阻材料来制造磁体，以阻断涡流通路，从而使涡流减小。在梯度电流输出单元中加入 RC 网络，预先对梯度电流和梯度场进行补偿（图 3-3-17），以改善梯度场波形的线性特性。

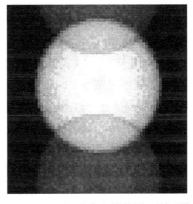

图 3-3-16　涡流产生的伪影—"鬼影"

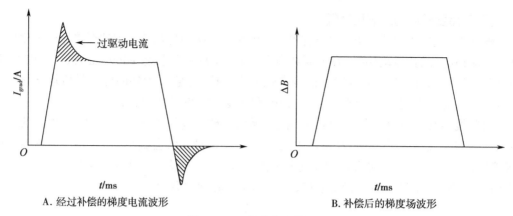

A. 经过补偿的梯度电流波形   B. 补偿后的梯度场波形

图 3-3-17   梯度电流的补偿

二、梯度磁场性能指标

梯度磁场（gradient magnetic field，ΔB）简称为梯度场。其主要性能指标有：有效容积、线性、梯度场强度、梯度场切换率（slew rate）以及梯度场上升时间等。其中梯度场强度和梯度场切换率是梯度线圈性能的重要评价指标。

（一）有效容积

梯度场的有效容积又叫均匀容积，也可称为有效作用范围。有效容积就是指梯度线圈所包容的、其梯度场能够满足一定线性要求的空间区域。只有这一区域能够稳定用于MRI，它一般位于磁体中心，并与静磁场的有效容积同心，因此该参数通常以磁体中心为原点，以 x、y、z 三个轴方向的数值来表示梯度场的有效作用范围。梯度线圈通常采用鞍形线圈设计，其有效容积仅能达到总容积的 60% 左右，因此如何提高梯度线圈均匀容积范围及其工作效率是梯度线圈设计中追求的目标。因为梯度线圈的均匀容积越大，则其在 x、y、z 三个轴方向上不失真成像区的视野（FOV）范围相应地就越大。

（二）梯度场线性

梯度磁场强度与空间位置之间按比例成直线的关系，是衡量梯度场强度平稳性的指标，线性越好，表明梯度磁场越精确，空间定位、选层、翻转激发也就越精确，图像的质量越好，非线性度随着与磁场中心距离的增加而增加，如果梯度线性不佳，图像边缘上可能产生空间和强度的畸变。通常梯度场的线性范围大于成像视野。

（三）梯度场强度

梯度场强度是指梯度磁场强度能够达到的最大值，一般采用单位长度内梯度磁场强度的最大差别来表示，即使用每米长度内梯度磁场强度差别的毫特斯拉量（mT/m）来表示。在梯度线圈确定时，梯度场强度由梯度电流强度所决定，而梯度电流强度又受梯度放大器的最高输出功率限制。

按照拉莫尔方程 $\omega = \gamma B$，质子的共振频率等于磁旋比与静磁场强度的乘积。因此，静磁场的轻微变化必然使受检组织的共振频率随之产生变化，在固定的静磁场上附加一个线形的梯度场，虽然该梯度场相对于静磁场非常微弱，但还使受检体形成不同共振频率的空间分布坐标。例如在 1.5T 的主磁体场强下，由于梯度线圈绕向相反，其梯度场分别为 +25Gs

和 −25Gs。因此，在磁体孔径内一端的场强为 15 025Gs，另一端则为 14 975Gs。质子在 15 000Gs 场强下旋进频率为 63.87MHz。选择不同频率的射频脉冲可选择相应层面的组织。改变梯度场强和射频脉冲的带宽，就可选择层面厚度。在 x、y、z 三个方向上施加梯度场可对冠状面、矢状面和横断面进行层面选择，如其中之一用于层面选择梯度，则另两个分别用于相位和频率编码。相位编码与频率编码可对每个体素进行空间定位，每个体素与像素是对应的。梯度场强度越高，就可以选择越薄的扫描层厚，体素就越小，影像的空间分辨力就越高。图 3-3-18 为梯度场强度示意图，条状虚线表示均匀的静磁场（B_0），斜线表示线性梯度场 ΔB；两条线相交处为梯度场中点，该点梯度场强为零，不引起静磁场强度发生变化；虚线下方的斜线部分表示反向梯度场，造成静磁场强度呈线性降

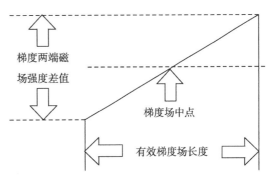

图 3-3-18　梯度场强度示意图

低；虚线上方的斜线部分为正向梯度场，造成静磁场强度呈线性增高。梯度场两端的磁场强度差值除以梯度场施加方向（x、y、z 轴方向）上有效梯度场的范围（长度）即表示梯度场强，即：

梯度场强（mT/m）＝梯度场两端的磁场强度差值 / 梯度场的有效作用长度　　（公式 3-3-2）

（四）梯度切换率和梯度上升时间

梯度切换率是指单位时间及单位长度内的梯度磁场强度变化量，常用每秒每米长度内梯度磁场强度变化的毫特斯拉量［mT/(m·ms)］来表示。切换率越高表明梯度磁场变化越快，也即梯度线圈通电接通电流后梯度磁场达到预设值所需时间（梯度上升时间，也称梯度爬升时间）越短。图 3-3-19 为梯度切换率示意图。梯度场的变化可用梯形来表示，梯形中只有中间的矩形部分才是有效的，矩形部分表示梯度磁场已经达到预定值并持续存在，梯形的左腰表示梯度线圈通电后梯度场强逐渐增高直至到达预定值，用 t 表示梯度场增高到预定值所需的时间。

梯度切换率＝梯度磁场预定强度 / t　　　　　　　　（公式 3-3-3）

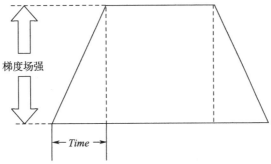

图 3-3-19　梯度场切换率示意图

梯度切换率就是梯形左腰的斜率。斜率越大，即梯度切换率越高，梯度磁场强度爬升越快，所需的爬升时间（即梯度上升时间）越短，就可以进一步提高扫描速度，从而实现快速

或超快速成像。

梯度系统作为 MRI 设备的核心和关键部件，其性能高低直接决定着 MRI 设备的扫描速度（时间分辨力），最小扫描层厚（空间分辨力），x、y、z 三轴有效扫描范围，影像的几何保真度。同时，它的性能还扫描脉冲序列中梯度脉冲波形的设计有关，即一些复杂序列还要依赖梯度系统来实现。MRI 设备对梯度系统的要求就是梯度场强高、梯度上升速度快、梯度切换率高、梯度线性度、梯度输出波形的准确度高及其可重复性好、梯度效率和利用率高。

第三节　射 频 系 统

在 MRI 设备中，射频系统是实施射频激励并接收和处理射频信号（即磁共振信号）功能单元。射频系统不仅要根据不同扫描序列的要求编排组合并发射各种翻转角的射频脉冲，还要接收成像区域内 ^{1}H（氢质子）、^{31}P、^{3}He、^{23}Na、^{13}C 等的磁共振信号。磁共振信号只有微伏（μV）的数量级，因而射频接收系统的灵敏度、放大倍数、抗干扰能力都非常高。

射频系统主要由射频脉冲发射单元和射频脉冲接收单元两部分组成，其中包括射频发射器、射频功率放大器、射频发射线圈、射频接收线圈、低噪声射频信号放大器等关键部件。

一、射频脉冲

为使位于静磁场（B_0）中受检体内的氢质子产生磁共振，必须在 B_0 的垂直方向上加入射频磁场 B_1。在 MRI 设备中，B_1 是在射频控制系统的控制下，由射频放大器输出射频电流脉冲激励射频线圈，以射频电磁场脉冲（即射频磁场 B_1）的形式发射出去。

（一）射频脉冲的种类

MRI 设备中的射频激发可分为选择性激发和非选择性激发两种。其中选择性激发主要在 2DFT（二维傅里叶变换）方法中用来确定扫描层面，而在 3DFT（三维傅里叶变换）成像中用非选择性方法激励整个成像容积。强而窄的射频脉冲，其谱带较宽，常用于非选择性激励。弱而宽的射频脉冲，其谱带较窄，常用于选择性激励。

（二）射频脉冲的波形形状

在研究射频激发脉冲波形时，如果能在时域中构造一个 sinc 函数（谱函数）是最理想的，但是，在电路上实现 sinc 函数并非易事，因而时域方波的选择性尽管没有 sinc 函数好，但由于它的宽度比较容易控制，电路实现相对容易，因而在 MRI 设备中被大量采用。

（三）射频脉冲激发频率

时域方波脉冲的激励范围由其波宽或脉冲持续时间 τ 所决定。宽度为 τ 的方波，可激发 $\omega_0 \pm \dfrac{2\pi}{\tau}$ 范围内的频率，即射频脉冲所覆盖的频率与脉宽成反比：射频脉冲越宽，其覆盖的频率范围越窄，脉冲的选择性就越好；脉冲越窄，覆盖的频率范围越宽，脉冲的选择性越差，但可用这种脉冲进行非选择性激励。由此可见，在短脉冲的作用下，所有感兴趣的核可在瞬间全部被激发。

（四）射频脉冲翻转角

在 MRI 设备中，质子群的静磁化强度矢量 M_0 不仅受到磁体产生的 B_0 的作用，而且还要受到射频脉冲产生的 B_1 及其本身弛豫的影响。在讨论以上三者对 M_0 的作用时，一般都假设它们的作用是彼此独立发生的。这里仅考虑射频脉冲对 M_0 的单独作用。

实施射频脉冲激励后，M_0 受 B_1 场的作用而偏离平衡位置的角度 α 为：

$$\alpha = \gamma B_1 \tau \qquad\qquad （公式 3-3-4）$$

由公式 3-3-4 可见，通过调节射频磁场强度 B_1 和脉冲宽度 τ 两个量，可使 M_0 翻转至任意角度。由于通常情况下成像序列中射频脉冲的脉宽 τ 决定着射频脉冲的选择性，因此，MRI 设备中仅用射频磁场强度 B_1 来控制翻转角的大小。

把使 M_0 偏离稳定位置（B_0 方向）90°和180°的射频脉冲分别称之为90°和180°脉冲，使其转动 α 角的脉冲就是 α 脉冲。90°和180°脉冲是 MRI 中使用最多的脉冲。由上式可见，要使 M_0 翻转180°，所需射频场的能量要比使 M_0 翻转90°所需脉冲的能量大一倍。

在 MRI 设备中，射频脉冲的宽度（决定激发的频率选择范围）和幅度（决定受激发后的翻转角度）都是由计算机和射频控制单元实施全数字化精密控制的。

二、射频线圈

（一）射频线圈的概念

射频线圈既是氢质子、^{31}P、^{3}He、^{23}Na、^{13}C 等发生磁共振的激励源，又是磁共振信号的探测器（以下讨论均以氢质子为例）。因此，射频线圈有发射线圈（transmit coil）和接收线圈（receive coil）之分。无论是发射线圈还是接收线圈，它们所处理的都是同频率的射频信号。用于发射射频建立射频磁场的射频线圈叫发射线圈；用于检测 MR 信号的射频线圈叫接收线圈。在 MRI 中射频线圈可在成像序列周期内不同时间分别完成发射和接收两种任务，这种射频线圈既是发射线圈又是接收线圈，如内置在磁体内部的体部线圈等。有的线圈只用于接收 MR 信号，如大部分表面线圈。

射频线圈的敏感容积及其与被检查组织的距离直接决定着图像的质量，线圈的敏感容积越大，图像信噪比越差，噪声越大，反之信噪比越高，噪声越小，为兼顾成像的信噪比和敏感容积，根据人体各个部位的不同形状、大小，需要制成不同尺寸和类型的线圈，以获得最佳图像质量。

1. 射频线圈的发射　射频放大器产生的激励脉冲通过射频线圈转换为在成像空间横向旋转的、具有一定频率（质子发生磁共振物理现象的频率）和功率的电磁波，即射频磁场（B_1），射频磁场的能量被特定质子和原子核（例如氢质子）选择性吸收，完成"能量交换"，被检体内的氢质子因此受到激励而发生共振并产生磁共振信号。

2. 射频线圈的接收　射频线圈中的谐振电路以及相关的射频前置放大器将发生共振质子的进动行为的变化——磁化矢量 M 转换为电信号，再次完成"能量交换"，从而采集到所需的磁共振信号。因此，可以将射频线圈理解为一种特殊的"换能器"或"能量交换器"。

（二）线圈的种类

MRI 设备中使用的射频线圈种类繁多，可按不同方法进行分类。

1. 按功能分类　射频线圈可分为发射/接收两用线圈以及接收线圈。

（1）发射/接收两用线圈：即具有发射和接收功能的射频线圈，内置于磁体孔径内部的大体线圈及正交发射/接收线圈都属于这类线圈，要通过电子线路在发射和接收之间进行快速切换。

（2）接收线圈：只负责接收 MR 信号的射频线圈。大部分表面柔软线圈都是接收线圈（如：体部表面柔软线圈）；四肢线圈有的仅是接收线圈，也有的是发射／接收两用线圈（如：膝关节线圈）。

2. 按适用范围分类　根据线圈作用范围的大小可将其分为全容积线圈、部分容积线圈、表面线圈、体腔内线圈、相控阵线圈等五类。

（1）全容积线圈：全容积线圈是指能够整个包容或包裹一定成像部位的柱状线圈，一般为圆柱状。全容积线圈主要用来激励和接收较大容积组织的 MR 信号，用于大体积组织或器官的大范围成像，如大体线圈和头线圈。大体线圈套装在磁体孔洞内，成为磁体的一个组成部分。

全容积线圈最重要的要求就是在成像范围内其灵敏度大且均匀一致。如果射频场强度不均匀，将对图像质量产生不良影响，尤其是在多回波成像序列时更明显。

全容积线圈按其内部构造结构划分又有两种类型：亥姆霍兹线圈和鞍形线圈。

亥姆霍兹线圈：是半径相等的一对同轴线圈，线圈平面相互平行，相距大约等于线圈的半径，两线圈并联，线圈电流相等。

鞍形线圈：是绕制在圆柱表面的一对弧形线圈，此种线圈在中心附近射频磁场相当均匀，射频的弧形段和直线段均对中心的射频磁场产生作用。

（2）表面线圈：表面线圈是一种可紧贴成像部位接收线圈。表面线圈形状各异，其常见结构为扁平型或微曲型。表面线圈既可用于激励和接收小容积组织内部的信号，如眶部线圈、乳腺线圈等；也可用于显示靠近体表或较小的解剖结构，如眼眶和脊柱等。表面线圈由圆形或矩形组成。表面柔软线圈是近年来出现的新型线圈，在线圈放置时有最大的自由度，主要用于表浅组织和器官的成像。

表面线圈所覆盖的成像范围内场强的不均匀以及该类线圈在成像野内的灵敏度不均匀直接导致了接收信号的不均匀，在影像上的表现是越靠近线圈灵敏度越高，越靠近线圈的组织越亮；距线圈越远灵敏度越低，越远离线圈的组织越暗。表面线圈有效成像范围通常比全容积线圈的有效成像范围小。

表面线圈通常只用于接收信号。接收线圈必须与发射的射频相匹配。但接收线圈与发射射频之间相互作用可损伤线圈本身，并使射频发射野发生变形，现在这些问题都有了相应的解决办法。

近年来为提高表面线圈的功能，扩大其应用范围，又开发出了一些新的表面线圈：相控阵线圈（phase array coil）及大面积软体线圈。

实际上，大面积软体线圈也是一种相控阵线圈，它由单独的小线圈按不同的需要排列成不同类型的阵列，组成一个线圈组，制成不同的形状，且具有很大的敏感容积和信噪比。相控阵线圈的每个小线圈都有各自的接收通道和放大器，各小线圈组合方式可根据需要选择，每个线圈同时采集信号后将所有的信号组合在一起共同重建成一幅大视野的图像，相控阵线圈具有成像视野大，信噪比和分辨力高等优点。

（3）部分容积线圈：部分容积线圈是由全容积线圈和表面线圈两种技术相结合而构成的线圈。这类线圈通常有两个以上的成像平面。

（4）体腔内线圈：体腔内线圈是近年来出现的一种新型小线圈。使用时须置于人体有关体腔内，以便对体内的某些结构实施高分辨成像。从原理上来说，体腔内线圈仍属表面线圈。例如：直肠内线圈用于前列腺磁共振成像和磁共振波谱（MRS）成像。

（5）相控阵线圈：相控阵线圈是由两个以上的小线圈或线圈单元组成的线圈阵列（array）。这些线圈可彼此连接，组成一个大的成像区间，使有效空间增大；各线圈单元也可相互分离，每个线圈单元可作为独立线圈应用。

3. 按极化方式分类　可分为线（性）极化和圆（形）极化两种线圈。线极化的线圈只有一对绕组，相应射频场也只有一个方向。而圆形极化的线圈一般被称为正交线圈，它的两个绕组工作时接收同一磁共振信号，但得到的噪声却是互不相干的。这样，如果对输出信号进行适当的组合，就可使线圈的信噪比提高，故正交线圈的应用非常广泛。例如磁体内置的发射/接收体线圈就是正交线圈，此外还有正交头线圈等。

4. 按静磁场方向分类　射频磁场（B_1）的方向应该与静磁场（B_0）相垂直。由于静磁场（B_0）有纵向磁场（如超导磁体）和横向磁场（如永磁体的磁场）之分，射频磁场（B_1）的方向也要随之而变。体现在体线圈设计上就需采用不同的绕组结构。螺线管线圈（solenoidal RF antenna）和鞍形线圈（saddle-shaped RF antenna）是体线圈的主要形式，螺线管线圈主要用于横向静磁场的磁体中；鞍形线圈用于纵向静磁场的磁体中，也是磁体内置大体线圈的绕组形式。

5. 按绕组形式分类　根据线圈绕组或电流环的形式，射频线圈又可分为亥姆霍兹线圈、螺线管线圈、四线结构线圈（鞍形线圈、交叉椭圆线圈等）、管状谐振器（STR）线圈和鸟笼式线圈（bird cage coil）等多种形式。

鸟笼式线圈应用广泛，其充分的开放式设计（例如：鸟笼式头线圈内径可达28cm），不但大大减轻患者的幽闭恐惧感，而且也大大增加了临床应用范围，鸟笼式头线圈的顶部通常配置有外视镜，可使患者仰卧位接受检查时看到磁体外面的场景，充分体现人性化的设计理念，同时可用于脑功能磁共振成像时视频刺激画面的传送。

鸟笼式线圈现广泛应用于临床实践中，典型的八通道鸟笼式发射/接收头线圈内部结构实物图如图3-3-20所示。

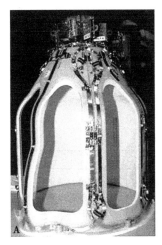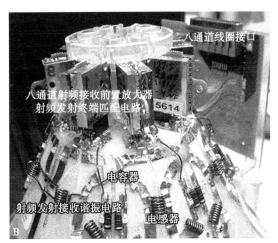

图 3-3-20　八通道鸟笼式头线圈
A. 鸟笼线圈结构；B. 鸟笼线圈局部结构。

（三）射频线圈的调谐

MRI 设备的线圈只有谐振在氢质子共振频率时才能达到激发氢原子核和接收磁共振最大信号的双重目的。被检体（人体）进入线圈后，线圈的固有共振频率总会发生偏移，即出现所谓失谐（detuning）。因此，每次成像之前都要进行一次调谐（tuning）。线圈的调谐一般通过改变谐振回路中可变电容的电容值或变容二极管的管电压（从而改变其电容值）两种方式来实现。

（四）射频线圈系统的耦合及去耦

当射频线圈工作时，由于分别进行激励和信号接收的磁体内置体线圈和位于人体表的表面柔性线圈工作频率相同，二者之间极易发生耦合（coupling）。如果体线圈发射的大功率射频脉冲被表面线圈所接收，形成耦合，则可能出现两种严重后果：一是由于感应电流太大而使表面线圈烧毁；二是可能使被检者所承受的射频能量过大，发生灼伤。因此，及时去耦（decoupling）是非常必要的，否则危害极大。

对于线性极化的体线圈，只需对表面线圈的几何形状进行一番调整，使其极面与体线圈相垂直，就可达到去耦合的目的。但是，对于圆形极化的体线圈，无论如何设置表面线圈的方向，二者之间的耦合都是无法去除的。

尽管体线圈和表面线圈的谐振频率相同，但二者却是分时工作，即发射时不接收、接收时不发射，因此可以采用电子开关的方式进行动态去耦合（dynamic decoupling），即在扫描序列的执行过程中，给线圈施以控制信号，使其根据需要在谐振与失谐两种状态下轮流转换。当发射射频脉冲时，体线圈谐振、表面线圈失谐；而在接收射频信号阶段，体线圈失谐，表面线圈谐振。这种动态的调谐可使用开关二极管等电子元器件来实现。

与动态去耦合相对应的静态去耦合（static decoupling）是指通过机械开关的通与断来控制和切换不同线圈的发射和接收电路。

三、射频脉冲发射单元

射频脉冲发射单元由射频控制器、射频脉冲序列发生器、射频脉冲生成器、射频振荡器（射频脉冲源）、频率合成器、滤波放大器、波形调制器、射频功率放大器、发射终端匹配电路及射频发射线圈等功能组件构成（图 3-3-21）。

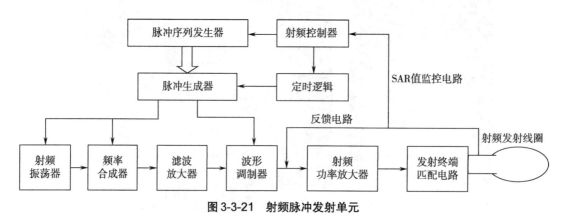

图 3-3-21　射频脉冲发射单元

（一）射频发射系统的功能

在射频控制器的统一指挥下，提供扫描序列所需的各种角度和功率的射频脉冲。MRI

中最常用的射频脉冲有 90° 和 180° 两种，但是，各种小角度射频脉冲激励技术要求射频发射单元还要能够产生任意角度的射频脉冲进行射频激发。由公式 3-3-4 可知：改变 B_1 的强度，就可改变射频脉冲的翻转角。在射频发射电路中，正是通过连续调整 B_1 的幅度来改变射频脉冲翻转角的。

射频脉冲的频率就是处于该 MRI 设备中氢质子的共振频率。MRI 设备的静磁场强度固定，则处于其中的氢质子共振频率也是固定不变的。但是，在带多核波谱仪的系统中，由于系统还要对 ^{31}P、^{3}He、^{23}Na、^{13}C 等原子核进行激励，这就要求射频发射单元还能产生其他频率的电磁波（射频波）。上述射频脉冲均在射频振荡器中产生。

（二）射频发射系统的工作原理

由振荡器产生的射频脉冲首先被送入频率合成器，射频脉冲的频率在此得以校正，使之完全符合射频脉冲序列的需要。然后，标准频率的射频脉冲进入调制器，调制器的作用是产生所需宽度和幅度的波形。在这一过程中，射频脉冲的幅度经过多级放大而得以提高。射频脉冲发射单元的最后一级为功率放大级，它输出一定发射功率的 RF 波，通过反馈电路可以实现精确控制射频脉冲的目标。射频脉冲需要通过一个阻抗匹配网络才能最终进入射频发射线圈并产生 B_1，B_1 垂直于 B_0，使得射频脉冲能够将其能量耦合给共振的原子核而引起质子进动，从而激发出 MR 信号。

阻抗匹配网络在这里起谐振器、耦合器、缓冲器以及开关的多重作用。由于有些线圈（如体线圈和头线圈）既是发射线圈又是接收线圈，就必须通过阻抗匹配网络的转换。射频发射时，它提供的信号通路阻抗非常小（谐振通路），使射频线圈成为发射天线；而当射频接收时，它提供的信号通路阻抗非常大，射频线圈成为接收天线。

（三）比吸收率的控制

比吸收率（specific absorption rate，SAR）是计量电磁波（无线电频率）辐射能量被人体实际吸收的计量尺度，以瓦特／千克（W/kg）或毫瓦／克（mW/g）来表示，又称比吸收率。世界各国政府普遍采用由独立科学机构所制定的全面国际安全准则，来管理射频能量对人体的暴露和辐射，MRI 设备也不例外，属于需要采取具体防范措施对射频脉冲发射单元的 SAR 值进行严格管理和控制，防止灼伤人体等不良事件的发生。

设置 SAR 值监控电路，可以实现射频能量在人体中累积过程的实时监测。当累积 SAR 值超过预先设定的安全值时，或者 SAR 值累积趋势在未来短期（比如 6s）和长期（比如 60s）时间内将会超标时，射频控制系统会自动启动安全机制，暂停射频脉冲的输出和扫描。只有通过上述严格的安全措施，才能确保射频脉冲发射单元对人体是安全的。

（四）射频功率放大器和射频场

射频功率放大器是射频脉冲发射单元的关键部件。一般要求它不仅能够输出足够的功率，还要求它有一定宽度的频带、非常好的线性和可重复性。此外，功率放大器的运行必须是非常稳定、耐久及可靠的。

当射频脉冲的功率足够大时，产生的射频场才能使受激发层面内质子群的宏观磁化强度矢量 M 在最短的时间内翻转。一般来说，射频脉冲的宽度 τ 要比人体组织的 T_2 短很多，这样脉冲作用期间的弛豫效应方可忽略不计。

（五）射频发射线圈

为了产生理想的射频场，射频发射线圈的设计应使得它所产生的射频场尽可能均匀，且在共振频率处有极高的Q值（谐振电路的品质因素）。射频发射线圈的Q值越高，其能量转换率越高，射频脉冲电能转化为射频磁场能量的效率就越高。在MRI设备中，射频发射/接收线圈的性能不仅取决于所用的元器件和电路形式，还决定于它的几何形状以及分布参数的利用技术。

四、射频脉冲接收单元

质子弛豫释放出的信号被接收线圈接收，经过前置放大器放大转至射频相敏（相位敏感）检波器解调，从信号中过滤出接近拉莫尔频率波形，再经模-数转换器将波形转换成数字信息，经计算机处理最后形成MR信号。

（一）射频脉冲接收信号电压的计算

射频激励脉冲关断后，共振原子核的磁化强度矢量 M 就要回到其平衡态位置，从而在射频接收线圈中产生自由感应衰减（FID）信号。90°射频脉冲后 M 的自由进动在线圈中信号电压可推导如下，由法拉第电磁感应定律，横向磁化进动时在射频接收线圈内产生的感应电动势 ε 为

$$|\varepsilon| = \frac{d\Phi}{d\tau} \qquad\qquad (公式3\text{-}3\text{-}5)$$

公式3-3-5中，Φ 为通过线圈总面积的磁通量。线圈两端的感应电压 u 为：

$$u = Q\varepsilon \qquad\qquad (公式3\text{-}3\text{-}6)$$

公式3-3-6中，Q 为接收线圈的品质因数，ε 为横向磁化进动时在射频接收线圈内产生的感应电动势。

（二）射频接收单元的功能和组成

射频接收单元的功能是接收人体产生的磁共振信号，并经适当放大和处理后供数据采集系统使用。射频脉冲接收单元由信号接收（前置放大器、混频器、中频放大器）、信号处理（相敏检波、低通滤波器）、射频接收控制器等电路组成（图3-3-22）。

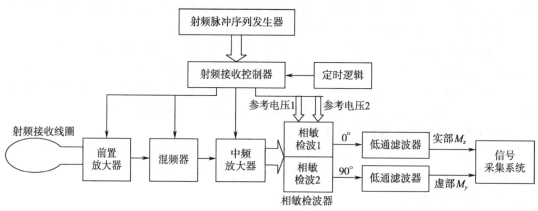

图3-3-22　射频脉冲接收单元

（三）射频前置放大器

射频前置放大器是射频脉冲接收单元的重要组成部分。从射频接收线圈中感应到的FID信号只有微瓦（μW）数量级的功率，这就要求射频前置放大器既要有很高的放大倍数，

又要有很小的噪声。具体地说，前置放大器要对 $1\mu V$ 以下的信号发生反应。同时，在工作频率附近要求有较为平坦的频率响应，并在很大范围内有足够的线性放大特性。在放大器的安全性能方面，它至少应能接受 1V 左右的过载，且过载后可在小于 $1\mu s$ 的时间内迅速恢复。

（四）射频混频器

FID 信号经前置放大器放大后到达混频器。为了提高射频前置放大器的灵敏度与稳定性，在这里多采用外差接收的方法，使信号与本机振荡频率混频后产生一个中频信号，即将射频信号的高频率转换至较低的中间频率上，类似于广播电台的信号在收音机中的调频过程。该信号经中频放大器进一步放大后送往相敏检波器。

（五）射频相敏检波器

相敏检波又叫正交检波。对于频率和相位均不同的信号，相敏检波电路有很高的选择性，因而可得到较高的信噪比（SNR），也就有可能将其用在信噪比小于 1 的信号累积的实验中。磁共振成像体素的空间位置信息均包含于磁共振信号中，射频脉冲序列在激发和信号读出阶段由梯度脉冲分别进行了频率和相位编码，使得信号的频率和相位特性实质上代表了体素的空间位置。为了在图像重建时能够还原体素的空间信息，信号采样前就必须用硬件的办法将二者加以区分，这就是采用相敏检波器的原因。

检波电路的作用通常是将交流信号变为脉动的直流信号，其输出信号的幅值与交流信号之幅值成正比。在 MRI 设备的射频接收系统中，一般采用两个相敏检波电路进行相位检测（图 3-3-22），在这两个相敏检波电路的输入端分别馈入由射频接收控制器产生的、与信号有 0°或 90°相位差的参考电压 1 和参考电压 2，就可在输出端分别获得质子群的静磁化强度矢量 M_0 的实部（M_x）和虚部（M_y）信号，该检出信号的幅值分别正比于输入信号的振幅和相位，M_x 和 M_y 信号经两个低通滤波器，滤除其中混杂的交流成分后直接送到信号采集系统的模-数转换器进行数字化转换。由此可见，全数字化射频系统的应用，使得高频噪声不再进入信号频谱。

五、射频屏蔽

射频发射单元的功率高达数千瓦，工作时产生的射频脉冲又处于电磁波谱的米波段，极易干扰与其邻近的无线电设备；而射频线圈接收的磁共振信号功率仅为纳瓦级，极易受到干扰而被淹没。因此，MRI 设备的磁体间必须安装有效的射频屏蔽，既要防止射频发射单元的射频输出泄漏到磁体间之外，又要防止磁体间外空间中的电磁波"窜进"磁体间干扰磁共振信号，因此射频屏蔽不能发生任何泄漏。MRI 设备磁体间的射频屏蔽对射频波的衰减要求在 $90\sim100dB$ 或以上。

常见的射频屏蔽用铜板或不锈钢板制作，并镶嵌于磁体间的四壁、天花板及地板内，以构成一个完整的、密封的射频屏蔽体。上述六个面之间的接缝应当全部叠压，并采用氩弧焊、无磁螺钉等工艺连接。地板内的射频屏蔽还需进行防潮、防腐和绝缘处理。需要强调的是，所有屏蔽件以及射频屏蔽之外的装修装饰材料均不能采用铁磁材料制作，例如不能使用铁钉，必须采用铜钉或者钢钉。

磁体间门和墙壁间的屏蔽层要密切贴合，观察窗的玻璃面需用铜丝网或双层银网屏蔽体，其网面密度的选择要满足网面网孔的孔径小于被屏蔽电磁波波长。电磁波的频率越高，要求其网孔的孔径越小。进出磁体间的电源线、信号线等均应通过由 MRI 设备厂家和屏蔽施工厂家提供专门的波导板（Penetration Panel），以有效地抑制各种干扰。所有进出磁体间的空调送风管、空调回风口和泄出管等在穿过射频屏蔽层时必须通过相应的波导管。此外，整个屏蔽体须通过独立设置的接地点单独接地，其接地电阻值要小于规定值。

射频屏蔽工程完成后，应邀请具备国家认可资质的相关专业机构按国家标准对工程质量进行检测。门、观察窗、波导孔、波导管和滤波器等屏蔽效果薄弱环节的周围需要重点测试。总的要求是各墙面、开口处对 15～130MHz 范围内信号的衰减不能低于 90dB。

第四节　信号采集、图像重建系统及主控计算机

一、信号采集

信号采集（signal acquisition）也称为信号采样（signal sampling）或者数据采集（data acquisition），是指对相敏检波后的两路信号，即质子群的静磁化强度矢量 M_0 的实部（M_x）和虚部（M_y）信号分别进行模 - 数（A-D）转换，使之成为离散数字信号的过程。这些数字信号经过累加及变换处理后就成为重建磁共振图像的原始数据（raw data）。在 MRI 设备中，射频系统和信号采集系统合称为谱仪系统（测量系统）。图像重建的任务则是根据谱仪系统所提供的原始数据来计算可显示的灰度图像。信号采集和图像重建是磁共振成像的最后一个步骤。

（一）采样和采样保持

磁共振信号是随时间连续变化的模拟信号。模拟信号转换为数字信号后便于进一步处理，如累加、存储、变换和运算等。模 - 数转换就是将模拟信号变换为数字（离散）信号的过程。模 - 数转换可分为采样和量化两个步骤。

1. 采样　采样就是把输入信号某一瞬间的值毫无改变地记录下来，或者说采样是把一个连续时间函数的信号，用一定时间间隔的离散函数来表示。根据奈奎斯特（Nyquist）采样定理，为不使原始信号波形产生"半波损失"，模 - 数转换器的信号采样率至少应为原始信号最高频率的 2 倍。即对于一个有限带宽信号，只有采用超过奈奎斯特率的信号采样频率对其采样，才能保证离散化的数字信号可以完全逆转换恢复到原来连续的模拟信号。

磁共振信号的频谱取决于梯度磁场和层面的大小。当 MRI 设备中使用的梯度场在 0.01～0.1mT/cm 之间时，其相应的 MR 信号频率应为 12～120kHz，因此，信号采集系统的采样频率至少应在 24～240kHz 范围内或者更高。目前 1.5T 和 3.0T MRI 设备的射频信号采样率一般在 700kHz 到 3MHz 之间。

2. 频率分辨力　采样信号的频率分辨力（frequency resolution）是指信号采样频率与采样点数之比。采样点数及采样频率共同决定了采样信号的频率分辨力。在 MRI 设备中，信号的采样点数由扫描矩阵在频率编码方向上的矩阵元素数所决定，这一数值同时也决定了该方向上的空间分辨力。

3. 采样与保持　采样和保持是两个不同的概念。采样是指把输入信号毫无改变地采纳下来，送入系统进行处理；而保持是指把采样最后一瞬间的信号记录下来，以免信号的幅值在模 - 数转换器件由模拟到数字的量化过程中发生改变，这个量化（数字化）过程高速进行，因此非常短暂，一般在微秒级。

在模 - 数转换过程中，设 Δt 为一个采样周期，则所谓采样值的保持，是指在 0、1Δt、2Δt

等时间段内保持采样所得到的信号值为一个常值,或者在 Δt 的部分时间内是个常值,以便给模-数转换器预留充足的时间(微秒级)对这一常值进行高速模-数转换。这样,连续模拟信号在经过采样、保持之后,所得到的是一系列平顶脉冲。

(二)量化和量化误差

采样把连续的磁共振模拟信号转换成为由一系列的断续平定脉冲构成的采样保持信号。以数字值表示这些平顶脉冲幅度的过程称为量化。量化过程中引入的误差就是所谓的量化误差,其大小取决于模-数转换器的精度,即数字值细化的程度:数字值划分得越细,引入的误差就越小。该数字值的表达一般采用二进制数据,以便于计算机的存储和处理。

(三)信号采集单元

射频信号采集单元是 MRI 设备中的关键部件,目前射频多通道(8、16、18、32、48 及 64 通道等)技术已经广泛应用于从 0.3T 永磁型 MRI 设备到 7.0T 超导 MRI 设备中。多通道射频技术带来革命性变化,磁共振成像速度、图像空间分辨力、时间分辨力以及图像质量均得到全面的提高,MRI 设备快速序列的成像速度已经接近单排螺旋 CT 螺旋扫描的水平。

信号采集单元的核心器件是模-数转换器。模-数转换器的两个重要指标是转换速度和精度,因为模-数转换的过程分为采样保持和量化两个步骤,因此这两个步骤的快慢将影响模-数转换的速度,模-数转换精度一般以输出二进制数据的位数来表示。在 MRI 设备中,一般采用 16 位的模-数转换器进行磁共振信号的数字化,16 位模-数转换器可有 15 536 种取值,量化精度很高。经过数字化后的信号数据经数据接口和数据总线被送往数据缓冲器暂存,并进行数据预处理和影像重建。上述每一个过程都是在序列发生器以及有关控制器的作用下完成的。

二、数据处理和图像重建系统

(一)数据处理流程

MRI 设备信号采集单元模-数转换所得数据不能直接用于图像重建,还需进行一些数据处理,这些处理包括数据字的拼接和重建前的预处理等。未经处理的数据称为模-数转换数据(analog to digital conversion data);经过拼接的带有控制信息的数据称为测量数据(measurement data);在图像重建系统中经过预处理的测量数据称为原始数据;原始数据经重建后得到磁共振图像数据(image data);图像数据通过影像显示的窗口技术转化为相应的灰阶,从而得到显示出来的磁共振图像。

(二)数据处理

模-数转换数据是关于磁共振信号的基本数据,不包含任何控制信息及标志信息,仅用模-数转换数据重建磁共振图像是不可能的。因此,首先需要在模-数转换数据中加入图像重建必需的信息,这些信息包括:扫描计数器之值(关于扫描和列的信息)、模-数转换数据的类型(实部或虚部)、生理信号门控数据、层号等。上述信息统称为识别信息或标志信息(identification information)。由于模-数转换数据不可压缩,在 MRI 设备中经常采用增加字长(实际为拼接)的办法扩充数据的信息容量。

在 MRI 设备中,一般采用 16 位的模-数转换器,因而模-数转换数据的长度为 16 位,正好是计算机系统中一个字(word)的长度(相当于 2 个字节)。在模-数转换数据上再拼接一个 16 位的含标志信息的标识字,就得到了 32 位的测量数据。可见为了提高数据的传送和处理速度,图像处理阵列至少应采用 32 位的计算机进行数据处理。

(三)图像重建

图像重建是对原始数据的高速数学运算,如果采用主控计算机的硬件和软件来完成如此大量的运算任务,速度太慢,是不可能的。因此,目前均使用专用图像阵列处理器完成图像重建任务。图像阵列处理器一般由数据接收单元、高速缓冲存储器、数据预处理单元、算术和逻辑运算部件、控制部件、直接存储器存取通道以及傅里叶变换器组成。在高速图像阵列处理器中,所有的数学运算均由固化的硬件和微码完成。

图像重建的运算主要是快速傅里叶变换(fast Fourier transfrom,FFT)。快速傅里叶变换包括行和列两个方向,快速傅里叶变换速度的快慢,基本上决定着图像重建的速度。根据上面的讨论,每幅图像应该对应两个原始数据矩阵,一个表示信号的实部 M_x,另一个则为信号的虚部 M_y(图 3-3-22)。实部和虚部矩阵均被送入傅里叶变换器,分别进行行和列两个方向的快速傅里叶变换,以便还原出带有定位信息的实部和虚部图像矩阵。此后,图像处理器再对这两个矩阵的对应点取模,就得出一个新的矩阵,这一矩阵称为模矩阵。模矩阵中每个元素值的大小正比于每个体素磁共振信号的强度,因而,以其作为灰度值显示出来时就得到所需的磁共振图像。

三、主控计算机

在 MRI 设备中,计算机(包括微处理器)的应用非常广泛。各种规模的计算机、微处理器,构成了 MRI 设备的控制网络。MRI 系统的操作、控制、协调、安装、维护等需要计算机完成;磁共振信号的采集、处理、显示及储存亦须依靠计算机完成。MRI 扫描得到的数据和图像较复杂,因此,其计算机要求大容量、大内存、有快速的运算能力及良好的软件支持。MRI 系统中多采用小型化、高性能的计算机。

(一)计算机硬件

计算机硬件包括主机和外部设备。主机由中央处理器(CPU)和主存储器组成,外部设备包括存储器、输入、输出设备等。

模 - 数转换器将 MR 信号转换成数字信号传输到 CPU 的阵列处理器处理,并进行傅里叶变换,运算的结果是一个数字阵列,扫描过程中,原始数据经缓冲器进入硬盘,扫描结束后计算机重新输入原始数据重建,按灰阶的数值排列组合成磁共振图像储存于主存储器(硬盘)中,并在显示器屏幕上显示,从硬盘可提取数据转存于磁带或光盘以长期保存,CPU 还兼顾驱动、控制和协调各分系统的工作,硬盘还用于存储一些 CPU 暂时不用的程序。外存储器由磁带和光盘构成,主要用于存储图像和原始数据,还用于存储一些备份文件和程序。输入设备包括主控台,主要用于将程序和成像参数输入计算机,对扫描过程进行干预和控制,输入设备将各种形式的信息变成计算机内的二进制代码的形式。输出设备包括显示器、医用胶片成像设备及网络传输设备等,胶片打印设备目前多采用干式激光相机进行打印。

(二)主控计算机系统

1. 系统　主控计算机(host computer)系统由主控计算机、控制台、主控图像显示器、生理信息显示器(显示受检者心电、呼吸等电生理信号及信息)、图像硬拷贝输出设备(激光相机)、网络适配器以及谱仪系统的接口部件等组成(图 3-3-23)。其中图像显示器通常又是控制台的一部分,用于监视扫描及 MRI 设备的运行状况。

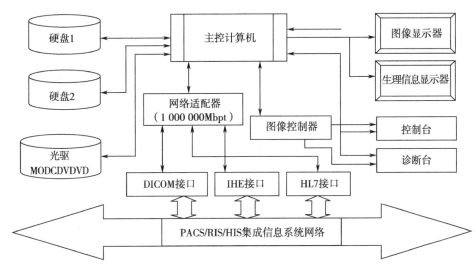

图 3-3-23　MRI设备中的主控计算机

主控计算机主系统主要是控制用户与 MRI 设备各系统之间的通信,并通过运行扫描软件来满足用户的所有应用要求。主控计算机拥有扫描控制、患者数据管理、图像归档、打印、评价以及机器检测(包括自检)等功能。此外,随着医学影像标准化的发展,主控计算机系统还必须提供标准的网络通信和信息标准化接口,例如 DICOM3.0、IHE、HL7 等接口。

2. 组成　主控计算机是 MRI 设备的调度指挥中心,它介于用户与 MRI 设备的谱仪系统之间。主控计算机主要由 CPU、内存储器、外存储器及接口等组成。MRI 设备的主控计算机选用性能优异基于 Intel CPU 和 Windows/Linux 运算平台的工作站级、高性能计算机作为主控计算机。

3. 控制台　控制台一般由键盘、显示器、鼠标、光盘驱动器、主控计算机等部件组成(图 3-3-24)。有些 MRI 设备还配有触摸屏(touch screen)。

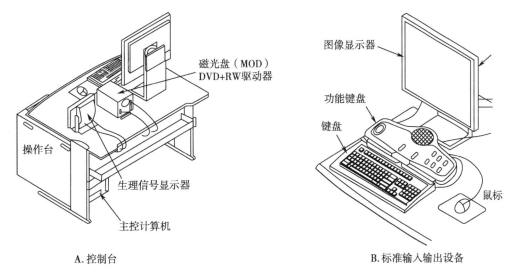

A. 控制台　　　　　　　　　　　　　　　　B. 标准输入输出设备

图 3-3-24　MRI 设备控制台

四、图像显示系统

原始数据在图像阵列处理器完成图像重建后，磁共振图像立刻传送至主控计算机的硬盘中。随后，这些图像可供放射医师和技师在控制台上查询、检索、浏览、窗宽窗位调节、标记、排版打印胶片、继续完成高级影像后处理等工作。这一系列过程均离不开磁共振图像的显示。

图像显示器的性能对图像浏览和诊断工作有一定影响，因此MRI设备选配专业级彩色液晶显示器，目前阴极射线管（CRT）显示器已经被完全淘汰。液晶显示器尺寸一般选择19英寸或更大，显示矩阵至少为1 280×1 024，场频（即刷新速率）为达到无闪烁的要求，应达到75Hz或更高。为达到观察高空间分辨力和高对比度分辨力磁共振影像的目的，显示器像素点距应该在0.29mm或更小的数值，对比度至少应达到600∶1，亮度应高于270cd/m²。为观察磁共振动态成像图像，液晶显示器响应时间应低于20ms。为方便观察者从不同视角观察液晶显示器上的影像，其上下和左右的视角应该在±85°以上。目前16∶9宽屏幕显示器逐渐取代传统4∶3显示器，以便将生理信号显示器所显示的信息在宽屏幕图像显示器中同屏显示，并取消生理信号显示器。

五、主控计算机中的软件

任何计算机系统都是由硬件和软件共同组成的，"软""硬"结合才能充分发挥计算机系统的功能。磁共振成像系统的运行均由软件系统来实施，在MRI设备的主控计算机上运行的软件包括系统软件和应用软件两大部分。

（一）MRI设备软件和硬件的关系

MRI设备软件和硬件的关系如图3-3-25所示。MRI设备整机可划分为用户层、计算机

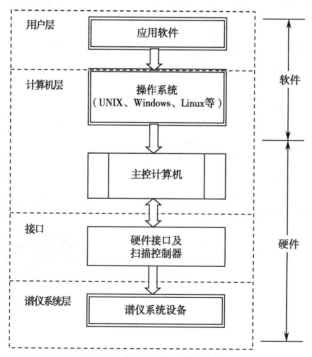

图3-3-25　MRI设备软件和硬件的关系

层、接口层和谱仪系统层等四层结构。但从控制的观点来看，又可将其分为软件和硬件两层结构。这两种结构分层方法，都有利于对 MRI 设备逻辑结构的正确认知和理解。无论何种办法，应用软件总是位于最顶层，它通过操作系统等系统软件与主控计算机发生联系，从而控制整个 MRI 设备的运行。因此，对于用户来说，充分了解主控计算机系统中运行的软件是十分重要的。

（二）系统软件

系统软件（system software）是指用于计算机自身的管理、维护、控制和运行，以及计算机程序的翻译、装载和维护的程序组，是计算机厂家设计用来支持计算机常规运行的程序，如实时磁盘操作系统和资源分享执行程序等。

系统软件又包括操作系统、数据库管理系统和常用例行服务程序等三个模块，其中操作系统（operating system，OS）是系统软件的核心。目前在医学影像成像设备中广泛使用着的操作系统有 Windows、Linux、Solaris（Sun）、IRIX（SGI）等，其中后三者均为真正多用户、运行稳定可靠的 UNIX 操作系统。

（三）应用软件

应用软件（application software）是指为某一应用目的而特殊设计的程序组，位于 MRI 设备系统结构的最顶层。它一方面从用户那里直接得到需求信息，另一方面它将用户的请求转变为控制数据发往谱仪系统设备，以便获得测量数据，最后，再根据用户的要求输出所需信息，例如磁共振图像。应用软件是由磁共振厂家设计并用于 MR 系统诊断和现场调整的程序，以及用户操作软件程序。在 MRI 主控计算机系统中运行的应用软件就是用户操作软件，其中包括成像操作软件和影像分析软件等软件包。这一软件包通常由包括受检者信息管理、影像管理、影像处理分析、成像操作、系统维护／调整、MR 系统软件诊断、网络管理和主控程序等子系统组成。

1. 受检者信息管理　受检者信息既可以从键盘输入，也可以应用 DICOM Worklist（工作表）功能从 PACS-RIS 集成信息系统中直接获得受检者信息，工作表的应用解决了手工输入容易发生差错的问题，同时提高了工作效率。信息管理模块将上述信息以数据库形式保留，可供检索查询。

2. 影像管理　该模块是专为影像的存储、拷贝、删除、输出等操作而设计的程序，它所完成的任务可称为影像调度。影像信息同样以数据库形式保留，可供检索查询，查找硬盘上患者一般资料和 MRI 影像资料，磁盘影像数据的读出写入、转存及删除等。

3. 影像处理分析　其功能是实现影像的各种变换，以及影像的后处理、分析等工作和任务。影像分析系统的主要功能是影像显示和诊断分析，按照特定要求显示、调节灰度（窗宽、窗位）、改变影像大小、位置显示方式，影像的注释和标识，统计兴趣区（ROI）内的灰度，像素数和信号强度，影像的计算与测量等。

4. 成像操作　是应用软件的核心，是控制 MRI 设备扫描成像的"中枢"。在其扫描控制界面上提供数十个以类别区分的扫描序列供用户选择应用。扫描序列的组织和列表有按照扫描部位、器官及成像方法分类的，也有按照所用线圈进行分类的。无论采用何种方法，均以方便用户选择、操作、应用为目标和宗旨。成像操作系统的主要功能是按用户的指令进行数据采集和影像重建，影像重建通过指令在专用的阵列处理器中进行；磁共振成像操作系统的软件程序主要执行硬件控制、系统调整、数据采集、影像重建、用户接口菜单显示、影像分析及文件管理等任务。

5. 系统维护 / 调整　是现场调整、维护、检修时不可缺少的工具软件。现场调整程序用来确定 MR 系统的各项技术指标，包括匀场、调节梯度场、射频发射和接收系统的调谐等，便于工程师安装调试、维护及维修。MRI 设备的调整可分为日常调整和检测两大类。

（1）日常调整：包括匀场、梯度场调节、射频发射和接收系统的调整等。

（2）检测：设备故障后提供检修线索的一种计算机辅助检修的手段。

6. MR 系统软件诊断　提供设备的运行记录、错误、故障等信息，给现场维修维护工程师判断故障和开展维修工作提供参考依据，以便于工程师迅速确定故障部位并予以排除。

7. 网络管理　介于系统软件和应用软件之间的通信控制软件。它主要提供网上文件传输（FTP）、网络管理以及与 DICOM 文件传输、查询检索、存储、影像打印、工作表信息等有关的协议，以便与院区内的 PACS、RIS、HIS 等系统互连。

8. 主控程序　是上述所有系统之间的连接软件，它提供应用软件的主菜单，用户窗口界面，主机登录用户管理，并控制程序的运行。

总之，随着 MRI 技术的迅猛发展，其软件系统更新迅速，MRI 系统的功能越来越多，而且更加完善，用户界面更加友好易用。

六、高级影像后处理工作站

高级影像后处理工作站是对主控计算机图像处理工作和处理能力的补充，可提供更多、更强大的图像后处理软件和功能，是 MRI 设备必不可少的辅助设备。目前其软硬件平台一般选用基于 Windows 或者 LINUX 的双 CPU 图像工作站系统。配备三维分析软件包、三维容积成像、仿真内镜功能、血流灌注分析软件包、弥散张力成像后处理软件包、心脏专用后处理软件包、三维脑频谱后处理等高级临床后处理软件包。

第五节　MRI 设备的平台技术

一、数字光纤射频平台技术

（一）数字光纤射频技术工作原理

在前面章节里已经介绍过，射频系统是 MRI 设备的关键系统，而射频信号采集单元是射频系统中的关键部件，其核心器件是模 - 数转换器，但是传统模 - 数转换器由于强磁场干扰，只能放在设备间。传统射频接收单元的工作模式是：接收线圈收到的磁共振信号是模拟信号，模拟信号再通过数根乃至数十根同轴铜电缆传输信号传到模 - 数转换系统转换成数字信号，然后到计算机进行后处理。这样的设计不仅使信号噪声大大增加，传输容量也受限，同时信号传输会造成很多信息损失，影响图像质量。为了解决这一问题，改变射频接收单元的工作模式，采用防磁的模 - 数转换系统，克服了强磁场的干扰，将原来置于设备间的模 - 数转换器直接放到了磁体内，这样当接收线圈接收到信号后，就可以在磁体内通过防磁的模 - 数转换系统直接数字化，然后通过光纤将数字信号传到计算机后处理（图 3-3-26、图 3-3-27）。

传统射频的工作模式：线圈 ▨ 铜线 ▨ ADC-后处理

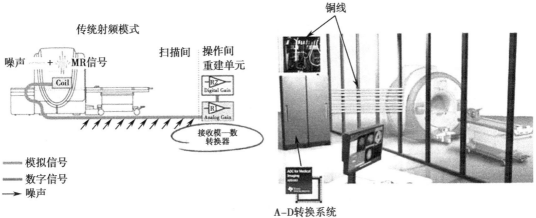

图 3-3-26　传统射频的工作模式示意图

（二）数字光纤射频平台技术的特点和临床应用

1. 与传统射频技术相比，数字光纤射频技术平台从磁体间到设备间传递的是数字信号，信号噪声低，无干扰；传递数字信号的介质是光纤，这一变革大幅降低了信号噪声，显著提高信号均匀性和传输容量，图像传输速度更快，实现信号零损耗。

2. 在临床应用上最终提高图像信噪比 30%，保真度大幅提高，保证了磁共振的影像清晰度，增加了病变检出率。更清晰的病灶影像为肿瘤疾病的诊疗带来了根本进步，比如对脑部转移瘤的治疗，医生需要根据病灶数目的多少而采取不同的诊疗方案，数字光纤射频技术有助于排除模糊影像导致的误诊，保证了不同影像的准确融合，为临床医生对病灶进行定位、定性、定量分析和确定更准确的治疗方案提供了客观可靠的影像信息（图 3-3-28）。同时也给 MR 设备带来了更大规模的集成化，可以减少为一台机柜。

光纤射频的工作模式：线圈-ADC-光纤-后处理

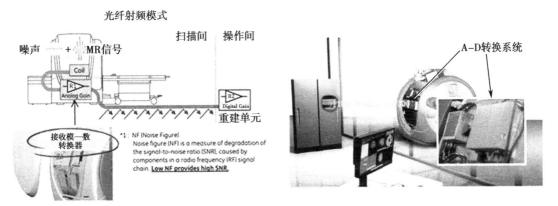

图 3-3-27　数字光纤射频的工作模式示意图

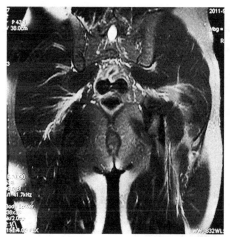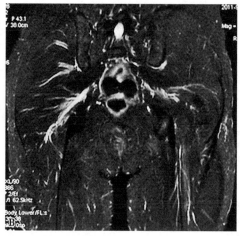

图 3-3-28　两种射频模式的图像比较

A. 传统射频的图像；B. 数字光纤射频的图像。

二、全身一体化射频线圈平台技术

目前磁共振线圈发展潮流有两种：一种是局部线圈单元数目较多的密集型相控阵线圈，另一种是全景成像线圈，把它们优化组合即全景化的高密度线圈是将来的发展方向。

（一）全身一体化射频线圈的技术原理

通常使用的磁共振系统，需要应用许多不同的线圈，如头线圈、脊柱线圈、心脏线圈、腹部线圈等，扫描时需要多次放置线圈、对患者进行多次定位才能进行正常扫描。

全景成像矩阵（total imaging matrix，TIM）技术，它是应用多个相控阵线圈组合而成的成像矩阵，消除了不同线圈单元之间的耦合效应，线圈单元之间可自由组合、无缝连接，构成一个拥有超大的全景成像矩阵（图 3-3-29）。

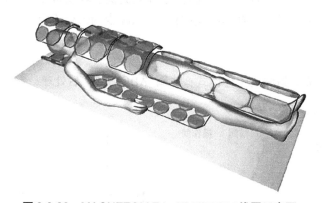

图 3-3-29　MAGNETOM Trio 3T MRI TIM 线圈示意图

在临床使用中通过对多个射频通道数的灵活选择，可快速接收全身任何局部组织的射频信号，实现局部高分辨力成像和全身大范围覆盖成像。在检查中，可实现扫描线圈自动探测与选择，基本上无须进行人工调整和设置，也不必反复的患者定位（根据不同的线圈）。若需人工调整，也只需用鼠标点击操作界面，即可打开或关闭线圈（图 3-3-30）。

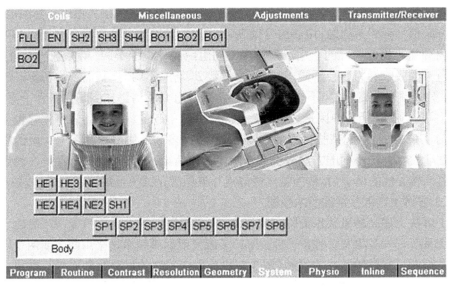

图 3-3-30　MAGNETOM Trio 3T MRI 线圈选择界面示意图

（二）全景一体化射频线圈平台技术的特点和临床应用

全景一体化线圈能提供灵活的线圈组合，实现轻松简单的连接，在不搬动患者的情况下能够添加或减少线圈，使线圈覆盖全身或局部。除了可以适应多种体位的自由摆放，更具有高线圈密度、大覆盖范围、轻巧耐用、减少重复搬动线圈、操作简单等特点，所以无论是全身扫描或者局部器官的扫描，全景一体化线圈均提供高密度的线圈组合，在保证了优质的图像质量的同时突破磁共振视野对成像范围的限制，有利于明确病变范围，提供足够的扫描广度。同时高密度矩阵线圈完善并行采集技术还可以提供更快的扫描速度、更高信噪比及高分辨力成像。

三、多源发射射频平台技术

（一）高场磁共振成像系统临床应用限度

高场磁共振成像系统的优点是具有更高的信噪比、更快的成像速度和更好的分辨力。尤其是在神经系统和骨关节系统的图像显示令人满意。但由于传统的磁共振系统为单源发射射频技术（图 3-3-31），射频电磁场（B_1）的分布不均匀，具体表现在成像中产生驻波效应、电介质伪影和局部比吸收率（SAR）升高，扫描速度及安全性等也受到影响，限制了 3.0T 磁共振在临床中的应用。

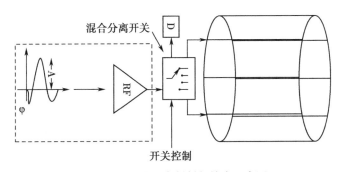

图 3-3-31　单源发射射频技术示意图

电介质伪影也叫电介质效应，电介质伪影存在于所有场强的磁共振中。其图像特点为：图像各方向信号强弱不均匀，中心信号偏高，在腹部、盆腔等部位严重。其原因是射频脉冲在人体内分布不均匀引起的。由于人体内不同组织的导电性不同，射频脉冲发射后，不同组织对射频的吸收能力也会不同，这样就会导致 B_1 场的不均匀，从而产生伪影。静磁场强度越大，射频频率越高，射频不均匀性也增大，因此电介质伪影在高场强条件下更为明显。此外，高频射频在被照体中因透过、吸收、反射、共振引起的纵向磁化恢复差异也可造成射频不均匀，其结果是引起某些检查部位信号不均匀，多通道线圈增强了电介质伪影。所有厂家都在研究如何用不同的方法减少或消除电介质伪影，通常的处理方法是在患者和线圈之间放置高传导性的垫子（稀释的氯化锰溶液），其原理是减少反射波、降低驻波效应。

（二）多源发射射频平台技术原理

为了解决上述高场磁共振的临床应用问题，多源发射技术是采用专门和高磁场强度匹配的射频系统——多源发射射频平台技术。多源发射射频技术是采用两个或两个以上独立的射频发射源进行射频脉冲的发射（图 3-3-32），每个独立的射频源都连接一个独立的射频放大器，作用于发射体线圈独立的单元。因此，每个独立的射频源所发出的射频脉冲，其波形、相位、频率和波幅等射频参数都可以完全独立地进行调节，根据每个患者的情况决定各个源的设置即射频匀场，真正做到了基于个体差异的射频匀场，从而获得更加均匀的 B_1，可以有效消除高场磁共振检查中产生的电介质伪影和解决了局部 SAR 过高限制，大幅提高磁共振信号强度的均匀性和图像的均匀性。

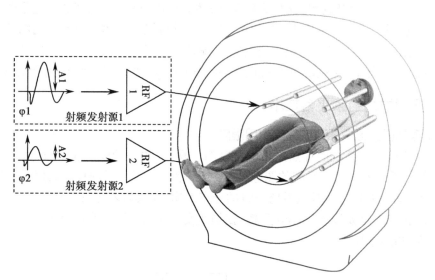

图 3-3-32   多源发射射频技术示意图

（三）多源发射射频平台技术特点和临床应用

1. 提高图像信号的均匀性（特别是腹部、盆腔）   多源发射技术中可以对射频参数进行完全独立的调整，也就意味着可以根据每个患者的具体情况实施基于个体差异的射频匀场，从而获得更加均匀的 B_1，可以有效消除高场磁共振检查中产生的电介质伪影，就像手术室无影灯可以消除阴影一样。这样就会大幅度提高磁共振信号强度的均匀性和图像的均匀性（图 3-3-33）。

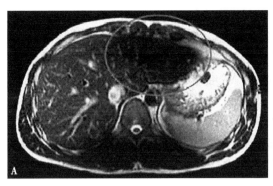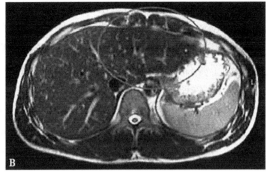

图 3-3-33 多源发射解决电介质伪影
A. 传统单源发射；B. 多源发射。

2. 不同患者可以获得均匀一致的图像质量 处于 MRI 系统中的患者体型大小和位置可影响到对物体内 B_1 均匀性至关重要的射频匀场参数，因此传统的基于患者解剖部位的固定射频匀场技术在高场磁共振检查中并不准确，由于个体的差异会使得图像发生不同程度的不均匀性，会影响图像的质量。多源发射技术可以使每个患者检查时都获得均匀的 B_1，从而获得高度均匀一致的图像质量。

3. 大幅提高扫描速度和安全性 多源发射技术能根据每个患者特有的解剖结构，进行最优化的 B_1 调节，针对每一个患者的个性化射频匀场可以使全身平均的 SAR 分布以及局部的 SAR 分布都能得到大幅度的改善（图 3-3-34）；同时多源发射的射频能量较低，解决了局部 SAR 限制，可以加快扫描速度，缩短扫描时间；多源发射系统能有效改善人体局部高 SAR 导致的热点的产生，热点的减少和消除也使扫描的安全性得到了有效提高。

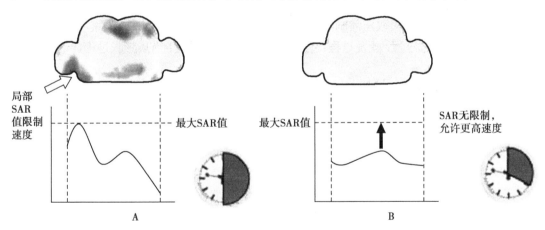

图 3-3-34 多源发射技术使比吸收率（SAR）的分布更均匀
A. 单射频发射；B. 多源发射。

第六节 MRI 设备的附属设施

一、配电系统

MRI 设备除常规配备（AC 380V±10%）电源外，尤其是超导系统最好采用不间断电源供电。不间断电源的功率由系统设备的总功率决定(应该留有 30% 以上的余量)。此外,从市电至 MRI 室应采用专线供电并最好留一条备用线路。为减少电源电缆上的电压降,从不间断电源至 MRI 设备的电缆应尽可能短,或尽可能粗。配电盘、电源插座应位于设备间,其容量至少保留 25% 的富余量,以满足将来之需。各电源面板上均要有明确的打印标记,以表明每条线路的供电范围。

磁体间射频屏蔽内的电源(包括照明电源)以及维修作业所需的临时电源都必须通过波导管并经滤波器滤波,以去除电源中的其他频率成分。在电源滤波器附近的射频屏蔽体上必须设置接地点且保证滤波器与高质量的"地"相连。

二、照明系统

MRI 设备磁体间由于静磁场的存在,属于磁力强劲的危险区,因此磁体间照明设施首选使用 36V 直流电白炽灯照明,因为直流电的纯净不会引入外界电磁波干扰,同时在强磁场区工作更稳定;磁体间照明也可选择 220V 交流电白炽灯照明,但是该交流电必须经过专门的滤波器以滤除电磁波干扰,交流电白炽灯工作于强磁场中,其使用寿命会明显缩短,需要频繁更换。在 7T 及以上的 MRI 设备的磁体间由于静磁场的磁场强度过大,照明灯泡中的金属灯丝难以正常工作,因此需要使用激光照明系统,光源放置在磁体间之外,使用光导纤维束将照明光线导入磁体间中,以达到照明的目的。

三、氦压缩机及水冷系统

(一)氦制冷
为持续不间断地冷却超导磁体,需要一套氦压缩机制冷系统、冷头及冷水机伺服。

(二)压缩制冷循环的基本过程
MRI 磁体冷却系统采取压缩制冷方式。氦压缩机则是磁体制冷系统的核心。压缩制冷可分为下述四个基本过程:蒸发过程;绝热压缩过程;冷凝过程;绝热膨胀过程。

(三)氦制冷
氦制冷可分为下述五种类型:气体膨胀制冷、氦制冷机制冷、液体抽气蒸发制冷、^{3}He 压缩制冷和 ^{3}He~^{4}He 稀释制冷。用这些制冷设备可以得到 100~3K 的低温。

(四)氦压缩制冷机与磁体冷头的关系
超导磁体的超低温杜瓦真空容器中会设置多个冷屏,有效地减少致冷剂挥发。但是,如果没有冷头提供的冷源,冷屏的作用就得不到稳定和发挥。氦压缩制冷机、磁体冷屏和冷头三者中任何环节出现故障,都会导致整个磁体冷却系统的瘫痪,从而使致冷剂——液氦的挥发量成倍增长,稍不注意,液氦将快速挥发到安全警戒线(液氦满容量的 30%)之下,导致失超的发生。

四、安全和监测设施

为了保证 MRI 设备的安全运行,防范不良事件、危急事件的发生,下述安全和监测设施发挥着重要的作用。

(一)警示标识
MRI 设备的磁体间周围及其建筑的各进出通道口都应设置明显的"强磁场区域危险"的警示标识,防止装有心脏起搏器等体内电子、金属植入物的人员误入 5Gs 磁力线区域发生人身伤害事件。

（二）金属探测器

在磁体间入口处要安装可调阈值的金属探测器，禁止任何铁磁性物体被携带入磁体间内。

（三）氧气监测器及应急换气机

磁体杜瓦容器内致冷剂大量挥发时将产生过量氮气或氦气，使得磁体间内的氧含量大幅度下降。因此，必须在磁体间内安装氧浓度监测器，并保证当氧浓度降至18%（人体所需的最低限氧浓度）时自动启动应急换气机交换空气。

（四）紧急失超开关

当受检者在磁体孔径内出现危险，或者磁体面临危险时，可以紧急按下此开关，使得磁体内的超导线圈迅速失去超导性，致强大的磁力迅速消失，以保证受检者和系统的安全。此开关是安全防护必需的，但是也是潜在的失超隐患，如果误操作会导致磁体失超，造成重大经济损失，因此需要加强培训和管理。

（五）断电报警装置

当设备动力电停电后，该装置应立即触发报警，提示 MRI 设备维护工程师进行断电处理。断电报警装置的电源应由不间断电源提供。

（六）消防器材

MR 系统的磁体间、控制室、计算机室和设备间都需配备一定数量的消防器材。与一般建筑物的消防要求不同，磁共振室须采用无磁的灭火器具。如果条件允许，磁体间可采用喷气（专门的消防灭火气体）消防装置。电子设备功能区内不可使用喷水灭火装置，只能使用喷气消防装置。

第四章
磁共振成像质量及其控制

第一节 磁共振成像的质量控制及其影响因素

一、磁共振成像的质量控制

(一)概述

磁共振成像技术涉及磁共振成像系统硬件及其软件、技师的业务水平和素质等多种因素,因此要想获得高质量的磁共振图像,必须重视图像的质量控制与保证工作。

从实质上讲,医学影像工作的全面质量管理,包括磁共振成像的全部实践活动:

1. 根据诊断要求及患者的具体情况确定检查计划和质量要求。

2. 确定相应的成像系统(仪器设备)、对比剂及相应器具。

3. 确定扫描方法及其质量控制程序。

4. 数据后处理,图像质量审查,归档保存。

5. 磁共振室安全管理与清洁卫生。

6. 技术人员的专业技术培训,并持证上岗。

7. 编写有关的技术文件(含规章制度)、指南、规范等。

控制和评价磁共振图像质量主要有三种因素:空间分辨力(spatial resolution)、信号噪声比(signal to noise ratio,SNR)、图像对比度及对比度噪声比(contrast-to-noise ratio,CNR)。这三种因素既不相同又互相联系,把握好这三种因素之间的关系才能有效地提高图像质量。要把握好这三种因素之间的关系,在实际工作中还涉及磁共振成像技术参数,这些参数对图像质量的优劣有着直接的影响。

(二)质量保证和质量控制

质量保证(quality assurance,QA)是一个整体性概念,它包括了 MRI 工作者制定的所有管理实施方案,以确保以下工作。

1. 每一个成像步骤都是符合当前临床需要的,适宜的。

2. 扫描的图像要包含解决此问题所必需的信息。

3. 记录的信息得到正确的解释(诊断报告的准确),并被患者的主管医师及时利用。

4. 检查结果的获得应尽可能减少患者可能发生的意外、花费及为患者造成的不便。

质量保证计划包括很多方面,如功效研究、继续教育、质量控制、预防性维护和设备检测。质量保证程序的首要部门是质量保证委员会(Quality Assurance Committee,QAC),此组织负责质量保证程序的整体规划、设定目标和方向、制定规章及评估质量保证活动的效用。QAC 应该由一个或多个放射科医师、医学物理师或 MRI 技术专家、MR 技术主管人员以及其他放射人员组成,包含护士、文秘及医疗助理,甚至还有放射科以外的医疗和后勤人员,如相关的临床医师等。总之,只要有助于磁共振成像、研究,向患者提供帮助的任何人,因为他们的努力会对患者图像质量和满意度产生积极影响,都应当看作是 QAC 的一员。

质量控制和质量保证概念上是不同的,质量控制是质量保证的重要组成部分,是质量保证的一种非常有用的方法和手段,是获得优质磁共振图像的控制方法。质量控制主要是针对磁共振检查活动和结果的质量进行控制和评价,不能包括或代替质量保证。质量控制包括以下 4 个步骤。

1. 验收检测,新安装或进行大修的设备检测。

2. 设备基准性能的建立。

3. 发现并排查设备性能上的改变,以免在图像上产生影响。

4. 设备性能产生异常、劣化原因以及校正的核实。

验收检测应该在新设备使用之前和大修之后进行。大修包括替换或修理以下子系统部件:梯度放大器、梯度线圈、磁体、射频放大器和信号处理电路板。基本的检测应该在整个 MRI 系统和附属的子系统之上进行,比如修理、替换或升级射频线圈。

优质的磁共振图像能够清晰准确地显示解剖和病变结构,提供足够的诊断信息。通过对图像的数据检测分析,可定量评价图像质量。其中包括使用的技术参数、序列和模体。这些参数旨在从客观上评价影像质量。MRI 属于数字影像技术,影响磁共振图像质量的因素多且复杂,如磁体、表面线圈及梯度磁场等,加上多参数多方位成像的特点,使得它不同于其他影像技术。因而,应该通过调控一些参数,进行图像质量的定量分析,达到图像质量控制的目的。

(三) MRI 质量控制中相关人员的职责

1. MRI 质量保证管理人员(诊断医师)的特定职责包括:

(1)确保技师具有充足的 MRI 方面的培训和继续教育。

(2)向 MRI 技师提供符合本单位实际临床需要的 MRI 扫描计划。

(3)确保本单位所有 MRI 有效质量控制程序的存在。主管放射技师应对质量控制程序的所有方面提供督促和指导作用。

(4)指定一名技师作为主要质控技师,执行预定的质量控制检测和管理 QC 程序。

(5)确保适当的测试设备和材料应用于执行技师的 QC 测试。

(6)安排员工和时间表以便有充足的时间应用于质量控制测试和记录、解释结果。

(7)向技师提供有关临床照片质量和质量控制步骤,定期反馈正、反面信息。

(8)至少每 3 个月回顾一次质控技师的测试结果,如果还未获得稳定的结果,则应更加频繁测试。

(9)监督或指定一个受过专业培训的人,来管理工作人员、患者以及周围公众的安全防护。

(10)确保工作人员资格认证,MRI 原始记录和程序、质量控制、安全和防护相关的记录正确保存。

(11)在影像阅读中发现质量低劣的影像时,遵循本单位的质量校正程序。此外,质量控制管理人员还应该监督和定期评价 MRI 诊断报告的质量。

2. MRI 诊断医师在 MRI 质量控制中的领导职责 从事 MRI 的技师必须承担 MRI 质量的首要责任以及执行他们所在单位的有效的质量保证程序。当质控工作能够高质量完成时，通常能反映出质控管理人员的尽职尽责。管理人员需要回顾测试结果和阶段性趋向，在发现问题时提供指导。

MRI 医师必须确保有充足时间应用于质量控制程序，大部分测试需要很短时间。但必须有必要的时间列入每天的时间表。

保证质量控制测试执行的稳定性，必须为每个 MRI 系统选择固定的技师。在一组技师中轮流承担的做法是不可取的，它会对所测项目带来不稳定性。

MRI 医师要最终负责在其指导下生成的照片的质量，同时承担 MRI 正确的质量控制检测和质量保证程序的最终责任。

MRI 诊断医师、质量控制技师和其他相关人员作为一个工作团队，应该建立并遵循适用于所有成员的 MRI 质量保证程序手册。这个手册应包括：

（1）确保 QA/QC 检测的规定职责和进行过程。

（2）质量控制技师和医学物理师或 MRI 技术专家最近完成的质量控制检测记录。

（3）对 MRI 操作技师的指导程序的描述，应包括进行时间和内容、设备的正确使用和维护程序。

（4）应用的 MRI 技术，包括关于体位、线圈、脉冲序列和对比剂管理等有关信息。

（5）有关保护患者和设备操作技师免受不必要的 MRI 强磁场、脉冲磁场、梯度脉冲和射频脉冲等影响的预防措施。

（6）记录的正确保留，包括质量控制和质量保证测试，设备修理、维护记录，以及质量保证会议记录等。

（7）MRI 系统及附属设备的清洁和消毒灭菌程序。

3. MRI 技师的职责 MRI 技师的职责是围绕图像质量而定的，更具体地说，技师影响图像质量的因素，有患者的位置、图像的扫描、存贮及胶片的打印。

（1）MRI 技师完成的具体质量控制程序有：

每天：准确设置和定位；轴位图像数据；预扫描参数；图像数据测试；几何图形精确性检测；空间分辨力测试；低对比度分辨力检测；图像伪影分析。

每周：硬拷贝图像质量控制；查看物理机械检查项目。

指定质控技师的职责与设备的性能息息相关，包括图像质量和患者安全。整个 MRI 设备性能检测应在设备安装好进行，且至少每年一次，质控技师应在大修或升级 MRI 系统后进行适当的测试。

（2）具体测试：包括磁场均匀性评价；层位的精确度；层厚的精确性；射频线圈检测，包括信噪比和图像增强的一致性；层间射频信号干扰（层间交叉干扰）；MRI 图像相位稳定性；软拷贝显示（显示器）。

质控技师负责基本的质量控制测试，并为技师质量控制计划制定一个参数标准，它将具体应用于正常值范围的确定，这个范围是在图像质量出现特定问题进行测试时获得的具体参数值而定的。

患者和临床医师都希望能获得高质量的 MRI 图像和准确的诊断报告，只有参与 MRI 质量保证的所有相关人员组成一个强大稳定的团队才能实现此目标。

二、空间分辨力

空间分辨力是控制和评价磁共振图像质量的因素之一。

空间分辨力是指磁共振图像对解剖细节的显示能力，实际上就是成像体素的大小，体素越小，空间分辨力越高。扫描层厚代表层面选择方向的空间分辨力，而层面内的空间分辨力主要受 FOV 和矩阵的影响。FOV 不变，矩阵越大则体素越小，空间分辨力越高；矩阵不变，FOV 越大则体素越大，空间分辨力越低。

每幅磁共振图像都是由像素组成的。磁共振图像的分辨力是通过每个像素表现出来的。像素的物理意义是磁共振图像的最小单位平面。在图像平面内像素的大小是由 FOV 和矩阵的比值确定的。因此，像素的大小与 FOV 和矩阵两者密切相关。像素的面积取决于 FOV 和矩阵的大小，像素面积＝FOV／矩阵。像素是构成矩阵相位和频率方向上数目的最小单位。矩阵是频率编码次数和相位编码步级数的乘积，即矩阵＝频率编码次数×相位编码步级数。当 FOV 一定时，改变矩阵的行数（相位方向）或列数（频率方向），像素大小都会发生变化。

体素是像素与层面厚度的乘积，它的物理意义是磁共振成像的最小体积单位（立方体）。层面厚度实际上就是像素的厚度。所以体素的大小取决于 FOV、矩阵和层面厚度三个基本成像参数，其大小等于 FOV×层面厚度／矩阵。在这三个成像参数中，只要改变其中任何一个参数（另两个不变）都会使体素容积发生变化。体素容积小时，能分辨出组织的细微结构，空间分辨力高；相反，体素容积大时，不能分辨组织细微结构，空间分辨力低。

信号强度与每个体素内共振质子的数量成正比，因此增大体素会增加信号强度，使信噪比增大。选择 FOV 主要由成像部位的大小决定。FOV 选择过小，会产生卷褶伪影；FOV 选择过大，会降低图像的空间分辨力。FOV 大小的选择还受到射频线圈的限制。在实际工作中，为了节省扫描时间，经常使用矩形 FOV，将图像部位的最小径线放在相位 FOV 方向，最大径线放在频率 FOV 方向。因为只有相位方向 FOV 缩小时才能减少扫描时间，而频率方向 FOV 缩小，不会减少扫描时间。矩阵选择，在相位编码方向上，每一次编码就需要一个 TR，所以降低相位编码步级数就要减少扫描时间，同时降低了空间分辨力。在频率编码方向只是依靠梯度磁场，增加频率编码方向次数，所以不会增加扫描时间。

体素大小受所选择的层面厚度的影响。在工作中要根据检查部位的大小及解剖特点选择层厚，既要考虑到改善图像的空间分辨力，也要注意到图像的信噪比。其他参数不变的情况下，空间分辨力的提高将损失信噪比，因此应该权衡两者的利弊。

三、信号噪声比

信号噪声比简称信噪比（SNR），是指感兴趣区内组织信号强度与噪声信号强度的比值。信号是指某一感兴趣区内像素信号强度的平均值。噪声是指感兴趣区内像素信号强度的标准差。信噪比是衡量图像质量的最主要参数之一。在一定范围内，SNR 越高越好。提高组织信号强度和最大限度地降低噪声信号强度是提高 SNR，改善图像质量的关键。SNR 高的图像表现为图像清晰，轮廓鲜明。提高 SNR 是图像质量控制的主要内容之一。

SNR 受诸多因素的影响，当运动伪影被抑制后，MRI 系统场强越高，产生的 SNR 越高。影响 SNR 的因素，除了 MRI 系统设备性能和工作环境外，主要有被检组织的特性、体素大小、扫描参数(TR、TE、翻转角、平均采集次数等)和射频线圈。

(一)被检组织特性对 SNR 的影响

感兴趣区内组织的质子密度影响信号强度,质子密度高的组织,如脑灰质和脑白质能产生较高信号,SNR 高;质子密度低的肺组织产生低信号,因此 SNR 低。具有短 T_1 和长 T_2 值的组织分别在 T_1WI 和 T_2WI 上信号强度较高,从而可获得高 SNR。

(二)体素大小对 SNR 的影响

在空间分辨力中已经提到,体素的大小取决于 FOV、矩阵和层面厚度三个基本成像参数。体素越大,体素内所含质子数量越多,所产生的信号强度就越大,图像的 SNR 越高。层厚越厚,体素越大,SNR 越高;FOV 越大,体素越大,SNR 越高;相反,矩阵越大,体素越小,SNR 越低。

(三)扫描参数对 SNR 的影响

影响 SNR 的扫描参数主要有:重复时间(TR)、回波时间(TE)、翻转角以及信号采集次数、层间距和接收带宽等。

TR:TR 是决定信号强度的一个因素。TR 长时,各种组织中的质子可以充分弛豫,纵向磁化矢量增加,信号强度也增加。TR 短时,仅有部分纵向磁化得到恢复,信号强度减小。因此,长 TR 时,SNR 高;短 TR 时,SNR 降低。但是,SNR 的增加是有限的。

TE:TE 是横向磁化矢量衰减的时间,它决定进动质子失相位的多少。TE 越长,采集信号前横向磁化的衰减量越大,回波幅度越小,产生的信号量也越少,SNR 就会下降。

翻转角:翻转角度决定了有多少纵向磁化转变成横向磁化。因为 SE 序列使用 90° 射频脉冲,使纵向磁化均转变为横向磁化,而梯度回波脉冲序列,纵向磁化只能部分转变为横向磁化。SE 脉冲序列使用的是 180° 射频脉冲使相位重叠,而 GRE 脉冲序列是用梯度翻转产生相位重聚,前者比后者更好。因此,SE 脉冲序列获得的信号更强,SNR 也更高。

信号采集次数:增加采集信号的平均次数,反复采样,可消除图像中的毛刺状阴影,降低噪声,提高 SNR。但是,SNR 的变化与采集信号平均次数的平方根成正比,会大大增加扫描时间。

层间距:扫描时所选择的层间距越大,SNR 就越高。

接收带宽:减少接收带宽,就减少了信号采集范围,也就减少了噪声接收量,从而提高了 SNR。

(四)射频线圈对 SNR 的影响

射频线圈的类型、线圈的形状、大小、敏感性、检查部位与线圈间的距离均影响 SNR。因为信号受噪声干扰的程度取决于线圈的大小和形状与检查部位的容积有关。体线圈 SNR 最低,因为它包含的组织体积大,产生的噪声量也大,同时成像组织与线圈之间的距离也大,减弱了信号强度。各种表面线圈比较小,距离检查部位近,能最大限度地接收 MR 信号。因此表面线圈的 SNR 最高。在操作时,应尽量选择合适的表面线圈以提高 SNR。

临床上可用两种方法来计算 SNR。

$SNR = SI/SD$,其中 SI 表示兴趣区内信号强度(像素值)的平均值,SD 为同一兴趣区内信号强度的标准差。这里的兴趣区要求包含的是均匀成分,如测试模体中没有其他结构的纯液体区域,否则兴趣区内像素信号强度的标准差并不能代表随机噪声。这种方法主要在技师和工程师进行设备的日常质量控制和检修时使用。

$SNR = SI_{组织}/SD_{背景}$，其中 $SI_{组织}$ 表示兴趣区内组织信号强度（像素值）的平均值，$SD_{背景}$ 为相同面积的背景信号的标准差，常选择相位编码方向上与 $SI_{组织}$ 同一水平的无组织结构的空气区域。临床图像的质量评价时常采用这一种方法（图 3-4-1）。

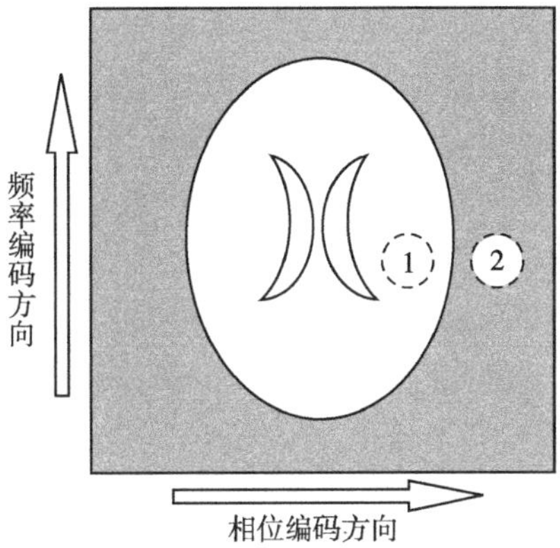

四、对比度噪声比

在保证一定 SNR 的前提下，磁共振图像的另一个重要的质量参数是对比度。对比度是指两种组织信号强度的相对差别，差别越大则图像对比越好。在临床上，对比度常用对比度噪声比（contrast-to-noise ratio，CNR）表示。CNR 是指两种组织信号强度差值的绝对值与背景噪声的标准差之比。

CNR 的一个应用问题是，对比度的计算需要测量两个物体区域到达人眼的光子流量的大小，它会随显示系统的不同而不同，难以执行。一种简单易行的替代方法是信号差异噪声比（signal difference to noise ratio，SDNR），它使用原始数据的信号差值来取代对显示影像对比度的评估，表达式为：

$$SDNR = (S_A - S_B)/SD_{背景} \qquad （公式 3-4-1）$$

S_A 和 S_B 分别代表组织 A 和组织 B 的兴趣区像素的平均值，$SD_{背景}$ 为相同面积的背景信号的标准差，常选择相位编码方向上与 S_A 或 S_B 同一水平的无组织结构的空气区域，代表背景的随机噪声（图 3-4-2）。

具有足够信噪比的磁共振图像，其 CNR 受三个方面的影响。

（1）组织间的固有差别：即两种组织的 T_1 值、T_2 值、质子密度、运动等的差别，差别大者则 CNR 较大，对比越好。

（2）成像技术：包括场强、所用序列、成像参数等，合理的成像技术可提高 CNR。

（3）人工对比：有的组织间的固有差别很小，可以利用对比剂的方法增加两者间的 CNR，提高病变检出率。

CNR 用于评估产生临床影像对比度的能力。影像对比度本身不能精确地衡量影像的质量，因为在一幅噪声程度较大的影像中即使对比度较高图像也不会清晰（图 3-4-3）。区分两个物体的能力正比于对比度，且随噪声的增加呈线性降低。CNR 包含了这两个因素，给出了有用对比度的客观测量。比如，某种采集技术产生的影像对比度是另一种技术产生对比度的 2 倍，要想获得较好的临床影像，噪声的增加必须小于 2 倍。

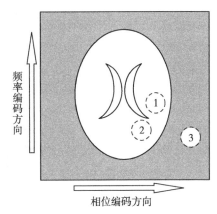

图 3-4-1　信噪比（SNR）测量示意图

图中兴趣区 1 内的组织信号强度的平均值为 $SI_{组织}$，兴趣区 2 内的空气信号强度的标准差为随机噪声 $SD_{背景}$，$SNR = SI_{组织}/SD_{背景}$。

图 3-4-2　对比度噪声比（CNR）测量示意图

图中兴趣区 1 和 2 内的组织信号强度的平均值为 S_1 和 S_2，兴趣区 3 内的空气信号强度的标准差为随机噪声 S_3，$CNR = (S_1 - S_2)/S_3$。

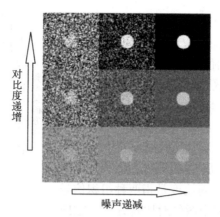

图 3-4-3 对比度与噪声的相互关系

随着噪声的增加,对比度呈线性降低。当噪声程度较大时,即使对比度较高肉眼观察到的图像也不清晰。

五、均匀度

图像的均匀度非常重要,均匀度是指图像上均匀物质信号强度的偏差。偏差越大说明均匀度越低。均匀度包括信号强度的均匀度、SNR 均匀度、CNR 均匀度。在实际测量中,可用水模来进行,在视野内取 5 个以上不同位置的感兴趣区进行测量(图 3-4-4)。

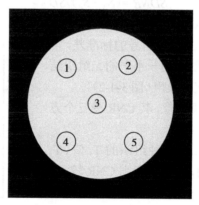

图 3-4-4 利用模体测量均匀度的示意图
通常按照图中所示的 5 个以上兴趣区进行测量。

第二节 图像对比度

一、概述

对比度是人们感知图像的基础,它使得人眼能够观察到影像中不同区域的差异。图像对比度是一个视觉测定的概念,它使用光强度来定义:对比度 $= (I_A - I_B)/I_B$,I_A 和 I_B 分别表示区域 A 和 B 进入人眼的光子流量。从定义中可以看出,图像对比度依赖于多种因素。通常医生所关注图像采集完成后的真实对比度,即按照某种方式对图像信息进行采集后,使得相邻近组织类型之间的像素值差异最大化。在这些原始像素值被人眼观察前,它们必须按照某种方式进行显示。它们可以被转换到胶片上,也可以在显示器上进行显示。这两种情况下,显示媒介对最终影像的对比度都有影响。使用胶片时,对比度随着不同胶片对光强产生相应黑化度的不同特性而改变。胶片一旦显影处理,影像的对比度就被固定下来,但实际观察到的对比度还受照片显示条件的影响,由于环境光的存在对比度会下降。数字影像方式显示时,像素值在计算机的控制下投射成相应的影像亮度值。理论上,原始像素值可以在显示屏的相应点上投射成任意的亮度。因此,要提高对比度,较小差异的原始像素值可以转换为较大差异的相应亮度值。然而,显示器本身表达不同亮度的能力有限,因此有时不能改善影像中所有像素值的对比度。在包含兴趣组织像素值的特定显示窗下,对比度增加,而其他像素值的对比度降低。由于数字影像的显示由计算机控制,影像对比度可以进行任意调整。

信号强度的差异越大,图像对比度越好。在磁共振成像中影响对比度的三个组织特征值是:有效质子密度、T_1、T_2。磁共振图像对比度是由成像过程中使用的各种脉冲序列控制的,通过选择适当的扫描参数使图像产生理想的对比度。组织的对比度是通过选择 TR、TE 等来突出某种组织的加权像来产生的。

二、TR 对图像对比度的影响

TR 是脉冲序列的重复时间。TR 对图像对比度的影响分为两个方面。

(一) TR 对 T_1 对比度的影响

TR 值越长,纵向磁化恢复就越充分,但当所有组织都充分弛豫,组织间的对比度就无法建立。因此,对于 T_1 对比度,TR 的选择应短于 T_1。TR 短时,只有短 T_1 组织得到弛豫,而长 T_1 组织尚未恢复,在下次激发时短 T_1 组织比长 T_1 组织产生更强的信号,从而获得 T_1 的图像对比。一般来说,人体组织的纵向弛豫时间 T_1 约为 500ms,当选择 TR 为 500ms,SE 序列就能获得 T_1 对比度图像。TR 与 T_1 的比值应在 0.6~2.5 之间;组织的 T_1 值随场强的增加而延长,此时应增大 TR。保持 TR 与 T_1 的比值不变。

(二) TR 对 T_2 对比度的影响

TR 较长时可得到 T_2WI。T_2 对比度不仅与组织的 T_2 值有关,而且还受质子密度的影响。

三、TE 对图像对比度的影响

TE 值主要影响图像的 T_2 对比度,即 TE 是 T_2WI 的控制因素。改变序列的 TE 值,将主要影响图像的 T_2 对比度。TE 越长,即在回波出现之前有更多质子失相位,信号衰减越严重,虽然组织的信号幅度都有所降低,但各种组织的 T_2 是不同的。因此,在一定范围内,组织间的对比度随 TE 的延长而增加。

T_1 对比度主要是在短 TR 的条件下取得的。此时,TE 值越短图像的对比度越好。因为TE 越短减少了图像中 T_2 弛豫的影响,得到突出组织 T_1 的加权像。因此,在 T_1 加权、质子密度加权及 MRA 中采用尽可能短的 TE。

四、TI 对图像对比度的影响

在 IR 序列中,图像的对比度主要受 TI 的影响,在 180° 反转脉冲后质子处于基本饱和状态,然后再以不同的弛豫时间恢复纵向磁化,这时 TI 决定了 90° 脉冲后纵向磁化矢量恢复的多少,决定了信号强度的对比。

五、翻转角对图像对比度的影响

在梯度回波脉冲序列中,在 TR 一定的前提下,翻转角的大小决定了射频脉冲激励后纵向磁化矢量及横向磁化矢量的变化大小。小翻转角纵向磁化矢量变化很小,纵向恢复迅速完成,弱化了 T_1 加权对比度,从而产生 T_2^* 图像对比,大翻转角纵向磁化矢量变化很大,突出了 T_1 加权对比度,产生的图像 T_1 加权明显。

六、对比剂对图像对比度的影响

为了提高正常组织与病变组织的对比,磁共振成像也使用对比剂。常用的对比剂钆-二乙烯三胺五乙酸(Gd-DTPA)可使组织的 T_1 弛豫时间缩短,特别是病变组织的 T_1 弛豫时间缩短,提高了显示病变组织的能力。

在考虑对比度时,也要注意噪声对图像质量的影响,对比度噪声比同样是影响图像质量的重要因素。这是因为信噪比与图像对比度密切相关,不考虑噪声是不能评价对比度的。

可以说,同样对比度的图像,如果重叠在图像上的噪声不同,图像质量也会有很大区别。因为对比度仅仅是信号强度的差异。另外,磁共振图像质量除了用信噪比、空间分辨力、图像对比度以及对比度噪声比来评定外,磁场的均匀性也是一个质量控制的评价因素。这是在安装机器时的主要调试指标。磁场的均匀性越高,图像的质量越好。这是在做磁共振频谱或脂肪抑制之前必须对静磁场进行匀场的原因。另外对磁场中心的利用也十分必要,磁场强度在静磁场的磁体中心直径 50cm 的球形内最均匀,越远离中心,磁场均匀性越差,采集的信号也弱。所以,摆位时要注意将被检查部位的中心放在静磁场中心区。

第三节　磁共振成像的伪影

一、概述

与其他医学影像技术相比,MRI 是出现伪影最多的一种影像技术。所谓伪影是指在磁共振扫描或信息处理过程中,由于某种或几种原因在影像中出现了一些人体本身不存在的图像信息,可以表现为图像变形、重叠、缺失、模糊等,致使图像质量下降的影像,也称假影或鬼影(ghost)。MRI 检查中伪影主要造成三个方面的问题:使图像质量下降,甚至无法分析;掩盖病灶,造成漏诊;出现假病灶,造成误诊。正确认识伪影并采取相应的对策对于提高 MRI 临床诊断水平非常重要。

MRI 出现伪影的原因与其扫描序列以及成像参数多、成像过程复杂有关。由于原因不同,所产生的伪影表现和形状也各异。只有正确了解伪影产生的原因以及各种伪影的图像特征,才能有效地限制、抑制以至消除伪影,提高图像质量。

根据伪影产生的原因,可分为装备伪影、运动伪影和金属异物伪影。

二、装备伪影

装备伪影是指机器设备系统本身产生的伪影。它包括机器静磁场强度、磁场均匀性、软件质量、电子元件、电子线路以及机器的附属设备等所产生的伪影。装备伪影主要取决于生产厂家的产品质量以及某些人为因素，如机器设备的安装、调试、扫描参数的选择及相互匹配不当等。与机器设备有关，但主要由操作者掌握的各种参数，如 TR、TE、矩阵、观察野等出现偏差也可出现伪影。

（一）化学位移伪影

化学位移伪影是因化学位移所产生的伪影。磁共振成像是通过施加梯度磁场造成不同部位共振频率的差异，来反映人体组织的不同位置和解剖结构。脂肪中质子和水分子内氢质子的共振频率不同，脂肪质子比水质子的共振频率约低 3.5ppm，相当于 150Hz/T，在 1.5T 的设备中其进动频率差别约为 225Hz。

在磁共振图像的频率编码方向上，MR 信号是通过施加频率编码梯度场造成不同位置上质子进动频率差别来完成空间定位编码的。MRI 一般以水质子的进动频率为中心频率，由于脂质子的进动频率低于水质子的进动频率，在傅里叶变换时，会把脂质子进动的低频率误认为空间位置的低频率，这样在重建后的磁共振图像上脂肪组织的信号会在频率编码方向上向梯度场强较低的（进动频率较低）一侧错位。而水质子群不发生移位，这种移位在组织的一侧使两种质子群在图像上相互分离而无信号，而另一侧因相互重叠表现为高信号（图 3-4-5）。化学位移伪影在沿含水组织和脂肪组织界面处，表现为无信号的黑色和高信号的白色条状或月牙状影像。例如肾和肾周围脂肪之间一侧为黑色，而另一侧为白色的化学位移伪影。

化学位移伪影的特点包括：①在一般的序列上该伪影出现在频率编码方向上，在 EPI 序列上可出现在相位编码方向上；②化学位移伪影出现在脂肪组织与其他组织的界面上；③脂肪组织与其他组织的界面与频率编码方向垂直时，化学位移伪影比较明显；④脂肪组织的信号向频率编码梯度场强较低的一侧移位；⑤其他条件相同时，静磁场强度越高，化学位移伪影也越明显。

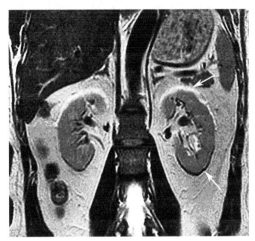

图 3-4-5　肾脏冠状面 FSE T$_2$WI
箭头为化学位移伪影；频率编码方向为上下方向，且上端为高频侧，下端为低频侧。脂肪组织向下移位，在双肾的上缘形成一条高信号弧线，下缘形成一条低信号弧线。

化学位移伪影的对策很多，主要包括以下四个方面。

1. 增加频率编码的宽度　频率编码带宽也就是采样带宽，在参数调整界面可以进行设置。在静磁场强度一定的情况下，水质子与脂质子的进动频率差别是固定不变的，以场强为 1.5T 设备为例，脂肪和水的化学位移约为 225Hz，如果矩阵为 256×256，频率编码带宽为 ±12.5kHz（约 100Hz/ 像素），那么化学位移 225Hz 相当于移位 2.25 个像素。如果把频率编码带宽改为 ±25kHz（约 200Hz/ 像素），则化学位移相当于 1.13 个像素。因此，增加频率编码带宽可以减轻化学位移伪影，需要注意的是增加频率带宽后，回波的采样速度还可得到提高，但图像的 SNR 降低。

2. 选用静磁场较低的 MR 设备进行扫描　场强越高，水质子与脂质子的进动频率差别越大,化学位移伪影越明显,因此选用场强较低的设备进行扫描可以减轻化学位移伪影。

3. 改变频率编码的方向　化学位移伪影主要发生于与频率编码方向垂直的水脂界面上,如果改变频率编码方向,使脂肪组织与其他组织的界面与频率编码方向平行可消除或减轻肉眼观察到的伪影的程度。

4. 施加脂肪抑制技术　化学位移伪影形成的基础是脂肪组织相对于其他组织的位置错误移动,如果在成像脉冲前先把脂肪组织的信号抑制掉,那么化学位移伪影将同时被抑制。

(二) 卷褶伪影

被检查的解剖部位的大小超出了视野(FOV)范围,即选择视野过小,而使视野范围以外部分的解剖部位的影像移位或卷褶到图像的另一端。

MR 信号在图像上的位置取决于信号的相位和频率,信号的相位和频率分别由相位编码和频率编码梯度场获得。信号的相位和频率具有一定范围,这个范围仅能对 FOV 内的信号进行空间编码,当 FOV 外的组织信号融入图像后,将发生相位或频率的错误,把 FOV 外一侧的组织信号错当成另一侧的组织信号,因而把信号卷褶到对侧,从而形成卷褶伪影。实际上卷褶伪影可以出现在频率编码方向,也可以出现在相位编码方向上。由于在频率方向上扩大信号空间定位编码范围,不增加采集时间,目前的 MRI 设备均采用频率方向超范围编码技术,频率编码方向不出现卷褶伪影,因此磁共振图像上卷褶伪影一般出现在相位编码方向上。在三维磁共振成像序列中,由于在层面方向上也采用了相位编码,卷褶伪影也可以出现在层面方向上,表现为第一层外的组织信号卷褶到最后一层的图像中。

卷褶伪影具有以下特点:由于 FOV 小于受检部位所致;常出现在相位编码方向上;表现为 FOV 外一侧的组织信号卷褶并重叠到图像另一侧(图 3-4-6)。

卷褶伪影主要发生在相位编码方向上。图像出现卷褶伪影不仅影响图像质量,从而影响对病变的观察,也不美观,因此应避免卷褶伪影发生。

消除卷褶伪影的对策有:

(1)增大 FOV,使之大于受检部位。这是一种最容易实现的方法,且不增加采集时间。

(2)切换频率编码与相位编码的方向,把层面中径线较短的方向设置为相位编码方向。如进行腹部横断面成像时,把前后方向设置为相位编码方向。

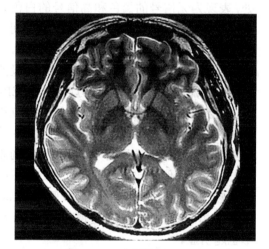

图 3-4-6　头颅横断面 T$_2$WI
左右方向为相位编码方向。由于视野(FOV)较小,右侧 FOV 外的颅骨外软组织被卷褶到 FOV 内的左侧。

(3)相位编码方向过采样,是指对相位编码方向上超出 FOV 范围的组织也进行相位编码,但在重建图像时,并不把这些过采样的区域包含到图像中,FOV 外的组织因为有正确的相位信息,因此不发生卷褶。

(4)施加空间预饱和带。给 FOV 外相位编码方向上组织区域放置一个空间预饱和带,其宽度应该覆盖 FOV 外的所有组织（相位编码方向），对该区域内的组织信号进行抑制，这样尽管卷褶伪影并没有消除，但由于被卷褶组织的信号明显减弱，卷褶伪影的强度也随之明显减弱。

（三）截断伪影

截断伪影是由于数据采集不足所致，在空间分辨力较低的图像比较明显。在图像中高、低信号差别大的两个组织的界面，如颅骨与脑表面、脂肪与肌肉界面等会产生信号振荡，出现环形黑白条纹，此即截断伪影。MRI 图像是一个二维数字矩阵，由多个像素构成。数字图像要真实反映实际的解剖结构细节，像素尺寸应该无限小。但像素总有一定大小，像素尺寸范围内的组织信号都被平均或归一化为一个数值，两个相邻像素间原本连续的解剖结构会由于信号的平均发生截断或不连续。因此，像素尺寸越大，包括的组织结构就越多，相邻像素间所产生的截断差别越大，就可能出现肉眼可见的明暗相间的条带。

截断伪影容易出现在两种情况下：图像的空间分辨力较低（即像素较大）；在两种信号强度差别很大的组织间，如 T_2WI 上脑脊液与骨皮质之间。

截断伪影的特点有：常出现在空间分辨力较低的图像上；相位编码方向往往更为明显，因为为了缩短采集时间相位编码方向的空间分辨力往往更低；表现为多条明暗相间的弧线或条带。

（四）部分容积效应

当选择的扫描层面较厚或病变较小且又骑跨于扫描切层之间时，周围高信号组织掩盖小的病变或出现假影，这种现象称为部分容积效应。

图像的基本单位为像素，每一像素乘以层厚即为体素。实际上，任何一个像素的信号强弱都是通过体素内包括的不同组织成分的平均信号强度反映出来的。因此，如果低信号的病变位于高信号的组织中，由于周围组织的影响，病变信号比原有的信号强度高。反之，高信号的病变如果位于低信号的组织中，其病变的信号比病变原有的信号强度低。由此可见，部分容积效应的存在，可能漏掉小的病变或产生假像，这种假像在超声或 CT 扫描时也常见到。

部分容积效应可以通过选用薄层扫描或改变选层位置得以消除。这对微小病变的检出更为重要。减少扫描层厚而不是减小视野是克服部分容积效应的有效方法。

（五）层间干扰

MRI 需要采用射频脉冲激发，由于受梯度场线性、射频脉冲的频率特性等影响，实际上MR 二维采集时扫描层面附近的质子也会受到激励，这样就会造成层面之间的信号相互影响，即层间干扰或层间污染。层间干扰的结果往往是偶数层面的图像整体信号强度降低，因而出现同一序列的磁共振图像一层亮一层暗相间隔的现象。

层间干扰伪影的对策包括：设置一定的层间距；采用间隔采集方式激发层面，如共有 10层图像，先激发采集第 1、3、5、7、9 层，再激发采集第 2、4、6、8、10 层；注意在选层定位时定位线不能相互交叉；采用三维采集技术。

（六）磁敏感性伪影

磁敏感性伪影是一种常见的 MRI 伪影，多发生于具有不同磁敏感性的物质，如空气、骨或金属与软组织的交界面处。不同组织成分的磁敏感性不同，它们的质子进动频率和相位也不同。在不同组织磁敏感性相差较大的交界处，由于失相位而导致信号丢失或几何变形，即为磁敏感伪影。梯度回波序列对磁化率变化较敏感，与自旋回波类序列相比更容易出现磁化率伪影。平面回波成像（EPI）由于使用强梯度场，对磁场的不均匀性更加敏感，在空气和骨组织磁敏感性差异较大的交界处，如颅底与鼻窦处会因失相位出现信号丢失或几何变形的磁敏感性伪影（图 3-4-7）。

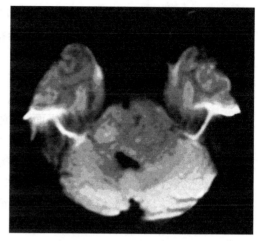

图 3-4-7　颅脑横断 DWI 图像
可见图像有严重的扭曲和磁敏感伪影。

　　消除磁敏感伪影的方法是做好匀场，场强越均匀磁敏感伪影越轻；改变扫描参数，如缩短 TE；用 SE 类序列取代梯度回波类序列或 EPI 序列；增加频率编码梯度场强度；增加矩阵；改善后处理技术对减轻磁敏感伪影也是有帮助的。

三、运动伪影

　　运动伪影包括人体生理性运动和自主性运动所产生的伪影。

（一）生理性运动伪影

　　生理性运动伪影是因磁共振成像时间较长，在磁共振成像过程中心脏收缩、大血管搏动、呼吸运动、血流以及脑脊液流动等引起的伪影，这种伪影是引起磁共振图像质量下降的最常见原因。生理性运动伪影是生理性周期性运动的频率和相位编码频率一致、叠加的信号在傅里叶变换时使数据发生空间错位，导致在相位编码方向上产生间断的条形或半弧形阴影（图 3-4-8）。这种伪影与运动方向无关，而影像的模糊程度取决于运动频率、运动幅度、重复时间和激励次数。

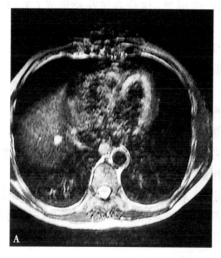
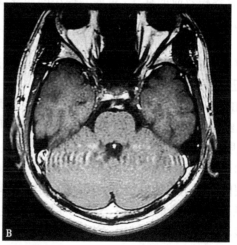

图 3-4-8　运动伪影
A. 左侧为心脏收缩运动产生的相位编码方向上的伪影；B. 右侧为颅脑两侧乙状窦内高信号血流造成一串伪影重叠在小脑上。

1. 心脏收缩、大血管搏动伪影　可采用心电门控或脉搏门控加以控制,心电门控的机制主要是通过心电图的 R 波控制扫描系统,从而获得心动周期不同阶段的心脏影像,使心脏收缩、大血管搏动所产生的伪影得以控制。脉搏门控通过传感器控制射频脉冲触发可有效地控制伪影产生。

2. 呼吸运动伪影　在高磁场设备显得更加明显。使用呼吸门控或快速成像技术屏气扫描,能够有效地控制伪影产生。但在无快速成像的低磁场设备,因呼吸运动频率较慢,通过呼吸门控阈值时磁共振成像时间过长,而限制了这种技术的使用价值。低场强设备应尽可能缩短检查时间,以便减少产生伪影的概率。如减小矩阵、增加激励次数以及通过呼吸补偿技术去除呼吸时腹壁运动产生的伪影。高场强 MR 设备,呼吸门控与心电门控同时使用,做心脏大血管扫描能获得更加理想的效果。当前 MR 设备迅速发展,快速梯度回波脉冲序列屏气扫描 2~14ms,能获得 10~20 层图像,可以完全克服呼吸伪影。

3. 流动血液伪影　流动血液产生的伪影信号强度取决于血流方向与切层平面之间的相互关系、血流速度以及使用的 TR、TE 等参数。当扫描层面与血管走行方向平行时,在相位编码方向上会产生与血管形状类似的条状阴影(血流伪影)。动脉血流伪影多因血管搏动引起,类似运动产生的伪影。预饱和技术可消除来自扫描层上下方的血流搏动产生的伪影。另外梯度变换(相位、频率方向交换)可使伪影方向变换 90°。例如做肝脏扫描时,主动脉血流搏动伪影会干扰对肝左叶的观察,当交换相位/频率方向后,主动脉影像可转动 90°,可以使肝左叶显示清楚。

4. 脑脊液流动伪影　脑脊液流动伪影与血流形成的伪影原因相同。因为脑脊液同血流均受心脏同步搏动影响,此影像表现在脑脊液处出现模糊条形伪影,最常见于胸段脊髓后方类似占位性病变样改变。甚至在脊髓中央出现空洞样改变,或侧脑室内 T_2WI 出现低信号影,而 T_1WI 无任何改变,识别脑脊液搏动伪影显得更加重要,以免误诊。流动补偿(flow compensation,FC)技术是减少和抑制脑脊液搏动伪影最有效的方法,必要时与心电门控同时使用会取得抑制伪影的更好效果。变换梯度或改变脉冲序列也可消除脑脊液流动伪影。

(二)自主性运动伪影

在 MR 扫描过程中,由于患者运动,如颈部检查时吞咽运动、咀嚼运动,头部检查时患者躁动、眼眶检查时眼球运动等均可在图像上造成各种不同形状的伪影,致使图像模糊、质量下降。图像模糊的原因与生理性运动伪影相似。克服自主性运动伪影最有效的办法是改变扫描参数,尽量缩短检查时间,如快速成像技术、减少信号激励次数、改变矩阵等。另外,固定患者及检查部位,如在做眼眶扫描时,为了避免眼球运动,固定头部并嘱患者在扫描时闭目。颈部检查时固定下颌部等,都是减少自主性运动伪影的有效方法。

四、金属异物伪影

金属异物包括抗磁性物质及铁磁性物质。金属异物只要使磁场均匀性改变百万分之几,就足以造成图像变形。抗磁性物质磁化率为负值,其组成原子的外电子是成对的。人体内大多数物质和有机化合物属于这类物质。本节讲的金属异物主要是指铁磁性物质,如发夹、针、各种含铁物质的睫毛膏、口红,外科用金属夹、固定用钢板及含有金属物质的各种标记物以及避孕环等。在实际工作中强调要患者禁止把体内或体表的金属异物带入磁场,其原因之一是金属异物会使图像产生金属异物伪影而影响诊断,二是对患者有潜在的危险。

例如,外科手术夹可能会受磁性吸引脱落造成再出血;刀片等锐利物在磁场飞动时,会刺伤患者或损坏机器。

不慎将金属异物带入磁场时,在磁共振成像过程中易产生涡流,在金属异物的局部形成强磁场,从而干扰静磁场的均匀性,局部强磁场可使周围旋进的质子快速失相位,在金属物体周围出现一圈低信号"盲区",其边缘可见周围组织呈现的高信号环带,以及图像出现空间错位而严重失真变形。

金属异物伪影是很容易避免的。首先要做好必要的宣传解释工作;在受检者进入磁场前要认真检查,杜绝将金属异物带入磁体间。

目前,骨科手术所用高科技镍、钛合金固定板,人工关节等大部分呈无磁性或弱磁性,可以进行 MRI 检查;但必须达到标准要求。要特别注意检查时间不能过长,以免造成灼伤。

第四节 磁共振成像技术参数及其对图像质量的影响

一、层数

SE 序列多回波多层面二维采集时,脉冲重复期间最多允许层数(NS),由 TR 和最大回波时间(TE)决定。

$$NS = TR/(TE_{max} + K) \tag{公式 3-4-2}$$

式中 NS 为最多允许层数;TR 为重复时间;TE_{max} 为最大回波时间;K 为额外时间,根据所用参数不同而变化,一般用 SAT 和 Flow Comp 时 K 值就大。

另外比吸收率(SAR)也是层数的主要限制因素。

二、层厚

层厚取决于射频的带宽和层面选择梯度场强。层厚越厚,激发的质子数量越多,信号越强,图像的信噪比越高。但层厚越厚,采样体积增大,容易造成组织结构重叠,而产生部分容积效应。层厚越薄,空间分辨力越高,而信噪比降低。扫描时要根据解剖部位及病变大小来决定扫描层厚。

三、层面系数

层面系数的大小取决于层间距和层面厚度。

层面系数 = 层间距 / 层面厚度 × 100%

上式表明,层面系数与层间距成正比,而与层面厚度成反比。当层面厚度固定时,层间距越大,层面系数越大。当层间距固定时,层面厚度越厚,层面系数越小。

层面系数小时,相邻层面之间会产生干扰,从而影响 T_1 对比。

四、层间距

层间距(GAP)即不成像的层面。选用一定带宽的射频脉冲激励某一层面时,必然影响邻近层面的信号,为了杜绝成像之间层面的干扰,通常采用如下解决办法:增加层间距,一般要求层间距不小于层厚的 20%。层间距过大,容易漏掉微小病变;层间距越大,图像信噪比越高；如果扫描部位或病变较小，不能选择过大层间距或无层间距时，应采用间插切层采集法而不选择连续切层法，以克服相邻层间的相互干扰，提高信噪比。

五、接收带宽

接收带宽是指 MR 系统采集 MR 信号时所接收的信号频率范围。减少接收带宽可以提高图像的信噪比，但可导致图像对比度下降。同时，减少扫描层数，扫描时间延长，并增加化学位移伪影。

MR 激发脉冲使用的是射频脉冲，其频率范围称为射频带宽或发射带宽。射频脉冲的持续时间越短，即脉冲的形状越窄，傅里叶变换后其频带带宽越宽。层面厚度与带宽成正比，即层厚越厚，带宽越宽。人体组织信号为不同频率信号的叠加，包括被激励的组织和噪声。射频带宽越宽，信号采集范围就越大，噪声也越大。

六、扫描野

扫描野（scan field of view, SFOV）也称为视野（FOV），它是指扫描时采集数据的范围，取决于频率编码和相位编码梯度强度。采集矩阵不变时，FOV 越小，则体积单元（体素）越小，空间分辨力越高，但信号强度减低，信噪比越低。

检查部位超出 FOV 时，会产生卷褶伪影。因此，选择 FOV 时要根据检查部位决定。

七、相位编码和频率编码方向

在频率编码方向上的 FOV 缩小时不减少扫描时间。而在相位编码方向上的 FOV 缩小时，可以减少扫描时间。因此，在扫描方案的设置上，应该注意两个问题。

1. 相位编码方向 FOV 应放在成像平面最小径线方向，不但能节省扫描时间，又可避免产生卷褶伪影，而图像质量不受影响，如做腹部、胸部横轴位扫描时，相位方向应放在前后方向，相位编码方向 FOV 可减少 25%，能节省 1/4 的扫描时间。

2. 选择的相位编码方向应能避开在相位编码方向的运动伪影不在主要观察区。如行肝脏扫描，要观察肝左叶病变，为了避开主动脉伪影对肝左叶的影响，相位编码方向应放在左右方向，此时，不能减小 FOV，避免产生卷褶伪影。

八、矩阵

矩阵组成每幅磁共振图像的像素方格，它包括采集矩阵（原始资料矩阵）和显示矩阵（影像矩阵）。显示矩阵是经过傅里叶变换显示在显示屏上。MR 系统为了提高显示屏上图像的分辨力，一般显示矩阵大于采集矩阵。

采集矩阵是指频率编码采样数目与相位编码步级数的乘积。

FOV 不变时，矩阵越大，体素就越小，图像的分辨力高。在频率编码方向增加采样点，可以增加空间分辨力，而不增加扫描时间；在相位编码方向增加编码数，则会增加扫描时间。采集矩阵一般用 256×256。

九、信号平均次数

是指数据采集的重复次数，即在 K 空间里每一相位编码步级被重复采样的次数，也称激励次数或信号采集次数。

增加采集次数,重复采样,可减轻周期性运动伪影及流动伪影,提高图像信噪比;但会增加扫描时间。扫描时间与激励次数成正比。图像 SNR 与信号平均次数的平方根成正比,当激励次数从 1 次提高到 4 次时,SNR 可提高到 2 倍,而扫描时间要增加到 4 倍。

十、预饱和技术

预饱和技术可用于各种脉冲序列。使用预饱和技术可以抑制各种运动伪影,设置预饱和带在运动的组织区(感兴趣区以外的区域)最多可放 6 个方向的饱和带。饱和带越多,抑制伪影效果越好,但要减少扫描层数或增加扫描时间。饱和带越窄,越靠近感兴趣区,抑制伪影效果越好。

预饱和技术首先用预饱和 90° 脉冲将运动组织(饱和带区域)的质子纵向磁化矢量翻转到 90°,等静态组织 90° 脉冲到达时,该矢量再次翻转 90°。与采集平面垂直,此时信号为零(饱和带区域无信号),而静态组织质子磁化矢量 90° 处在采集平面而呈高信号。

十一、门控技术

门控技术包括心电门控、脉搏门控和呼吸门控。

(一)心电门控

前瞻性心电门控即通过肢体导联,以心电图 R 波作为 MRI 测量的触发点,选择适当的触发时间(心电图 R 波与触发脉冲之间的时间)可获得心电周期任何一个时相的图像。

回顾性心电门控即指整个心动周期中,磁共振信号的采集都在进行,各个心动周期的相似时期采集到的磁共振信号组合在一起重建图像,明显减少运动伪影。

心电门控常用于心脏、大血管检查。

(二)脉搏门控

通过压力 - 电压传感器与手指接触能获得脉搏信号来控制射频脉冲触发。最常用于大血管检查。

(三)呼吸门控

通过压力 - 电压传感器获得呼吸信号来控制射频脉冲触发。常使用于胸、腹部呼吸运动伪影大的扫描部位。

十二、重复时间

重复时间(TR)的概念见第二章。

SE 序列的 TR:$T_1WI\ 400\sim500ms$;$T_2WI\ 1\ 800\sim3\ 000ms$。

SE 序列长 TR 值用于 T_2 加权和质子密度加权,长 TR 使大部分组织的 T_1 弛豫接近完成,免除 T_1 成分。

SE 序列短 TR 值用于 T_1 加权。短 TR 时,长 T_1 组织能量丢失少,所以纵向磁化矢量恢复得也少,到下一个 90° 脉冲时吸收少,回波幅度低,而短 T_1 组织能量大部分丢失,纵向磁化矢量接近完全吸收,在下一个 90° 脉冲时,回波幅度高,信号强。

人体不同组织有其各自的 T_1 值,且随磁场强度变化而改变,高磁场 MR 设备 TR 宜长些。

十三、回波时间

回波时间（TE）的概念见第二章。

SE 序列的 TE：T_1WI 10～30ms；T_2WI 90～120ms。

TE 越短，T_2 对比越小。强调 T_1 对比时，TE 应尽量短，以避免 T_2 干扰，提供较强的信号，提高信噪比。

T_2 加权要使用长 TE 值，TE 越长，T_2 对比越大。即 T_2 对信号强度的影响越大。

TE 超过一定范围，所有组织的 T_2 横向磁化都极大的衰减而无对比。

人体不同组织有它们不同的 T_2 值，TE 值可因 MR 设备及脉冲序列不同而异。

十四、反转时间

反转时间（TI）的概念见第二章。

TI 用于各种反转恢复脉冲序列。改变 TI，可以获得不同的脉冲序列图像。

短反转时间反转恢复脉冲（short TI inversion recovery，STIR）序列的 TI 为 80～120ms。脂肪的 TI 在 100ms 左右。使用短 TI，使短 TI 组织脂肪信号为零，达到抑制脂肪的目的。

中等反转时间反转恢复序列 TI：200～800ms（GE 公司称为 T_1 FLAIR，TI 值 750ms）可以获得脑白质白、脑灰质灰，灰白质对比度高的图像。

长反转时间反转恢复脉冲序列 TI 为 1 500～2 500ms。它与 SE 或 FSE T_2 加权相结合，形成液体抑制反转恢复脉冲序列（FLuid Attenuated Inversion Recovery，FLAIR），这种长 TI，会使脑脊液信号全部或大部分为零，从而达到 T_2WI 抑制脑脊液呈低信号。这种重 T_2WI 可以清楚地显示贴近脑室周围长 T_2 病变。

十五、翻转角

翻转角概念见第二章。

MRI 常用的偏转角为 90°、180° 和梯度回波序列的小角度。偏转角越小，所需要的能量越小，激发后组织纵向弛豫所需要的时间越短。

在梯度回波脉冲序列里，使用小角度脉冲激励，组织的纵向弛豫仅有一小部分被偏转到横向平面，纵向磁化大部分被保留，从而大大缩短了纵向磁化恢复所需要的时间。GRE 序列采用小于 20° 翻转角，可以得到倾向于 SE T_2WI，大于 80° 可以得到 T_1WI。由于梯度回波序列 TR 和 TE 明显缩短，扫描时间随之也明显缩短。

翻转角过小，图像信噪比降低。

十六、回波次数

在常规自旋回波脉冲序列里，90° 脉冲后，使用多次 180° 相位重聚脉冲而产生多个回波，称之多回波 SE 序列。

一般使用最多的是 4 次回波，TE 为 30、60、90、120ms。在每个 TR 周期，在 4 个 K 空间中各完成一条梯度场幅度值相同的相位编码线。相位编码线为 256 时，在 4 个 K 空间里要完成 256 条线，才能完成 4 幅图像。

如果将每次回波信号峰值点连线（一次比一次低），就得到 T_2 衰减曲线。

随着回波次数的增加，回波时间延长，图像 T_2 对比越强，噪声增加，空间分辨力下降，图像质量下降。

十七、回波链

回波链概念见第二章。

FSE 序列在一次 90° 脉冲后施加多次 180° 相位重聚脉冲，即 1 个 TR 周期内，由多次 180° 脉冲组成的回波链，用不同相位编码梯度场幅度值各产生 1 个回波，在 1 个 K 空间每次填充多条线，使成像时间成倍缩短。

回波链越长，扫描时间越短，但信噪比也越低，允许扫描的层数也减少。

十八、流动补偿技术

用一个特定梯度场补偿血液、脑脊液中流动的质子，可消除或减轻其慢流动时产生的伪影，增加信号强度。

血液或脑脊液流动，在相位编码方向产生伪影。选择时，应使频率编码方向或层面选择方向与血流方向相垂直。

流动补偿技术常用于 FSE T_2 加权序列以及 MRA 中（大血管存在的部位）。T_1 加权时不用，因为 T_1 加权脑脊液为低信号，而且最短 TE 延长。

十九、呼吸补偿技术

在整个呼吸周期中，进行持续的磁共振信号采集，对各个呼吸周期中相似时间点的磁共振信号采用相似的相位编码，对运动敏感性高的 K 空间中心区域信号的采集多在呼气末的平台期，对运动敏感性低的 K 空间周边区域的信号的采集则在呼吸周期的其他时期。呼吸补偿技术用于 T_1 加权检查胸、腹部呼吸运动伪影大的部位。

二十、扫描时间

常规 SE 序列的扫描时间：扫描时间 $= TR \times N_y \times NEX$，式中：TR 为重复时间；$N_y$ 为相位编码步级数；NEX 为信号平均次数。

FSE 序列的扫描时间：扫描时间 $= (TR \times N_y \times NEX)/ETL$，ETL 为回波链长度。

FSE 序列所需时间是 SE 序列的 1/ETL。

三维 MRI 由于是容积采集，需要增加层面方向的相位编码，容积内需要分为几层则需要进行同样步级的相位编码。其采集时间按以下公式计算：扫描时间 $= TR \times N_y \times NEX \times S$，式中 S 为容积范围的分层数，其他同二维采集。

从以上得知，实际上影响采集时间的因素主要是 TR 的长短和 TR 需要重复的总次数。

第五章
磁共振成像系统对人体和环境的影响

MRI 检查时受检者需要暴露于静磁场、梯度磁场、射频磁场中，从理论上讲上述各种场都将产生相关的生物学效应。而这种生物效应是否有临床意义，以及 MRI 是否安全等问题一直受到密切关注。

第一节　静磁场的生物效应

静（主）磁场（B_0）是磁共振成像系统的重要组成部分。随着超导磁体技术的日益成熟，它的场强有不断提高的趋势。但是，静磁场对生物体的影响至今没有完全阐明，超高场（3.0T 以上）对人体影响的资料就更少。为此，美国食品药品管理局（Food and Drug Administration，FDA）将临床人体成像的最高场强限制在 7.0T 以内。FDA 还明确规定，因场强超过规定限值而造成的一切后果由 MRI 制造商承担。在静磁场的生物效应明确之前，追求超高场强成像（如 9.4T 和 10.5T MRI 设备的人体成像）目前只能严格限制在实验室和研究机构中进行。

一、温度效应

静磁场对哺乳动物体温的影响称为温度效应（temperature effect）。1989 年富兰克（Frank）等采用荧光温度计在精确的实验和环境条件下对 1.5T 磁场中人体的体温变化进行了测量，该实验所用的测温方案比较科学，其结果很快被广泛接受，它证明静磁场不影响人的体温。

二、磁流体动力学效应

磁流体动力学效应（magneto hydrodynamic effect）是指处于静磁场环境、心血管系统中的血流以及其他流动液体（如脑脊液）产生的生物效应。在静磁场中它能使血液中红细胞的沉积速度加快、感应出生物电位、心电图发生改变等。

（一）静态血磁效应

血液在磁场中的沉积现象称为静态血磁效应。血液中的血红蛋白是氧的载体，它的活性成分是血红素。由于血红素含有一个铁离子（血红素铁），使它具有一定的磁性，这种磁性与血红蛋白的氧合水平有关：脱氧血红蛋白有非常大的磁矩，表现为顺磁性；氧合血红蛋白则没有磁矩或顺磁性效果。脱氧血红蛋白的顺磁特性，有可能使血液中的红细胞在强磁场（包括强梯度场）中出现一定程度的沉积。沉积的方向取决于血流在磁场中的相对位置。

由于动、静脉血含氧量不同（血红蛋白的氧合水平不同），沉积的程度也稍有不同。根据这一原理，在强静磁场基础上通过施加强梯度场可以分离血液。但是由于血液的流动可以完全阻止血细胞的沉降，或者说它足以抵消红细胞微弱磁性所致的细胞沉降，因此在单纯静磁场环境中，静态血磁效应可以忽略不计。

（二）动态血磁效应

心血管系统在磁场中诱导出生物电位现象称为动态血磁效应。该生物电位与血流速度、脉管直径、磁场强度、磁场和血流方向的夹角以及血液的磁导率等因素相关，且在肺动脉和升主动脉等处最明显。生理学的研究表明，心肌去极化的阈值电压约为 40mV，此阈值电压已经相当于磁场强度为 3T 的静磁场中产生的血流电压，这可能是超高场磁共振成像过程中容易出现受检者心律不齐或心率降低等变化的原因。

（三）心电图改变

处于静磁场中的受检者其心电图（electrocardiogram，ECG）将发生变化，主要表现为 T 波的抬高以及其他非特异性的波形变化（如小尖头波的出现等）。这些改变是生物电位诱导变化的结果。在临床诊断中 T 波幅度的抬高认为是心肌梗死、心肌缺血或钾中毒的表现。但在磁共振成像中，由静磁场引起的 ECG 变化并不伴随心脏与肺循环功能的不全，因此一般认为没有生物风险。但是，对于有心脏疾病的受检者，在应用磁场强度 3.0T 以上磁共振检查时，有必要在 MRI 检查过程中全程监测其 ECG 的变化。

三、中枢神经系统效应

神经信息传递的本质是神经电位的传导。因此，外加静磁场可能对神经电荷载体或传导过程产生影响和干扰。从理论上分析如果干扰发生在轴突或有突触联系的神经接头部位，可能促进神经突触处乙酰胆碱和去甲肾上腺素等神经递质的释放，从而导致神经活动的误传导。研究结果表明受检者在短期暴露于 3.0T 及以下的静磁场中时，中枢神经系统没有明显的不良反应和生物学影响。但是在 4.0T 以上的超高场 MRI 设备中，大多数志愿者会出现眩晕、恶心、头痛、口中有异味等主观感觉。这表明超高场磁体和静磁场环境可导致人体某种显著的神经电生理变化。超高场的生理效应基础以及应对措施等均需要进一步深入研究，这也是目前 7.0T MRI 设备进入临床应用需要考虑的安全障碍之一。

第二节 射频场的生物效应

人体是具有一定生物电阻的导体，当人体受到电磁波照射时就将电磁波能量转换为欧姆热，这一过程类似于"微波炉"效应。研究表明，MRI 扫描时射频激励脉冲"蕴藏"的电磁波能量将全部或大部被人体组织、器官等吸收，其生物效应主要表现为人体体温的变化。

一、射频能量的特异吸收率

（一）特异吸收率

前面章节中已经提到比吸收率（SAR）的概念，又称特异吸收率。SAR 值是组织中电磁能量吸收值或 RF 功率沉积值的度量，即单位质量生物组织中射频功率的吸收量，其单位为 W/kg。SAR 值也可理解为每秒钟传递射频能量的多少，也是一种速率的概念。SAR 又有局部 SAR 和全身 SAR 之分,它们分别对应于局部组织和全身组织平均的射频功率吸收量。

(二)影响因素

在磁共振成像中,SAR 的大小与质子共振频率(静磁场强度)、射频脉冲的类型和角度(90°或 180°)、重复时间和宽带、线圈效率、成像组织容积、组织类型(电特性)、解剖结构等许多因素有关。MRI 检查中,组织吸收的射频电磁能大部分转换为热能释放出来,温度效应是射频场最主要的生物效应。射频脉冲照射引起的实际组织温升还决定于成像时间、环境温度以及受检者自身的温度调节能力(表浅血流量、出汗率等)。

(三)与组织尺寸大小的关系

组织的尺寸大于波长,则射频能量大部分在组织表面被吸收;组织的尺寸小于波长,射频脉冲的穿透便增多、射频功率的吸收就减少;组织的尺寸等于波长的一半时,射频功率的吸收量最大。

(四)安全标准

美国国家标准协会(the American National Standards Institute,ANSI)和 FDA 对人类接受电磁波的安全剂量有明确规定。ANSI 推荐人类接受射频电磁场(300kHz 至 100GHz)水平的标准(C95.1-1982)为:连续接受电磁波作用时,全身组织平均射频功率吸收量(即全身平均 SAR)不能超过 0.4W/kg。美国 FDA 制定的医疗用途射频电磁场安全标准为:全身平均 SAR≤0.4W/kg,或者 SAR 空间峰值≤8.0W/kg。

二、射频场对体温的影响

MRI 扫描中射频脉冲所传送的能量使体温得以升高的程度与多种生理、物理及环境因素有关,如射频照射时间的长短、能量沉积的速率、环境温度和湿度的高低、患者体温调节系统的调节能力等。前面章节已经说明,静磁场与体温无关,因此,MRI 检查时患者体温的变化是射频场作用的结果。

相关研究表明,MRI 扫描中组织的温升主要来自磁感应,而电场的贡献几乎可以忽略。射频脉冲作用主要被外周组织所吸收,因此在体表可达到最大的欧姆热,而在体内中心处的温升接近于零。MRI 可导致皮肤温度的显著升高,由于有体表温度涂抹效应(smearing effect)的存在,机体的温度调节系统对温度负载能够在人体中进行重新分布,但是如果不控制 SAR 的阈值,会增加发生皮肤灼伤危险的可能性。

对于老年受检者、各种原因所致的发热患者、糖尿病患者、心血管病患者、肥胖等体温调节功能有可能受损或不健全的患者,接受高 SAR 值扫描时的生理反应过程安全性需要认真评价。此外,由于钙通道阻滞剂、受体阻滞剂、利尿药、血管舒张剂等药物有可能影响机体的体温调节功能,当这些药物的使用者进行 MRI 检查时必须注意观察其体温的变化。人体中散热功能不好的器官,如睾丸、眼等对温度的升高非常敏感,因此,这些部位容易受到 MRI 射频脉冲的损伤,需要尽量避免对其进行长时间、高 SAR 值的 MRI 检查。

第三节 梯度场的生物效应

梯度磁场的高速切换导致梯度磁场强度的剧烈变化,并对人体造成一定的影响,特别是引起周围神经刺激,因此实际应用中梯度磁场强度和切换率的工程数值是有阈值限制的。

一、感应电流与周围神经刺激效应

梯度磁场只在扫描时产生，且工作在高速切换的开关状态，即脉冲状态。根据法拉第电磁感应定律，变化的磁场在导体中将感应出电流。人体组织作为导体，当穿过它的磁通量发生变化时同样会产生感应电流并在人体内部构成回路，越是靠近机体外周的组织电流密度越大（作用半径大），而越接近身体中心的组织电流越小，因此当机体外周的组织感应电流密度达到神经活动电流密度 3 000A/cm^2 的 10% 这个安全阈值（300A/cm^2）时，就有可能导致异常神经冲动发生。例如感觉神经受刺激产生皮肤发麻或外周骨骼肌神经受到强刺激会发生抽搐或收缩，即周围神经刺激效应。

梯度场产生的这种感应电流是其生物效应的主要来源。感应电流的大小与梯度场的切换率、最大磁通强度（梯度场强度）、平均磁通强度、谐波频率、波形参数、脉冲极性、体内电流分布、组织细胞膜的电特性和敏感性（导电性）等诸多因素相关。梯度场脉冲的各种参数都是由序列进行编码的，因而不同序列产生的感应电流大小就不同，随之而来的生物效应也就不同。在常规扫描过程中，当梯度场切换率为每隔 10～50ms 变化 1 次，则体内感应电流的频率为 100～200Hz。

二、心血管效应

梯度磁场产生的感应电流对心血管的作用为直接刺激血管和心肌纤维等电敏感性细胞，使其发生去极化过程，引起心律不齐、心室或心房纤颤等。

三、磁致光幻视

在 4.0T 及以上超高场 MRI 设备的静磁场环境中，梯度感应电流作用于中枢神经系统可导致视觉磁致光幻视（magnetophosphene），又叫光幻视或磁幻视，是指在梯度场作用下受检者眼前出现闪光感或色环的现象。这种现象目前被认为是电刺激被检者视网膜感光细胞后形成的视觉紊乱，是梯度场最敏感的生理反应之一。光幻视与梯度场切换率和静磁场强度均有关系，且在梯度场停止后自动消失。

四、梯度场安全标准

美国 FDA 梯度场安全标准是 MRI 扫描过程中患者所经受的梯度场变化率不能达到或者超过使外周神经出现误刺激的阈值，且至少要有 3 倍以上的安全系数和裕量。具体标准为：最大梯度场变化率在 6T/s 以下。

对于轴向梯度（G_z 梯度），设梯度脉冲的波宽（对于矩形梯度脉冲）或半波宽（对于正弦梯度脉冲）为 r，则：当 $r \geq 120s$ 时，最大梯度场变化率必须小于 20T/s；当 12s$<r<$120s 时，最大梯度场变化率应小于 $\dfrac{2\,400}{r}$ T/s；当 $r \leq 12s$ 时，最大梯度场变化率须小于 200T/s；对于横向梯度（G_x、G_y），最大梯度场变化率要小于轴向梯度上限的 3 倍。

可见 FDA 标准是将梯度脉冲的脉宽和切换率联系起来定义的：梯度脉冲的脉宽 r 越大，允许的梯度切换率就越小。

五、梯度噪声

梯度线圈工作时梯度磁场不断开启和关闭，在静磁场的共同作用下，梯度线圈将产生很强的洛伦兹力，使梯度线圈的载体在梯度磁场转换期间发生剧烈的机械振动，从而产生扫描时的特殊噪声。MRI 设备的静磁场强度越高、梯度电流脉冲上升速度越快或脉冲的频率越高，机械振动发出的噪声就会越大。梯度噪声可达到 110dB 以上，不仅影响医患之间的通话联络，还可对受检者造成一定程度的心理恐惧或生理可逆性改变。心理恐惧是指患者产生幽闭恐惧症，或担心害怕的情绪加重。在生理上可能导致暂时性（可逆性）听力下降。梯度噪声是否会导致永久性的功能下降或器质性损害，目前尚无定论。在 EPI 序列及各种运用复杂梯度波形的超快速成像技术中，梯度噪声的影响更大。为此，英国卫生部于 1993 年制定了"临床用磁共振诊断设备安全性指导原则"。该原则要求对于噪声超过 85dB 的 MRI 扫描，需采取一定的听力保护措施，例如使用磁共振专用防噪声耳塞、防磁耳机并播放音乐或者其他阻声器材以抵消、对抗噪声，减少对患者的干扰。

目前降低梯度噪声的静音技术手段有：梯度线圈真空隔绝腔技术、缓冲悬挂技术、噪声固体传导通路阻断技术、静音扫描序列技术等。此外，磁体间墙壁和天花板可以使用专业吸音材料以达到降低或消除反射噪声的目的。

第四节 磁场对环境的影响

当磁体边缘杂散磁场的场强达到一定程度时，就可能干扰周围环境中那些对磁场敏感性强的设备，使其不能正常工作，甚至造成损坏，即 MRI 设备对其周边环境及设备的使用存在磁影响，因此它们之间必须保持一定的安全距离（表 3-5-1）。磁影响通常在 5Gs 线区域内非常显著，而在 5Gs 线以外区域逐渐减弱。因此，在 MRI 设备磁体的 5Gs 线处应设立醒目的警示标志。

表 3-5-1　各种设备与磁体的安全距离

设备应安置或远离下述 磁场强度高斯（Gs）线范围之外 /Gs	设备名称
≤0.5	ECT，显示器
≤1	PET，PET/CT，线性加速器，CT，回旋加速器，超声，精密测量仪，碎石机，影像增强器，电子显微镜，彩色电视机，影像后处理工作站
<3	多台 MR 设备之间
≤5	心脏起搏器，生物刺激器，神经刺激器

第五节 环境对磁场的影响

MRI 设备的"共振"信号仅当氢质子处于静磁场中，并且受到一定能量的射频脉冲激励时才会产生，因此 MRI 设备的场所和布局设计必须考虑强磁场和射频场对环境的特殊要求。

　　磁体周围铁磁环境的变化会影响和干扰静磁场的均匀程度,造成磁共振图像质量下降。磁场干扰可分为静干扰和动干扰两类。

一、静干扰

　　离磁体中心点相距很近(2m 之内)的建筑物中的钢梁、钢筋等铁磁性加固物或建筑材料(金属给排水管道、暖气管道等)等均可能产生静干扰,一般可通过被动或主动匀场的办法加以克服。此外,要尽量对建筑物所有墙壁、地面、墙柱及磁体基座等结构中钢材的用量加以限制,不能超过 15kg/m²。

二、动干扰

　　移动、变化的磁场以及震动等干扰源称为动干扰。

　　移动的铁磁性金属物体有轮椅、汽车、电车、电梯、地铁、火车等。可产生交变磁场的装置和电力设施有高压变压器、动力电缆、电车输电线等。

　　震动会影响 MR 的图像质量,MR 场地要尽量选择远离震动源的场所。对 MR 场地产生影响的震动可分为稳态震动和瞬态震动两种。稳态震动:通常由电动机、泵、空调压缩机等引起。瞬态震动:通常由交通工具(如汽车等)、行人、开关门等引起的震动。

　　上述这些动干扰源对磁体静磁场的影响程度取决于它们各自的重量、距磁体的远近以及交变磁场的强弱等因素,其特点是随机性的,难以补偿,非常有害。一般可允许的最大交变磁场干扰为 0.001Gs。

三、常见磁场干扰源及其安全距离

　　常见磁场干扰源及其安全距离如表 3-5-2 所示。

表 3-5-2　常见磁场干扰源及其安全距离

干扰源	至磁体中心的安全距离 /m	干扰源	至磁体中心的安全距离 /m
地板内的钢筋网	>1	活动床、电瓶车、小汽车	>12
钢梁、支持物	>5	起重机、大汽车	>15
轮椅、担架	>8	铁路、电车	>30
大功率电缆	>10	地铁	超导磁体>50；永磁磁体>500

　　如果不能满足上述安全距离的要求,或者干扰源影响磁共振成像,就需要考虑在磁体间内安装主动式磁场补偿系统等抗干扰设备。

第六节　磁共振成像的安全性

　　随着 MR 设备不断的发展,静磁场的强度和梯度系统的性能都有很大程度的提高,因此也会带来一些问题。尽管 MRI 检查对患者及工作人员是安全可靠的,但是在超高场强的作用下,磁体附近的铁磁性物体极易受到吸引而造成机器或人员的伤害。另外,受检者体内的各种金属植入物也可能在磁场的作用下移位、发热或丧失功能。因此,除了生物学效应以外，MRI 的安全性也是一个值得注意的问题。

一、铁磁性物质

（一）投射效应

铁磁性物质被强度很高的静磁场吸引，以一定速度向磁体投射，这种现象称为投射效应。它实际上是磁体强大吸引力的外在表现。受到铁磁性投射效应作用的物质称为铁磁性投射物。铁磁性投射物既可以是缝衣针、别针、螺丝刀、扳手等小物体，也可能是氧气瓶、吸尘器、工具箱、轮椅等大物体。磁体的强度不同，铁磁性投射物"飞"向磁体时的加速度也就不同。

目前临床 MRI 系统的静磁场场强多在 0.5～3.0T 之间。即使是低场系统，其场强也在地磁（约 0.5mT）的数千倍以上。这种强磁场的潜在危险性首先来自所谓的投射效应。

投射效应是 MRI 系统最大的安全性问题之一。铁磁性投射物造成磁体室内人员及设备损伤的情况均有报道，所造成的伤害或损失严重程度不一，故患者、家属及医务人员进入磁体间应将所有铁磁性物质去除。经过严格的管理，投射物伤害事故还是可以避免的。在这一方面，要求所有进出磁体室的人员尤其是技师要树立牢固的安全意识。此外，有必要在磁体室入口处安装金属探测器，在磁体室入口处设置明显的警示标志等。

（二）常见的铁磁性投射物

在 MRI 的磁场中，一切铁磁性物体都可能成为投射物而造成伤害。典型的铁磁性物质往往含有铁的成分，但镍和钴等元素也具有较强的铁磁性，它们同样可以成为铁磁性投射物。磁性越强的物体，其投射效应就越明显。

MRI 磁体附近可能出现的铁磁性投射物主要有外科手术器械、氧气瓶、医疗仪器（尤其是各种监护仪器）、担架、轮椅以及受检者随身携带的各种金属物品等。小刀、金属拉链、金属纽扣、指甲刀、钢笔（圆珠笔）、钥匙、硬币、饰物、发卡、手表、打火机、手机、传呼机、助听器等是最容易被患者误带入磁体的随身铁磁性金属物品。需要注意的是，非铁磁性金属物品虽然不产生投射效应而造成某种伤害，却能形成金属伪影而干扰图像。

如果误将强铁磁性的氧气钢瓶推入磁体室，则有可能发生灾难性事故。因为在投射效应的作用下，氧气钢瓶将以一定的加速度"飞"向磁体，从而对 MRI 系统造成严重破坏。该加速度足以使钢瓶上的气阀损坏而造成氧气的泄漏，有发生爆炸的可能。

二、体内植入物

MRI 受检者体内各种铁磁性物体也会在磁力和磁扭矩的作用下发生移位或倾斜，MRI 的射频电磁波还有可能使植入体内的某些电子设备失灵。

（一）概述

体内植入物是指通过各种方式植入体内并长期驻留体内的异物（包括某些具有特殊功能的机械或电子器件）。随着生物工程和临床医学的发展，体内植入物的应用越来越广泛。常见的体内植入物包括：弹片、铁砂、义齿、动脉夹、人工股骨头、人工血管、心脏起搏器或除颤器、人工心脏瓣膜、人工耳蜗、神经刺激器、骨增长刺激器、植入性药物泵、探查电极和避孕环等。

根据体内植入物在磁场中的表现,一般可将其分为铁磁性和非铁磁性两大类,非铁磁性植入物又有金属性和非金属性之分。体内具有非铁磁性植入物的患者是可以接受MRI检查的。但是,如果这类植入物为金属性,它可在图像中导致严重的金属伪影。而有铁磁性植入物的患者一般来说是不宜接受检查的,除非有证据(该铁磁性植入物材料说明书等)表明该铁磁性植入物在磁场中的倾斜程度或位移都很小。

随着生物材料和生物医学工程技术的高度发展,体内植入物的种类日益增多。为了保证设备和受检者的安全,有必要在检查前向植入材料厂家或临床医生核实,以确认植入产品的MRI兼容性。有些铁磁性植入物,在磁场中位移很小或所受磁力并不大,具有这类植入物的患者是可以接受MRI检查的。因此,也不应该将所有铁磁性植入物都看作MR禁忌证。

(二)体内植入物的安全性

一般来讲,体内具有铁磁性植入物的患者是不适合接受MRI检查的。这是因为MRI系统对铁磁性植入物可能造成以下几个方面的影响:①位置变化,在静磁场的强磁力作用下体内植入物的转向或移位;②功能紊乱,电子植入物受到射频场的干扰而发生功能紊乱甚至失灵;③局部升温,扫描时过大的梯度场感应电流使植入物发热,这种情况可能给患者造成一定程度的伤害,如局部灼伤等。因此,在对患者体内植入物的磁特性缺乏了解的情况下,进行MRI检查必须非常慎重,否则有可能造成不堪设想的后果。

现代心脏起搏器是一种植入式(一般埋入皮下)电子刺激器件,用于产生异常心脏所需的兴奋脉冲。它常用不锈钢外壳封装,静磁场和RF场都可能干扰人工心脏起搏器的正常工作。但是,由于心脏起搏器的种类很多、性能各异,它在MRI扫描时受影响的程度和表现也就大不相同。是否能进行MRI扫描需要根据厂家与安装心脏起搏器的临床医师共同制定的检查流程和操作规范进行。

除了潜在的损害以外,金属植入物(铁磁性或非铁磁性)还使局部磁场的均匀性发生改变,以至于因破坏组织的物理位置与频率的对应关系而扰乱图像,形成所谓的金属伪影。图像被扰乱的程度取决于植入物的磁化率、几何形状以及它在体内的位置,同时与所用的扫描序列有关。

三、梯度场噪声

MRI装置的音频噪声可分为静态及动态两种:静态噪声是由于磁体冷却系统即冷头(对于超导磁体)的工作而引起的噪声,这种噪声一般比较小。动态噪声是指扫描过程中由梯度场的不断开启或关闭而形成的。梯度磁场是MR扫描时噪声的最主要来源。由于静磁场的存在,梯度线圈中快速变化的电流产生很强的洛伦兹力,使梯度线圈发生移动或颤动撞击托架,从而产生扫描时的特殊噪声。系统的静磁场越高、梯度上升速度越快或梯度脉冲的频率越高,它发出的噪声就会越大。故MRI设备的噪声主要指动态噪声即梯度场噪声。

在1.0~2.0T的静磁场下,当所用梯度场达到25mT/m时,它所产生的扫描噪声可高达110dB。这种噪声不仅影响医患之间的通话联络,还可对受检者造成一定程度的心理或生理的影响。目前临床应用的MRI检查引起的噪声一般在65~95dB,其在安全范围之内。尽管如此,不少患者还是无法忍受这种噪声。目前对噪声的控制主要包括以下两个方面。

被动噪声控制：最简单最经济的预防噪声的方法就是佩戴耳塞或 MRI 专用耳罩。如果使用得当，耳塞能将噪声减少 10～30dB。因此，所有进行 MRI 检查的患者均应佩戴这些保护装置，从而预防与 MR 有关的暂时性听力丧失。不过被动噪声控制也存在一定的局限性，例如佩戴这些装置会造成医患之间的语言交流障碍。

主动噪声控制：是通过主动应用噪声消除技术或抗噪技术来显著减弱噪声的方法。这使 MRI 检查过程中医患之间的语言交流成为可能。

需要指出的是，由于 MR 扫描时减少噪声和快速获得高质量图像之间存在一定程度的冲突，因此有时必须做出妥协。延长梯度切换时间，降低脉冲幅度可能使扫描序列的性能下降。

四、孕妇的 MRI 检查

MRI 一直被认为是一种安全的检查手段，尽管还没有足够的证据认为 MRI 对胎儿存在不良影响，但它对妊娠妇女的安全性仍然是一个有争议的话题。到目前为止，MRI 是否具有致畸作用，尚无定论。为此，美国 FDA 至今未对孕妇（胎儿）、婴儿接受 MRI 检查的安全性予以肯定，英国 NRPB 也建议妊娠 3 个月内的孕妇谨慎使用 MRI 检查。这主要是基于以下两方面的考虑。一是从理论上分析，至少 MRI 的电磁场可通过多种途径对发育中的胎儿产生生物效应；二是正在分化中的细胞极易受到许多生理因素的干扰，胎龄在 3 个月内的胎儿正好处于这样一个敏感的阶段。

除了妊娠妇女接受 MRI 检查要慎重权衡利弊之外，孕期的工作人员对 MRI 电磁场的接触也应受到限制。因为目前没有足够的证据证明这样的措施是科学合理的，为了避免不必要的麻烦。

五、幽闭恐惧症

幽闭恐惧症是一种在封闭空间内感到明显而持久的过度恐惧的疾病。在 MRI 检查中，由于受检者所处的磁体孔洞比较狭小，加之梯度场噪声的干扰，幽闭恐惧症患者难以忍受，在 MRI 磁体的检查孔中会出现压抑、气急、恐惧等严重反应。对于严重幽闭恐惧症患者可适当使用镇静药物，或选择 CT 等其他检查。

MRI 受检者的上述不良心理反应一般很短暂，但是却经常导致检查延缓、图像质量下降甚至检查失败。为此，需要采取以下措施来降低其发生率。

1. 使患者充分了解 MRI 检查的相关信息，如磁体孔洞的大小、梯度场噪声、医患对讲系统等。

2. 允许一名被检者的亲属或朋友进扫描间陪同。

3. 使用 MRI 专用耳机为患者播放音乐。

4. 改变体位，如仰卧位改为俯卧位、头先进改为足先进等。

5. 使用置于头线圈上的反光镜，以分散患者的注意力。

6. 让患者戴上眼罩使其不知道自己所在的是密闭空间。

7. 提高 MR 系统内的照明强度。

8. 给予镇定药或其他类似的药物。

第六章
磁共振成像技术临床应用概论

第一节　人体正常组织的 MR 信号特点

人体正常组织的 MR 信号是由多种因素决定的，这些因素可分成两类：一类是反映生物组织内在属性的因素，比如 T_1 和 T_2 弛豫时间、质子密度、血液（或脑脊液）流动、化学位移及磁化率等；另一类是与设备相关的因素，如磁场强度、脉冲序列、成像参数等；在以上因素中，T_1 和 T_2 弛豫时间是形成组织对比最基本和最重要的组织特征性参数；T_1 弛豫时间主要反映自旋系统吸收射频能量后释放到周围环境（晶格）的快慢。分子运动频率与拉莫尔频率越接近，其弛豫过程越快，即 T_1 值越短。由于氢质子的拉莫尔频率与静磁场成正比，分子的运动频率在人体组织中基本处于稳定状态，所以 T_1 弛豫时间具有场强依赖性；T_2 弛豫时间主要反映氢质子之间的相互作用（即自旋 - 自旋作用），对静磁场的依赖性小；下面介绍正常组织在 T_1 和 T_2 加权图像上的特点。

一、水

常规 MRI 是利用氢质子进行成像。在人体组织中，氢质子主要存在于各种大分子、水和脂肪中。大分子移动受限，其运动频率明显低于拉莫尔频率，具有长的 T_1 值（1 000～3 000ms）和短的 T_2 值（10～100ms）。由于 T_2 值太短，所以常规 MRI 不能检测其信号。水分子中的氢质子是磁共振信号的主要来源之一。人体中的水分子约 90% 以"自由"状态存在，即自由水；自由水分子小且移动性高，其运动的频率远高于拉莫尔频率，T_1 的弛豫过程较慢，具有较长的 T_1 值（在 1.5T 中约为 3 000ms，在 3T 中约为 4 500ms）；同样是基于自由水分子移动性高，分子运动形成的振动磁场减弱，导致横向磁化矢量的失相位变慢，所以自由水分子具有较长的 T_2 值（在 1.5T 中约为 1 500ms）。冰块由于水分子移动受限，其 T_2 值很短，以至于常规 MRI 中难以检测其信号；人体中还有少量的水分子与大分子结合，以"结合"状态存在即结合水。最常见的结合水为蛋白质与水相结合，按水分子与蛋白质结合的机制不同又分为两类：一类是蛋白质与水分子的紧密结合，其横向磁化失相位的时间即 T_2 时间很短（约为 10ms），在常规 MRI 检测不到其信号；另一类是极性水分子与蛋白质的带电基团相结合，形成水化层。因为结合力低，所以自由水和结合水之间可以快速转换。这部分结合水的分子运动频率介于自由水和大分子之间，所以它的纵向弛豫比自由水快，而横向弛豫比自由水快。其信号强度在 T_1 加权图像上与脑实质信号强度相当。总之，在人体各种组织中水分子的可移动性越高，T_1 和 T_2 值就越大，这也是不同组织具有不同弛豫参数的主要机制；另外，人体组织还有多种复杂机制影响 T_1 值和 T_2 值，有的机制还有待研究。短 T_1 的组织在

T_1加权图像上表现为高信号，短T_2的组织在T_2加权图像上表现为低信号。见图3-6-1。

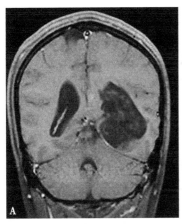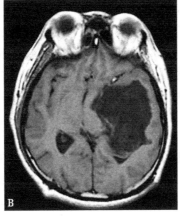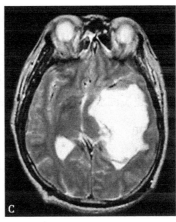

图3-6-1 颅内胆脂瘤

A. 冠状位T_1WI示左侧颞叶不规则稍低信号灶，内部不均匀，信号强度高于侧脑室内脑脊液。B. 横轴位T_1WI示肿瘤内部为结合水，T_1弛豫时间短于自由水。因此，其信号比脑室内脑脊液高。C. T_2WI可见肿瘤呈高信号，其内部信号强度低于脑脊液信号。

二、脂肪

脂肪中的氢质子是磁共振信号的另一个主要来源。含有脂肪酸脂质的分子为中等大小，其运动频率接近于拉莫尔频率，所以其T_1值（在1.5T中约为260ms，在3T中约为292ms）短；另一方面，脂肪组织中只有少量的质子相互作用，所以其横向磁化矢量的失相位较慢，T_2值（约80ms）较长；脂肪是人体中唯一具有较长的T_2值却没有长T_1值的组织。脂肪在T_1加权图像上表现为高信号，在T_2加权图像上表现为高信号。见图3-6-2。

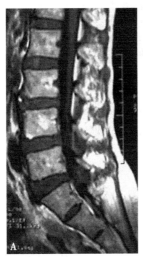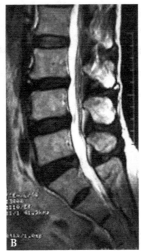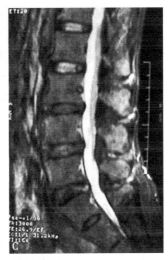

图3-6-2 正常腰椎和皮下脂肪的MRI表现

A. 腰椎矢状位T_1WI示腰椎骨髓和背部皮下脂肪呈高信号；B. 矢状位T_2WI示正常腰椎骨髓呈稍高信号，背部皮下脂肪仍呈高信号；C. 脂肪抑制序列（STIR）二者均呈低信号。

三、肌肉

肌肉组织的 T_1 值约为 860ms（在 1.5T 中）和 1 162ms（在 3T 中），其 T_2 值约为 47ms。在常规 MRI 中，T_1WI 图像上表现为中等信号，在 T_2 加权图像上表现为稍低信号。肌肉的信号表现较为稳定，通常作为其他组织信号有无异常的参照标准；韧带和肌腱的质子密度含量低，且 T_2 值为 4～10ms；在常规 MRI 中，其 T_1WI 和 T_2WI 均呈中低信号。需要说明的是，随着超短回波技术的应用，MRI 也可以检测到肌腱的信号。

四、骨骼

骨皮质所含质子密度低，且 T_2 值短（约为 0.5ms）；所以在常规 MRI 的 T_1WI 和 T_2WI 上均呈低信号。钙化软骨、松质骨的信号与骨皮质类似。纤维软骨组织内的质子密度高于骨皮质，但 T_2 值短（为 5～8ms），所以在常规 MRI 的 T_1WI 和 T_2WI 上均呈低信号。透明软骨比前面所述的骨组织含水量高，在常规 MRI 中，其在 T_1WI 上呈中低信号，在 T_2WI 上呈中高信号。同肌腱类似，随着高场强和超短回波技术的应用，MRI 也可以检测到骨皮质、钙化软骨的信号。见图 3-6-3。

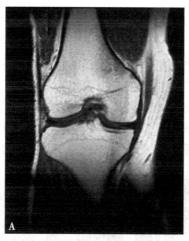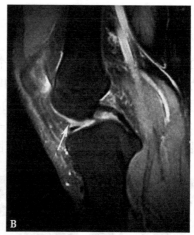

图 3-6-3　正常膝关节周围骨质和关节软骨 MRI

A. 膝关节冠状位 T_1WI 示骨皮质呈低信号；髓腔内松质骨中的黄骨髓呈高信号；关节软骨和半月板等呈低信号。B. 在矢状位 T_2WI 脂肪抑制序列中，骨皮质呈低信号；髓腔内脂肪成分被抑制而呈低信号；后交叉韧带和半月板呈中低信号；关节软骨呈高信号（箭）。

五、淋巴

正常的淋巴组织含有淋巴细胞和淋巴液，淋巴液由组织液渗入淋巴管后形成。正常淋巴结为圆形或椭圆形，小于 1cm，同一位置附近的淋巴结的大小相差不超过 5mm；MRI 能够准确地显示淋巴结，但对淋巴结的钙化（良性病灶的重要特征）显示欠佳；其 MRI 的信号特点与血液（不考虑血液流动）类似。在常规 MRI 中，淋巴结信号均匀，在 T_1WI 上呈中等信号，T_2WI 上呈中高信号。

六、气体

因气体的质子密度趋于零,故表现为黑色无信号区。在常规成像中,空气所在区域测得的信号强度实际为噪声。

第二节　人体病理组织的 MR 信号特点

MRI 具有较高的软组织对比,能从形态、功能和代谢各个方面反映组织器官的异常状态;不同疾病具有不同的病理发展过程,同一疾病也因处于不同的病程而表现各异;但有一些病变如水肿、出血、囊变、坏死和钙化等是多种疾病发生和发展过程中的共同病理变化;熟悉这些病变的 MRI 图像特点有利于疾病的发现、诊断和鉴别诊断。下面介绍这些病变在典型部位的 MRI 信号的特点。

一、水肿

水肿参与了多种疾病的发生和发展过程;大脑内的水肿可以分成三种类型,分别为:血管源性水肿、细胞毒性水肿和间质性水肿。

(一)血管源性水肿

血管源性水肿是由于血脑屏障破坏或新生毛细血管未建立血脑屏障时,过量的液体从毛细血管网进入到细胞外间隙所致。其沿着白质束纤维延伸,通常不会累及皮质灰质,典型者呈手指状。常见于原发或继发性肿瘤、出血、挫伤、炎症和脑梗死的亚急性期。水肿区在 T_2 FLAIR 序列显示为片状高信号区,通常水肿区在增强扫描中无强化。见图 3-6-4。

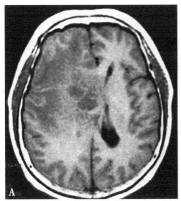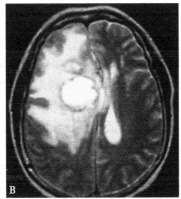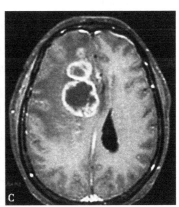

图 3-6-4　右额叶胶质瘤所致血管源性水肿

A. 横轴位 T_1WI 示肿瘤呈类圆形低信号,周围大片不规则稍低信号呈手指状,占位效应明显;B. 横轴位 T_2WI 瘤体中心由于坏死呈高信号,瘤壁呈等信号,周围水肿区呈不规则高信号;C. 增强扫描肿瘤呈环形强化,周围水肿无强化。

(二)细胞毒性水肿

当脑细胞的血供降低到一定阈值之下,三磷酸腺苷的产生减少,钠/钾泵的功能失效,细胞就会肿胀以及细胞外间隙减小。最常见于超急性/急性缺血性动脉性脑梗死。通常白质和灰质同时受累。如果血脑屏障受损,还会发生血管源性水肿。早期诊断细胞毒性水肿的首选技术是 DWI,它可以在急性脑梗死几分钟后就被发现。

(三)间质性水肿

间质性水肿是由于脑室内压力增高,脑脊液经室管膜渗透到脑室周围白质中所致。T_2 FLAIR 序列显示为脑室周围弥漫性高信号区。见图 3-6-5。

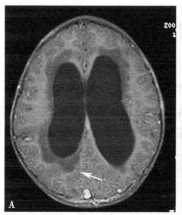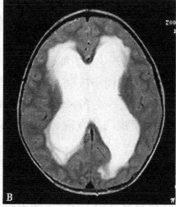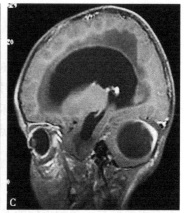

图 3-6-5　小脑胶质瘤伴幕上脑积水致侧脑室周围白质间质性水肿

A. 横轴位 T_1WI 示双侧脑室体部明显扩大,周围白质呈对称性稍低信号影(箭);B. 横轴位 T_2WI 双侧脑室周围白质呈高信号;C. 矢状位 T_1WI 增强示小脑囊性肿瘤,边缘部分环形强化,侧脑室周围白质水肿区无强化。

以上类型的水肿都会导致组织的含水量增加,所以在 T_2 FLAIR 和 T_2WI 序列上表现为高信号。同时严重的脑水肿会形成占位效应,导致脑组织移位,甚至形成脑疝。

二、出血

MRI 对出血的显示优于其他影像学检查方法。出血的 MRI 信号模式多种多样,这取决于使用的序列(T_1WI 或 T_2WI)和出血的时间;对血肿演变的信号变化的了解有助于理解其实体的 MRI 信号特点。由于脑内的血肿随时间的演变具有规律(其他器官内的出血则不一定),结合 T_1WI 或 T_2WI 序列的信号特点可以对血肿演变的四个阶段做出判断。MRI 不仅能够显示脑内血肿的范围,而且可以判断血肿形成的时间。

MRI 信号变化主要与出血区域内血红蛋白的存在形式有关。血肿的演变主要分成两部分:首先是在红细胞发生溶解之前,血红蛋白会按时间顺序经历氧合血红蛋白、脱氧血红蛋白、正铁血红蛋白以及正铁血色原这几种结构的变化。氧合血红蛋白、脱氧血红蛋白中的铁是亚铁状态(Fe^{2+}),正铁血红蛋白中的铁为高铁(Fe^{3+},当血红蛋白离开血管后,脱离了血液内的高氧环境,血红蛋白的亚铁就被氧化成高铁)。随后,高铁血红蛋白进一步氧化成高铁血色原。其次是在红细胞溶解之后,正铁血红蛋白分解成血红素和珠蛋白。在被巨噬细胞或胶原细胞吞噬后,在去铁铁蛋白存在的前提下,铁被铁蛋白存储;如果缺乏去铁铁蛋白,就会形成含铁血黄素。

其中氧合血红蛋白和正铁血色原中的血红素铁因不含有不成对电子是抗磁性物质,而脱氧血红蛋白和正铁血红蛋白因其铁含有不成对的电子是顺磁性物质;血红蛋白经过氧化和变性形成的这些化合物具有一定的磁场特性,该特性的机制主要是顺磁性效应和磁化率效应,它会对 T_1、T_2 值等弛豫时间产生影响。影响的大小主要与磁场强度和所使用的序列有关。同时一些部位如硬膜外和硬膜下、蛛网膜下腔以及脑室内出血除了与脑实质出血的信号演变规律具有共性之外，也具有各自的特点。

根据 T_1WI 或 T_2WI 的信号特点，血肿的演变分为五个阶段：超急性期、急性期、亚急性期早期、亚急性晚期和慢性期。

（一）超急性期（细胞内的氧合血红蛋白，24h以内）

这个时期的血肿由完整红细胞的悬浮液组成。由于血肿内的水通常比正常脑组织高，所以在 T_1WI 上为等或低信号。红细胞内的血红蛋白为氧和血红蛋白，它是抗磁性的，不会引起明显的 T_2 弛豫时间缩短；因此在 T_2WI 上，含水量高的超急性出血与正常脑组织信号强度相当而难以区分。CT 可能对这个时间的出血更敏感。

（二）急性期（细胞内的脱氧血红蛋白，1~3d）

24h 之后，几乎所有的氧合血红蛋白都已脱氧成为脱氧血红蛋白，同时血肿中的水会被进一步吸收。虽然脱氧血红蛋白是顺磁性的，但水分子不能足够接近脱氧血红蛋白中的血红素铁，所以不会明显缩短 T_1 弛豫时间。加之含水量降低，所以在 T_1WI 上为等信号，难以与周围脑组织区分；在完整红细胞中的顺磁性脱氧血红蛋白具有较高的磁化率，通常高于红细胞周围的成分，这导致磁场的不均匀。当水分子在红细胞内外进行弥散运动时，水分子的失相位增快，加之含水量降低，T_2 弛豫时间缩短。所以这个阶段的出血在 T_1WI 上表现为略低信号或者没有信号的变化，在 T_2WI 上表现为低信号。见图3-6-6。

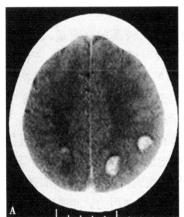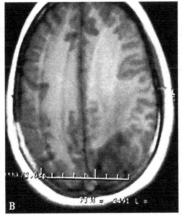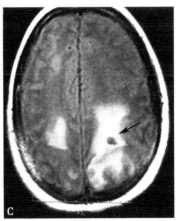

图3-6-6 双侧顶叶急性期出血

A. CT 可见双侧顶叶多发灶性出血；B. T_1WI 示出血灶呈结节状等信号，周围可见低信号水肿区；C. T_2WI 血肿呈低信号（箭），周围水肿呈高信号。

（三）亚急性期早期（细胞内的高铁血红蛋白，3~7d）

这个时期的出血，红细胞仍然是完整的，脱氧血红蛋白被进一步氧化成高铁血红蛋白。因为血肿周围的氧含量水平高于血肿中心，所以这种氧化是从外周向中心逐步进行。高铁血红蛋白是顺磁性物质，同时水分子能够接近正铁血红蛋白中的血红素铁，这种顺磁性效应导致 T_1 弛豫时间大幅度缩短。与脱氧血红蛋白的磁敏感效应类似，完整红细胞中的正铁血红蛋白也会引起磁场的不均匀，导致 T_2 弛豫时间严重缩短。这个阶段的出血在 T_1WI 上表现为高信号，且血肿周围的信号高于中心的信号；在 T_2WI 上表现为低信号。由于急性期和亚急性早期血肿在 T_2WI 上都表现为低信号，所以区分这两个阶段的最佳方法是血肿在

T_1WI 上的表现为高信号。

(四) 亚急性期晚期(细胞外的高铁血红蛋白, 大于7~14d)

红细胞的细胞膜变性溶解, 正铁血红蛋白不再被局限, 由此产生的磁化率效应减弱, T_2 弛豫时间延长。亚急性晚期血肿在 T_1WI 或 T_2WI 图像都表现为高信号, T_2WI 是区分亚急性出血早期和晚期的重要手段。

(五) 慢性期(细胞内含铁血黄素和铁蛋白, 大于14d)

在血肿的周围, 正铁血红蛋白被巨噬细胞吞噬形成具有高磁化率的顺磁性物质, 即含铁血黄素和铁蛋白。因为这些高磁化率的物质局限在巨噬细胞内, 所以会极大地缩短 T_2 弛豫时间。在 T_2WI 图像上表现为低信号(血肿周围)和高信号(血肿中心)的特点。这些物质对 T_1 弛豫时间几乎没有影响, 所以在 T_1WI 图像上的信号强度与脑实质相当。经过一段时间后, 血肿可能被完全吸收或转化为塌陷的瘢痕, 然后作为一个完全低信号的病灶长期存在。

在高氧水平(高铁血红蛋白还原酶系统将高铁血红蛋白还原为脱氧血红蛋白)和低氧水平(脱氧血红蛋白不被氧化为高铁血红蛋白)的条件下, 血肿各个时期的演变过程会有延迟。硬膜外和硬膜下血肿的演变过程几乎与脑实质出血相似。在硬膜外及硬膜下血肿的慢性期, 由于没有巨噬细胞的吞噬作用, 磁化率效应减弱, 所以在 T_2WI 图像上血肿周边没有低信号。另外, 正铁血红蛋白的持续氧化变性, 可导致 T_1 弛豫时间延长。因此慢性硬膜下血肿的信号强度可能略低于亚急性期。反复出血有时可形成"含铁血黄素染色", 类似于慢性期脑实质血肿周围的含铁血黄素染色。

与硬膜下和硬膜外血肿相比, 蛛网膜下腔出血和脑室内出血有较高的氧含量, 因此演变的进程更慢。急性蛛网膜下腔血肿和脑室内血肿因合并脑脊液可表现为高信号。在慢性或蛛网膜下腔反复出血中, 含铁血黄素可使脑膜染色, T_1 弛豫时间值缩短(浅表铁质沉着)。

肿瘤内的出血由于低氧水平进程较慢。血肿通常会形成类似实质出血的含铁血黄素的低信号"膜", 但随着肿瘤的生长, 这一膜可能被破坏。这种特点也见于再出血中。

由于顺磁性、抗磁性和磁化率效应的大小直接取决于静磁场的强度, 所以静磁场强度直接影响血肿的信号模式。在3.0T的MR中, 所有急性和亚急性早期出血在 T_2WI 图像上的信号强度显著降低, 但1.5T和3.0T MR获得的图像对急性和亚急性晚期出血时间的判断上没有差别。

脑出血的MR信号同时也极其依赖使用的脉冲序列类型, 目前主要使用的脉冲序列类型为SE、FSE、GRE。SE序列使用180°射频脉冲对横向磁化矢量进行重聚来产生回波。这种序列设计能够纠正磁场不均匀性引起的形变。所以SE检测血肿的敏感性不高; 与SE序列相比, FSE序列每个TR产生多个自旋回波(称为回波链)。所以FSE序列对磁化率和扩散效应的敏感性比SE序列还低, 而且降低的程度与回波链长度成正比。GRE序列采用双极梯度产生回波, 无法纠正磁场的不均匀, 对血肿的敏感性较高。SE或者回波链短的FSE序列可以用来检测出血或对血肿进行分期。对于SE或FSE难以发现的轻微或者较小的出血, 可以使用GRE来发现这些病灶。

三、梗死

CT和MRI在脑梗死的诊断、临床管理和治疗监测中起着至关重要的作用。由于溶栓治疗的时间窗比较窄(症状出现后6h内), 所以需要对其快速准确的诊断。CT是传统检测颅内出血的金标准, 但随着MRI硬件和软件的发展, 越来越多的证据表明MRI的磁敏感性加权成像(如 GRE T_2^* 或 SWI)对出血的检测(比如排除出血性梗死)也具有与CT相当的敏感性。与 CT 相比，MRI 的优势在于：①显示脑实质的损伤，DWI 可在发病后几分钟内显示急性脑梗死区域；②提供组织的血流信息，PWI 可以发现灌注减低的区域；③显示可逆的脑组织损伤，PWI 大于 DWI 的异常区域（弥散灌注不匹配）提示缺血半暗带的存在；④评估血管的通畅性，MRA 可显示血管的闭塞、狭窄。

脑血栓形成是脑梗死的主要病因。因脑组织的血流减低，组织出现缺血、水肿、变性、坏死等病理过程。脑梗死的影像学表现随时间而异，主要分成四个阶段：超急性期、急性期、亚急性期和慢性期。

（一）超急性期（症状出现后 0 ~ 6h）和急性期（6h ~ 3d 以内）

正常情况下，每分钟脑血流量（CBF）约为 50ml/100g，其中灰质的血流量比白质高。CBF 的轻度降低会干扰蛋白质的合成。CBF 的适度降低可引起糖酵解，并伴有乳酸堆积和酸中毒。随着 CBF 的进一步降低，氧化磷酸化代谢途径受到破坏，细胞能量供应衰竭，钠钾泵发生功能障碍。细胞膜的主动转运功能受损，细胞膜形成异常的不可逆转的离子通量，细胞迅速膨胀，这被称为细胞毒性水肿。它通常在症状发作后几分钟内出现，并引起神经功能障碍，最终导致细胞死亡。

血管源性水肿在缺血开始后数小时（2~6h）发生，由内皮细胞受损和毛细血管紧密连接破坏引起，并伴有血脑屏障的破坏。血浆蛋白和水从血管内漏出到细胞外间隙，血管源性水肿通常在梗死后 3~4d 达到高峰。

传统的 MRI 序列对超急性脑梗死（<12h）的价值有限。DWI 和 PWI 是目前对急性期脑梗死的发现和评估最重要的序列。DWI 可以在梗死后几分钟内显示病灶。病灶的体积在第 4 天左右达到最大，这一现象可能反映了缺血半暗带的进行性梗死以及水肿进一步加重。DWI 显示的异常区域在第 30 天开始下降。这是因为细胞死亡，细胞膜和其他限制扩散的微观结构消失所致。PWI 可以使用两种方法来实现。一是使用对比剂的 PWI，二是动脉自旋标记（ASL）。在（超）急性脑梗死患者中，PWI 显示的缺血组织的体积常常大于 DWI 显示的体积。在这些患者中，在症状出现后 3h 内用组织型纤溶酶原激活物静脉溶栓被证明是有效的，在 6h 内动脉溶栓治疗也有效。即使没有使用弥散和灌注成像这样的先进技术，MRI 对于（超）急性脑梗死的发现也比平扫的 CT 敏感。除了 DWI 外，FLAIR 是"常规"成像中最敏感的序列（见图 3-6-7）。

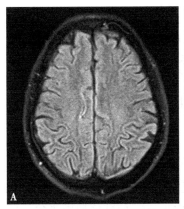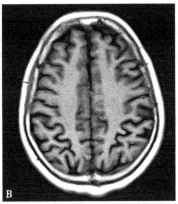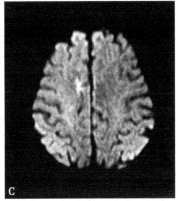

图 3-6-7　右侧扣带回超急性期脑梗死

A. FLAIR 序列显示颅内未见明显异常信号；B. T₁WI 序列未能显示低信号区；C. DWI 右侧扣带回稍高信号，其他序列未见病灶。

（二）亚急性期（4～10d）

在亚急性早期，血管源性水肿更为明显。梗死灶在 T_2WI 和 FLAIR 图像上呈高信号，在 T_1WI 呈低信号。DWI 图像上的高信号可以维持 10～14d，但 ADC 值已经开始正常化。占位效应开始增大，然后逐渐减小。虽然血脑屏障在缺血 6h 就有破坏，但只有在亚急性期，脑实质才会强化。这是因为它需要新生血管重建后才有血液供应。病灶的增强呈脑回状，这是亚急性期的特征性表现。在这一时期，病灶内出血也常常可见。因此附加 GRE、T_2^* 或 SWI 序列有利于出血的显示（见图 3-6-8）。

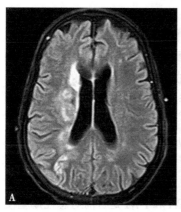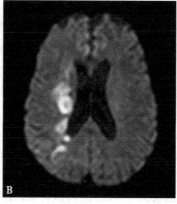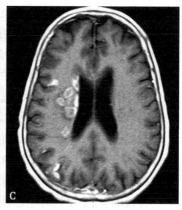

图 3-6-8 右侧脑室旁亚急性期脑梗死

A. FLAIR 序列显示双侧脑室旁多发斑片状高信号；B. DWI 序列右侧脑室旁局灶脑组织弥散受限；C. T_1WI 增强显示侧脑室旁梗死病灶呈斑片状强化，提示血脑屏障破坏。

（三）慢性期（数个月至数年）

长时间的缺血会造成不可逆转的脑损伤。组织丢失（负效应）、脑软化、胶质细胞增生进行替代是这一阶段 MRI 信号异常的主要原因。同侧脑室扩张，脑水肿区界限明显，相应的脑组织萎缩，也是慢性期脑梗死的特点。

四、坏死

坏死组织的信号特点与坏死后内容物的成分以及病灶形成的时间等多种因素有关。组织坏死后，自由水和结合水都有增加，但因它们所含的比例不同，T_1 和 T_2 弛豫时间也不同。结合水的水分子移动受限，T_1 和 T_2 弛豫时间都分别比自由水的弛豫时间短；在组织坏死的早期，T_1WI 表现为等或低信号，T_2WI 上表现为高信号。在组织坏死的晚期，坏死组织被吸收、钙化或者纤维细胞增生代替后，则有相应的信号特点。

五、钙化

钙化的质子含量极低，几乎不能产生信号，MRI 对其敏感性比 CT 低，在 T_1WI 和 T_2WI 均为低信号；虽然不能直接进行成像，但其引起的磁敏感效应可以缩短钙化周围水分子的弛豫时间，从而出现相应的信号变化。比如，如果含有锰盐时，顺磁性效应可以缩短水分子的 T_1 弛豫时间，在 T_1WI 上表现为稍高信号。

六、囊变

囊变后的主要成分是自由水和蛋白结合水。由于自由水明显增多，导致 T_1 和 T_2 弛豫时间延长，在 T_1WI 表现为低信号，在 T_2WI 上表现为高信号。如前面所述，蛋白结合水会缩短 T_1 和 T_2 弛豫时间，在 T_1WI 图像上表现为等信号，在 T_2 加权图像上为低、等或高信号（主要取决于蛋白质结合水的相对比例）。T_2FLAIR 和 DWI 可以对囊肿内主要成分的性质做出判断。

第三节　磁共振检查的适应证与禁忌证

一、适应证

MRI 通过短短几十年的发展，已经成为一种不可或缺的检查手段。它不仅能提供良好的软组织对比，同时多个序列的组合应用能够对组织的形态、功能和代谢各个方面做出评价。其适应证几乎涵盖人体大部分的器官和组织，以及适用于大部分疾病，并且适应范围在不断扩大，而禁忌证在逐步减小。

（一）中枢神经系统疾病

颅脑组织结构复杂，自然对比差。因为 MRI 具有较高的软组织分辨力，并且具有多方位、多参数、多序列成像的特点，故非常适用于中枢神经系统疾病的检查和诊断。其适用于脑先天性疾病、脑血管病、脑外伤、脑代谢性疾病、脑肿瘤以及感染性等多种病变。多种序列对于神经系统的病变具有较高的敏感性。比如 DWI 对超急性期脑梗死的检测，SWI 序列对于微出血的显示，MRA 和 MRV 序列能很好地诊断颅内动静脉病变等，而结合亮血技术和黑血技术能很好地观察头颈部血管壁血栓等病变，MRS 则是唯一无创地反映组织代谢的技术，适用于病灶性质的确定。

（二）颅颈部疾病

由于 MR 不产生骨伪影干扰，所以对后颅凹及颅颈交界区病变显示更为清楚，为眼眶、颌面部、耳鼻咽喉、颈部淋巴、甲状腺以及一些血管病变等的诊断提供可靠信息。对于视神经病变、眼眶占位、甲状腺相关性眼病等，MRI 是重要的检查方式。此外，听神经病变检查、内耳水成像等具有重要应用，鼻窦、鼻咽部、颈部及颌下腺等相关病变，MRI 也作为首选检查方式。

（三）胸部疾病

由于内纵隔的流空效应及纵隔内脂肪的高信号衬托，形成磁共振图像的良好对比，诊断纵隔占位性病变优于 CT。同时，其适用于肺动静脉（包括注射对比剂和不注射对比剂）、胸膜和胸壁等的检查。但由于肺内低质子密度、呼吸运动伪影等的影响，其对肺内小结节等的诊断不如 CT。

MRI 具有极好的软组织分辨力，非常适用于乳腺的影像学检查。专用乳腺线圈、快速序列和磁共振对比剂的应用，对于乳腺良恶性肿瘤的诊断和鉴别诊断、乳腺癌分期、治疗后随访以及预后评估等都有很大的价值。

（四）心脏、大血管疾病

利用自旋回波的黑血效应及梯度回波的亮血效应特点，MRI 可以清楚显示心脏各房室腔、胸主动脉、肺动脉、瓣膜、心肌和心包的正常解剖和病变。3D CE-MRA 对于显示复杂的心脏大血管的解剖及定量测量心脏体积和重量有较高临床价值。心脏 MRI 电影成像可动态显示心肌收缩和舒张的运动，包括心脏瓣膜运动、血流动力学和心肌收缩等，可全面准确地评估心脏功能，如收缩末期及舒张末期容积、射血分数和每搏输出量等。MRI 血流定量技术可测定血流速度、方向和血流量。心肌灌注和延迟强化成像能反映心肌局部组织的血液灌注情况，可用于评价心肌缺血的状态。

（五）肝、胆、脾、肾、腹膜后疾病

MRI 具有极好的软组织对比和三维成像能力，可以清晰地显示器官解剖、确定病变的起源及其与周围组织的关系，对腹部脏器的疾病发现更敏感、更准确，可做出比较明确的定位、定性及定量诊断。对良、恶性病变的鉴别诊断优于 CT。由于 MRI 的多序列多参数成像特点，其对肝脏的占位性病变、血管瘤、囊肿、肝硬化、病毒性肝炎、肾脏及腹膜后和脾脏病变等具有极高的诊断价值。

此外，对于胃肠道疾病，MRI 采用快速成像及水成像等技术，也具有重要的价值和应用。

（六）胰腺、胆管病变及输尿管病变

结合肝脏扫描序列，采用薄层扫描及磁共振胰胆管成像（MRCP）序列对胆管、胆囊、胰腺等的疾病诊断有一定的帮助，MRI 能清晰显示胆管扩张、结石，能区分正常胰腺、胰腺炎、胰岛细胞瘤和胰腺肿瘤等。肾脏周围脂肪能与肾脏形成对比，结合脂肪抑制技术，MRI 对泌尿系统疾病的诊断有重要价值。磁共振尿路成像（MRU）对输尿管梗阻与狭窄、肾积水等的诊断有很大帮助，与静脉肾盂造影、逆行肾盂造影两者具有互补作用。但是，MRU 对于泌尿系结石的诊断价值尚不及 CT。

（七）盆腔病变

MRI 能清楚地显示盆腔的解剖结构。对盆腔肿瘤、炎症、转移瘤、淋巴结等病变，能提供丰富的影像学资料，是最佳的影像学诊断手段。此外，对于男性生殖系统，采用小视野扫描，MRI 能清楚显示前列腺、阴茎、阴囊、精囊、睾丸及附睾等病变；同时能明确病变的性质、范围，尤其有助于恶性肿瘤的分期。对于女性患者，MRI 能清楚显示子宫及附件病变，尤其在显示先天性子宫发育异常、在评估子宫恶性肿瘤及附件肿物定性诊断方面更有价值。

（八）四肢、关节病变

MRI 作为关节损伤的主要影像学检查方法，可清楚显示韧带、肌腱、半月板、关节软骨、关节囊及关节液等的正常结构与病变，能比其他影像学方法更早地发现骨及关节软骨变性与坏死。同时有利于诊断及鉴别诊断肌肉骨骼系统的炎症、结核、无菌坏死、退变及良恶性肿瘤。

（九）脊柱及外周神经病变

MRI 具有极高的组织分辨力，同时多参数任意断面成像，是脊柱脊髓以及外周神经病变的最佳检查方式。脊柱退行性病变、椎间盘突出、椎体骨折、脊髓损伤、脊柱脊髓肿瘤性病变等，都是 MRI 的适应证。而 TIM 线圈结合影像拼接技术，使得全脊柱磁共振成像成为可能，为脊柱侧凸等病变提供影像学资料。磁共振脊髓成像（MRM）序列无创脊髓造影，则有效显示神经根等。磁共振神经成像（MRN）技术则为神经成像提供基础，施加脂肪抑制技术，3D SPACE 和 3D DESS 等序列可有效诊断臂丛神经、腰骶丛神经和坐骨神经等病变。

二、禁忌证

MRI 对于疾病的检查应用范围极广，但同时存在一定的扫描安全和禁忌证，其主要禁忌证有：

1．幽闭恐惧症患者。

2．安装心脏起搏器的患者。

3．手术后动脉夹存留患者。

4．铁磁性异物患者，如体内存留弹片、眼内存留金属异物等。

5．换有人工金属心脏瓣膜患者。

6．金属假肢、金属关节患者。

7．体内置有胰岛素泵或神经刺激器者。

8．妊娠不足 3 个月者。

对于以上各项有疑问的患者要进行调研，弄清情况，再决定是否做 MRI 检查，同时扫描前嘱患者将携带的金属去除，如硬币、磁卡、发卡、钱包等。否则严禁做此项检查。对于体内有置入物是否可以做磁共振检查？需要提供生产商的产品说明书看是否可以与相应场强的 MR 设备兼容。

第四节　磁共振检查前的准备

1．认真核对 MRI 检查申请单，了解病情，明确检查目的和要求。对检查目的、要求不清的申请单，应主动与临床申请医师联系确认。

2．对预约检查登记患者，要核对资料、登记建档，并询问是否做过 MRI 及 CT 检查。既往做过 MRI 检查者，应认真查找之前的影像资料，以利于对比。

3．确认受检者没有禁忌证，并嘱受检者认真阅读 MRI 检查注意事项，按要求准备。对于体内有金属异物及安装心脏起搏器者，需明确植入物材质，判定属何种禁忌证（相对或绝对），并根据病情及检查风险慎重选择是否行 MRI 检查，以防发生意外。

4．进入磁共振扫描室前，嘱受检者及陪同家属去除随身携带的任何金属物品（如刀具、硬币、钥匙、发卡、别针等）、磁性物品及电子元件（如手机、手表、磁卡等），并妥善保管，严禁带入扫描室；铁质担架、推床、轮椅等禁止推入扫描室。

5．向受检者讲述检查过程，告知检查过程中的扫描仪噪声，消除受检者恐惧心理，争取受检者检查过程中的配合。

6．婴幼儿、烦躁不安及幽闭恐惧症受检者，应给予适量的镇静剂或麻醉药物（有麻醉医师用药并陪同），以提高检查成功率。

7．对腹部盆腔部位检查者，检查前 4h 以上禁食水或控制少量进食水。MRCP 检查患者根据病情原则上禁食水 4h 以上；置有金属避孕环受试者，需要取环后再行磁共振检查。

8．急危重及高热受检者，除早期脑梗死患者外，原则上不建议做磁共振检查，如必须做 MRI 检查时，应评估风险，并有临床医师陪同观察。所有抢救器械、药品必须在磁体室外就近备齐，受检者发生紧急状况时，应迅速移至磁体室外抢救。

第五节　磁共振的特殊成像技术及其应用

磁共振成像过程中产生的各种伪影直接影响磁共振图像质量。为了克服伪影常常使用一些特殊的技术，抑制以致消除伪影。这些特殊技术的使用获得了很好的效果。本节主要讨论心电门控和脉搏触发、呼吸门控、脂肪饱和技术。

一、心电触发及门控技术

心脏和大血管磁共振成像的难点之一，就是如何消除心脏和大血管快速搏动产生的伪影，其中一个重要的方法就是数据采集与心脏或大血管的搏动进行同步，需要采用心电触发及门控技术。

（一）原理

心电触发技术是利用心电图的 R 波触发信号采集，选择适当的触发延迟时间，即 R 波与触发之间的时间，使每一次数据采集都位于心脏运动周期的同一时段。

心电门控技术即 MR 射频激发及信号采集发生在整个心动周期中，把各个心动周期相似时相的 MRI 信号用来重建一幅图像，达到减少心脏运动伪影的目的。

（二）心电图导联的安放

心电图是心电轴电位周期变化的过程。为了减少 MR 信号对心电门控的干扰，安放心电图导联时，一般采用与心电轴一致的方法，心电轴一般与心脏长轴一致，即从右后上指向左前下方。通常在胸骨右缘第二肋间，左锁骨中线第五肋间，左腋前线第六肋间处依次安放三个导联。导线不能卷曲，特别要避免卷曲成环形或与呼吸门控接触，否则会干扰 MR 信号。此外，R 波幅度小时会影响心电触发，此时要调整电极位置，以增加 R 波的幅度。

二、脉搏触发技术

脉搏触发技术与心电触发相似，利用脉搏幅度触发扫描，使心脏运动与数据采集同步。心脏检查一般不使用，脉搏触发比心电触发简单、粗糙、无准确的时相对应。常用于大血管、脑脊液、肺部及纵隔检查，心脏检查行心电门控有困难时，可采用脉搏门控。

三、呼吸门控技术

呼吸运动伪影干扰胸腹部的磁共振成像，特别是高场强 MR 系统，伪影显示更加明显。所以做胸腹部 MR 检查更需要使用呼吸门控。

呼吸触发及呼吸门控技术与心电触发及门控技术相似。触发技术是利用呼吸波的波峰固定触发扫描，从而达到数据同步采集。门控技术是在呼吸波的一定阈值的上下限内采集数据。一般在每一呼吸周期的呼气末采集数据。

呼吸感应器用于感应呼吸状态产生呼吸运动幅度的波，感应器两端围绕受检者的系带松紧度应适中，过紧、过松均会导致感应信号变形，由于男女呼吸方式不同，男性受检者感应器应安放于上腹部，女性患者则应安放于下胸部。更为重要的是要向患者说明，并让其尽可能做到保持有规律地呼吸，才能达到每一次采集的同步，以减少图像伪影，提高图像质量并可缩短扫描时间。

四、脂肪饱和技术

由于人体组织里含有大量脂肪，而脂肪信号 T_1WI 呈高信号，T_2WI 信号也较高。因此，在图像中由于脂肪信号干扰，有时对病灶的观察难以令人满意，特别是脂肪分布较多的部位，脂肪高信号影响对病变范围、大小、性质的显示。

临床上常常使用脂肪抑制技术来消除脂肪信号的干扰。常使用化学位移频率选择饱和技术、频率选择反转脉冲脂肪抑制技术。其中化学位移频率饱和技术更加常用。化学位移水 - 脂相位成像技术用于特殊检查。

（一）化学位移频率饱和技术

化学位移频率饱和技术是一种被广泛使用的脂肪抑制技术。它是在无梯度场前提下，在激发脉冲前先施加一个脂肪频率的预饱和脉冲优先激发脂肪，以消除脂肪的纵向磁化，用附加的梯度场使脂肪信号相位分散。然后再使用所选择的脉冲。此时，因脂肪未弛豫，而不能被反转到横向平面上，因此采集不到信号，使脂肪信号得到抑制。

此方法的优点是使用方便，图像的信噪比较高。缺点是增加扫描时间，因为需要另加射频脉冲及梯度场。受磁场均匀性影响大，磁场不均匀或偏离中心处脂肪抑制效果差。

（二）反转脉冲脂肪抑制技术

此法是适当选择反转时间（TI）使脂肪信号为零。反转恢复脉冲序列是先使用 180° 射频脉冲，使纵向磁化矢量从正 z 轴转向负 z 轴，180° 脉冲停止后，纵向磁化开始恢复，由负方向恢复到零，然后到正向逐渐增大，选择合适的 TI，当脂肪的纵向磁化矢量过零点时施加成像脉冲，此时脂肪因无横向磁化而不产生 MR 信号。不同场强、不同组织有不同的反转时间，短 T_1 组织，如脂肪组织的反转时间为 150~170ms（1.5T 机器）。在 150~170ms 时，脂肪的纵向磁化矢量接近零，即零点值，信号被抑制。此时，即使施加 90° 脉冲，脂肪也不能产生 MR 信号。

此方法的优点是抑制脂肪效果好，对病变敏感、受磁场均匀性影响小。缺点是扫描时间长，图像信噪比差，和脂肪 T_1 值接近的组织也同样被抑制。

（三）化学位移水 - 脂反相位成像技术

水中氢质子和脂肪中氢质子的化学位移为 3.5ppm。在不同场强的磁场中其频率相差不同。在 1.5T 磁场中，水质子比脂肪质子快 1 周时所用的时间约为 8.4ms。激发停止后，水质子的横向磁化与脂肪质子的横向磁化每隔 8.4ms 出现相位相同状态，即同相位（in phase）。每隔 4.2ms，其横向磁化的相位呈相反状态，即反相位（opposed phase）。用成像序列不同的回波时间，分别采集水和脂肪的质子宏观磁化矢量同相位和反相位的 MR 信号，同相位时两者信号相加，反相位时，两者 MR 信号相减。因此，反相位图像水脂肪交界处或同时含水和脂的部位信号下降。

（四）脂肪抑制技术的应用

1. 颅脑　T_1WI 颅内高信号病变性质的鉴别诊断，往往需要脂肪抑制技术。一般需要在常规 SE 序列扫描的基础上，再加做 T_1WI 或 T_2WI 的脂肪抑制。垂体瘤术后复查，由于脂肪填塞，其信号变化与垂体瘤复发分辨不清。颅内脂肪瘤以及含脂肪类肿瘤破裂等高信号病变的鉴别，含脂类病变信号会降低。

位于颅底附近的病变，往往需行 Gd-DTPA 增强扫描，以确定病变的位置及性质。但在颅底区脊髓的高信号易掩盖增强后的病变，显示病变较为困难。因此，在做 T_1WI 增强扫描时，需与脂肪抑制技术同时使用，对诊断病变颇有帮助。一般在增强扫描时，在常规的 3 个方位中选择 1~2 个方位进行脂肪抑制，选择冠状位进行脂肪抑制效果最佳。

2. 颈部　颈部区域解剖复杂，脂肪较多。图像显示、确定该区肿瘤性病变的范围和性质比较困难。平扫时，T_2WI 加脂肪抑制，必要时 T_1WI 也要增加脂肪抑制序列。特别是

T_1WI 增强扫描,增强后的病变,因受周围脂肪信号的影响,显示病变边界不满意。快速自旋回波(FSE)序列 T_2WI 脂肪信号较常规 SE 序列更强。鉴于以上情况,做颈部扫描时,T_1WI 增强扫描及 T_2WI 都需加脂肪抑制技术,以降低脂肪信号,突出病变,更好地显示细微结构。

3. 眼眶　眼眶内脂肪丰富,T_2WI 上病变多为高信号,病变容易被脂肪所掩盖,因此 T_2WI 要加脂肪抑制技术,用以抑制高信号的脂肪,清楚显示视神经、肌肉以及肿瘤。T_1WI 一般不加脂肪抑制技术,因为大多数眶内占位性病变为长 T_1(低信号),有脂肪的衬托有利于对病变的显示及观察。如疑为脉络膜黑色素瘤则 T_1WI 加脂肪抑制,T_2WI 不加脂肪抑制,因为黑色素瘤在 T_1WI 上为高信号,T_2WI 为低信号。这是由于黑色素瘤细胞内有较多顺磁性物质,使肿瘤的 T_1 和 T_2 值缩短,形成与一般肿瘤 MR 信号相反的特征。因此,做眼眶检查时,常规 T_2WI 需使用脂肪抑制技术。增强扫描时 3 个方位均应使用脂肪抑制,以避免病变增强后与脂肪的高信号影重叠,影响显示病变。

4. 脊柱　脊髓常规扫描用 SE 序列 T_1WI,如果发现椎管内有高信号,一般要加做 T_1WI 脂肪抑制,对确定髓内肿瘤、脂性脊髓肿瘤、脊膜膨出等病变极有帮助。疑有转移性病变,FSE 序列 T_2WI 转移灶信号有时不像梯度回波脉冲序列那么高而明显,使用脂肪抑制能达到梯度回波的效果。对于硬膜外转移也不会因硬膜外脂肪信号而显示不清。做 T_1WI 增强扫描时,更需使用脂肪抑制,以消除硬膜外脂肪信号干扰,充分显示病变。

5. 腹部　腹部扫描 T_2WI 加脂肪抑制,可明显改善腹部磁共振图像质量。腹腔内大量的脂肪组织是产生呼吸运动伪影的重要因素,同时,还可产生化学位移伪影。做肝脏、肾脏、胰腺等的 FSE 序列 T_2WI,必须加脂肪抑制,有利于显示脏器内部的病变。所以脂肪抑制技术对于明确病变组织特性和范围有其特殊的价值。腹部脏器做动态增强扫描也必须加脂肪抑制。

6. 盆腔　男、女盆腔内有大量的脂肪组织,特别是肥胖患者。盆腔及前列腺扫描时 T_2WI 要加脂肪抑制才能充分显示盆腔的解剖结构。增强扫描时,3 个方位均须加脂肪抑制。

7. 骨关节、长骨　做 T_2WI 要加脂肪抑制才能充分显示病变。增强扫描时,3 个方位均须加脂肪抑制。

第七章
磁共振成像对比剂

对比剂（contrast media，contrast agents）是指通过某种途径引入机体后，能使某器官、组织或者病变的图像与周围结构或组织的图像产生差别的物质。虽然常规磁共振成像对病变较为敏感，但因正常组织与病变组织的弛豫时间有较大的重叠，所以常规磁共振平扫提供的疾病信息有限。而对比剂的应用可改变组织的弛豫时间和组织的信号强度，有助于病变的早期诊断、小病灶的检出及对病变的定性诊断。

因此，磁共振对比剂在对病变的显示、肿瘤的鉴别、病灶范围的明确、术后患者的监测以及血管病变的显示等方面发挥着不可或缺的作用。

第一节 磁共振对比剂的分类

磁共振应用于临床后不久，磁共振对比剂的研究随之进行，其思路为改变组织磁共振特征性参数，主要是缩短 T_1 和／或 T_2 弛豫时间。根据其作用机制的不同，磁共振对比剂可分为 T_1 弛豫对比剂和 T_2 弛豫对比剂（但此种分类并不绝对，因为有的对比剂可同时影响组织的 T_1 弛豫及 T_2 弛豫）。同时也可根据磁化率大小的不同分为顺磁性对比剂、超顺磁性对比剂和铁磁性对比剂。另外也可根据 MRI 对比剂在体内的分布不同，分为细胞外对比剂和细胞内对比剂等。由于其分类标准较多，下面介绍几种通用的分类方法。

一、根据细胞内、外分布分类

（一）细胞外对比剂

细胞外对比剂是临床应用最早，且目前应用最为广泛的一类对比剂。它在体内呈非特异性分布，可在血管内和细胞外间隙自由通过。目前临床常用的钆制剂大多属于此类。

（二）细胞内对比剂

以体内某组织或器官的特定细胞作为目标靶来分布，如网状内皮系统对比剂和肝细胞对比剂。此类对比剂注入静脉后，迅速从血中廓清并与相关组织结合。

二、根据磁敏感性的不同分类

物质在磁场中产生磁性的过程称为磁化。不同物质在单位磁场中产生磁化的能力称为磁敏感性（也称磁化率），用磁化强度表示。根据物质磁敏感性的不同，MRI 对比剂可分为顺磁性对比剂、超顺磁性对比剂和铁磁性对比剂。

（一）顺磁性对比剂

顺磁性对比剂中，顺磁性金属原子的核外电子不成对，故磁化率较高。这些金属原子在磁场中具有磁性，当外在磁场撤除时，则磁性消失。如钆、锰、铁等均为顺磁性金属元素，其化合物溶于水时，呈顺磁性。

顺磁性对比剂浓度低时，主要使 T_1 弛豫时间缩短，从而导致 MR 信号升高；浓度高时，主要使 T_2 弛豫时间缩短，且超过 T_1 效应，导致 MR 信号降低。临床上常用其 T_1 效应，将其作为 T_1WI 中的阳性对比剂，如 Gd-DTPA。

（二）超顺磁性对比剂

超顺磁性对比剂是指由磁化强度介于顺磁性和铁磁性之间的各种磁性微粒或晶体组成的对比剂。其磁化速度比顺磁性物质快，主要作用是缩短 T_2 或 T_2^* 弛豫时间，对 T_1 弛豫时间影响不大。同顺磁性对比剂一样，当施加外磁场时，具有磁性，在外加磁场不存在时，其磁性消失，如超顺磁性氧化铁（superparamagnetic iron oxide，SPIO）。

（三）铁磁性对比剂

铁磁性对比剂为铁磁性物质组成的一组紧密排列的原子或晶体（如铁 - 钴合金）。这种物质在一次磁化后，无外加磁场下也会显示磁性。一般而言，铁磁性物质的磁矩大于顺磁性物质的磁矩。铁磁性对比剂对邻近组织中氢核的弛豫有明显的加速效应，可显著缩短 T_2 弛豫时间，用于成像所需的浓度远低于顺磁性物质。如：铁磁性微粒 Fe_3O_4，其本身不溶于水，只能采用载体等形式给药，如加入增稠剂或表面活性剂制成混悬剂，可作为胃肠道口服制剂，用来进行消化道磁共振成像。

三、根据对比剂特异性的不同分类

根据对比剂特异性的不同，可分为非选择特异性对比剂和选择特异性对比剂。

（一）非选择特异性对比剂

对增强的组织和器官没有特异性。

（二）选择特异性对比剂

此类对比剂可被体内的某种组织吸收，并在其结构中停留较长时间，包括肝特异性对比剂、血池对比剂、淋巴结对比剂和其他特异性对比剂。

1. 肝特异性对比剂　分为由网状内皮系统（如 SPIO）和肝细胞摄取（如 Gd-EOB-DTPA）两种。SPIO 可选择性被正常肝组织内的单核巨噬细胞系统的吞噬细胞吞噬，从而降低 T_2 信号强度，肿瘤组织缺乏吞噬细胞信号不变，增加了肝组织与肿瘤间的反差，提高小肿瘤检出率；钆剂 Gd-EOB-DTPA 可被正常肝细胞摄取、升高 T_1 信号，而缺乏正常肝细胞的病变组织不能摄取 Gd-EOB-DTPA，从而形成正常组织与病变组织之间的差异，可作为肝细胞特异性对比剂。Mn-DPDP 为锰螯合剂，主要与正常肝细胞结合，缩短 T_1 弛豫时间，增加 MRI 的 T_1 信号强度。

2. 血池对比剂　血池性对比剂不易透过毛细血管基底膜，在血管内滞留的时间较长，适用于灌注加权成像和对比增强 MRA。主要用于 MR 血管造影、心肌缺血时心肌生存率的评价。

3. 淋巴结对比剂　用于观察淋巴结的改变。

4. 其他特异性对比剂　如胰腺、肾上腺对比剂等。

第二节　磁共振对比剂的增强机制

磁共振对比剂可通过影响质子的 T_1 弛豫时间或 T_2 弛豫时间,增强或降低组织信号强度。下面就举例说明磁共振对比剂的增强机制。

一、顺磁性对比剂的增强机制

某些金属离子比如钆离子(Gd^{3+})、锰离子(Mn^{2+})具有顺磁性,其原子具有不成对的电子,并且可产生较大的磁矩。这些磁矩可改变局部磁场,促进质子之间或质子向周围环境传递能量,使得邻近水质子的 T_1 和 T_2 弛豫时间缩短。

临床上主要利用其 T_1 效应。但是游离的钆离子对肝脏、脾脏和骨髓有毒性作用,临床上必须在它形成螯合物后才能使用。目前,临床最常使用的是钆离子与 DTPA 的螯合物。

顺磁性对比剂缩短 T_1 或 T_2 弛豫时间与下列因素有关。

(1)顺磁性物质的浓度:在一定浓度范围内,浓度越高,顺磁性越强,对 T_1 或 T_2 弛豫时间的影响就越明显。

(2)顺磁性物质的磁矩:顺磁性物质的磁矩受不成对电子数的影响,不成对电子数越多,磁矩就越大,顺磁作用就越强,对 T_1 或 T_2 弛豫时间缩短的影响就越明显。

(3)顺磁性物质结合水的分子数:顺磁性物质结合水的分子数越多,顺磁作用就越强。

(4)顺磁性物质局部磁场的扑动率:是由于顺磁性物质的中心位置和质子之间的相互作用形成的。

(5)磁场强度、环境温度等也对弛豫时间有影响。

二、超顺磁性对比剂和铁磁性对比剂的增强机制

这两类对比剂的磁矩和磁化率比人体组织和顺磁性对比剂大得多,如 SPIO。此类对比剂会造成磁场的不均匀性。而质子位于这种不均匀磁场内,可改变横向磁化相位,加速失相位,导致 T_2、T_2^* 弛豫时间缩短,信号降低,故又称为 MRI 阴性对比剂。这类对比剂对 T_1 效应较弱。

SPIO 经静脉注入后,80% 被肝脏的单核巨噬细胞系统内的库普弗细胞(Kupffer cell)从血中清除,SPIO 被摄取后则降解成游离铁。SPIO 作为对比剂,主要用于肝恶性肿瘤的诊断。因肝恶性肿瘤缺乏库普弗细胞,增强后与正常肝组织形成对比。

第三节　主要磁共振对比剂简述

目前,商用磁共振对比剂种类繁多。现介绍几种常见的磁共振对比剂。

1. 钆 - 二乙烯三胺五乙酸(gadolinium diethylene triamine pentaacetic acid,Gd-DTPA)

Gd-DTPA 作为第一种磁共振对比剂,也是目前应用最广泛的磁共振对比剂。它由德国 Schering AG 公司于 1982 年制备成功,在 1983 年首先应用于临床。其主要成分为顺磁性很强的金属离子钆,能显著缩短周围组织弛豫时间,有助于小病灶的检出。在药代动力学方面,其分布没有专一性,集中于血液和细胞外液中,但不进入有毛细血管屏障的组织,如脑、

脊髓、眼及睾丸。Gd-DTPA 在体内较稳定，过敏反应少见，因此副作用较少。据文献报道其最常见的副作用为轻、中度头痛，但对有癫痫大发作史者有诱发的可能性。对过敏体质、支气管哮喘及其他过敏性疾病者仍应注意预防过敏反应。动物实验发现其能通过胎盘引起胚胎发育稍迟缓（但无明显致畸效应），同时在人体乳汁中也有分布，因此孕妇及哺乳期妇女慎用。

2. Gd-DOTA　Gd-DOTA（gadoterate meglumine, dotarem）由法国 Guerbet 生产，其理化性质基本与 Gd-DTPA 相似。

3. Omniscan　Omniscan（gadodiamide, Gd-DTPA-BMA）由美国 GE 药业生产，较 Gd-DTPA 的主要特点为渗透压低，虽副作用较小，但孕妇及哺乳期妇女应慎用，哺乳期妇女应停止哺乳 24h。

4. Gd-Hp-D03A　Gd-Hp-D03A（gadoteridol, ProHance）由意大利 Bracco 公司生产。是以钆为基础的非离子型对比剂，其主要特点亦为渗透压低。2 岁以下儿童及胎儿应慎用。

5. 钆布醇（gadobutrol）　钆布醇对比剂是由德国拜耳公司生产的大环状非离子型对比剂。其单位体积内含钆浓度较 Gd-DTPA 高。钆布醇在体内不参与代谢，以原形经肾脏排泄。虽然临床试验显示其安全性较高，但由于缺乏有效性和安全性的数据，因此不推荐 2 岁以下的儿童使用钆布醇注射液。应用钆布醇注射液后，母乳喂养应至少停止 24h。

6. 超顺磁氧化铁注射液　菲立磁（ferumoxide）为一种超顺磁性氧化铁注射液，主要成分为右旋糖酐超顺磁氧化铁水溶胶。静脉注射后迅速被网状内皮细胞吞噬，从而在含吞噬细胞的组织内呈阴性强化。由于菲立磁注射后，主要影响组织的 T_2 弛豫时间，因此，一般用 T_2 加权成像。注射后 1h 主要聚集于肝脏，其次为脾脏，无严重副作用，但不宜快速团注。

7. 顺磁性肝胆对比剂　就对比剂的排泄而言，一般高亲水性的对比剂主要通过肾脏排泄；高亲脂性强的对比剂主要通过肝脏排泄。

顺磁性肝胆对比剂以肝细胞为靶细胞，经肝细胞摄取，并在肝细胞滞留相当一段时间，再通过胆汁排泄至消化道，故又称为肝胆性磁共振对比剂。

肝胆特异性对比剂目前有两大类。第一大类为顺磁性金属螯合物，在结构上加上脂溶性基（芳香环），使对比剂同时具有脂溶性和水溶性两种性质。脂溶性质使其经肝、胆排泄，如 Mn-DPDP、Gd-BOPTA 和 Gd-EOB-DTPA 等。第二类肝胆对比剂为受体型对比剂，是只通过肝细胞膜受体发生摄粒作用而进入肝细胞的一类对比剂，由于此类对比剂的热稳定性及毒性较大，目前仅有一些关于此类对比剂的动物实验报道。

研究认为，这些肝胆特异性对比剂对诊断转移性肝肿瘤效果较好，同时也有助于肝癌转移灶和原发灶的鉴别。

8. 胃肠道磁共振对比剂　良好的磁共振胃肠道对比剂必须无毒、对胃肠黏膜无刺激性、能耐酸碱和消化酶的作用，目前较成熟的对比剂主要是阴性对比剂，如枸橼酸铁铵。

第四节　磁共振对比剂的副反应及临床应用安全性

与其他对比剂一样，理想的磁共振对比剂应具有造影效果好、对人体无害、使用方便等特点。

一、磁共振对比剂的毒理学

目前，临床最常用的是钆类对比剂。正常人体内钆离子含量极微。少量自由钆离子进入人体内，便可产生毒性反应。钆离子进入血液后，与血清蛋白结合形成胶体，这些胶体被网状内皮系统吞噬细胞吞噬后分布于肝、脾、骨髓等器官，引起这些器官的中毒反应。钆中毒严重时可表现为共济失调，神经抑制、心血管及呼吸抑制等。

自由钆离子与螯合态钆明显不同。化学毒性强的自由钆离子与 DTPA 络合形成螯合物后，其毒性大为减小。虽然已将钆的毒性灭活，但对人体各脏器仍有不同的作用。钆的螯合物聚集会引起一定程度的神经细胞代谢改变。对于肾功能不全的患者，要慎用，因为它会使肾小球滤过功能下降。

二、安全性与副反应

自由钆离子与 DTPA 结合形成螯合物 Gd-DTPA 后，不但毒性大为降低，而且很少与血浆蛋白结合，不经过肝脏代谢，很快以原状态由肾脏排出。Gd-DTPA 的静脉半致死量为 6~10mmol/kg。试验结果证明，这是一种安全的对比剂。外周静脉给药的副反应发生率约为 2.4%。主要反应为头痛、不适、恶心、呕吐等，一般反应较轻，呈一过性。

Gd-DTPA 发生严重副反应的概率很低，为 1/35 万~1/45 万；发生严重副反应的患者常有呼吸道病史、哮喘及过敏史，一般表现为呼吸急促、喉头水肿、血压降低、支气管痉挛、肺水肿等。对于癫痫患者，可能诱发癫痫发作。孕妇不宜使用。哺乳期妇女在用药后 24h 内禁止哺乳。

需注意的是，近年来发现钆类对比剂可引起肾源性系统性纤维化（nephrogenic systemic fibrosis，NSF）。NSF 为一种发生机制不明的、严重的、潜在致命性的疾病，且目前尚无有效治疗方法，现仅发现该病见于慢性肾脏疾病患者，可能与肾功能减低时钆离子不能较快排出而在体内蓄积有关，因此此类患者应慎用。现有病例均见于应用线性钆对比剂后，以 Gd-DTPA 和 Gd-DTPA-BMA 引起者较多，而应用大环形钆对比剂引起者尚未见报道。

总之，Gd-DTPA 安全性高。常规静脉注射用量为 0.1mmol/kg。

医务人员应了解 Gd-DTPA 的各种毒性反应，并能熟练处理。

第五节 Gd-DTPA 的使用方法和临床应用

一、Gd-DTPA 的使用方法

目前，临床上广泛应用的对比剂主要是顺磁性对比剂 Gd-DTPA。Gd-DTPA 主要经肾脏排泄，不透过细胞膜，分布在细胞外液，不易透过血脑屏障，只有血脑屏障遭到破坏时，才能进入脑组织和脊髓。

Gd-DTPA 常规使用剂量为 0.1mmol/kg（或 0.2ml/kg）。静脉注射应在 1~2min 内完成。如果做动态增强扫描，采集首过效应需严格控制注射速度及注射时间。

近年来，通过试验证实，高剂量钆（0.2~0.3mmol/kg）可提高信号强度，增加小病灶的检出率。比较上述两种剂量，在安全性和副作用方面，未发现明显差异。

另外，病变类型与增强效果关系密切。血脑屏障未破坏的脑良性胶质瘤在双剂量对比剂注射下，未见强化。但血供丰富的神经鞘瘤，常规剂量或 1/2 剂量，便可得到显著的增强效果。

Gd-DTPA 行磁共振增强扫描时，常选用 SE T_1 或 FSE T_1 加权脉冲序列，配合脂肪抑制或磁化传递技术，以增加对比效果。通常采用横轴位、冠状位及矢状位扫描，其中一个扫描方位要包括整个扫描部位，另两个扫描方位可在病灶处定位扫描。

二、Gd-DTPA 的临床应用

（一）颅脑、脊髓

Gd-DTPA 用于中枢神经系统血脑屏障受到破坏的病理改变时，如肿瘤、缺血、炎症等，对比剂可在病变组织间隙内聚集，从而显示病变。正常情况下，解剖学上缺乏血脑屏障的区域，如垂体腺和漏斗、鼻甲、鼻咽部黏膜、软腭、脉络丛、Meckel 窝的硬脑膜及小脑幕有时也会出现增强。

Gd-DTPA 增强扫描主要解决中枢神经系统的诊断问题是：发现平扫未显示的神经系统病变；鉴别神经系统肿瘤；显示肿瘤内部情况；区分水肿和病变；鉴别诊断肿瘤与非肿瘤性病变；术后及放疗后随访，观察疗效等。

脊柱增强扫描常规采用脂肪抑制技术诊断术后纤维化、鉴别椎间盘疝与肿瘤、鉴别诊断骨转移、椎间盘感染、骨髓炎、结核等。对脊椎动静脉畸形的检出也有一定帮助。

（二）鼻咽部

鼻咽部对比增强能明确病变部位、范围、大小及浸润的深度，显示转移或用于治疗后复查。

（三）眼眶

Gd-DTPA 眼眶 MRI 增强扫描采用脂肪抑制技术有助于眼眶内肿瘤、眼球内病变的显示及鉴别诊断。

（四）头颈部

头颈部做增强扫描能明确显示肿瘤的位置、大小、范围，对确定病变性质能提供更多的诊断信息。头颈部占位性病变及转移性病变用对比剂做增强扫描要用脂肪抑制技术。

（五）胸部

胸部、纵隔：增强扫描选用多时相动态增强，对纵隔肿瘤、占位性病变的鉴别诊断是必要的。

肺部病变：增强 MRI 肺部扫描的诊断价值不及 CT。

心脏：增强扫描用于评价心内肿瘤的范围。在评价心肌梗死和心肌灌注方面有重要作用。

乳腺：多时相动态增强扫描对乳腺良恶性病变帮助极大，同时对术后或放射治疗后瘢痕与肿瘤复发的鉴别也相当准确。

（六）腹部

肝脏、脾脏、胰腺、肾及肾上腺增强扫描均需要使用动态增强方式，以提高对良恶性病变的鉴别诊断价值。常规使用梯度回波脉冲序列加脂肪抑制技术。盆腔的增强扫描，特别是采用动态增强方式，对诊断良恶性病变也十分有帮助。

（七）肌肉、骨骼系统

磁共振增强扫描显示骨肿瘤、骨转移的敏感性很强，其特异性优于核素扫描。对 X 射线平片未能发现的骨折，无菌坏死，区分放、化疗后改变与肿瘤复发等均得到广泛肯定。

第八章
磁共振成像技术临床应用各论

第一节　颅脑部磁共振成像技术

一、颅脑 MR 正常解剖

颅脑由颅骨、脑、脑膜、脑室、脑血管、脑间隙和脑脊液构成。

颅骨的外板和内板在 SE 序列上表现为长 T_1 短 T_2 的低信号,板障因有骨髓在 T_1WI 和 T_2WI 均为高信号。

形成颞叶、顶叶、枕叶和额叶边界的主要脑沟有中央沟、顶枕沟、外侧裂及半球纵裂,是磁共振图像上脑组织分叶的重要解剖标志。

中央沟将额叶和顶叶分开,中央沟前方为额叶中央前回,中央沟后方为顶叶中央后回。顶枕沟将顶叶和枕叶分开,顶枕沟在半球内侧面,矢状面可清楚显示。顶枕沟前上方为顶叶,后下方为枕叶。外侧裂位于两侧大脑半球的外侧面,将额叶、颞叶分开。半球纵裂将大脑分左右两侧半球,与位于中线的鞍上池和四叠体池相延续。

白质结构分布于皮质下方广泛的大脑实质之中。

大脑深部灰质结构主要包括基底节和丘脑。

基底节是大脑的中央灰质核团,包括尾状核、豆状核、屏状核及杏仁核。

间脑由位于第三脑室周围的一些结构组成,丘脑是间脑中的最大部分,呈卵圆形,是同时含有灰质、白质的核团。

大脑深部白质结构主要包括胼胝体、内囊、前连合等。胼胝体是连接两侧大脑半球的巨大白质联合,分为嘴部、膝部、体部、压部四部分。内囊包括前肢、膝部、后肢、豆状核后部及豆状核下部。前连合为一致密的白质纤维束,紧邻胼胝体嘴部的下方。

大脑深部灰白质兼有的结构有松果体、后连合等。后连合为一个较粗的连合纤维束,位于松果体下脚和上丘之间。

前、后连合是脑外科立体定向定位的重要解剖标志,通常通过前、后连合的中点来定位颅内核团的位置。

后颅窝脑组织分为脑干和小脑两大部分。脑干由延髓、脑桥和中脑组成。小脑由两侧小脑半球和中间的蚓部组成,位于脑桥和延髓的后面,中间相隔第四脑室,小脑扁桃体从半球内侧面突向下方,MRI 矢状面能清楚显示。

脑室系统包括两个侧脑室、第三脑室、中脑导水管和第四脑室。

脑脊液循环:脑脊液由各脑室的脉络丛所分泌,侧脑室的脑脊液经室间孔流入第三脑室,汇合三脑室的脑脊液后,再经中脑导水管进入第四脑室,汇合到第四脑室的脑脊液经正中孔和外侧孔入小脑延髓池,至此脑脊液进入蛛网膜下腔,进入蛛网膜下腔的脑脊液可向下继续流入椎管的蛛网膜下腔,也可向上经小脑幕切迹流向脑顶部的蛛网膜下腔。流入脑顶部的脑脊液最终经蛛网膜颗粒吸收入上矢状窦。

二、颅脑 MR 常规扫描技术

(一)线圈及患者体位

线圈:头颅专用线圈或头颈联合线圈。

体位:患者仰卧位,头先进,双手置于身体两侧,人体长轴与床面长轴一致,双眉中心对准"十字"定位灯的横向连线,头颅正中矢状面对准"十字"定位灯的纵向连线。头部两侧用海绵垫固定。颈短及肥胖患者两肩尽量向下且臀部垫以棉垫抬高臀部;婴幼儿头颅较小,在颈、背部垫软垫,使头部尽量伸向线圈中心。

(二)扫描方位

颅脑常规扫描方位有横轴位、矢状位、冠状位。

1. 横轴位 以三平面作定位参考像;扫描线在冠状面定位像上平行于两侧颞叶底部(图 3-8-1A),以保证颅脑结构在图像上左右对称;在矢状面定位像上扫描线应平行于前颅凹底(图 3-8-1B),几乎与前、后连合的连线平行。扫描范围从后颅窝底到颅顶。为了便于组织的信号对比分析,同一方位的不同序列之间其扫描层面要保持一致。

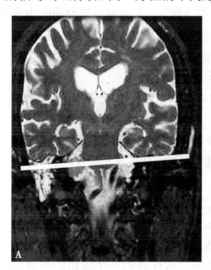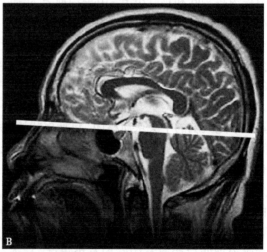

图 3-8-1 在冠状面上定位,定位线平行于两侧颞叶底部(A);在矢状面上定横轴位像,定位线平行于前颅凹底(B)

2. 矢状位 以横轴位及冠状位作定位参考像,在横轴位定位像上矢状位定位线与大脑纵裂平行(图 3-8-2A),在冠状位定位像上定位,定位线与大脑纵裂及脑干平行(图 3-8-2B)。扫描范围视大脑的左右径及病变大小而定。

3. 冠状位 以横轴位及矢状位作定位参考像。在横轴位定位像上定冠状位,使定位线与大脑纵裂垂直(图 3-8-3A)。在矢状位定位像上定冠状位,使定位线与脑干平行(图 3-8-3B),扫描范围根据头颅前后径及病变大小而定。

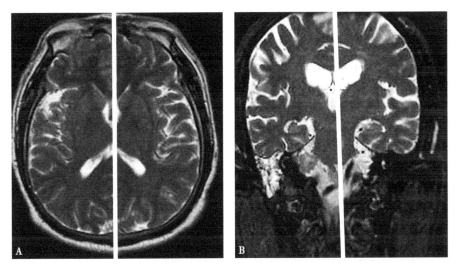

图 3-8-2　矢状位在横轴位上定位,定位线与大脑纵裂平行(A);矢状位在冠状位上定位,定位线与大脑纵裂及脑干平行(B)

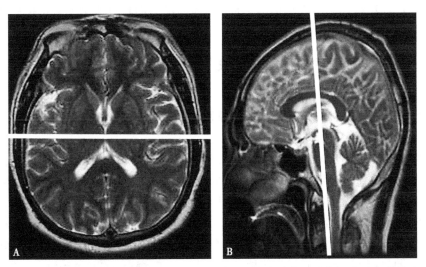

图 3-8-3　在横轴位定位像上定冠状位,使定位线与大脑纵裂垂直(A);在矢状位定位像上定冠状位,使定位线与脑干平行(B)

(三)常用脉冲序列及扫描参数

见表 3-8-1。

1. 2D FSE(TSE)T$_2$WI　最基本的扫描序列之一,脑脊液呈高信号。

2. 2D SE T$_1$WI　现多被 T$_1$ FALIR 取代,SE T$_1$WI 现常用于新生儿脑组织的研究。脑脊液呈低信号。

3. T$_1$ FALIR　基本的扫描序列之一。脑的灰白质对比度较常规 SE 序列高。

4. T$_2$ FALIR　抑制在常规 SE 或 FSE T$_2$WI 像上表现为高信号的脑脊液,以防邻近脑室及蛛网膜下腔内的病灶被高信号的脑脊液所掩盖。T$_2$ FLAIR 较 T$_2$WI 更容易显示多发性硬化、脑白质脱髓鞘等病变。

表3-8-1 颅脑常规扫描参数(1.5T)

序列	方位	TR/ms	TE/ms	TI/ms	层厚/mm	矩阵	FOV/cm
FSE T_2WI	轴位	3 000~5 000	90~110		≈5	≥352×256	22~24
SE T_1WI	轴位	400~600	15~25		≈5	≥352×224	22~24
FSE T_2WI	矢状位	3 000~5 000	90~110		≈5	≥352×256	22~24
FSE T_2WI	冠状位	3 000~5 000	90~110		≈5	≥352×256	22~24
T_1 FLAIR*	轴位	1 800~2 400	12~20	≈750	≈5	≥352×224	22~24
T_2 FLAIR	轴位	6 000~9 000	120	≈2 200	≈5	≥320×224	22~24
FSE T_1WI	增强轴位	400~600	15~25		≈5	≥352×224	22~24
DWI	轴位	10 000	102	$b=0, 1\,000s/mm^2$	≈5	≥128×128	24~26

*.若为3.0T磁共振,建议头部平扫扫描 T_1 FLAIR序列。

5. DWI(弥散加权) 反映组织中水分子的扩散情况。为减小形变对图像观察的影响,其横断面扫描的相位编码方向为前后方向,与前面横断面扫描序列的相位编码方向(左右方向)不同。

三、颅脑常见病变的特殊检查要求

(一)多发性硬化

多发性硬化是中枢神经系统最常见的原发性脱髓鞘病变。多侵犯脑室周围白质、视神经、脑干、小脑及脊髓。中、青年女性多见。

除扫横轴位 T_1WI、T_2WI、T_2 FLAIR 外,还应加扫矢状位及冠状位 T_2WI 或 T_2 FLAIR,而矢状位及冠状位 T_2WI 显示斑块分布及"垂直征"(图3-8-4)。其中,T_2 FLAIR 对小病灶的显示具有更高的敏感性。增强扫描可鉴别病变是否处于活动期,在静脉注射钆对比剂后,病灶呈结节状强化或环形强化。多发性硬化斑块在急性期由于血管源性水肿,常表现为表观弥散系数(ADC)值升高;斑块周边在DWI上显示为环形高信号,ADC值相对减低。有视力下降症状时提示视神经可能受累,进行视神经的检查是必要的,建议进行脂肪抑制的多方位、薄层增强扫描。

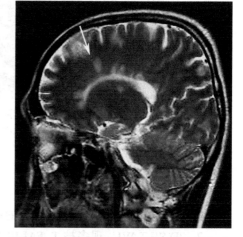

图3-8-4 多发性硬化"垂直征"(白箭),病变垂直于脑室

(二)颞叶癫痫及颞叶病变

颞叶癫痫及颞叶病变为中枢神经系统常见疾病。海马硬化是颞叶癫痫的常见病因。海马萎缩是诊断海马硬化最常见及可靠的指征。

除常规扫描横轴位薄层 T_2WI、T_1WI、T_2 FLAIR 外,还应加扫斜冠状位薄层 T_2 FLAIR,其扫描线垂直于海马长轴(图3-8-5),范围包括整个颞叶及海马。

（三）桥小脑角区病变

平扫除常规横轴位 T_2WI、T_1WI、T_2 FLAIR 外，还需做冠状位 FSE T_2WI 薄层扫描，根据病灶大小决定扫描层厚和层间距。增强扫描行横轴位、冠状位 T_1WI 薄层扫描（层厚／层间距＝3/0.3mm），加脂肪抑制。

（四）中线病变

中线解剖结构包括脑干、松果体区、垂体区、鼻咽部及第三脑室、第四脑室、中脑导水管、丘脑等部位。

检查时除扫描常规横轴位 T_2WI、T_1WI、T_2 FLAIR 外，还应扫描 T_1WI 或 T_2WI 矢状位薄层，层厚 3mm，层间距 0.3mm，必要时加做冠状位 FSE T_2WI。脑积水疑中脑导水管处梗阻，扫 T_1 矢状位薄层 3mm/0.3mm（图 3-8-6），显示解剖结构更佳。

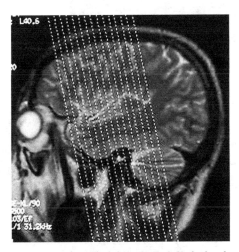

图 3-8-5　颞叶癫痫斜冠状位定位方法：定位线垂直于海马长轴

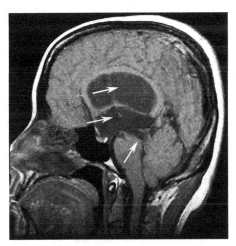

图 3-8-6　T_1 矢状位薄层扫描示：侧脑室、第三脑室及中脑导水管上段扩张（白箭），中脑导水管下段梗阻，第四脑室正常

（五）脑膜病变

除常规扫描横轴位 T_2WI、T_1WI、T_2 FLAIR 外，还应行增强扫描。增强扫描 T_1 矢状位、冠状位、横轴位都应加脂肪抑制，抑制头皮脂肪显示脑膜病变更明显。

（六）急性脑梗死

疑有急性或超急性期脑梗死在常规扫描（横轴位 T_2WI、T_1WI、T_2 FLAIR，矢状位 T_2WI）基础上，加做 DWI（图 3-8-7）。超急性脑梗死属于细胞毒性水肿阶段，MRI 常规扫描诊断较困难，在 DWI 上表现为明显的高信号。DWI 结合 ADC 图可更加准确地诊断急性脑梗死。

（七）脑脓肿

疑有脑脓肿的患者，除常规扫描横轴位 T_2WI、T_1WI、T_2 FLAIR 外，需行增强扫描（包膜期脑脓肿增强扫描为环形增强）。同时推荐加扫 DWI 序列以方便病灶的鉴别诊断，包膜期脑脓肿由于脓腔内脓液蛋白含量高，水分子被蛋白质吸附后形成结合水，水分子活动受限，DWI 表现为高信号（图 3-8-8）。

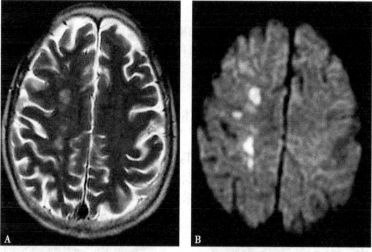

图3-8-7　急性脑梗死患者的常规扫描和DWI表现
A. T₂WI示右侧半卵圆中心有多个片状高信号病灶，B. DWI示病灶呈高信号。

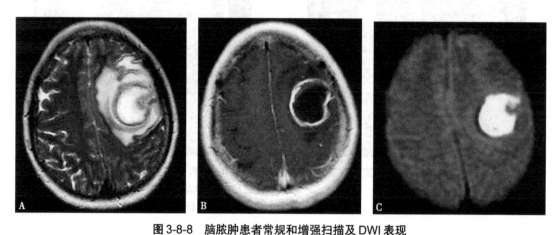

图3-8-8　脑脓肿患者常规和增强扫描及DWI表现
A. T₂WI示左侧额叶高信号病灶，病灶周围有低信号环及水肿带；B. T₁WI增强病灶呈环型强化；C. DWI病灶呈高信号。

（八）脑转移瘤

疑有脑转移瘤除进行常规的横轴位T₂WI、T₁WI、T₂ FLAIR扫描外，T₁WI增强扫描十分必要；随着对比剂注射剂量的增加，病灶的信号强度增加，小病灶的检出率提高，但需要考虑对比剂剂量增加带来的副作用；另外，建议3D薄层序列的应用。发生坏死和/或囊变的脑转移瘤、高级别胶质瘤及脑脓肿增强后常常都表现为环形强化，DWI有助于对其进行鉴别诊断。

（九）胆脂瘤（表皮样囊肿）

除扫描常规横轴位T₂WI、T₁WI、T₂ FLAIR，矢状位T₂WI外，还应加扫DWI。因表皮样囊肿内液体成分含有大分子蛋白物质，致使水分子活动受大分子蛋白物质吸附而活动受限，因此DWI呈现高信号（图3-8-9）。

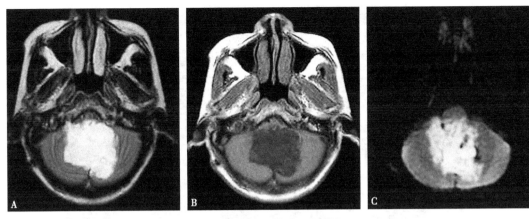

图 3-8-9　表皮样囊肿患者常规扫描和 DWI 表现

A. T_2WI 示病灶呈高信号；B. T_1WI 示病灶呈低信号；C. DWI 示表皮样囊肿呈高信号。

（十）鼻及鼻窦病变

除颅脑常规横轴位 T_2WI、T_1WI 外，还需做冠状位、矢状位 T_2WI 扫描。T_2WI 序列可行脂肪抑制。扫描范围包括全副鼻窦（上颌窦、额窦、筛窦及蝶窦）。

（十一）原发性中枢神经系统淋巴瘤

除颅脑常规横轴位 T_2WI、T_1WI 外，还需行增强扫描，并加扫 DWI。因部分原发性中枢神经系统淋巴瘤细胞密度高，细胞外间隙小，故水分子活动受限，DWI 呈现高信号（图 3-8-10）。

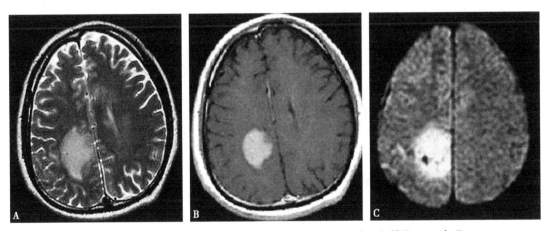

图 3-8-10　原发性中枢神经系统淋巴瘤患者的常规、增强扫描及 DWI 表现

A. T_2WI 病灶呈现高信号；B. T_1WI+C 增强病灶明显强化；C. DWI 为明显高信号。

（十二）三叉神经

三叉神经扫描时定位线应包括脑桥上下缘（图 3-8-11A），并行薄层 T_2WI、3D T_2^*/T_2WI、3D T_1 SPGR 序列扫描。其中，3D T_1 SPGR 参数如下：$TR=35ms$，$TE=7ms$，翻转角 $=45°$，层厚 $=1mm$，层间距 $=0mm$，矩阵 $=256×192$，$NEX=1$；可使用层面内插技术（ZIP512 或 ZIP1024）增加重建矩阵而不增加采集矩阵，不增加成像时间；图像重建后可 3D 观察桥前池段三叉神经与血管的关系（图 3-8-11B）。

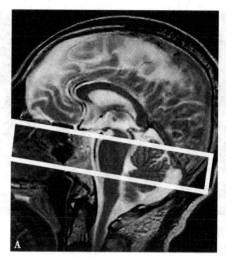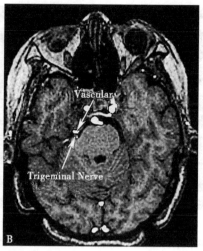

图3-8-11　三叉神经定位方法（A），以及3D轴位重建图像示血管压迫三叉神经（B）

第二节　脑垂体磁共振成像技术

一、鞍区及鞍旁MR正常解剖

垂体是内分泌器官，位于垂体窝内。正常垂体的两侧基本对称，矢状位 T_1WI 垂体上缘平直或略凹（依年龄不同而有所不同），信号与脑干相仿。垂体窝前部为垂体前叶，又称腺垂体，多呈卵圆形；垂体窝后部在 T_1WI 上常呈高信号，为垂体后叶，又称神经垂体。位于鞍上池内的视神经、视束和漏斗与周围低信号的脑脊液形成良好对比，显示十分清楚。垂体柄向上与下丘脑相连，内含漏斗及垂体门脉。正常垂体柄的直径≤4mm，常与基底动脉比较来判断是否增粗（90%的正常人基底动脉比垂体柄粗）。

海绵窦位于垂体窝两侧，其内包含静脉窦、颈内动脉及第Ⅲ～Ⅵ对脑神经的海绵窦段。

垂体瘤依据肿瘤的大小分为大腺瘤和微腺瘤，常以1cm为分界线，大腺瘤直径大于1cm，微腺瘤直径小于1cm。

二、垂体常规扫描技术

（一）线圈及患者体位

线圈：头颅专用线圈。

体位：与颅脑常规扫描相同。

（二）扫描方位

垂体常规扫描方位：横轴位 T_2WI、矢状位 T_1WI、冠状位 T_1WI 及 T_2WI、动态增强 T_1WI、冠状位/矢状位 T_1WI+C。

1. 横轴位 T_2WI　在矢状位及冠状位定位像上定位，定位线在矢状位上与前颅窝底平行，在冠状位上与两侧颞叶底部连线平行。行全颅脑扫描，观察有无其他病变。

2. 冠状位 T_1WI、T_2WI　在矢状位上定位，定位线垂直于鞍底（图3-8-12）。范围包括垂体前后叶。

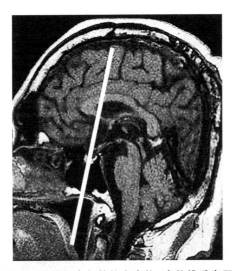

图 3-8-12 冠状位在矢状位上定位,定位线垂直于鞍底

3.矢状位 T_1WI 在冠状位及横轴位上定位,定位线平行于大脑正中矢状面。

(三)常用脉冲序列及扫描参数

见表 3-8-2。

表 3-8-2 脑垂体常规扫描参数

序列	方位	TR/ms	TE/ms	层厚 /mm	矩阵	FOV/cm
FSE T_2WI	轴位	3 000~5 000	90~110	4~5	≥352×256	22~24
SE T_1WI	矢状位	400~600	15~25	2~3	≥320×256	16~20
SE T_1WI	冠状位	400~600	15~25	2~3	≥320×256	16~20
FSE T_2WI	冠状位	3 000~5 000	90~110	2~3	≥352×256	16~20
FSE T_1WI+C 动态增强	冠状位	400~600	10~25	2~3	≥256×160	16~18
SE T_1WI+C	冠状位	400~600	15~25	2~3	≥320×256	16~20
SE T_1WI+C	矢状位	400~600	15~25	2~-3	≥320×256	16~20

三、垂体区常见病变的特殊检查要求

(一)鞍区病变

常见的鞍区病变有垂体瘤、脑膜瘤、颅咽管瘤、生殖细胞瘤和血管瘤等,有时需行鉴别诊断,必要时增强扫描,并做 T_2 脂肪抑制成像。

鉴别鞍区病变的出血或脂肪成分,需加做 T_1WI 加脂肪抑制序列。

冠状位是检查和诊断垂体和海绵窦最好的方位,能最好地反映垂体大小、对称情况和病变向周围侵犯情况。

(二)垂体微腺瘤

怀疑有垂体微腺瘤时,即临床有泌乳、停经史,实验室检查有泌乳素增高、生长激素增高等,MR 垂体常规扫描未见病变者,需行垂体动态增强扫描。

（三）垂体动态增强扫描

先行三平面定位，在横轴位及冠状位上定矢状位像，层厚／层间距 2～3mm/0.3mm，然后用矢状位做定位像，定冠状位 2D FSE T_1WI，扫描时间≤30s/ 期，层数 5～10 层，增强前先行预扫描 1 次，看定位效果，确定满意后，注射对比剂 6ml 与扫描同时进行，可手动前几期连续扫描，然后加大间隔时间，最后一次可延迟至 5min，必要时扫 30min 延迟像。这种扫描的优势是不受固定扫描期限控制，自由观察微腺瘤对比剂填充情况。最后扫描常规 T_1 增强矢状位及冠状位垂体图像。然后做时间 - 信号强度曲线观察正常垂体与微腺瘤的增强情况。垂体微腺瘤早期增强幅度低，正常垂体因无血脑屏障增强明显，在高信号对比下微腺瘤（低信号）显示非常清楚（图 3-8-13）。

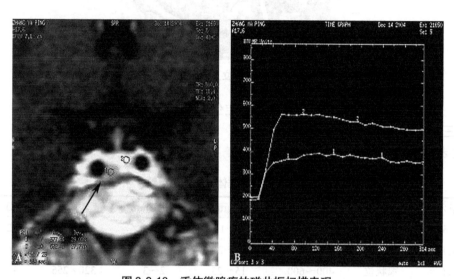

图 3-8-13　垂体微腺瘤的磁共振扫描表现

A. 黑箭示垂体微腺瘤；B. 垂体微腺瘤与正常垂体的时间 - 信号强度曲线，正常垂体增强幅度明显高于垂体微腺瘤。

第三节　眼眶磁共振成像技术

一、眼眶 MR 正常解剖

眼眶由额骨、蝶骨、上颌骨、颧骨、筛骨、泪骨和腭骨七块骨围成。

眼眶内容物包括眼球、眼肌、视神经、泪器以及围绕上述结构的间隙。

眼球内容物包括房水、晶状体和玻璃体三种透明物质。

泪腺位于眼眶外上象限，泪囊居眼眶内上缘的泪囊窝内，向内下延伸为鼻泪管进入鼻腔。冠状位可清晰显示。

支持眼球运动的肌肉称为眼外肌，共 7 条，分别为上、下、内、外直肌，上、下斜肌及提睑肌。冠状位能在同一层面上清晰显示这 4 条眼直肌（图 3-8-14）。横轴位在不同层面显示 4 条眼直肌。

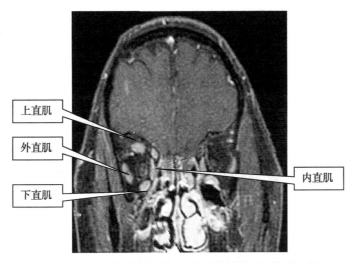

上直肌

外直肌

下直肌

内直肌

图 3-8-14 冠状位能在同一层面上同时显示 4 条眼直肌

视神经由颅内段、管内段、眶内段及球内段四段组成,其中眶内段最长。视神经鞘膜自内向外由软脑膜、蛛网膜及硬脑膜构成,视神经呈中等信号。平行于视神经的斜矢状位以及横轴位可显示视神经全长。

眼球包括三层被膜:最外层为纤维性被膜(巩膜、角膜),中间层为富血管性色素被膜(脉络膜、睫状体和虹膜),内层为神经性被膜(视网膜)。

二、眼眶常规扫描技术

(一)线圈及患者体位

线圈:头颅专用线圈或 7.62cm(3 英寸)环形表面线圈。头颅线圈视野大,有利于了解病变范围以及与邻近结构的关系。环形表面线圈检查野小,信噪比高,图像分辨力高,显示解剖细微结构清晰。

体位:患者仰卧,使人体及头部长轴与床面长轴一致。两眼连线与定位水平线一致,患者目视正前方后闭目,嘱患者眼球保持不动。采集中心对准两眼连线中点。

(二)扫描方位

眼眶 MRI 扫描多采用横轴位、冠状位及斜矢状位。

1. 横轴位(T_2WI、T_1WI) 选用旁矢状位视神经清楚的层面作为定位图像,使定位线与视神经平行,范围包括眼眶上下缘,再在冠状位图像上调正左右中心,相位编码方向:左右向(图 3-8-15A)。

2. 冠状位(T_2WI) 选用横轴位图像作为定位像,扫描范围后界要包括视交叉,前界到双眼球前缘,相位编码方向:左右向(图 3-8-15B)。

3. 斜矢状位(T_2WI) 取横轴位视神经清楚的平面,扫描线平行于视神经。相位编码方向:前后向(图 3-8-15C)。

(三)常用脉冲序列及扫描参数

见表 3-8-3。

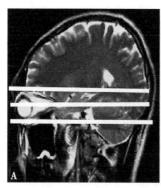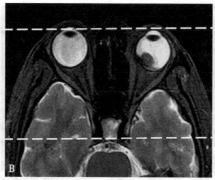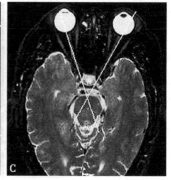

图 3-8-15　眼眶常规扫描定位
A. 横轴位定位像；B. 冠状位定位像；C. 斜矢状位定位像。

表 3-8-3　眼眶常规扫描参数（1.5T）

序列	方位	TR/ms	TE/ms	层厚/mm	层间距/cm	矩阵	FOV/cm
T_2 FSE	横轴位	3 000～5 000	80～100	2～3	≈0.3	≥352×256	18～20
T_2 FSE	冠状位	3 000～5 000	80～100	2～3	≈0.3	≥352×256	18～20
T_2 FSE	斜矢状位	3 000～5 000	80～100	2～3	≈0.3	≥352×256	18～20
T_1 SE	横轴位	400～600	15～25	2～3	≈0.3	≥320×224	18～20

三、眼眶常见病变的特殊检查要求

眼眶内脂肪丰富，T_2WI 上病变多为高信号，病变容易被脂肪所掩盖，因此 T_2WI 要加脂肪抑制技术，用以抑制高信号的脂肪。T_1WI 一般不加脂肪抑制技术，因为大多数眶内占位性病变为长 T_1（低信号），有脂肪的衬托有利于对病变的自然显示及观察。如疑为脉络膜黑色素瘤，则 T_1WI 加脂肪抑制，T_2WI 不加脂肪抑制，因黑色素瘤在 T_1WI 上为高信号，T_2WI 为低信号。这是由于黑色素瘤细胞内有较多顺磁性物质，使肿瘤的 T_1 和 T_2 值缩短，形成与一般肿瘤 MR 信号相反的信号特征。

检查眼肌病变平扫时，需要高信号脂肪的衬托，所以不加脂肪抑制技术，有利于对病变的显示。眼肌病变和眼眶内占位性病变均需做 Gd-DTPA 增强扫描。增强扫描 T_1WI 的所有脉冲序列均加脂肪抑制技术，以去除高信号脂肪对肿瘤增强信号的干扰。

眼球病变时可用环形表面线圈，以提高影像的信噪比。双侧同时扫描以便对比。在保证图像信噪比的前提下尽量选择大的矩阵，以提高影像的空间分辨力。眼球病变更加强调患者的配合，嘱患者目视正前方后闭目，保持眼球不转动。

眼眶内血管性病变，如眼眶静脉曲张、颈动脉海绵窦瘘等，除常规扫描外，还要做俯卧检查及血管成像，这对明确病变性质及其部位更有帮助。眼眶静脉曲张在平卧及立位时眼眶压力不高，眼球位置正常或轻度内陷，加压检查后眼球压力增高，突出明显，更能清楚显示病变。颈动脉海绵窦瘘多数为外伤所致，表现为搏动性眼球突出，临床上又称红眼短路综合征。该病变可出现眼球突出，眼上静脉扩张，眼肌增粗等静脉回流受阻表现，同时双侧海绵窦区血管结构紊乱。MRA 采用 TOF 法,范围自枕骨大孔至胼胝体。预饱和带加在扫描范围上侧,以饱和静脉血管。

第四节 颞颌关节磁共振成像技术

一、颞颌关节的 MR 正常解剖

颞下颌关节由下颌骨的髁突和颞骨的关节窝组成。颞颌关节是滑车关节,由纤维关节盘将其分为上、下两个关节腔。正常关节盘呈双凹形,可分为三部分,即后带、中间带及前带。髁突位于关节凹内。关节盘和髁突前方是翼外肌。

二、颞颌关节常规扫描技术

(一)线圈及患者体位

线圈:环形表面线圈,双侧对比成像。

体位:患者仰卧,使人体及头部长轴与床面一致,两眼眦联线平行于采集中心线,两线圈分别置于两侧颞颌关节处(外耳孔前方 2cm),线圈平面与静磁场平行,并尽量靠近颞颌关节。一次完整的颞下颌关节 MRI 检查应该包括开口位和闭口位的两次检查。通常先行闭口位检查,然后保持头部不动,嘱咐患者开口,并用开口器固定,再行开口位检查。患者在检查时手握辅助开口器,以便在张口位扫描时,放入口内,帮助张口至最大位。采集中心对准两外耳孔连线中点。

(二)扫描方位

1. 横轴位(T_2WI) 先行三平面定位,然后在冠状位有下颌骨髁突的层面上定横轴位图像,定位线平行于两侧颞叶下缘。横轴位(T_2WI)仅做定位像,因此图像质量要求不高,能看清下颌骨髁突长轴即可,范围包括整个颞颌关节。相位编码方向:左右。

2. 斜矢状位(T_1WI) 最重要的成像方位,是显示颞下颌关节盘的主要方位。通常以横轴位图像为定位像,定位线垂直于下颌骨髁突的长轴(图 3-8-16A)。相位编码方向:前后。

3. 斜冠状位(T_1WI) 用于观察关节盘左右移位情况,是常规扫描方位之一。选用横轴位作定位像,定位线平行于下颌骨髁突的长轴(图 3-8-16B)。相位编码方向:左右。

4. 斜矢状位(PD 及 T_2WI) 用于观察翼外肌情况。定位时用横轴位定位,定位线平行于翼外肌长轴。

5. 张口位 让患者将辅助开口器放入口中,再扫一遍斜矢状位及斜冠状位。

6. 颞下颌关节动态 MRI 扫描 常规的闭口位和开口位检查只能明确关节盘在起始和终末 2 个点的位置信息,而有些患者的关节盘位置异常则仅出现在颞下颌关节开口过程中。因此,了解整个开口过程中关节盘的位置变化轨迹至关重要。

颞下颌关节动态扫描分为以下两种方式。

(1)分步静态扫描:利用特定的可控制开口角度的开口器,逐步增加开口程度,在每一个开口位置都进行一次矢状面扫描,从而获得开口过程中一系列的静态图像,利用电影技术连续播放这些图像即可获得动态效果。

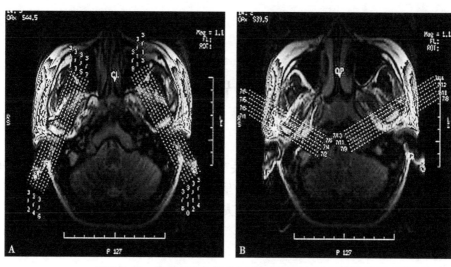

图 3-8-16 颞颌关节矢状位(A)和冠状位(B)定位像

（2）真正动态扫描：直接利用快速扫描序列监测患者的主动开口或主动闭口过程，患者的开口或闭口运动必须缓慢、连续、均匀。

（三）常用脉冲序列及扫描参数

见表 3-8-4。

表 3-8-4 颞颌关节常规扫描参数(1.5T)

序列	方位	TR/ms	TE/ms	层厚/mm	矩阵	FOV/cm
FSE T_2WI	轴位	3 500～5 000	80～90	3.0～4.0	≥320×224	20～24
SE T_1WI	斜冠状位	400～-600	10～25	1.5～3.0	≥320×224	14～18
SE T_1WI	斜矢状位	400～600	10～25	1.5～3.0	≥320×224	14～18
PD＋T_2WI	斜冠状位	3 000～5 000	20～30/80～90	1.5～3.0	≥320×224	14～18

三、颞颌关节扫描注意事项

1. 颞颌关节 MRI 是诊断颞下颌关节紊乱病的首选检查方法，颞颌关节 MRI 的重点是关节盘，而关节盘病变多表现为形态和位置的异常，因此有助于确定颞下颌关节紊乱的严重程度。

2. 双侧颞颌关节同时扫描，并要求做双侧的张口位和闭口位扫描。

3. 照相时要加定位像，并标记左、右侧及张、闭口位颞颌关节。

4. FSE 序列 T_2WI、PDWI 能清楚显示解剖位置及软组织层次，一般需要施加脂肪抑制技术。PDWI 和 T_2WI 可同时获得。T_2WI 可提供关节积液、肿瘤、炎症或水肿等相关信息，对于关节盘外的其他病变（如翼外肌）更加有效。

5. SE T_1WI 显示解剖结构，尤其是关节盘最佳。

6. 选择开口位扫描参数，要尽量减少扫描时间。

第五节　耳部磁共振成像技术

一、耳部 MR 正常解剖

颞骨岩部在枕骨与蝶骨之间形成颅底部分。所有内耳结构均位于这一区域,包括耳蜗、前庭、半规管、内耳道、面神经管的大部分等。

近年来,MRI 不但能显示听神经束内的面神经及听神经,而且可使内耳半规管、耳蜗、前庭等直接显示。

二、耳部常规扫描技术

(一)线圈及患者体位

线圈:头颅专用线圈。

体位:患者仰卧,使人体及头部长轴与床面长轴一致,头部置于线圈内。两耳连线与定位线一致,固定好头部。采集中心:对准两耳连线中点。

(二)扫描方法

1. 2D SE、FSE 序列

(1)轴位:以矢状位和冠状位作为定位参考像。扫描基线在矢状位定位像上平行于头颅前后连合连线,冠状位上平行于两侧颞叶底部连线,保持两侧对称。根据病变扫描范围通常需要包括蝶窦和双侧乳突结构。常规采用 T_1WI、T_2WI 及 T_1 增强扫描可以清晰显示软组织病变。一般扫横轴位 T_1WI、T_2WI 及冠状位 T_2WI,T_2WI 最好加脂肪抑制技术,以去除骨质中的脂肪成分。相位编码方向为左右向。

(2)冠状位:T_2WI 及增强后 T_1WI+C。以横轴位和矢状位作为定位参考像。扫描基线在矢状位定位像上平行于大脑脑干,在横轴位上定位线与大脑中线结构垂直,保持两侧对称,扫描范围包括蝶窦和双侧乳突结构。

2. 3D GRE 序列　主要用于内耳水成像。3D GRE 序列是将射频加在有一定厚度的层面上,再通过选层梯度场使每层的相位产生差异,从而获得相对较薄层厚的图像,其特点是大大提高了空间分辨力,有利于观察细微结构病变。常采用 3D 平衡式稳态自由进动(Balance-SSFP)序列,该序列在德国西门子(SIEMENS)设备上被称为 True FISP,美国通用电气(GE)称之为 FIESTA,荷兰飞利浦(PHILIPS)称之为 B-FFE。该序列的图像特点是内耳淋巴液呈高信号,其他组织呈现相对低信号。此序列的严重缺陷是该序列常有明显的磁敏感伪影或条纹伪影,容易造成半规管假狭窄等假象。目前双激发 Balance-SSFP 序列是前序列的改进序列,已经取代常规 Balance-SSFP 来进行内耳水成像。

3. 可选择序列　2D FSE 重 T_2WI 序列:先行三平面定位,然后在冠状位上有听神经的层面定横轴位图像,使定位线平行于双颞叶下缘。斜冠状位水成像序列用横轴位定位,首先找到有耳蜗的层面,斜冠状位定位线平行于蜗底旋(图 3-8-17),并加脂肪抑制。

(三)内耳水成像的后处理重建方法

1. 最大密度投影(maximum intensity projection,MIP)　在磁共振成像中也称为最大强度投影,原始数据经 MIP 重组,多角度观察,能够立体显示迷路、内听道等结构及相互关系,对于发现解剖畸形和迷路的形态改变非常有利。

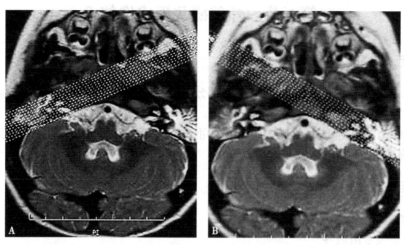

图 3-8-17　右侧内耳定位线平行于右蜗底旋(A)、左侧内耳定位线平行于左蜗底旋(B)

2. 多平面重组(MPR)　对显示内听道内的面听神经之间的关系尤为重要。一般常采用斜矢状面重组(垂直于内听道的斜矢状位)。矢状面重组是对横轴位、冠状位图像的一个重要补充。

(四)常用脉冲序列及扫描参数

见表 3-8-5。

表 3-8-5　内耳常规扫描及水成像参数(1.5T)

序列	方位	TR/ms	TE/ms	FOV/cm	矩阵	层厚/mm
FSE T_2WI	轴位	3 000~5 000	90~110	18~22	≥512×224	2~4
SE T_1WI	轴位	400~600	15~25	18~22	≥320×224	2~4
3D FIESTA	轴位	6~12	2~5	18~22	≈512×512	≤0.8
FSE T_2WI	冠状	3 000~5 000	90~110	18~22	≥512×224	2~4

三、耳部扫描注意事项

1. 2D FSE T_2WI 的目的是显示听神经束,能在听神经束内显示面神经及听神经。3D 扫描为了提高空间分辨力可用 512 矩阵。

2. 3D FIESTA(双激发 Balance-SSFP)序列能清楚显示耳蜗、内耳半规管等。

3. 3D 内耳水成像要做最大强度投影(MIP)重建。照相时要标记左右侧,并放大。

第六节　鼻咽部磁共振成像技术

一、鼻咽部 MR 正常解剖

鼻咽部在 MRI 上分为深、浅两大部分,即浅在的黏膜部分和较深的软组织部分。黏膜部分在 T_1WI 比肌肉信号略高,呈连续线状。软组织部分进一步分为咽旁间隙、颈动脉间隙、咀嚼肌间隙、咽后间隙、椎前间隙及腮腺间隙等诸多间隙。各间隙彼此被高信号的脂肪分隔。鼻咽旁间隙围以脂肪组织，T_1WI 为高信号。

T_1WI 可清楚显示鼻咽部黏膜部分及深部结构，有利于浅表病变的检出，还可估计病变浸润的程度。

二、鼻咽部常规扫描技术

（一）线圈及患者体位

线圈：头颅专用线圈。

体位：患者仰卧，使人体和头部长轴与床面长轴一致，头正中矢状面与线圈中心一致，两肩尽量向下，使鼻咽部置于线圈中心。采集中心对准眼眶下缘的中点。

（二）扫描方位

1. 横轴位（T_2WI、T_1WI） 范围上自颅底，下至软腭下缘。除显示该区域细小的解剖结构及其位置关系外，主要显示病变的位置、大小、形态、边界及信号特点等信息，相位编码方向为左右向。

2. 矢状位（T_1WI） 选横轴位及冠状位为定位像，定位线平行于大脑纵裂，相位编码方向为前后向。

3. 冠状位（T_2WI） 选用正中矢状位为定位图像，使定位线覆盖整个鼻咽部，并与喉、气管平行。相位编码方向为左右向。

（三）常用脉冲序列及参数

见表 3-8-6。

表 3-8-6 鼻咽部常规扫描参数（1.5T）

序列	方位	TR/ms	TE/ms	FOV/cm	层厚/mm	矩阵
FSE T_2WI	横轴位	3 000～5 000	80～100	18～22	≤4	≥320×224
SE T_1WI	横轴位	400～600	15～25	18～22	≤4	≥320×192
FSE T_1WI	矢状位	400～600	15～25	18～22	≤4	≥320×192
FSE T_2WI	冠状位	3 000～5 000	80～100	18～22	≤4	≥320×224

三、鼻咽部扫描注意事项

1. 鼻咽部病变 T_2WI 要加脂肪抑制技术。

2. 鼻咽部病变必须做增强扫描，而且要做三个方位的增强扫描，并加脂肪抑制技术。

3. 有一侧咽隐窝变浅时应引起高度重视，必要时行增强扫描。

第七节 口咽部、颈颈部磁共振成像技术

一、口咽部 MR 正常解剖

口咽部是软腭至会厌上缘位于口腔后方的部分，包括软腭、舌的后 1/3、双侧壁及咽后壁。口咽后壁即椎前软组织与第 2～3 颈椎相对。

二、口咽部、颅颈部常规扫描技术

（一）线圈及患者体位

线圈：头颅专用线圈或颅颈部专用表面线圈。

体位：患者仰卧，躯体及头部长轴与床面长轴一致，头正中矢状面与线圈正中矢状面一致，口咽部扫描时下颌内收，两肩尽量向下，使口咽部置于线圈中心。

采集中心对准口唇中心。

（二）扫描方位

1. 横轴位（T_2WI、T_1WI） 采用三平面定位，在矢状面，范围上自硬腭，下至颈 5 水平（图 3-8-18）。除显示该区域细小的解剖结构及其位置关系外，主要显示病变的位置、大小、形态、边界及信号特点等信息。相位编码方向为左右。

2. 矢状位（T_1WI） 采用三平面定位，在横轴位和冠状位，确定扫描线的位置和角度，相位编码方向为前后。

3. 冠状位（T_2WI） 采用三平面定位，在横轴位和矢状位上，根据诊断要求确定扫描线位置和角度，相位编码方向为左右。

（三）常用脉冲序列及扫描参数

见表 3-8-7。

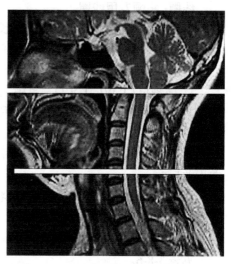

图 3-8-18 口咽部横轴位定位，定位线上自硬腭，下至第五颈椎

表 3-8-7 口咽部及颅颈部常规扫描参数（1.5T）

序列	方位	TR/ms	TE/ms	矩阵	层厚/mm	层间距/mm	FOV/cm²	NEX
T_2WI	横轴位	3 000	90	320×192	4～5	0.5～1.0	20×20	2～4
T_1WI	横轴位	500	20	256×192	4～5	0.5～1.0	20×20	2
T_1WI	矢状位	500	20	256×192	4～5	0.5～1.0	20×20	2
T_2WI	冠状位	3 000	90	256×192	4～5	0.5～1.0	20×20	2～4

三、口咽部、颅颈部常见病变的特殊检查要求

（一）舌癌等占位性病变

常规平扫三个方位都要做，T_2WI 加脂肪抑制技术。增强扫描须做矢状位、冠状位及横轴位加脂肪抑制。

（二）腮腺病变

平扫横轴位、冠状位 T_2WI 要加脂肪抑制。T_1WI 不须加脂肪抑制，有利于观察病变。如果是短 T_1 病变，T_1WI 要加脂肪抑制，使病变显示更清晰。增强扫描时须加脂肪抑制。

（三）颅颈部病变

须做矢状位 T_1WI、T_2WI，冠状位 T_1WI（显示颅底及上颈椎先天畸形）。此时层厚在

4mm 以下,定位线要与齿状突平行。

　　颅颈部淋巴结、翼腭窝、颈动脉间隙等病变,扫描时横轴位 T_1WI 和 T_2WI、冠状位 T_2WI 及增强扫描是必不可少的。颈部因脂肪较多,为了更清楚地显示病变,扫描时要加脂肪抑制,定位诊断需要矢状位。

第八节　喉部磁共振成像技术

一、喉部 MR 正常解剖

　　喉既是呼吸道之一,又是发音器官。位于舌骨下方,上通口咽腔,下接气管,平对第四至六颈椎体水平。喉部前方被舌骨下肌群覆盖,上方邻接咽,两侧有甲状腺侧叶、颈部大血管及神经。

二、喉部常规扫描技术

(一)线圈及患者体位
　　线圈:颈部相控阵线圈(颈前线圈),头颈联合线圈。
　　体位:患者仰卧,躯体及颈部长轴与床面长轴一致,肩部用棉垫垫高,颈部拉直。
　　采集中心对准喉结节。

(二)扫描方位
　　主要扫横轴位、冠状位及矢状位。
　　1. 横轴位(T_2WI、T_1WI)　采用三平面定位,矢状位及冠状位上定位线垂直于气管,范围颈3～颈6,相位编码方向为左右。
　　2. 冠状位(T_2WI)　采用三平面定位,在横轴位及正中矢状位,扫描线与甲状软骨、气管平行。相位编码方向为左右。
　　3. 矢状位(T_2WI)　采用三平面定位,冠状位及横轴位上定位线平行于正中矢状位。相位编码方向为前后。

(三)常用脉冲序列及扫描参数
　　见表3-8-8。

表 3-8-8　喉部常规扫描参数(1.5T)

序列	方位	TR/ms	TE/ms	NEX	层厚/mm	层间距/mm	矩阵
T_2WI	轴位	3 000	90	2～4	4～5	0.5～1.0	256×224
T_1WI	轴位	500	10	2	4～5	0.5～1.0	256×192
T_2WI	矢状位	3 000	90	2～4	3～4	0.5～1.0	256×224
T_2WI	冠状位	3 000	90	2～4	3～4	0.5～1.0	256×256

三、喉部常见病变的特殊检查要求

(一)喉癌
　　常要了解喉周围的浸润情况,有无颈部淋巴结转移等。在扫描时应在横轴位加大扫描范围,上至蝶鞍、海绵窦和 Meckel 腔区域,以明确这些部位有无肿瘤沿神经的蔓延。但矢状位、冠状位要薄层扫描。T_2WI 要加脂肪抑制。

(二) 甲状腺病变

扫描范围上自甲状软骨上缘,下至胸骨柄上缘。以横轴位和冠状位为主。T_2WI 常规加脂肪抑制。T_1 高信号病变,也要加脂肪抑制。

(三) 颈部包块

扫描方法与喉部相同,根据病变大小来决定扫描层厚。T_2WI 均须加脂肪抑制。增强扫描时,横轴位、矢状位及冠状位均加脂肪抑制。增强扫描对某些肿瘤的诊断以及肿大的淋巴结与正常结构的鉴别很有价值。

为消除来自颈部搏动血管伪影的干扰,可在扫描范围上、下方使用空间预饱和带。

第九节　腰骶椎、腰髓磁共振成像技术

一、腰椎、脊髓及椎间盘的 MR 正常解剖

脊柱由颈、胸、腰及骶尾椎构成,颈椎椎体较细,腰椎椎体较大,横径大于前后径。脊椎由椎体及其外后方的附件组成。椎体之间垫以椎间盘,借周围韧带将椎体连成一体。脊椎和椎旁软组织一起构成支撑人体上部重量的支柱。骨皮质及前、后纵韧带在 SE 序列的 T_1WI、T_2WI 上呈低信号,SE 序列 T_1WI 脊椎骨的松质骨部分呈中等信号强度。骨松质被薄而信号强度低的骨皮质包绕。随着年龄的增长,骨髓腔内脂肪成分增多,T_1WI 呈弥漫性及斑点状高信号,而 T_2WI 则呈中等信号强度,是因为黄骨髓所致。

腰椎椎管是由前面的椎体、侧面的椎弓以及后面的椎板、棘突组成。

硬膜外腔为脊膜与椎管壁之间的腔隙。其中填充着相当厚的硬膜外脂肪、韧带、神经和血管。硬膜外脂肪 T_1WI 为高信号,高信号带的中断、消失或增厚常为椎间盘后突的间接征象。黄韧带连接毗邻的两个椎板,T_1WI 黄韧带比其他韧带信号强度稍高,与其含弹性蛋白较多有关。

脊髓位于蛛网膜下腔内,上端在枕骨大孔处与脑干的延髓连续,下端在第十一胸椎至第十二胸椎部呈圆锥状膨大,在第一腰椎至第二腰椎水平移行为终丝形成马尾束。终丝在第二骶椎处穿过硬脊膜囊,继续向下终止在尾骨背面的骨膜。正常圆锥下部的马尾束内含有不同量的脂肪。马尾束在第二腰椎水平横轴位 T_1WI 上呈圆柱状,向下侧分散成点状。脊髓的外层为神经纤维,内部为灰质成分,横轴位 T_2WI 可显示中央灰质呈蝴蝶形的稍高信号;脊髓中央有起自第四脑室水平的中央管,内含脑脊液,一旦阻塞扩张,则出现脊髓空洞。位于蛛网膜下腔的圆锥和马尾,T_1WI 上为中等信号强度,类似椎间盘信号。但 T_2WI 上其信号强度比椎间盘和脑脊液低。圆锥平面的马尾神经根横轴位呈蜘蛛足样。在第四腰椎平面,神经根均匀散布于脑脊液内。在第五腰椎平面相互等距离的稀少的神经根散在于盲囊内。正中矢状位神经根沿盲囊后部呈一条线样的中等信号。从圆锥到第四腰椎平面,神经根逐渐变细。

椎间盘由软骨板、纤维环及髓核三部分组成。髓核周围由纤维环围绕,其上、下由软骨板包夹,形成三明治样结构,位于上、下椎体之间。软骨板与椎体的松质骨相接,并与纤维环融合,将髓核密封其中,因此,当软骨板完整时,髓核既不易突入上下椎体的松质骨内,也

不易向后方突出。SE序列T₁WI椎间盘呈中等信号,信号强度低于椎体。SE序列T₂WI上信号强度对比相反,即正常椎间盘中心部分信号高,而周围部分低,呈"夹馅饼"状。梯度回波成像椎间盘信号比邻近椎体高且十分均匀。

SE序列T₁WI,由于脑脊液为长T₁,其信号强度比硬膜外成分信号低。

腰椎的血供来自脊髓的前后动脉,正常情况下因血管较细不易显示,只有在动静脉畸形时才可见异常血管影。

二、腰骶椎、腰髓常规扫描技术

(一)线圈及患者体位

线圈:脊柱相控阵线圈。

体位:患者仰卧位,使人体正中矢状面与床面长轴中线一致。

采集中心对准脐上3cm。

(二)扫描方位

1. 矢状位(T₂WI、T₁WI) 用冠状位、横轴位及矢状位三平面定位,中心在第三腰椎水平。相位编码方向为上下(图3-8-19),以减少脑脊液流动伪影以及来自腹腔脏器的呼吸运动伪影及大血管搏动伪影。增加前后方向的空间分辨力。

2. 横轴位(T₂WI) 采用三平面定位,在冠状位及矢状位定位线应平行于椎间盘。相位编码方向为左右向(图3-8-20),以避免腹腔脏器的呼吸运动伪影及大血管搏动伪影重叠于腰椎上。

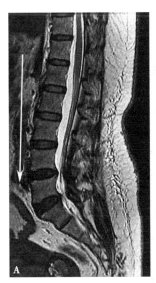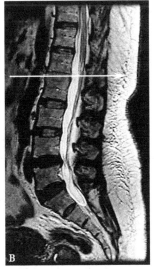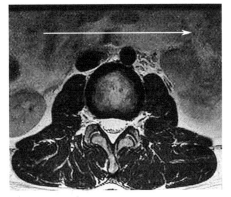

图3-8-19 不同相位编码方向对脊髓MRI图像质量的影响
A. 白箭示相位编码方向为上下向,脊髓解剖结构显示清晰;B. 白箭示相位编码方向为前后向,脊髓解剖结构显示模糊。

图3-8-20 白箭示腰椎横轴位相位编码方向为左右向,腹部运动伪影对脊髓解剖结构无影响,图像显示清晰

3. 冠状位(T₂WI) 采用三平面定位,矢状位及横轴位上定位线平行于脊柱长轴。相位编码方向为头足。

（三）常用成像序列及参数

见表 3-8-9。

表 3-8-9　腰椎常规扫描参数（1.5T）

序列	方位	TR/ms	TE/ms	NEX	FOV/cm	ETL	层厚 /mm	层间距 /mm	矩阵
FRFSE T_2WI	矢状位	3 000	102	3	30	16	4	1	448×256
SE T_1WI	矢状位	400	24	2	30		4	1	512×192
FRFSE T_2WI	横轴位	2 800	90	3	18	16	5	1	256×192
FSPGR T_1WI（增强）	矢状位	150	2.1	3	30	FA90°	4	1	512×192

三、腰骶椎、腰髓常见病变的特殊检查要求

1. 腰骶部是椎间盘病变的好发部位，梯度回波脉冲序列显示椎间盘病变优于 SE 序列。横轴位定位线要与椎间盘平行并放于椎间盘的中央。椎间盘脱出（脱入椎管内）应行增强扫描，以利于鉴别诊断。

2. 骨转移性病变扫 FSE 序列 T_2WI 并加脂肪抑制，GRE 序列显示病灶较 SE 序列敏感，可显示常规 SE 序列 T_1、T_2 像上未能显示的病灶。

3. 炎性病变如脊柱结核、脊柱骨髓炎及椎间盘感染等，矢状位 T_2WI 要加脂肪抑制技术。并要做增强扫描。增强扫描要做矢状位、冠状位及横轴位扫描，并且至少有一个序列要加脂肪抑制。

4. 先天畸形如脊柱裂、脊膜膨出、脊髓栓系等，扫 FSE T_2WI 加脂肪抑制技术，能更好地显示病变。

5. 占位性病变均做增强扫描，增强扫描要做矢状位、冠状位及横轴位扫描，并且至少有一个序列要加脂肪抑制。

6. 骶髂关节病变或骶椎病变需做冠状位 T_1WI、T_2WI 扫描，T_2WI 加脂肪抑制，冠状位定位线平行于骶骨长轴。横轴位定位线垂直于骶骨长轴。

7. 急性脊柱外伤应加扫 T_2 脂肪抑制，以明确病变部位及了解水肿情况，以免漏诊。

8. 压缩性骨折患者应加扫 T_2 脂肪抑制，以助于鉴别病理性和外伤性压缩性骨折。

9. 横轴位扫描定位线应平行于椎间盘。

10. 有椎管占位性病变、骶椎病变、脊柱侧凸及显示马尾神经和神经根时加扫冠状位。当病变位于椎管一侧或观察对称性时应加扫冠状位。增强扫描应加扫冠状位。

第十节　胸椎、胸髓磁共振成像技术

一、胸椎的 MR 正常解剖

胸椎的骨、软组织和脑脊液的 MR 信号强度与腰段相似。

胸椎椎孔是由前面的椎体和椎间盘，外侧的椎弓根，后面的棘突和椎板组成。

椎体前面凸，后面凹。横径和前后径大致相等。从上至下胸椎椎体逐渐增加。

椎弓根起自椎体上部后缘,构成椎间孔的上下缘。

椎间孔在椎体的下半部方向朝外。椎间孔的上下缘是椎弓根,前外缘是肋骨颈,前缘为椎体,后面是关节突构成。

胸椎的硬膜外腔富含脂肪、韧带、血管、神经,蛛网膜下腔内的脑脊液对于脊髓的显示是良好的天然对比。黄韧带位于椎管内部的后面,含有大量弹性纤维,无论 T_1WI 还是 T_2WI 均呈等信号。

胸段硬膜囊比脊髓明显大,胸髓略圆。在上胸椎,脊髓段要比相对应的脊椎高 2 个平面;在下胸椎,脊髓要比相应的脊椎高 3 个平面。因此,背、腹侧胸神经根必然在蛛网膜下腔内下降 2～3 个椎体平面才通过相应的椎间孔出椎管。

胸段脊髓 T_1WI 上灰质信号比白质信号低;T_2WI 上灰质信号比白质信号高,脊髓灰质呈典型的蝴蝶形。

胸段脑脊液搏动、心脏和大血管的搏动及呼吸运动可造成运动伪影,从而降低图像质量。

胸髓上下径线长,前后、左右径线短,因此对前后、左右方向的空间分辨力要求相对较高。而对上下方向的空间分辨力要求相对较低。

二、胸椎、胸髓常规扫描技术

(一)线圈及患者体位

线圈:脊柱相控阵线圈。

体位:患者仰卧位,使人体正中矢状面与床面长轴中线一致。采集中心对准胸骨中心。

(二)扫描方位

矢状位、横轴位。必要时应加扫冠状位。

1. 矢状位(T_2WI、T_1WI)　采用三平面定位,冠状位上定位中心在胸 6、7 之间,相位编码方向为上下向,以减少脑脊液流动伪影以及来自腹腔脏器的呼吸运动伪影及大血管搏动伪影的影响,增加前后方向的空间分辨力。

2. 横轴位(T_2WI)　采用三平面定位,在矢状位及冠状位,定位线应平行于椎间盘,相位编码方向为左右,以避免腹腔脏器的呼吸运动伪影及大血管搏动伪影重叠于胸椎及胸髓上。

3. 冠状位(T_2WI)　采用三平面定位。有椎管占位性病变、脊柱侧弯等病变时加扫冠状位,当病变位于椎管一侧或观察对称性时应加扫冠状位,增强扫描应加扫冠状位。

(三)常用成像序列及参数

见表 3-8-10。

表 3-8-10　胸椎常规扫描参数(1.5T)

序列	方位	TR/ms	TE/ms	层厚/mm	层间距/mm	矩阵	FOV/cm	NEX
FRFSE T_2WI	矢状位	3 000	85	3	1	384×256	34	3
SE T_1WI	矢状位	500	18	3	1	512×224	34	2
FRFSE T_2WI	轴位	3 000	85	5	1	256×256	20	3

三、胸椎、胸髓常见病变的特殊检查要求

1. 脊柱"S"形侧弯常发生在颈、胸椎,定位难度较大,根据弯曲的程度,需分别做多次定位,或者矢状位做较大范围的 3D 采集。加扫冠状位,以便了解侧弯程度。横轴位扫描是必要的,如有肿瘤等占位性病变,应行增强扫描,并加扫冠状位。

2. 脊柱骨转移需做矢状位 T_2WI 加脂肪抑制技术。

3. 炎性病变 T_2WI 要用脂肪抑制技术,并需做增强扫描确诊,即增强扫描加脂肪抑制。

4. 占位性病变均要做增强扫描,矢状位、冠状位、轴位均应加扫脂肪抑制技术。

5. 急性脊柱外伤应加扫脂肪抑制,以明确病变部位及了解水肿情况。

6. 为减轻脑脊液搏动伪影或流空效应,应施加流动补偿技术。

7. 压缩性骨折患者应加扫 T_2 脂肪抑制,以助于鉴别病理性和外伤性压缩性骨折,以及有无其他椎体的病变。

第十一节　颈椎、颈髓磁共振成像技术

一、颈椎 MR 正常解剖

颈椎在矢状面稍前凸弯曲,从第三颈椎至第七颈椎椎体逐渐变宽增大。第一颈椎(寰椎)无椎体和棘突,由后弓连接的两个侧块承受头部重量。第二颈椎(枢椎)齿状突与基底结合处为软骨,矢状位呈无信号横条带为正常变异,勿误以为骨折。颈椎的椎弓较短,两侧椎弓在后方形成棘突。椎弓根连接椎体和上、下关节突之间的关节柱。通过椎弓根的横轴位可显示由骨包绕的完整的椎管。在椎体侧面,有一个卵圆形或圆形横突孔,左侧比右侧稍大。椎动脉和小静脉丛从第二颈椎至第六颈椎的横突孔通过。

颈椎椎管呈顶尖向后的三角形。第七颈椎是移行椎,它的棘突较长、较厚,并向下倾斜。

颈椎椎体由前、后纵韧带联结。黄韧带位于椎管后方,附着于相邻的椎板。SE 序列 T_1WI 上黄韧带信号强度比脂肪低,与肌肉信号相同或稍高。

颈髓横轴位上呈椭圆形,支配上肢的脊髓段,形成从颈髓第 4 节~胸髓第 1 节的颈膨大。从颈髓发出 8 对脊神经,每对脊神经由背根(感觉)和腹根(运动)组成。

T_1WI 显示脊髓形态最佳,脊髓信号为均匀中等信号,脑脊液为低信号,形成鲜明对比。颈髓矢状位 T_1WI 为中等信号,T_2WI 为中等或略低信号。横轴位脊髓为椭圆形或卵圆形,神经根及神经根节周围因有脑脊液,T_2WI 上表现为高信号。

颈椎椎间盘和胸、腰椎椎间盘在结构上相似,但较小。椎动脉向上经过颈椎横突孔再经寰椎后弓的椎动脉沟入颅。椎基底静脉穿过椎体后部的中部与硬膜外静脉相汇合。

血管在常规 SE 序列中几乎无信号,在 GRE 序列可表现为高信号。

二、颈椎、颈髓常规扫描技术

(一)线圈及体位

线圈:脊柱相控阵表面线圈。

体位:患者仰卧位,使人体正中矢状面与床面长轴中线一致,固定头部。

采集中心对准下颌联合下缘。

（二）扫描方位

矢状位、横轴位，必要时加扫冠状位。

1.矢状位（T_1WI、T_2WI）　采用三平面定位，冠状位上定位中心在第四颈椎水平，相位编码方向为上下向（选择"无相位卷褶"技术），以减少脑脊液流动及吞咽带来的伪影，增加前后方向的空间分辨力。

2.横轴位（T_2WI）　采用三平面定位，冠状位、矢状位上定位线应平行于椎间盘，相位编码方向为左右向，以减少吞咽及颈部血管搏动的影响。

3.冠状位（T_2WI）　寰枢椎畸形及观察脊神经根及臂丛神经时应加扫冠状位。

（三）常用成像序列及参数

见表3-8-11。

表3-8-11　颈椎常规扫描参数（1.5T）

序列	方位	TR/ms	TE/ms	层厚/mm	层间距/mm	矩阵	NEX	ETL
FRFSE T_2WI	矢状位	2 600	85	3	1	320×224	2	20
SE T_1WI	矢状位	400	20	3	1	256×192	2	
FRFSE T_2WI	轴位	3 000	85	4	1	320×224	2	10

三、颈椎、颈髓常见病变的特殊检查要求

1.颈椎骨转移需做矢状位 T_2WI 加脂肪抑制技术。

2.炎性病变 T_2WI 要用脂肪抑制技术，并需做增强扫描确诊，即增强扫描加脂肪抑制。

3.占位性病变均要做增强扫描，矢状位、冠状位、轴位均应加脂肪抑制技术。

4.急性颈椎外伤应加扫 T_2WI 脂肪抑制，以明确病变部位及了解水肿情况。

5.为减轻脑脊液搏动伪影或流空效应，应施加流动补偿技术。

6.颈延髓及颅颈联合部畸形除常规扫描外，还需做斜冠状位 T_1WI，注意包括颅底及寰枢椎。横轴位做 T_1WI 显示先天性畸形更佳。

7.椎间盘病变选用梯度回波脉冲序列。由于梯度回波脉冲序列椎间盘为高信号，更有利于显示椎间盘病变的位置和性质。

8.臂丛神经损伤病变扫描范围上下包括第四颈椎椎体上缘至第二胸椎椎体下缘水平，前后包括椎体前缘和椎管后缘。对于臂丛神经节前神经根的观察，采用轴位扫描较为理想，对于节后神经部分采用冠状位扫描为佳。采用脊柱相控阵线圈加表面线圈。扫描序列 T_2WI、T_1WI、T_2WI 加脂肪抑制。3D T_2WI 采用 STIR 脂肪抑制斜冠状位扫描可较好显示臂丛神经全程，该项扫描在增强后能够更好地抑制背景信号。

第十二节　胸部磁共振成像技术

一、胸部 MR 正常解剖

胸部由肺、纵隔、心脏、大血管及胸壁结构组成。其不同的组织类型及生理特性，在磁

共振图像上具有不同的影像特征。

磁共振在胸部及纵隔疾病的诊断上有一定的优势,其软组织分辨力高,多参数成像、多方位扫描,可清晰地显示胸部肿块的性质,不需注入对比剂即可显示血管、淋巴结、囊肿及实性占位性病变。特别是对纵隔内结构有较清晰的显示。但由于胸部呼吸运动及血管搏动伪影的影响,MRI在胸部成像有一定的局限性。近年来随着磁共振高场机的应用及快速成像等新技术的开发,大大扩展了磁共振在胸部诊断中的应用。

肺部以空气为主,氢质子密度低,对肺部细小病灶及炎性病灶显示较差,图像分辨力不如CT理想。胸部的血管因流空效应而呈低信号,血管腔与纵隔内高信号脂肪形成鲜明对比,血管壁呈中等信号。气管与主支气管腔内无氢质子显示为低信号。管腔由周围脂肪的高信号勾出。由于胸段气管长轴自上而下向后倾斜,只有斜冠状位平行于气管长轴切面可见气管支气管的全貌。

MR对于较小的纵隔淋巴结的显示和定性作用优于CT。纵隔内淋巴结在脂肪组织的衬托下清晰可见。因为淋巴结T_1WI、T_2WI信号强度均低于脂肪,表现为均匀圆形或卵圆形结构。

MR能准确显示纵隔肿瘤的部位和侵犯范围。还可大致估计其良恶性。纵隔肿瘤在纵隔的分布颇具特异性,如前纵隔肿瘤多为胸腺瘤、畸胎瘤、皮样囊肿以及胸内甲状腺等;中纵隔肿瘤多为淋巴类肿瘤、恶性肿瘤纵隔淋巴结转移和纵隔囊肿等;后纵隔则以神经源性肿瘤较为多见。

胸腺位于前纵隔,在胸骨的后方。小儿胸腺在SE序列的T_1WI上呈均匀低信号,以后随年龄增长腺体逐渐由脂肪组织替代,其信号强度升高,与脂肪相似。胸腺的质子密度低于脂肪,MRI仍可清晰显示其结构。胸腺组织T_2像呈高信号,T_1像信号强度介于脂肪和淋巴结之间。

MRI的软组织对比分辨力高,T_1WI能清楚显示胸壁的各种组织结构,包括脊柱、胸骨、肋骨、肌肉、筋膜、皮下脂肪和皮肤等。

二、胸部常规扫描技术

(一)线圈及体位

线圈:体部相控阵表面线圈,后纵隔、脊柱旁病变可采用脊柱相控阵线圈。

体位:患者仰卧位,手臂放于两旁,训练患者有规律的呼吸并放置呼吸传感器在下胸部或上腹部。在给患者摆放表面线圈和扫描定位时,使纵向定位线穿过线圈和受检者的正中矢状面;水平定位线穿过线圈的十字中点。表面线圈上缘与喉结平齐。

采集中心对准胸骨中点。

(二)扫描方位

横轴位及冠状位、矢状位,必要时加扫其他斜面的图像。

1. 横轴位(T_2WI、T_1WI、GRE屏气序列)　采用三平面定位,在冠状位及矢状位均垂直于其长轴,相位编码方向为前后。在扫描范围外的头侧和足侧均施加空间预饱和带。

2. 斜冠状位(T_2WI、T_1WI)　采用三平面定位,正中矢状位上,使扫描线与气管长轴平行。相位编码方向为左右。

3. 矢状位(T_1WI)　横轴位、冠状位及矢状位三个方向做定位像,相位编码方向为前后向。

（三）常用成像序列及参数

见表 3-8-12。

表 3-8-12　胸部常规扫描参数（1.5T）

序列	方位	TE/ms	层厚/mm	层间距/mm	矩阵	NEX	ETL	FOV/cm
FSE T_2WI	轴位	85	6～8	1.0～2.0	320×256	2	10	36
SE T_1WI	轴位	25	6～8	1.0～2.0	256×192	2		36
FSE T_2WI	冠状位	85	4～5	0.5～1.0	256×192	2～4	10	40
SE T_1WI	矢状位	25	4～5	1.0	256×256	2		32

三维容积内插快速 GRE 序列（VIBE 序列，FAME、LAVA 序列及 THRIVE 序列）采集速度比二维扰相位 GRE 序列更快，扫描层面更薄，具有高空间分辨力，有利于小病灶的显示。

HASTE 序列（半傅里叶变换的单次激发超快速自旋回波序列）扫描速度快，对受检者的体位运动和呼吸、心跳运动不敏感。该序列通常用于肺水肿、肺出血和肺炎的检查。

三、胸部常见病变的特殊检查要求

1. 肺部占位性病变 CT 检查比 MR 更具优越性。较短 TE 的 T_1WI 序列在肺组织的显示上有一定优势。弥散加权序列在鉴别肺部占位和阻塞性肺不张方面具有一定价值。

2. 纵隔病变的影像学检查手段目前认为 MR 及 CT 各有优越性。纵隔病变的磁共振检查施加心电门控（或周围门控）再加呼吸的控制，能很好地显示纵隔病变。纵隔病变的定性依赖于定位提供诊断信息。

3. 与气管平行的斜冠状位相，能清楚显示气管分叉、隆突区病变。FSE T_2WI 加脂肪抑制技术，显示胸壁病变更佳。

4. 胸部病变往往多发，横轴位扫描要包括整个胸部，以免漏掉病变。如果病变较小，可加做薄层扫描。

5. T_1WI 呈高信号的病变要在同样情况下加做 T_1WI 加脂肪抑制技术。T_2WI 常规要加脂肪抑制技术。

6. 由于胸部的呼吸运动伪影干扰，使用呼吸门控时，还要取得患者的配合，嘱患者做平静有规律的呼吸尤为重要。

7. 胸内甲状腺肿为由颈部连至前纵隔的病变，矢状位图像有利于显示其与颈部甲状腺相连。

第十三节　心脏、大血管磁共振成像技术

心脏 MR 检查项目包括心脏形态结构、心脏功能、心肌灌注、心肌活性（延迟增强）、血流分析等。

一、心脏 MR 正常解剖

心脏主要解剖结构为心肌、心内膜、心房、心室、瓣膜及心包。胸主动脉包括升主动脉、

主动脉弓及降主动脉。在主动脉弓上分出三支分别为右头臂干、左颈总及左锁骨下动脉。

二、心脏及大血管常规扫描技术

（一）线圈及患者体位

线圈：心脏相控阵表面线圈或体部相控阵表面线圈。

体位：患者仰卧位，放置呼吸门控带或压力感受器在下胸部或腹部呼吸动度最大的位置。安装心电门控，检查其处于工作状态，也可使用周围（指脉）门控。使人体正中矢状面与床面长轴中线一致。采集中心对准第六胸椎水平，使心脏放于主磁体中心。

（二）扫描方位

通常以人体长轴为中心的扫描平面（轴、矢、冠）不能完全展示心房、心室的截面。以二尖瓣中点到左室心尖的连线作为心脏的轴线，以此轴线为中心，平行或垂直此轴线进行扫描，可以完整地展示心房、心室。

1. 横轴位　垂直于体轴的横轴位是心脏的基本轴位。横轴位在冠状位上定位，定位范围上至主动脉弓，下至心尖部。

2. 平行于室间隔的心脏长轴位（两腔心位）　在横轴位层面上选择有左、右心室的平面定两腔心位。定位线经过二尖瓣中点及左室心尖（图3-8-21A）。

3. 垂直于室间隔的心脏长轴位（四腔心位）　在平行于室间隔的心脏长轴位（两腔心）图像上，定位线经过左室心尖至二尖瓣中点（图3-8-21B），可获得垂直于室间隔的心脏长轴位（四腔心位），层厚8mm，层间距0。

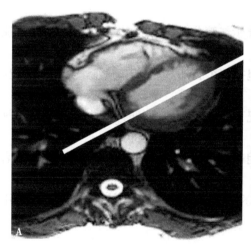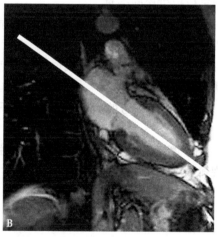

图3-8-21　两腔心（A）及四腔心（B）定位方法

4. 心脏短轴位　在四腔心图上，定位线垂直于室间隔方向，在两腔心上，定位线垂直于二尖瓣中点和心尖连线，可获得心脏短轴位图像（图3-8-22A），范围从房室瓣至心尖。

5. 主动脉弓位　取横轴位做定位像，选斜矢状扫描方位，使定位线通过升主动脉和降主动脉（图3-8-22B）。然后设定层厚、层间距及扫描层数。此方位用于显示主动脉弓，升、降主动脉。

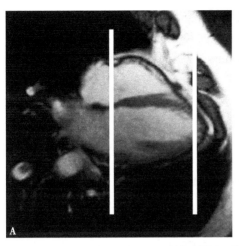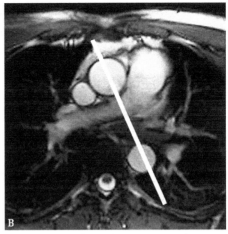

图 3-8-22 心脏短轴位(A)及主动脉弓位(B)定位方法

(三)脉冲序列及成像参数

1. 黑血序列 SE、TSE、HASTE 双反转 TSE、三反转 TSE 序列成像显 true FISP 示心腔内及心肌的细微结构。HASTE 序列一次屏气短时间内多层成像。三反转 TSE 序列是在双反转 TSE 的基础上加上一个 STIR 序列。

2. 亮血序列 GRE 序列如可一次屏气短时间内多层成像,显示心脏结构(表 3-8-13)。

表 3-8-13 心脏及胸主动脉常规扫描参数(1.5T)

序列	方位	TR/ms	TE/ms	层厚 /mm	层间距 /mm	FA/°	层数 / 层	FOV/cm²
SE	轴位	500	15	8	2		16	36×28
GRE	长轴位	3.6	1.6	5	0	45	3	36×28
GRE	短轴位	3.6	1.6	8～10	0	45	8	36×28
FAST GRE	主动脉弓		1.9	8	2	30	6～8	36×36

三、心脏功能成像

(一)线圈及患者体位

同本节"心脏及大血管常规扫描技术"。

(二)成像方位

通常采用短轴位进行心功能评估。在两腔心位及四腔心位上,范围从基底部到心尖。加扫长轴位(二、三、四腔心位)。

(三)脉冲序列及成像参数

功能成像(电影成像)采用亮血技术,配合回顾性心电门控(或脉搏门控)采集。采用节段性 K 空间填充。基础序列为梯度回波,包括真实稳态自由进动和毁损梯度回波。真实稳态自由进动利用心肌和血池形成稳态后,心肌和血池 T_2/T_1 比值不同形成的血池高信号,心肌低信号进行成像;毁损梯度回波利用其流入增强效应。功能成像主要用于心脏收缩、舒张功能,运动功能及容积评估。

扫描层厚 6～8mm,间距 2～4mm 或 0。扫描视野根据受检者的体型,一般为 300～

400mm。范围从基底部即二尖瓣口至心尖包全左右室。如需进行心房功能评估，层厚采用 5～6mm，等层厚等间距成像。功能成像采用节段性 K 空间填充时，需根据受检者的心率调整 K 空间的节段数，要求时间分辨力不大于 45ms。呼吸的控制包括屏气和自由呼吸。

四、心肌灌注（静息灌注）成像

（一）线圈及患者体位
同本节"心脏及大血管常规扫描技术"。

（二）成像方位
灌注成像一般扫描短轴位 3～4 层，即基底、心尖及左室中间。部分机器可以同时灌注短轴和长轴，一般长轴一层，短轴三层。

（三）脉冲序列及参数
灌注成像的磁化准备梯度回波 T_1WI 序列，采用毁损梯度回波（或平衡式稳态自由进动，用或不用平面回波技术），更短的 TR、TE，层面选择或非选择 90°饱和恢复脉冲。一般在两个 RR 间期完成 4～6 个层面采集，图像畸变和伪影较少，通过并行采集技术提高时间和空间分辨力。

心肌灌注中造影剂给药方式十分重要，建议一般按 0.1mmol/kg 给药，在 5～8s 内注射完毕，然后以 15～20ml 生理盐水冲洗，以保证在单次循环内完成造影剂注射。灌注成像层厚 8～10mm，扫描视野根据受检者的体型，一般为 300～400mm。

五、心肌延迟强化成像

（一）线圈及患者体位
同本节"心脏及大血管常规扫描技术"。

（二）成像方位
采用短轴位进行延迟成像，在两腔心位及四腔心位上，范围从基底部到心尖。加扫长轴位（二、三、四腔心位）。

（三）脉冲序列及参数
延迟强化基础序列包括毁损梯度回波和真实稳态自由进动序列，K 空间填充方式包括节段性 K 空间填充和单次激发 K 空间填充。根据受检者的具体情况选择适当的组合。在该组合的基础上，可以采用相位敏感反转恢复，纠正反转时间误差导致的图像伪影。

扫描层厚、间距及视野等与功能成像对应，扫描层厚 6～8mm，间距 2～4mm 或 0。扫描视野根据受检者的体型，一般为 300～400mm。采用心电门控或外周门控，呼吸的控制包括屏气和自由呼吸。范围从二尖瓣口至心尖包全左右室。采用心电门控或外周门控进行前瞻性心电门控，需实时调整采集时相。呼吸的控制包括屏气和自由呼吸。

六、血流测量

（一）线圈及患者体位
同本节"心脏及大血管常规扫描技术"。

血流定量分析方位包括在兴趣血管内和穿过兴趣血管两个方位，即平行于血管长轴与垂直于血管长轴。在对瓣膜病变导致的血流异常进行分析时，首先做该瓣膜的正中矢状位和冠状位，用 PC 法在瓣膜以上及以下 5mm 处同时垂直于该瓣膜冠状位和矢状位分别画线定位扫描。

（二）脉冲序列及参数

血流速度测定采用相位对比成像技术。

常用扫描层厚 5～6mm。流速编码大小一般设定为大于兴趣区血管流速的 10% 的流速。

七、大血管成像

（一）线圈及患者体位

同本节"心脏及大血管常规扫描技术"。

（二）成像方位

常规胸部轴位、冠状位及矢状位扫描。非造影增强血管成像采用斜冠状位或斜矢状位；造影增强血管成像采用冠状位。

（三）脉冲序列及参数

血管成像可以采用非造影增强及造影增强血管成像技术。

1. 非造影增强血管成像包括亮血技术和黑血技术。亮血技术常采用真实稳态自由进动序列，对于升主动脉及其附近的大血管病变，建议加扫心电门控的电影序列。黑血技术采用快速自旋回波，使用双反转黑血技术。层厚 3～5mm。方位依据病变血管的走行决定。

2. 造影增强血管成像采用超短 TR，超短 TE（如 TR、TE 分别为 5、2ms）的三维梯度回波序列，如 3D- 超快速梯度回波序列（3D FLASH、3D FISP 等），静脉注射对比剂 Gd-DTPA 后，血液 T_1 值明显缩短，而血管周围背景组织的质子由于短 TR 而明显饱和，加上脂肪抑制技术，二者形成鲜明的对比。它克服了血液的饱和效应及相位效应引起的信号丢失，不受血流方向的影响。超短 TR 采用屏气技术，去除运动伪影，三维成像提高了空间分辨力。胸部大血管 MRA 应在常规 MRI 形态学成像的基础上施行，一般取冠状面成像。可进行多次（多期）扫描。

八、心脏、心血管特殊检查要求

1. 患者心律不齐或心率过快都会造成扫描效果差或失败，可适当控制心律后再检查。

2. 虽然使用心电门控及呼吸门控可有效控制心脏搏动及呼吸运动伪影，但采用梯度回波脉冲序列屏气扫描，可有效控制呼吸运动伪影的干扰。

3. 心脏 MRI 电影成像　是在同一层面采集一系列不同时相的心脏图像，然后以连续循环方式显示。用 GRE 序列可进行心脏"亮血"电影成像。可准确地评价心脏的收缩功能及舒张功能。

4. 心肌灌注成像　注入适量对比剂，反复快速扫描多层心脏平面，观察对比剂首次通过心脏时在心肌内的分布，间接分析心肌的血液灌注情况。

5. 由于 MR 设备的发展，梯度场的提高，心脏冠状动脉扫描用 MIP 重建，能较清楚地显示左右冠状动脉。

6. 马方综合征扫描时主要看升主动脉。

第十四节　乳腺磁共振成像技术

一、乳腺 MR 正常解剖

临床常用的乳腺影像学检查方法有钼靶 X 射线摄影、超声、CT、MR 等。钼靶摄影至今已发展成熟，是迄今仍被公认的乳腺影像学检查的首选方法。乳腺超声检查能鉴别囊性和实性病变，但难于鉴别直径小于 0.5cm 的肿块。乳腺 MR 检查的优势是组织分辨力高，3D成像，图像可从多层面、多角度、多参数获得，故对显示病灶的大小、形态、数目和位置优于其他影像技术，乳腺弥散加权成像、波谱成像及动态增强扫描对于乳腺良、恶性病变的鉴别诊断具有较大的价值。

乳腺主要由腺体组织、乳腺导管、脂肪组织、结缔组织以及血管淋巴网构成。由腺体和导管构成的复合结构的 T_1WI 上信号明显低于脂肪组织，但略高于肌肉组织。乳房内血管 T_2WI 常表现为线性高信号，互相连接组合成网。乳腺导管汇集于乳头。

二、乳腺常规扫描技术

（一）线圈及患者体位

线圈：乳腺专用表面线圈。

体位：患者俯卧于乳腺线圈上，使双侧乳房悬于线圈凹槽内，使乳腺处于自然下垂状态，头、下颌部放于双臂交叉处。让患者适当调整到最舒适的姿势。采集中心对准线圈中心（双乳头连线）。

（二）扫描方位

扫一侧乳腺多用矢状位，双侧乳腺检查多用冠状位和横轴位。一般乳腺病变检查做平扫加动态增强扫描。

1. 横轴位（T_2WI 加脂肪抑制、3D SPGR、DWI）　采用三平面定位，在冠状位上，定位线包括双侧乳腺及两侧胸壁。横轴位相位编码方向为左右（图 3-8-23），以防心脏搏动伪影对图像的影响。

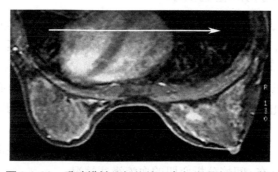

图 3-8-23　乳腺横轴位相位编码方向为左右向（白箭）

2. 矢状位（T_2WI 加脂肪抑制、3D SPGR）　采用三平面定位。冠状位及横轴位上，定位线平行于乳腺正中矢状面，相位编码方向为上下（图 3-8-24）。

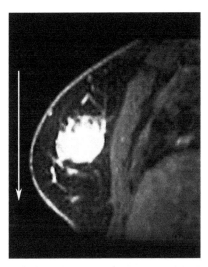

图 3-8-24　乳腺矢状位 T_1 增强图像，相位编码方向上下向

3. 冠状位（3D SPGR）　采用三平面定位。以横轴位乳头层面做定位像，定位线包括整个乳腺及侧胸壁。相位编码方向为上下（图 3-8-25），增强扫描不受心脏搏动的影响。

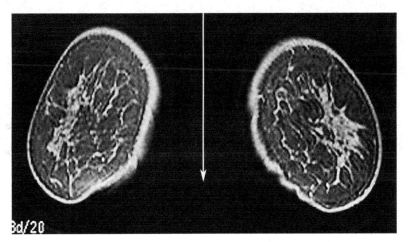

图 3-8-25　乳腺冠状位相位编码方向为上下向（白箭）

（三）常用成像序列及参数

见表 3-8-14。

表 3-8-14　乳腺平扫及动态增强扫描参数（1.5T）

序列	方位	TR/ms	TE/ms	NEX	层厚 /mm	层间距 /mm	矩阵	FA/°
T_2WI	轴位	3 500	90	2	4	1	320×256	
3D SPGR	轴位	4.8	2.3	1	4	0	256×128	20
3D SPGR	冠状位	4.8	2.3	1	3.6	0	384×256	15
T_2WI	矢状位	3 500	90	2	4	1	320×224	

三、乳腺扫描的特殊检查要求

1. 乳腺平扫可仅做横轴位和冠状位 T_2WI，不使用呼吸门控。平扫横轴位 T_1 可用动态增强的平扫来重建。

2. 乳腺内富含脂肪，平扫及增强扫描一定要加脂肪抑制技术。

3. 乳腺病变定性诊断主要依赖于动态增强扫描。

乳腺动态增强扫描：常使用 3D 模式，如果不具备 3D 序列也可用 2D。先做增强前平扫，然后注射对比剂延迟 18s 开始做动脉期扫描，乳腺动态增强序列要求有高时间分辨力和高空间分辨力。乳腺恶性肿瘤的达峰时间一般在 3min 前，动态增强整个时间 - 信号强度曲线完整形态需要 7min 左右。扫描后做时间 - 信号强度曲线后处理。

时间 - 信号强度曲线：反映强化前后信号强度的变化，分三型。Ⅰ型为增长型，表示信号强度迅速上升达到峰值后便呈平缓上升状态，多为良性病灶表现（图 3-8-26A）；Ⅱ型为平台型，强化初期迅速上升，在强化中后期呈平台状，为可疑病灶（图 3-8-26B）；Ⅲ型下降型，信号强度在中后期呈下降趋势，多为恶性病灶（图 3-8-26C）。

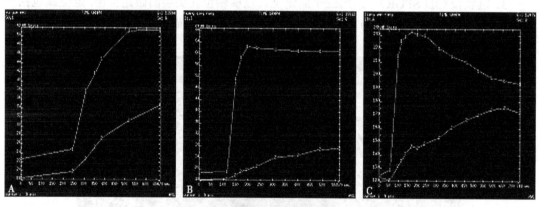

图 3-8-26　乳腺时间 - 信号强度曲线
A. 增长型；B. 平台型；C. 下降型。

4. DWI 序列为乳腺疾病的诊断及鉴别诊断提供了一定参考，恶性病变在 DWI 表现为明显高信号，恶性肿瘤的 ADC 值明显小于良性病变和正常组织。这与恶性肿瘤细胞密度高水分子活动受限明显有关。

5. 乳腺病变扫描结果分析指标　病灶的形态、边缘是否光整、有无毛刺及分叶、DWI 信号、ADC 值及动态增强时间 - 信号强度曲线的类型等。

第十五节　肝、胆、脾磁共振成像技术

一、肝、胆、脾 MR 正常解剖

肝脏是人体内最大的内脏器官，位于右上腹部。传统上将其分为 4 个叶：以镰状韧带为界分为左叶、右叶、方叶（肝门的前方）、尾叶（肝门的后方）。Couinaud 和 Bismuth 根据肝

内血管特点将肝脏分为 8 段,有助于非出血性肝段切除技术的应用。Ⅰ段:尾叶,Ⅱ段:左叶外上段,Ⅲ段:左叶外下段,Ⅳ段:左叶内侧段(方叶),Ⅴ段:右叶前下段,Ⅵ段:右叶后下段,Ⅶ段:右叶后上段,Ⅷ段:右叶前上段。

肝血管和胆管:肝内有 4 套管道系统,即门静脉、肝静脉、肝动脉和肝内胆管。右、中、左 3 支肝静脉主干在肝的圆顶部引流注入下腔静脉(此处又称第二肝门)。在肝门部,门静脉与相应的肝动脉和胆管出或入肝。门静脉入肝后分为左右两个主干,左右肝动脉与相应的门静脉伴行。肝脏是接受门静脉和肝动脉双重血供的器官。与相应肝动脉密切相伴的左右肝管合并形成肝总管。

正常肝实质信号均匀,脾的 T_1、T_2 比肝脏长,肝脏 T_1WI 比脾脏信号高,T_2WI 明显比脾脏信号低。纵横裂中因脂肪较多,T_1WI 和质子密度加权像呈高信号。在横轴位、矢状位、冠状位上门静脉主干由于流空效应 SE 序列表现为低信号与肝实质形成明显对比。门静脉及肝静脉主干由于管径粗,从它们的位置和走向上的不同,MRI 易于区分。肝动脉及正常肝内胆管因管径细多不能显示。SE 序列偶回波可使肝静脉和门静脉呈高信号,梯度回波快速成像肝静脉、门静脉、下腔静脉和腹主动脉均表现为相当高的信号。

胆囊随胆汁浓缩程度不同,T_1WI 呈低信号或高信号,T_2WI 为高信号。

二、肝、胆、脾常规扫描技术

(一)线圈及患者体位

线圈:腹部相控阵表面线圈。

体位:患者仰卧位,线圈放于采集中心,正中矢状面对准线圈竖中心,在肋缘下方安放呼吸门控。嘱患者平静有规律地呼吸。

采集中心对准剑突。

(二)扫描方位

常规扫横轴位 T_2WI、T_1WI,冠状位 T_2WI。

1. 横轴位 FSE T_2WI 加脂肪抑制 采用三平面定位。如果患者呼吸均匀首选呼吸触发 FSE T_2WI 加脂肪抑制序列,如不能很好地有规律地呼吸可以很好屏气,则选择长 ETL FSE 屏气 T_2WI 序列。相位编码方向为前后向。

2. 横轴位 2D 扰相位 GRE T_1WI 序列 采用三平面定位。患者屏气好首选 2D 扰相位 GRE T_1WI 序列(或同反相位梯度回波序列),如不能很好屏气但能均匀呼吸则采用 SE 序列配以呼吸补偿技术。克服呼吸运动伪影的最好方法是梯度回波屏气扫描代替 SE 序列 T_1WI。

3. 冠状位 FSE T_2WI 采用三平面定位。呼吸均匀时扫 T_2WI 呼吸触发序列,如不能很好地有规律地呼吸可以很好屏气,则采用 2D 扰相位 GRE T_1WI 序列屏气扫描。相位编码方向为左右,并注意相位卷褶伪影的处理。

4. 肝脏动态增强扫描 首选三维容积内插快速扰相 GRE T_1WI 序列,其次是 2D 扰相位 GRE T_1WI 序列,并选用脂肪抑制技术。对比剂 0.1mmol/kg(即 0.2ml),成人一般为 15ml 左右,流速 2~3ml/s,高压注射器推注,同样速度加推 20ml 生理盐水。如无高压注射器可用手推,同样能达到团注效果。

注射对比剂后扫描延迟时间:在正常循环状态下,肝动脉期的时间为 23~25s,扫描时应把 K 空间的中心数据采集时间置于开始注射对比剂后 23~25s。对于 2D 扰相位梯度回

波 T_1WI 序列或没采用 K 空间中心优先采集的 3D 扰相位梯度回波 T_1WI 序列来说，如果整个序列的采集时间为 20s 左右，则动脉期 15～18s；门脉期 50～60s；平衡期 3～4min。有些新型的高场 MR 机 3D 容积内插快速扰相位 GRE 序列采集整个肝脏的时间只需要 3～12s，可进行多动脉期扫描得到动脉早、中、晚期的图像，对于时相掌握的要求就可以有所降低。

扫描时相的判断标准：①动脉期，动脉的信号强度达到最高，门静脉主干可有轻微显影，脾脏花斑样强化，肾皮质增强，正常肝实质内可有轻度强化。②门脉期：肝实质信号达到峰值，肝静脉和门静脉信号均显示良好，正常脾脏均匀强化，正常肾皮质、髓质分界仍较清楚。③平衡期，动、静脉血的信号接近，肝实质均匀强化但信号强度较门脉有所降低，正常肾脏皮髓质分界不清，肾盂、肾盏内可有对比剂排泄。

（三）常用成像序列及参数

见表 3-8-15。

表 3-8-15　肝脏平扫及动态增强扫描参数（1.5T）

序列	方位	TR/ ms	TE/ ms	层厚/ mm	层间距/ mm	FOV/ cm²	矩阵	FA/°	脂肪 抑制	NEX
FSE T_2WI	轴位	3 000	85	8	2	38×28	320×224		是	2
扰相 GRE T_1WI	轴位	175	4.2	8	2	38×28	256×128	90	否	1
扰相 GRE T_1WI	轴位	150	1.3	8	2	38×28	256×160	90	是	1
扰相 GRE T_1WI	冠状位	150	1.3	6～8	2	46×35	256×160	90	是	1
FSE T_2WI	冠状位	3 000	85	6～8	2	40×40	320×192		否	2
3D LAVA	轴位	4.9	1.9	5	0	40×40	320×192	12	是	0.7

三、肝、胆、脾特殊检查要求

1. 为了减少呼吸运动伪影，必须使用呼吸门控。同时嘱患者做平静有规律的呼吸，以保证图像质量。如果患者呼吸配合不理想时 T_1WI 采用梯度回波脉冲序列屏气扫描代替 SE T_1WI 序列也是克服呼吸运动伪影的有效方法，同时节省扫描时间。

2. 肝脏常规横轴位 T_2WI 应加脂肪抑制技术。因为正常肝脏含有脂质及慢性肝病的脂肪变性增加了 T_2WI 上肝实质的信号，加脂肪抑制技术可以增加病灶与肝实质的对比，同时减少运动伪影的影响。

3. 肝脏病变疑含有脂肪成分时（脂肪肝、肝细胞腺瘤、血管平滑肌脂肪瘤等），应利用 2D 扰相位 GRE T_1WI 序列，一次扫描可同时获得同相位及反相位图像，且不增加成像时间。

同相位及反相位原理：在 1.5T 磁场中，水质子比脂肪质子频率快 1 周时所用的时间大约为 4.5ms。激发停止后，水质子的横向磁化矢量与脂肪质子的横向磁化矢量每隔 4.5ms 出现相位相同状态。每次同相位后，经过 2.2ms，其横向磁化的相位呈相反状态，同相位时脂肪和水的信号相加，反相位时水和脂肪的信号相减。

4. 有些疾病如巴德-基亚里综合征（布-加综合征），需做冠状位扫描，包括下腔静脉、门静脉及肝静脉。动态增强扫描也十分重要。

5. 肝、脾脏肿瘤或肿瘤样占位性病变常规行动态增强扫描，可增加病变的检出率，且对于病变的定性诊断也有帮助。必要时动态增强扫描可选用 3D 模式，更有利于肝脏小病灶诊断。

6. 弥散加权成像（DWI）为肝脏疾病的诊断与鉴别诊断提供了有价值的信息（如肝脓肿DWI 为高信号）。1.5T 机器 b 值常用 $600s/mm^2$。

7. 肝、脾脏检查前患者应空腹，禁食、水 6h 以上。

第十六节　胰腺磁共振成像技术

一、胰腺 MR 正常解剖

胰腺位于中腹部，是人体最大的腺体，横跨第一、二腰椎间，为腹膜间位器官。从脾门起始斜穿腹部到十二指肠降段的内侧。胰腺分头、颈、体、尾四部分。胰尾指向脾门，位于腹腔内，比胰头高 $1\sim2cm$。胰体、颈和头部呈弓形向前，位于腹膜后。钩突是胰头向下的延伸，呈三角形或楔形。

胰腺 T_1WI 信号强度与肝脏相似，表现为中等信号，T_2WI 与肝脏相似或略高。T_1WI 显示胰腺形状、轮廓及胰腺周围的解剖比 T_2WI 清晰，而梯度回波屏气扫描加脂肪抑制能更加清楚地显示胰腺。

胰管内胰液的 MR 信号接近于纯水。与肝脏一样胰腺 MRI 检查易受呼吸及心脏大血管搏动的影响。

二、胰腺常规扫描技术

（一）线圈及患者体位

线圈：腹部相控阵表面线圈。

体位：患者仰卧位，线圈放于采集中心，正中矢状面对准线圈竖中心，在肋缘下方安放呼吸门控。嘱患者平静有规律地呼吸。

采集中心对准剑突下 3cm。

（二）扫描方位

1. 横轴位（T_2WI、T_1WI）　采用三平面定位。FSE T_2WI 加脂肪抑制、扰相位 GRE T_1WI 序列屏气扫描。扫描范围从肝门至肾门。相位编码方向为前后向。

2. 冠状位（T_2WI）　采用三平面定位。在横轴位图像上，选择有胰腺的层面，扫描范围包括整个胰腺。相位编码方向为左右，并注意相位卷褶伪影的处理。

（三）常用成像序列及参数

见表 3-8-16。

表 3-8-16　胰腺常规扫描参数（1.5T）

序列	方位	TR/ms	TE/ms	层厚/mm	层间距/mm	矩阵	FOV/cm²	脂肪抑制	FA/°	NEX
FSE T_2WI	轴位	3 000	85	5~6	1	320×256	36×27	是		2
2D SPGR T_1WI	轴位	175	4.2	5~6	1	256×128	36×27	否	90	1
FSE T_2WI	冠状位	3 000	90	5~6	1	320×192	38×38	否		2
2D SPGR T_1WI	轴位	150	1.5	5~6	1	256×160	36×27	是	90	1
3D LAVA	轴位	4.9	1.9	5	0	320×192	40×40	是	12	0.7

三、胰腺扫描特殊检查要求

1. 胰腺检查前患者应空腹,禁食、水 4h 以上。

2. 胰腺上下径、左右径都较小,因此应进行薄层扫描,钩突要包括在扫描范围内,对于胰腺恶性肿瘤的患者应扩大扫描范围,并嘱患者配合好呼吸。对胰腺的定位以胰腺走行为依据行斜横轴位、冠状位等方位。小视野、高清弥散对胰腺疾病诊断具有较高的价值。

3. 胰腺在 2D SPGR T_1WI 脂肪抑制序列上呈现较高信号,一般略高于肝实质,而绝大多数病变在高信号的胰腺背景下呈现较低信号,因此 T_1WI 序列是发现胰腺病变最重要的序列。

4. T_1WI 序列多用 GRE 序列屏气扫描代替 SE 序列。

5. 胰腺占位性病变必须做动态增强扫描,动态增强扫描要做横轴位加脂肪抑制技术,可用 2D SPGR T_1WI 脂肪抑制序列,最好采用三维容积内插扰相 GRE T_1WI 序列如 LAVA、FAME、VIBE、THRIVE 等进行,并加做冠状位屏气扫描。

6. 胰腺病变(如慢性胰腺炎、胰腺癌等)造成胰管扩张时,应做 MRCP,为动态增强扫描定位提供帮助。

7. 胰腺扫描 T_2WI 需加脂肪抑制技术,T_1WI 上有高信号病变时应扫 T_1WI 加脂肪抑制技术。

8. 近年来,DWI 在胰腺疾病的诊断与鉴别诊断中有一定的参考作用。

第十七节　肾脏磁共振成像技术

一、肾脏 MR 正常解剖

肾脏位于腹膜后间隙内,脊柱两侧,形如蚕豆,左右各一,为脂肪组织包围和衬托。肾实质分为皮质和髓质两部分,肾皮质位于浅层,占 1/3,富含血管,肾髓质位于深层,占 2/3,主要由肾小管组成。肾皮质包绕肾髓质,并深入肾锥体之间,称为肾柱。

肾皮质 SE T_1WI 表现为中等信号强度,比肌肉信号高,比脂肪信号低。因肾皮质含水量(自由水)比髓质少,所以 T_2WI 上肾髓质信号强度高于肾皮质,由于肾皮质和髓质的信号强度的差异而分界清晰。整个肾实质比肝实质信号强度高。

由于肾窦内脂肪信号的衬托,肾盂、肾盏结构显示清晰。肾盂内尿液亦呈长 T_1 长 T_2 表现。

正常人肾包膜不易显示。肾周脂肪呈短 T_1 高信号,和肾皮质之间常可见化学位移伪影(勾边伪影)。化学位移伪影是在沿含水组织和脂肪组织界面处,表现为无信号的黑色和高信号的白色条状影。化学位移伪影发生于频率编码方向,而呼吸及运动等伪影则发生于相位编码方向(图 3-8-27)。

肾脏的影像学检查方法很多,包括超声、核医学、CT、MRI 等,MRI 的空间分辨

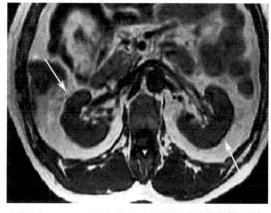

图 3-8-27　化学位移伪影(白箭),发生在频率编码方向上

力和组织分辨力均较高,可以进行多平面、多参数成像,对肾实质及血管病变的显示优势明显。

二、肾脏常规扫描技术

(一)线圈及患者体位

线圈:腹部相控阵线圈。

体位:患者仰卧位,线圈放于采集中心,正中矢状面对准线圈长轴中心,剑突与肚脐连线中点对准表面线圈中心。在肋缘下方安放呼吸门控。嘱患者平静有规律地呼吸。

采集中心对准剑突与肚脐连线中点。

(二)扫描方位

1. 横轴位(T_2WI、T_1WI)　采用三平面定位。FSE T_2WI加脂肪抑制、SE T_1WI序列或屏气2D FSPGR序列,相位编码方向为前后。

2. 冠状位(T_2WI)　采用三平面定位。FSE T_2WI序列,相位编码方向为左右,并注意相位卷褶伪影的处理。

3. 肾脏动态增强扫描　同肝脏动态增强扫描。

(三)常用成像序列及参数

见表3-8-17。

表3-8-17　肾脏常规扫描参数(1.5T)

序列	方位	TR/ms	TE/ms	层厚/mm	层间距/mm	矩阵	NEX	FOV/cm²	脂肪抑制
FSE T_2WI	轴位	3 000	85	6	2	320×224	2	36×28	是
SE T_1WI	轴位	350	14	6	2	256×192	2	36×28	否
FSE T_2WI	冠状位	3 000	90	5	1	320×224	2	40×40	否
FSPGR T_1WI	轴位	175	2.2/4.4	6	2	256×128	1	36×28	否

三、肾脏扫描注意事项

1. 肾脏平扫必须做冠状位FSE T_2WI。

2. 肾脏占位性病变疑脂肪成分时(如血管平滑肌脂肪瘤),还要做T_1WI加脂肪抑制技术,或做同相/反相FSPGR T_1WI序列以帮助诊断。

3. 肾脏占位性病变必须做动态增强扫描,动态增强扫描要加脂肪抑制技术,并要做冠状位扫描。

4. 当怀疑有肾癌时检查范围应大些,除显示肾脏病变外,还应注意对腹膜后淋巴结及肾静脉、下腔静脉瘤栓的显示。

第十八节　肾上腺磁共振成像技术

一、肾上腺MR正常解剖

肾上腺是人体重要的内分泌器官,位于腹膜后肾旁间隙肾筋膜内,其位置深、体积小、形态多样,周围有肾周脂肪包绕。右肾上腺多位于右肾上极的上方,左肾上腺的形状一般呈倒"Y"字形或三角形,位于左肾的前上方,胰尾的后上方。左侧较右侧略大。正常肾上腺左右两支,其粗细不应超过同侧的膈脚的最厚部分。

肾上腺 SE 序列 T_1WI 呈中等信号强度。正常肾上腺的信号强度大约与肝实质相仿,其皮质、髓质在 MRI 上不易分辨。

肾上腺的影像学检查方法有超声、CT、MR 及核医学等。超声可作为肾上腺肿瘤的常规检查手段;核素检查用于显示肾上腺病变的功能;CT 对于肾上腺肿瘤的定位诊断已得到肯定,但对肾上腺肿瘤的良恶性鉴别诊断 MRI 增强扫描优于 CT。

二、肾上腺常规扫描技术

(一)线圈及患者体位

线圈:腹部相控阵表面线圈。

体位:患者仰卧位,线圈放于采集中心,正中矢状面对准线圈竖中心,剑突与肚脐连线中点对准表面线圈中心。在肋缘下方安放呼吸门控,嘱患者平静有规律地呼吸。

采集中心对准剑突与肚脐连线中点。

(二)扫描方位

1. 横轴位(T_2WI、T_1WI) 用冠状位图像定位,常规扫描 FSE T_2WI、SE T_1WI 或同相 / 反相 FSPGR 序列。相位编码方向为前后向。

2. 冠状位(T_2WI) 用横轴位图像定位,扫 FSE T_2WI 序列。相位编码方向为左右向,并加无相位卷褶技术。

(三)常用成像序列及参数

见表 3-8-18。

表 3-8-18 肾上腺常规扫描参数(1.5T)

序列	方位	TR/ms	TE/ms	层厚 /mm	层间距 /mm	矩阵	FOV/cm²	脂肪抑制
FSE T_2WI	轴位	3 000	85	4	1	320×224	36×28	否
SE T_1WI	轴位	350	14	4	1	256×192	36×28	否
FSE T_2WI	冠状位	3 000	90	5	1	320×224	40×40	否
FSPGR T_1WI	轴位	175	2.2/4.4	4	1	256×128	36×28	否

三、肾上腺扫描注意事项

1. 肾上腺体积小,有周围脂肪信号的衬托,肾上腺轮廓显示更优,因此,建议常规序列不使用脂肪抑制技术。但有肾上腺占位性病变时要结合脂肪抑制技术。

2. 须进行薄层扫描(建议≤3mm)来显示肾上腺的解剖。肾上腺占位性病变的扫描层厚可根据病灶大小做调整,且 T_2WI 要应用脂肪抑制技术;同时扫描方位除了常规的轴位,冠状位和矢状位扫描也是必要的。

3. 肾上腺腺瘤含有一定量的脂肪成分,而肾上腺恶性肿瘤脂肪含量极少;T_1WI 时采集同相 / 反相图像有助于明确病灶的脂肪含量,所以建议常规扫描中的 T_1WI 采用水脂分离技术。

4. 肾上腺占位性病变,需要做动态增强扫描。

第十九节　磁共振胰胆管成像技术

一、胆道系统的 MR 正常解剖

胆道系统主要包括胆囊、肝总管和胆总管。胆囊位于肝下面右侧纵沟的前部,通过胆囊管连接于胆总管。肝脏左右叶的左右肝管出肝门后汇合成肝总管,肝总管与胆囊管汇合成胆总管。胆总管长 6~8cm,末端在十二指肠降部内侧壁内与胰管汇合形成壶腹。正常肝内胆管细、斜行,且与门静脉伴行,平扫一般不能显示。

二、磁共振胰胆管成像原理

磁共振胰胆管成像(MRCP)是利用重 T_2 加权脉冲序列(即长 TR、长 TE)来显示具有长 T_2 弛豫时间组织结构的技术。实质性器官如肝脏、脾脏、胰腺的 T_2 弛豫时间短,在重 T_2WI 序列上表现为低信号,快速流动的血液(如门静脉、肝静脉中的血液)在 FSE 序列表现为流空的低信号,通过运用脂肪抑制技术抑制脂肪信号,只有静止或相对静止的液体表现为高信号。胆管系统内的胆汁属于静止的液体,表现为高信号,扩张的胆道系统与周围组织形成强对比。因此 MRCP 可清楚显示胆管系统的形态结构,并准确地显示梗阻部位、长度、范围及可能导致的原因。

三、磁共振胰胆管成像与内镜逆行胰胆管造影比较

1. MRCP 为无创检查,而 ERCP 为有创检查。

2. MRCP 不需要注射对比剂就可以显示胆道系统,而 ERCP 需注射对比剂才能显示胆道系统。

3. 因碘过敏不能做 ERCP 检查或行 ERCP 检查失败者,均可选择 MRCP 检查。

4. 胆道感染者,优先选择 MRCP 检查,以防止 ERCP 插管逆行感染的可能。

5. MRCP 不能达到治疗目的,而 ERCP 可达到治疗目的。

四、磁共振胰胆管成像技术

(一)线圈及患者体位

线圈:腹部相控阵表面线圈。

体位:患者仰卧位,线圈放于采集中心,正中矢状面对准线圈竖中心,在肋缘下安放呼吸门控。嘱患者平静有规律地呼吸。

采集中心对准剑突。

(二)扫描方法

1. 横轴位 FSE T_2WI 脂肪抑制覆盖肝、胆、胰、脾的大范围扫描。

2. 冠状位 SSFSE(单次激发快速自旋回波)厚块一次投射法快速 MRCP,层厚 30~90mm,以确定有无梗阻及梗阻部位。定位线可任意方向多层定位,单层扫描时间 2s

（图 3-8-28A），间隔 5～6s 后再行屏气扫描，以免连续扫描出现饱和现象。

3. 在梗阻水平进行薄层横轴位加脂肪抑制扫描，使用呼吸触发技术，扫描范围包括梗阻点的上下范围。

4. 在薄层横轴位上有病变处定冠状位 T_2WI 加脂肪抑制，可更加清晰地显示梗阻部位（图 3-8-28B）。

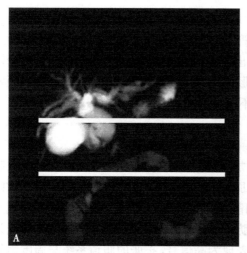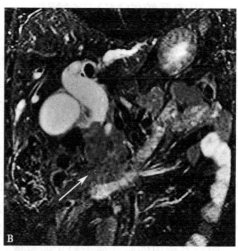

图 3-8-28　磁共振胰胆管成像（MRCP）轴位定位及冠状位薄层效果图

A. 在 SSFSE 图像上定薄层轴位 T_2WI 脂肪抑制序列；B. 在薄层轴位 T_2WI 脂肪抑制图像上定的冠状位薄层 T_2WI 脂肪抑制像能更加清晰地显示病变，白箭示病变。

5. 在横轴位图像上找到有胰腺的层面，定斜冠状位 3D MRCP 序列，定位线平行于胰管走行方向（图 3-8-29）。最后进行胰胆管重建。

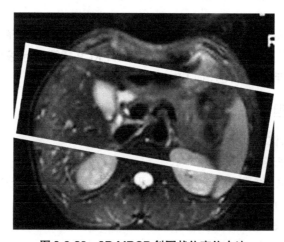

图 3-8-29　3D MRCP 斜冠状位定位方法

（三）常用成像序列及参数

见表 3-8-19。

表 3-8-19　MRCP 常规扫描参数（1.5T）

序列	加权	方位	TR/ms	TE/ms	ETL	层厚/mm	层间距/mm	脂肪抑制
FSE	T_2	轴位	3 000	70～90	8～16	≤8	2	是
SSFSE	T_2	冠状位	最大	最大		30～90		是
FSE	T_2	轴位/冠状位	3 000	70～90	8～16	4～5	1	是
2D FSE	T_2	斜冠状位	15 000 左右	200	20	3～4	0	是
3D FSE	T_2	斜冠状位	15 000 左右	>300	>32	2～3	0	是

五、磁共振胰胆管成像扫描注意事项

1. MRCP 主要有三种扫描方式，即屏气厚层 MRCP、呼吸触发 2D 无间隔 MRCP 及屏气 3D MRCP。各种扫描方法各有其优缺点，应将两种以上方法联合使用。

2. 做 MRCP 的当日早晨禁食、禁水（空腹 6h 以上），防止胃肠道内液体太多，影响对胆道的显示和观察。检查前 15min 服用胃肠道阴性对比剂，以抑制胃肠道内液体信号。

3. MRCP 扫描层面应根据横轴位上胆管走行定位，平行于左右胆管的走行。

4. 选用厚层冠状位 SSFSE，扫描时间仅 2s，屏气扫描，图像如同 ERCP，能非常清楚地显示扩张的胆道及胰管。多层厚层定位扫描每层之间应间隔 5～6s，以防饱和效应。

5. MRCP 无论选择哪种脉冲序列，都需使用脂肪抑制技术。

6. 如患者呼吸节律不理想，可用薄层 SSFSE（5mm 层厚无间距）屏气扫描代替呼吸触发 3D MRCP。

第二十节　磁共振尿路成像技术

一、泌尿系统正常解剖

肾脏位于腹后壁脊柱两侧，内侧缘中部有血管、淋巴管、神经和肾盂出入称肾门。出入肾门的结构合称肾蒂。由肾门向肾内续于肾窦。肾小盏呈漏斗状紧紧包绕着肾乳头，一个肾小盏包绕着 1～2 个肾乳头，每 2～3 个肾小盏集合成肾大盏，2～3 个肾大盏最后合并成漏斗状的肾盂，出肾门后续于输尿管。

输尿管长约 30cm，自肾盂起始后，首先沿腹后壁下行，再沿盆腔侧壁至盆底向内下斜穿膀胱壁，开口于膀胱。输尿管有三个狭窄：①在起始部（即与肾盂相接处）；②经过髂总动脉分支处；③在输尿管下端，斜穿膀胱壁处。肾结石下行时常停留在狭窄处。

膀胱是一个中空性肌囊，可分为底、体及颈三部分。

二、磁共振尿路成像原理

磁共振尿路成像（MRU）是利用磁共振水成像原理，对尿路中的尿液成分进行成像。由于某些原因引起的泌尿系统狭窄或阻塞，造成肾盏、肾盂或输尿管积水，因水具有长 T_2 弛豫时间的特点，用超重长 T_2 加权参数，即长 TR 长 TE，加上脂肪抑制技术，使背景组织信号

（短 T_2 弛豫时间）抑制。这样积水的泌尿系统呈现高信号，与周围形成强对比，得到 MRU图像。

三、磁共振尿路成像与静脉肾盂造影、逆行肾盂造影比较

1. MRU 不需要注射对比剂，即可显示积水的泌尿系统，而静脉肾盂造影、逆行肾盂造影需要注射对比剂。

2. 对碘过敏、静脉肾盂造影不成功或显示欠佳者，均可接受 MRU 检查。

3. 肾功能不全或腹部手术不能接受静脉肾盂造影者，均可接受 MRU 检查。

4. 泌尿系感染，不能接受逆行肾盂造影或逆行肾盂造影失败患者，可选择 MRU。

5. MRU 安全性高无放射线，而静脉肾盂造影、逆行肾盂造影均有放射线。

6. MRU 可三维重建在任何平面获得多层投影图像，图像清晰直观，而后两者只能看到平面图像。

7. 静脉肾盂造影可显示肾功能，而 MRU 不能显示肾功能情况。

四、磁共振尿路成像技术

（一）线圈及患者体位

线圈：腹部相控阵表面线圈。

体位：患者仰卧位，线圈放于采集中心，正中矢状面对准线圈竖中心，在肋缘下方安放呼吸门控。嘱患者平静有规律地呼吸。

采集中心对准肚脐。

（二）扫描方法

MRU 首先行冠状位定位，其次在冠状位上定矢状位图像，最后在矢状位图像上定屏气厚层 MRU 冠状位（SSFSE 序列），范围上至肾脏上极，下至膀胱底，前到膀胱前缘，后至肾脏后缘，发现梗阻部位后，在梗阻部位上下方行薄层横轴位扫描（图 3-8-30A），然后再在横轴位有病变的层面定冠状位 T_2WI 脂肪抑制像（图 3-8-30B），以确定梗阻原因。

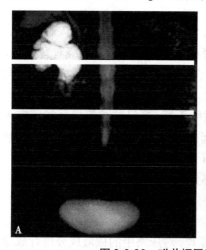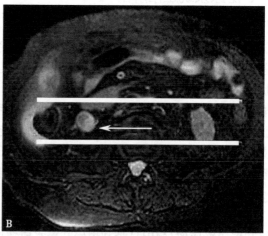

图 3-8-30　磁共振尿路轴位及冠状位薄层图像的定位像

A. 在 SSFSE 图像上定轴位薄层脂肪抑制像；B. 在轴位薄层脂肪抑制图像上病变处定冠状位薄层脂肪抑制像，白箭示梗阻部位。

（三）常用成像序列及参数

见表 3-8-20。

表 3-8-20　MRU 常规扫描参数（1.5T）

加权	序列	FOV/cm	TR/ms	TE/ms	层厚/层间距/mm	矩阵
厚层冠状 MRU	SSFSE	36～40	无穷大	>500	30～90/°	320×256
轴位 T_2WI	FSE	32～38	3 000	90	4/0.5	320×256
冠状位 T_2WI	FSE	38～40	3 000	90	4/0.5	320×256
薄层冠状位 MRU	FSE	36～40	15 000	>500	2～3/0	320×224

五、磁共振尿路成像扫描注意事项

1. MRU 主要有屏气厚层 MRU 和呼吸触发 2D 无间隔 MRU。两种扫描方法各有其优缺点，应将两种方法联合使用。

2. 做 MRU 的当日早晨禁食、禁水（6h 以上），防止胃肠道内液体太多，影响对病变的显示和观察。

3. MRU 扫描层面应平行于矢状位上输尿管走行，并包全两侧肾脏及膀胱。

4. MRU 无论选择哪个脉冲序列，都需使用脂肪抑制技术。

5. 肾盂、输尿管的病变往往与膀胱病变同时发生，必要时行横轴位膀胱扫描。

6. 如患者呼吸节律不理想，可用薄层 SSFSE（5mm 层厚）屏气扫描代替呼吸触发 3D MRU。

第二十一节　前列腺磁共振成像技术

一、男性盆腔 MR 正常解剖

盆腔是骨盆内的体腔部分，上与腹腔连续，下有由肌肉和筋膜构成的漏斗形盆壁，四面除构成骨盆的各骨（盆壁）外，还有由肌肉和筋膜组成的腔壁。在盆腔内，前面是膀胱，后面是直肠，前列腺位于膀胱下方，围绕着尿道上段。

盆壁的骨结构 SE T_1WI 序列呈较强高信号，骨髓内的脂肪 T_2WI 加脂肪抑制后，由于脂肪被抑制而呈较低信号。肌肉组织为长 T_1 短 T_2 信号。

膀胱可分为底、体及颈三部分。膀胱颈为膀胱底部下端与尿道连接处。输尿管与膀胱连接处的纵形肌纤维进入膀胱后呈扇形散开，构成膀胱三角。三角区内有 3 个开口，即 2 个输尿管开口和 1 个尿道内口。男性膀胱位于直肠、精囊和输尿管的前方，下与前列腺邻接。膀胱三角区是炎症、结核及肿瘤的好发部位。膀胱位于耻骨联合后方，与耻骨间有脂肪间隙，膀胱腔内尿液为长 T_1 长 T_2 信号强度，而膀胱壁呈长 T_1 短 T_2 弛豫时间，大约与肌肉信号类似。因此它的 T_1WI 信号比尿液高，T_2WI 明显比脂肪和尿液低而形成显著对比。膀胱壁内外侧可见化学位移伪影。

膀胱下方为前列腺，后上方为小肠。前列腺为倒锥形，底贴膀胱壁，左右对称。T_1WI

呈均匀中等信号，T_2WI 前列腺中央叶呈中低信号位于前列腺中央，其周围叶呈长 T_2 高信号位于中央叶周围。前列腺包膜为长 T_1 短 T_2 信号。腺体部分又分为：周围带、中央带和移行带三个区域。

精囊腺位于膀胱三角部分后边的两侧，前列腺的后上方，呈分叶状长形的囊。SE 序列 T_1WI 呈低信号，T_2WI 呈高信号。

直肠位于前列腺后方，直肠壁为肌肉信号。盆腔内血管呈对称分布的流空信号。淋巴结呈中等 T_1 和长 T_2 信号，只有在肿大时才能显示。

二、前列腺常规扫描技术

（一）线圈及患者体位

线圈：腹部相控阵表面线圈或直肠内线圈（放置于直肠内的一个只接收线圈，与体线圈相比可得到显示野更小、层厚更薄的图像，图像的分辨力较相控阵线圈高）。

体位：患者仰卧位，线圈中心置于前列腺，嘱患者平静有规律地呼吸。

采集中心对准耻骨联合上缘。

（二）扫描方法

前列腺的 MR 检查即要有对前列腺局部行 T_1WI、T_2WI 扫描，又最好能包括盆腔大范围扫描。除常规扫描外，近年来 DWI、MRS 等的应用为前列腺疾病的诊断和鉴别诊断提供了一定的参考。

前列腺扫横轴位 T_1WI、T_2WI，T_2WI 加脂肪抑制可增加前列腺内病灶的检出率，不加脂肪抑制对前列腺包膜显示更好。冠状位及矢状位 T_2WI 显示前列腺尖部和底部的病灶较好。尖部是前列腺癌的好发部位，底部的精囊腺根部是前列腺癌包膜外侵犯的好发部位。一般在矢状位及冠状位扫描中首选冠状位 T_2WI 脂肪抑制，对于盆腔淋巴结的显示有更大的帮助。

（三）常用成像序列及参数

见表 3-8-21。

表 3-8-21　前列腺 MR 常规序列扫描参数（1.5T）

加权	序列	脂肪抑制	FOV/cm	层厚/层间距/mm	TR/ms	TE/ms	矩阵	ETL
轴位 T_2WI	FRFSE/FSE	否/是	30	5/1	3 000	85	320×224	8～12
轴位 T_1WI	SE	否	30	5/1	475	14	256×192	
冠状位/矢状位 T_2WI	FRFSE/FSE	是	32～36	5/1	3 000	90	320×192	8～16

三、男性盆腔扫描注意事项

1. 前列腺扫描最好使用前列腺专用线圈。若用其他线圈代替，要尽量选用小线圈（如心脏线圈），以提高信噪比。

2. 盆腔扫描应根据病变大小决定扫描范围、层厚及层间距，并且要扫横轴位、矢状位和冠状位。

3. 盆腔病变，做 T_2WI 扫描时要加脂肪抑制技术。前列腺扫描冠状位加脂肪抑制技术；横轴位 T_2WI 加脂肪抑制技术显示病变较好，不加脂肪抑制技术显示前列腺包膜较好。

4. 盆腔病变需增强时，所用脉冲序列要加脂肪抑制技术，以免脂肪信号掩盖增强的高信号病灶。

5. 前列腺 DWI、MRS 及动态增强扫描可提高肿瘤诊断、鉴别诊断及前列腺癌分期的准确性。

6. 盆腔受呼吸影响较小，故扫描时不使用呼吸门控。

7. 患者有血性精液，疑有精囊炎时应加扫 T_1WI 加脂肪抑制，病变的精囊腺显示为高信号。

第二十二节 女性盆腔磁共振成像技术

一、女性盆腔 MR 正常解剖

子宫宫体位于膀胱上方，在膀胱顶部形成压迹。宫颈及阴道在膀胱后方，子宫肌层主要为平滑肌，SE 序列 T_1WI 呈略低信号，T_2WI 呈中高信号，子宫肌层的 MRI 信号随年龄、月经周期而有所不同。T_2WI 子宫肌外层与内膜之间可见一低信号的结合带。子宫内膜在矢状位 T_2WI 于子宫中央显示均匀的长带状高信号，在 T_1WI 上不易显示。

宫颈在矢状位显示最佳，其与宫体、宫腔、膀胱及直肠的关系亦显示最清楚。

卵巢在横轴位及冠状位连续扫描层面可以显示，卵巢周围血管表现为流空弯曲的管腔，可作为寻找卵巢的标识。卵巢 T_1WI 呈低信号，T_2WI 呈高信号。

二、女性盆腔常规扫描技术

（一）线圈及患者体位

线圈：腹部相控阵表面线圈。

体位：患者仰卧位，线圈放于采集中心，正中矢状面对准线圈竖中心，嘱患者平静有规律地呼吸。

采集中心对准耻骨联合上 5cm。

（二）扫描方位

横轴位为主要扫描方位，T_2WI 脂肪抑制是最主要的扫描序列；沿子宫长轴的矢状位 T_2WI 显示膀胱、子宫、直肠的关系最佳；冠状位扫 T_2WI 脂肪抑制。冠状位和横轴位是显示卵巢的最佳方位。

盆腔的定位方法有两种，一种是盆腔扫描的横轴位及冠状位常规定位方法，另一种是子宫扫描定位方法。子宫附件定位方法用前者。后者主要用于观察子宫。后者横轴位定位线垂直于子宫宫体长轴（图 3-8-31A），冠状位定位线平行于子宫宫体长轴（图 3-8-31B）。矢状位用冠状位有子宫腔的层面定位，定位线平行于子宫内膜长轴（图 3-8-31C）。

（三）常用成像序列及参数

见表 3-8-22。

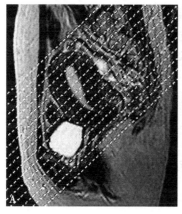 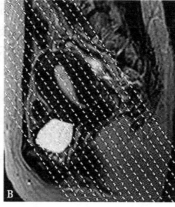 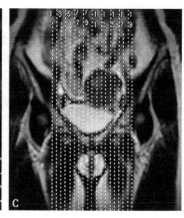

图 3-8-31 子宫 MRI 定位像

A. 横轴位定位线垂直于子宫宫体长轴；B. 冠状位定位线平行于子宫宫体长轴；C. 矢状位在冠状位上定位，定位线平行于子宫内膜长轴。

表 3-8-22 女性盆腔常规磁共振成像参数（1.5T）

加权	FOV/cm	序列	TR/ms	TE/ms	层厚 / 层间距 /mm	矩阵	相位编码方向
轴位 T_2WI	30	FSE	3 000	85	6/2	320×192	前后向
轴位 T_1WI	30	SE	500	14	6/2	320×192	前后向
矢状位 T_2WI	30	FSE	3 000	85	6/2	320×256	前后向
冠状位 T_2WI	36	FSE	3 000	85	6/2	320×256	左右向

三、女性盆腔扫描注意事项

1. 女性盆腔脂肪较多，T_2WI 需加脂肪抑制技术，以排除脂肪信号对病变的干扰。

2. 盆腔占位性病变需做增强扫描并扫横轴位、矢状位及冠状位，扫描时要加脂肪抑制技术，必要时行动态增强扫描。

3. 由于盆腔部位受呼吸运动影响极小，可不用呼吸门控，从而减少扫描时间。

4. 膀胱内存贮一定量的尿液可更好地显示子宫轮廓。

5. 采用流动补偿技术以减少血管搏动伪影的干扰。

6. 子宫及卵巢的走向、形态、位置变化较大，有时需沿或垂直子宫的长轴行斜矢状位、斜冠状位扫描。

第二十三节 髋关节磁共振成像技术

一、髋关节常规扫描技术

磁共振对早期股骨头缺血坏死有着极高的诊断敏感性和特异性，目前髋关节检查方法首选 MRI。

（一）线圈及患者体位

线圈：腹部相控阵表面线圈或体线圈。

体位：患者仰卧位，相控阵表面线圈放于采集中心，正中矢状面对准线圈竖中心，并尽量保持两侧髋关节对称。

采集中心对准髂前上棘下2.5cm水平。

（二）扫描方位

以冠状位为主要扫描方位，并加扫横轴位T_2WI。

1. 冠状位（T_2WI、T_2WI脂肪抑制、T_1WI） 用横轴位定位，前面包括股骨头前缘，后缘包括股骨大转子。相位编码方向为左右向，以减少腹部运动伪影的干扰，选择"无相位卷褶"技术。髋关节冠状位T_2WI要加脂肪抑制技术。

2. 横轴位（T_2WI） 范围上自股骨头上缘，下至小转子。相位编码方向为前后向。

（三）常用成像序列及参数

见表3-8-23。

表3-8-23 髋关节常规磁共振成像参数（1.5T）

序列	加权	方位	TR/ms	TE/ms	ETL	FOV/cm	层厚/mm	层间距/mm	矩阵	脂肪抑制
FSE	T_2WI	轴位	3 000	80～100	8～16	34～36	4	1	320×192	否
FSE	T_2WI	冠状位	3 000	80～100	8～16	38～40	4	1	320×256	否
SE	T_1WI	冠状位	350～550	10～20	0	38～40	4	1	320×224	否
FSE	T_2WI	冠状位	3 000	80～100	8～16	38～40	4	1	320×256	是

二、髋关节扫描注意事项

1. 髋关节双侧要同时扫描，以便对比。特别是观察股骨头缺血坏死，只要一侧存在股骨头缺血坏死，即使对侧无临床症状也可能已经坏死。双侧同时扫描才能对病变进行完整的评价。

2. SE序列T_1WI正常骨髓表现为明显高信号，而绝大多数骨髓病变表现为低信号，因此T_1WI一般不加脂肪抑制。

第二十四节 膝关节磁共振成像技术

一、膝关节常规扫描技术

（一）线圈及患者体位

线圈：膝关节专用线圈或包绕式表面线圈。

体位：患者仰卧位，患膝自然伸直，利用各种辅助固定装置使关节处于稳定舒适状态，以利于患者配合进行长时间的扫描。髌骨下缘置于表面线圈中心。

采集中心对准髌骨下缘。

（二）扫描方位

膝关节矢状位、冠状位及轴位扫描三个方位缺一不可。

1. 矢状位（T_2WI、T_2WI脂肪抑制、T_1WI、质子密度加权） 矢状位是最重要的扫描方位，主要显示半月板和交叉韧带。常规定位方法有两种：一种是垂直于髁间窝底水平线（图 3-8-32A）。另一种是垂直于内、外髁后缘的连线。相位编码方向为上下向。

2. 冠状位（T_2WI） 主要显示内、外侧副韧带。同时也用于辅助诊断半月板和交叉韧带的病变。定位时用横轴位定位像定位，定位线平行于内、外髁后缘的连线或髁间窝底水平线（图 3-8-32B）。相位编码方向为左右向。

3. 横轴位（T_2WI） 用矢状位定位，定位线平行于关节面，扫描范围上缘包括髌骨上缘（图 3-8-32C）。横轴位是评价髌骨后缘软骨的最好方位，同时也能很好地显示各种肌腱、韧带的病变。相位编码方向为左右向。

4. 前交叉韧带用外旋 15°～20° 的斜矢状位 平行于前交叉韧带的长轴，可以作为一种补充扫描手段。

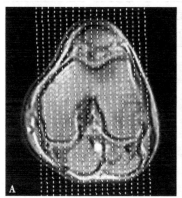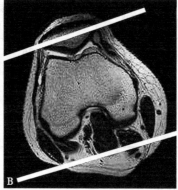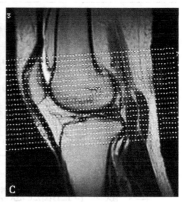

图 3-8-32 膝关节 MRI 定位像
A. 矢状位定位像；B. 冠状位定位像；C. 横轴位定位像。

（三）常用成像序列及参数

见表 3-8-24。

表 3-8-24 膝关节常规扫描参数（1.5T）

序列	方位	加权	脂肪抑制	FOV/cm	TR/TE/ms	ETL	层厚/mm	层间距/mm	矩阵
定位	三平面	GRE	否				5	5	256×128
FSE	矢状位	T_2WI	否	18	1 800/90	7	4	1	320×256
SE	矢状位	T_1WI	否	18	475/14		4	1	256×192
FSE	矢状位	PD WI	是	18	1 800/30	3～5	4	1	320×256
FSE	冠状位	T_2WI	否	18	1 800/85	7	4	1	320×256
FSE	轴位	T_2WI	否	16	1 800/85	7	3	1	256×224
3D FLASH	矢状位	T_1WI	是	16	26/11.8	0	2	0	192×256

二、膝关节扫描注意事项

1. FSE T_2WI 是诊断膝关节各种韧带断裂的主要序列。

2. FSE T_2WI 一般不采用过长的回波链(7个以内)。

3. 矢状位 T_2WI 要加脂肪抑制技术。脂肪抑制序列有利于显示骨折、水肿及肌腱断裂等病变。STIR 序列主要用于骨髓性病变和关节软骨病变的检查。

4. GRE 序列在膝关节主要用于显示半月板病变及关节软骨病变。

5. 显示半月板最佳的序列是 T_2WI、T_2^*、PDWI。

6. 矢状位显示十字交叉韧带最佳,平行于前交叉韧带长轴的斜矢状位显示前交叉韧带最佳。

7. 3D 扫描常用的序列有 3D 扰相 T_1WI GRE、3D 稳态自由进动(3D FISP)及 3D 双回波稳态(3D DESS)等。3D 序列的优点是相对高的图像信噪比、无间隔的连续扫描及任意方位重建。

8. 膝关节 MR 造影技术主要用于半月板部分切除术后或半月板修补术后疑有残半月板再次撕裂、关节软骨病变及显示关节内游离体。

第二十五节　肩关节磁共振成像技术

一、肩关节 MR 正常解剖

肩关节由肱骨头与肩胛骨的关节盂构成。肱骨头位于相对较浅的肩胛盂窝内,其稳定性依赖于其周围的肌肉、韧带和盂唇的完整性。

二、肩关节常规扫描技术

(一)线圈及患者体位

线圈:包绕式表面线圈或肩关节相控阵线圈。

体位:先将表面线圈包绕患侧肩部,患者仰卧位,肩部放平,上臂靠近胸壁,前臂屈曲置于前腹壁。健侧用沙袋垫高,以使患侧靠近床面,并尽量使患肩置于床中心,一方面可以增加图像的信噪比,另一方面也可以使脂肪抑制效果更好。

采集中心对准肩关节中心。

(二)扫描方位

1. 横轴位(T_2WI)　先行三平面定位,然后在冠状位图像上定横轴位扫描定位线,范围上至肩锁关节上方,下至肱骨外科颈下缘(图 3-8-33A),使定位线与关节盂垂直。横轴位图像最有利于关节盂病变的诊断,相位编码方向为前后向。

2. 斜冠状位(T_2WI、T_2WI 脂肪抑制、T_1WI)　取横轴位做定位像,使定位线垂直于关节盂(图 3-8-33B)。相位编码方向为上下向,并使用无相位卷褶技术。

3. 矢状位(T_2WI)　取横轴位做定位像,使定位线平行于关节盂(图 3-8-33C)。相位编码方向为上下向。

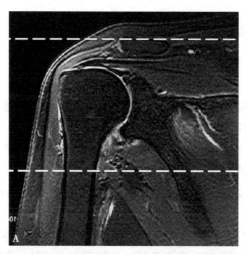

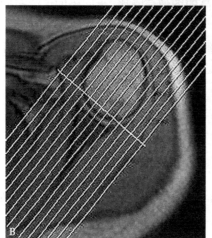

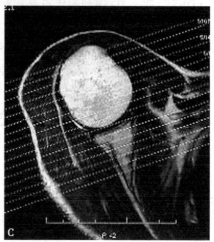

图 3-8-33　肩关节 MRI 定位像

A. 横轴位定位像；B. 冠状位定位像；C. 矢状位定位像。

（三）常用成像序列及参数

见表 3-8-25。

表 3-8-25　肩关节 MRI 常规扫描参数（1.5T）

序列	加权	方位	TR/TE/ms	ETL	FOV/cm	层厚 / 层间距 /mm	脂肪抑制	矩阵
定位像	GRE	三平面			24	5/2	否	256×128
FSE	T_2WI	轴位	3 000/85	10	18	4/0.3	否	256×224
FSE	T_2WI	冠状位	3 500/85	15	18	4/0.3	否	256×256
FSE	T_2WI	冠状位	3 500/85	15	18	4/0.3	是	256×256
SE	T_1WI	冠状位	500/16		18	4/0.3	否	256×224
FSE	T_2WI	矢状位	3 000/85	15	18	4/0.3	否	256×256

三、肩关节扫描注意事项

1. 冠状位 T_2WI 要加脂肪抑制技术，以利于病变的显示。

2. 由于磁体孔径的限制，肩关节不能放置在采集中线上，做定位像时要注意纠正移动数据，使肩关节在扫描中心线上。

3. 骨关节构造较为复杂，需要高组织对比度，高空间分辨力扫描，因此 FOV 应在 18cm 以下，层厚应有 3～4mm，矩阵至少在 256×192 以上。

4. 肩关节主要的伪影为呼吸运动伪影，可通过改变相位编码方向及采用预饱和技术得以消除。

5. 肩关节造影是向关节腔内引入对比剂以增加关节内结构对比的一种检查方法。主要应用于肩关节盂唇损伤和肩袖损伤。

第二十六节 腕关节磁共振成像技术

一、腕关节常规扫描技术

（一）线圈及患者体位

线圈：包绕式表面线圈或腕关节相控阵线圈。

体位：患者俯卧位，头先进，手臂伸直，掌心向下，使患侧腕关节置于静磁场的中心。在痛点处贴一个维生素 E 胶囊作为定位标记。如双侧腕关节同时扫描则常采用俯卧位，双手头上位。

采集中心对准腕关节中心。

（二）扫描方位

腕关节常规扫描矢状位、冠状位及轴位。冠状位为主要扫描方位。

首先行三平面定位，然后在横轴位上定冠状位（ T_2WI 、 T_2WI 脂肪抑制、 T_1WI ）像，定位线平行于尺桡骨茎突连线。矢状位（ T_2WI ）在冠状位上定位，定位线垂直于尺桡骨茎突连线。横轴位（ T_2WI ）在冠状位上定位，定位线平行于尺桡骨茎突连线。

（三）常用成像序列及参数

见表 3-8-26。

表 3-8-26 腕关节常规扫描参数（1.5T）

序列	加权	方位	TR/TE /ms	ETL	FOV /cm	层厚/层间距/mm	矩阵	相位编码方向	脂肪抑制
定位像	GRE	三平面			28	5/5	256×128		否
FSE	T_2WI	冠状位	3 000/90	17	14	3/0.3	320×256	上下	是
FSE	T_2WI	冠状位	3 000/90	16	14	3/0.3	320×256	上下	否
SE	T_1WI	冠状位	400/14		14	3/0.3	320×256	上下	否
FSE	T_2WI	矢状位	3 000/90	18	18	3/0.3	320×256	前后	否
FSE	T_2WI	轴位	3 000/90	12	14	3/0.3	320×256	左右	否

二、腕关节扫描注意事项

1. 腕关节图像要求高空间分辨力，在 2D 扫描时，FOV 尽量缩小，层厚 3mm 以下，矩阵 256×256 才能满足要求。

2. STIR 序列对骨髓病变以及软组织病变具有高敏感性，但缺点是扫描时间长，图像信噪比低。

3. 3D GRE 的优点是无间隔薄层扫描，对于显示细小而又复杂的腕关节结构非常有效。

4. 双手同时扫描适用于评价早期类风湿关节炎。

第二十七节　踝关节磁共振成像技术

一、踝关节常规扫描技术

对于踝关节一般的骨折和脱位，常规 X 射线片通常能提供足够的诊断信息。但是有些外伤不引起显著的骨折，而是损伤关节韧带、肌腱以及关节软骨等，常规 X 射线片不能提供足够的信息，MRI 能弥补此方面的不足，因此 MRI 成为急、慢性踝关节软组织损伤检查的首选。

（一）线圈及患者体位

线圈：包绕式表面线圈或膝踝关节相控阵线圈。

体位：患者仰卧位，足先进，踝关节自然放松，用辅助固定装置固定患足。采集中心对准内外踝连线中点。

（二）扫描方位

踝关节 MR 检查通常进行三个方位的扫描，即矢状位、冠状位及横轴位扫描。

1. 横轴位（T_2WI）　通常在矢状位像上定位，定位线平行于距骨顶，上至下胫腓关节，下至跟骨下缘水平。

2. 冠状位（T_2WI）　定位线应平行于内外髁的连线，是诊断胫距关节软骨病变的最佳方位。

3. 矢状位（T_2WI、T_2WI 脂肪抑制、T_1WI）　定位线垂直于内外髁的连线，此方位有利于显示肌腱以及关节软骨的病变。

（三）常用成像序列及参数

见表 3-8-27。

表 3-8-27　踝关节磁共振成像参数(1.5T)

序列	加权	方位	TR/TE/ms	ETL	FOV/cm	层厚/层间距/mm	矩阵	相位编码方向	脂肪抑制
定位像		三平面			28	5/5	256×128		否
FSE	T_2WI	矢状位	3 000/90	13	18	3/0.3	320×256	上下	是
FSE	T_2WI	矢状位	3 000/90	12	18	3/0.3	320×256	上下	否
SE	T_1WI	矢状位	450/9		18	3/0.3	256×192	上下	否
FSE	T_2WI	冠状位	3 000/90	8	16	4/1	320×256	左右	否
FSE	T_2WI	轴位	3 000/90	10	16	5/1	320×256	前后	否

二、踝关节扫描注意事项

1. 检查跟腱只需检查横轴位及斜矢状位扫描，冠状位扫描不能提供太多信息。

2. STIR 序列及 FSE T_2WI 脂肪抑制序列显示骨髓及其他病变均较敏感，高场磁共振机多采用后者，通常可获得较好的效果。

3. 矢状位、冠状位及轴位均使用无相位卷褶技术。

4. 踝关节应行高空间分辨力扫描。激发次数 2～4 次。

5. FSE 序列双回波扫描（TR = 3 500ms，TE = 20 及 85ms），同时获得 FSE PDWI 和 T_2WI，PDWI 对于纤维软骨及关节透明软骨的病变都较好的诊断价值，且有较高的信噪比。

第二十八节　多时相动态增强扫描技术

在 MRI 增强扫描技术中，常规增强扫描是中枢神经和骨骼、肌肉系统的主要增强扫描方式，此种增强扫描方式主要侧重增强效果的观察。而对于增强的时间过程没有特别的要求。在有些部位（如肝脏、乳腺等）MR 平扫后做常规增强扫描，不能提供不同时间点的信息。动态增强扫描能反映不同时间点的强化信息，特别是小病灶检出和对病灶进行定性诊断能提供较为可靠的依据。

一、多时相动态增强扫描的适应证

腹部脏器（肝脏、脾脏、胆囊、胰腺、肾脏、肾上腺及腹膜后病变等）、脑垂体、乳腺等，平扫时未发现病变或不能明确病变大小、位置、性质时，均需做动态增强扫描。其对评估肿瘤的治疗疗效及病变的诊断和鉴别诊断有重要的价值。

二、多时相动态增强扫描要求

1. 磁共振成像设备的场强最好在 0.5T 以上，梯度场场强 23mT/m。

2. 动态增强扫描因腹部需要做屏气扫描，脉冲序列的扫描时间最长不能超过 25s。

3. 非磁性高压注射器　调节高压注射器的不同注射速率、容量及生理盐水的冲洗，可编制成不同的注射模式进行存储，使不同靶血管的注射具有相应的程式，并可为扫描时间的准确配合提供保障，使对比剂的注射简便易行。如人工手推对比剂则应控制好注药后到启动扫描的时间。

三、多时相动态增强扫描的步骤

1. 了解平扫资料　平扫时发现病灶，但不能明确病灶性质（如肝脏占位）；平扫时未发现病变，但临床及其他检查，如化验等有异常改变（如垂体微腺瘤）；肿瘤治疗后观察疗效等。

2. 确定脉冲序列　一般采用扰相位梯度回波脉冲序列 T_1WI 加脂肪抑制，2D 或 3D 模式。

3. 用选定的动态增强扫描的脉冲序列和扫描参数做预扫描，达到要求后，锁定层面。动态增强扫描的脉冲序列及参数见表 3-8-28。

表 3-8-28 动态增强扫描的脉冲序列及参数（1.5T）

扫描部位	序列	TR/ms	TE/ms	FA/°	扫描时间/s	扫描次数	脂肪抑制
肝、脾	2D FSPGR	150	1.3	70	19	5	是
	3D LAVA	20	1.6	15	11	5	是
肾、肾上腺	2D FSPGR	150	1.3	70	19	5	是
胰腺	2D FSPGR	150	1.3	70	19	5	是
脑垂体	2D FSE	500	11.4		12	5～6	是
乳腺	3D FSPGR	4.8	2.3	20	42	12	是

4. 一般选择肘静脉血管做静脉穿刺。

5. 根据不同扫描部位确定高压注射参数，包括对比剂剂量、对比剂注射速度、延迟时间、生理盐水用量及其注射速度等参数。生理盐水用量为10～15ml，注射速度与对比剂注射速度相同。注射对比剂技术参数选择的参考值见表3-8-29。

表 3-8-29 注射对比剂技术参数

扫描部位	对比剂剂量	注射速度/($ml \cdot s^{-1}$)	延迟时间/s
肝、脾	0.20～0.25ml/kg	1.5～2.0	18
肾、肾上腺	0.20～0.25ml/kg	1.5～2.0	18
胰腺	0.20～0.25ml/kg	1.5～2.0	18
脑垂体	6～7ml（总量）	2.0	0
乳腺	0.20～0.25ml/kg	1.5～2.0	18

6. 按不同部位不同要求选择动脉相、静脉相及延迟扫描。延迟扫描按不同部位、不同病变要求选择脉冲序列，如肝脏，一般选SE序列T_1WI加脂肪抑制。也可用动态扫描序列做延迟扫描。

四、各部位多时相动态增强扫描技术

（一）肝脏、脾脏（在肝脏磁共振成像技术部分已述）

注射对比剂后，多时相血管分期图像获取时间分布见表3-8-30。从开始注药计算，延迟时间18s扫描1次，扫描时间18～20s，每次屏气之间间隔15～20s。

表 3-8-30 肝脏团注对比剂后多时相血管分期图像获取时间分布

项目	扫描序次				
	1	2	3	4	5
血管分期	动脉期（横轴位）	门脉早期（横轴位）	门脉期（横轴位）	门脉晚期（冠状位）	延迟期（横轴位）
大约时间/s	18～36	50～90	90～110	140～160	180～360

（二）肾及肾上腺

以横轴位为主要扫描方位，其间做1次冠状位扫描。扫描顺序为：横轴位（皮质期）→横轴位（髓质期）→横轴位（髓质期）→冠状位（髓质期）→横轴位（肾盂静脉，即延迟期）。延迟期最好选用SE序列T_1WI。扫描层厚5～6mm，层间距1mm。病变定位不明确时，要

做矢状位 T_1WI。选用的脉冲序列均加脂肪抑制。每次扫描时间 18～20s。皮质期主动脉内可见明显高信号,肾脏皮质轻度增强,病灶依血供情况不同增强程度不同。髓质期,肾脏皮髓质增强明显,皮髓质分辨清楚,富血供病灶增强,主动脉渐渐呈流空状态。延迟期,皮髓质增强程度减轻,肾盂内高信号病灶依血供不同显示出增强程度的差异。团注对比剂多时相图像获取时间分布与肝脏相似。

（三）胰腺

以横轴位为主要扫描方位,扫描层厚 5～6mm,层间距 1mm,以 2D 采集方式扫描,也可选择 3D 扫描,包括整个胰腺。

其他扫描方法与肝脏相同。团注对比剂后多时相血管分期图像获取时间分布与肝脏相似。

（四）脑垂体

同垂体磁共振成像技术。

（五）乳腺

同乳腺磁共振成像技术。

第九章
磁共振血管成像技术

磁共振血管成像（magnetic resonance angiography，MRA）目前已成为磁共振常规检查手段之一，与数字减影血管造影（DSA）技术相比，具有无须注射对比剂、成像简便、无创、费用低等优点。它不但可提供血管走行，还可以提供血液流动方向、流速、流量等信息。

第一节　血流的基本类型

本节将着重介绍血流的 MR 信号特点。在脉冲激发、空间编码、信号采集的磁共振成像过程中，静止组织内质子群的位置是相对固定的。然而流动的血液在磁共振成像过程中位置在不断发生变化，因此将影响 MR 信号。血流的信号比较复杂，与周围静止组织相比，血流可表现为高信号、等信号或低信号；信号的强度取决于血流形式、血流方向、血流速度、脉冲序列及其成像参数等。

MRA 是利用血液及其流动的特性成像的，因此了解血流的特性十分必要。

血流有三种基本类型，即平流、层流和湍流。

一、平流

平流是理想化的流动类型，在人体中并不存在。即血流质点的运动方向与血管长轴平行且管腔内不同位置的血液流速是相同的。

二、层流

层流是指血流质点的运动方向与血管长轴平行，但运动速度存在差别。与血管壁相接触的无限薄的血流层流速度为零，越靠近血管壁的血流流速越慢，越靠近血管腔中心的血流速度逐渐递增，血管腔中心的血流速度最快，约为平均流速的 2 倍。血流的速度呈抛物线状分布（图 3-9-1）。

三、湍流

湍流（即涡流）是指血液在血管内没有完全沿着血管长轴方向直线流动，它除了沿着血管长轴方向流动外，血流质点还在其他方向进行迅速不规则的运动，形成大小不一的漩涡（图 3-9-2）。

血管里的血流通常是层流和湍流同时存在或交替出现。血流是以层流为主还是以湍流为主受很多因素影响：①雷诺系数，雷诺系数代表惯性力和黏滞度的比率，即 $Re = \rho D V / \eta$，式中 Re 为雷诺系数，ρ 为血液密度，D 为血管直径，V 为血流平均速度，η 为血液黏滞度。Re

<2 000,血流趋于层流;*Re*>3 000,血流趋于湍流;*Re* 介于 2 000~3 000,则血流的变化比较复杂。从公式可以看出,管径大、血流快、低黏度容易导致湍流的产生。②血管其他因素,如血管狭窄、血管壁粗糙、血管分叉处、血管转弯或迂曲等都将导致湍流。

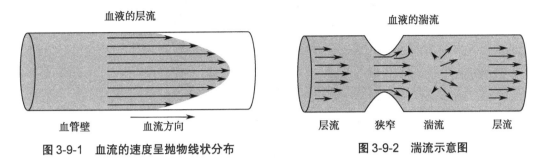

图 3-9-1　血流的速度呈抛物线状分布　　　　图 3-9-2　湍流示意图

第二节　表现为低信号的血流

一、流空效应

如果血流方向垂直或接近垂直于扫描层面,当施加 90° 脉冲时,层面内血管中的血液和周围静止组织同时被激发,当再施加 180° 复相脉冲时(TE/2),层面内静止组织受到激发导致相位重聚产生回波,而被 90° 脉冲激发过的血液在 TE/2 内已经离开受激发层面,不能接受 180° 脉冲,不能产生回波,而此时层面内血管中为 TE/2 内新流入的血液,没有经过 90° 脉冲的激发,仅接受 180° 脉冲的激发也不产生回波,因而血管腔内没有血流信号产生而表现为"黑色",这就是流空效应(图 3-9-3)。在一定范围内,TE/2 越长,流空效应越明显。

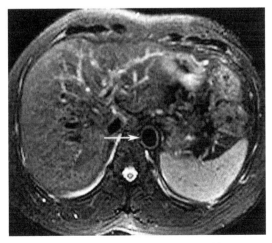

图 3-9-3　腹主动脉流空效应(白箭)

二、扫描层面内质子群位置移动造成的信号衰减

180° 脉冲可以剔除静磁场恒定不均匀造成的质子失相位。尽管沿扫描层内的血流在TE/2 段内仍在扫描层面内,但与 90° 脉冲时相比,质子群在层面的位置发生改变,其所处静

磁场环境发生了变化,180°脉冲不能纠正静磁场不均匀造成的质子群失相位,因此与静止组织相比,流动质子群的信号发生衰减(图3-9-4)。

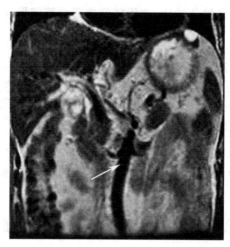

图3-9-4　血管平行于扫描层面的流空效应(白箭)

三、层流流速差别造成的失相位

层面内沿着频率编码梯度场方向的血流将经历磁场强度的变化,如果血管中一个体素内所有质子群的流动速度一样,那么这些质子的进动频率将发生相同的变化,体素内的质子群并不失去相位,但由于层流的存在,一个体素内的质子因处于层流的不同位置其流速将不同,经历梯度场强的变化就不同,进动频率将发生不同的变化,从而造成相位的不同,体素内的质子群将失相位,MR信号衰减见图3-9-5。

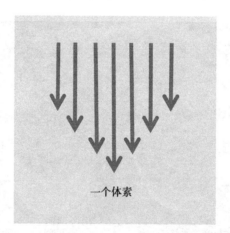

一个体素

图3-9-5　层流使一个体素内血流速度不同引起失相位

四、层流引起分子旋转造成的失相位

由于层流的存在,一个体素内的不同位置的质子将具有不同的流速,不同的流速将使水分子发生旋转,相应的质子相位将发生变化,质子群失相位,MR信号强度发生衰减(图3-9-6)。

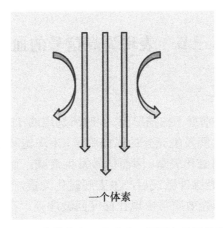

一个体素

图 3-9-6　层流使一个体素内血流速度不同引起分子旋转致使失相位

五、湍流

湍流的存在使血流出现在方向和速度上无规律地运动，因而体素内的质子群将失相位，MR 信号强度明显衰减。湍流容易发生在血管狭窄处的远侧、血管分叉处、血管转弯处、动脉瘤等部位。

六、预饱和技术对血流信号的影响

预饱和技术是在感兴趣区以外施加的射频脉冲，在血液流入成像层面之前，血液已经饱和，因此，不能再接受新的射频激励而产生 MR 信号。使用预饱和脉冲使血液中的质子处于磁化饱和状态，在后续成像序列中不能出现回波信号。预饱和脉冲可选择性消除静脉或动脉血液的信号，如饱和静脉血流在磁共振图像上保留动脉影像，饱和动脉血流在磁共振图像上保留静脉影像（图 3-9-7）。

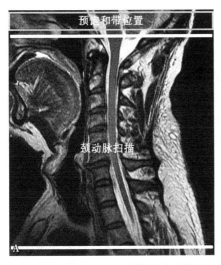
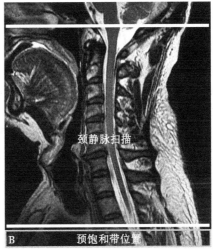

图 3-9-7　预饱和脉冲放置方位对颈动静脉血流信号的影响
A. 预饱和脉冲放置在扫描野上方饱和静脉血信号；B. 预饱和脉冲放置在扫描野下方饱和动脉血信号。

第三节　表现为高信号的血流

一、流入性增强效应

如果血流垂直于或基本垂直于扫描层面,同时所选用的 TR 比较短,这样层面内静止组织的质子群因没有足够的时间发生充分的纵向弛豫,出现饱和现象,即不能接受新的脉冲激发产生足够大的宏观横向磁化矢量,因而信号发生衰减。而对于血流来说,总有未经激发的质子群流入扫描层面,经脉冲激发后产生宏观磁化矢量,产生较强的信号,与静止组织相比表现为高信号。流入增强效应常出现在梯度回波序列。在多层面扫描时,血流上游方向第一层内血流的流入效应最强,信号很高,而血流方向的其他层面内由于血流中饱和的质子群逐渐增多,信号逐渐减弱。

二、舒张期假门控现象

动脉血流的速度受心动周期的影响很大,收缩期血流速度最快,舒张期血流速度逐渐减慢,到舒张中末期血流速度变得很慢。如果利用心电门控技术在舒张中后期激发和采集 MR 信号,这时血液信号受流动影响很少,而主要受血液 T_1 值和 T_2 值的影响。另外,如果当 TR 与心动周期刚好相吻合(如心率为 60 次 /min,TR = 1 000ms 或 2 000ms)且激发和采集刚好落在舒张中后期,则血管内的血液可表现为较高信号,这种现象称为舒张期假门控现象。

三、流速非常缓慢的血流

在椎旁静脉丛或盆腔静脉丛等血管内的血流非常缓慢,流动造成的失相位或流空效应表现得不明显,那么这些血管内血流的信号与流动本身关系不大,而主要取决于血液的 T_1 值和 T_2 值,血液具有较长的 T_2 值,如果利用 T_2WI 则可表现为高信号。

四、偶回波效应

利用 SE 序列进行多回波成像时(如 TE 分别选择在 20ms、40ms、60ms、80ms),则在奇数回波的图像上(TE 为 20ms、60ms)血流的信号表现为低信号,而在偶数回波的图像上(TE 为 40ms、80ms)血流的信号表现为高信号。这种现象称为“偶回波效应”或称“偶回波相位重聚”。众所周知,质子的进动频率及相位与磁场强度有关,在梯度场中质子的位置改变将引起进动频率和相位的变化。如果质子群沿着相位编码方向移动,则偶数次线性变化的梯度磁场可使相位已经离散的质子群又发生相位重聚,因而出现强度较高的血流信号。

五、梯度回波序列表现为高信号

在 SE 序列中,回波的产生利用层面选择的 180° 脉冲激发,这样只要在 90° 脉冲和 180° 脉冲之间(TE/2)受 90° 脉冲激发过的血流离开了扫描层面,则不能接受 180° 脉冲而产生回波。与 SE 序列不同,梯度回波序列的回波是利用梯度场的切换产生的,而梯度场的切换是不需要进行层面选择的,因此受小角度激发产生宏观横向磁化矢量的血流尽管离开了扫描层面,但只要不超出有效梯度场和采集线圈的有效范围,还是可以感受梯度场的切换而产生回波,因而不表现为流空而呈现相对高的信号强度。

六、利用超短 TR、TE 的稳态进动梯度回波脉冲序列

该序列在采集过程中,采用了超短 TR(<5ms)和超短 TE(<2ms),即便是较快的动脉血流,流动对图像的影响也很小。该序列图像上,组织的信号强度取决于 T_2/T_1 值,血液 T_2 较长的特点得以表现出来,因此无论是动脉血流还是静脉血流都呈现高信号。

七、利用对比剂及超短 TR 和 TE 的梯度回波 T_1WI 序列

可使血液呈现高信号。如果利用一个超短 TR 和超短 TE 的梯度回波 T_1WI 序列,血液的信号受流动影响很小,而主要取决于血液的 T_1 值。由于该序列的 TR 很短,一般的组织因饱和而呈现较低信号。这时利用静脉团注对比剂的方法使血液的 T_1 值明显缩短(明显短于脂肪的 T_1 值),血液即呈现很高信号。

在 MRA 序列中,血管信号是受序列中参数选择影响的,操作者要根据血流速度选择合适的参数来最大限度地把血管显示为高信号或低信号,影响血管内 MR 信号强度的因素见表 3-9-1。

表 3-9-1 影响血管内 MR 信号强度的因素

降低管腔内信号	增加管腔内信号
高流速血流	慢流速血流
涡流	层流
预饱和脉冲	流动补偿
奇数回波失相	偶数回波重聚
多层面采集	单层面采集
平行于成像平面内血流	垂直于成像平面的血流
位于成像容积内深的层面	位于成像容积表面的层面
	对比剂

第四节 磁共振血管成像基本原理

目前临床常用的磁共振血管成像方法主要有时间飞跃法(time of flight,TOF)、相位对比(phase contrast,PC)和对比增强磁共振血管成像(CE-MRA)三种,前两种方法不用对比剂仅借助于血液流动的特性来制造对比,后者则需借助对比剂来制造对比。

一、时间飞跃法原理

时间飞跃法(TOF)是目前临床应用最广的基于流入性增强效应的 MRA 方法。采用较短 TR 的快速扰相位 GRE T_1WI 序列进行采集,成像容积或层面内的静止组织被反复激发而处于饱和状态,从而血管周围的静止背景组织得到抑制;而成像容积或层面外的未

经射频脉冲激发的血液流入成像层面时则产生较高的信号，与静止组织之间产生较好的对比。

TOF-MRA 按其信号采集模式，可分二维（2D）和三维（3D）两种，两者各有特点。

2D TOF 对整个被扫描区域以连续多个单层面的方式采集数据，并进行图像重组，获得整个被扫描区域的血管影像，静止组织与流动质子的信号对比更依赖于 TR 和流速。其特点是成像范围大，采集时间短，对很大的流速范围内都很敏感，尤其是对非复杂性慢血流更敏感，可同时显示动、静脉或采用预饱和的方式显示其中之一。2D TOF 扫描的缺点是分辨力较 3D TOF 低，对小分支及复杂血流显示不好，扫描层面不垂直于血管，显示不理想。

3D TOF 对整个被扫描的三维容积进行激励和信号采集，数据采集后通过三维傅里叶变换进行影像重建，获得兴趣区的三维血管影像。3D TOF 中的 TR 和 RF 翻转角对 MRA 有较大影响。激发容积厚度较大，慢速血流无法在射频内流出整个激发容积，所以被多次反复激励产生饱和效应，在流入段信号强，在流出段信号逐渐减弱。3D TOF 与 2D TOF 相比，3D TOF 对容积内任何方向的血流都比较敏感，且分辨力较高，缺点是扫描时间长。

二、相位对比血管成像原理

相位对比血管成像是利用流动所致的宏观横向磁化矢量的相位变化来抑制背景、突出血管信号的一种方法。

相位编码采用双极梯度场对流动进行编码，即在射频脉冲激发后，于层面选择梯度与读出梯度之间施加两个大小和持续时间完全相同，但是梯度效能方向相反的两个梯度。

对于静止组织的质子群，两个梯度场的作用刚好完全抵消，第一个梯度场造成的 M_{xy} 的相位变化被第二个梯度场完全纠正，这样到 TE 时刻静止组织的 M_{xy} 相位变化等于零。而流动质子群由于在两次施加梯度场时位置发生了改变，因此不可能经历两次强度和持续时间相同但方向相反的梯度场，第一个梯度场造成的 M_{xy} 的相位变化不可能被第二个梯度场完全纠正，到 TE 时刻流动质子群的 M_{xy} 相位变化得到保留，因此与静止组织存在相位差别，利用这个差别即形成相位对比。

施加双极梯度场期间，流动质子群积聚的相位变化与其流速有关，流动越快则相位变化越明显，利用获得相位差异来显示血管影像，即得到 PC-MRA 图像。反之通过对流速编码梯度场的调整来观察流动质子的相位变化则可能检测出流动质子的流动方向、流速和流量。

PC-MRA 能反映最大的相位变化是 180°，如果超过 180° 将被误认为是相位的反向变化，从而造成反向血流的假象。因此 PC 法成像的关键在于如何选择编码流速。如某血管内血液流速为 50cm/s，如果选择的流速编码也为 50cm/s，则其流动质子的相位变化正好 180°，得到的信号最强，如果选择的流速编码为 40cm/s，则流动质子的相位变化超过 180°，血流将被误认为是反向血流而呈现低信号。但如果流速编码明显大于实际流速，则流体质子群的相位变化很小，与静止组织间的相位对比很差。需要指出的是只有沿流速编码方向的流动质子才会产生相位变化，如果血管垂直于编码方向，它在 PC-MRA 上会看不到。

PC-MRA 一般需要 3 个基本步骤，即成像信息的采集、减影和图像的显示。其中成像信息的采集包括参照物、前后方向施加流速编码后、左右方向施加流速编码后及上下方向施加流速编码后等四组。

在获得参照物成像信息和三个方向的流速编码成像信息后，通过减影去除背景静止组织，仅留下血流造成的相位变化信息，通过重组即可获得 PC-MRA 图像。

三、对比增强磁共振血管成像的原理

对比增强磁共振血管成像（CE-MRA）的原理是在静脉内快速注射（团注）顺磁性物质，将血液的 T_1 弛豫时间从 1 200ms 缩短至 100ms 以下，明显短于脂肪组织（250ms），利用超快速且权重很重的 T_1WI 序列来记录这种 T_1 弛豫差别，使血管与周围组织对比强烈，产生明亮的血管影像。当对比剂随血液循环首次通过靶血管区，并在峰值浓度时间内，从三维方向快速采集感兴趣区的图像数据资料，并通过各种后处理技术，产生多角度投影或容积重现的 3D CE-MRA。

（一）CE-MRA 的目的

主要有三种。

1. 侧重反映血管细节，诊断血管局部病变的高分辨 CE-MRA，它的特点是空间分辨力要求较高，如颈部动脉血管成像、肾动脉血管成像。

2. 反映血液循环动态过程的时间分辨 CE-MRA，其特点是扫描速度快，单个扫描野内的多次采集可得到较高的时间分辨力，如右心室→肺动脉→肺静脉→左心房→左心室→升主动脉→降主动脉的成像。

3. 大范围 CE-MRA（多段 CE-MRA），随对比剂在动脉血液循环中流动而不断改变采集视野，从近心端的大动脉依次到远心端的四肢动脉血管，将多次采集的资料拼接联合而获得，从而全面评估动脉血管病变。

（二）团注对比剂后，血液的 T_1 值变化特点

1. 持续时间比较短暂，因此需要利用超快速序列进行采集。

2. 对比剂流经不同的血管可造成相应血管内血液的 T_1 值发生变化，因此多期扫描可显示不同的血管。

3. 因为血液的 T_1 值缩短明显，权重很重的 T_1WI 序列进行采集可获得最佳对比。

目前用于 CE-MRA 的序列多为三维扰相 GRE T_1WI 序列，扰相 GRE 在下次脉冲及每个回波后破坏残留的磁化矢量。可以突出 T_1 对比度，加强对比剂的作用，通过抑制背景组织的信号，增加图像的对比。在 1.5T 上，TR 常为 3～6ms，TE 为 1～2ms，激发角度常为 25°～60°，根据所选用的 TR、矩阵、层数等参数的不同，采集时间常为 15～60s。

采用很短 TR 和相对较大的激发角，因此 T_1 权重很重，血液由于注射对比剂后 T_1 值很短，可产生较高的信号，其他组织的信号因饱和效应将明显衰减，因此制造出血液与其他组织的良好对比。

采用很短的 TE，主要有两个方面的优势。

（1）减少 T_2^* 效应对图像的影响：注射对比剂后，血液中浓度较高的对比剂不仅有短 T_1 效应，同时也有缩短 T_2^* 的作用，而 TE 的缩短有助于减少 T_2^* 效应对图像的影响。

（2）明显减轻流动相关的失相位：因此实际上利用三维超快速扰相 GRE 和 T_1WI 序列进行 CE-MRA，流动对成像的贡献很小，血液与其他组织的对比是由对比剂产生的。

第五节　磁共振血管成像常用技术

TOF是目前临床最常用的MRA技术,该技术基于血流的流入增强效应。临床上可采用2D或3D技术进行采集。

一、2D TOF-MRA技术

2D TOF-MRA是利用时间飞跃技术进行的连续薄层采集,所成像的层面是一层一层地分别受到射频脉冲的激发,采集完一个层面后再采集下一个相邻的层面。然后对原始图像进行后处理重组,获得整个被扫描区域的血管影像。其特点是成像范围大,采集时间短,对很大的流速范围内都很敏感,尤其是对非复杂性慢血流更敏感,可同时显示动、静脉或采用预饱和带的方式显示其中之一。2D TOF-MRA一般采用扰相GRE T_1WI序列。

提高2D TOF-MRA质量的方法:

1. 尽量使扫描层面与血流方向垂直。

2. 将该技术用于走行比较直的血管。

3. 尽可能使用较薄的层厚。

4. 使用零充填技术在层面间零充填(ZIP2、ZIP4)可增加重建层数,使层面相互重叠,去除血管的阶梯状伪影。在层面内零充填(ZIP512、ZIP1024)可以提高图像的空间分辨力。

二、3D TOF-MRA技术

与2D TOF-MRA不同,3D TOF-MRA不是针对单个层面进行射频激发和信号采集,而是针对整个容积进行激发和采集。3D TOF-MRA一般也采用扰相GRE序列。

3D TOF-MRA的血流饱和现象不容忽视,饱和现象主要有两个方面的影响:慢血流信号明显减弱、容积内血流远侧的信号明显减弱。

为了减少血流饱和,可采用以下对策。

1. 缩小激发角度,但这将造成背景组织抑制不佳。

2. 容积采集时线性变化激发角度(倾斜优化非饱和激励技术),在采集容积的血流进入侧采用较小的角度以减少饱和,随着采集往容积的血流流出侧移动,激发角度逐渐增大,以增强血流远侧的信号。这种方法可以均衡血流近侧和远侧的信号,但将造成背景组织抑制的不一致。

3. 采用多薄层块重叠血管成像(multiple overlapping thin slab acquisition,MOTSA)　如果把成像容积分成数个层块,每个层块厚度减薄,层块内饱和效应减轻(图3-9-8)。

4. 逆血流采集　容积采集时先采集血流远侧的信号,然后向血流的近端逐渐采集,可有效

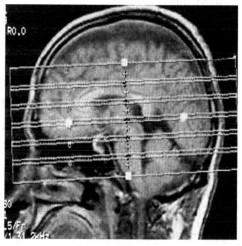

图3-9-8　采用多个重叠薄层块采集,减轻层块内饱和效应

减少血流饱和（图 3-9-9）。

5. 滑动 K_y 隔行采集（sliding interleaved K_y，SLINKY）技术 该技术是沿层面方向（K_z）以连续的方式采集，但在层面内相位编码方向（K_y）以隔行扫描的方式采集。该技术有利于减少血流饱和效应，使整个层块的血流信号强度均一化，去除了血管内信号强度的波动，并有利于显示慢血流和小血管。

在 3D TOF-MRA 采集时，为了更好地抑制背景组织的信号，还可采用磁化转移（magnetic transfer，MT）技术，但施加 MT 技术后，会导致最短 TR 延长，因此采集时间增加。

采用零充填技术在层面间零充填（ZIP2、ZIP4）可增加重建层数，使层面相互重叠，去除血管的阶梯状伪影。在层面内零充填（ZIP512、ZIP1024）可以提高图像的空间分辨力（表 3-9-2）。

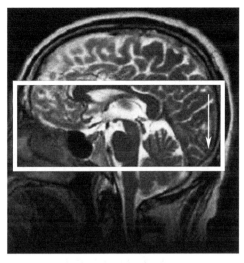

图 3-9-9 逆血流采集 MR 定位方法

表 3-9-2 2D 及 3D TOF-MRA 的优缺点

项目	2D	3D
扫描时间	短	相对较长
背景组织抑制	由于采用较短的 TR 和较大的反转角，背景组织抑制较好	不如前者
血流饱和	单层采集，层面内血流的饱和较轻，有利于慢血流的显示	容积内血流饱和较明显，不利于慢血流的显示
空间分辨力	较低（层厚较厚）	高（层厚较薄）
流动失相位	由于空间分辨力相对较低，体素较大，流动失相位较明显，特别是受湍流的影响较大，容易出现相应的假象	由于体素较小，流动失相位相对较轻，受湍流的影响相对较小
伪影	容易因原始图像变形引起的层间配准错误而出现血管影扭曲及阶梯状伪影	较少
后处理重组效果	不如 3D 成像	图像质量较好
信噪比	较低	较高

三、PC-MRA 技术

PC-MRA 是以流速为编码，以相位变化作为图像对比的特殊成像技术。

（一）PC-MRA 的特点

1. 图像可分为速度图像（即幅度图像）和流动图像（即相位图像）。

2. 速度图像的信号强度仅与流速有关，不具有血流方向信息，血流越快，信号越高。

3. 流动图像也称相位图像，信号性质不仅与流速有关，同时还具有血流方向信息，正向血流表现为高信号，流速越大信号越强；反向血流表现为低信号，流速越大信号越低；静止组织表现为中等信号。

4. 背景静止组织由于没有相位变化,采用减影技术后,信号几乎完全剔除。

5. 由于血流的相位变化只能反映在流速编码梯度场方向上,为了反映血管内血流的真实情况,需要在前后、左右、上下方向施加流速编码梯度场。常规的 PC-MRA 为速度图像,可以显示血流信号,从而显示血管结构。流动图像主要用作血流方向、流速和流量的定量分析。

(二) PC-MRA 的优点

1. 背景组织抑制好,有助于小血管的显示。

2. 有利于慢血流的显示,适用于静脉的检查。

3. 有利于血管狭窄和动脉瘤的显示。

4. 可进行血流的定量分析。

(三) PC-MRA 的缺点

1. 成像时间比相应 TOF-MRA 长。

2. 图像处理相对比较复杂。

3. 需要事先确定流速编码,流速编码过小容易出现反向血流的假象;流速编码过大,则血流的相位变化太小,信号明显减弱。

(四) PC-MRA 的方法

1. 2D PC-MRA　采用层面选择梯度,即 2D 成像方式,依次对体积内的单个厚层或层块进行逐个成像。

2. 3D PC-MRA　以相位编码梯度取代层面选择梯度,即 3D 采集方式,可用非常小的体素采集,图像有较高的空间分辨力。

3. 电影 PC　属于 2D PC 法,主要用于定量评价搏动或各种病理条件下的血液流动状态。

四、CE-MRA 技术

(一) 理想的 CE-MRA 图像质量

理想的 CE-MRA 图像质量应该是:

1. 含有对比剂的血管信号强度最强。

2. 血管与背景组织的对比最大。

3. 高空间分辨力。

(二) CE-MRA 的关键技术

CE-MRA 的原理虽然简单,但实际操作时需要掌握几个关键技术。

1. 对比剂的应用　对比剂的应用是 CE-MRA 的技术关键之一。CE-MRA 通常采用的对比剂为细胞外液非特异性离子型对比剂 Gd-DTPA。根据不同的检查部位、范围和目的的不同,对比剂的入路、用量和注射流率应进行相应调整(表 3-9-3)。

表 3-9-3　对比剂用量

部位	剂量	流速 /(ml·s⁻¹)
单部位动脉成像(如肾动脉)	单倍剂量或 1.5 倍	1.5~3.0
多部位的动脉成像	尽可能采用单倍或低剂量	1.5~2.0
肾静脉、门静脉、颈静脉等检查	尽可能采用单倍或低剂量	3.0~5.0

一般的 CE-MRA 多采用肘前区浅静脉或手背部浅静脉作为入路。在进行下肢静脉、髂静脉或下腔静脉检查时也可采用足背部浅静脉为入路，而且对比剂常需要进行稀释。

对比剂的注射最好采用 MR 专用高压注射器。由于 Gd-DTPA 的黏度较低，利用人工推注的方法也能达到很好的效果。

2. 成像参数的调整　成像参数的调整对于保证 CE-MRA 的质量至关重要。有关 CE-MRA 的成像参数主要有 TR、TE、激发角度、容积厚度和层数、矩阵、FOV 等。TE 应该选择最小值。TR 和激发角度将决定 T_1 权重，如在 1.5T 扫描机上，TR 为 5ms，则激发角度一般为 30°～50°合适，如果 TR 延长则激发角度应该适当加大，以保证一定的 T_1 权重。扫描容积厚度和 FOV 决定采集的范围，在保证涵盖目标血管的前提下，容积厚度越小越好，减少容积厚度可缩短采集时间或可在保持采集时间不变的前提下缩小层厚而提高空间分辨力。TR、矩阵和层数将决定采集时间的长短，在体部 CE-MRA 时需要通过调整这些参数来缩短采集时间以便屏气扫描，而在颈部或下肢等没有呼吸运动的部位则允许适当延长采集时间，从而提高空间分辨力。

3. 扫描时机的掌握　扫描时机的掌握是 CE-MRA 成败的关键。扫描序列启动得过早或过晚都会严重影响 CE-MRA 的质量，甚至导致检查的失败。K 空间中心区域的 MR 信号决定图像的对比。扫描序列启动的原则是"在目标血管中对比剂浓度最高的时刻采集填充 K 空间中心区域的 MR 信号"。

（三）决定扫描时刻前需要了解的关键参数

1. 循环时间，即开始注射对比剂到目标血管内对比剂浓度达到峰值所需的时间。

2. 扫描序列的采集时间（TA）。

3. 扫描序列的 K 空间填充方式，指 K 空间是循序对称填充还是 K 空间中心优先采集。如果是 K 空间循序填充，则 K 空间中心区域的 MR 信号采集是在序列开始后 TA 的一半时间，即如果序列的 TA 为 20s，则 K 空间最中心的 MR 信号的采集是在序列启动后 10s。K 空间中心优先采集是指序列启动后先采集填充 K 空间中心区域的 MR 信号。

（四）主要的扫描时刻的决定方法

1. 循环时间计算法　循环时间常通过经验估计或小剂量团注测试的方法获得。经验估计主要是依据以往的经验，并结合受检患者的年龄、心率等参数进行调整。如一般成人从肘静脉注射，对比剂到达腹主动脉需 12～25s，平均 18s 左右。试注对比剂则从静脉推注小剂量（一般为 2ml），同时启动二维快速梯度回波序列对目标血管进行单层连续扫描，观察目标血管的信号变化，从而获得循环时间。获得循环时间后，从开始注射对比剂到启动扫描序列的延迟时间（TD）可以按下列公式进行计算：①如果是 K 空间循序对称填充，延迟时间＝循环时间－1/2 采集时间。②如果是 K 空间中心优先采集，则延迟时间＝循环时间。

2. 透视触发技术　该技术无须考虑循环时间，但需采用 K 空间中心优先采集技术。方法是开始注射对比剂后，同时启动超快速二维梯度回波序列，对目前血管进行监控，当发现对比剂已经进入目标血管时，立刻切换到 CE-MRA 序列扫描。从 2D 监控序列切换到 CE-MRA 序列并启动一般仅需 1s。

3. 自动触发技术　即在目标血管中设定一个感兴趣区，并事先设置信号强度阈值，启动超快速二维梯度回波序列动态观察感兴趣区的信号强度变化，当信号强度达到阈值时，

MR 机将自动切换到 CE-MRA 序列并开始扫描。

（五）CE-MRA 抑制脂肪组织信号的方法

尽管注射对比剂后血液的 T_1 值明显缩短，而且利用权重很重的 T_1WI 序列进行采集，其他一般组织的信号得以有效抑制，但脂肪组织由于其 T_1 值也很短，因此利用该序列并不能很好地抑制脂肪组织的信号，脂肪信号的存在将降低重组图像的质量。因此抑制或消除脂肪组织的信号对于提高 CE-MRA 的质量非常重要。

目前，CE-MRA 抑制脂肪组织信号的方法主要有：

1. 采用频率选择脂肪饱和技术或频率选择反转脉冲脂肪抑制技术，能较好地抑制成像容积内的脂肪组织的信号，而且不明显增加采集时间。

2. 采用减影技术。在注射对比剂前先利用 CE-MRA 序列先扫描一次，获得减影的蒙片，注射对比剂后再扫描一次。由于两次扫描参数完全相同，把注射对比剂后的图像减去注射对比剂前的图像，背景组织包括脂肪组织的信号可基本去除，留下的主要是增强后目标血管中血液的信号。

（六）CE-MRA 与其他 MRA 技术相比的优点

CE-MRA 主要利用对比剂实现血管的显示，与利用血液流动成像的其他 MRA 技术相比具有以下优点。

1. 对于血管腔的显示，CE-MRA 比其他 MRA 技术更为可靠。

2. 出现血管狭窄的假象明显减少，血管狭窄的程度反映比较真实。

3. 一次注射对比剂可完成多部位动脉和静脉的显示。

4. 动脉瘤不易遗漏。

5. 4D CE-MRA 可以看到血液流入 - 流出的动态过程。

（七）CE-MRA 的缺点

1. 需要注射对比剂。

2. 采集时间短，空间分辨力相对较低。

（八）其他 MRA 成像技术

1. 黑血法 MRA　常用于心血管系统，它能充分抑制血液信号，减少血流伪影。其另一个优势为显示动脉斑块。主要是基于流空效应，血流呈现低信号（黑色），也可通过采用空间饱和带、反转脉冲或失相位梯度等方法使血流呈低信号，同时选择适当参数使周围背景组织呈亮信号。

2. 平衡式稳态自由进动（Balance-SSFP）法 MRA　主要用于冠状动脉 MRA。采用极短的 TR 和 TE，因此流动对血液信号的影响较小。组织的信号强度取决于该组织 T_2/T_1 的比值。一般采用 3D 采集模式，使用多种快速采集技术如部分 K 空间、半回波、并行采集技术等，并施加脂肪抑制技术。在 1.5T 机器上取得较好的效果，无须注射对比剂即可较清楚地显示冠状动脉。

3. T_2 准备快速 GRE MRA　主要用于高场机尤其是 3T 的冠状动脉 MRA。该序列的准备脉冲为 $90°—180°—（-90°）$ 的组合脉冲，形成了组织的 T_2 对比，并把这种 T_2 对比用 $-90°$ 脉冲打回到 z 轴，然后用超快速 GRE 采集来记录 T_2 对比，血液的 T_2 值明显长于其他软组织，因此形成血液与其他软组织之间较好的 T_2 对比。

第六节　磁共振血管成像的临床应用

一、TOF-MRA 的临床应用

TOF-MRA 目前主要用于脑部血管、颈部血管、下肢血管等病变的检查。在选用 2D 或 3D TOF-MRA 时主要应该考虑三个方面的问题。①血管走向：走行方向比较直的血管如颈部和下肢血管采用 2D 方法即可获得较好效果。而走行比较迂曲的血管如脑部动脉则采用 3D TOF 效果较好。②血流速度：血流速度较快的血管如大多数动脉特别是头颈部动脉多采用 3D 方法，而血流速度较慢的静脉多采用 2D 采集方法。③目标血管长度：对于目标血管范围较小者可采用 3D 采集方法，而对于长度大的血管如下肢血管则多采用 2D 采集模式。

临床上对于脑部动脉的检查多采用 3D TOF-MRA 技术，颈部动脉的检查可采用 2D 或 3D 技术，下肢病变多采用 2D 技术，静脉病变的检查多采用 2D 技术。由于 2D 技术扫描速度较快，腹部血管特别是静脉病变的检查可采用多次屏气分段采集的方法来采集。

采用 TOF 技术采集的 MRA 可同时显示动脉和静脉，但有时会造成重组图像上动静脉血管相互重叠，不利于观察。采用预饱和技术选择性显示动脉或静脉。在一般的解剖部位，动脉和静脉的血流方向往往是相反的，在成像区域或层面某血管血流方向的上游施加一个预饱和带，则当 MRA 射频脉冲激发时流入成像区域或层面的血液已经饱和而不再产生信号。以颈部血管为例，颈动脉的血流从下往上流动，而静脉的血流从上往下流动，如果在成像区域的下方施加预饱和带，则动脉血流被饱和，显示的是静脉；如果在成像区域的上方施加预饱和带，则静脉血流被饱和，显示的是动脉。

分析 TOF-MRA 图像时，还有以下几点需要注意。

1. 如果 TOF-MRA 显示某段血管腔光滑整齐，没有狭窄，那么基本上可以认为该段血管没有狭窄。

2. TOF-MRA 可能出现血管狭窄的假象，由于湍流等原因造成的失相位可能引起血管某处血流信号丢失，从而出现血管狭窄的假象，常见的部位为血管转弯处和血管分叉处，前者如颈内动脉虹吸段，后者如颈内外动脉分叉处。

3. TOF-MRA 血管狭窄的程度常被夸大。血管狭窄处容易造成湍流，造成血流信号丢失，从而夸大狭窄程度。

4. 动脉瘤可能被遗漏。动脉瘤腔内一般都有湍流，造成信号丢失。信号丢失严重者在重组的 MRA 图像上可导致整个瘤腔不显示，从而造成漏诊。

5. 在分析图像时应重视原始图像的观察。

6. 当考虑有假象出现时，应考虑 CE-MRA 加以验证。

二、PC-MRA 临床应用

与 TOF-MRA 相比，PC-MRA 在临床上的应用相对较少。临床上 PC-MRA 主要用于：①脑动脉瘤的显示；②心脏血流分析；③静脉病变的检查；④门静脉血流分析；⑤肾动脉病变的检查。

在临床应用中，应该注意 TOF-MRA 与 PC-MRA 各自的优缺点，两种联合应用可取长补短，获得更多的有用信息。TOF更多用于动脉病变的检查，PC多用于静脉病变的检查及心血管的血流分析。

三、CE-MRA的临床应用

随着磁共振扫描仪硬件及软件的不断改进，CE-MRA技术日臻成熟。其在临床上的应用日益广泛，目前新型的低场强MRI仪也能完成CE-MRA检查。与DSA相比，CE-MRA具有无创、对比剂更为安全、对比剂用量少、价格便宜等优点。因此，在临床上对于大中血管病变的检查，CE-MRA几乎可以取代DSA。目前CE-MRA的临床应用主要有以下几个方面。

1. 脑部或颈部血管　可作常规MRA的补充，以增加可信度。主要用于颈部和脑部动脉狭窄或闭塞、动脉瘤、血管畸形等病变的检查。

2. 肺动脉　主要包括肺动脉栓塞、肺动脉高压和肺动静脉瘘等。对于肺动脉栓塞，CE-MRA可很好地显示到段水平血管的栓塞。对于动静脉瘘，CE-MRA可显示供血动静脉瘘的血管结构。

3. 主动脉　主要用于主动脉瘤、主动脉夹层动脉瘤、主动脉先天发育异常等病变的检查。

4. 肾动脉　主要用于肾动脉狭窄的检查。

5. 肠系膜血管和门静脉　主要用于肠系膜血管的狭窄或血栓、门静脉高压及其侧支循环的检查。

6. 四肢血管　主要用于肢体血管的狭窄、动脉瘤、血栓性脉管炎及血管畸形等病变的检查。

第十章
磁共振成像新技术

第一节　磁共振弥散加权及弥散张量成像

磁共振弥散加权成像(diffusion weighted imaging,DWI),也称扩散加权成像,是 20 世纪 90 年代初中期发展起来的 MRI 新技术,国内于 90 年代中期引进该技术并在临床上推广应用。DWI 是目前唯一能够检测活体组织内水分子扩散运动的无创性方法。

一、扩散的基本概念

(一)扩散运动

扩散(diffusion)是指分子热能激发而使分子发生一种微观、随机的平移运动并相互碰撞,也称分子的热运动或布朗运动。任何分子都存在扩散运动。扩散在很多非平衡态系统中可以观察到,如在一杯纯水中加入一滴红墨水,红墨水在水中逐渐散开即是一种扩散现象。但当平衡状态建立后,如上述例子中红墨水最后完全在水中散开,杯中各处红墨水浓度完全一样时,宏观的扩散不再观察得到,但实际上微观的扩散运动依然存在。通过一些特殊的技术可以检测这种分子的微观扩散运动。DWI 技术就是检测这种微观扩散运动的方法之一。由于一般人体磁共振成像的对象主要是水分子中的质子,因此 DWI 技术实际上检测的是人体组织内水分子的扩散运动。

(二)自由扩散与限制性扩散

如果水分子扩散运动不受任何约束,则这种扩散运动称为自由扩散运动。但在生物体中,水分子由于受周围介质的约束,其扩散运动将受到一定程度的限制,则这种扩散运动称为限制性扩散。在人体中,脑脊液、尿液等的水分子扩散运动视作自由扩散,而人体一般组织中水分子的扩散运动属于限制性扩散。实际上 DWI 就是通过检测人体组织中水分子扩散运动受限制的方向和程度等信息,间接反映组织微观结构的变化。

(三)各向同性扩散与各向异性扩散

在人体组织中,由于组织结构的不同,限制水分子扩散运动的阻碍物的排列和分布也不同,水分子的扩散运动在各方向上受到的限制可能是对称,也可能是不对称的。如果水分子在各方向上的限制性扩散是对称的,称之为各向同性扩散(isotropic diffusion)。如果水分子在各方向上的限制性扩散是不对称的,称之为各向异性扩散(anisotropic diffusion)。各向异性扩散在人体组织中普遍存在,其中最典型的是白质神经纤维束。由于神经细胞膜和髓鞘沿着神经轴突的长轴分布并包绕轴突,水分子在神经纤维长轴方向上扩散运动相对自由,而在垂直于神经纤维长轴的各方向上,水分子的扩散运动将明显受到细胞膜和髓鞘的限制。

二、弥散加权成像的原理

弥散加权成像（DWI）的物理学原理比较复杂，这里仅作简单介绍。

MRI 检测到的信号最后都分配到每个像素中，每个像素实际上代表受检组织的一个体素，我们就以一个体素为例，并结合目前最常用于 DWI 的 SE-EPI 序列来介绍 DWI 的基本原理。

射频脉冲使体素内的质子相位一致，射频脉冲关闭后，由于组织的 T_2 弛豫和静磁场不均匀将造成质子逐渐失相位，从而造成宏观横向磁化矢量的衰减。除了上述两种因素以外，如果在某个方向上施加一个梯度场，实际上是人为在该方向上制造磁场不均匀，那么体素内该方向上质子的进动频率将出现差别，从而造成体素内质子群失相位，最后也引起宏观磁化矢量的衰减，MR 信号减弱。

如果在 SE-EPI 序列 180° 复相脉冲的两侧各施加一个梯度场，这两个梯度场的方向、强度和持续时间完全相同（扩散敏感梯度场），那么前面所述的梯度场造成的失相位可以发生两种情况：①在体素内梯度场施加方向上位置没有移动的质子。对于这些质子，由于 180° 两侧施加的梯度场完全相同，可以认为梯度场造成的是一种恒定的不均匀磁场，180° 复相脉冲可以剔除这种恒定的磁场不均匀引起的质子失相位，那么实际上梯度场的施加并不会引起这些质子的信号衰减。②在体素内梯度场施加方向上有位置移动的质子。这些质子在移动过程中将经历磁场强度的变化，进动频率也随之发生变化，从而造成相位离散。由于位置发生变化，对于这些质子，180° 脉冲两侧的梯度场引起的就不是恒定的不均匀磁场，180° 脉冲将不可能剔除这种质子失相位，因此这种在梯度场施加方向上的位置移动将引起质子信号的衰减。体素中水分子都存在一定程度的扩散运动，其方向是随机的，而在扩散梯度场方向上的扩散运动将造成体素信号的衰减。

如果水分子在敏感梯度场方向上扩散越自由，则在扩散梯度场施加期间扩散距离越大，经历的磁场变化也越大，则组织的信号衰减越明显。反之，在 DWI 上组织的信号衰减越明显则提示其中的水分子在梯度场方向上扩散越自由。DWI 是通过测量施加在扩散敏感梯度场前后组织发生的信号强度变化，来检测组织中水分子扩散状态（自由度及方向），后者可间接反映组织微观结构特点及其变化。

三、常用的弥散加权成像序列

常用的 DWI 序列很多，可以基于 GRE、SE、FSE、单次激发 FSE 序列等，也可以基于 T_1WI、T_2WI 或 T_2^*WI 序列。这里仅介绍目前临床上最常用的单次激发 SE-EPI DWI 序列和 SE 线扫描 DWI 序列。

（一）单次激发 SE-EPI DWI 序列

场强在 1.0T 以上的 MR 设备目前多采用单次激发 SE-EPI 序列进行 DWI 扫描。该序列如果不施加扩散敏感梯度场，得到的是 T_2WI；在 T_2WI 基础上施加扩散敏感梯度场将得到 DWI，b 值一般选择为 1 000s/mm^2 左右，根据需要可在层面选择方向上施加扩散敏感梯度场，也可在层面选择、频率编码及相位编码方向上都施加。该序列 TR 为无穷大，因此剔除了 T_1 弛豫对图像对比的影响。根据需要和设备的软硬件条件，TE 一般为 50~100ms。该序列成像速度很快，单层图像的时间在数十毫秒到 100ms（图 3-10-1）。

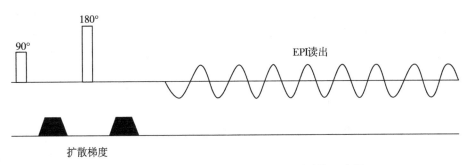

图 3-10-1 单次激发 SE-EPI DWI 序列结构示意图

(二) SE 线扫描 DWI 序列

SE 线扫描 DWI 的原理和 SE-EPI DWI 相同,只是采用的序列和 MR 信号采集方式有所不同。该技术主要用于低场强 MR 设备,因为单次激发 SE-EPI 序列在低场强扫描机上效果较差。

四、弥散加权成像的技术要点

(一) b 值及其对 DWI 的影响

在 DWI 技术中,将施加的扩散敏感梯度场参数称为 b 值,或称扩散敏感系数。在常用 SE-EPI DWI 序列中,b 值 $= \gamma^2 G^2 \delta^2 (\Delta - \delta/3)$,式中 γ 代表磁旋比;G 代表梯度场强度;δ 代表梯度场持续时间;Δ 代表两个梯度场间隔时间。

b 值对 DWI 的影响很大,b 值越高对水分子扩散运动越敏感,同时也带来一些问题:①组织信号衰减越明显,太高的 b 值得到的 DWI 图像信噪比(SNR)很低;②在机器硬件条件一定的情况下,b 值增高必然延长 TE,进一步降低了图像的信噪比;③即便机器硬件和图像的信噪比允许,梯度脉冲对周围神经的刺激也限制了太高的 b 值。较小的 b 值得到的图像信噪比较高,但对水分子扩散运动的检测不敏感,而且组织信号的衰减受其他运动的影响较大,如组织血流灌注造成水分子运动等,这些运动模式相对水分子的扩散运动来说要明显得多。

因此 b 值的选择对于 DWI 非常重要,但实际上 b 值的合理选择较为困难,在临床上根据设备条件、所选用的序列以及临床需求的不同,应适当调整 b 值。在目前常用的 MR 设备上,脑组织 DWI 的 b 值一般选择在 $800 \sim 1\,500\text{s/mm}^2$。

(二) DWI 的方向性

由于只有在施加扩散敏感梯度场方向上的运动才有相位的变化,因此 DWI 所反映的水分子扩散运动具有方向性。DWI 只能反映扩散敏感梯度场方向上的扩散运动,其他方向上的扩散运动则不能检测出来。为了全面反映组织在各方向上的水分子扩散情况,则需要在多个方向上施加扩散敏感梯度场。

在前面扩散的基本概念中曾提到各向异性扩散的概念,由于 DWI 具有方向性,所以可以很好地反映组织扩散的各向异性。如内囊后肢的白质纤维束是上下走向,上下方向水分子扩散相对自由,在颅脑横断面 DWI,如果在层面选择方向(上下方向)施加扩散敏感梯度场,则内囊后肢的信号衰减比较明显,表现为明显低信号。如果在左右方向上施加扩散敏感梯度场,由于内囊后肢的水分子在此方向扩散运动明显受限,信号衰减很少,因而表现为相对高信号。在临床常规应用中,通常在层面选择、频率编码及相位编码方向都施加扩散敏感梯度,经对扫描数据处理而融合为一组示踪(Trace)DWI(图 3-10-2)。

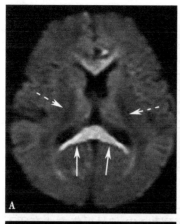
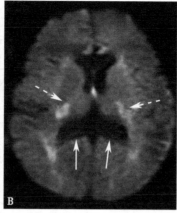
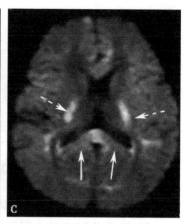

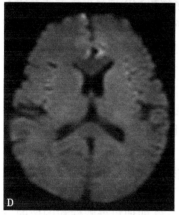

图 3-10-2　施加不同方向扩散梯度对颅脑组织内水分子扩散方向的显示
A. 扩散梯度场施加于层面方向，内囊后支呈现低信号，胼胝体压部呈高信号；B. 扩散梯度场施加于频率编码方向（左右方向），内囊后支呈现高信号，胼胝体压部呈明显低信号；C. 扩散梯度场施加于相位编码方向（前后方向），内囊后支呈现高信号，胼胝体压部呈略高信号；D. 扩散梯度场施加于层面、频率编码方向及相位编码方向，处理形成 trace DWI，内囊后支与胼胝体压部均呈现中等信号。

五、弥散系数和表观弥散系数

通过对施加扩散敏感梯度场前后的信号强度检测，在得知 b 值的情况下，可以计算组织的扩散系数。需要指出的是，在 DWI 上造成组织信号衰减不仅仅是水分子的扩散运动，水分子在扩散敏感梯度场方向上各种形式的运动（或位置移动）都将造成组织信号的衰减，如组织血流灌注中的水分子运动及其他生理运动等。SE-EPI 由于采集速度很快，基本可以冻结多器官组织的生理运动，但无法消除血流灌注对组织信号的影响。

因此利用 DWI 上组织信号强度变化检测到的不是真正的扩散系数，而将会受到其他形式水分子运动的影响。因此，只能把检测到的扩散系数称为表观扩散系数（apparent diffusion coeffecient，ADC）。其计算公式如下：$ADC=\ln(SI_{低}/SI_{高})/(b_{高}-b_{低})$。式中 $SI_{低}$ 表示低 b 值 DWI 上组织的信号强度（b 值可以是零）；$SI_{高}$ 表示高 b 值 DWI 上组织的信号强度；$b_{高}$ 表示高 b 值；$b_{低}$ 表示低 b 值；ln 表示自然对数。从公式中可以看出，要计算组织的 ADC 值至少需要利用 2 个以上不同的 b 值。

六、弥散加权成像的临床应用

DWI 在临床上主要用于超急性脑梗死的诊断和鉴别诊断，急性脑缺血缺氧造成的主要是细胞毒性水肿。在 DWI 上，超急性和急性梗死的脑组织表现为高信号。与常规 T_1WI 和 T_2WI 相比，DWI 可以更早地发现梗死区的信号异常（图 3-10-3）。

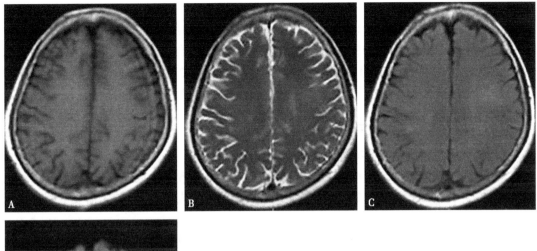

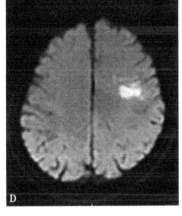

图 3-10-3　DWI 用于超急性脑梗死的诊断

该病例为 72 岁女性，突发右侧肢体无力 3h。A. 为 T_1WI，未见明确异常信号；B、C. 分别为 T_2WI 及 FLAIR，仅见左侧额叶轻微高信号病灶；D. 为 DWI，左额叶病灶呈现明显高信号。

需要注意的是，其他一些脑组织病变在 DWI 上也可能表现为高信号，如多发硬化的活动病灶、部分肿瘤、血肿、脓肿等，在鉴别诊断时需要引起注意。

除脑部病变外，其他脏器如肝脏、肾脏、乳腺、脊髓、骨髓、前列腺等也可进行 DWI，将可能给这些部位病变的诊断和鉴别诊断提供信息，但目前在这些方面的经验还不多，还需要进一步研究。

七、全身弥散加权成像技术

随着 MR 技术的进步，近年来全身 DWI 技术逐渐在临床上得到应用，并成为近年来 MRI 技术的研究热点之一。

全身 DWI 需要进行全身或体部全长的横断面扫描，通常采用 IR 技术进行背景脂肪信号的抑制，最后对图像进行三维重组与拼接，并采用图像翻转技术（黑白互换），得到的图像肉眼所见类似正电子发射体层摄影（PET），因此也被称为"类 PET"技术。

全身 DWI 需要进行多段扫描，扫描一段后，床自动移到下一段进行扫描。在配有一体化相控阵线圈技术的设备中，全身 DWI 可以采用一体化相控阵线圈采集信号；而在没有配备一体化相控阵线圈的设备上，全身 DWI 通常采用体线圈采集信号。全身 DWI 扫描时有几点需要注意：①各段扫描时，其层厚、层间距、视野、矩阵、TR、TE、b 值等应该保持一致；②为保证重建图像的连续性，相邻的两段之间应该有一定的重叠；③各段预扫描时最好能手动把各段的中心频率设为同一数值，这样各段图像之间的配准较好，有利于提高三维重建图像的质量。

目前全身 DWI 主要用于血液系统肿瘤的评价及恶性肿瘤的全身评价。血液系统恶性肿瘤在全身 DWI 上可表现为骨髓弥漫性水分子活动受限；全身 DWI 有助于晚期恶性肿瘤全身转移灶的发现；全身 DWI 还可用于血液恶性肿瘤及全身转移瘤的疗效评价。其临床初步研究和应用表明可部分替代 PET 和 PET/CT 的检查，具有广阔的发展前景。

八、弥散张量成像及白质纤维束示踪技术

（一）弥散张量成像的基本概念

弥散张量成像（diffusion tensor imaging，DTI），又称扩散张量成像，是一种用于描述水分子扩散方向特征的 MR 磁共振成像技术。学习弥散张量成像技术，首先需要了解几个基本概念。

1. 本征向量与本征值　弥散张量加权图像中，本征向量（eigenvector）和本征值（eigenvalue）用于描述单个体素中纤维束主要走行的方向及相应方向上的扩散幅度，通常用 ν 和 λ 表示，每个本征向量对应一个本征值。如果一个方向上的本征值远远大于其他 2 个方向的本征值，该向量则为主要的扩散方向。目前主要应用 3 个本征向量即 ν_1、ν_2、ν_3，分别表示单个体素内主要纤维束的主要走行方向、主要纤维束的成角走行方向及次要纤维束的交叉走行方向。一般情况下，λ_1 与 λ_2 大小相似，λ_3 远远小于前二者。

2. 分数各向异性（fractional anisotropy，FA）　弥散张量的各向异性成分与整个弥散张量之比，定量测量的单个体素内的各向异性值，其计算公式如下：

$$FA = [3(\lambda_1 - \lambda)^2 + (\lambda_2 - \lambda)^2 + (\lambda_3 - \lambda)^2]^{1/2} / [2(\lambda_1^2 + \lambda_2^2 + \lambda_3^2)]^{1/2}$$

在完全各向同性的介质中，$FA = 0$，在圆柱状对称的各向异性的介质中，FA 接近于 1，如锥体束的 FA 值为 0.93，脑脊液的 FA 值仅为 0.02。

3. 相对各向异性（relative anisotropy，RA）　本征值的变量与其平均值的比，其计算公式如下：

$$RA = [(\lambda_1 - \lambda)^2 + (\lambda_2 - \lambda)^2 + (\lambda_3 - \lambda)^2]^{1/2} / (3\lambda)^{1/2}$$

RA 值范围为 $0 \sim \sqrt{2}$，0 表示最大各向同性，$\sqrt{2}$ 表示最大各向异性。对于完全各向同性的介质来说，$RA = 0$。

4. 容积比（volume ratio，VR）　椭球体的体积与半径为平均扩散球体的体积之比。其公式如下：

$$VR = (\lambda_1 \lambda_2 \lambda_3) / \lambda^3$$

其中：$\lambda = (\lambda_1 + \lambda_2 + \lambda_3) / 3$

VR 的值为 $0 \sim 1$，0 为最大各向异性，1 为完全各向同性。

（二）弥散张量成像的基本原理和技术

通常使用的矢量具有 3 个成分（x，y，z），而张量则具有 9 个成分（xx，xy，xz，yx，yy，yz，zx，zy，zz），因此张量可以被排列成为一个矩阵：

$$xx, xy, xz$$
$$yx, yy, yz$$
$$zx, zy, zz$$

其中 xx 被视为在 x 方向的运动，xy 则被视为 x 方向相对于 y 方向的运动，其他成分均

以此类推。事实上，矢量即为 xy、xz、yx、yz、zx、zy 6 个成分均为非零的张量，矢量具体的大小和方向由 x、y、z 三个方向的值来确定。由于张量具有 9 个成分，因此其通常被用来描述更为复杂的运动。张量可以对水分子的弥散运动进行更加精确的描述。要采集张量的数据就需要对人体进行 DTI。

弥散张量加权成像指在 DWI 的基础上施加 6～55 个（理论上还可更多，这里以 6 个方向为例）非线性方向的梯度场获取弥散张量图像。在 180° 脉冲前后于相应的 G_x、G_y、G_z 3 个梯度通道上施加 2 个对称的斜方形扩散敏感梯度场，同时于相应的 6 个方向施加扩散梯度，并对基础 T_2WI-EPI 像及 DWI-EPI 像进行多次采集，最后将采集的图像进行信号平均，从而能够获得较高信噪比的扩散张量加权像。与 ADC 测量相似，扩散张量的计算至少需要两个 b 值；与 ADC 不同的是，扩散梯度需在 6 个非线性、非同一平面内变换方向，而且 b 值为非零，因而扩散张量的图像数目为 7 组：b 等于零为一组，另 6 组为 b 值非零的图像，分别为 S1、S2、S3、S4、S5、S6。

根据这些图像，可以计算出组织的扩散各向异性特征，如平均 ADC、FA、RA、VR 等，其中以 FA 最为常用。

（三）白质纤维束示踪成像

应用 DTI 数据选择专用的软件可以建立扩散示踪图，来描述白质纤维束的走行形态。扩散示踪图的基本原理是通过第一个体素主本征向量的方向寻找下一个主本征向量与其最接近的体素，将这些体素连接起来达到显示白质纤维束的目的。目前各主要设备厂家的设备上均可选配白质纤维束示踪成像的专用软件。

第二节　MR 灌注加权成像技术

MR 灌注加权成像（perfusion-weighted imaging，PWI）属于 MR 脑功能成像的一种，反映的主要是组织中微观血流动力学信息。MR 灌注加权成像的方法很多，较常采用的主要有两种，即对比剂首次通过（first pass）法和动脉自旋标记（arterial spin labeling，ASL）法。其中首过法 MR 灌注加权成像技术的研究和临床应用相对较多。

一、对比剂首次通过法灌注加权成像

（一）对比剂首次通过法 PWI 的基本原理和技术

PWI 的对比剂多采用目前临床上最常用的离子型非特异性细胞外液对比剂 Gd-DTPA。对比剂用高压注射器快速注入周围静脉，采用时间分辨力足够高的快速磁共振成像序列对目标器官进行连续多时相扫描，通过检测带有对比剂的血液首次流经受检组织时引起组织的信号强度随时间的变化来反映组织的血流动力学信息。

Gd-DTPA 是顺磁性物质，血液中的 Gd-DTPA 将使血液的 T_1 和 T_2 值降低，在一定的浓度范围内，血液 T_1 值和 T_2^* 值的变化率与血液中对比剂的浓度呈线性关系，即：

$$\Delta(1/T_1)=k[Gd]$$

$$\Delta(1/T_2^*)=k[Gd]$$

式中 $\Delta(1/T_1)$ 表示 T_1 值的变化率；$\Delta(1/T_2^*)$ 表示 T_2^* 值的变化率；$[Gd]$ 表示对比剂浓度；k 是常数，与对比剂、组织结构、静磁场强度等因素有关。

在实际应用中,可以根据 T_1 值的变化率公式,采用 T_1WI 序列进行 PWI。也可根据 T_2^* 值的变化率公式,采用 T_2^*WI 序列进行 PWI。由于 Gd-DTPA 不能通过正常脑组织的血脑屏障,一般多采用 T_2^*WI 序列进行脑组织 PWI,最常用的序列是 GRE-EPI T_2^*WI 序列。在脑组织外的其他器官,由于对比剂可进入组织间隙,很好地发挥其短 T_1 效应,因此可采用快速 T_1WI 序列进行 PWI,如超快速 GRE T_1WI 序列和多次激发 IR-EPI T_1WI 序列等。

团注对比剂后,带有对比剂的血液首次流过组织时将引起组织 T_1 或 T_2^* 弛豫率发生变化,从而引起组织信号强度的变化。通过检测对比剂首次流经组织时引起组织的信号强度变化,计算出其 T_1 或 T_2^* 弛豫率变化,组织 T_1 或 T_2^* 弛豫率的变化代表组织中对比剂的浓度变化,而对比剂的浓度变化则代表血流动力学变化。通过合适数学模型的计算可得到组织血流灌注的半定量信息,如组织血流量、血容量和平均通过时间等。具体计算过程比较复杂,这里不作详细介绍。

(二)顺磁性对比剂首次通过法 PWI 的临床应用

目前顺磁性对比剂首次通过法 PWI 技术通常只能得到组织血流灌注的半定量信息。临床上研究相对较多的包括:

1. 脑组织 PWI 最常采用的序列为单次激发 GRE-EPI T_2^*WI 序列。主要用于脑缺血性病变(图 3-10-4)、脑肿瘤的血供研究等。

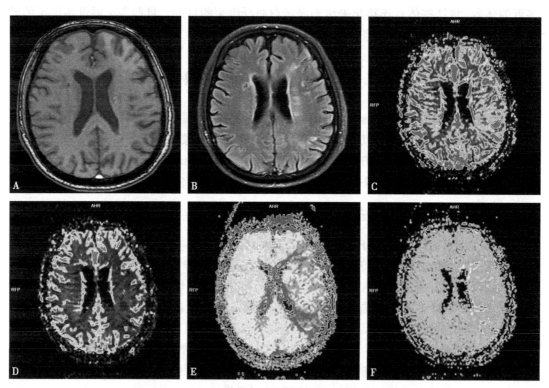

图 3-10-4 首次通过 PWI 技术用于急性脑梗死的诊断

A. T_1WI,未见明确异常信号;B. FLAIR T_2WI,可见点片状长 T_2 信号影;C. 为脑血容量(cerebral blood volume,CBV)图;D. 未见明显减低区域;E. 对比剂平均通过时间(mean transit time,MTT);F. 对比剂峰值时间(time to peak,TTP),MTT、TTP 较对侧延长。

2．心肌灌注　常用的序列为超快速 GRE T_1WI 序列或多次激发 IR-EPI T_1WI 序列。主要用于心肌缺血的研究，在静息状态和负荷状态下分别进行 PWI 可检测心肌灌注储备，有助于心肌缺血的早期发现（图 3-10-5）。

3．肾脏血流灌注。

4．肝脏血流灌注等。

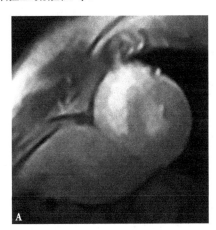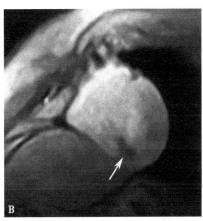

图 3-10-5　首次通过 PWI 技术用于心肌缺血的诊断（所用序列为 IR-EPI T_1WI）
A. 为静息状态 PWI，示心肌均匀灌注；B. 为增加心脏负荷后 PWI，示左心室下壁局灶性缺血（白箭所示）。

二、非对比剂灌注加权成像

动脉自旋标记（arterial spin labeling，ASL）技术无须引入外源性对比剂，是一种利用血液作为内源性示踪剂的磁共振 PWI 方法。水在血液和组织间自由扩散；血液经动脉血管以一定速度（CBF）流入毛细血管床，假设进入毛细血管血液中的水为 1，其中一部分水（E）与血管外间隙的组织水交换，剩下的水（1−E）流入毛细血管的静脉端，不与组织水交换；而且组织中的水会与组织大分子发生磁化矢量的交换或称为磁化矢量转移。

ASL 方法中，最基本的问题是要区分流入动脉血液中和感兴趣组织中的水。为此，可以用不同方法改变动脉血液的磁化矢量 $M_a(t)$，动脉血液中质子与组织中质子的磁化矢量交换将引起组织磁化矢量 $M(t)$ 的改变，其改变程度与磁化矢量交换的量成正比，也就是与血流灌注量成正比。

ASL 技术中把感兴趣的层面称为扫描层面，而扫描层面的血流上游需要进行流入血液标记的层面被称为标记层面。流入的动脉血可被连续或间断标记，ASL 根据标记方法不同分为两类，即连续性 ASL（CASL）和脉冲式 ASL（PASL）。不同的 ASL 方法中，根据一定的数学模型可以计算出 CBF。ASL 技术需要测量经过标记和未标记时的基线图像之间的信号改变，这种信号改变的幅度很小，因此需要进行多次采集、信号平均，经计算方可获得定性或定量的 CBF 图。

第三节　脑功能成像

从广义上讲，脑功能磁共振成像包含很多技术，本章所介绍的是基于血氧水平依赖（blood oxygenation level dependent，BOLD）效应的脑功能磁共振成像（fMRI）技术。

一、BOLD 效应

众所周知，血液中的脱氧血红蛋白（deoxyhemoglobin）具有顺磁性（paramagnetic），可以缩短组织的 T_2 或 T_2^* 值，血液中脱氧血红蛋白增多将导致相应组织在 T_2WI 或 T_2^*WI 上信号强度降低；氧合血红蛋白中则具有轻度反磁性（diamagnetic），可延长组织的 T_2 或 T_2^* 值，血液中氧合血红蛋白增多将导致相应组织在 T_2WI 或 T_2^*WI 上信号强度增高。在其他因素不变的前提下，T_2WI 或 T_2^*WI 上组织的信号强度取决于其血液中氧合血红蛋白与脱氧血红蛋白的比例，该比例越高，则组织的信号强度越高，这就是 BOLD 效应。

二、基于 BOLD 效应 fMRI 的基本原理

基于 BOLD 效应的 fMRI 就是利用脑组织中血氧饱和度的变化来制造对比的 MRI 技术。当大脑某区域被激活时，该区域脑组织的耗氧量增多，脱氧血红蛋白随之增多；但相应区域脑组织内的血流灌注量也同时增多，带来更多的氧合血红蛋白，最后的结果是氧合血红蛋白与脱氧血红蛋白的比例增高，因此导致 T_2WI 或 T_2^*WI 上相应区域脑组织的信号强度增高。所以，一般认为脑组织被激活时其信号强度增高，而脑组织活动被抑制时其信号强度降低；通过比较执行某个刺激或任务前后脑组织信号强度的变化，从而获得 BOLD 对比。基于 BOLD 效应 fMRI 最常采用 GRE-EPI（FID-EPI）T_2^*WI 序列采集信号。

大脑活动时（可以是感觉外界刺激，也可以是对肢体的某一部分发出指令）并不是全脑都参与，而是其中的某一个区域或某几个区域参与。我们可以利用 BOLD 技术对大脑活动变化时产生的血流动力学和代谢改变进行测量，从而对功能区进行定位。

三、基于 BOLD 效应 fMRI 的优缺点

BOLD 效应有着如下的优点：①这项技术是完全无创的；②功能性的对比度噪声比至少是灌注成像方法的 2～4 倍，即 BOLD 的噪声较小；③由于 BOLD 技术只要求梯度回波的 TE 在 30～40ms，所以技术上很容易实现；④很容易实现覆盖全脑的平面回波成像（EPI）。

当然，BOLD 也有很多缺点：① BOLD 信号的生理学机制是十分复杂的，包括灌注和血容量改变之间的相互作用以及血管构型的不均匀性及在时间和空间上的神经 - 血管偶联机制。这些问题对 BOLD 信号的定位、强度、线性以及动态性的解释都有一定影响。②与灌注和血容量测量不同，BOLD 中 T_2^* 和 T_2 时间是由周围组织类型决定，故没有基态的血氧水平信息。③磁敏感效应同样可以在 BOLD 效应中造成伪影。这些伪影包括组织交界处和颅底的信号丢失，这些信号丢失在高场磁共振系统尤为明显。

四、基于 BOLD 效应 fMRI 任务设计的基本知识

fMRI 的任务设计要遵循两个原则：①一个实验要能够拒绝一个假设，即推翻一个假设；②能够使预期的效应最大化。

脑功能成像实验的自变量是我们所操作的任务引起的行为或认知加工过程的变化。相应的应变量是脑的某一区域、某一网络或某一系统由于自变量所引起的"激活"（activation）或"失活"（deactivation）。一般认为，BOLD 信号的上升为"激活"，BOLD 信号的下降为"失活"。由于大脑一直在活动，如果我们想要测量某一认知加工过程所引起的脑活性的变化，

最常用的实验设计是采用减法反应方法。也就是说，先定义一个基础的认知活动，然后再定义一个以此为基础的附加活动，这两个实验条件下所引起的脑活动的对比通常被称为"激活"。

由于慢速的血流动力学反应的限制，fMRI 实验的设计和行为实验的设计有所不同。前者主要的实验设计包括三大类：组块设计（block design）、事件相关设计（event-related design）和混合设计（mixed design）。

组块设计是把相同的条件、事件或实验放到一个组块中，参量性地操作每一个组块的特性，实验中两种实验状态交替出现。事件相关性实验设计与组块设计不同，每一个观察点并不是一系列连续的相同刺激，而是一个一个的单独刺激，而且这些刺激的呈现也是经过随机化的。我们还可以采用组块设计与事件相关设计的混合设计以达到折中的相对优化的估计效率和探测效率。在这种实验设计方法中，组块设计和事件相关设计都被使用，其中组块设计可以评估状态依赖的效应，而事件相关设计可以评估事件相关效应。这样设计的好处就是把任何一种单独的设计的统计效能最大化。

第四节　磁共振波谱技术

磁共振波谱（magnetic resonance spectroscopy，MRS）是目前能够进行活体组织内化学物质无创性检测的唯一方法。MRI 提供的是正常和病理组织的形态信息，而 MRS 则可提供组织的代谢信息。众所周知，在众多疾病发生和发展过程中，代谢改变往往早于形态学改变，因此 MRS 所能提供的代谢信息无疑有助于疾病的早期诊断。但是其目前在临床应用方面还处于研究和摸索阶段。

一、磁共振波谱的基本原理

（一）化学位移现象

磁性原子核在外磁场中的进动频率取决于两个方面，一是磁性原子核的磁旋比，二是磁性原子核所感受的外磁场强度。对于一个确定的磁性原子核，其磁旋比是不变的。而磁性原子核所感受的外磁场强度除了受外加静磁场影响外，还受原子核周围的电子云和周围其他原子电子云的影响，这些电子云将会对磁场起屏蔽作用，使磁性原子核所感受的磁场强度略低于外加静磁场的强度，因而其进动频率也略有降低。同一种磁性原子核如果处于不同的分子中，由于分子化学结构的不同，电子云对磁性原子核的磁屏蔽作用的大小也存在差别，因而将表现出其进动频率的差别。如水分子中的氢质子与脂肪中的氢质子进动频率相差 3.5ppm，约 150Hz/T。这种由于所处的分子结构不同造成同一磁性原子核进动频率差异的现象被称为化学位移现象。

（二）MRS 的简要原理

下面以 ^1H 为例简述 MRS 的原理。对某组织的目标区域施加经过特殊设计的射频脉冲，这种射频脉冲往往带宽较宽，其频率范围必须涵盖所要检测代谢产物中质子的进动频率；然后采集该区域发出的 MR 信号（可以是 FID 信号或回波信号），该 MR 信号来源于多种代谢产物中质子，由于化学位移效应，不同的代谢产物中质子进动频率有轻微差别，通过傅里叶变换可将不同物质的频率加以区分，以此来检测某种代谢物的浓度。

二、磁共振波谱的谱线

MRS 的谱线由一系列的谱峰组成。谱线的横轴代表化学位移，即共振频率，单位为 ppm，所能探测到的化合物表现为在一个或几个特定频率上的峰；纵轴是化合物的信号强度，其峰高度或峰下面积与该化合物的浓度成正比。化合物最大峰高一半处的谱线宽度称为线宽（linewidth），亦称为半高宽（full width at half maximum，FWHM），它与化合物的 T_2^* 弛豫时间和磁场的均匀度有关，决定谱线的空间分辨力。信号峰值由共振频率峰高和线宽决定。如果原子核之间存在共价键，其自旋磁矩之间的相互作用形成自旋 - 自旋耦合（spin-spin coupling），亦称为 J 耦合，其能导致主峰旁出现分裂的小峰，这一现象称作自旋 - 自旋裂分（spin-spin splitting）。在一组裂分峰中，峰与峰之间的距离或裂距称为耦合常数，用 J 表示，单位为 Hz，J 值越大，耦合越强，波分离越宽。化合物的特定化学结构会造成其表现为特定形态的峰（如乳酸双峰、β/γ-Glx 多峰等），见图 3-10-6。

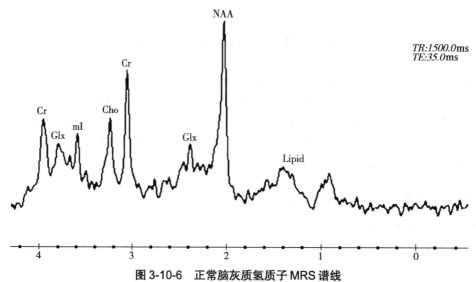

图 3-10-6　正常脑灰质氢质子 MRS 谱线

Cr. 肌酸；Glx. 谷氨酸类化合物；mI. 肌醇；Cho. 胆碱；NAA. N- 乙酰天门冬氨酸；Lipid. 脂质。

三、磁共振波谱的特点

尽管 MRS 与 MRI 基于相同的基本原理，但两者之间仍存在许多不同之处。MRS 具有以下特点：①得到的是代谢产物的信息，通常以谱线及数值来表示，而非解剖图像；②对磁场的强度及磁场均匀性有着更高的要求；③外加磁场强度升高有助于提高 MRS 的质量，不仅可提高信噪比，而且由于各种代谢物的化学位移增大，可更好地区分各种代谢物；④信号较弱，常需要多次平均才能获得足够的信噪比，因此检查时间相对较长；⑤得到的代谢产物的含量是相对的，通常用两种或两种以上的代谢物含量比来反映组织的代谢变化；⑥对于某一特定的原子核，需要选择一种比较稳定的化学物质作为其相关代谢物的进动频率的参照标准物，如 ^{1}H-MRS 选择三甲基硅烷（trimethylsilane），^{31}P-MRS 采用磷酸肌酸（PCr）作为参照物，它们频率设定为 0ppm。

四、在体磁共振波谱空间定位技术

MRS 可以采用的定位和信号产生方式很多,目前临床应用较多的 ¹H-MRS 常采用激励回波采集模式(stimulated echo acquisition mode,STEAM)和点解析波谱(point-resolved spectroscopy,PRESS)技术。

STEAM 技术采用 3 个 90° 脉冲,通过三个不同方向的层面选择梯度场,这 3 个 90° 脉冲分别施加在三个相互垂直的层面上,三个平面相交得到的是一个点状容积的信号。STEAM 的优点在于简单直接,可采用的 TE 相对较短;缺点在于信噪比较低(图 3-10-7)。

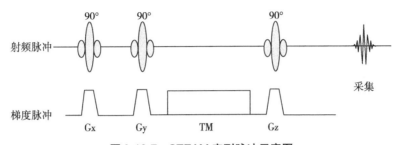

图 3-10-7 STEAM 序列脉冲示意图

采用 3 个 90° 脉冲,在第 2、3 个脉冲之间(TM 时间内)运用扰相梯度将其他信号去相位去除,并进行水抑制,随后采集信号。

PRESS 技术采用 1 个 90° 脉冲和 2 个 180° 复相脉冲,层面选择梯度场的施加与 STEAM 相同。得到的是自旋回波信号。其优点在于信噪比较高;缺点在于最短 TE 相对较长,但目前新型 1.5T 扫描机上 PRESS 技术的最短 TE 可达 40ms 以下(图 3-10-8)。

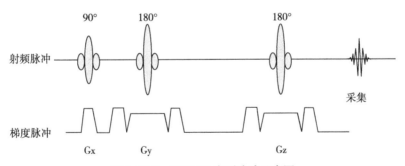

图 3-10-8 PRESS 序列脉冲示意图

采用 1 个 90° 脉冲及 2 个 180° 脉冲,在 180° 脉冲的两旁有扰相梯度将杂波去相位消除,随后采集信号。

目前临床型 MR 设备上不仅可以进行单体素的 MRS 采集,也可进行二维多体素 MRS 和三维 MRS 采集,并可将 MRS 的信号变化标记到 MRI 图像上,直观显示代谢情况,称为磁共振波谱成像(MRSI)。

五、磁共振波谱的临床应用

(一) MRS 的临床应用

MRS 可以反映组织代谢状况,为临床诊断和鉴别诊断提供有价值的信息。其临床应用主要有以下八个方面。

1. 脑肿瘤的诊断和鉴别诊断。

2. 代谢性疾病的脑改变。

3. 脑肿瘤治疗后复发与肉芽组织的鉴别。

4. 脑缺血性疾病的诊断和鉴别诊断。

5. 前列腺癌的诊断和鉴别诊断。

6. 乳腺癌的诊断与鉴别诊断。

7. 弥漫性肝病。

8. 肾脏功能分析和肾移植排斥反应等。

在各种磁性原子核的 MRS 中，^{1}H-MRS 由于无须增加特殊硬件，目前在临床上应用相对较多。这里简单介绍其在脑的应用。

(二) 脑 ^{1}H-MRS 分析的代谢产物

1. N- 乙酰天门冬氨酸（NAA）　在正常脑 ^{1}H-MRS 中 NAA 是最高的峰，位于 2.02ppm。它主要存在于成熟的神经元内，是神经元的内标物，其含量的多少可反映神经元的功能状态。NAA 含量的降低代表神经元的缺失。肿瘤、多发性硬化、梗死、缺氧、神经细胞变性疾病、代谢性疾病及脱髓鞘疾病等均可引起 NAA 浓度的下降；不含神经元的脑部肿瘤（如脑膜瘤、转移瘤）MRS 显示 NAA 缺失。在婴儿脑发育、成熟过程中以及神经损伤后轴索恢复中 NAA 会升高。

2. 肌酸（Cr）　共振峰位于 3.03ppm，包括肌酸、磷酸肌酸，少量 γ- 氨基丁酸，赖氨酸及谷胱甘肽。肌酸的另一个峰位于 3.94ppm。肌酸是高能磷酸化合物的储备以及 ATP 和 ADP 的缓冲剂。作为脑组织能量代谢的提示物，肌酸在能量代谢减退的情况下增加，而在能量代谢增加的情况下降低。肌酸在许多疾病的发展过程中维持一定的稳定性，因此常以肌酸作为一种参照物，和其他代谢物水平相比，例如 Cho/Cr、NAA/Cr。

3. 胆碱（Cho）　包括磷酸胆碱、磷脂酰胆碱及磷酸甘油胆碱，反映脑内总胆碱储备量，波峰位于 3.2ppm。胆碱是乙酰胆碱和磷脂酰胆碱的前体，是细胞膜磷脂代谢的成分之一，参与细胞膜的合成与代谢，胆碱峰的高低可以作为肿瘤细胞增殖的指标。胆碱峰是评价脑瘤的重要共振峰之一，在几乎所有的原发性和继发性脑瘤中（除颅咽管瘤外）均升高，是由于细胞膜转换和细胞增加所致。肿瘤增殖的 Cho/Cr 和 Cho/NAA 比值随恶性程度的增高而升高。胆碱也是髓鞘磷脂崩溃的标志，在急性脱髓鞘疾病中胆碱的水平显著升高，反映了磷脂降解产物的堆积。

4. 乳酸（Lac）　波峰位于 1.32ppm，具有特殊形状的峰——"双峰"，是相邻质子 J 耦合间磁场相互作用所致。第二峰出现在 4.1ppm，常被抑制。乳酸峰的出现提示正常细胞的有氧呼吸被抑制，是无氧糖酵解的终产物。在脑缺氧、缺血、癫痫和肿瘤等情况下会出现乳酸峰。乳酸的化学位移有时与脂质（lipid）重叠，可采用改变 TE 的方法加以区别，在 TE = 144ms 的 ^{1}H-MRS 上，乳酸波峰向下，在 TE = 288ms 的 ^{1}H-MRS 上，乳酸波峰向上。

5. 脂质（Lip）　脂质峰出现在 0.8、1.2、1.5 和 6.0ppm 处，由甲基、亚甲基和不饱和脂肪酸的乙烯基组成。在高级别星形细胞瘤中，脂质峰升高，可反映坏死存在。来源于肿瘤边缘的巨噬细胞或者坏死组织细胞，将组织结构中的脂肪分解成小分子脂质。由于脂质 TE

很短，因此一般 ^{1}H-MRS 检测不到，如果出现明显的脂质波峰，往往是感兴趣区接近于脂肪组织而受污染所致。在 TE 很短的 ^{1}H-MRS 可以检测脂质。脂质可以在高级别胶质瘤、淋巴瘤及转移瘤中升高，肿瘤坏死区也可出现脂质。

第五节　磁敏感加权成像

磁敏感加权成像（susceptibility weighted imaging，SWI）是一个较新的成像技术。实质上，SWI 是一个三维采集、完全流动补偿的、高分辨力的、薄层重建的梯度回波序列，它所形成的影像对比有别于传统的 T_1WI、T_2WI 及质子加权像，可充分显示组织之间内在的磁敏感特性的差别，如显示静脉血、出血（红细胞不同时期的降解成分）、铁等离子的沉积等。目前主要应用于中枢神经系统。

与传统的梯度回波采集技术不同，SWI 运用了分别采集强度数据（magnitude data）和相位数据（phase data）的方式，并在此基础上进行数据的后处理，可将处理后的相位信息叠加到强度信息上，更加强调组织间的磁敏感性差异，形成最终的 SWI 图像。

一、与 SWI 相关的组织磁敏感性特点

物质的磁敏感性是物质的基本特性之一，可用磁化率表示，磁化率越大，物质的磁敏感性越大。某种物质的磁化率是指该物质进入外磁场后的磁化强度与外磁场的比率。反磁性物质的磁化率为负值；顺磁性物质的磁化率为正值，但一般较低；铁磁性物质的磁化率为正值，比较高。

血液以其氧合程度的不同，表现出不同的磁特性。氧合血红蛋白呈反磁性，而脱氧血红蛋白呈顺磁性，正铁血红蛋白具有一定的顺磁性，血红蛋白降解的最后产物含铁血黄素具有高度顺磁性，这与血红蛋白的结构变化有关。在血红蛋白的四种状态中，以去氧血红蛋白和含铁血黄素表现的磁敏感性较强。

组织中另一个能引起明显磁敏感性改变的来源是非血红素铁。铁在体内不同的代谢过程中可以有不同的表现形式，以铁蛋白（ferritin）常见，为高顺磁性。正常人随着年龄的增长，铁在脑内的沉积增加，但在某些神经变性疾病中，如帕金森病、亨廷顿病及阿尔茨海默病等，铁的异常沉积被认为与疾病的病理机制有关。

无论是顺磁性还是反磁性的物质，只要能改变局部磁场，导致周围空间相位的改变，就能产生信号的去相位，造成 T_2^* 减小。去相位的结果不取决于物质是顺磁性还是反磁性，而取决于物质在一个体素内能多大程度地改变磁场。如钙在脑内的结合状态是弱反磁性物质，但大多数情况下它可以产生局部磁场，导致信号去相位，造成 T_2^* 缩短，信号减低。

国外文献报道在吸入空气、纯氧及碳合气（95%O_2，5%CO_2）时，SWI 上小血管与周围组织结构之间的影像对比明显不同。吸入碳合气时，脑血管扩张，血液灌注增加，因此增加了静脉血的氧合程度，去氧血红蛋白量相对减少，因此其所造成的血管内外之间的相位位移（phase shift）变小，在 SWI 上显示小静脉与周围组织结构之间的对比明显降低，小血管显示不清，而非血红素铁在基底节的沉积，与外源性对比剂无关，信号强度没有明显变化；吸入纯氧时导致脑血管收缩，血液灌注减少，静脉血中的去氧血红蛋白略有减少，SWI 上显示的

静脉与周围组织结构之间的对比略有下降，与吸入空气时的 SWI 影像对比相似。该研究表明 SWI 上小血管与周围组织间的影像对比主要与血中去氧血红蛋白的含量明显相关，去氧血红蛋白含量越高，血氧水平越低，相位变化越大，影像对比越好。说明 SWI 主要反映组织间磁敏感性的差异。

二、SWI 序列的采集处理及参数设置

SWI 采用三维梯度回波 T_2^*WI 序列，空间分辨力明显提高；选择薄层采集，明显降低了背景场 T_2^* 噪声的影响；在所有方向上进行了完全的流动补偿，去除小动脉的影响。在采集原始数据时，将强度的数据与相位的数据分开重新排列，采集结束时可得到两组图像，即强度图像和相位图像。此后可在工作站上进行数据的进一步后处理，对相位数据进行高通（high-pass）滤波，中心矩阵常选择 64×64 或 32×32，形成校正的相位图像，用校正的相位图像作为相位加权因子，亦称为相位蒙片（phase mask），叠加在强度数据上（如进行 4 次加权），形成最终的 SWI 图像，更加强调组织间的磁敏感性差异。

3.0T 上所获得的 SWI 的对比好于 1.5T。由于外磁场强度的不同，SWI 在 1.5T 与 3.0T 上所选用的成像参数有所不同。在 1.5T 磁共振成像系统上，为强调组织间的 T_2^* 对比，TE 要选择到 30～50ms，而在 3.0T 上，由于其信噪比和磁敏感效应的增强，TE 可以缩短到 10～20ms，这样采集时间可以缩短，图像的信噪比也会提高。

SWI 还可以进行定量分析，在其校正的相位图像上，可以进行相位位移值的测量，该值与组织的磁敏感性成正比。

三、SWI 的临床应用研究简介

由于 SWI 对去氧血红蛋白等顺磁性成分敏感，因此在小静脉的显示上有其独到的优势。其主要的临床应用包括：脑创伤的检查、血管畸形，尤其是小血管及静脉畸形的 MRI 检查、脑血管病、退行性神经变性病以及脑肿瘤的血管评价等（图 3-10-9）。

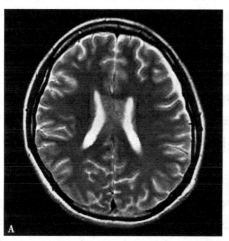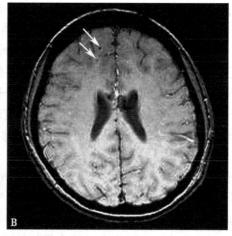

图 3-10-9　SWI 在弥漫性轴索损伤诊断中的应用

A. 为 FSE T_2WI，显示胼胝体异常 T_2 稍高信号；B. 为 SWI，显示胼胝体小灶性出血，还显示了右侧额叶皮质下白质的点状出血（白箭）。

第六节　磁共振弹性成像

一、概述

弹性是人体组织的重要物理特性。正常组织与病理组织相比，两者的弹性存在较大差异。能够无创地显示组织弹性具有重要的临床诊断价值。磁共振弹性成像（magnetic resonance elastography，MRE）作为一种新的能直观显示和量化组织弹性的非侵入性成像方法显示出非常良好的研究和应用前景，为临床提供了一种全新的反映组织生物力学特性的检查手段。在医疗实践中，触诊作为一项基本而有效的临床检查方法已经延续了几个世纪，医生通过触诊以诊断肿瘤或其他病变。从工程学角度来讲，触诊实际上是评价人体组织对抗变形的物理特性，这种特性即为弹性模量。但是，触诊是一种主观的判断，与检查者的经验有很大关系，缺乏客观的量化指标，同时人体许多部位（如脑组织、肝脏、子宫、前列腺）的病变无法或难以触及。通过对手术标本的实验测试，乳腺癌的弹性模量要比正常脂肪、腺体组织和纤维腺瘤高出许多倍。另外，人体不同组织之间弹性模量的差异程度明显大于其他物理特性，如 X 射线吸收系数或 MR 弛豫时间。

近十年来，有学者陆续开始探索组织的弹性成像，即采用影像方法显示、测量组织的弹性模量。超声弹性成像开发较早（1991 年由 Ophir 等提出），但其信噪比和侧向分辨力较低，且受到观察窗限制，影响其进一步研究和发展。磁共振弹性成像（MRE）技术通过在磁共振成像设备中附加一套产生机械振动的装置，对人体的检查部位表面施加外力，同时对组织内部质点进行磁共振成像，并通过反演重建算法获得组织内部的弹性系数空间分布图。它是传统触诊机器化、定量化的一种手段，客观且分辨力高，不受诊断部位的限制，相对于 CT 图像表达组织对 X 射线的衰减系数，以及 MRI 图像表达 T_1、T_2 和质子密度参数，MRE 图像表达的是组织的生物力学特性参数，作为一种新的能直观显示和量化组织弹性的非侵入性成像方法显示出良好的研究和应用前景，使"影像触诊"成为可能，弥补临床医生触诊的局限性。

二、磁共振弹性成像基本原理

1. 外部激发装置　激发器采用电磁或电压装置，目前大多数研究采用电磁装置。波形发生器产生的低频率的正弦信号，经放大器放大后，驱动激发器产生震荡，后者耦合于被检体表面，产生低频率剪切波在介质中传播，剪切波的频率可调。剪切波传播的应力引起介质内周期性微小移位。

由于纵向波在弹性成像中反映的是体积模量，而体积模量在软组织之间的差异非常小，加之纵向波由于波速快，在低频率时相对于被检器官波长过长，不适合成像，因此纵向机械波在弹性成像中的价值有限。

剪切模量在人体组织之间差别较大，剪切波的波长相对于纵向波较短。所以 MRE 采用动态的剪切波而不采用静态或准静态的机械应力使组织内产生应变，不需要估计局部的静态应力分布是其计算弹性的优势。但由于受到梯度转换速度的限制不能采用高频率，加之剪切波在低频率时衰减较少，因此频率在 50～1 000Hz 的剪切波适合 MRE。

2. MRI 对位移成像　目前有两种方法使用 MRI 技术对组织内部质点位移进行成像，分别是基于自旋标记（spin tagging）的方法和基于相位对比（phase contrast）的方法。

（1）自旋标记法：基于自旋标记的位移成像方法是为了心脏运动和功能的研究分析而发展的 MRI 测量位移的早期技术。后来用于 MRE 技术中，它可以对准静态外力引起的组织内部质点位移进行准确测量。自旋标记方法在对组织进行磁共振成像之前，用特定的90° 射频脉冲在组织的研究区域中刻上临时的规则纹理（其存在时间大约 1s），这种纹理实际上使满足产生磁共振条件的那些核偶极子的磁化矢量偏转 90°。一旦 90° 射频脉冲结束，马上对组织进行磁共振成像，由这一脉冲激发的感应信号在组织的磁共振图像中形成纹理，称之为磁共振标记图像。在心脏收缩和舒张引起的心脏内部质点位移或外力引起的组织内部质点位移的过程中，且在纹理消失之前采集其他时间点的磁共振标记图像，根据不同时间采集的相同成像区域的磁共振标记图像中的纹理变化，可以计算出成像区域各个质点的位移图。然而磁共振标记图只能得到软组织的二维位移图像，且空间分辨力受标记网格尺寸的限制。

（2）相位对比法：相位对比法可以对准静态外力或动态周期外力引起的组织内部质点位移进行三维成像，从而获得三维弹性图。

1）对动态周期外力引起的组织内部质点位移进行成像：在周期外力作用下，首先在组织的表面施加一个由 MRI 时钟引发的 50～1 000Hz 的机械振动，以剪切波（横波）的形式在组织内部进行传播，引起组织内部质点的位移。然后在相位编码梯度脉冲和回波之间，在静磁场下叠加某一梯度方向的梯度磁场脉冲 Gr(t)，称为位移监测梯度（motion-sensitizing gradient，MSG），进行 MR 相位对比成像。MSG 是一系列极性振荡梯度，其频率可以调节，并与激发器产生的剪切波频率一致，且两者保持同步。通常 MSG 的方向与质点运动方向平行，而与波的传播方向垂直。当 MSG 存在时，剪切波传播所致质子自旋的周期性移动使接收信号中产生周期性相位位移。从测得的相位位移就能计算出每一个体素的移位值，直接显示介质（组织）内机械波的传播。每个像素的信号代表运动速度的矢量。通过在多个周期内重复采集，可获得累积相位位移，因此对周期性的微小位移非常敏感。有报道称，机械振荡移位幅度小于 100nm 的剪切波就可以显示。在外部激发与施加 MSG 之间 4～6 个振荡周期的时间延迟，以保证介质（组织）内振荡稳态。通过逐渐增加外部激发与 MSG 之间的相位偏置，序列重复 6～8 次，可获得一个完整周期内剪切波的动态传播图像。接收信号的相位位移可由公式表示，公式包含梯度周期数、梯度波形间期、运动敏感梯度矢量、移位矢量、旋磁比、机械波的波矢量、自旋位置矢量以及外加机械振荡与运动敏感梯度间的相位关系等。

在相位位移公式中，相位位移与介质内移位矢量和运动敏感梯度矢量的数量积成比例，因此当质点移动与梯度矢量方向一致时产生相位位移，若两者方向垂直则无相位位移产生。相位位移的量也依赖于机械振荡和梯度振荡之间的相位关系，沿着梯度矢量方向的质点移动与梯度振荡完全同步时产生最大的相位位移，质点移动与梯度振荡呈 90° 异相时则无净相位位移产生。因此机械振荡必须与梯度振荡保持同步，这是成像的基础。

2）对准静态外力引起的组织内部质点位移进行成像：由于周期外力引起应力波在组织内部传播，需要考虑组织的黏弹性效应以及波的反射和折射等效应，使得弹性图的反演重建过程复杂化。在组织表面施加准静态外力，因为外力施加的时间间隔比较长，使得组织内部的变形有足够的时间达到平衡，从而在弹性图的重建过程中可以忽略那些使问题复杂化的动态影响，如黏弹性效应等。在测量周期外力引起组织内部位移的相位对比磁共振成像技术中，使用了磁场方向连续交替取反的位移检测梯度磁场，在测量准静态外力引起组织内部位移时，需要对连续交替取反的位移检测梯度磁场进行修改，使得邻近的两次取反的梯度脉冲不是连续的，而是有一定的时间间隔。

3. 弹性模量的计算及图像数据处理　这里主要介绍以相位对比法对动态周期外力引起的组织内部质点位移进行成像的数据处理。

由于介质的弹性与在该介质中所传播的剪切波的波长相关，介质的剪切模量可由以下公式表示：

$$\mu = \rho \cdot f^2 \cdot \gamma^2$$

μ 为剪切模量，f 为外加激发频率，γ 为波长，ρ 为介质的密度，由于软组织的密度可假定与水的密度等同为 1.0，所以当局部波长作为已知变量时，就可获得剪切模量的量化值。

相位图需通过图像处理后，估算出局部剪切波的波长，才能转化为弹性图。图像处理是 MRE 技术的重要方面，但由于机械波在非均质介质中传播的复杂性，使 MRE 的数据处理非常复杂。要实现组织弹性的准确成像必须研究和采用有效的图像处理方法。局部频率估算法（local wavelength estimation，LFE）最早被采用，由于其准确性较高，而且对噪声相对不敏感，目前仍是十分有效的图像处理方法，但缺点是分辨力有限。近年来已发展了多种数据处理方法，这些算法各有优缺点，但要获得更准确和高分辨力的弹性图像仍需要进一步改进。

三、磁共振弹性成像技术目前的临床研究现状

医学诊断的需要和 MRI 技术的发展促使了 MRE 技术的出现。1995 年 Muthupillai 等应用相位对比磁共振技术显示了剪切波在体模中的传播，并通过估算相位图像中剪切波的波长，得到了体模中模拟材料的剪切模量，其与力学方法测量的结果有高度相关性。自此以后，MRE 技术开始引起相关研究人员的关注。经过近十年的发展，MRE 仍然有许多技术问题需要解决，例如提高弹性重建算法的精度、建立 MRE 成像协议等，但是这并没有妨碍 MRE 展现它在医学应用上的前景。

MRE 在医学上的研究多采用体模、动物离体器官等，目前一些研究者已开展了初步临床研究，包括乳腺、脑、前列腺和肌肉等。

MRE 在乳腺方面的研究相对较多，应用相对较成熟，研究表明乳腺纤维组织的剪切模量稍高于脂肪组织；而乳腺癌患者病变部位显示了局灶性剪切模量增高区域，其平均值比周围乳腺组织平均值高 4.18 倍；恶性浸润性肿瘤的弹性值显著高于乳腺良性病变，但在少数患者中两者的弹性值范围有一定重叠；同时对 MRE 数据的各向异性分析，可帮助鉴别乳腺的良性及恶性组织，前者的弹性参数显示为各向同性，而后者为各向异性。

在对脑组织的研究中，发现正常脑白质的平均剪切模量是 14.6kPa，而脑灰质为 6.43kPa，两者差异有统计学意义；而剪切模量与年龄间未见相关性。从理论上讲，MRE 对脑外伤和脑肿瘤具有潜在的应用价值，但目前对该项目的研究非常少，尚未见有关的研究报道。

前列腺方面研究相对较少，研究发现图像显示弹性分布与前列腺的解剖分区有关系，

中央区的弹性值[(2.2±0.3)kPa]低于周围区[(3.3±0.5)kPa]。可以预计MRE会对前列腺癌的诊断和鉴别诊断提供帮助，但尚未见这方面的研究报道。

在肌肉功能评价方面，由于肌肉组织具有高度的各向异性，研究者对肌肉组织的弹性分布和不同肌肉组织的剪切模量值也作了测定；另外研究显示，剪切波倾向于沿着肌肉纤维方向传播，剪切波的波长会随着骨骼肌负重的增加而变长，两者呈线性各向异性关系。

另有报道采用MRE评价热消融后组织的生物力学特性，动物实验显示，聚焦超声消融后组织的机械特性与正常组织间有显著差异，其弹性值明显大于正常组织，因此，MRE为评价热消融治疗后组织的凝固状况提供了一条新的途径。

此外，弹性系数是建立组织生物力学模型的重要参数。发展MRE技术可以极大丰富人体的弹性数据，建立更为广泛的人体生物力学模型，从而实现对外科手术的虚拟现实模拟。在这个过程中，受训医生的每一步操作都涉及组织的力学变形和反馈，两者都是弹性力学的正问题，生物力学模型在其中作用是必不可少的。使用生物力学模型建立虚拟内镜下的外科手术训练系统，受训医生在进行虚拟手术的过程中，使用抓、夹、切、注射、缝合等动作时，获得在真实手术环境下的手感，这些操作动作引起的组织变形可以逼真地显示在受训医生眼前，使得医生沉浸在虚拟现实的操作过程中，从而达到真实训练的效果。

另外，预计MRE在人体肝脏、肾脏等腹部脏器方面也将会有广阔的应用前景，如肝癌及肝硬化的早期诊断等，但目前尚未见相关的文献报道。

目前，各医疗设备公司尚未推出有关MRE技术的配套装置、现成序列和图像处理软件。由于振动装置要和被检测组织一起放入MRI设备进行工作，因此振动装置必须和MRI设备保持兼容，目前只有少数的科研机构在从事该项技术的研究工作。尽管MRE的研究尚处于起步阶段，但显示出了良好的研究和应用前景，提供了一种全新的无创性地反映组织生物力学特性的检查手段，这是其他检查方法都无法实现的（见图3-10-10）。

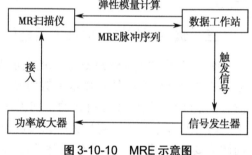

图3-10-10　MRE示意图

第七节　K空间螺旋桨采集成像技术

一、概述

螺旋桨技术（PROPELLER，GE公司）、风车技术（MultiVane，PHILIPS公司）和刀锋技术（blade，SIEMENS公司）是K空间放射状填充技术与FSE（TSE）或IR（TIR、FIR、IR-TSE）序列相结合的产物，在很大程度上解决了运动伪影校正的问题。三者虽在技术细节上存在一些差别，但基本上大同小异。本节把该技术统称PROPELLER。

PROPELLER技术的提出：运动伪影，包括整体运动伪影和生理运动伪影，严重影响磁共振成像质量，影响疾病病灶检出和分析，如何克服或减小运动伪影成为热门研究课题之一。根据其产生机制不同，运动伪影被分为两类：①在单次采集过程中，人体组织连续运动产生的伪影；②在多次采集过程中，静态组织所处位置不同形成的伪影。因此，人们提出了几种解决该伪影的不同方法。改变傅里叶空间（K空间）的填充方式是校正运动伪影的常用方法之一。由于在磁共振成像中，K空间中心部分主要决定图像的对比度，而外围部分决定图像的空间分辨力，因此，采用先中心后外围的K空间填充方式可以使中心部分扫描在最短时间内完成，从而减小呼吸运动伪影，适用于克服第一类运动伪影。

投影重建法和螺旋采集法等为其代表，但是，改变K空间充填方式，会导致图像对比度改变；在一定程度上限制了其应用。导航回波法是另一种校正运动伪影的常用方法。该方法通过采集额外数据，进而获取监测人体组织的运动，通过特定位置的选择来完成数据采集，可有效减小第二类运动伪影。其缺点是采集效率低、扫描时间较长。1999年Pipe首先提出PROPELLER技术，又称之为"周期性旋转重叠平行线采集和增强后处理重建技术"。该技术同时结合了K空间中心部分过采样和获取人体组织内在"导航波"信息两种方法的优势，能同时校正上述两类伪影，获得较好的运动伪影校正结果。

二、基本原理

PROPELLER技术包括数据采集、相位校正、旋转校正、平移校正、相关性加权和图像重建等几个步骤。

（一）数据采集

PROPELLER采用独特的数据采集方式，首先在K空间中采集多组数据带，每个数据带由多条（即"叶片"，回波链长度决定）平行数据线构成，其本质为一幅低分辨力的影像信息。其数据采集方式有两种，一种为快速自旋回波，一次射频脉冲完成多次采样；另一种为快速梯度回波，采用一组射频脉冲进行数据采集。然后数据带以一定角度旋转继续平行填充K空间，反复旋转直至填充整个K空间（图3-10-11）。由于数据带之间发生重叠，在K空间中心以叶片为直径的圆形区域内，每个数据带都多次采集。随着空间频率的增加，重叠逐渐减少，直至K空间的边缘只有单个数据带覆盖。由于其K空间中心多次填充，因此具有较高的图像对比度。

以上描述都假设的是圆形K空间（分辨力各向同性）和圆形视野（FOV）。如果只减少某个方向的FOV，但保持分辨力各向同性，可以采集更少的数据带或者每个数据带内采集更少的数据线，从而节省采集时间。此时空间分辨力和数据线的覆盖范围是各向同性的，但是FOV和数据线之间的间隔是椭圆形的。K空间的数据线排列方式见图3-10-11。

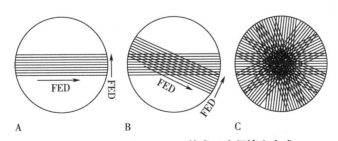

图3-10-11　PROPELLER技术K空间填充方式

图3-10-11的A、B中，FED（frequency encoding direction）表示频率编码方向。Propeller,技术的基本序列为FSE或FIR，在一个TR间期采集一个回波链（具有频率编

码和相位编码），平行地填充于 K 空间中心（A 平行黑线所示）；下一个 TR 间期再采集一个回波链（频率编码和相位编码旋转一定角度），这些回波信号也旋转相应角度平行地填充于 K 空间中心（B 平行虚黑线所示）；如此重复执行，直到整个 K 空间填满（C），可见这种填充轨迹不但 K 空间中心有区域大量信号重复，K 空间周边区域的信号密集度高于单纯 K 空间放射状填充轨迹。由于 K 空间是旋转式填充，ETL 叶片旋转一周即完成 K 空间填充，所以在参数上 K 空间只有一个频率编码矩阵。相位编码矩阵是正方形 K 空间的概念。

（二）相位校正

由于沿频率编码方向上磁场梯度并非完全线性以及涡流的干扰，导致数据带的旋转中心常常不在同一点上。这种 K 空间中心的移位引起每个数据带的图像空间发生线性相位变化。因此，为消除此相位变化的影响，首先需要进行 K 空间中心校准。

（三）旋转校正

旋转校正，即对由于物体的旋转所导致的 K 空间数据发生的旋转进行的校正。原始数据经过相位校正后，需要进一步对数据带之间物体的整体旋转进行评估和校正。由于图像空间中物体的平移导致 K 空间数据相位的线性位移，因此图像空间中物体的旋转导致 K 空间数据发生相同的旋转。在此基础上，根据 K 空间数据的旋转幅度大小，能有效评估物体的整体旋转运动。

（四）平移校正

平移校正是通过比较中心圆区数据和平均数据来完成的。通常此运算较为复杂，均由设备自动完成。

（五）相关性加权

相关性加权将旋转校正和平移校正后的数据进行关联。由于一些平面间显著运动，以及未经过校正的平面内运动等导致在最后重建图像中产生伪影，这些数据带之间存在低相关性。因此，根据它们和平均数据的相关性，对每条数据带的数据进行排序，然后按照相关性顺序对数据进行加权运算，以减少低相关性数据对图像的贡献。

（六）最后重建

最后重建过程包括重排校正后的数据，对重排数据进行傅里叶变换，对重排过程中信号卷褶进行校正，以及获取综合数据的真实值等。数据重排的实现，需要使用旋转坐标、图像平移和相位校正的数据，以及相关性加权运算结果。

（七）区域性校正

前面所述方法只适合对整个躯体的刚性运动进行校正。但对于呼吸和心跳等非刚性运动而言，这种方法作用甚微。为解决该问题，可以选择更加复杂的算法对图像内局部区域（例如：左心室）刚性运动进行校正。

三、临床应用

（一）PROPELLER 在快速自旋回波序列的应用

Pipe 首次在 1999 年将 PROPELLER 技术用于头部和心脏扫描。2001 年 Forbes 等使用 ROPELLER FSE T_2WI 序列对不同类型的头部运动进行定量评估。2003 年又将 PROPELLER FSE T_2WI 序列用于未镇静的小儿头部扫描。其结果表明，PROPELLER 在和常规 FSE 相同的扫描矩阵和激发次数情况下，具有更高的信噪比和更短的扫描时间。

（二）PROPELLER 技术在弥散加权成像中的运用

弥散加权成像（DWI）能反映组织结构内水的分子水平变化，它是通过在常规序列中加入弥散敏感梯度脉冲来实现的。由于所施加弥散梯度间相位的剧烈变化，在多次激发技术中容易产生明显运动伪影。所以，目前多数 DWI 是运用单次激发平面回波序列采集的。然而 EPI 会产生图像扭曲、磁敏感伪影，以及明显的 T_2^* 衰减（回波链过长所致），后者会引起相位编码方向上的图像模糊。同时由于回波链长度受硬件性能的制约，不能得到高分辨力的图像。为此，2002 年 Pipe 等把 PROPELLER 技术和弥散梯度整合到多次激发 FSE 序列中，明显降低了图像的运动伪影和磁敏感伪影，大大提高了图像分辨力。同年 Forbes 等将上述序列用于急性脑梗死检查，并与常规 EPI DWI 序列比较，结果前者能显著减少图像的运动伪影和磁敏感伪影，图像分辨力也显著提高，在脑实质显像和探测急性梗死灶方面优于后者。与 EPI 采集相比，PROPELLER 扫描时间稍长，建议在使用时采用局部扫描的方法，以缩短扫描时间。

（三）PROPELLER 技术的展望

PROPELLER 序列已经成功运用于二维成像。理论上，PROPELLER 技术可以整合到任何使用平行线方式进行数据采集的序列之中。三维成像的采集时间长，易受运动影响，采集过程中的轻微运动就可能引起数据采集模糊，因此，对三维成像进行运动伪影校正更加重要。三维 RPOPELLER 技术为我们提供了一种有效减弱运动伪影的方法。在三维 PROPELLER 采集模式中，需要把 K 空间平面的概念延伸成 K 空间球面，数据带延伸成立体结构，它在三维空间中旋转形成球形 K 空间。数据柱重叠形成的内层数据球用来评估和校正所有三维的旋转和平移。因此，不用对层面间运动进行剔除，相关性加权变得不再重要，但是它对不能校正的运动（如非刚性运动）仍然有效。三维 DWI 由于各向同性，较二维 DWI 具有更广阔的应用前景，因此运动伪影和磁敏感伪影的校正也至关重要，应用三维 PROPELLER 技术能纠正各方向上的运动伪影，使三维 DWI 成为可能。

第八节　分子影像学

一、概述

分子影像学（molecular imaging，MI）是近年来新兴的交叉学科，它将现代分子生物学和医学影像学等学科有机结合，在细胞及分子水平研究疾病的发生、发展与转归，采用影像学方法对细胞及分子水平进行定性和定量研究，是分子生物学和医学影像学之间的桥梁学科。分子影像学使影像学从大体形态学成像向微观形态学、生物代谢、基因成像等方面发展迈出了重要的一步，也是分子和基因水平治疗新技术进入临床所必需的监测手段。分子影像学作为一门新兴的交叉学科，至少是以下学科的相互交叉：影像学、分子材料（包括纳米材料）、分子生物学（包括相关信号通道、受体、抗体、配体）、生物化学、药学、基因研究等，因此，需要这些领域的综合型新型人才加入到放射科、核医学科、超声科等影像科室。多种影像成像技术被应用到分子影像学中，包括光学成像、超声成像、CT、PET、SPECT、MRI 等。目前，分子影像学以其独特研究和应用视角越来越受国内外专家、学者的重视。本书主要基于 MRI 技术探讨分子影像学。

二、分子影像学的概念

分子影像学(molecular imaging,MI)的概念由美国哈佛大学 Ralph Weissleder 于 1999 年首先提出,即采用影像学方法,以图像可视化反映活体状态下细胞和分子水平的生物过程变化,进而获取结构和功能的变化情况。相对于离体检测,其优势在于实时、无创地对同一机体进行纵向动态的观察,获得系统信息,并在活体和完整的微循环下研究病理机制。相对于传统的影像学,分子影像学偏重于疾病的基因分子水平的异常,而不仅是基因分子改变的最终效应(如功能和解剖结构的改变)。分子影像学采用无创伤的影像技术在活体上从分子水平上研究细胞功能代谢以达到对疾病特异性诊断、疗效观察和制订治疗计划,或是进行新药研制筛选的全新的领域。

随着对分子影像学认识和研究的不断深入,目前认为分子影像学是可以通过无创性的成像手段在细胞和分子水平检测活体分子过程的主要方法,了解生物体内特异性基因或蛋白质表达部位、水平、分布及持续时间的新兴交叉学科。而最新研究成果表明分子影像学技术能直接或间接监控和记录分子或细胞事件的时间和空间分布,可应用于生物化学、生物学、疾病诊断及治疗等领域。

三、分子影像学的基本原理

分子影像学的基本原理是将制备好的分子探针引入活体组织细胞内,使标记的分子探针与靶分子相互作用,再利用先进的成像设备检测分子探针发生的信息,经计算机处理后生成活体组织的分子图像、功能代谢图像和基本转变图像。进行生物活体内分子成像需要满足以下三个基本条件。

1. 合适的分子影像探针。

2. 生物信号放大系统。

3. 敏感、快速和高分辨力的成像技术和设备。

四、分子探针

(一)概述

分子探针是指能和靶结构特异性结合的物质(如配体或抗体等)与能进行影像学成像的物质(如同位素、荧光素或顺磁性原子等)以特定方法相结合,而构成的一种化合物,这些被标记的化合物分子在体内或离体反映靶生物分子量或功能。

(二)分子探针的分类

关于分子探针的分类方法较多。

1. 根据所用影像学检查手段的不同,可分为核医学探针、MRI 探针或超声探针。

2. 根据所用对比剂种类不同还可分为靶向性探针和可激活探针。

(1)靶向性探针:靶向性探针由与靶目标具有亲和性的配体(如抗体、肽或小分子化合物)经特定方法与同位素、荧光素、顺磁性复合物或声学对比剂连接而组成。该种探针与靶目标直接结合而成像,背景噪声较高是其主要缺点。因此,探针引入体内后,必须经过一段时间,以便使未被结合、游离于血液之中的对比剂被代谢清除,才能更好地显示靶目标的影像信息,目前靶向性探针主要用于显示分子结构及分布。

（2）可激活探针：可激活探针又被称为智能探针,该种探针可特异性激活靶分子,从而显示靶分子,其影像信噪比较高。

（三）分子探针的选择原则

1. 对靶分子具有高度特异性和亲和力。

2. 能反映活体内靶分子含量。

3. 具有较强的通透性,能顺利到达靶分子部位。

4. 无毒副作用。

5. 在活体内相对稳定。

6. 在血液循环中既能与靶分子充分结合又有适当的清除期,以避免"高本底"对显像的影响。

五、分子影像学技术

前文所述,分子影像学中最常用的影像技术是光学成像、超声成像、CT、PET、SPECT、MRI 等。传统分子影像学技术采用的主要是核医学成像技术,尤以 PET 的分子显像研究最受关注。MRI 技术,包括普通的 MRI 和 MRS 成像等逐渐应用于分子影像学的研究领域,发展开拓出崭新的技术手段和解决方案；种类繁多的光学成像技术同属分子影像学的重要研究方法之一,但以近红外线光学体层成像技术的研究最为注目。

（一）核医学分子成像技术和核医学分子影像学

核医学分子成像主要包括单光子发射计算机体层摄影（single photon emission computed tomography,SPECT）和正电子发射体层摄影（positron emission tomography,PET）。核医学成像的灵敏度高,是传统的分子显像技术,但是其空间分辨力较低为其主要缺点。核医学分子成像主要应用于蛋白质功能分子显像、基因表达分子显像、受体分子显像等方面。2-^{18}F-2- 脱氧 -D- 葡萄糖（FDG）显像是目前临床应用最广的 PET 代谢显像剂,被放射性核素标记的 FDG 可显示糖代谢的程度；^{18}F-3′- 氟代胸腺嘧啶（FLT）是测定细胞增殖和内源性胸腺嘧啶激酶活性最常用的 PET 显像剂；^{11}C- 胆碱、^{18}F- 乙基胆碱和 ^{18}F- 甲基胆碱等胆碱代谢 PET 显像剂可用于膀胱和前列腺癌的鉴别诊断。上述显像剂已被广泛用于肿瘤诊断和肿瘤治疗过程中对治疗效果的评价。

（二）磁共振分子成像技术和磁共振分子影像学

磁共振成像,由于具有较高的分辨力、多参数成像、无放射性损伤等优点,在分子影像学中也有着独特的优越性和广阔的应用前景,因此是最理想的分子影像学成像技术。

MRI 技术,包括普通的 MRI 和 MRS 成像都可应用于分子影像学的研究,可统称为磁共振分子影像学。磁共振分子影像学采用磁共振成像技术对特定生物分子进行成像,可基于多种序列进行,采用不同的序列与使用的靶向探针有关。用于分子影像学研究的 MRI 技术与常规 MRI 技术并无本质的差异,磁共振分子影像学技术的关键主要在于顺磁性分子探针的研究和制备。磁共振分子成像所探测到的分子浓度通常为毫摩尔到微摩尔水平,成像敏感度较低,例如早期的钆类分子探针。高灵敏度高特异性探针是其研究重点和热点,超顺磁性探针是其重要前沿研究。

超顺磁性探针主要包括顺磁性氧化铁微粒（SPIO）、超微超顺磁性氧化铁微粒（USPIO）

和单晶体氧化铁微粒（MION）等，检测灵敏度可达 10^{-9}mol/L。

1. SPIO 的直径在 40～400nm 之间，由 Fe_3O_4 和 Fe_2O_3 组成，外包碳氧葡聚糖。超顺磁性氧化颗粒大小对其进入网状内皮系统的部位有较大影响，一般直径较大的 SPIO 主要为肝、脾网状内皮系统所摄入。

2. USPIO 的最大直径不超过 30nm。USPIO 主要进入淋巴结及骨髓中。由于 USPIO 的半衰期较长（1～3h），其增强效果明显，非常适于作为分子探针。

3. MION 的直径为 5nm，可与转铁蛋白构建分子探针。由于 MION 具有生物学相容性好，易于跨膜转运，合成、纯化和筛选工艺均比较成熟，以及对 MRI 弛豫的影响机制清楚等优点，被广泛用于磁共振分子成像之中。

此外，磁性纳米颗粒还可被修饰并结合某些特异性抗体等配体，并应用于主动靶向成像。可以将氧化铁外层包被物质氨基化，从而制备成为交联氧化铁颗粒（CLIO），使其直接与荧光染料等其他基团发生共轭，构建多模态多靶点分子探针。

可激活探针能根据分子微观环境变化改变自身弛豫度，能敏感检测 pH、温度、血氧水平、酶活性等。其根据分子在不同环境发生的改变导致的 MRI 信号的改变，进而反映活体环境的改变等。因此，基于酶活性探针具有广阔前景，酶激活探针是疾病早期诊断的重要工具。

因此，由于 MRI 具有无创伤、无射线辐射危害和空间分辨力高等特点，可获得三维解剖结构、生理、病理、代谢、血流灌注、器官运动、组织活性和心理学等多种信息，被称为"一站式"检查技术。MRI 示踪剂的半衰期较长，适用于观察细胞的动态迁徙过程，故在活体细胞示踪方面应用前景良好，具备替代传统 PET 显像剂的巨大潜力。MRI 分子成像的潜力巨大，开发新型高敏感性、高特异性分子探针为其关键。磁共振检测靶向对比剂的敏感性、特异性均在不断提高中。

（三）光学分子成像技术和光学分子影像学

光学分子成像技术具有无创伤、无辐射危害、价格低、敏感性高、可实时成像等优点，主要包括光子、近红外线、荧光和表面共聚焦成像等。智能光学分子探针是目前研究的热点。该探针在自然状态下无荧光效能，但是可以被一些特异性酶所激活，并产生很强的荧光效应而成像效果良好，已经用于肿瘤的早期检测。绿色荧光蛋白是目前最常用的荧光蛋白，可以用于追踪肿瘤生长和分布状况，进而评价不同治疗方法的疗效。光学成像的敏感性较高，但是其分辨力不高，穿透力较差，有自发荧光效应，还有待于进一步改进和完善。

（四）超声分子成像技术和超声分子影像学

超声分子成像借助微泡对比剂显影，以发现疾病早期在细胞和分子水平的异常改变，是一种动态在体成像方式。微泡超声分子显像的方法有：

1. 利用微泡外壳固有化学成分与靶向细胞结合而发挥作用。例如：具有白蛋白和脂质外壳的微泡可黏附于白细胞壁而显影，可用于显示炎症反应的部位和程度。

2. 利用激活白细胞与微泡表面配体的结合作用而显像。例如：应用细胞黏附分子的单克隆抗体能识别内皮细胞，将之与微泡表面的脂质体结合，即可用于缺血后再灌注损伤的显像，该方法已经在动脉粥样硬化性疾病、肝脏移植和炎症反应性疾病的诊断中应用。

3. 应用在肿瘤血管表达、能被 α 干扰素识别的抗体或肽聚糖与微泡外壳结合来显示新生血管，有利于肿瘤的早期诊断、评价抗血管生成药物的治疗效果。

超声分子显像具有无创伤、无辐射危害、价格低廉、检查方便等优点，但其靶向对比剂的定位精确度有待进一步提高。

六、小结与展望

分子影像学技术可显示体内特异性基因或蛋白质表达部位、水平、分布及持续时间，有助于在分子水平上理解疾病的发生机制，其主要应用于疾病的早期诊断、早期治疗和监测治疗效果。虽然，分子影像学技术的发展十分迅速，但是仍然有一些问题亟待解决。未来的研究重点集中在以下方面。

1．针对不同疾病开发高特异性诊断分子探针，为早期诊断服务。

2．开发高效治疗分子探针，在分子水平上治疗疾病。

3．开发疗效检测探针是研究热点之一，以便能在最短时间内得到治疗的反馈信息。

4．分子影像学也可应用于活体早期、连续观察药物或基因治疗机制、进行疗效判定、药物筛选和新药开发等方面。

5．分子影像尤其成像技术有待于改进和开发。

6．图像后处理技术有待进一步提高，包括建立更准确的模型、提高计算方法的准确度和速度、实现多种模态图像的三维融合，以及制定融合图像的诊断标准等。

此外，通过靶向诊断的同时对疾病进行靶向治疗，通过靶向性评估治疗效果，进而完成靶向药物的研究和使用，也是分子影像学的重要研究方向。而对于磁共振分子影像学，推广高场强设备、应用新的序列、超极化磁共振成像、以及研发多模态多靶点分子探针是研究重点。

目前发达国家已经开展了很多磁共振分子影像学的研究，而国内才刚刚起步。Weisseleder 预期分子影像学将在 5～15 年进入大发展时期，将有一大批新的分子影像学诊断药物（探针）和新型的分子影像学诊断技术和设备进入临床应用。正是预计到这一新的领域巨大发展前景，美国国立卫生研究院（NIH）宣布相关的一系列计划并提供实施经费，以推动其发展。1999 年，来自世界各地的数十位不同学科和领域的学者聚集在美国，召开了首次分子影像学专门会议。2002 年 8 月在波士顿成立了分子影像学学会（Society of Medical Imaging，SMI），举行了第一次年会，创办了 *Molecular Imaging* 学会期刊，围绕肿瘤的研究，准备建立若干个分子影像中心。2002 年 10 月国内专家在杭州召开了香山会议第 194 次学术讨论会，2005 年召开首届全国分子影像学会议，2007 年 7 月在北京召开国内首届磁共振分子影像学研讨会，专门就"分子影像学"作了专题讨论，以大力推动国内分子影像学领域的研究。

第十一章
磁共振后处理技术

第一节 概 述

磁共振后处理技术是将磁共振不同成像技术采集得到的原始图像和数据,利用各磁共振成像设备附带的后处理软件或第三方提供的数据处理软件进行的图像重组和数据分析,进而生成的可供临床诊断或科研需要的整体直观图像、曲线图以及某些定量数据值。包括自动拼接技术、3D 重组技术、诊断曲线图、数据分析技术等。磁共振后处理技术的发展依赖于磁共振硬件和软件以及相关学科的不断研发和提升。

第二节 自动拼接技术

自动拼接技术得益于一体化全景成像矩阵(total imaging matrix,TIM)技术,而 TIM 技术又依赖于高性能的梯度系统,其梯度场强可达 45mT/m,梯度切换率为 200mT/(m·s),为多通道的射频系统。将无缝集成的多个表面线圈单元与多个独立射频通道组合起来,实现局部高分辨力成像和大范围覆盖成像,将局部大范围成像通过自动拼接软件获得全身磁共振图像。

一、全脊柱拼接

利用自旋回波序列获得的高分辨大范围颈、胸、腰、骶、尾椎图像,通过拼接软件而获得的磁共振全景脊柱成像(图 3-11-1)。

二、血管拼接

主要应用于对比剂增强 MRA(CE-MRA),两次注射对比剂,分四段分别获得头颈、胸腹、大腿、小腿高分辨大范围血管图像,通过拼接软件获得磁共振全身全景血管成像(图 3-11-2)。

利用自动拼接技术还可获得全身 DWI(类 PET)成像、全身周围神经成像等(图 3-11-3 和图 3-11-4)。

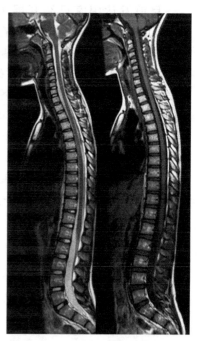

图 3-11-1 自动拼接技术获得磁共振全景脊柱成像

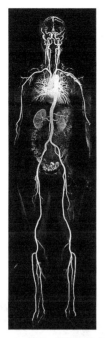

图 3-11-2　自动拼接技术获得磁共振全身全景血管成像

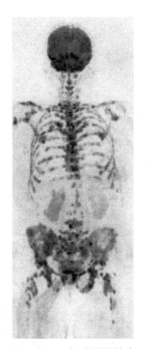

图 3-11-3　自动拼接技术获得全身 DWI 图像

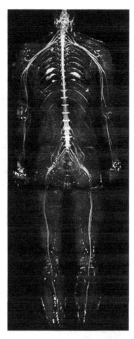

图 3-11-4　自动拼接技术获得全身周围神经图像

第三节　3D 重组技术

借助 3D 序列的超高信号利用率,可获得高分辨力的各向同性磁共振图像,利用此图像进行三维重组,获得立体、直观、完整的磁共振图像,包括 MIP、MinIP、CPR、MPR 等。

一、最大强度投影

3D 数据中具有最大信号强度的体素被显示在最大强度投影(MIP)图像中。该后处理程序允许在任意方向对所观察结构的投影图像进行重组,并可随意限定观察角度。为了防止所观察内容在投影中发生重叠,原始的输出数据可根据感兴趣区域进行任意选择和剪切,从而使感兴趣区得到最佳显示。MIP 主要用于非增强和对比剂增强 MRA、超重 T_2 水成像、弥散成像等原始图像的后处理(图 3-11-5)。

二、最小强度投影

于 MIP 相反,3D 数据中具有最小强度的体素被显示在最小强度投影(MinIP)图像中。主要用于 SWI、脑神经成像等(图 3-11-6)。

三、曲面重组

对 3D 数据所需观察结构进行曲面重组(CPR)。多用于结构复杂且弯曲又需显示在同一平面内的图像。如周围神经的显示、脊柱侧凸的显示等(图 3-11-7)。

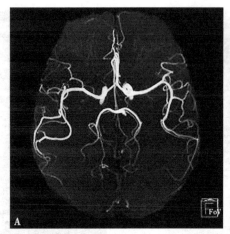
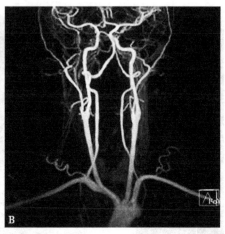

图 3-11-5　脑血管 TOF-MRA 后处理 MIP 图像（A）以及颈部血管 CE-MRA 后处理 MIP 图像（B）

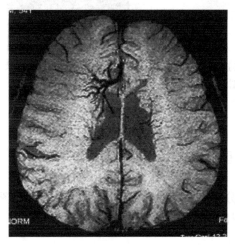
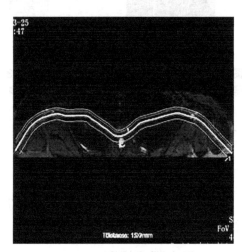

图 3-11-6　SWI 静脉 MinIP 图像显示脑静脉畸形　　　　图 3-11-7　曲面重组（CPR）

四、多平面重组

多平面重组（MPR）是自由选择层厚和层间距，对 3D 数据进行多个平面重组的后处理程序。它允许对冠状位、矢状位、轴位、斜位进行实时重组。单一层面或平行层面，平切或是放射切割都可实时计算，应用甚为广泛。

第四节　数据分析技术

利用各磁共振成像仪所通过的软件或第三方提供的软件对成像数据进行大量的函数计算，如加 / 减 / 乘 / 除、T_1 和 T_2 值、标准差；以及脑功能成像的原始数据分析、铁沉积的量化分析、斑块的风险因子评估、对比剂的动态强化曲线分析、波谱成像化合物曲线数据分析、心功能量化指标分析等。

第四篇

DSA 成像技术

主　　编　余建明　罗来树

副 主 编　马新武　王红光　郁　鹏　许美珍

编　　委（按姓氏笔画排序）

马　南　郑州大学第一附属医院

马新武　山东第一医科大学附属省立医院

王红光　河北医科大学第四医院

刘伯山　北京大学第一医院

刘瑞宏　中日友好医院

许美珍　南昌大学第二附属医院

杨燕敏　上海交通大学附属瑞金医院

何玉圣　中国科学技术大学附属第一医院

余建明　华中科技大学同济医学院附属协和医院

陈财忠　复旦大学附属中山医院

郁　鹏　首都医科大学附属北京同仁医院

罗来树　南昌大学第二附属医院

胡鹏志　中南大学湘雅三医院

洪　泳　复旦大学附属华山医院

谈文开　广东省人民医院

谢士彪　江西省赣州市人民医院

目　录

第一章
DSA 设备

第一节　DSA 设备的发展及临床应用

一、DSA 设备的发展

数字减影血管造影（digital subtraction angiography，DSA）是 20 世纪 80 年代继 CT 之后出现的一项医学影像学新技术，是常规血管造影术、计算机及图像处理技术相结合的一种新的检查方法。

1895 年 11 月 8 日伦琴发现了 X 射线，几周后 Haschek 和 Lindenthal 就在尸体上进行了手的动脉血管造影的实验研究；1923 年 Berberich 和 Hirsh 首次在人体上进行了血管造影检查；1931 年 Forsmann 报道了心脏的 X 射线造影表现。20 世纪 30 年代中期一些学者报道了经腰部穿刺施行主动脉、颈动脉及周围血管造影的方法。20 世纪 50 年代初期，Seldinger 对动脉插管的方法进行了改进，时至今日动脉插管仍沿用此方法。

随着快速换片机和高压注射器的出现，以及高速 X 射线电影摄影的临床应用，对心血管造影的发展起到了巨大的推动作用。特别是 20 世纪 60 年代初影像增强器（image intensifier）的应用，直接大剂量的 X 射线摄影转向小剂量的间接 X 射线摄影，不仅使操作人员从暗房转向明室透视，还为数字化成像奠定了基础。

人们为了获得清楚的血管影像，设计了除去与血管重叠的背景结构，使兴趣区血管影像单独显示的方法，称为减影。早在 1934 年 Ziedes 就报道过胶片减影法。随着电视技术的发展，出现了电子减影技术。

由于电视技术、光电子技术、影像增强技术、模拟电子技术、数字电子技术、计算机技术以及图像处理技术等的发展，诞生了数字减影血管造影技术。

1978 年 Wisconsin 大学 Kruger 领导的一个研究小组最先设计出数字视频影像处理器，从而奠定了数字减影血管造影的基础。1980 年 2 月 Wisconsin 大学对 10 例受检者进行了数字减影血管造影的检查，Arizona 大学也进行了大量的临床实践。

1980 年 3 月，在 Wisconsin 大学和 Cleveland Clinic 医院安装了数字减影血管造影的商用机。DSA 设备由美国 Wisconsin 大学的 Mistretta 小组和 Arizona 大学的 Nadelman 小组首先研制成功，于 1980 年 11 月在芝加哥召开的北美放射学会上公布，同时展示了这种商用数字减影血管造影装置。我国于 1984 年引进 DSA 设备，1985 年初应用于临床，其后迅即推广至全国大、中城市的许多医疗、教学及科研单位。

DSA 初期主要通过外周静脉注射对比剂以观察全身的动脉、静脉及心脏形态。值得一提的是，外周静脉注药获得的减影图像分辨力低，血管影像模糊且相互重叠，易产生运动性伪影，影像质量差。目前DSA的外围静脉法和中心静脉法基本废弃。

由于DSA设备和性能的改进，以及介入放射学的发展，动脉DSA方法，特别是选择性和超选择性动脉DSA，已广泛应用于全身各部位血管造影及经血管性的介入治疗。

目前静脉DSA的弊端已基本被动脉DSA所克服。如图像空间分辨力低，噪声大，可通过增加像素量、扩大矩阵、图像的加权、积分和滤波等方法来处理；影像增强器的视野小，一个部位需要多次曝光，可通过改进影像增强器的输入野，采用遥控对比剂跟踪技术，步进式的曝光摄影来解决；运动部位的成像以及运动性伪影的产生，可使用超短脉冲快速曝光得到改善；辐射剂量较大，可采用数字技术脉冲方式曝光，X射线剂量减少近一半；成像部位的血管重叠，可采用旋转式血管造影，获得多角度、非重叠的立体影像，以及采用超选择性动脉DSA。

DSA技术构成了介入放射学的重要组成部分，是血管造影和血管性介入治疗不可缺少的工具。DSA设备的发展向一体化、程序化、自动化、智能化等方向发展。

二、DSA设备与传统血管造影设备的比较

1. 图像的低对比度分辨力高，可使密度差值为1%的影像显示出来。

2. 图像系列的采集、处理、存储与传输都是以数字形式进行。

3. 能消除造影心脏血管以外的结构，仅留下造影的心血管影像、图像清晰且分辨力高。

4. 能作动态性能研究，如确定心脏功能参数（射血分数、体积变化等），研究对比剂在血管内的流动情况，从而确定器官的相对流量、灌注时间和血管限流等。

5. 具有多种图像后处理功能，对图像进行各种处理、测量和计算，有效地增加诊断信息。

6. 造影图像能上传影像存储与传输系统（PACS），并能刻录光盘并长期保存、反复观察，且无信息损失。

7. DSA的血管路径图功能，能作插管的向导，减少手术中的透视次数和检查时间。

8. DSA对微量碘信息敏感性高，对比剂用量少、需要的浓度低，而图像质量高。

9. 超脉冲DSA成像速度快、时间分辨力高、单位时间内可获得较多的图像。

三、动脉DSA与静脉DSA比较

1. 所需对比剂的浓度低，用量小。

2. 显像清晰，能使直径0.5mm的小血管显示，血管相互重叠少。

3. 运动性伪影发生概率明显降低。

4. 放射辐射剂量减少。

5. 成像质量高，诊断准确性增加，同时有利于介入治疗。

目前静脉数字减影血管造影（IV-DSA）基本少用，但选择性IV-DSA可用于门静脉、腔静脉、髂静脉、肾静脉、逆行股深静脉等部位疾病的诊断和介入治疗。

第二节　DSA设备的基本构成

DSA设备主要包括X射线发生系统、图像采集及处理系统、C臂及导管床、控制装置等

子系统,它们之间通过一套计算机通信系统组成局域网。

DSA 设备分类:以 C 臂安装方式分为悬吊式和落地式,落地式又分为固定落地式和移动落地式;以 C 臂数目分为单 C 和双 C;以采用的影像采集装置分为影增式和平板式。

下面简要介绍一下 DSA 设备的主要部件与技术。

一、X 射线发生系统

(一)X 射线高压发生装置

X 射线高压发生装置是向 X 射线管两端施加高电压以产生 X 射线的装置,DSA 设备中需要使用能产生高千伏、短脉冲、输出稳定的高压发生器。目前采用逆变器方式的 X 射线高压发生装置已被广泛使用。其工作原理是:将 50Hz 的工频电流经整流、滤波后变换为直流电;用逆变器将直流电一般转换为几十千赫兹及以上的高频交流电并送至高压变压器,再经整流滤波后加到 X 射线管两端。高频交流电频率越高则高压脉动率越小,X 射线有效能量越高。曝光时间极短时,管电压波形微小变化会对 X 射线输出产生很大影响。因此,电影摄影时使用的装置必须能使管电压波形快速升降,呈矩形波形状,以确保 X 射线输出的稳定性。

DSA 设备配置的高压发生装置需具备如下性能:X 射线输出稳定、输出功率一般采用 80～100kW、短时间内能多次曝光、能长时间连续摄影、X 射线控制精度高、具备脉冲透视功能、透视和电影摄影时有稳定的自动曝光装置,管电压范围采用 40～125kV。

X 射线高压发生装置中,控制 X 射线发生的全部装置统称为 X 射线控制器。现在 X 射线控制器不仅能控制管电压、管电流和摄影时间等曝光参数,同时也将遮线器、滤过补偿一体化组合控制。

(二)X 射线管

X 射线管焦点越小,影像锐利度越高,但焦点过小时,最大连续输出能力下降,X 射线管功率大小受到限制。因此,应根据摄影方式或目的不同选择适宜的 X 射线管或选择多焦点 X 射线管。焦点尺寸对图像质量有很大影响,DSA 摄影时通常使用 0.6mm 焦点的 X 射线管。但受检者体重大或大角度摄影等情况下需要管电压 100kV 以上时,同时也需要 1.0mm 以上的大焦点进行摄影才能够得到满意的图像。最大管电流一般采用 1 000～1 250mA。

尽管电影摄影使用极短时间的脉冲 X 射线,但由于需要使用大管电流并进行较长时间摄影,必须使用大功率 X 射线管。另外,电影摄影时 X 射线管负荷包括摄影和透视两种工作状态产生的负荷,属于反复蓄积的混合负荷,因此需要使用大热容量 X 射线管;DSA 摄影时,由于需要重复和长时间曝光,因此,X 射线管的阳极需要连续高速旋转,高者转速可达 9 000r/min 以上,最大阳极热容量必须达到 2.4MHu 以上。

混合负荷情况下的负荷是反复累积的,除阳极外,X 射线管整体温度也上升。因此,必须同时考虑 X 射线管的冷却率。X 射线管的冷却有风冷方式和水冷方式,前者是将 X 射线管绝缘油导入热交换器后直接用风扇冷却,后者是用水与绝缘油交换 X 射线管热量后引入设备间进行冷却。水冷方式 X 射线管需要使用密封性 X 射线管套,但不需要安装风扇。因此,检查室内噪声小,并且设备间内散热器越大则冷却效率越高。

有的 X 射线管采用液态金属轴承技术,减小摩擦阻力,增加 X 射线管的整体性能。X

射线管焦点一般都大于等于三个,即大、小、微三个焦点,不同采集部位更具选择性,图像质量越好。应急使用中,如果大焦点烧断,可以修改设置,改为小焦点摄影采集,不影响手术进行。目前,有的设备小焦点采用平板灯丝技术,增大散热面积,延长灯丝寿命。

(三)准直器

准直器是为了遮挡探测器以外和焦点外 X 射线而设计的多叶结构,能将 X 射线照射野限制在所需范围内,通常 DSA 中使用的准直器带有滤过补偿装置。

在焦点附近安置的多叶遮线片结构对消除焦点外 X 射线非常有用,这种方形的多叶遮线片由两层组成,内层多叶遮线片能将焦点外 X 射线去除,外层多叶遮线片控制照射野,同时消除内层多叶遮线片的半影。每个多叶结构都能单独动作,能根据不同摄影角度调整照射野。另外,为了与影像增强器相连,也有弧形的多叶遮线片。多叶遮线片能与源像距(source image distance,SID)联动进行自动调整,使照射野不大于影像增强器输入屏尺寸。

准直器中内置滤过装置是为了减轻 X 射线低吸收部分产生的晕影。补偿滤过常设计为楔形,目的是防止滤过片形成的影像。为了与不同脏器形状相匹配,滤过片能进行旋转或前后移动。滤过片两端形状为圆形或直线形,能通过交叉组合改变滤过形状。

(四)附加滤过

从 X 射线管发出的连续 X 射线中含有很多低能光子,这些低能光子不参与图像形成,并且大部分被受检者吸收。用附加滤过吸收低能光子不仅可以降低受辐射剂量,也能减少术者方向的散射线。使用附加滤过能有效降低受辐射剂量,但同时会使 X 射线管负荷增大。近年来,随着 X 射线管装置容量的增大,用多层滤过材料吸收软射线的内藏式附加滤过装置增多起来。滤过材料除使用以吸收低能光子为重点的铝(Al)、铜(Cu)物质外,也利用钽(Ta)等具有高 K- 系吸收特点的滤过材料吸收高能光子,以平衡剂量与质量之间的关系。

受辐射减低效果与滤过材料种类和厚度、被照体厚度以及管电压大小有关。为平衡图像质量与受辐射剂量之间的关系,管电压控制与滤过材料的选择同等重要。

二、图像采集及处理系统

(一)影像增强器及 CCD 摄像系统

1. 影像增强器　影像增强器是将探测到的 X 射线转换成光学图像的装置,它的作用是将 X 射线信息影像转换成可见影像,并将其影像亮度增强数千倍。

(1)影像增强器构造:影像增强器基本构造由输入屏、光电面、电子透镜、输出屏和管套组成。输入屏密封于管套内,呈球面形,荧光面上涂布有碘化铯,作用是将接收到的 X 射线转换为光学影像。输入屏后面有一个真空蒸着层,此即光电面,作用是将输入屏荧光面发出的荧光转换成光电子。携有图像信息的光电子经电子透镜加速后精确地聚焦在输出屏上。输出屏由以亚硫化铅为主的化合物加热蒸镀在薄片状玻璃板上制成,作用是将光电子能量转换为可见光。

影像增强器具有影像转换功能和影像增强功能。

影像转换功能工作原理是输入屏把接收到的 X 射线影像转换为荧光影像,继而由光电面将荧光影像转换为光电子像,光电子在电子透镜加速、聚焦后在输出屏形成缩小并被增强了的光学影像。

　　影像增强器的图像增强包括缩小增益和流量增益,缩小增益是把输入屏上大面积的亮度聚焦在输出屏上的小面积上,使亮度得到提高。流量增益是通过增加光量子动能,使光量子撞击输出屏时能激发出更多光子。

　　影像增强器的总增益等于缩小增益和流量增益的乘积,总增益一般 $10^3 \sim 10^4$ 之间。

　　影像增强器输入屏大小有别,通常胸腹部和四肢 DSA 摄影需要 12 英寸、14 英寸或 16 英寸的影像增强器,头部和心脏冠状动脉的 DSA 摄影需要 9 英寸影像增强器。

　　改变影像增强器内电子透镜状态,可以把输入屏中心一定范围的图像成像在输出屏上,这种增强器称作可变野增强器,心脏、冠状动脉 DSA 摄影时多采用。对可变野影像增强器而言,视野选择越小则空间分辨力越高。但是,由于缩小增益降低使得输出影像的亮度下降,对此可通过适当增加流量增益进行改善。

　　(2)影像增强器主要性能参数

　　1)输入屏标称尺寸:表示影像增强器输入屏大小。

　　2)量子检出效率(detective quantum efficiency,DQE):为入射 X 射线信噪比(signal-to-noise ratio,S/N)与输出面 S/N 之比,表示有效 X 射线的效率。与输入荧光面厚度相关,与分辨力成反向关系。DQE 为 70% 时较为适宜。

　　3)变换系数(Gx):输入屏入射 X 射线的平均射线量与输出屏图像平均灰度之比。变换系数越大则图像越亮,但考虑到分辨力等其他特性,应选择适当的变换系数。

　　4)对比度:在影像增强器视野中心放置和移去不透 X 射线物质(3mm 厚的圆形铅板)时的输出灰度比。

　　5)中心分辨力:在影像增强器视野中心用分辨力测试卡检测极限分辨力。9 英寸影像增强器的中心分辨力应≥50LP/cm。

　　2. 光学系统与电荷耦合器件(charge coupled device,CCD)摄像系统

　　(1)光学系统包括物镜和光分配器两大部分。

　　1)物镜正对影像增强器输出屏,输出屏的位置位于物镜焦距上。物镜为一双透镜,目的是减小成像的像差,让平行光线进入影像分配器中,减少图像亮度在传输中的损失,得到锐利度高的影像。

　　2)光分配器为串联在影像增强器之后的一个特殊棱镜,它的作用是向摄像管及各种摄像装置输出与之相适应的影像。

　　(2)CCD 摄像系统:CCD 是一种半导体固定摄像器,由于它的光敏特性,即在光照下能产生与光强度成正比的电子电荷,形成电信号。CCD 摄像机正是利用了这一特性。

　　目前,配置影像增强器的 DSA 设备,使用最多的摄像系统是 CCD 摄像系统,即利用 CCD 摄像机从影像增强器输出屏后方的光学系统摄取图像,转换成数字信号后传送给图像采集工作站。

　　1)CCD 的结构:CCD 的结构是由数量众多的光敏像元排列组成,光敏元件排列成一行的称为线阵 CCD;光敏元件排列一个由若干行和若干列组成的矩阵称为面阵 CCD,用于摄像机、心血管造影机、数字 X 射线摄影机、胃肠 X 射线机等。常用的光敏元件有金属 - 氧化物 - 半导体(metal oxygen semiconductor,MOS)电容和光敏二极管两大类。

　　MOS 电容器:在 P 型 Si 的衬底表面用氧化的方法,生成一层厚 100~1 500 埃的二氧化硅(SiO₂),再在 SiO₂ 表面蒸镀一层金属多晶硅作为电极,在衬底与金属电极间加上一个偏

置电压，这样就构成了一个 MOS 电容器。当光子投射到 MOS 电容器上，光子穿过透明氧化层，进入 P 型 Si 衬底，衬底中处于价带的电子将吸收光子的能量而跃入导带。当光子进入衬底时产生电子跃迁，形成了电子 - 空穴对。电子 - 空穴对在外加电场作用下，分别向电极两端移动，形成了光生电荷。光生电荷的产生决定于入射光子的能量（波长）和光子的数量（强度）。每个电荷的电量与对应像元的亮度成正比，这样一幅光的图像就转变成了对应的电荷图像。

光敏二极管：在 P 型 Si 衬底上扩散一个 N^+ 区域，形成 P-N 结二极管。通过多晶硅相对二极管反向偏置，在二极管中产生一个定向电荷区，即耗尽区。在定向电荷区内，光生电子与空穴分离，光生电子被收集在空间电荷区形成电荷包。

2）CCD 的工作原理：CCD 是通过变换电极电位使电荷发生移动，在一定时序的驱动脉冲下，完成电荷包从左到右的转移。当信号电荷传到 CCD 器件的终端时，由位于器件内部多只场效应管组成的输出电路将该信号读出。

CCD 摄像系统体积小、精度高、寿命长。目前，配置影像增强器和 CCD 摄像机系统的 DSA 设备在基层医院临床工作中仍发挥着重要作用。

（二）平板探测器系统

平板探测器主要有非晶硅平板探测器（amorphous silicon flat detector，a-Si FD）、非晶硒平板探测器（amorphous selenium flat detector，a-Se FD）和 CCD 探测器。目前以非晶硅平板探测器多见。

1. 非晶硅平板探测器　非晶硅平板探测器是一种以非晶硅光电二极管阵列为核心的 X 射线影像探测器。它利用碘化铯（CsI）的特性，将入射后的 X 射线光子转换成可见光，再由具有光电二极管作用的非晶硅阵列变为电信号，通过外围电路检出及模 - 数（A/D）变换，从而获得数字化图像。由于经历了 X 射线—可见光—电荷图像—数字图像的成像过程，通常被称作间接转换型平板探测器。

（1）非晶硅平板探测器的结构：非晶硅平板探测器的基本结构为碘化铯闪烁体层、非晶硅光电二极管阵列、行驱动电路以及图像信号读取电路四部分。

1）碘化铯闪烁体层：探测器所采用的闪烁体材料由厚度为 $500\sim600\mu m$ 连续排列的针状碘化铯晶体构成，它的结构是在玻璃基底上涂覆非晶硅，上面自然生长成直径 $5\sim10\mu m$ 针状通道的碘化铯闪烁晶体层，针柱的碘化铯外表面由重元素铊包裹，以形成可见光波导的漫射。形成针状晶体的碘化铯可以像光纤一样把散射光汇集到光电二极管，将 X 射线转换成可见光信号。碘化铯被证明是效率最高、性能最稳定的 X 射线转换物质。碘化铯 X 射线吸收系数是 X 射线能量的函数。随着 X 射线能量的增高，材料的吸收系数逐渐降低，材料厚度增加，吸收系数升高。在诊断 X 射线能量范围内，碘化铯材料具有优于其他 X 射线荧光体材料的吸收性能。此外，碘化铯晶具有良好的 X 射线电荷转换特性。据实验研究，单个 X 射线光子可产生 $800\sim1\,000$ 个光电子。在当前产品中，碘化铯与非晶硅的结合可获得最高的 DQE 值。

2）非晶硅光电二极管阵列：非晶硅光电二极管阵列完成可见光图像向电荷图像转换的过程，同时实现连续图像的点阵化采样。探测器的阵列结构由间距为 $139\sim200\mu m$ 的非晶硅光电二极管按行列矩阵式排列，若间距为 $143\mu m$ 的 17 寸×17 寸的探测器阵列则由 3 000 行乘以 3 000 列，共 900 万个像素构成。

　　3）行驱动电路及信号读取电路：每个像素元由具有光敏性的非晶硅光电二极管及不能感光的开关二极管、行驱动线和列读出线构成。位于同一行所有像素元的行驱动线相连，位于同一列所有像素元的列与读出线相连，以此构成探测器矩阵的总线系统。每个像素元由负极相连的一个光电二极管和一个开关二极管对构成，通常将这种结构称作双二极管结构。也有采用光电二极管-晶体管对构成探测器像素元的结构形式。

　　(2)非晶硅平板探测器成像的原理：位于探测器顶层的碘化铯闪烁晶体将入射的X射线转换为可见光。可见光激发碘化铯层下的非晶硅光电二极管阵列，使光电二极管产生电流，从而将可见光转换为电信号，在光电二极管自身的电容上形成储存电荷。每一像素电荷量的变化与入射X射线的强弱成正比，同时该阵列还将空间上连续的X射线图像转换为一定数量的行和列构成的矩阵图像。点阵的密度决定了图像的空间分辨力。在中央时序控制器的统一控制下，居于行方向的行驱动电路与居于列方向的读取电路将电荷信号逐行读出，转换为串行脉冲序列并量化为数字信号。获取的数字信号经通信接口电路传至图像处理器从而形成X射线数字图像。

　　(3)非晶硅平板探测器的应用评价：静态非晶硅平板探测器同样具有成像速度快，在曝光后几秒即可显示图像，良好的空间及低对比度分辨力，信噪比高，动态范围可达$10^4\sim10^5$，量子检出效率（DQE）和调制传递函数（MTF）高，图像层次丰富。曝光宽容度大，摄影成像功率接近100%，容许一定范围内的曝光误差，并可在后处理中对图像灰阶进行调节，提高影像的成像质量。DSA设备配置的为动态非晶硅平板探测器，所使用的主要材料和静态平板相同，但在工艺和采集电路上都有所改进，使其更适合于动态采集和存储图像。

　　但是，非晶硅光电二极管是将荧光材料转换的可见光，就会产生一定光的散射和反射，使得有价值的信息丢失或散落，从而在一定程度上降低了X射线感度和空间分辨力。

　　由于非晶硅平板探测器受温度、湿度影响较小，故障率低、使用剂量低、图像质量好等因素，目前配置非晶硅平板探测器的DSA设备占主流。

　　2.非晶硒平板探测器　非晶硒平板探测器是一种直接数字化X射线成像的平板探测器，它利用了非晶硒的光电导性，将X射线直接转换成电信号，经模-数转换后形成数字化的图像。

　　(1)非晶硒平板探测器的结构：非晶硒平板探测器的结构主要包括以下四部分。

　　1）X射线转换介质：位于探测器的上层，为非晶硒光电材料，利用非晶硒的光电导特性，将X射线转换成电子信号。当X射线照射非晶硒层时，可产生正负电荷，这些电荷在偏置电压的作用下以电流的形式沿电场移动，由探测器单元阵列收集。选择非晶硒作为光导材料，是由于光敏电阻自身具有的高分辨力特性，用更厚的光导吸收层，可获得更高的X射线灵敏度。

　　2）探测器单元阵列：位于非晶硒的底层，用薄膜晶体管（thin film transistor，TFT）技术在玻璃底层上形成几百万个检测单元阵列，每一个检测单元含有一个电容和一个TFT，而且每一个检测单元对应图像的一个像素。电容储存着由非晶硒产生的相应电荷。

　　3）高速信号处理：由高速信号处理产生的地址信号顺序激活各个TFT，每个贮存电容内的电荷按地址信号被顺序读出，形成电信号，然后进行放大处理，再送到模-数转换器进行模-数转换。

4）数字图像传输：将电荷信号转换成数字信号，并将图像数据传输到主计算机进行数字图像的重建。

（2）非晶硒平板探测器的成像原理：当入射的 X 射线照射非晶硒层，由于导电特性激发出电子 - 空穴对，该电子 - 空穴对在偏置电压形成的电场作用下被分离并反向运动，形成电流。电流的大小与入射 X 射线光子的数量成正比，这些电流信号被存贮在 TFT 的极间电容上。每个 TFT 形成一个采集图像的最小单元，即像素。每个像素区内有一个场效应管，在读出该像素单元电信号时起开关作用。在读出控制信号的控制下，开关导通，把存储于电容内的像素信号逐一按顺序读出、放大，送到模 - 数转换器，从而将对应的像素电荷转化为数字化图像信号。信号读出后，扫描电路自动清除硒层中的潜影和电容存储的电荷，为下一次的曝光和转换做准备。动态平板要有很高的刷新速度和数据存取速度才能够完成动态采集。

（3）非晶硒平板探测器的应用评价：非晶硒平板探测器的像素小，为 139μm，图像的空间分辨力可达 3.6LP/mm。由于将 X 射线直接转换成电信号，X 射线的失锐大为下降。但是直接的数字化 X 射线成像，需要较大的偏值电压才能使正负电荷分离，这样使得成像速度相对非晶硅平板探测器慢。从静态平板发展到动态平板是通过增加非晶硒涂层厚度和改进电路降噪等方法，实现了 30 帧 /s 的动态采集，使非晶硒探测器开始应用于心血管成像。其造价高，对环境温度和湿度要求高。

（三）自动曝光控制

DSA 摄影中，为了追踪观察 X 射线吸收随时间变化的血管影像，并使其在显示器上灰度或照片上密度保持稳定，使用 X 射线自动曝光控制（automatic exposure control，AEC）装置非常必要。

DSA 摄影中连续变换体位方向时，X 射线吸收也随之发生很大变化，管电压在一个摄影序列中要变化十几千伏，而管电压不同时，对比剂与图像背景之间对比度也不同，因此 X 射线曝光控制装置不仅要能控制曝光时间，也要能随时追踪 X 射线吸收变化，对此可使用管电压优先的 X 射线自动曝光控制装置。透视情况下，需要能进行实时自动调整，以得到灰度合适的图像。

1. 配置影像增强器的 DSA 设备的自动剂量控制

（1）利用光电倍增管的方式：利用光电倍增管的输出量进行自动亮度控制（automatic brightness control，ABC）及自动曝光控制（AEC）。

在增强管和摄像机的光学通道内放置一小块反射棱镜，将影像增强器的输出光反射到光电倍增管的输入窗，经光电倍增后，输出光电流，去控制 X 射线机的曝光参数。光电流的大小与影像增强器的输出光强度成正比。经光电倍增管放大的光电流送到运放，在运放的输入端先经电流 / 电压转换后，再与基准电平相比较，运放的输出信号控制调整装置，以调整 X 射线机的曝光参数。

（2）利用光电二极管矩阵的方式：DSA 设备的自动剂量控制包括自动亮度控制（ABC）和自动曝光控制（AEC）。透视时，在成像链的光学系统中，通过光学镜头上安装的光电二极管矩阵，将光信号转变为成比例的剂量控制信号。这一信号传递至实时控制装置，使其与器官程序中设置的透视曲线比较，自动计算，确定透视参数决定屏幕亮度。通过透视参数来确定摄影采集的参数，实现自动曝光。光电二极管矩阵模拟电离室，同真正电离室一样并可选择不同采样区域组合，实现自动曝光控制。整个过程是自动剂量控制的过程。

2. 配置平板的 DSA 设备的自动剂量控制　透视或摄影采集自动剂量控制是在平板上设定一个或几个区域，并在用户界面设有模拟电离室区域选择。通过对该区域的选择，在透视或摄影采集下获得的平板探测器曝光指数（detector exposure index，DEXI）与系统中器官程序存储的 DEXI（在工厂实验室通过模体实际测得的）进行比较，自动计算，优化透视或摄影采集的千伏、毫安、时间、铜滤过等相关参数，从而改变剂量，实现自动亮度控制和自动曝光控制。对设备进行保养时，设备的透视或摄影采集平板探测器曝光指数调整时，器官程序中存储的各透视采集模式的平板探测器的曝光指数值都随着一起调整。

（四）数字脉冲透视

用 X 射线连续发生方式进行透视时，最大管电流受到限制。而脉冲式透视方式最大管电流比 X 射线连续发生方式高，并且使用的是栅控脉冲 X 射线，因此能降低图像运动伪影，并且由于能降低目标区域照射量，使受检者受辐射剂量下降。

脉冲式透视使用低管电流，当 X 射线脉冲骤降时，蓄积在高压电缆处的电荷会放电，使高压波形的尾部延长。解决的方法可以使用带有栅极的三极 X 射线管，也就是在普通 X 射线管的阴极和阳极之间加上一个栅控电极，当栅极加上一个相对于阴极而言的负电位或负脉冲电压时，管电流被截止，不发生 X 射线，当负电位或负脉冲电压消失时，管电流通过，产生 X 射线，以此方法通过栅极控制 X 射线发生。

（五）显示器

目前，DSA 设备一般配置医学专用液晶显示器，并且需要的显示器数目较多。

DSA 设备控制室一般采集工作站需要 3 台显示器，1 台文本显示器，2 台高亮黑白高分辨力图像显示器（用于实时 / 参考图像显示）。一般要求 19 英寸大小、分辨力在 1 280×1 024 及以上；图像后处理工作站需要 1 台高亮彩色高分辨力显示器，尺寸及分辨力要求同上。手术间一般需要 4 台显示器，或使用大屏分屏方式。显示器亮度要求大于 1 000cd/m^2，依周围环境亮度变化自动调节亮度，图像观察视角大于 170° 以上。

三、机架及导管床

机架的作用是固定 X 射线管组件及影像采集装置等，能够满足各种投照角度，要求多轴、等中心、移动速度快且稳定。

（一）DSA 装置的 C 臂应具备的条件

1. C 臂倾斜时不影响术者操作，并且从各个方向操作导管时均不受 C 臂干扰。

2. 多角度造影时，C 臂与导管台无位置冲突。

3. C 臂具有按预设角度自动复位功能。

4. 影像增强器及 X 射线准直器窗口设有安全保护传感器，当发生位置冲突时能自动安全地停止机械动作。

5. 摄影过程中，术者能按无菌要求操作 C 臂。

6. 电缆表面有覆盖物，方便清洁。

7. 双向摄影装置的 C 臂之间有机械或数字防撞传感器，能避免发生碰撞。

导管床是进行 X 射线透视、摄影时承载受检者的装置，也是医师进行导管手术操作的手术台，导管床必须能前后、上下、左右平稳移动。为了能从多方向进行透视、摄影，导管床移动时应与影像增强器、X 射线管装置等不发生碰撞，在检查时这点尤为重要。导管床所用材料应对X射线吸收系数小,并且心肺复苏时能承受对心脏按压产生的压力。

（二）导管床应具备的条件

1．X射线管倾斜角度摄影时,图像中不出现导管台边缘的金属边框影。

2．床板使用碳素等对X射线吸收率低的材料,但要求材料具备一定强度。

3．大倾斜角度摄影时,导管台与C臂无碰撞冲突。

4．床的高度适合上、下搬动受检者。

5．手动移动导管台进行定位操作时,床板移动轻便。

6．配备长时间躺卧也不易疲劳的床垫。

7．能简单清除血液、消毒液、造影剂等附着的污染。

8．下肢血管摄影时,应使用具备步进功能的床板。

第三节　高压注射器

血管造影采用的高压注射器是一种大推力、高速度,满足心脏及全身血管介入治疗设备技术要求的自动推注系统,能精确地控制推注速度和剂量,确保在短时间内将对比剂注入靶血管,从而获得更佳的血管造影图像,使造影成功率提高。由于计算机技术的发展引入,现在采用的是微机控制电动高压注射器。它与普通电动式高压注射器相比,控制的精度更高、性能更稳定、更安全可靠,操作运用更方便。

一、高压注射器基本结构与性能

高压注射器由注射头、主控箱、操作面板、多向移动臂及移动支架组成。

（一）注射头

注射头是一个独立部件,可以自由转动,改变方向和角度,并可根据需要移动支架或卸下装在检查床旁专用架上方便使用。

1．注射头结构　注射头由机械部分和电路控制部分组成,包含电机、螺杆、传动齿轮、皮带、电位器和控制面板。

2．注射头面板的主要操作键功能

（1）手动钮:对活塞进行微调,一般用于排除针筒内气体。

（2）活塞前进/后退按钮:使活塞前进/后退,可将药液排出或抽入针筒。

（3）剩余量指示:指示针筒内剩余的药量。

（4）压力套:置放注射针筒,可以承受高压。

（5）准备/注射灯:该灯闪亮,表示注射器进入准备注射状态或正在注射中。

（6）电加热器:使药液温度保持在37℃。

3．注射头机械部分主要功能

（1）电机:大电机驱动螺杆前进或后退,小电机驱动机械限位挡板前进或后退。

（2）螺杆:螺杆由滚珠螺杆、轴承和活塞杆组成,推动针筒活塞前进或后退。

（3）电位器:用于反馈活塞杆和机械限位挡板的位置。

（4）传动齿轮:联系螺杆和电位器,组成两者的联动。

4．注射头电路控制部分主要功能

（1）控制活塞杆前进或后退。

（2）控制针筒加热套。

（3）反馈活塞杆和机械限位挡板的位置。

（4）反映针筒尺寸，压力保护套是否装好，注射器是否处于预备状态。

（二）控制台

控制台由操作面板和显示面板组成。操作面板各操作键一般为触摸式，显示面板主要显示注射参数和注射器工作状态。通过操作面板可进行各项注射参数的选择。

1. 信息指示窗（sentinel） 主要显示自检信息、工作状态、设备运行状态等。

2. 上升/下降时间设定区（rise/fall） 当注射器从停止状态到达正常注射期间，注射的速度从 0ml/s 上升至设定的注射速度，这一时间段称为上升时间。从设定注射速度下降至较低速度的时间称为下降时间。

3. 注射持续时间设定区（injection duration） 使对比剂持续在一次造影采集期间。

4. 注射流率设定区（flow rate） 设定注射速度。流率单位有 ml/s、ml/min、ml/h。

5. 注射剂量设定区（volume） 设定每次注射的对比剂剂量。

6. 准备注射状态设定区（arming） 该设定区是为了防止注射器误动作。在进行注射前首先要选择单次或多次（single/multi）注射键进行准备。

7. 压力极限设定区（pressure） 设定注射时压力，有四种压力单位 PSI（pound square inch，磅每平方英寸）、kg、kPa（千帕）、ATMO（atmospheric pressure）。

当实际压力大于设定压力极限时，对比剂注射速度将达不到所设定的数值。

8. 延迟时间设定区（delay） 延迟方式有 X 射线曝光延迟和注射延迟两种。选用 X 射线曝光延迟方式时，在注射器启动后，先执行注射命令，延迟到设定时间后再发出信号触发 X 射线机曝光。选择注射延迟时，在注射器启动后，X 射线设备先开始曝光，延迟到设定时间后再执行注射命令。

9. 程序存取区（program） 可存储注射程序，预置注射参数，以便快捷调用。

10. 多层次注射设定区（level） 在对比剂总量充足的前提下，可进行多层次的设定。在多层次注射时，应先设计出注射计划。

11. 复位按钮（reset） 使面板上各项设置参数恢复初始状态。

（三）移动臂及支架

高压注射器的注射头及主控箱均置放在支架上方便移动，移动臂可使注射器更靠近受检者。支架及移动臂结构包括：

1. 支架 坐地式底座，上端置放控制面板，中间安置主控箱。大扶手及万向滑轮。

2. 移动臂 多关节曲臂。

二、高压注射器的工作原理

高压注射器通过控制对比剂剂量、流率、注射压力等满足造影需求。它的基本原理是由电机转动推动螺杆前进，继而推动针筒内的活塞即开始注射。通过多圈电位器转动反馈螺杆所处的位置，并由机械限位装置控制最前和最后位置，以此控制注射量，防止过量注射发生。

在微机设定注射速度后，由控制电路控制电机转速。当设定的速度与实际速度不等时，电机转动。电机后端具有反馈线圈，把电机转动的信息反馈给控制板，当超速时，停止电机转动,终止注射。

注射压力是由控制电路来监测与限制主电路采样电机电流,通过速度的反馈计算出压力值,并与预置的压力极限比较,如果达到压力极限,电机会以10%减速,注射继续进行。如果在短时间内速度无法下降,则报错并停止注射。在整个注射结束后,控制制动交换器切断电机电源,使电机停转。

三、高压注射器参数设置及其临床应用

高压注射器参数设置主要是在调节对比剂注射流率、总量、压力及选择注射时机等。血管造影中,对比剂注射的流率、剂量及注射压力需根据血管的直径、走向、扭曲度、受检血管范围而定,同时受对比剂浓度、对比剂温度、导管尺寸、导管的类型等相关因素影响,正确设置注射参数对完成血管造影检查起着重要的作用。

(一)注射流率设定

对比剂流率的选择依据导管先端所在的靶血管的血流速度,一般流率应等于或略小于其血流速度;如流率过低,对比剂将被血液较多稀释;流率过大,将增加血管内压力,有血管破裂的危险。另外,在选择对比剂速率时,还应考虑血管病变性质,如广泛夹层动脉瘤、室壁瘤或脑出血等病例,采用较低的对比剂流率为宜。对比剂流率大小与导管半径的四次方成正比,与导管长度成反比。导管半径的微小变化将会引起对比剂流率的显著变化。

(二)注射剂量设定

为获得优质的DSA图像,在造影时应根据不同的造影方法选择不同的浓度和剂量。一般IV-DSA每次采集所需对比剂剂量较大、浓度较高,为40~50ml,浓度采用76%或350~370mgI/ml;IA-DSA每次所需对比剂剂量较IV-DSA低,特别是同一血管行选择性IA-DSA检查对比剂量明显低于IV-DSA。DSA信号随血管直径增大而信号增强,即血管显影所需对比剂最低含碘量与血管直径成反比,因此直径大的血管检查时,增加对比剂量与浓度无助于血管的显示;而直径小的血管检查时,增加对比剂浓度及剂量将改善血管的显示。

(三)注射压力设定

注射所需压力与注射速度、对比剂浓度、对比剂温度、导管尺寸等相关因素有关。选择注射速度快,所需压力大。药物浓度越高,所需压力越大。同一对比剂在不同温度下所需压力不同,25℃比30℃所需压力要大。导管越长或越细,产生的阻力越大,所需的压力也就越大。

(四)注射时机设定

DSA造影检查时,根据造影要求设定摄影延迟或对比剂注射延迟。IA-DSA特别是选择或超选择性造影,常采用的方式是注射延迟,以得到满意的蒙片像,达到数字影像减影的目的。IV-DSA或导管顶端距兴趣区较远时应选用摄影延迟。

另外,造影时还须设定对比剂上升速率及对比剂持续时间。当注射的速度从0ml/s上升至设定的注射速度,这一时间段称为线性上升速率。一般上升时间设定在0.5s较合适。

如果上升速度过快,可能导致导管顶端从靶血管脱出或损伤血管壁,甚至造成血管破裂及对比剂外溢。如果上升速度太慢,则造成对比剂在到达靶血管前被血液稀释,降低血管显影质量。对比剂注射维持在一次造影采集期间,此时间称注射持续时间。维持时间依检查部位血管及诊断需求而定,如腹腔动脉造影且需观察门静脉、颈内动脉造影且需观察静脉窦等,采集时间需达到15~20s,甚至更长。

第二章
DSA 实践中的辐射防护与安全

第一节　DSA 实践中的辐射

一、DSA 实践中的辐射损伤

介入放射学中的数字减影血管造影（DSA）实践是在 DSA 设备引导和监控下的一种介入诊断和治疗技术。诊疗过程中处于介入诊疗区域内的术者和受检者以及参与手术的医务人员（DSA 技师、电生理技师、巡回护士、进修人员等），都可能会受到不同程度 X 射线的辐射损伤。

微创、高效、较少需要全身麻醉、术后恢复快、手术费用相对不高等优势，使介入放射学得到了日益广泛的应用和快速的发展。DSA 手术种类、应用范围、DSA 设备数量和诊疗频率、参与 DSA 介入手术的医务人员和接受 DSA 介入手术的受检者数量都在迅速增长。介入放射科、心血管中心、神经科、血管外科、泌尿科、消化科、骨科、创伤科、疼痛科、妇产科、儿科甚至急诊科等众多科室都在积极参与和实施 DSA 介入诊疗。越来越多未经辐射安全或者放射生物学方面适当培训的临床医师已经或即将成为"介入医师"。

DSA 介入技师必须知道有相当一些介入医师并不了解 DSA 实践可能会导致辐射损伤，也不清楚减少介入辐射损伤发生的简单措施。很多受检者也未被告知可能出现的辐射风险。当受检者接受复杂的 DSA 介入手术后，受照剂量可能导致放射损伤时，也未对其进行随诊。其中一些受检者会出现放射性皮肤损伤，对于儿童或较年轻受检者将来的远期辐射损伤也会有所增加。介入医师也可能会面临实践限制或者遭受放射损伤，其他相关医务人员也因此会受到较高剂量的辐射照射。

生物体接受 X 射线后辐射损伤的发生、发展是按一定的顺序出现的，即机体被照射、能量吸收、分子的电离和激发，分子结构发生变化，生理、生化代谢改变，细胞、组织、器官损伤，机体死亡等过程。电离辐射生物效应的发生一般需要经历若干性质不同而又相互联系的阶段，即物理阶段（电子通过 DNA 生物大分子产生电离和激发过程）、化学阶段（受损伤的细胞核和分子与细胞中其他结构起快速的化学反应，形成自由基）和生物学阶段（照射后不能被修复的细胞死亡）。

二、辐射的生物学效应分类

（一）确定性效应与随机性效应

DSA 介入手术中，术者和受检者都会受到不同程度 X 射线的辐射。在受照人群中，有两种基本类型的生物学效应,即确定性效应(细胞死亡)和随机性效应(突变,可能导致癌症和遗传效应的发生)。

1. 确定性效应　确定性效应是由细胞群损伤所导致的,通常情况下存在明显阈值剂量的一种辐射效应。受照剂量低于阈值不出现效应,超过阈值时,则剂量越高效应的严重程度也越大。阈剂量并不是一个绝对数值,会随个体差异有一些变化。

一些复杂 DSA 介入手术或在短期内数次接受介入诊疗可能会导致受检者局部皮肤一次接受到较高的吸收剂量,同时相对肥胖的受检者更易受到高剂量的皮肤照射。如果超过相应剂量阈值则可能导致皮肤放射性损伤,包括皮肤红斑到皮肤溃疡、坏死等不同皮肤损伤。

根据国际放射防护委员会(ICRP)的建议性报告,电离辐射诱发确定性效应(组织反应)存在真实的阈剂量。ICRP 的基本判断是,吸收剂量低于约 0.1Gy 的范围内,组织或器官不会出现临床功能损伤,不存在确定性效应危险。该判断既适用于单次急性照射,也适用于每年反复持续小剂量照射的情况。在受到急性照射或累积剂量>0.5Gy 的照射之后,辐射对组织反应的危害变得越来越重要,尤其是在照射后很长时间(数年至几十年)才发生的眼晶状体和循环系统的组织反应。

ICRP 建议性报告中强调的一些 DSA 介入诊疗程序可能引起确定性效应的阈剂量如下:皮肤红斑为 2Gy,永久性脱发为 7Gy,干性脱屑为 14Gy,迟发性皮肤坏死为 12Gy,毛细血管扩张为 10Gy,白内障为 3 个月内达到 5.5Gy 或 3 个月以上达到 4Gy。

2. 随机性效应　随机性效应包括辐射致癌和遗传效应,随机性效应的发生概率是剂量的函数,但其严重程度与剂量无关。在辐射防护感兴趣的低剂量范围内,随机性效应的发生不存在阈剂量。确定性效应与随机性效应的特征性差异如图 4-2-1 所示。

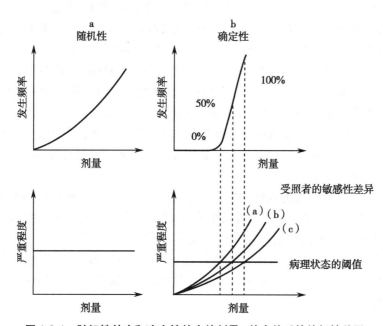

图 4-2-1　随机性效应和确定性效应的剂量 - 效应关系的特征性差异

随机性效应发生的风险在人群中的分布是不均匀的,受年龄、性别、预期剩余寿命、遗传易感性等因素影响。单位器官剂量的癌症死亡危险也会随随年龄变化而变化。胎儿、儿童和青少年的危险超过平均水平（2～3倍）。对年龄在 60 岁以上的人，大约降低到平均水平的 20%（有限的预期寿命）。

在低的剂量水平，随机性效应发生的危险相对较低，但仍然存在，因此，应尽力避免任何剂量水平的非正当性的放射辐射，DSA 介入手术更应建立一套合理的符合临床需要的介入诊疗中的放射防护体系。

（二）躯体效应与遗传效应

1. 躯体效应发生于体细胞，产生的机体生物效应显示在受照者本人机体上。可以是确定效应，也可以是随机效应。

2. 遗传效应发生于胚胎细胞，影响受照者的后代，诱发各种遗传疾病。此类胚胎细胞的功能是将遗传信息传递给新的个体，使遗传信息在受照者的第一代或更晚的后代中显现出来。遗传效应属随机效应。

（三）早期效应与晚期效应

1. 早期效应　发生在大剂量的 X 射线、γ 射线全身照射（一般 2Gy 以上）后，受照者 3 个月内出现全身躯体效应，如一般造血系统、消化系统及中枢神经系统的效应等。可分为急性效应和慢性效应。

2. 晚期效应　辐射造成的潜伏性损伤经过几年或数十年才显露出辐射的损伤。如白内障、永久绝育、青少年生长发育迟缓以及诱发恶性肿瘤和白血病等。

迟发效应和晚期效应统称远后效应。

3. 迟发效应　在一次大剂量照射后引起急性损伤未恢复，或照射后一段时间才出现效应为迟发效应。

三、辐射的生物效应机体因素

（一）辐射的个体敏感性

个体对辐射的敏感性是不同的。受照机体的年龄、性别、生理状况、遗传特征等都会影响到个体对辐射的敏感性。

辐射敏感随人体发育过程而逐渐降低。胚胎时期最为敏感，幼年、少年、青年至成年敏感性依次降低。营养状况好、身体健康抵御放射辐射能力强；胎儿及幼年较成年者敏感，老年人由于机体器官性能的衰退较中青年稍微敏感一些，雄性较雌性敏感；缺氧、高空锻炼、注射雌激素、低温环境可使耐受性增高；而营养不良、蛋白质和维生素缺乏、饥饿、剧烈运动、过劳、噪声、妊娠或月经期可使机体对射线的耐受性降低。

（二）组织器官对辐射的敏感性

凡自身繁殖较活跃的细胞、代谢率高的细胞，以及要求更多营养的细胞，对辐射更为敏感；处在某种分裂周期的细胞对辐射较为敏感；没有完全成熟的细胞比成熟细胞更容易产生辐射损伤；代谢旺盛的细胞较不旺盛的细胞敏感，胚胎的及幼稚的细胞较成熟的细胞敏感。

1. 高敏感组织　淋巴组织（淋巴细胞和幼稚淋巴细胞）、胸腺组织（胸腺细胞）、骨髓组织（幼稚的红、粒和巨核细胞）、胃肠上皮（尤其是小肠隐窝上皮细胞）、性腺（精原细胞、卵细胞）、胚胎组织。

2. 中度敏感组织　感觉器官（角膜、晶状体、结膜）、内皮细胞（血管、血窦和淋巴管内皮细胞)、皮肤上皮(包括毛囊上皮细胞)、唾液腺和肾、肝、肺组织上皮细胞。

3.低敏感组织　中枢神经系统、内分泌腺(性腺除外)、心脏。

4.不敏感组织　肌肉组织、软骨和骨组织、结缔组织。

四、辐射的原发作用与继发作用

(一)原发作用

机体受到射线的照射后,吸收射线的能量,其分子和原子(如蛋白质、核酸等生物大分子及水等)很快发生电离和激发。电离是具有一定能量的射线作用于生物基质的分子和原子,将能量传递给核外电子,使之脱离该原子而形成带正电的阳离子和带负电的电子;激发是物质的核外电子吸收了射线的能量,但尚不足以使电子脱离该原子,只产生电子从低能级轨道跃迁到高能级轨道(从内层轨道跳到外层轨道),此时的原子具有多余的能量,而处于"激发态"。

(二)继发作用

继发作用包括原发作用进一步引起的生物化学变化、代谢紊乱、功能障碍、病理形态改变,以及临床症状的出现和发展,重者机体死亡。其产生的机制如下。

1.细胞膜和血管壁通透性的改变　影响血液向组织和细胞的营养供应,致使损伤发展。

2.神经体液失调　受照的局部组织神经营养障碍,通过神经冲动传递影响局部组织的呼吸、新陈代谢、血管管径的变化,局部组织产生变性坏死。

3.毒血症　射线对神经系统的直接作用,产生的化学基可引起中枢神经功能失调,自主神经紊乱,周围组织营养不良和代谢障碍,产生毒血症,毒素经体液到达全身各组织部位,引起其他病理变化,加重损伤发展。

五、辐射的直接作用与间接作用

(一)直接作用

射线的能量直接射在生物大分子上,引起生物大分子的电离和激发,破坏机体蛋白质、核酸、酶等,可发生单链断裂、双链断裂及碱基损伤等,这称为直接作用。DNA是人们公认的辐射靶,这是基于它对辐射的敏感和具有重要的生物功能特性。细胞DNA一旦受到辐射损伤,就会给机体造成严重的后果。

(二)间接作用

射线对水的直接作用引起水分子的电离和激发,被电离的水产生许多自由基,自由基再作用于生物大分子,造成正常结构的破坏,这就是电离辐射的间接作用。水占成年人体重的70%左右,即使是含水量较少的骨、脂肪水也占20%以上,射线作用于机体,水吸收大部分辐射能,产生自由基。电离辐射通过自由基的间接作用造成放射损伤。

六、生物效应的电离辐射因素

(一)辐射类型与剂量率

1.辐射类型　在相同照射剂量情况下,不同类型的射线,机体产生的生物效应有所不同,同种类型的辐射,射线剂量不同,产生的生物效应也不同。

2. 剂量率　剂量率是单位时间内机体所受的吸收量。一般总剂量相同时,高的剂量率比低的剂量率损伤效应明显。其机制可能是低剂量率辐射在累积剂量足够引起细胞损伤直至死亡前,机体对损伤的修复作用能够表现出来,而高剂量辐射在短时间内给予一定剂量,机体没有修复的机会。

(二)照射相关概念

1. 分次照射　在照射总剂量相同的条件下,一次照射与分次照射以及分次照射间隔时间不同产生的效应也有差别,一次照射的损伤大于分次照射。分次越多,各照射的间隔越长其生物效应越小,这与机体的代偿和修复过程有关。

2. 照射部位　由于身体各部位对射线的敏感性不同,吸收剂量和剂量率相同时,被照部位不同,发生的生物效用也不同。以 5.16×10^{-1} C/kg 相同剂量率分别照射动物的不同部位,结果腹部照射的动物全部在 3~5d 内死亡;盆腔受照射的动物部分死亡;头或胸部受照射的不发生死亡。实验证明,照射量和剂量率相同情况下,全身损伤以腹部最严重,其次是盆腔、头部、胸部和四肢。

3. 照射面积　同样的剂量,受照面积越大,损伤越严重。相同剂量照射全身会引起全身急性放射病,而照射局部则一般不会出现症状。如 600cGy 的辐射作用于几平方厘米的皮肤时,只引起暂时发红,一般不会伴有全身症状;若同样的剂量照射在几十平方厘米的面积上,就会出现恶心、头痛等症状;若照射到全身1/3时,则会引起急性放射病。

4. 照射方式　根据辐射源与人体的相对位置,可将辐射作用于人体的照射方式分为内照射、外照射、放射性核素体表污染及复合照射等。

内照射是指进入人体内的放射性核素作为辐射源对人体的照射。均匀或比较均匀地分布于全身的放射性核素引起全身性损害。其出现生物效应的严重程度与放射物质在体内的吸收、分布、代谢、物理和生物的半衰期及核素的射线类型、能量等多种因素有关。

外照射指辐射来源于体外,射线由体外(食入、吸入、接触皮肤破口、注射等)作用于机体的不同部位或全身。外照射可以是全身受照或局部受照。离源越远,移动越频繁,剂量分布越均匀。

放射性核素体表污染是指放射性核素黏附于人体表面(皮肤或黏膜),或为健康的体表,或为创伤的表面。所黏附的放射性核素对黏附局部构成外照射源,同时可经过体表吸收进入血液构成内照射。

复合照射是指放射实践中往往是多种照射方式同时存在,从辐射损伤的角度看,通常以某种照射方式为主进行标定。复合照射生物效应大于单向照射,均匀照射大于不均匀照射。

七、DSA实践中常用辐射剂量学表征量

(一)照射量及其单位

1. 照射量是指在射线照射下当空气中释放出来的所有次级电子,完全被空气阻止时,在单位质量空气中由于电离而产生的任何一种符号(带正电或带负电)的离子总电荷量的绝对值。照射量是一个由 X 或 γ 射线在空气中产生的电离作用来间接表达射源对辐射场中空气传递能量大小的物理量。

2. 照射量的国际单位为库仑/千克(C/kg)。其物理意义为:在标准状态下(T=0℃,

$P=101\ 325Pa$）质量为1kg的空气在X或γ射线的照射下，在空气中累计产生的正负离子的电荷各为1C时，射线照射量为1C/kg。目前仍在沿用的照射量的专用单位为伦琴，用符号R表示。$1C/kg=3.877\times10^3R$，故$1R=2.58\times10^{-4}C/kg$。

（二）照射量率及其单位

1. 照射量率（即照射率）是表征射源向辐射场传递能量快慢的物理量。其定义为单位时间内所产生的照射量。

2. 照射量率的国际单位为库仑/（千克·秒）[C/（kg·s）]。过去使用的专用单位是伦琴或其倍数、分倍数除以适当时间而得的商，如伦/秒（R/s）、伦/分（R/min）、毫伦/时（mR/h）等。

（三）吸收剂量及其单位

1. 吸收剂量是表征单位质量被照射物质吸收电离辐射能量大小的物理量，是辐射防护中最重要的剂量学表征量。

2. 吸收剂量的国际单位是焦耳/千克（J/kg），并给予专用名称"戈瑞"，简称"戈"，以"Gy"标记。

3. 吸收剂量沿用的专用单位是"rad"（拉德）。1Gy（戈瑞）=1J/kg（焦耳/千克）。1Gy=100rad。

4. 以Gy（戈瑞）、rad（拉德）为单位的吸收剂量，适用于各种类型的电离辐射及受到照射的任何物质。

（四）吸收剂量率及其单位

1. 吸收剂量率表征受照物质吸收辐射能量的快慢，定义为受照物质单位时间内的吸收剂量。

2. 吸收剂量率的国际单位为戈瑞/秒$^{-1}$（Gy/s）。也可用Gy（戈瑞）或其倍数、分倍数除以适当的时间单位来表示。如戈瑞/时（Gy/h）、戈瑞/分（Gy/min）、毫戈/秒（mGy/s）等。

（五）比释动能及其单位

1. 比释动能是指非带电粒子（如X射线、γ射线或中子）在单位质量物质中释放出来的全部带电粒子的初始动能之和。

2. 比释动能的国际单位是焦耳/千克（J/kg），又名"戈瑞"，以"Gy"记之。

（六）比释动能率及其单位

1. 间接致电离辐射在单位时间内，在介质中产生的比释动能称为比释动能率。

2. 比释动能率的国际单位是戈瑞/秒（Gy/s）。

（七）当量剂量及其单位

1. 在辐射防护中，将个人或集体实际接受的或可能接受的吸收剂量根据组织生物效应加权修正，经修正后的吸收剂量在放射防护中称为当量剂量。

2. 当量剂量的国际单位与吸收剂量相同，即焦耳/千克（J/kg），其专用名是希沃特（Sv）。

3. 旧的专用单位为雷姆（rem），1Sv=100rem。

（八）当量剂量率及其单位

1. 当量剂量率是指单位时间内组织或器官T所接受的当量剂量。

2. 当量剂量率的国际单位为希沃特/秒（Sv/s）。

第二节　辐射防护与安全

一、DSA 实践中辐射防护体系的建立

DSA 实践中的辐射防护与安全是指在 DSA 实践中，参与介入手术的相关医务人员（介入医师、介入技师、介入护师、电生理技师、进修实习人员等）和接受介入手术的受检者在满足临床需要的前提下所接受的 DSA 所致电离辐射是安全的。

DSA 实践中的辐射防护体系的建立包括实现这种防护与安全所采取的各种措施，DSA 诊疗区域内的人员所接受辐射剂量和风险保持在可合理达到的尽可能低的水平，以及低于规定的约束值的各种方法和设备，防止辐射事故发生和缓解万一发生辐射事故后的各种措施。

确定性效应（组织反应）存在阈值剂量，可以通过限制个体的剂量来避免这种效应。随机性效应（主要包括辐射致癌和遗传效应）由于没有祈求阈值剂量的存在，所以随机性效应是无法完全避免的。DSA 实践中的辐射防护体系的宗旨是使剂量保持在有关的阈剂量以下以防止确定性效应（组织反应）的发生，同时，应在综合考量的基础上，保证采取所有合理的措施将随机性效应的风险限制在可以接受的水平。

正常照射和潜在照射可分为职业照射、医疗照射和公众照射。DSA 的辐射防护体系的建立应考虑到参与介入手术的相关医务人员（介入医师、介入技师、介入护师、电生理技师、进修实习人员等）和接受介入手术的受检者以及公众照射（介入诊疗区域内外公众照射、怀孕的介入工作人员的胚胎和胎儿的照射等）。

二、DSA 辐射防护对医疗机构、DSA 设备和介入人员的要求

（一）DSA 辐射防护对医疗机构的要求

为加强介入放射学诊疗技术管理，提高介入诊疗服务水平，规范介入诊疗行为，保证医疗质量和医疗安全，国家卫生行政部门陆续制订了综合介入诊疗技术管理规范、心血管疾病介入诊疗技术管理规范、外周血管介入诊疗技术管理规范以及神经血管介入诊疗技术管理规范。这些规范包括对医疗机构、医务人员、技术管理、培训等方面的基本要求，是医疗机构及其医师开展相应介入诊疗技术的最低要求。

开展介入放射学诊疗项目的医疗机构，必须具备《放射诊疗管理规定》要求的相关基本条件，依法取得放射诊疗许可证，在许可范围内开展相应工作。

医疗机构应对 DSA 中的辐射防护与安全工作全面负责，并做好以下工作：介入放射学工作场所及其防护设施的选址、设计和建造；配备与开展的介入诊疗工作相适应的仪器设备和防护用品；按照有关法规和规范的基本要求，配备与获准开展介入诊疗工作相适应的各种专业人员；为受检者配备保护辐射敏感器官（例如乳腺、性腺、晶状体、甲状腺等）的防护用品，其铅当量不应低于 0.5mmPb；加强有关人员的专业素质教育与辐射防护培训；建立辐射防护规章制度和明确的质量保证和质量管理大纲。

（二）DSA 辐射防护对 DSA 设备的要求

DSA 设备生产供应商应提供人性化的防护装备、降低辐射剂量的可行方法和适当的辐

射剂量显示和监控设备。介入诊疗程序应使用专用介入放射学系统,其电气、机械安全技术要求及测试方法应符合国际电工委员会(IEC)标准或与之等效的国家标准的规定。应确保介入医师、介入技师和有介入物理师参与设备选型采购和设施规划过程。

DSA设备建议具备等中心设计的几何机械结构、多档可调脉冲透视模式、附加滤过、无射线状态下可调虚拟准直器、路图、动态路图、透视存储且动态可调、感兴趣区透视选择、低剂量采集、可预设的辐射剂量报警装置、床下侧面及发生器侧铅帘、天花板悬吊式铅屏、防散射滤线栅和附加滤过等。

DSA介入技师操控的DSA设备控制台上应能显示介入程序、管电压、管电流、焦点大小、滤过、X射线管球到接收器距离(SID)、照射野像的大小、曝光时间、辐射剂量等。

DSA设备安装完毕以及在重大维修或更换主要部件后应按标准要求进行验收检测,检测合格后方可投入使用。设备正常运行后应每年至少进行1次状态检测。验收检测和状态检测合格的设备,在使用中应按标准进行定期的稳定性检测。应确保介入相关工作人员及时了解到所用设备的质量控制检测结果。

(三)DSA辐射防护对介入人员的要求

参与介入手术的相关医务人员(介入医师、介入技师、介入护师、电生理技师、进修实习人员等)都应当接受安全使用DSA设备的适时培训和再培训。

DSA设备的运行、使用和维护必须依法配备高年资有资质的介入影像技师,建议每台DSA设备不少于2名,且最好具备CT和MR设备上岗资质和相应经验。

参与介入诊疗的所有专业技术人员,包括临床介入医师、放射介入医师和介入技师、介入医学物理师和护士等,均应纳入放射工作人员管理。上岗前应接受辐射防护和有关法规知识培训,考核合格后方可参加相应的工作。放射工作单位应定期组织本单位的放射工作人员接受放射防护和有关法规知识培训,应将每次培训的情况及时记录在放射工作人员证中。除了基础和通用模块之外,应重点了解接受高剂量辐射可能导致严重病理反应的知识,内容至少应包括电离辐射生物效应、影响受检者剂量的因素、减少受检者剂量的措施、受检者最大皮肤剂量的估算方法以及介入诊疗中职业照射防护的实用方法。

三、DSA实践中辐射防护的基本原则

辐射防护的三项基本原则是:实践的正当性,辐射防护的最优化,应用个人剂量限值。

DSA实践中的医疗照射的目的是使受照受检者个人直接从介入手术中获益,受检者自身同时是危害和利益的接受者,受到的辐射剂量主要取决于具体临床需要。如果该介入程序具备正当性,辐射防护达到最优化,受检者所接受的剂量将会是符合医学目标的尽可能低的水平。在保证实践正当性和满足临床需要的前提下,应确保防护最优化,尽可能降低受检者和术者的辐射剂量,使受检者获得最大的净利益。

(一)实践正当性

为了防止不必要的照射,在进行任何伴有电离辐射的实践都必须经过论证,通过代价与利益分析,确认这种实践对人体健康或环境可能产生代价和风险,从中获得利益。

对每一例受检者开具DSA介入手术程序申请单前都应进行正当性判断。依次考虑如下:拟议程序应有足够的净利益;在能取得相同净利益的情况下,应尽可能采用不接受辐射替代方法(例如超声引导的介入程序);在无替代方法时,应权衡利弊,仅当拟议程序给受诊

疗的个人带来的利益大于可能引起的辐射危害时，才是正当的。必要时，必须通过介入医师和申请医师之间的协商来确定对个体受检者进行拟议介入程序的正当性，尤其是对于孕妇和儿童，要考虑到请求的适当性；程序的紧迫性；拟议介入程序的特性；个体受检者的特征；受检者以往接受放射诊疗程序的相关信息。ICRP建议，一般情况下，在胎儿吸收剂量小于100mGy时因考虑辐射风险而作出终止妊娠的决定是不具有正当性的。

在对DSA手术进行利益-风险评估时，应综合权衡预期受检者健康利益（延长寿命、缓解疼痛、减轻焦虑、改善功能、相对于开放性手术的优势等）、程序本身的风险（并发症、发病率、死亡率、在接受程序时经历的焦虑和疼痛、漏诊或误诊、工作时间的损失等）及辐射风险（个人和社会的随机性效应风险、个人的确定性效应风险、妊娠风险）。仅在预期临床利益大于包括辐射风险在内的全部风险的情况下，才认为该程序具有正当性。利益-风险评估应当贯穿一个介入程序的始终：从初步考虑对特定受检者安排程序开始，直到程序已完成或终止。

（二）辐射防护的最优化

使任何必要的照射在确保遭受照射的可能性、受照的人数以及个人所受剂量的大小均保持在可合理达到的最低量（ALARA）的水平的过程。这意味着防护与安全水平是普遍情况下尽可能最佳的水平。

介入放射学DSA诊断程序中，医疗照射防护最优化的目标是将受检者受到的辐射照射保持在达成诊断或介入目标所需要的ALARA水平。当然，仅是出于减少受检者剂量的目的而过度牺牲影像质量的做法是不可取的，因为这样做会对医疗效能带来实质性的损害。

最优化是一个需要作出定性和定量判断的前瞻性且反复进行的过程，应以适当的方法将一切有关因素加以考虑，以实现下列目标：相对于主导情况确定出最优化的防护与安全措施，确定这些措施时应考虑可供利用的防护与安全选择以及照射的性质、水平和可能性，并根据最优化的结果制定相应的准则。

（三）个人剂量限制

在实施上述两项原则时，要同时保证个人所受剂量当量不应超过规定的限值，剂量限值是职业性工作人员或公众成员允许接受的年剂量极限，保证放射工作人员不致接受过高的照射水平。

公众照射的剂量限值为：①年有效剂量，1mSv；②特殊情况下，在单一年份中可适用一个更高的有效剂量数值，但连续5年的年平均剂量不超过1mSv；③眼晶状体的年当量剂量，15mSv；④皮肤的年当量剂量，50mSv。

职业照射剂量限值为连续5年期间年平均20mSv（5年内100mSv），并且任何单一年份内不超过50mSv。

四、DSA实践中受检者的辐射防护与安全

根据国际放射防护委员会（ICRP）的建议性报告，DSA实践中受检者的辐射防护与安全应注意以下几点。

1. 尽可能增加X射线球管与受检者之间的距离。

2. 尽可能减小受检者与影像接收器之间的距离。

3. 尽可能缩短透视时间，记录并存档。

4. 在能够获得可接受的满足临床需求影像质量的前提下，使用尽可能低采集帧率的脉冲透视。

5. 避免和减少同一皮肤区域重复曝光。

6. 体型较大受检者或较厚的身体部位可使入射体表剂量增加。

7. 斜位透视会增加入射体表剂量，增加入射体表剂量会提高皮肤损伤的可能性。

8. 避免过度使用图像放大模式，视野面积减少一半会使剂量率增加至 4 倍。

9. 在临床可接受水平下减少图像帧数和采集次数，尽可能随时使用最终影像回放技术。

10. 使用准直器，使 X 射线束对准感兴趣区域。

五、DSA 实践中儿童的辐射防护与安全

根据国际放射防护委员会（ICRP）的建议性报告，DSA 实践中儿童的辐射防护与安全应注意以下几点。

1. 必须强调，相对于成人来说发育期儿童的一些组织对辐射更加敏感，儿童有较长的生存期，可能显现出辐射效应。

2. 在对儿童实施 DSA 介入程序前应与儿童监护人充分讨论和沟通。询问患儿以前受照射的情况，回答并告知可能出现的有关辐射安全问题。

3. 严格执行 DSA 介入手术的正当性标准。

4. 认真规划 DSA 介入手术程序，避免不当手术或手术中断，以及其他一些重复性照射。

5. 尽可能保护儿童受检者的甲状腺、乳腺、眼睛以及性腺等。

6. 尽量使用最优化技术，采用较低的采集帧率。

在可能的情况下使每秒脉冲数从 7.5 降低到 3；对于体重低于 20kg 的婴儿尽可能移去滤线栅；缩短采集时间；在重复采集时减少照射野重叠；使用更加严格的准直；尽量减少使用图像放大技术。

7. 适当使用"最终影像回放技术"，减少不必要的曝光。

8. 尽可能增加受检者和 X 射线球管之间的距离，减少受检者和影像接收器之间的距离。

9. 在设备中采用记录剂量和降低剂量的技术。

10. 在介入放射学程序结束后评估和记录辐射剂量。

六、DSA 实践中术者的辐射防护与安全

根据国际放射防护委员会（ICRP）的建议性报告，DSA 实践中术者以及参与 DSA 手术的医务人员（DSA 技师、电生理技师、巡回护士、进修人员等）的辐射防护与安全应注意以下几点。

1. 介入诊疗工作人员应当知晓减少受检者的辐射剂量要点也有助于降低职业人员的剂量。

2. 必须使用个人防护用品进行屏蔽防护（总体辐射防护效果可大于 90%），如铅衣（建议选取分体铅衣来分散重量）、铅眼镜（建议带有侧防护功能）、铅围脖（对甲状腺进行防护）。

3. 充分利用时间 - 距离 - 屏蔽（TDS）三原则。

（1）缩短曝光时间（透视和采集的时间和频率）。

（2）在临床允许范围内尽可能增大距离（术者等尽可能远离管球）。

（3）使用屏蔽（铅衣、铅屏、铅帘等）。

4．有意识地使用悬吊式铅屏，床侧向屏蔽、床下铅帘、管球侧铅帘、移动式铅屏等。这些装置可以屏蔽术中超过90%的散射辐射。

5．应尽可能保持手部在X射线主射线束以外。

手部在主射线束中心区域内时，将导致曝光因子（包括kV、mA等）增加，从而增加受检者和职业人员剂量。

6．应有意识地注意在介入诊疗区域内的站立位置，非手术人员应减少在介入诊疗区域内的停留时间。

入射到受检者身体的辐射仅有不超过5%到达被检查者的另一侧。

7．应保持X射线球管在诊疗床下透视和采集。床下管DSA系统能更好地防护散射线。

8．开展个人剂量测量。

建议使用两个剂量计：一个佩戴在胸前，铅围裙内侧；另一个佩戴在颈部或眼部，铅屏蔽外侧；对于手部接近主射线束的程序可增加一个指环剂量计进行监测。实时剂量测量追踪系统对辐射剂量的监测是有帮助的。

9．不断提升对辐射防护知识的理解。

10．向辐射防护专家（如医学物理师等）咨询所关心的防护问题。

11．对透视设备的质量控制检测能够确保安全和性能的稳定性；了解DSA设备，合理使用设备的功能有助于减少受检者和职业人员的剂量；使用注射器辅助设备，如果可能采集时远离X射线发生器。

七、DSA实践中辐射防护与安全的其他要求

根据国际放射防护委员会（ICRP）的建议性报告，DSA实践中的辐射防护与安全还应注意以下几点。

1．所有DSA介入工作人员（介入医师、DSA技师、电生理技师、巡回护士、进修人员等）都应清楚介入手术对医患可能造成的辐射损伤及其性质。

2．所有介入科室和介入工作人员都应了解其DSA介入设备的输出参数，以及典型的医患受照剂量。

3．所有介入手术都应记录DSA介入手术中相应的技术参数。

4．所有介入医师、介入技师都应清楚降低医患受照剂量的方法。

5．所有DSA介入工作人员都应经过适当的辐射防护方面的培训。

6．所有介入科室都应设立核查制度，以便查明辐射所致的并发症。

7．所有介入科室都应制定相关制度，以便核查受检者以前接受的介入诊疗情况。

8．所有介入诊疗的受检者都应知晓可能会出现的放射损伤，并记录在知情同意书中。

9．所有介入设备生产商和供应商都应该提供人性化的放射防护设备、降低辐射的技术方法、适当的辐射剂量显示设备。

10．应设立对特定受检者进行随访的机制。

第三章
对比剂与手术感染控制

第一节　对比剂特性与分类

一、对比剂定义与具备的条件

（一）定义

X射线诊断是根据人体各组织器官对X射线吸收程度的不同而形成的不同密度的影像进行评判，当人体某些组织器官的密度与邻近组织器官或病变的密度相同或相似时，就难以显示成像区域的影像层次，不便于成像区域的影像观察。此时用人工的方法将高密度或低密度物质引入体内，使其改变组织器官与邻近组织的密度差，以显示成像区域内组织器官的形态和功能，这种引入的物质称为对比剂（contrast medium），这种方法称为造影检查。对比剂的引入将改变成像区域组织或器官的密度差异，从而改变了成像区域的影像对比度，以利于判断成像区域的病变特征，扩大了X射线的检查范围，为临床影像提供了更多的诊断信息。

（二）对比剂应具备的条件

对比剂是一种诊断性用药，主要有钡剂和碘剂，它们不透X射线，其次还有气体对比剂。在进行X射线检查时，可利用它的高原子序数或者低原子序数的特性在体内分布而产生密度对比，或使普通影像上看不到的血管和软组织清晰显影，使诊断医生获得更多的影像信息。对比剂可以经人体自然通道，或经动脉或静脉引入人体内，并分布到成像区域。对比剂不会在体内产生代谢或变化，它以原型经过泌尿系统或胃肠道排出体外。

X射线对比剂种类繁多，理化性能各异。理想的对比剂应具备以下条件：①与人体组织的密度对比相差较大，显影效果良好；②无味、无毒性及刺激性和不良反应小，具有水溶性；③黏稠度低，无生物活性，易于排泄；④理化性能稳定，久贮不变质；⑤价廉且使用方便。

二、对比剂的分类

对比剂的分类有多种方法，临床常见分类是阴性对比剂和阳性对比剂。

（一）根据对比效果分类

1. 阴性对比剂　阴性对比剂（negative contrast medium）是一种密度低、吸收X射线少、原子序数低、比重小的物质。常用的有空气、氧气和二氧化碳。阴性对比剂之间的差别主要在于溶解度不同。空气在组织或器官内溶解度小，不易弥散，停留时间较长，不良反应持续时间较长,进入血液循环有产生气栓的危险;二氧化碳溶解度大,易于弥散,停留在组织和器官内的时间短,不良反应小,检查必须迅速完成;氧气的溶解度介于空气和二氧化碳之间,停留在组织与器官内的时间较二氧化碳长,产生气栓的概率较空气小。

2. 阳性对比剂　阳性对比剂(positive contrast medium)是一类密度高、吸收 X 射线多、X 射线衰减系数大、原子序数高、比重大的物质。通常可分成四类:①难溶性固体钡剂对比剂;②主要经肾脏排泄的对比剂;③主要经胆道排泄的对比剂;④碘油脂类对比剂,后三类阳性对比剂主要是含碘化合物。碘离子吸收 X 射线形成对比,产生造影效果,其显影效果与碘含量成正比。但经胆道排泄的对比剂基本不用,碘油脂类对比剂的产品目前主要是超液化碘油,主要用于介入性的栓塞治疗。

(二)根据碘的分子结构分类

1. 离子型对比剂　溶液中含有离子存在的对比剂,称为离子型对比剂。

(1)离子单体:每个分子有 3 个碘原子,1 个羧基,没有羟基。在溶液中每 3 个碘原子有 2 个离子(比率为 1.5)。常用的甲基泛影葡胺等。

(2)离子二聚体:每个分子内有 6 个碘原子,1 个羧基,1 个羟基。溶液中每 6 个碘原子有 2 个离子(比率为 3)。常用的有碘克酸等。

2. 非离子型对比剂　溶液中无离子存在的对比剂,称为非离子型对比剂。

(1)非离子单体:呈非离子状态。每个分子有 3 个碘原子(比率为 3),4~6 个羟基,没有羧基。常用的有碘海醇、碘普罗胺(优维显)等。

(2)非离子二聚体:呈非离子状态。每个分子有 6 个碘原子(比率为 6),8 个以上的羟基,没有羧基。常用的有碘曲仑(伊索显)等。

(三)根据渗透压分类

人体的血浆渗透压为正常值 280~310mmol/L[平均 300mmol/L,即 300mOsm/(kg·H_2O),相当于约 770kPa]。定义为等渗。

1. 高渗对比剂　主要是指离子单体对比剂,例如甲基泛影葡胺。早期的对比剂基本上浓度都在 300mgI/ml,渗透压在 1 500mmol/L 左右。远远高于人体的血浆渗透压 300mmol/L,随着较高浓度的对比剂的开发,高渗对比剂的渗透压随着浓度的提高而增加。例如,浓度为 370mgI/ml 的复方泛影葡胺渗透压高达 2 100mmol/L。这种对比剂副作用的发生率较高。

2. 低渗对比剂　随着新型对比剂的开发,对比剂的渗透压大幅度下降,这一类主要是非离子单体对比剂和离子二聚体对比剂。当浓度为 300mgI/ml 时,渗透压在 500~700mmol/L。虽然被命名为低渗对比剂,但实际上,渗透压并没有达到实际意义上的低于人体血浆渗透压,只是相对高渗对比剂而言,与人身体的血浆渗透压相比还是要高得多。即使是低渗对比剂,随着浓度的增加,渗透压也随着增高。因此又称为次高渗对比剂。例如,非离子单体的碘海醇,当浓度升到 370mgI/ml 时,渗透压就从 627mmol/L 上升到 844mmol/L。

3. 等渗对比剂　主要是非离子二聚体对比剂,渗透压在 300mmol/L 左右。与正常人体血浆渗透压基本相同。碘克沙醇注射液的渗透压为 290mmol/L,可以作为等渗对比剂使用。

三、对比剂的存储与使用

(一)使用碘对比剂前的准备工作

1. 碘过敏试验　一般无须碘过敏试验,有多中心研究显示,小剂量碘过敏试验无助于预测碘对比剂是否发生不良反应。除非产品说明书注明特别要求。

2．签署知情同意书 使用碘对比剂前，建议与受检者或其监护人签署"碘对比剂使用受检者知情同意书"。

（1）告知受检者或其监护人关于对比剂使用的适应证、禁忌证、可能发生的不良反应和注意事项。

（2）询问受检者是否有使用碘对比剂出现重度不良反应的历史、糖尿病、肾脏疾病、肾脏手术、使用肾毒性药物、高血压、痛风病史及其他与现有疾病治疗有关的药物不良反应或过敏史。

（3）需要高度关注的相关疾病：①甲状腺功能亢进，是否可以注射碘对比剂需要咨询内分泌专科医师；②糖尿病肾病，是否可以注射碘对比剂需要咨询内分泌专科医师和肾脏病专科医师；③肾功能不全，使用对比剂需要谨慎和采取必要措施。

3．对比剂的准备 碘对比剂存储条件必须符合产品说明书要求，使用前建议加温至37℃，并放置在恒温箱中。

4．受检者水化 建议受检者在使用碘对比剂前6～12h至使用后24h内给予水化。方法：①动脉内使用对比剂的受检者，推荐在使用对比剂之前6～12h静脉内补充生理盐水，或5%葡萄糖＋154mmol/L的$NaHCO_3$，速度为100ml/h；使用对比剂后连续静脉补液持续24h。提倡联合应用静脉补液与口服补液以提高预防对比剂肾病效果。②静脉内使用对比剂的受检者，推荐口服补液方式，使用对比剂前4～6h开始，持续到使用后24h，口服清水或生理盐水，100ml/h，条件允许者建议采用与动脉内用对比剂相同的水化方法。

（二）使用碘对比剂的原则

1．使用剂量和适应证 按照产品说明书中确定的剂量范围和适应证范围。2011年美国心脏病学会（ACC）指南指出了限制对比剂用量来预防对比剂急性肾损害（contrast induced acute kidney injury，CIAKI）。2014年欧洲心脏病学会（ESC）指南推荐，在保证诊断和治疗的基础上，使对比剂用量最小化。单次用量最好小于350ml，或小于4ml/kg的剂量，还有一种算法是对比剂用量除以受检者肾小球滤过率的值小于3.4。2014年中国专家共识也给出了同样的推荐，并指出可以参考Cigarroa计算公式：[5ml×体重（kg）/血清肌酐（mg/dl）]，对碘对比剂的用量进行限制。

2．使用方式 静脉或动脉内推注、口服、经自然或人工或病理通道输入。

3．血管内使用注意事项 ①严重肾功能不全者，尽量选用不需要含碘对比剂的影像检查方法或可以提供足够诊断信息的非影像检查方法；②避免短时间内重复使用诊断剂量的碘对比剂；③如确有必要重复使用，建议2次使用碘对比剂的间隔时间≥14d。

4．应择期检查的情况 ①具有对比剂肾病高危因素的受检者；②已知血清肌酐水平异常者；③需要经动脉使用碘对比剂者。对于择期检查的受检者，应当在检查前7d内检查血清肌酐。如果血清肌酐升高，必须在检查前24h内采取预防肾脏损害的措施。应停用肾毒性药物至少24h，注射碘对比剂前、后对受检者充分水化。

5．急诊情况 在不立刻进行检查就会对受检者造成危害的紧急情况下，可不进行血清肌酐检查，否则都应当先检查血清肌酐水平。

6．碘对比剂的选择 选用非离子型等渗或低渗对比剂。

7．使用碘对比剂与透析的关系 不推荐和不建议将使用碘对比剂与血液透析和/或腹膜透析时间关联。使用碘对比剂后,无须针对碘对比剂进行透析。

8. 糖尿病肾病受检者使用碘对比剂的注意事项　在碘对比剂使用前48h必须停用双胍类药物;碘对比剂使用后至少48h且肾功能恢复正常或恢复到基线水平后才能再次使用。

第二节　碘对比剂副反应的作用机制

碘对比剂不良反应的性质、程度和发生率,一方面取决于对比剂本身的内在因素,如对比剂的渗透性、电荷、分子结构等;另一方面是外在因素,如注入对比剂的剂量、部位、受检者的高危因素及状况、造影方法等。不良反应一般可分为特异质反应和物理-化学反应两类。

一、特异质反应

此类反应是个体对碘的过敏反应,与使用剂量无关,难以预防。经临床研究表明,对比剂反应中的荨麻疹、血管性水肿、喉头水肿、支气管痉挛、严重血压下降及突然死亡等表现均属于特异质反应,其发生与下列因素有关。

1. 细胞介质释放　无论是离子型还是非离子型对比剂均能刺激肥大细胞释放组胺。通过测定尿液中组胺或其代谢物发现,有碘对比剂反应的受检者其含量明显高于无碘对比剂反应者。

2. 抗原-抗体反应　碘对比剂是一种半抗原,其对比剂分子中的某些基团能与血清中的蛋白结合成为完整抗原。许多研究结果证实碘对比剂反应中有部分是抗原-抗体反应。

3. 激活系统　碘对比剂尤其是离子型高渗对比剂可导致血细胞及内皮细胞形态和功能改变,补体系统的激活使人体处于致敏状态,使凝血系统活性和纤溶素升高,并可导致组胺、5-羟色胺、缓激肽、血小板激活因子等介质的释放,导致一系列的不良反应。

4. 胆碱能作用　碘对比剂能通过抑制乙酰胆碱活性产生胆碱能样作用,研究结果表明许多类型的碘对比剂均有类似作用,被认为是碘本身在起作用。

5. 精神性反应　受检者的焦虑、紧张等精神因素也可导致自主神经功能紊乱引起反应。

碘过敏反应的临床症状主要表现为:荨麻疹、支气管痉挛、结膜充血、血管性水肿、呼吸困难等,严重者可发生休克、呼吸和心跳骤停等。

二、物理-化学反应

此类反应临床较多见,是由于碘对比剂的某些物理或化学因素引起的反应。与使用剂量和注射流率有关,有时与碘过敏反应同时出现。临床表现主要是与神经、血管功能调节紊乱有关的症状,如恶心、呕吐、面色潮红或苍白、胸闷、心慌、出汗、四肢发冷等。引起物理-化学反应的因素很多,但主要与碘对比剂本身的因素有关。

(一)渗透压

由于目前常用的碘对比剂其渗透压均明显超过血液渗透压,是血浆渗透压的2~5倍,故易产生下列损害。

1. 内皮和血脑屏障损害　高渗的对比剂注入血管后,细胞外液渗透压突然急剧增加,细胞内液快速排出，导致血管内皮细胞皱缩，细胞间连接变得松散、断裂，血脑屏障受损，对比剂外渗至脑组织间隙，使神经细胞暴露在对比剂的化学毒性的危险中。

2. 红细胞损害　高渗使得红细胞变硬，呈棘细胞畸形，结果红细胞不易或无法通过毛细血管，引起微循环紊乱。

3. 高血容量　除了细胞内液排出外，高渗对比剂可使组织间液进入毛细血管，从而使血容量快速增加，可达10%～15%，导致心脏负荷增加。随对比剂外渗至血管外及渗透性利尿作用，血容量很快恢复正常。

4. 肾毒性　虽然对比剂诱发的肾功能衰竭总的发生率较低（<1%），但在原有肾功能不全受检者可达10%～20%，60%对比剂诱发的肾病受检者有氮质血症基础。

5. 心脏毒性　除了对比剂所致的高血容量外，在选择性冠状动脉造影中，高渗透性可直接作用于窦房结引起心率过缓。高渗透性能使房室间传导、室内传导和复极化作用减弱，引起心电改变，使心律不齐和心室颤动的发生率增加。

6. 疼痛与血管扩张　在外周血管造影中，虽然高渗对比剂所致内皮损害是一过性的，但产生的血管性疼痛却是非常明显的。除了和渗透压有关外，还与对比剂的疏水性及离子性有关。对比剂可直接作用于小动脉平滑肌，引起局部动脉扩张，产生热感及不适。

（二）水溶性

理想的对比剂应具有无限的水溶性，但由于碘原子具有高度疏水性，难以到达无限的水溶性。离子型对比剂中的水溶性来自阳离子的盐，而非离子型对比剂中的水溶性则来自分子核心，并减少它与生物大分子的结合，以降低对比剂的生物活性，减少反应。单体的离子型对比剂水溶性比非离子型高，但非离子型二聚体对比剂碘曲仑却具有极高的水溶性。

（三）电荷

由于离子型对比剂在血液中可离解成带电荷的正、负离子，增加了体液的传导性，扰乱体液内电解质的平衡，特别是影响神经组织的传导，可造成一系列交感和副交感神经功能失调引起的临床症状，同时可造成神经毒性，损伤脑组织而引起惊厥或抽搐。对比剂高浓度的离子及分子大量与钙离子结合，而钙离子作用于肌电的耦合过程，这样会导致负性肌力作用，还可以引起血压降低。

（四）分子结构

对比剂的亲水性和亲脂性与其分子结构有关。对比剂的亲水性与对比剂苯环侧链上的羧基、羟基有关。若羟基分布均匀且无羧基者，对比剂的亲水性强，其化学毒性低；反之，其化学毒性就高。若对比剂的亲脂性强而亲水性弱，引起反应的机会较多，或引起的反应较重。碘原子本身有亲脂性，亲脂性越大，与血浆蛋白结合率越高，毒性就越大。故非离子型对比剂在其化学分子结构中都增加了亲水性而减少了亲脂性，使其毒性明显降低。

（五）黏稠度

黏稠度由溶质颗粒的浓度、形状、与溶液的作用及溶质颗粒之间的作用所决定，与温度变化成反比，与碘浓度成正比。如300mgI/ml 37℃时碘曲仑的黏稠度为9.1cps，碘海醇为6.1cps，但碘曲仑280mgI/ml时其黏稠度与非离子型单体对比剂碘海醇300mgI/ml相似。注入对比剂后可使血液-对比剂混合物黏稠度增加，从而可使血流减慢。这种情况只有在高切变力状态（如大动脉）及低切变力状态（静脉和毛细血管循环）才有可能出现，但对提高显影清晰度却有利。为此，尽管非离子型二聚体对比剂与单体类对比剂相比黏稠度较高，但综合其显影效果及反应而言,前者是后者所无法比拟的。

(六)化学毒性

化学毒性是由对比剂分子中疏水区与生物大分子结合,影响其正常功能,即所谓的"疏水效应"。第一代离子型对比剂甲基泛影葡胺由于大量引入疏水基团且又未能遮掩,故化学毒性很大,很快遭到淘汰。此后的非离子型对比剂中亲水基团能有效地遮盖疏水核心,因而毒性明显降低。

(七)碘对比剂对神经系统的影响

轻度神经系统反应表现为焦虑、头晕、头痛、烦躁、恶心、视物模糊,通常在注射时或注射后即刻发生,停用后自行好转,多数属于可逆的;较严重的神经系统反应表现为偏瘫、失语、知觉丧失、惊厥或昏迷;碘对比剂还可以导致脊髓损伤性瘫痪。有报道称脑水肿、急性脑梗死、急性颅内出血、血脑屏障破坏、颅内肿瘤、转移瘤及有癫痫病史的受检者在碘对比剂应用后发生抽搐的可能性增加。对已有脑血管病变者,在碘对比剂应用时则有发生脑缺血、脑梗死的可能,需要对症处理。

(八)碘对比剂对心血管系统的影响

1. 血管张力的改变 所有高渗性对比剂均会引起全身血管的明显扩张,血压降低、皮肤潮红、发热等不适。大量对比剂血管内注射可发生血液聚集,回心血量减少,对有心功能不全的受检者可引起心肌缺血。还有引起血管收缩的报道。碘对比剂对周围血管张力的影响与血管床的生理特性、对比剂的种类和给药方法等有关。快速注射碘对比剂时可引起血压的改变。

2. 碘对比剂局部血管的并发症 注射部位血管疼痛、静脉炎和静脉血栓形成。如果注入到血管壁内时可引起动脉壁剥离、动脉血栓形成。这些反应与对比剂种类、剂量、静脉与对比剂接触时间和静脉血流速度有关。

3. 碘对比剂对心脏的直接作用 碘对比剂因含钠盐,不论浓度如何,当注入冠状动脉后均会引起左心室的收缩力减弱。离子型碘对比剂的渗透压数倍于血浆,当较大量的高渗碘对比剂短时间内注入血管时,血容量随之会迅速增加,使心脏负荷加重,对原有心功能不良的受检者威胁比较大。

(九)碘对比剂对肾脏功能的影响

高渗碘对比剂还可造成肾脏损害,在原有中度至重度肾功能障碍者,有一部分可加重肾功能损害。使用碘对比剂后部分受检者可表现为一过性尿检异常,如轻度蛋白尿、颗粒管型、肾小管上皮细胞管型等,以及尿酶升高、尿渗透压下降等不良反应。

对比剂对肾脏影响严重时个别病例还可出现对比剂肾病。对比剂肾病是指排除其他肾脏损害因素的前提下,使用对比剂后的 3d 内发生的急性肾功能损害[血肌酐超过之前的 25% 或 44μmol/L(0.5mg/dl)]。其发病机制为碘对比剂肾毒性,包括化学毒性(离子性、含碘物质)、渗透毒性及黏滞度相关毒性。多表现为非少尿型急性肾功能衰竭,多数受检者肾功能可于 7～10d 恢复。部分受检者需短暂透析维持,10% 的受检者需长期透析治疗。

(十)碘对比剂对血液系统的影响

碘对比剂对血液系统的影响主要包括对血液黏度的影响和对凝血机制的影响两个方面。离子和非离子型对比剂均有抗凝作用,离子型更强。碘对比剂对血液系统有临床意义的不良反应是血栓形成。介入手术过程中,新的治疗方法可以降低血栓栓塞并发症的危险性,从而大幅度降低了对比剂的不良反应。

(十一)碘对比剂对消化系统的影响

大剂量使用高渗离子碘对比剂可造成恶心、呕吐、腹泻、体液丢失、腹痛、肠梗阻,对肝脏的毒性作用可出现黄疸、肝区疼痛、肝功能异常。

(十二)碘对比剂对甲状腺的影响

碘对比剂中含少量游离碘,参与碘代谢,可以影响甲状腺功能。离子型对比剂可使血中钙、镁的浓度减低导致手足搐搦,如静注有刺激性或高浓度对比剂可出现严重臂痛,婴儿皮下和肌内注射对比剂,偶可致组织严重坏死。碘对比剂中的稳定剂枸橼酸钠或依他酸钠可与血液中的钙离子形成螯合物,加上血容量增加、血液稀释等因素可造成低血钙。某些碘对比剂还与 K^+ 竞争,使 K^+ 由细胞外转向细胞内,因而血清钾降低。

注射含碘对比剂2个月内应当避免接受放射碘治疗,注射含碘对比剂2个月内应当避免甲状腺核素碘成像检查。

(十三)碘对比剂对肺部的影响

高浓度碘对比剂可引起肺血管痉挛收缩,加上红细胞变形,脱水,血管外液进入血管内,血容量增加,加重肺循环阻力,使肺循环压力升高,导致右心衰竭,甚至死亡。使用离子型对比剂做静脉尿路造影时可有亚临床支气管痉挛现象。

第三节　碘对比剂不良反应及其处理

一、碘对比剂过敏反应

(一)临床表现

1. 一般反应　表现为头痛、轻度恶心、呕吐、荨麻疹等。
2. 轻度反应　表现为打喷嚏、流泪、结膜充血、面部红肿等。
3. 中度反应　表现为面色苍白、呕吐、出汗、气促、胸闷、眩晕、喉干痒等。
4. 重度反应　循环衰竭表现为血压下降、脉搏细而快、面色苍白、口唇发绀、昏迷甚至心搏骤停;呼吸衰竭表现为支气管痉挛、呼吸困难、气喘,若并发肺水肿则吐大量泡沫样痰或粉红色痰;血管神经性水肿表现为面部或喉头水肿,皮肤出现大片皮疹等。

(二)碘过敏反应的处理

1. 急性不良反应　为对比剂注射后1h内出现的不良反应。

(1)轻度反应:立即停止注药,安慰受检者不要紧张,张口深呼吸,根据症状可给予止吐药、H_1 或 H_2 受体拮抗剂,必要时肌内注射地塞米松、抗组胺类药物治疗,多在短时间内治愈。

恶心、呕吐为一过性时给予支持治疗。严重而持续时间长者,应当考虑给予适当的止吐药。

荨麻疹散发而一过性者,给予支持治疗及观察。持续时间长者,应当考虑适当的组胺 H_1 受体拮抗剂肌内或静脉注射。有可能发生嗜睡和/或低血压。严重者可考虑使用 1:1 000 肾上腺素,成人 0.1~0.3ml(0.1~0.3mg),肌内注射。儿童 0.01mg/kg(体重),肌内注射,最大剂量0.3mg。必要时重复给药。

(2)中度反应:表现较危急。将受检者置头低足高位,吸氧,观察受检者的血压、脉搏和心率变化。单纯低血压,可以抬高受检者下肢、面罩吸氧(6~10L/min)、快速补充生理盐水或乳酸林格液,如果无效,则给予肾上腺素1:1 000,0.5ml(0.5mg)肌内注射。必要时重复给药。

如血压下降合并心动过缓,可做如下处理:抬高受检者下肢,面罩吸氧(6~10L/min)、阿托品0.5~1.0mg静脉注射。必要时3~5min后重复给药。成人总剂量可达3mg(0.04mg/kg)。儿童受检者给予0.02mg/kg静脉注射(每次最大剂量0.6mg)。必要时重复给药,总剂量可达2mg。静脉补液:快速补充生理盐水或乳酸林格液。如血压下降伴呼吸困难,可以给予氨茶碱0.125mg静脉注射。

支气管痉挛者,可做如下处理:面罩吸氧(6~10L/min),β_2受体激动剂定量气雾剂(深吸2~3次)。血压正常时,可以肌内注射肾上腺素1:1 000,0.1~0.3ml(0.1~0.3mg,冠心病受检者或老年受检者使用较小的剂量);儿童受检者0.01mg/kg,最大剂量0.3mg。血压降低时,可以肌内注射肾上腺素1:1 000,0.5ml(0.5mg);儿童受检者0.01mg/kg,肌内注射。

喉头水肿者,可做如下处理:保持气道通畅,必要时行环甲膜穿刺,面罩吸氧(6~10L/min),肌内注射1:1 000肾上腺素,成人0.5ml(0.5mg)。必要时重复给药。

(3)重度反应:全身过敏样反应可作如下处理:保持气道通畅,必要时行气道吸引,呼吸循环停止者应立即进行心肺复苏术。呼叫复苏人员,紧急通知急诊科、麻醉科配合抢救。低血压时抬高受检者下肢,面罩吸氧(6~10L/min),肌内注射肾上腺素(1:1 000)。成人0.5ml(0.5mg),必要时重复给药。儿童受检者0.01mg/kg,最大剂量至0.3mg。静脉补液(如生理盐水,乳酸林格液)。H_1受体拮抗剂,如苯海拉明25~50mg静脉给药。

脑水肿可用甘露醇对症处理。出现休克者立即静脉注射肾上腺素0.5~1.0mg,补充血容量。有惊厥者,予以抗惊厥等对症治疗,采用抗过敏、补充血容量等手段,以促进排泄。

心室颤动者,恢复有效的心律是复苏成功至关重要的一步,终止心室颤动最有效的方法是电除颤。应行胸外按压和人工通气,并同时给予肾上腺素1mg静脉注射。

心脏、呼吸停止时的抢救原则:治疗最关键的是尽早进行心肺复苏和尽早进行心复律治疗。给予人工呼吸、心外按压、气管插管、临时起搏器置入等方法。同时,也要注意其他器官功能的保护问题。

2.迟发性不良反应 为对比剂注射后1h至1周内出现的不良反应。症状包括:①恶心、呕吐、头痛、骨骼肌肉疼痛、发热。但许多症状与对比剂应用无关,须注意鉴别。②与其他药疹类似的皮肤反应是真正的迟发性不良反应,表现为皮肤斑丘疹、红斑、荨麻疹和血管性水肿等。通常为轻度至中度,并且为自限性。处理措施:对症治疗,与治疗其他药疹方法类似。

3.晚迟发性不良反应 通常在对比剂注射1周后出现的不良反应,或可引起甲状腺功能亢进,偶见于未经治疗的格雷夫斯(Graves)病或结节性甲状腺肿受检者、年老和/或缺碘者。晚迟发性不良反应通常不需预防;高危受检者应由内分泌科医生进行预防性治疗,这在饮食碘缺乏地区尤为必要;危险受检者在注射碘对比剂后应由内分泌科医生密切监测。

二、碘对比剂肾病

（一）定义

碘对比剂肾病是指排除其他引起血清肌酐升高的原因，血管内途径应用碘对比剂后 2～3d 内血清肌酐升高至少 44μmol/L 或超过基础值 25%。

（二）发生机制

碘对比剂肾毒性包括化学毒性（离子性、含碘物质）、渗透毒性及黏滞度相关毒性。

（三）基础肾功能评估

肾功能不全（血清肌酐水平升高），有慢性肾脏病史或肾小球滤过率（GFR）估算值 <60ml/（min·1.73m^2）建议按照 C-G 公式或 MDRD 公式估算肾功能。紧急时，可在没有评估肾功能的情况下使用碘对比剂。

（四）最大对比剂用量公式

推荐最大对比剂用量 =5ml× 体重（kg）/ 基础血清肌酐（mg/dl）。

（五）给药方式对肾脏功能的影响

有经动脉途径给药和经静脉途径给药两种方式，但直接经腹主动脉或肾动脉给药对肾脏的损伤可能性更大。

（六）对比剂使用时间间隔对肾功能的影响

每次给予诊断剂量的碘对比剂是碘对比剂肾病发生的危险因素，72h 内重复应用诊断剂量对比剂是发生碘对比剂肾病的独立危险因素，建议两次对比剂应用间隔时间最好 ≥14d。

（七）渗透压及黏滞度的作用

渗透压高于血液渗透压的对比剂会导致肾血管收缩、渗透性利尿、肾性贫血。黏滞度较高的对比剂与血液混合，可引起微循环的血流一过性减慢；肾小管阻力增加引起肾间质压力增加，导致髓质血流降低。

（八）危险因素及风险评分与对比剂肾病和透析风险的关系

见表 4-3-1、表 4-3-2。

表 4-3-1　对比剂肾病危险因素评分

危险因素	评分 / 分
低血压	5
主动脉内球囊	5
充血性心力衰竭	5
年龄 ≥75 岁	4
贫血	3
糖尿病	3
对比剂用量（每 100ml）	1
血肌酐浓度 >1.5mg/dl（1mg/dl＝88.4μmol/L）	4
肾小球滤过率 41～60ml/（min·1.73m^2）	2
肾小球滤过率 20～40ml/（min·1.73m^2）	4
肾小球滤过率 <20ml/（min·1.73m^2）	6

表 4-3-2　风险评分与对比剂肾病和透析风险的关系

风险评分 / 分	碘对比剂肾病风险 /%	透析风险 /%
≤5	7.5	0.04
6~10	14.0	0.12
11~16	26.1	1.09
>16	57.3	12.60

（九）预防询问病史

根据病史选择用药剂量及方法，使用碘对比剂前，对受检者进行水化。糖尿病合并肾功能不全受检者在碘对比剂使用前 48h 必须停用双胍类药物；碘对比剂使用后至少 48h 且肾功能恢复正常或恢复到基线水平后才能再次使用。目前尚无任何一种药物经过权威机构验证可以降低碘对比剂肾病的发生，通过血液滤过来预防对比剂肾病的作用有待进一步证明。

（十）预后

通常为一过性，血清肌酐在给药后 3d 达峰值，约 10d 恢复到基线水平。若给药后 24h 内血清肌酐水平增加不超过 442μmol/L（5mg/dl），发生可察觉的碘对比剂肾病的倾向不大。肾功能严重障碍者使用碘对比剂可造成不可逆性肾功能损害。

三、碘对比剂血管外渗

（一）形成原因

1. 与技术有关的原因　使用高压注射器、注射流率过高。
2. 与受检者有关原因　不能进行有效沟通配合、被穿刺血管情况不佳，如下肢和远端小静脉，或化疗、老年糖尿病受检者血管硬化、淋巴和 / 或静脉流受损。

（二）预防措施

静脉穿刺选择合适的血管，细致操作、使用高压注射器时，选用与注射流率匹配的穿刺针头和导管、对穿刺针头进行恰当固定、与受检者沟通，取得配合。

（三）处理措施

1. 轻度外渗　轻微者无须处理；但要嘱咐受检者注意观察，如外渗加重，应及时就诊，疼痛明显者，局部给予普通冷湿敷。
2. 中、重度外渗　抬高患肢，促进血液回流；早期使用 50% 硫酸镁保湿冷敷，24h 后改硫酸镁保湿热敷；严重者，在外用药物基础上口服地塞米松每次 5mg，3 次 /d 连用 3d；必要时，咨询临床医师用药。

第四节　手术感染控制

血管造影时引起的感染分为两种，一种是受检者的感染，另一种是操作者的感染。

一、受检者的感染途径及预防对策

心血管造影时，感染引起的并发症有感染性心内膜炎、败血症、穿刺部位皮肤感染以及人工血管感染等，加在一起的感染率不到 1%。但从受检者角度考虑，无论哪种感染，都有可能引起严重的后果，因此必须严格执行无菌操作。感染的菌群大多是来自口腔、鼻腔、消化道以及呼吸系统。

有文献介绍了一些代表性检查或操作的感染率，其中血管造影和心血管造影小于1%，经颈静脉肝内门腔内支架分流术（TIPSS）为2%，人工血管植入为0～15%，中心静脉营养插管为3%～5%，脓肿引流为6.4%，经皮胆道引流为20%。可以看出，与血管造影和血管内放射介入治疗相比，非血管系统的各种造影（胆道，脓肿引流）发生感染的概率更高。

预防受检者感染的对策中，最常用的方法就是无菌操作，要充分消毒伤口和穿刺部位，检查治疗室内定时空气消毒，术者及不直接参与手术操作的工作人员都要戴帽子和口罩，严格遵守无菌操作制度。合理安排手术顺序，本着先无菌手术、后有菌手术原则。

二、医护人员的感染途径及预防对策

近年来，人类免疫缺陷病毒、乙型肝炎病毒、丙型肝炎病毒感染等传染性疾病的增加，在DSA的检查中，会遇到相关的受检者行手术治疗，这样会增加医务人员的感染率。这就要求我们做好预防及消毒工作，力求做到零感染。

（一）医护人员的感染途径

医护人员被受检者感染的主要原因是被针刺伤，也就是工作人员接触到传染性疾病受检者的血液或体液，也有受检者血液或体液飞溅到工作人员的口腔黏膜、皮肤伤口、眼睛等部位引起的感染。如果每位医护工作人员严格遵守无菌操作制度就可以避免类似的感染。因此，在对受检者操作时要充分考虑被感染的危险性，注意的三个原则是：①防止被针刺伤；②不让有伤口的皮肤暴露在外；③防止黏膜被感染源污染。

1. 乙型肝炎病毒（HBV） 乙型肝炎病毒是直径42nm的具有双DNA结构的病毒，病毒表面有HBsAg覆盖，内部有直径为27nm的核，核上有HBcAg，核内有DNA和DNA聚合酶、病毒HBc及HBe抗原。HBsAg也可存在于血液中。血液中如果有HBsAg，则提示受到乙型肝炎病毒感染，感染乙型肝炎病毒超过6个月以上称为乙型肝炎病毒携带者。乙型肝炎病毒携带者中大约10%曾患过乙型肝炎，其中绝大多数不影响人的健康生活。

如果感染了乙型肝炎病毒，约有10%的人群会发病，余下的90%人群不发病而成为隐性感染者，隐性感染者对肝炎病毒有免疫性（HBs抗体）。被感染的10%的人群也几乎不会转成慢性肝炎，多数在急性期即被治愈。感染后发展成重症肝炎的极为罕见，其中80%会死亡，从被感染到发病的潜伏期为1～8个月。

2. 丙型肝炎病毒（HCV） 丙型肝炎病毒既不是甲型肝炎病毒也不是乙型肝炎病毒，它是直径50nm的RNA病毒。如果血液中发现HCV抗体，则被丙型肝炎病毒感染的可能性很高。持续6个月以上的丙型肝炎病毒感染者称为丙型肝炎病毒携带者。

针刺、伤口被血液污染等直接接触能引起丙型肝炎感染。但是，感染率比乙型肝炎低得多。但被丙型肝炎病毒感染的受检者中约有80%转成慢性肝炎，甚至发展为肝硬化，肝硬化受检者中50%合并肝癌。丙型肝炎疫苗以及防御抗体现在还没有完全研究出来，但是干扰素疗法可以防止丙型肝炎的慢性化。

3. 人类免疫缺陷病毒（HIV） HIV是1983年被确认为后天性免疫不全综合征的直接原因，获得性免疫缺陷综合征（AIDS）是非常严重的疾病，死亡率非常高，并且至今尚无根治办法。受检者血液和精液是感染源，如果在汗液、尿液、泪液、唾液、脑脊液、乳汁以及粪便中查出，就不能否定被感染的可能性。感染途径和乙型肝炎病毒类似，感染力比乙型肝炎病毒弱，也曾经有在针刺事故中被感染的报道。

（二）预防医护人员感染的对策

预防医护人员感染的方法包括遵守《中华人民共和国传染病防治法》，正确使用防护用具，接种防护疫苗。预防感染中需要注意的是：

1. 提取受检者的血液、体液以及所有分泌液时必须使用医学用手套。

2. 容器必须有盖。

3. 使用过的针头、手术刀等要按要求放在专用容器内，并加盖覆盖。

4. 清洁被血液污染的血管造影床时要使用医用手套。

5. 避免局部麻醉用量不足时受检者躁动造成穿刺术者针刺事故。

感染防护用具包括防止液体渗漏的手术衣、手套，以及防护眼镜和防护口、鼻的口罩等。使用手套时注意防止破损，术者以外的工作人员被感染的危险性相对较小，但是为了保证手术区域干净，在受检者附近操作时还是需要使用口罩、手术衣。在手术区附近操作高压注射器时也应使用医用手套。另外，建议导管室工作人员接种乙型肝炎疫苗。

出现感染事故时，首先应尽快采取有效方法尽量避免出现严重后果。例如发生针刺事故或者黏膜处有被污染可能时，首先应快速清洗，同时，要向医院感染办公室汇报，填写事故报告书。污染源是 HBsAg 阳性者，被污染的工作人员要检查血液中的 HBsAg、HBsAb，如果都是阴性，要在 48h 内接种免疫制剂，在以后 8 个月内要定期做血液学检查。如果污染源的 HCV 抗体是阳性，被污染者的 HCV 抗体为阴性时，要在以后 1 年内定期进行血液学检查。被 HIV 阳性受检者的血液或体液感染后，最迟要在 1h 内使用治疗艾滋病的药物。

第四章
DSA 的成像原理与图像处理

第一节 DSA 的成像原理

一、影像增强器型 DSA 成像原理

数字减影血管造影（DSA）是利用影像增强器将透过人体后已衰减的未造影图像的 X 射线信号增强，再用高分辨力的摄像机对增强后的图像作一系列扫描。扫描本身就是把整个图像按一定的矩阵分成许多小方块，即像素。所得到的各种不同的信息经模 - 数转换成不同值的数字存储起来，再把造影图像的数字信息与未造影图像的数字信息相减，所获得的不同数值的差值信号，经数 - 模转制成各种不同的灰度等级，在阴极射线管上构成图像。由此，骨骼和软组织的影像被消除，仅留下含有对比剂的血管影。

总之，DSA 是将未造影的图像和造影图像经影像增强器分别增强，摄像机扫描而矩阵化，经模 - 数转换成数字化，两者相减而获得数字化图像，最后经数 - 模转换成减影图像，其结果是消除了造影血管以外的结构，突出了被造影的器官影像。

DSA 的减影过程基本上按下列顺序进行：①摄制普通片；②制备 mask 片，即素片、蒙片、掩模片、基片；③摄制血管造影片；④把 mask 片与血管造影片重叠一起翻印成减影片。①与③为同部位同条件曝光。制备 mask 片是减影的关键，mask 片就是与普通平片的图像完全相同，而密度正好相反的图像，即正像，相当于透视影像。

二、平板探测器型 DSA 成像原理

平板探测器主要包括非晶硒平板探测器和非晶硅平板探测器，目前主要使用非晶硅平板探测器。平板探测器 DSA 的成像原理是：利用平板探测器进行 DSA 图像采集的原理与影像增强器型 DSA 类似，只是从平板探测器直接采集得到数字图像信号。减影过程为：首先设定蒙片并采集，然后将采集得到的造影图像与蒙片作减法处理，得到减影图像序列。

（一）非晶硅平板探测器的成像原理

非晶硅平板探测器是一种以非晶硅光电二极管阵列为核心的 X 射线影像探测器。在 X 射线照射下探测器的闪烁体或荧光体层将 X 射线光子转换为可见光，而后由具有光电二极管作用的非晶硅阵列变为图像电信号，通过外围电路检出及模 - 数变换，从而获得数字化图像。由于其经历了 X 射线—可见光—电荷图像—数字图像的成像过程，通常也被称作间接转换型平板探测器。非晶硅平板探测器具有成像速度快，良好的空间及低对比度分辨力，

高信噪比,直接数字输出等优点,从而被广泛应用于各种数字化 X 射线成像装置。

非晶硅平板探测器成像的基本过程为:位于探测器顶层的碘化铯闪烁晶体将入射的 X 射线图像转换为可见光图像;位于碘化铯层下的非晶硅光电二极管阵列将可见光图像转换为电荷图像,每一像素电荷量的变化与入射 X 射线的强弱成正比,同时该阵列还将空间上连续的 X 射线图像转换为一定数量的行和列构成的点阵式图像。点阵的密度决定了图像的空间分辨力;在中央时序控制器的统一控制下,居于行方向的行驱动电路与居于列方向的读取电路将电荷信号逐行取出,转换为串行脉冲序列并量化为数字信号。获取的数字信号经通信接口电路传送至图像处理器从而形成 X 射线数字图像。

非晶硅平板探测器的 X 射线成像的基本原理:整个 X 射线成像过程可大体上分为两步进行。第一步,入射的信息 X 射线光子通过某种发光荧光体物质转换为可见光信息,再定向传送到大面积非晶硅探测器阵列,完成信息 X 射线的能量转换和传导过程;第二步,通过大规模集成非晶硅光电二极管阵列将可见光信息转换形成信息电荷,然后由读出电路将放大、模 - 数转换形成数字信号,传送到计算机运算后形成可显示的数字图像。

(二)非晶硒平板探测器的 DSA 成像原理

非晶硒平板探测器(即直接转换数字平板探测器)从根本上消除了可见光的存在,从而避免了由其带来的图像分辨力下降。非晶硒平板内部结构分为非晶硒半导体材料涂层和薄膜晶体管(TFT)阵列两层,后者由光电导材料 a-Se 和 a-Si TFT 阵列构成。阵列板每一单元含一个存储电容和 a-Si TFT。工作时,a-Se 光电导层两面的电极板间加有数千伏或更高电压,光电导层吸收照射的 X 射线光量子,在外加电场的作用下,激发出电子和空穴对,并在所加电场下运动至相应的电极,到达像素电极的电荷给存储电容充电,产生相应的电荷变化。信号电荷通过 TFT 输出,经放大、处理、变换,形成对应像素的数字化图像信号。高集成度保证了相邻像素中心间距(简称像素间距)小,数据读出时,一行的所有列被同时读出,并逐行扫描,读出所有行。全部单元的信息被读出后,所有信息被处理为一幅完整的数字化图像。

非晶硒探测器的 X 射线图像形成是在 X 射线照射后的极短时间内(3～7s)完成,大致可分为以下四步:①每次曝光前,先对非晶硒层两面的偏置电极板间预先施加 0～5 000V 正向电压,使非晶硒层内形成偏置电场,像素矩阵处于预置初始状态。②X 射线曝光时,非晶硒光电导层吸收 X 射线光子并在层内激发出电子和空穴对(离子对)。在外加偏置电场作用下,电子和空穴做反向运动而产生电流,电流的大小与入射 X 射线光子的数量成正比,电流信号以垂直方向运动至电荷采集电极,给 a-Si、存储电容(极间电容,集电极)充电,这些电荷将被存储在电容上,直至被读出。③TFT 存储电容内电荷量的读出,由门控信号控制,每次同时读取一行。电荷读出的过程是:门控电压设高电位时,相应行内所有像素的 TFT 导通,各像素收集的电荷信号通过数据线同时被读出,经电荷放大器和乘法器放大输出,再经模 - 数转换后形成对应像素的二进制数字信号,传送到计算机。当像素阵列中所有行的信号被逐行全部读出后,由计算机进行处理,重建出数字化图像在显示器上显示出来。④在像素矩阵中的存储电荷信号全部读出后,控制电路将自动消除各像素的残留信号电荷,恢复到曝光前的初始状态。

第二节 DSA 信号与图像形成

一、DSA 信号与信号幅度

（一）DSA 信号

DSA 使用 X 射线成像，经减影形成仅含有对比剂的血管图像。在造影期间进行两次曝光，一次是在对比剂到达兴趣区之前，另一次是在对比剂到达兴趣区并出现最大浓度时，相应的图像被称为 mask 像和造影像。如果受检者在曝光过程中保持体位不移动，则两图像之间的唯一差别就是含有对比剂的血管影像，它们二者的差值就是 DSA 的信号。这个信号与整个未减影的视频信号范围相比是非常小的，但经过对数或线性放大、窗口技术等处理将差值信号放大到充满整个亮度范围，这就是通常所说的 DSA 具有探测非常小的信号等级的能力，被描述为对比灵敏度或对比分辨力。

与此同时，图像的背景噪声也被增强，影响对细小血管的观察，所以说噪声是影响 DSA 图像的一个重要因素。DSA 中减影与放大是两个不可缺少的步骤，它们分别提供了对比剂的分离和增强。

在 DSA 减影中，图像对比度百分比被规定为差值信号的数值与 mask 图像中同一点所测的信号百分比。

对 IA-DSA 和 IV-DSA 中较小的血管成像来说，图像对比度通常在 1%～10% 范围内，然后再通过放大等技术使对比增强。在投射的 X 射线成像中，图像的对比度由横切物质的总长度决定。在非减影的 X 射线成像中，这个"长度"被规定为物质密度和沿着 X 射线束路径的实际长度的乘积。对于 DSA 来说，由于减影步骤，实际的相关长度是在 mask 像与造影像之间，这"长度"是血管内碘浓度（P^I）与血管直径（d）的乘积。随着 P^I 和 d 的增加，DSA 差值信号也增加。

由此可见，DSA 的信号是由对比剂的摄影浓度 $P^I d$ 决定的。因为碘浓度的单位是 mg/cm^3，直径的单位是 cm，所以 DSA 信号的相关物理单位则是：$P^I d = mg/cm^3 \times cm = mg/cm^2$。

综上所述，一个 DSA 图像的形成是在感兴趣部位的对比剂团块到达之前采集一张 mask 像，然后在对比剂充盈时采集第二张图像，两张图像相减，分离出对比剂的信号，最后将差值信号放大而进一步增强。在 DSA 中，感兴趣区的信号是对比剂的摄影碘浓度，即血管的直径与该处血管内碘浓度的乘积，随着二者的增加，DSA 的差值信号也增加。

（二）DSA 的信号幅度

在进行 DSA 检查之前，了解被成像的信号幅度是很重要的，它可帮助我们去选择为获得足够对比信号的探测能力和最大允许的系统噪声等级而需要的曝光剂量。

在造影过程中，利用 DSA 设备附有的视频密度计可把记录到的视频信号量转化为视频密度值，以时间值为 X 轴，视频密度值为 Y 轴作图，即得到时间-视频密度曲线。视频密度值是影像增强器输入端接受的射线强度的模拟，一个兴趣区的时间-视频密度曲线反映的是透射该兴趣区的 X 射线衰减的时间变化。从另一方面讲，透射任何兴趣区射线的衰减，在 X 射线管输出能量不变的情况下，主要决定于兴趣区结构的密度和厚度。

在血管造影中，同一兴趣区不同时相的影像对射线衰减的变化，取决于兴趣区内的碘含量。时间 - 视频密度曲线则间接反映该兴趣区血管内碘的廓清过程。但是，DSA 探测到的视频密度值为一亮度值或称灰度，其亮度值是由兴趣区所含的碘信号与 X 射线透射量共同决定的。只要知道兴趣区的 X 射线透射量就可求得兴趣区含碘量 $(I=e^{-K\cdot m})$，视频密度曲线与时间 - 浓度曲线相关，最理想的时间 - 视频密度曲线是高的脉冲峰值和窄的脉冲宽度。

曲线的高峰值表示浓度的高低，图像的信噪比高；窄的宽度表示成像序列短，可避免在造影中因受检者移动和吞咽等产生的伪影。在实际工作中，许多因素影响时间 - 浓度曲线。IV-DSA 中，静脉内给药，使动脉显影，对比剂团块在整个体循环和肺循环中稀释，静脉给药提供的峰值动脉碘浓度与直接动脉给药相比是相当小的。所以，IV-DSA 提供的是明显降低的 DSA 差值信号，出现低峰宽底的时间 - 密度曲线。

在 IA-DSA 中，特别在选择性和超选择性血管造影中，对比剂团块不需要一定时间的传输与涂布，并在注射参数的选择上有许多灵活性。假设，75mgI/ml 的浓度 8ml，在 1s 内注入颈总动脉，而通过颈总动脉的标准血流是 8ml/s，根据注射压力，对比剂将在 1s 内取代血流速度，即使在注射期间产生一些稀释，动脉碘浓度仍将是 50～70mgI/ml。因而，IA-DSA 提供的是高峰窄底的时间 - 视频密度曲线。

在 DSA 中，血管显影所需的最低限度的碘量与血管直径成反比。在较大血管显示上，于显影高峰期间增加碘浓度使之超过最低限度值并无助于获取更多的信息。相反，在直径较小的血管，增加血管内的碘浓度将改善显示。

二、DSA 图像采集

（一）一般资料输入

在受检者进行 DSA 检查治疗前，应将有关资料输入计算机内，便于检查后查询，对图像进行分析，为复查提供依据，同时也为图像拷贝或激光照相留下文字记录，避免张冠李戴的现象发生，提高工作质量和效率。

（二）DSA 设备图像的基本采集方式

1. 透视　包括脉冲透视、连续透视。

（1）透视是诊断用 X 射线设备的基本功能，DSA 设备的透视一般包括脉冲透视和连续透视两种。

（2）脉冲透视（pulse fluoroscopy）是指在透视影像数字化的基础上实现的，利用 X 射线管栅控技术降低 X 射线辐射剂量的一种透视技术。设备的数字脉冲透视技术可有 9 档（0.5、1、2、3、4、6、7.5、15、30 帧 /s）选择。脉冲率越小，脉宽越窄辐射剂量越小，介入操作者受辐射的剂量越少。但脉冲频率太低时，活动影像透视将出现动画状跳动和拖曳；脉宽太窄时透视影像质量下降。设备能对脉冲透视影像进行增强、平滑、除噪等滤波处理，从而改善影像的清晰度。

（3）连续透视（continuous fluoroscopy）是指脉冲率大于 25 帧 /s 以上的脉冲透视。脉冲透视较常规透视辐射剂量减少约 40%。

每次透视的最后一帧影像被暂存，并且保留在监视器上显示，称为末帧影像冻结（last image hold，LIH）。充分利用 LIH 技术，可以减少不必要的透视，明显缩短总透视时间，达到减少辐射剂量的目的。在 LIH 状态下还能调整 DSA 滤板和隔板。

自动动态透视图像存储是优于影像冻结单幅图像的一项新技术，可存数百幅图像，用低剂量的透视来替代采集,获得清晰的动态图像,方便反复调取观察和会诊,极大地减少了剂量。

2. 图像采集 包括 DR 采集、DSA 采集、单帧采集、序列采集。

DSA 设备中除透视外,还有一个重要功能就是脉冲式数字化摄影,通常称为图像采集。按照采集方式不同分为 DR 采集和 DSA 采集。按照图像采集数量分为单帧采集和序列采集。按照采集过程中是否变化采集帧率分为固定帧率采集和变速采集。

DR 采集可以采用单帧采集和序列采集两种方式,主要用于采集掩膜像(蒙片)和造影像。以数字式快速短脉冲进行影像采集。根据采集矩阵的大小决定采样时钟的速率,对 512×512 矩阵,采样频率需大于 100MHz;对 768×572 矩阵和 1 024×1 024 矩阵,需要的采样频率分别为 15MHz 和 20MHz。按照对数字影像灰度级的要求选择模 - 数转换器的量化等级,即位(bit)数,一般为 12bit 或 14bit。目前设备的常规 DR 采集帧率选择范围为 0.5～30 帧 /s。

DSA 采集一般采用固定帧率的序列采集方式,获得一个序列的血管减影图像。目前设备的常规采集帧率选择范围为 0.5～7.5 帧 /s。

数字电影减影以快速短脉冲曝光进行数字图像采集。高速采集帧率在 1 024×1 024 矩阵选择范围为 7.5～30 帧 /s,选择减小空间分辨力时可达 60 帧 /s。这种采集方式多用于心脏、冠状动脉等运动部位。

3. 采集时机及帧率 采集时机及帧率的选择原则是使对比剂的最大浓度出现在所摄取的造影系列图像中,并尽可能减少受检者的曝光量。

采集时机可在 DSA 键盘上输入计算机,也可在高压注射器上进行选择,即采集延迟或注射延迟。所谓采集延迟就是先注射对比剂,然后曝光采集图像;所谓注射延迟则先曝光采集图像,后注射对比剂。延迟的选择取决于造影方法及导管顶端至造影部位的距离,在 IV-DSA 或导管顶端距兴趣区较远时,应使用采集延迟;IA-DSA 特别是选择性和超选择性动脉造影时,应选用注射延迟。如延迟时间选择不当,在曝光采像时或者对比剂先流走,图像上无碘信号;或者曝光时间很长,图像上出现的碘信号达不到要求,延迟时间选择必须恰到好处。

采集帧率根据 DSA 装置、病变部位和病变特点不同而不同。大多数 DSA 装置的采像帧率是可变的,一般有 2、3、4、6、12、25、30 帧 /s 等。有的超脉冲式和连续方式高达每秒 50 帧。这些帧率在造影前进行选定,输入计算机内自动执行。

一般来说,头颅、四肢、盆腔等不移动的部位,每秒取 2～3 帧采集;腹部、肺部、颈部较易运动的部位,每秒取 6 帧,对不易配合者可取每秒 12.5 帧;心脏和冠状动脉运动大的部位每秒在 25 帧以上,才能保证采集的图像清晰。至于采集的时间要依据插管动脉的选择程度、病变的部位和诊断的要求而定,如腹腔动脉造影时又要观察门静脉,颈内动脉造影要观察静脉窦期等,采像时间可达 15～20s。

4. 选择相关技术参数 DSA 检查前都要选择减影方式、矩阵大小、增强器输入野的尺寸(放大率)、摄像机光圈大小、X 射线焦点,X 射线管的负载,X 射线脉冲宽度、千伏和毫安值,采像帧率,mask 的帧数,积分帧数,放大类型,曝光时间,注射延迟类型和时间,对比剂总量和浓度、注射流率、噪声消除方式等。这些参数的选择依据 DSA 的装置不同而不一样,有的参数是机器自动进行调节,有的参数某种机器没有设置,有的参数则是在操作时选定。

对于上述参数的选择应该从整体出发，全面权衡某一参数的价值及对另一参数的影响，不可顾此失彼，偏废某一方面。既要考虑图像质量，又要考虑受检者接受的 X 射线剂量，受检者对对比剂的量及流率的耐受性，以及 X 射线管的负载，病变的诊断要求等，选出一个照顾各方面的折中方案，以满足成像质量的要求，例如：心脏 DSA 成像需要高帧率、对比剂大剂量和快注射速率；而四肢血管 DSA 成像则需要低帧率，对比剂低浓度。在四肢动脉末梢血管成像时，需要曝光延迟，提前注射对比剂。

此外，补偿滤过是 DSA 检查中一个不可缺少的步骤，直接关系到影像质量，图像采像前应将视野内密度低的部分加入一些吸收 X 射线的物质，使 X 射线在被照射区域内的衰减接近均匀，以防止饱和状伪影的产生。

5. mask 像的选择与充盈像的相减组合　采像后减影图像在监视器上显示，其效果在于选择 mask 像与充盈像，以及它们之间的相减组合。mask 像和充盈像的相减组合可在造影前设定，倘若出来的差值图像不理想，还可在后处理中重新选择 mask 像和充盈像，并进行配对减影。

DSA 的后处理一般是将整个造影过程复习一遍，再确定其减影对。mask 像既可选在对比剂出现之前，又可选择在对比剂从血管中消失之后，也可选择在对比剂充盈最佳时。若对比剂出现之前的 mask 像由于受检者运动，减影图像出现模糊，此时可选用对比剂从血管中消失后的图像作 mask 像。如对比剂出现之前或消失之后的 mask 像噪声很大，还可以将多帧 mask 叠加进行积分，以提高图像的信噪比。关于充盈像的选择，一般来说以对比剂在兴趣区血管内充盈最佳为好。当 mask 像和充盈像选定后，然后进行配对相减，以获得符合诊断要求的差值减影像。

三、确立对比剂的注射参数

（一）对比剂的浓度及用量

在 DSA 检查中，不同的造影方式需要不同的对比剂浓度和用量，对比剂浓度随着观察病变的细致程度不同而不同，过高或过低的对比剂浓度对血管的显示均不利。IV-DSA 的浓度一般为 60%～80%，按照对比剂在血管内的稀释及行程，外周静脉法的对比剂浓度比中心静脉法高。IA-DSA 的对比剂浓度一般为 40%～60%，这个浓度的范围是基于导管端至兴趣区的距离不一样而定的，超选择性动脉法比一般动脉法对比剂浓度要低。

在对比剂的用量上，总的用量按受检者的体重计算，成人一次量为 1.0ml/kg，儿童一次量为 1.2～1.5ml/kg；成人注药总量 3～4ml/kg，儿童总量为 4～5ml/kg。在实际应用中，对比剂的每次用量应根据造影方式、造影部位和病情状况等全面考虑。

根据对比剂 - 血管直径曲线可知，血管里所需最低对比剂的量与血管的直径成反比。在直径大的血管，显影高峰期间增加对比剂浓度，使之超过最低限度值并无助于血管的显示。相反，在直径较小的血管，增加血管内对比剂浓度，将改善其血管的显示。

（二）注射流率和斜率

注射流率指单位时间内经导管注入对比剂的量，一般以 ml/s 表示，还有以 ml/min、ml/h 表示，以适应不同造影部位以及不同的诊断和治疗要求。选择流率的原则，应与导管尖端所在部位的血流速度相适应。注射流率低于该部位的血流速度时，对比剂被血液稀释，显影效果差。注射流率增加，则血液中对比剂的浓度增高，影像的对比度提高。如注射流率过大，势必增加血管内的压力，造成受检者不适，或有血管破裂的危险，尤其是血管壁脆性增加和血管壁变薄的病变。如夹层动脉瘤、动脉粥样硬化等。

DSA所选用的注射流率往往大于造影时血管内的实际所需要的流率，因为注射流率受多种因素的影响，即造影导管的内径、长度、单或侧孔、对比剂的黏稠度、导管端与血管的方位关系等。从动力学的观点看来，要使导管内的对比剂做匀速运动，必须有一个外力来抵消内摩擦力，这个外力就是来自导管两端的压力差，即注射压力。实验表明，流率与导管的长度成反比，与对比剂的黏滞系数成反比，与导管半径的四次方及注射的压力成正比。可见，导管的型号和对比剂的黏滞度对流率有影响，导管半径的微小变化，注射流率将会出现显著的变化。如果导管半径增加1倍，注射流率就会增加16倍。对比剂的黏滞度可由其性质、浓度、温度等决定，不同浓度具有不同的黏稠度。对比剂的温度越高，黏稠度越小。对比剂黏滞性小时，对比剂就能快速注入血管内，避免了缓慢进入而造成对比剂的稀释。

IA-DSA的对比剂注射流率的大小，与血管显示的数量级及影像的分辨力呈正相关。较高的注射速率可形成较密集的对比剂团块，提高小血管内的碘浓度，对判断毛细血管的病变很有帮助。

注射斜率是指注射的对比剂达到预选流率所需的时间。即注药的线性上升速率。相当于对比剂注射速度达到稳态时的冲量，冲量越大，对比剂进入血管内越快，线性上升速率也就越高，反之亦然。线性上升速率的选择应根据不同的疾病、导管先端所处的位置等决定。一般来说，在靶血管承受范围内，线性上升速率与血管的显示率成正比。

（三）注射压力

对比剂进入血管内作稳态流动需要一定的压力，也就是克服导管内及血管内的阻力。一般来说，压力选择是根据造影部位和病变要求决定，亦应与导管的型号相匹配。造影部位不同，注射的压力也不一样，压力与血管的大小呈正相关；造影方式不同，注射压力也有区别，即外周静脉法与中心静脉法，选择性与超选择性造影时注射压力各不相同；病变的性质不同，注射压力也不同，处于血管壁变薄和变硬脆的病变，注射压力较正常时要小；导管的型号不同，注射压力也有区别。各种不同型号的导管都有一定的压力范围，若对比剂注射的压力超过导管可承受的压力界限，造影导管就会从插入的血管内弹出，使得此次插管造影失败，同时会引起该造影血管因刺激而发生血管痉挛，造成再次插管的困难。

各种压力单位有如下的换算关系。

$$1\text{bar/in}^2(\text{PSI})=6.895\text{kPa}=0.073\text{kgf/cm}^2$$
$$1\text{kPa}=0.145\text{PSI}=0.0102\text{kgf/cm}^2=0.1198\text{大气压（atm）}$$
$$1\text{mmHg}=133.222\text{Pa}$$

（四）注射加速度及多次注射

加速度是速度的时间变化率，加速度越大，单位时间速度变化越快，即对比剂在注射过程中速度越来越快。如果选用的加速度过大，就会使对比剂在极短的时间内注入，产生很大的压力，使得造影部位难以承受，血管有发生破裂的危险。多次注射是指在一个造影过程中，可选用首次注射流率、末次注射流率，第一秒注药多少毫升，第二秒注药多少毫升等。

（五）导管顶端的位置

造影导管顶端所处的位置与DSA的采像时机和成像质量，以及对比剂的浓度和用量密切相关。IV-DSA 时，造影导管顶端位于上腔静脉与右心房之间和位于下腔静脉与右心房之间，在成像质量上没有统计学意义的差别，而导管顶端位贵要静脉，则成像质量有显著的差别。在其他条件不变时，导管顶端至兴趣区的距离越近，成像质量越好，同时对比剂浓度也低，用量也小，反之亦然。

造影导管顶端的位置最好置于血管中间，并与血管长轴平行。根据流体力学可知，血管中心轴的液体流速最快，距血管壁愈近，流速愈慢，紧靠血管壁的液层，流速为零。

对于动脉瘤的受检者，该部位的血管壁失去了正常的弹性，壁变薄，张力变大，血流在此处形成湍流，血管壁内外的跨膜压失去动态平衡。根据球面的拉普拉斯定律可知，一个由弹性膜所形成的球面，其凹面的一侧压强大于凸面的一侧压强。两侧的压强差与单位膜长的张力成正比，与曲率半径成反比。如果将导管顶端置于瘤体内注药，因血液湍流的压力不可以很快顺血流传递出去，瘤体压力进一步增大，此时瘤体就有破裂的危险。因此，造影时导管顶端应远离病变部位，使对比剂顺着血流方向来显示动脉瘤。

关于导管顶端位置判断的常用方法有：人体的骨性标志、血管的解剖部位、心血管内的压力值变化以及试验性注药。

四、图像的灰度量化

（一）图像的检测与显示

DSA 的检测器多为影像增强器（目前多采用平板探测器），它接收 X 射线透过检查部位的衰减值，并在增强器输出屏上模拟成像，再用高分辨力的摄像机对输出屏图像进行系统扫描，把连续的视频信号转换成间断的各自独立的信息。通过模 - 数转换成数字，经计算机的算术 / 逻辑运算，将这些数字排列成矩阵，矩阵中的每个单元经过数 - 模转换成模拟灰度，在阴极射线管上组成图像，通过监视器予以显示。影像是经扫描处理形成的，随着摄像机电子束的移动产生电子信号，信号大小与增强管上检测的 X 射线一致。

（二）图像的矩阵化与像素化

原始的射线图像是一幅模拟图像，不仅在空间而且在振幅（衰减值）都是一个连续体。计算机不能识别出未经转换的模拟图像，只有将图像分成许多单元，并赋予数字，才能进行运算处理。

摄像机扫描就是将图像矩阵化，该阵列由纵横排列的直线相互垂直相交而成，一般纵行线条数与横行线条数相等。各直线之间有一定的间隔距离，呈格栅状，这种纵横排列的格栅就叫矩阵。格栅中所分的线条越多，图像越清晰，分辨力越强。常见的矩阵有 256×256、512×512、$1\,024 \times 1\,024$、$2\,048 \times 2\,048$。

矩阵中被分割的小单元称为像素。图像的数字化是测量每个像素的衰减值，并把测量到的数值转变为数字，再把每个像点的坐标和衰减值送入计算机进行运算。每个像素必须产生三个二进制数字，第一个数字相当于线数，第二个数字相当于像素在这条线上位置，第三个数字为被编码的灰阶信息。所以说，数字图像就是在空间坐标上和亮度上都已经离散化了的图像。

表示像素的浓淡程度的数值有数十至数千级，以 2 的乘方数 bit 表示，目前 DSA 的成像设备的灰阶多为 14bit，但 CCD 探测器仅为 12bit。像素的大小由增强器的输入野及矩阵的大小所决定，输入野一定时，矩阵的大小与像素的大小成正比。

五、图像的转换

（一）模 - 数转换

模 - 数转换器的功能是把来自电视摄像机的视频信号数字化。扫描是将连续的物理量变成不连续的物理量，在扫描中以高电压代表电视信号明亮的部分，低电压代表电视信号黑暗的部分，按扫描规律顺序将像素的明暗变化转变为电信号。

若将高电压用二进制的 1 表示，低电压用二进制的 0 表示，则图像是由高低电压起伏的电信号变为二进制的数字信号 0～1 的变化，每个数位的值（1 或 0）经接通电子开关的"开"或"关"即可被记录。这样，电视摄像机所摄的 X 射线图像也就是一个挨着一个点的变化的数字。

如果图像强度从亮到暗的活动范围超过了摄像机的活动范围，或者超过了模 - 数转换器的活动范围，即产生图像饱和，导致有用的信息损失。用铝滤过板可减少强度的活动范围，从而限制饱和状态伪影图像的产生。

（二）数字逻辑运算

一旦一个影像或一个影像序列被数字化和存贮，计算机的数字化处理便接续下去。所有的运算程度均由二进制运算的电子逻辑元件来完成，按惯例，0 表示一个正的二进制数，1 表示一个负的二进制数，有了负数后便可施行快速的减法运算。一个运算逻辑单元可在一秒的 1/200 亿内完成两个二进制数的加法或减法。

（三）数 - 模转换

数 - 模转换就是将电子计算机处理过的数字，通过数 - 模转换器变成模拟图像在监视器上显示。在数字 X 射线摄影中，常使用过滤反投影法，即是通过计算机对数字图像的基本数据组进行数字褶积来实现。

第三节　DSA 成像方式与减影方式

一、DSA 成像方式

DSA 成像方式分静脉 DSA（IV-DSA）和动脉 DSA（IA-DSA）两类。静脉性 DSA 分外周静脉法和中心静脉法，动脉性 DSA 分选择性和超选择性方法。随介入放射学的发展及广泛的临床应用，目前以选择性或超选择性动脉 DSA 为主。

（一）静脉 DSA

发展 DSA 最初的动机是希望通过静脉注射方式显示动脉系统，但 IV-DSA 到动脉显影的碘浓度是所注射对比剂浓度的 1/20。由于对比剂团块特性曲线的峰值与注射碘的总量成正比，与心输出量成正比，与中心血量成反比。所以，IV-DSA 是一种高对比剂剂量的造影检查，每次检查需要多次注入大量对比剂，方能显示感兴趣区的全貌。在进行 IV-DSA 时，先要进行血液循环时间的估测，循环时间长短又受诸多因素影响，如个体差异、运动状况及受检部位的距离，导管顶端及对比剂注射部位等。目前用外周静脉法和中心静脉法 DSA 来显示动脉系统方法基本废弃。

（二）动脉 DSA

IA-DSA 的应用广泛，对比剂直接注入兴趣动脉或接近兴趣动脉处，对比剂稀释较 IV-

DSA 要轻微得多。IA-DSA 使用的对比剂浓度低,对比剂团块不需要长时间的传输与涂布,并在注射参数的选择上有许多灵活性。同时,影像重叠少,图像清晰,质量高,DSA 成像受受检者的影响减少,对受检者的损伤也减少。

DSA 显示血管的能力与血管内碘浓度和曝光量平方根的乘积成正比。如欲使直径相差一倍的两血管成像获同样清晰的效果,可将血管内的碘浓度加倍或将曝光量增强 4 倍。但从受检者的辐射剂量和设备的负荷考虑,可取的方式是提高血管内碘浓度。

(三)动态 DSA

在 DSA 成像过程中,X 射线管、人体和探测器在规律运动的情况下,获得 DSA 图像的方式,称之为动态 DSA。常见的是旋转式血管造影和步进式血管造影或遥控对比剂跟踪技术等。

二、DSA 减影方式

DSA 是通过计算机处理突显血管而消除其他组织干扰的技术。它的减影方式有时间减影、能量减影及混合减影。现常用的方式是时间减影。

(一)时间减影

时间减影(temporal subtraction)是注入的对比剂团块进入兴趣区之前,将一帧或多帧图像作 mask 像储存起来,并与按时间顺序出现的含有对比剂的充盈像一一进行相减。这样消除了两帧间相同部分的影像,而突出显示对比剂通过的部分。因造影像和 mask 像两者获得的时间先后不同,故称时间减影。它包括脉冲方式、超脉冲方式、连续方式、时间间隔差方式、路标方式、心电图触发脉冲方式等。

1. 脉冲方式　脉冲方式(serial mode or pulse mode)为每秒进行数帧摄影,采用间隙 X 射线脉冲曝光,持续时间(脉冲宽度)在几毫秒到几百毫秒之间。同时 DSA 系统在对比剂未注入造影部位血管前和对比剂逐渐扩散的过程中对 X 射线图像进行采样和减影,最后得到一系列连续间隔的减影图像。脉冲方式的特点是间隙、一连串单一曝光,射线剂量较强,所获得的图像信噪比较高,图像质量好,是一种普遍采用的方式。这种方式主要适用于活动较少的部位,如脑、颈、腹部等。

2. 超脉冲方式　超脉冲方式(super pulse mode)是在短时间进行每秒 6～30 帧的 X 射线脉冲摄影,然后逐帧高速度重复减影,具有频率高、脉宽窄的特点。应用于快速运动的器官,以减少图像的运动性模糊,如心脏、冠状动脉及大血管 DSA 成像。由于每帧的 X 射线量较低,噪声相应增加,对比分辨力降低。由于在短时间内进行一序列的 X 射线曝光,对 X 射线机要求较高,X 射线管的负荷也增大,需用大电流的大热熔量 X 射线管,以及极少延时的快速控制电路。

3. 连续方式　连续方式(continuous mode)与透视一样,X 射线机连续发出 X 射线照射,得到与电视摄像机同步,以 25～50 帧/s 的连续影像的信号,亦类似于超脉冲方式,它以电视视频速度观察连续的血管造影过程或血管减影过程。连续方式频率高,能显示快速运动的部位,如心脏、大血管,单位时间内图像帧数多,时间分辨力高。在这种方式时,采用连续 X 射线或脉冲 X 射线照射,在摄制了 mask 以后每张图像都与之相减,产生一个连续的图像系列。

4. 时间间隔差方式　时间间隔差方式(time interval difference,TID)是 mask 像不固定,

顺次随机地将帧间图像取出，再与其后一定间隔的图像进行减影处理，从而获得一个序列的差值图像。mask 像时时变化，边更新边重复减影处理。

5. 路标方式　路标方式（road map mode）的使用为介入性操作插管提供了安全快捷的条件，是一种实时时间减影技术。它是以透视的自然操作作为"辅助 mask"，用含对比剂的充盈像取代辅助 mask 而作实际 mask，与随后不含对比剂的透视像相减，获得仅含对比剂的血管像，以此作为血管内插管的路标。操作者能清楚地了解导管的走向和尖端的具体位置，顺利地将导管插入目的区域。

6. 心电图触发脉冲方式　心电图触发脉冲方式与固定频率工作方式不同，它与心脏大血管的搏动节律相匹配，以保证系列中所有的图像与其节律同相位，释放曝光的时间点是变化的，以便掌握最小的心血管运动时机。外部心电图以三种方式触发采集：①连续心电图标记；②脉冲心电图标记；③脉冲心电门控。在系列心电图触发工作中，由于避免了心电图搏动产生的图像运动性模糊，所以在图像频率低时也能获得对比度和分辨力高的图像。此方式用于心脏、大血管的 DSA 检查。

（二）能量减影

能量减影（energy subtraction）也称 K- 缘减影。即进行兴趣区血管造影时，几乎同时使用两个不同的管电压进行曝光采像，由此产生的两帧图像进行减影，由于两帧图像是利用两种不同的能量摄制的，所以称为能量减影。

能量减影是利用碘与周围软组织对 X 射线衰减系数在不同能量下有明显差异的物理特性，即碘在 33keV 时，其衰减曲线具有锐利的不连续性，此临界水平称 K 缘。而软组织的吸收系数曲线是连续的，没有碘的特征，并且能量越大，其质量衰减系数越小。碘的这种衰减特性与碘原子在 K 层轨迹上的电子有关，如果采用两种不同能量即高于或低于 K 缘的两种 X 射线光谱进行摄影时，可获得对比剂到达前后的高千伏和低千伏两组图像。若将这两帧像相减，所得的图像将有效地消除软组织，保留含碘血管信息和少量骨骼影。

能量减影法还可以把同吸收系数的组织分开，把骨组织或软组织从 X 射线图像中除去，得到仅含软组织或骨组织的影像。能量减影技术要求 X 射线管的电压在两种能量之间进行高速切换，增加了设备的复杂性，同时这种减影不能消除骨骼的残影。

（三）混合减影

混合减影（hybrid subtraction）基于时间与能量两种物理变量，是能量减影同时间减影技术相结合的技术。混合减影是先使用双能量 K- 缘减影，获得的减影像中仍含有一部分骨组织信号。再将能量减影过的蒙片和能量减影过的造影像作一次时间减影，形成第二次减影，消除残存骨组织信号，得到纯含碘血管图像。

第四节　DSA 图像处理

一、窗口技术

窗口技术（window technique）在 DSA 图像的处理中占有举足轻重的地位，每次 DSA 检查完后，必须恰当地运用窗口技术才能使图像达到所诊断和治疗的目的。对判断病变性质和范围都是通过分析图像得到，图像的显示又是通过窗口技术来进行调节。例如，腹主动脉瘤的 DSA 检查时，瘤体充满含对比剂的血液，因而密度较大，难以分辨瘤体内的结构及动脉瘤的入、出口动脉，只有运用不同的窗口技术，才能分别清晰地显示所要观察的结构，也就是说同一窗口技术不能使不同密度的影像都显示满意。

窗口调制是以一个系数来乘以每个像素的强度，像素强度的变换是在一个规定的公式上进行的，即用窗口技术来控制每个像素的强度转换。人眼探测能力在一幅图像上对暗度的变化约为 3%，运用窗口技术后就能使低对比度的病变信号增强，使对比度为 5% 时也能观察到。

窗口技术是通过窗宽（window width）和窗位（window level）来调节的。调节有分档式和随意式，前者的窗宽的数据在进行 DSA 检查前已输入计算机内，该数据是根据不同部位所需要的灰度级进行设计的，相邻的档次的数据有一定的间隔；后者的窗宽、窗位调节是在 DSA 检查完后进行的，根据影像的要求、病灶的显示、诊断的要求、与拷贝片的匹配等，都通过调节键分别对窗宽、窗位进行随意选择，按数据的顺序增加或减少，调节比较细致。

窗宽是指显示图像时所选用的灰阶范围，只有在这个规定范围内的不同数值，才有灰度级变化，而在这个范围的最低值和最高值以外，分别显示黑色或白色的影像。如灰阶在较低的窗宽范围显示为黑色（暗），灰阶在较高的窗宽范围显示白色（亮），改变窗宽则可增加图像反差。窗宽的大小直接影响图像的对比度和清晰度，窗宽小时显示的灰阶范围小，图像的对比度强，适用于显示密度差别大的组织结构，如大血管的疾病等。反之，窗宽较宽时，显示的灰阶范围大，图像的对比度差，但影像的轮廓光滑、密度亦较均匀，层次丰富，适用于显示密度较近的组织结构。

窗位亦称"窗高""窗平面"，系指窗宽的上限及下限的平均值，是选择窗宽范围的一个"段落"，其数值可由窗宽的最高值与最低值相加除以 2 得之。窗位是以每个像素值的度加或减一个固定值。窗位选择的原则应根据检查的要求，采取与要观察的组织器官最佳密度值为窗位，再根据图像对比度的要求，选用适当的窗宽进行图像观察，即可得到比较满意的效果。总之，窗位为显示组织器官灰度范围的中心，窗宽则以窗位为中心，选择适当的范围调节影像灰度。

窗宽、窗位的数值与每个像素的灰阶不一致。例如，8bit 约 256 个灰阶，这样的灰度级别只有计算机才能识别，人眼根本是无法辨认的。于是计算机通过 ±256 的窗宽范围进行图像灰度的调节，此时每调节一个窗宽数就相当于像素的 16 个灰阶。按照心理学规律，人眼的感觉能力与光刺激的对数成正比，即视觉增加 1 倍，则亮度必须增加 10 倍。也就是当 10、100、1 000 的光线级进入眼内，人们只能感觉到亮度增加了 1、2、3 倍，可谓视觉对亮度的变化是相当迟钝的。这些光线级通过计算机的处理，给人们提供分析病变的确切数据。

二、再蒙片

再蒙片就是重新确定 mask 像，是校正减影图像配准不良的后处理方法，可以弥补造影过程中受检者轻微运动所造成的减影对错位。其机制是：在造影期间，对比剂团块流经血管时，产生一个曝光序列，假定第一次曝光被设定为 mask 像，而其后的则为含有对比剂的曝光，从每个造影图像中减去 mask，就得到了一系列含血管的减影图像。一旦 mask 像与选择的减影像在曝光期间受检者发生了移动，则该减影对的影像不能精确重合，即产生配准不良。一个简单的补救方法是改变（调换）减影对，通常是先观察造影的系列图像，然后用试凑法选择两帧相减以形成理想的减影图像。再蒙片的局限性是替换的 mask 本身含有一些对比剂,这就使得减影后的差值信号降低。

三、像素移位

像素移位(pixel shifting)是通过计算机内推法程序来消除移动伪影的技术。主要是用于消除受检者移动引起的减影像中的配准不良。其机制是:DSA 成像的两帧图像,第一帧仅包括骨结构,第二帧包括来自含碘的血管信号,假定在两帧图像中有骨移动,那么减影图像中将产生一个骨配准不良的伪影。为了改善减影对的配准不良,可以将蒙片的局部或全部像素向不同方向移动一定距离,使之与对应的像素更好地配准,再经减影,骨信号将被消除,仅留下血管的影像。

在实际应用中,按校准键一次,就可移动一个像素。像素移位可以上、下、左、右及斜向进行。然而,影像中可有数十万个像素,这种像素移动仅在两维空间的图像上进行,而受检者移动方式很复杂,是多维的。因此,通过像素移位改善运动性伪影的能力是有限的。

四、图像的合成或积分

图像的合成或积分是一种空间滤过处理,即来自一系列图像的所有像素值被累加,以形成一个新的像素值。一般是将全部或部分 mask 像和含对比剂充盈像分别累加,这种合成或积分可在 1~16 帧图像之间,即 2、4、8、16。例如:积分是 2,就是 2 帧合成一幅图像;积分是 8,则是 8 帧合成一幅图像。积分因素越多,图像噪声越低,图像积分能有效地平滑一幅图像,减少噪声的内涵。

在 DSA 检查的序列曝光中,可采集十几帧至几十帧的影像,而用作减影的仅为其中一对或几对,其他帧幅都被浪费掉了,从 X 射线曝光的利用来考虑是低效率的。若将多帧 mask 像积分,并作一个负数加权(如 -1),若干帧含对比剂帧幅积分,并作一个正数加权(如 $+1$),再用这两个分别经积分和加权后得到的影像作减影,得到积分后的减影像,这种影像是若干帧幅总合后的平均。图像合成时的 mask 像与充盈像的数目不必相等,但权数的总和必须是零,以保证消除静止的背景结构。

图像合成或积分的特征有:①提高信噪比,改善图像质量,通过输入的信息加权,增强了理想的信号,消除了非理想的信号。若使用了几帧影像积分,则减影后的信噪比改善等于 n 的平方根。②因 mask 由多帧合成,主动地将 mask 像变得模糊,随之运动性伪影也变得模糊,降低了对运动性模糊的敏感性。③碘对比信号相对提高。④图像积分过多,会增加合成时间,使时间分辨力下降,也可以在时间积分间期出现受检者的移动,使图像模糊。⑤帧幅的积分需要增加影像处理机的存贮能力,2 帧积分需要 9bit 的存贮器,4 帧积分需 10bit,而 8 帧积分需 12bit 存贮器。

五、补偿滤过

补偿滤过是在 X 射线管与受检者之间放入附加的衰减材料,在成像区域内选择性地衰减特定的辐射强度区域,以提供均匀的 X 射线衰减。如头部用多边形滤光器、颈部四肢用矩形滤光器、心脏肺部用双弧形滤光器,这就使得成像区域内密度趋于一致,以免在 DSA 图像上产生饱和状伪影,影响减影血管的观察。如胸部 DSA 检查时,肺与心脏的密度相差太大,当中心线对准心脏时,肺部因 X 射线剂量过大被穿透。常用的滤过材料有:铝片、铜片、面袋及加工成与体位形状一致的增感屏等。

DSA 检查过程中,为了使 DSA 功能得到充分的发挥,必须调整物体(即受检者的解剖结构)与 DSA 的动态范围相吻合。物体的动态范围也就是成像部位的 X 射线衰减范围,人体解剖结构变化很大,而 DSA 成像的动态范围也有一个最高限度,二者必须匹配,才能获得清晰的减影图像。

在影像增强器 - 摄像机的 DSA 系统中,决定系统动态范围的关键部件是 TV 摄像机系统。摄像机的输出是随时间变化的,代表图像中每一行的光强度变化的电压波形。当没有光线进入摄像机镜头时,它输出暗电流电平,光线的进一步增加,将不再在电压上产生增量饱和电流,这个饱和电流与暗电流之间差额是可以利用的摄像机的动态范围。动态范围与背景噪声电平的比率决定摄像机的信噪比。进入摄像机的光线等级由受控于计算机的可变光圈控制,该光圈可调整图像的平均亮度水平。在理想情况下,这个平均亮度水平将在摄像动态范围的中间,而最小与最大亮度值将分别落在暗电流之上,饱和电流之下,这样的动态范围 100% 用于减影。

实际上,这种理想状态是很难达到的,因为成像部位衰减值的动态范围常常大于100%,也就是超出了摄像机可精确复制的信号范围,视频峰值超出动态范围时(>100%)就产生饱和,在减影图像中出现均匀灰度值的饱和伪影,该区域内的诊断信息不可逆转失去。如颅内血管 DSA 检查时,侧位减影像上出现岩乳部的血管不显示。

用于降低物体动态范围的方法有:①增加管电压;②附加滤过材料;③降低摄像机的电增益。

六、界标与感兴趣区的处理

(一)界标

界标(landmark)技术主要是为 DSA 的减影图像提供一个解剖学标志,对病变区域或血管准确定位,为疾病诊断或外科手术作参考。减影图像只含有对比剂的血管影像,解剖定位不十分明显。如果需要体内标志,可用一个增强了亮度的 DSA 减影像,与原始的未减影像重合,这样得到的图像同时显示减影血管和背景结构,即为界标影像。

(二)感兴趣区处理

随着技术的发展,医学影像学的诊断不是单纯的解剖定位诊断,已发展到定性诊断,乃至定量诊断。DSA 技术对某些疾病做出定位诊断,又可通过某些征象分析、各种参数的测定及曲线分析作出定性和定量诊断。

对病变部位的处理方法有:①对病变区进行勾边增强,建立图像的轮廓,突出病灶,便于诊断和测量;②对病变区进行系列放大,灰度校准及转换,附加文字说明;③对病变区进行数字运算,图像换算,以观察图像的细致程度;④对病变区的计算统计,包括图像密度统计,计算两个感兴趣区的密度比率,建立病变区直方图,计算直方图密度统计曲线;⑤建立时间 - 密度曲线,规定在作总的密度曲线时,病变区作为时间的函数,X 轴是采像时间,Y 轴是所选病变区内的总密度;⑥病变区曲线的处理;⑦确定心脏功能参量,测定心室容积和射血分数,室壁运动的位相和振幅;⑧研究对比剂流过血管的情况,从而确定血管内的相对流量,灌注时间和血管限流,同时可以测出血管内狭窄的程度、大小、相对百分比,以及狭窄区的密度改变和百分比等。

第五章

DSA 特殊成像技术与图像质量控制

第一节 DSA 特殊成像技术

随着 DSA 成像技术的发展,数字平板探测器应用日益广泛,近几年 DSA 的一些新功能也应用于临床。

一、旋转 DSA 技术

旋转 DSA 技术是利用血管造影机的 C 臂旋转来达到检查要求的新技术,它可以多方位显示感兴趣区的减影血管解剖。在进行旋转 DSA 成像时,血管造影机的 C 臂做两次旋转运动,第一次旋转采集一序列蒙片像,第二次旋转时采集含有对比剂的影像,然后对相同运动轨迹采集的两帧图像进行减影,以获取序列减影图像。

旋转 DSA 技术的优点是可获得不同角度的多维空间血管造影图像;增加了血管影像的观察视度,从多方位观察血管的正常解剖和异常改变,提高病变血管的显示率。该技术实际上是对正侧位 DSA 检查的重要补充,而旋转起始位置及方向的设定、旋转角度的设定、对比剂注射参数及对比剂总量与旋转角度匹配等都影响病变血管的显示效果,而旋转速度的大小与图像质量有关。

旋转 DSA 目前主要应用于:①头颈部血管性病变,尤其是颅内动脉瘤的诊断,应用旋转 DSA 可提高病变的检出率,并可清晰地显示动脉瘤的瘤颈,利于治疗方法的选择和治疗方案的确定。②明确腹部血管病变的诊断,尤其是肝脏疾病的诊断中应用此项技术可以清楚地显示肝脏肿瘤的供血动脉。③能清晰显示感兴趣区的血管走向,有利于选择性和超选择性插管,提高了选择性插管操作的成功率。

二、3D-DSA 技术

3D-DSA 技术是近几年在旋转 DSA 技术上发展起来的一项新技术,是旋转血管造影技术、DSA 技术及计算机三维图像处理技术相结合的产物。其作用原理为通过二次旋转 DSA 采集图像,再将图像传至工作站进行容积重建获得三维图像。其重建方式有再次重建、多平面重组(MPR)、彩色重建、梯度重建和最大密度投影(MIP)等。这些后处理方法主要是为了对感兴趣区的病变进行任意角度观察,以便提供较常规 DSA 更丰富的信息,在一定程度上克服了血管结构重叠的问题,可任意角度观察血管及病变的三维关系。

目前主要应用于:

1. 脑动脉瘤的诊断及治疗,可提高其确诊率,减少假阳性率,清晰显示动脉瘤的载瘤动脉、瘤颈,并可提供栓塞质量的部位。

2. 可清晰地判断脑动脉狭窄。

3. 对胸、腹、盆部肿瘤的供血动脉可清晰显示,并可显示一些异常血管的起源及走行。

4. 对于腹部一些血管的狭窄及变异亦可清晰显示,并可指导介入导管的临床使用。

5. 清晰显示骨肿瘤的供血动脉,以及肿瘤病变组织与骨骼的关系,对栓塞治疗有利,更可以为外科医生提供一些直观的影像,利于外科手术方案的制订。

三、路径图技术

(一)二维路径图

它的基本原理是,先注入少许对比剂后摄影,再与透视下插管进行减影,形成一幅减影的血管图像,作为一个轨迹,并重叠在透视图像上。这样,可以清楚地显示血管的走向和形态,然后操作者能够依据靶器官的血管走行,将导管迅速插入目标区域。

二维路径图技术分为三个阶段:①第一阶段是活动的数字化透视图像。踩透视脚闸到松开脚闸,最后的图像——辅助 mask 形成。②第二阶段是活动的减影透视。减影开始于首幅 mask 形成之后,只要没有注射对比剂,监视器上没有图像。注入少量对比剂后,血管开始显影,血管充盈最多时,对比度最高,此时充盈对比剂的血管透视代替了辅助 mask 减影。③第三阶段是活动的透视图像与透视的 mask 相减,显示差值部分。此时,导管在操作者的控制下,能准确进入靶血管。

综上所述,二维路径图是以透视的自然像作"辅助 mask 像",用含对比剂的充盈像取代辅助 mask 像而作实际 mask 像,与后来不含对比剂的透视像相减,获得仅含对比剂的血管像,以此作为插管的路标。在制作路径图时应注意下面两个方面。

1. 在运用二维路径图功能时,必须保持机架、导管床及受检者的固定。

2. 在第二阶段手推造影剂时,推注的速度应该相对较快,造影剂要达到一定的量,血管显示清晰时松开脚闸,这样才能获得清晰的路径图像。

(二)实时动态 3D 路径图功能

它是将重建的 3D 容积图像与实时透视 2D 数据相套叠,就如同一个立体的路径图一般,该技术对神经放射治疗具有重要意义。如实时导管头导航、实时弹簧圈的释放和监视导管走行过程中的缠绕等。实时 3D 路经图是完全动态的,操作医师可在术中自由改变视野、机架旋转参数等。

四、步进 DSA 技术

(一)连续步进 DSA 技术

采用快速脉冲曝光采集,实时减影成像。在注射造影前摄制该部位的蒙片,随即采集造影图像进行减影,在脉冲曝光中,X 射线管组件与探测器保持静止,导管床携人体自动匀速地向前移动,以此获得该血管的全程减影图像,即为下肢血管造影的跟踪摄影。该技术提供了一个观察全程血管结构的新方法,解决了以前的血流速度与摄影速度不一致,而出现血管显示不佳或不能显示的问题。该技术在不中断实时显示血管对比剂中进行数据采集,在减影或非减影方式下都可实时地观察摄影图像。操作者可采用自动控制速度进行对比剂跟踪摄影,或由手柄速度控制器人工控制床面的移动速度,以适应对比剂在血管内的流动速度。

　　特点是对比剂用量少，一次序列曝光显示全程下肢血管影像，尤其适用于不宜多用对比剂的受检者。目前应用于临床的步进 DSA 有单向的，即从头侧至足侧；亦有双向的，既能从头侧向足侧，也可以从足侧向头侧观察受检者。该技术适用于双下肢血管性病变的诊疗。

（二）分段步进 DSA 技术

　　是以往常用的一种方式，现逐渐被连续步进所取代，需预先设定步进程序。当第一段曝光时序完成后，床面或 X 射线管自动移动一定距离后停止，此时进入第二段曝光区域，再进行曝光。第三段、第四段以此类推。相邻两曝光区域有部分重叠。对于各区域段采集后的图像数据通过计算机处理进行剪接，获得血管全程减影像。步进时序的设定以对比剂在血管内的流速决定，曝光时的区域应是对比剂在血管内充盈的最佳时段。此方式的缺点是步进及曝光时序难以与对比剂的充盈高峰相吻合。

五、C 臂 CT

　　C 臂 CT 技术是平板探测器 DSA 与 CT 结合的产物，不同的厂家名称各不一样。它们是利用 DSA 的 C 臂快速旋转采集数据，然后重建成像，一次旋转可获得多个层面的图像。

　　该技术图像采集与旋转血管造影基本类似，旋转角度一般大于 180°，所采集到的系列图像存放在存储单元中，在后处理工作站上由技术人员根据要求选择不同处理技术获得不同三维图像。可以任意角度观察，或获取去骨血管三维图像，或只有骨骼与血管的图像，或只有骨骼的图像，还有类 CT 图像、颅内支架术后精显、虚拟内镜、导航等诸多技术。采集过程中是否注射对比剂则需要按照具体情况来执行。如果是介入栓塞后复查 CT，就不需要注射对比剂。

　　由于平板探测器每个像素的面积很小，采集数据的信噪比差，其空间分辨力优于 CT，但低对比度分辨力不及 CT 图像，可与 3D 血管图像相重叠，更直观。目前临床上主要用于头部的 DSA，它可以观察栓塞效果，尤其是在脑动脉瘤栓塞中，有无再次出血及显示微弹簧圈的位置，有无外逸出动脉瘤腔显示更为清晰。该成像技术与导航技术结合应用，给介入治疗带来了极大的方便。这种应用解决了介入治疗过程中需进行 CT 检查的不便，方便了介入治疗。

　　近来，该技术也越来越多地运用到了颅内支架辅助动脉瘤栓塞术后的复查方面。它可以通过静脉注射对比剂进行 C 臂 CT 的采集，通过工作站重建，清晰地显示支架、弹簧圈及病变血管，评估动脉瘤治疗效果。它最大的好处是受检者无须再次住院行脑血管造影，减少了受检者的痛苦。

六、定位技术

（一）自动最佳角度定位技术

　　自动最佳角度定位技术是从两个投影角度差大于 45° 的血管图像，计算出两条平行走向的血管在 360° 球体范围内的最佳展示投影角度，在临床应用中可利用这两幅图像，测算指出某一段迂曲走行的血管投射角度，一次可调整到显示此血管的最佳角度来显示此段血管。这样在临床上可以清晰显示此段血管有无病变。若有狭窄性病变，可有助于施行球囊扩张术或内支架置入术。

（二）一键到位技术

一键到位技术是对病变部位进行血管重建，形成三维血管图像后，选择动脉瘤显示最佳的角度，使用机架自动定位功能，C臂机架则自动调整为该投射方向的角度，使介入医生能快速找到动脉瘤治疗的最佳角度，达到治疗的最佳效果。

（三）Automap技术

又称自动机架定位技术。它是从采集好的序列中，选取感兴趣的图像，并把图像存储在参考屏上。在预设的功能菜单中，选择Automap功能，按下执行按钮，机架和床会自动定位到参考屏图像显示的参数，方便医生在手术过程中快速寻找合适的角度，为顺利完成手术提供便利。

七、图像融合技术

（一）双血管重建融合技术

通过对同一受检者，不同部位的两组血管的旋转DSA数据进行融合的一项技术。该技术较多应用于脑动静脉畸形、硬脑膜动静脉瘘的介入诊断和治疗。三维的双血管融合图像可以更直观地辨别供血动脉、瘘口和引流静脉等，可以让医生更全面地了解动静脉畸形、硬脑膜动静脉瘘的血管构筑学特点，有助于确定治疗的目标——动静脉瘘口，指导栓塞材料弥散的范围和限度，达到栓塞治愈的目的。值得注意的是：在采集两组不同血管的旋转DSA数据时，受检者导管床及头颅的位置必须相同，透视操作时只允许移动C臂，否则融合后图像位置不准。

（二）DSA与磁共振、CT的图像融合

将DICOM格式的MRI或CT影像数据输入工作站，将术中采集受检者旋转DSA三维影像作"容积重建"。把重建好的双容积血管与MRI或CT的图像数据通过软件处理，软件会将两次不同采集获得的颅骨影像进行自动分析校正，使DSA与MRI或CT采集的颅骨三维影像达到解剖上的完全吻合。实现两步配准，第一步为利用软件线性换算法自动将MRI或CT影像的坐标系转化为DSA影像空间坐标系，并对MRI或CT图像数据进行缩放。第二步为利用影像灰谐度值进行自动配准，当自动配准无法达到所需精度时，也可目测两组影像中相同的解剖结构，进行人工手动配准。配准完成后，DSA与MRI或CT双三维融合影像可以叠加方式显示于同一屏幕窗口上。许多经过融合的影像，可清楚显示血管构筑及其与脑组织、血肿、畸形团等的空间位置关系。DSA与MRI或CT双三维影像融合除在脑脊髓血管病应用外，还可用于颅内各部位肿瘤、脑功能性疾病，甚至应用于全身其他部位脏器的两种不同三维影像的融合。

八、岁差运动DSA技术

岁差运动DSA技术是旋转DSA技术的另一种运动形式，利用C臂支架两个方向的旋转，精确地控制C臂支架转动方向和进度，形成了X射线焦点在同一平面内的四周运动，探测器则在支架的另一端做相反方向的圆周运动，从而形成岁差运动。在运动中注射造影剂、曝光采集，形成系列减影像。它对于观察血管结构的立体关系十分有利。

岁差运动DSA技术在临床上主要用于观察腹部和盆腔重叠的血管，以显示血管的立体

解剖图像。在肝脏肿瘤的治疗中,应用岁差运动可清晰显示肿瘤的供血动脉、肿瘤染色,并利于指导超选择性插管,而行肝段、亚肝段的栓塞治疗。

九、实时平滑蒙片 DSA 技术

实时平滑蒙片(real-time smoothed mask,RSM)DSA 技术是 DSA 的另一特殊功能,它是利用间隔很短的两次 DSA 曝光,第一次曝光时影像增强器适当散焦,获得一帧适当模糊的图像,间隔 33ms 再采集一帧清晰的造影图像,两者进行减影可以获得具有适当骨骼背景的血管图像。它可以在运动中获得减影图像,免除了旋转 DSA 需要两次运动采集的麻烦和两次采集间受检者移动造成失败的可能。由于蒙片像随时更新,且间隔仅为 33ms,因此不会产生运动性伪影。实时平滑蒙片可用于盆腔部出血的诊断,尤其适合如下几种情况。

1. 腹盆部出血,受检者处于休克前期,不能屏气而需要进行 DSA 检查者。
2. 腹盆部出血,受检者因其他特殊情况如高龄等,不能屏气而必须进行 DSA 检查者。
3. 下肢血管性病变,DSA 检查时不能控制下肢抖动者。
4. 胸部疾病,受检者不能屏气而必须进行 DSA 检查者。

十、虚拟支架置入术

应用血管内介入治疗技术可使狭窄或闭塞的血管再通,在治疗大动脉瘤方面也有很大的优势,创伤小、恢复快,并发症少,死亡率低,其治疗效果可与传统的外科手术相媲美。

但要取得手术成功的关键是正确选择合适的置入支架,对于大动脉的动脉瘤,支架的选择一般根据 CT 测量的数据。而脑动脉和头颈部动脉的狭窄性病变,支架的选择则主要依据血管造影的测量结果,但不管是 CT 测量还是血管造影的测量,两者都受到主观因素的影响。

根据临床上的实际需要,虚拟支架置入系统应运而生,该系统可在有待进行支架置入的病变血管部位形象地展示支架置入的效果,可清晰地模拟显示内支架置入后的情况,包括支架置入的位置、大小是否合适、支架贴壁情况、封闭部位是否合适,如不合适可再次更换支架,直至欲置入支架十分适合。再选择同样支架置入体内,就会取得良好的治疗效果。

另外,对于颅内动脉瘤,尤其是宽颈动脉瘤,在虚拟支架置入系统操作下,除了可以显示支架置入后的情况外,还可以利用图像工作站的处理,清晰显示瘤腔的大小,这样更容易确定第一次微弹簧圈置入的大小。因为微弹簧圈过小不能充分成篮,过大则可挤压支架使之变形。因此,利用虚拟支架系统可达到事半功倍的效果。

从目前临床应用的报告中可见,虚拟支架置入系统在提高有待置入支架的几何学数据方面具有有效快速和可观性等优点,能更好地指导临床血管内介入治疗的操作。另外,该系统还可用于神经介入治疗的医师培训,尤其是对在颈动脉狭窄性疾病的血管内支架置入术和脑动脉瘤的填塞术。

第二节　DSA 图像质量控制

影响 DSA 影像质量的因素来自于诸多环节,包括设备因素、对比剂注射参数、受检者状态、造影技术等。对此必须加以控制。

一、设备因素

（一）X射线球管与高压发生器

DSA 的 X 射线球管与其他 X 射线成像的 X 射线管具有不同的特点，它要求在短时间内连续脉冲系列曝光采像，需要旋转阳极、高性能、大功率、高散热量的 X 射线管，大容量 X 射线机是获得多帧采像减影的必备条件。只有高千伏、大毫安、短时间的性能优良的高压发生器，才能产生快速脉冲曝光和脉冲透视，适应快速运动的心脏和冠状动脉成像，实现高质量大血管的减影图像，同时配置功能完善的遮线器和 X 射线滤过装置，减少 X 射线剂量，特别是减少无用的散射线，有利于防护；曝光时间缩短可避免运动性模糊图像产生。X 射线管的功率与转速和靶面直径的平方根成正比，当速度增加 2 倍时，允许功率增加 1.4 倍左右。靶盘直径越大，热容量越大，散热速度也越快，X 射线管的功率也增大。

（二）X射线探测器

DSA 的 X 射线探测器有影像增强器和平板探测器（FPD）两种，它是决定图像质量的主要部件。其中，平板探测器是目前 DSA 的主流配置，使用较多的是非晶硅平板探测器。平板探测器具有较好的射线敏感度和量子检出效率（DQE，目前最高达 80%），动态范围大且线性好，替代了影像增强器、电视系统及数字视频影像处理器的功能，使整个设备结构紧凑，操作空间开阔，且无影像变形、散焦等问题，成像质量高。

（三）X射线信息传递系统

X 射线信息传递系统的效率与 DSA 成像链中各元件的特性有关，DSA 成像系统的每个环节都可影响 DSA 图像质量。DSA 成像链主要由 X 射线源、受检者、X 射线探测器、图像处理与显示器件等组成。

（四）计算机处理系统

计算机系统是 DSA 的关键部件，是一种可以输入数据，利用存放在存贮器中的程序执行算术或逻辑运算、对信息进行处理，并可在适当输出设备上显示输出数据的电子设备。它分为系统控制部分和图像处理部分。系统控制部分控制收集图像数据，控制 X 射线发生器和曝光条件，控制扫描系统的工作。在数字检查系统内，可调节接收器内各种参数，对贮存图像在监视器上显示起控制作用。图像处理部分是对影像数字进行各种算术逻辑运算，并对影像进行各种后处理，以便使影像达到诊断的目的。随着科技的进步，影像可以瞬间处理甚至同步完成。

二、注射参数

DSA 图像质量的好坏与注射参数的选择直接相关，确立注射参数直接决定 DSA 的碘信号。注射参数包括对比剂的用量和浓度、注射流率和斜率、注射压力和注射延迟等。

（一）对比剂的浓度及用量

在 DSA 检查中，不同的造影方式需要不同的对比剂浓度和用量，浓度随着观察病变的细致程度不同而不同，过高过低的对比剂浓度对血管的显示均不利。

对比剂的用量及浓度对 DSA 的成像至关重要。DSA 显示血管及病变的能力与血管内碘浓度与曝光量平方根的积成正比。根据血管直径的大小选择不同浓度的对比剂，如胸腹部大血管，采用高浓度的对比剂，在血管内不易被稀释，图像效果好；对四肢血管采用低浓度的对比剂,对血管壁的刺激小,患者肢体不易运动,可获得运动伪影少的图像。不同血管直径,注射量不同,根据不同部位的血管选择不同对比剂的量。

(二)注射流率和斜率

注射流率指单位时间内经导管注入的对比剂的量,一般以 ml/s 表示。有的高压注射器还以 ml/min、ml/h 表示,以适应不同的部位和不同的诊断目的。选择流率的大小原则上应与导管前端所在部位的血管速度相适应,注射流率低于该部位的血流速度时,对比剂被血液稀释、显影效果差。注射流率增加,则血液中对比剂的浓度增高,影像的对比度提高。如注射流率过大,势必增加血管内的压力,可能造成受检者不适或有血管破裂的危险,尤其是血管壁脆性增加和血管壁变薄的病变,如夹层动脉瘤、动脉粥样硬化等,这时,导管前端应避开这些部位,或适当减小流率。

注射前选择的流率往往大于实际流率,因为注射流率受多种因素的影响,如与造影导管的内径、长度、单孔或多孔、对比剂的黏稠度、导管端位置以及压力限值的设置等有关。

注射流率的选择不是一个绝对的定值,而有一定的动态范围。同一血管不同的造影时间或不同的诊断要求,流率的选择也不尽相同;同一受检者同一部位的不同时期造影,该处的血流速度也可发生改变,如室间隔缺损封堵前、后的左心室血流速度是不同的,因此,选择注射流率应有所不同。此外,血管壁具有一定弹性,对一定范围的流率改变是可以适应的。

注射斜率是指注射的对比剂达到预选流率所需要的时间,即注药的线性上升速率。注射斜率是对比剂到达血管时的达到的选定的速率,常规斜率选择 0.5s,但对不同的血管选择的斜率是不同的,如胸主动脉造影,注射速率达到 20ml/s,由于血管腔较大,采用的是猪尾式导管造影,需要短时间内达到额定速率,注射斜率要小,尽量选择 0.3s 以下,保证图像质量。

(三)注射压力

注射压力是把所需的对比剂注射到血管内所用的推力,注射压力大,推动的对比剂的速率高,能在短时间内把对比剂注射到靶血管内。实际上用的注射压力是保护压力,只要等于或高于靶血管内的压力即可。压力过高,容易把靶血管打破;压力过低,对比剂到达靶血管的量不够,影响图像质量。因此,在实际工作中应选择适中的注射压力,才能在每次造影中获得优质图像。

高压注射器压力限值的设置是保护设置,在一定程度上影响注射的实际流率。注射的实际流率往往小于选择流率,例如 6F"猪尾"导管在选择流率 20ml/s、40ml 总量、600PSI 压限进行造影时,在注射对比剂后显示的实际流率为 12.7ml/s。由于压力限值过低,导致实际流率远小于选择流率,达不到造影效果的最优化。根据各个受检者病变的性质,合理地选择注射压力限值,有助于达到预设流率,获得优质的造影图像。

三、受检者状态

(一)运动性伪影

伪影是 DSA 成像过程中所造成的虚假现象,泛指影像失真,影响病变的观察,降低了图像质量。在 DSA 检查过程中,受检者本身自主和不自主地移动、心脏跳动、吞咽、呼吸或胃肠蠕动等,可形成运动性伪影。为此,在检查前应与受检者进行沟通,争取受检者的配合，造影前对受检者要进行呼吸训练，减少运动伪影的影响；对意识差或无意识的受检者，应给予镇静剂或适当麻醉；对于不自主地移动、心脏跳动，应采用采集速率高的序列方式进行造影；对一些易活动的受检部位施行附加固定等，并正确把握曝光时机，以避免 DSA 图像模糊。

（二）饱和状伪影

饱和状伪影 DSA 是一种视频显示技术，若成像区域内组织结构密度差别过大，则可出现视频饱和使视野内呈现斑片状信号缺失区。饱和状伪影就是由视频信号的动态范围增大引起，当视野内某部位过薄或密度过低又未使用补偿滤过，其 X 射线衰减值的动态范围超过图像信号处理规定的动态范围，即为欲照射区厚度密度相差太大，密度低的部位的局部视频信号饱和，失去信息，形成一片均匀亮度的无 DSA 信号的盲区，称为饱和状伪影。如头颅侧位的岩乳部使颈内动脉虹吸部颈段不能显示；肺部 DSA 时，支气管动脉常不能显示，是因为心脏密度大，肺组织密度低；腹部肠气多时，也可出现无血管成像的盲区；肝脏上方的肺底，可使近肺底的肝血管不易显示。

解决的办法是在密度低的解剖部位附加滤过物质，使欲照射的部位密度趋于均匀，或者调整照射野大小来克服这些饱和状伪影。

四、造影技术

（一）手术医师的因素

DSA 检查主要为血管造影，目前大部分的血管造影采用穿刺插管，将造影导管选择性插入靶血管。若导管位置不正确，或导管不能进入靶血管，则靶血管的对比剂量不足，形成的图像质量差。操作医师的质量意识不够，如图像显示的中心、范围及靶血管的显示达不到要求，严重影响 DSA 质量。

（二）技术人员的因素

1. 伪影　伪影是指病变及机体自身之外的高密度物质，影响 DSA 的图像质量，甚至诊断。分为体内物质和体外物质。体内物质如胃、肠道的内容物；金属固定材料，如钢板、金属缝合器等。体外物质如受检者体外的异物，监护用的设施如心电监护电极、呼吸机管道等。在 DSA 检查中，尽量避免这些伪影对图像质量的影响。

2. 摄影条件　DSA 设备的曝光参数常设有"自动曝光"和"手动曝光"两种，目前以自动曝光为主。根据不同部位、不同状态选择不同的采集速率，如心脏、冠状动脉采用 15 帧/s，四肢可采用 3 帧/s。对于不合作的受检者造影，为了减少运动伪影，可增加采集速率。

3. 摄影体位　DSA 图像不仅要有很好的低对比度分辨力，还要有合适的体位。DSA 检查技术中除了选择常规投照体位，有时根据某些特殊受检者或病情选择一些特殊摄影体位。

4. 后处理技术　充分利用再蒙片、图像配准、图像合成、边缘增强和窗口技术等多种后处理技术来消除伪影、减少噪声、提高兴趣区信噪比，以改善 DSA 图像质量。

第六章
DSA 的临床应用概要

第一节　DSA 的应用范围

一、适应证、禁忌证与并发症

(一) 适应证

1. 血管性疾病　血管瘤、血管畸形、血管狭窄、血管闭塞、血栓形成等。

2. 血管疾病的介入治疗、血管手术后随访。

3. 肿瘤性疾病　了解肿瘤的血供、范围及肿瘤的介入治疗;肿瘤治疗后的随访。

4. 结构性心脏病、冠状动脉疾病　冠心病和心肌缺血的诊断;冠状动脉疾病的介入治疗;结构性心脏病的诊断与介入治疗等。

5. 血管外伤的诊断与介入治疗。

(二) 禁忌证

1. 碘过敏。

2. 严重的心、肝、肾功能不全。

3. 严重的凝血功能障碍,有明显出血倾向。严重的动脉血管硬化。

4. 高热、急性感染及穿刺部位感染。

5. 恶性甲状腺功能亢进、骨髓瘤。

6. 女性月经期及妊娠 3 个月以内者。

(三) 并发症

1. 穿刺插管所致并发症

(1) 暂时性动脉痉挛。

(2) 局部血肿。

(3) 假性动脉瘤、夹层动脉瘤、动静脉瘘。

(4) 动脉切割、血管破裂。

(5) 气栓、血栓形成、动脉粥样硬化斑块脱落、动脉栓塞。

(6) 严重心律失常。

(7) 导管在动脉内折断。

2. 对比剂过敏所致严重并发症　休克、惊厥、喉头水肿、急性肺水肿、急性肾衰竭、横断性脊髓炎、癫痫和脑水肿等。

二、DSA 的术前准备

（一）受检者准备

1. 碘过敏试验。

2. 检测心、肝、肾功能及出凝血时间、血小板计数。

3. 术前 4h 禁食。

4. 术前 0.5h 肌内注射镇静剂。

5. 穿刺部位备皮。

6. 向受检者和家属简述造影目的、手术过程，消除顾虑及紧张心理。同时告知术中、术后可能发生的意外情况和并发症，争取受检者家属的理解，得到受检者手术中的配合，并签署手术知情同意书。

7. 儿童及不合作者施行全身麻醉。

8. 建立静脉通道，便于术中给药和急救。

（二）器械准备

1. 手术器械准备 包括消毒手术包，造影用穿刺针、血管鞘、导管、导丝。注射器若干个。

2. 造影设备准备 DSA 设备、高压注射器，术前检查运行状况，确保手术正常进行。备好抢救设备。

（三）药物准备

1. 常规药物 配备肝素、利多卡因、生理盐水及各类抢救药品。

2. 对比剂 浓度为 60%～76% 离子型或 300～370mgI/ml 非离子型对比剂。

三、手术操作

（一）动脉造影

常规穿刺部位消毒后进行铺巾，采用 Seldinger 技术，在局麻（必要时全麻）下行股动脉穿刺（或选用肱动脉、腋动脉），并置放血管鞘，以导丝作向导将导管送入靶血管。导管头端到达靶血管后，透视下在导管内注入少量对比剂（冒烟），证实导管头端在靶血管内，然后可进行造影。人体内血管走向各异，变化较大。因此，应选择与之相匹配的导管、导丝等器械，选择相应的注射参数以满足检查需要。

手术操作中一般先作较大血管的 DSA，必要时再行选择性或超选择性血管造影。操作时动作要轻柔，避免导管导丝先端对血管内膜的损伤。充分利用设备的各项实时功能，如参考图、路径图功能、实时 3D 路径图功能等，用以指导插管，缩短手术操作时间。在进行栓塞治疗时，必须明确血管的走行，确保栓塞部位准确。手术结束，撤离导管，拔出血管鞘，对穿刺部位进行压迫止血，压迫止血时间至少 15min，待观察穿刺点无渗血后加压包扎，并在平卧 24 小时后方可下床走动；如行股动脉穿刺还可采用血管闭合设备封堵穿刺点的方法，可使制动时间缩短，仅需平卧 2～4h，解决了 24h 制动引起的不适。

（二）静脉造影

一般也采用 Seldinger 技术进行穿刺插管，穿刺部位为股静脉或肘部静脉、颈静脉。操作方式与动脉相似，手术结束后压迫止血所需时间较动脉造影略短。

第二节　DSA 的手术器械与材料

DSA 手术成功与否牵涉诸多因素,其中造影器械是重要因素之一。它包括影像导向设备和造影用导管等器材。本节仅对常用器械与材料作简要介绍。

一、常用器械

主要用于非超选择较为粗大的血管造影。有不同种类的穿刺针、导管鞘、造影导管、导引导管、普通导丝、三通、加压输液装置和"Y"形阀等。

(一)穿刺针

按用途可分为脉管用和非脉管用两大类。脉管类包括动脉穿刺针、静脉穿刺针和淋巴穿刺针。非脉管类可分为软组织穿刺针和骨骼穿刺针等。穿刺针应满足针尖锋利、切缘光滑、粗细适中的要求。

(二)导管鞘

导管鞘是一种管壁较薄的管状套鞘。穿刺后,导管鞘套于扩张管上沿导丝进入血管,然后拔出扩张管将导管鞘留在血管内,便于导管进出或更换,以减少血管的损伤。现常用防漏导管鞘,它的特点是导管退出时可防止血液漏出,而且在接头的侧壁外接一个带开关的接管,用于注入肝素盐水,防止导管鞘壁间隙凝血等。

(三)导丝

具有将导管引入血管或机体其他管腔的作用,而且是协助导管选择性进入细小血管分支或其他病变腔隙以及操作更换导管的重要工具。它由不锈钢内芯和螺旋状缠绕内芯的钢丝圈组成。导丝有较强的弹性,且有一定的硬度,便于在管腔内进退,并引导导管进入靶器官。常用导丝的种类有直头导丝、弯头导丝、超滑导丝等,且有软、硬型号之分。超滑导丝在钢丝外涂抹特殊材料,使导管进退更方便。

(四)导管

1. 造影导管　是 DSA 造影的主要工具,种类和型号众多。如厚壁导管、均质导管、同轴导管、可脱离球囊导管、漂浮导管、可控导管等。导管的材质具有稳定的理化性能,并且在 X 射线照射下显示良好。另外,导管的管壁光滑,具有适宜的硬度、良好的柔韧性和形状记忆性。导管材料进行了表面处理,以达到良好的生物相容性,其表面处理材料有抗凝血材料、抗细菌吸附材料和表面润滑材料等。

造影术中,根据检查部位血管走向选择导管类型,如肝动脉造影一般选用头端呈"RH"形状的导管,肾动脉一般选用头端呈"C"字形的 Cobra 导管等。导管粗细,以"F"标称,如 5F 较 4F 粗。导管头端形状相同但也有弧度大小、管尖长短的差别,以数字编号,如 Cobra1、Cobra12 等。导管的尖端除了形状不同外,开孔也有端孔、侧孔和端侧孔之别,以适应不同部位的造影和引流需要。

2. 微导管系列　适合应用于超选择性造影、治疗。微导管的特点是导管纤细,一般直径<3F,神经介入所用的微导管直径甚至仅为 1.3F。微导管的表面光滑并配有微导丝,可作细小迂曲血管分支的超选择性检查、治疗。

二、常用材料

（一）支架系列

现最常用的是自膨式支架和球囊扩张支架。

1. 自膨式支架　主要用于较大血管，如颈动脉、锁骨下动脉和腹主动脉、食管、胆道等部位。解脱时依靠特殊编织结构自动膨胀而达到支撑状态，在 X 射线下显影较好，具有良好的纵向支撑力、轨迹性和可弯曲性能。

2. 球囊扩张支架　为按特定设计刻出缝隙的不锈钢管，扩张成为网络样支架支撑在血管内。用于颅内的小动脉、椎动脉、冠状动脉、肾动脉等。其原理是将微金属管经激光雕刻后，预装在微球囊表面。释放时将预装球囊按照需要压力充盈，同时支架膨起支撑血管，稳定后泄掉球囊并将其撤出。

（二）栓塞材料

1. 栓塞材料具备的条件　理想的栓塞材料应符合以下要求：①无毒、无抗原性，具有良好的生物相溶性；②易经导管输送；③材料的多样性，按不同血管的大小选择大小不同的材料；④快速栓塞血管；⑤无毒副作用；⑥无致畸性、致癌作用；⑦易取得、易消毒。

2. 栓塞材料的分类

（1）按物理性状分：固体栓塞材料和液体栓塞材料。

（2）按材料性质分：对机体无活性材料、自体材料和放射性材料。

（3）按材料被机体吸收分：可吸收材料和不可吸收材料。

（4）按栓塞时间分：短期、中期和长期。

3. 常用的栓塞材料

（1）碘油：液体、短期栓塞材料，既是显影剂又是栓塞剂。常与化疗药物混合使用，用于肝癌的化疗栓塞治疗。

（2）无水乙醇：又称无水酒精，靠蛋白质凝固作用使血管内皮细胞和中层血管坏死，并继发血管内血栓形成，致使靶器官缺血坏死。

（3）明胶海绵：动物蛋白基质海绵，为较早开发的栓塞剂，具有较好的压缩性和再膨胀性。在机械性栓塞的基础上，其海绵状结构使血细胞聚集，并触发局部凝血反应，最终使血管闭塞。具有无抗原性、可压缩性、廉价、易得、易消毒的特点，可根据血管的大小，人工将块状的明胶海绵剪成相应大小的颗粒进行栓塞。同时明胶海绵为中短期栓塞剂，降解时间为 2～3 周，手术后组织功能容易恢复。

明胶海绵因其可以均匀地在栓塞靶血管内弥散、铸型，达到短暂栓塞目的，是目前使用最普遍的栓塞剂之一。

（4）明胶海绵颗粒：为白色或微黄色质轻而软的多孔海绵颗粒状物。由猪皮明胶制备而成，产品不溶于水，但在体内可降解。每 100mg 产品中游离甲醛含量不大于 50μg。适用于各种富血管性实质脏器肿瘤和动脉性出血性病变的栓塞治疗，对需要长久性缓解的病例不宜使用。每次用量不应超过 200mg。

（5）聚乙烯醇颗粒：聚乙烯醇（PVA）系合成材料，用泡沫剂使之成海绵样物质，并制成不同大小的颗粒，颗粒直径范围为 100～1 000μm，也可添加 60% 硫酸钡或钽粉使其不透 X 射线。PVA 干燥时为压缩状态，血液浸泡后，被压缩的 PVA 膨胀，恢复到压缩前的大小和形状。PVA具有良好的生物相容性,对机体无活性作用。栓塞血管后不被吸收,纤维组织侵入后发生纤维化,能持久闭塞血管,属永久性栓塞材料。栓塞前,根据不同需要,选择相应大小的颗粒。PVA的主要缺点之一是摩擦系数大。使用前,先放入生理盐水中,驱出颗粒内的空气,然后将不含空气的颗粒,悬浮于稀释的对比剂中。用2ml或5ml注射器推送,较高的注射压力易使PVA颗粒通过导管。

(6)微球和载药微球:栓塞微粒球由丙烯酸聚合物及猪凝胶制成,保存在NaCl溶液中。微粒球直径范围为40~1 200μm,根据微粒球尺寸和装量的不同分为不同规格。临床上用于栓塞动静脉畸形、血管增大型肿瘤和有症状的子宫纤维瘤。

(7)外科胶和蓝色组织胶

1)外科胶:主要成分为α-氰基丙烯酸正丁酯。用于手术切口接近皮肤表面边缘的封闭,包括微创介入手术穿刺口的封闭、完全清创后创口的封闭,不可用于皮肤亚表层的闭合;用于脑外科血管栓塞或胃底静脉曲张的治疗。

2)蓝色组织胶(NBCA):NBCA为液体组织黏合剂。该物质的特点在于同离子型物质如血液中的电解质接触后迅速聚合成硬块,在血管中长期不溶解。NBCA中加入碘油、碘苯酯或钽粉后,不透X射线,并可延长聚合开始时间。调整碘油、碘苯酯的比例,可以适当改变聚合时间,防止与导管粘在一起。NBCA在5%的葡萄糖溶液中不凝聚。用微导管采用三明治方式进行注射。NBCA常用于颅内血管畸形、胃食管静脉曲张、精索静脉曲张、肿瘤的栓塞治疗等。

(8)弹簧圈

1)游离弹簧圈:在导管到位后,将弹簧圈放入导管,用导丝推送出导管,栓塞靶血管。因其可控性差,目前很少使用。

2)机械可脱性弹簧圈:在弹簧圈解脱以前,可将弹簧圈收回,进行调整,可控性好,安全性较高。

3)电解可脱性弹簧圈:由于是电解可脱,因此弹簧圈可以更加纤细、柔软,故更加安全。

4)水解脱微弹簧圈:是通过压力泵产生的液压使弹簧圈解脱,此方式安全、迅速,解脱时微导管头偏移微小,使定位更精确。

(9)可脱球囊:有乳胶球囊和硅胶球囊两种。与微导管配合使用,当球囊进入瘤体或破口处,充盈球囊,确认栓塞效果后解脱球囊。

三、介入材料的管理

(一)介入材料储存管理的重要性

介入手术室进行的各种检查或治疗,所用器材都要进入血管或脏器内,消毒不严,容易引起感染,所用的一次性介入材料要求必须无菌。所以介入材料的储存管理就显得尤其重要。只有做好了介入材料的储存管理,才能确保介入手术的顺利进行,确保受检者生命安全。

(二)介入材料的储存管理方法

1. 健全各项规章制度

(1)严格执行医疗耗材的采购招标流程。

（2）建立监督系统。

（3）要有严格的准入备案管理制度。

（4）合理设置医疗材料库房（二级库）。

（5）特殊材料的上报流程。

2. 专人负责　材料的保管和取用应有专人负责，凡领用的材料应根据采购中心发出的销售调拨单进行验收，包括品名、数量、规格、包装及有效期等。所有资料应及时登记在专用介入材料登记本上。

3. 分类存放，安全管理　介入材料存放的有效期受包装材料、封口的严密性、灭菌条件、储存环境等诸多因素影响。一次性介入材料贮存应严格按照无菌物品的要求。存储前应检查包装的完整性，若有破损不可作为无菌包使用。拆除外包装后，方可放进储存柜里。存放柜内的介入材料，按用途、性质，分类保管，分别存放。按有效期先后放置，物品放置有序，标志清晰，有专人负责，保证介入材料的安全性。存放柜门要加锁管理。同种介入材料用同一个塑料袋封，最好做到一件一袋封装。

4. 存储

（1）制作储存柜的材料：储存柜由不易吸潮，表面光洁的材料制成，易于清洁和消毒。柜内根据各种介入材料的大小、长度，做成一排排的挂钩，把相应的导管挂在上面，保持介入材料包装的完整性，便于介入治疗术中的使用。柜内应放置吸潮设施，做到防潮、防热、防霉、防虫蛀、防鼠咬。柜内、柜外保持干净、整洁，每周用清水擦拭柜内壁，并注意保持干燥。

（2）介入材料的储存要求：为方便材料的取用和储存，可把所有的介入材料存放在专用储存柜里。柜子应放在离地面高 20～25cm，离天花板 50cm，离墙壁大于 5cm 处的地方。柜内的介入材料上、下、左、右均应有空隙，不能贴壁存放，物品存放量不应超过柜内总体积的 80%。

（3）介入材料的储存环境：介入材料对环境的温、湿度有很高的要求，应严格控制在规定范围内。储存柜内部温度应保持在 20～25℃，相对湿度在 35%～50% 的条件，柜内须放置湿度计、温度计，严密观察柜内湿度计、温度计读数，每天检查并记录。介入材料必须在干燥条件下储存，封闭保存，避免保存过程中受到污染。应定期检查，发现问题及时处理。介入材料存放室内应安装空气臭氧消毒机。

5. 及时登记，电脑化管理　所有介入材料的储存、进出、使用都应及时登记在专用介入材料登记本上或电脑上。随着微创治疗的广泛开展，介入材料的应用不断增加，而其使用的特殊性，以及各厂家产品种类、型号的不统一，导致管理难度很大。实行电脑化管理，能够提高工作效率，减少工作量。整齐划一，自动分类，便于查找。同时方便与供应商的联络、订货、备货等。

第三节　介入放射学

一、概述

介入放射学（interventional radiology）是由现代医学发展起来的一门新兴的临床医学，

它是以影像诊断技术为基础,在影像设备引导下,通过导管、导丝等介入器材,对疾病进行治疗、采集组织或其他标本进行医学诊断的科学。介入放射学可分为经血管介入和非血管介入两部分。

介入放射学的发展也和其他学科一样,经历了漫长的探索过程。1928年Santos等完成了第一例经皮直接穿刺主动脉造影;1929年Fossmann首次完成了右心造影术;1931年由Dos Stantos进行了穿刺腹主动脉造影尝试;1953年Seldinger首创了经皮股动脉穿刺,由钢丝引导插管的动、静脉造影法,使血管造影成为介入放射学的基本操作技术;20世纪50年代的Sones和20世纪60年代的Judkins开展了选择性冠状动脉造影,并成为冠心病诊治史上的一个里程碑。1964年Dotter利用同轴导管开创了经皮腔内血管成形术;1977年Gruentzig首次应用经皮冠状动脉腔内成形术(PTCA),由于该技术损伤小、疗效佳,故自20世纪70年代后期,PTCA在全世界得以广泛开展,并蓬勃发展。

介入放射学是20世纪80年代初传入我国,并迅速发展起来。随着电子、生物医学、计算机、物理、化学等众多学科相互渗透,相互促进,新介入器械不断的研发、生产,使介入器材得到了迅速发展。特别是医学影像设备和新技术的广泛应用,使经血管介入放射学更进一步发展;同时,非血管介入放射学也逐步完善起来,再度扩大了介入放射学的范围,并被国际学术界广泛接受。1976年经Wallace在*Cancer*杂志上以"Interventional Radiology"为题系统地阐述介入放射学概念后,1979年欧洲放射学会召开了第一次介入放射学会议并作了专题介绍,此命名才逐步在国际学术界形成共识。我国介入放射学事业的早期与国际同期发展相比,由于设备与器材的不足,起步较晚。如今,在我国医学界同仁不懈努力下,介入治疗技术迅速提高,近年来医疗设备、器械应用已基本与国际同步,我国的介入治疗水平已达到或接近国际先进水平。

二、血管介入

血管介入是指在诊断性血管造影的同时,自导管向血管腔内注射药物或某些物质,达到治疗的目的。

(一)血管介入主要应用范围

主要包括血管性疾病介入治疗、肿瘤性介入治疗等。

1. 血管性疾病介入治疗　经皮腔内血管成形、心脏瓣膜成形、血管内支架、房间隔或室间隔缺损封堵、溶栓治疗、动脉导管未闭栓塞、血管畸形以及动静脉瘘与血管瘤栓塞治疗、下腔静脉滤过器、TIPSS、血管再建等。

2. 肿瘤性介入治疗　包括对肿瘤供血血管的栓塞、药物灌注、动脉内照射、术前栓塞肿瘤血管减少手术出血等。

(二)常用血管介入治疗方式

常用的方式有经导管血管栓塞术、经皮腔内血管成形术(PTA)、血管内灌注药物治疗等。

1. 经导管血管栓塞术　经原血管造影的导管或特制的导管,将栓塞物送至靶血管内使之闭塞而达到治疗的目的。常用于止血及肿瘤治疗。如治疗外伤性脏器出血、肿瘤或原因未明的脏器出血;用栓塞剂阻断肿瘤部分或全部血供,以达到控制肿瘤生长的效果,或作为手术切除前的一种辅助治疗手段以减少术中出血;亦可用于非手术脏器切除,如注射栓塞物质于脾动脉分支内，即部分性脾栓塞，以治疗脾功能亢进，同时不影响脾脏的免疫功能；注射栓塞物质于肝动脉分支内，以治疗较大血管瘤等。

2. 经皮腔内血管成形术（PTA）　由 Dotter 应用同轴导管系统使周围病变动脉疏通，血流改善，此技术称为腔内血管成形术。之后，带球囊的双腔导管研发成功，它的原理是将球囊置于狭窄血管处，球囊内注入含有造影剂的液体，加压反复多次并持续一段时间，使狭窄血管扩张。当时此技术主要用于髂、股、腘动脉的狭窄，使其首次再通率达 86%，3 年累计通畅率达 73%。现已广泛应用于肾动脉 PTA（或 PTPA）多用于肾源性高血压，通过将狭窄肾动脉扩张，从而降低血压。PTA 应用于冠状动脉，称为经皮冠状动脉腔内成形术（PTCA），通过此方法，将硬化的冠状动脉扩张，以达到治疗冠心病的目的。

PTA 多用于动脉粥样硬化性狭窄的血管，但对其他原因的血管狭窄，如多发性大动脉炎、先天性血管狭窄，有时也可用 PTA 治疗。

3. 血管内灌注药物治疗

（1）血管收缩治疗：经导管向有关动脉内滴注加压素，以控制胃肠道出血，例如食管 - 胃底静脉曲张出血、胃黏膜弥漫性出血及结肠憩室出血等。

（2）肿瘤化疗：导管留置于供应肿瘤的动脉，推注化疗药物，使局部用药浓度加大，避免或减轻化疗引起的全身反应。

三、非血管介入

非血管介入诊疗是在医学影像设备如 X 射线机、CT、MR、超声等设备的引导下，利用各种器械，通过血管以外的途径，如经人体生理腔道的自然开口或直接穿刺脏器，对一些疾病进行诊断和治疗的技术。

（一）非血管介入主要应用范围

1. 经皮穿刺活检　包括肿块或病理组织，四肢软组织或骨骼。

2. 抽吸引流　脓肿、囊肿，胆道引流、肾造口等。

3. 其他　泌尿道、胆道取石；取异物；肠套叠的压力整复等。

（二）常用非血管介入治疗方式

1. 经皮穿刺活检（percutaneous needle biopsy，PNB）　使用细针经皮直接穿刺病变区，在影像设备的引导下，将穿刺针送至病变部位，由于针头有特殊装置，便于取出病变的活检标本。也可用细针直接抽吸病变的组织碎块，再行活检。

胸部经皮穿刺活检用以诊断肺脏、纵隔和胸壁病变，对肺内球形病灶及纵隔包块的定性诊断有重要意义。较常见的并发症为气胸、出血，但用细针的并发症甚少；腹部经皮穿刺活检应用较多，肝、胆、胰、脾、肾及腹后壁包块均可，诊断准确性较高；骨骼穿刺须用较粗骨穿针，用于骨骼占位性病变的鉴别。此外还用于穿刺甲状腺肿块、眶内肿块等。为确保穿刺安全、准确，须用电视荧屏、CT、超声以及有关导向设备，指引穿刺方向。

2. 经皮穿刺引流

（1）经皮肝穿胆道引流术（percutaneous transhepatic choledochus drainage，PTCD 或 PTD）：由于恶性（如胆管癌、胰头癌）或良性（如总胆管结石）病变，引起肝外胆道梗阻，临床出现黄疸。PTCD可行胆道内或胆道外胆汁引流，故而缓解梗阻，减轻黄疸，为根治手术提供有利条件。行PTCD前需先做经皮肝穿胆管造影，确定胆管梗阻的部位、程度、范围与性质。PTCD有内外引流之分，通过PTC的穿刺针引入引导钢丝，而后拔出穿刺针，沿引导钢丝送进末段有多个侧孔的导管，导管在梗阻段上方的胆管内，其内口亦在该处，胆汁经导管外口连续引流，是为外引流；若导管通过梗阻区，留置于梗阻远端的胆管内或进入十二指肠，胆汁则沿导管侧孔流入梗阻下方的胆管或十二指肠，称为内引流。

（2）经皮肾穿肾盂造瘘术（percutaneous transrenal pyelotomy）：主要用于尿路梗阻引流，也可利用造瘘术的导管将肾盂或输尿管内结石向下推移，送至膀胱排出。造瘘术方法同上，使用细针经皮穿肾，进入肾盂，先做经皮顺行肾盂造影（percutaneous antigrade pyelography）观察尿路形态、狭窄或梗阻部位及其程度，而后沿穿刺针送进导引钢丝，再将导管插入，留置于肾盂内。

四、介入放射学的相关技术

（一）Seldinger技术

Seldinger技术是介入放射学中的一种技术方法。Seldinger技术创始于1953年，是由Seldinger设计的循导引钢丝插入导管，使经皮穿刺法成为简便安全的动脉造影术的一种方法，因此而得名。

Seldinger穿刺法的基本操作是在局麻下，触摸动脉搏动较强处，用手术刀片的刀尖作2~3mm的皮肤小切口，并用血管镊钝性分离皮下组织，用带针芯的穿刺针以40°~45°角经皮肤、皮下组织穿透血管前后壁，退出针芯，缓慢向后退针，退至有血液从针尾喷出时，插入匹配导丝，然后退出外套管，再沿导丝插入选用的导管，并将导管插至靶血管，进行造影或介入治疗。1974年，Driscoll对Seldinger穿刺法进行改良，以不带针芯的穿刺针（又称前壁穿刺针）直接经皮穿刺血管，当针尖穿透血管前壁，进入血管腔内时有血液从针尾喷出，即停止进针，不再穿透血管后壁，然后插入导丝、导管。因改良法较原先Seldinger法不穿透血管后壁，发生后壁血肿的机会明显减少，尤其是对于血管性疾病介入治疗过程中或术后需要继续施行抗凝治疗的受检者来说将会大大减少穿刺部位出血及血肿形成。另外，原先Seldinger技术直接将导管引入靶血管，血管穿刺点在行选择性插管过程容易造成损伤，并且在需要交换导管时可能加重穿刺点损伤，有其一定程度的弊端。为此，现在普遍选用适合受检者插管的血管鞘，可以尽量方便手术者在介入治疗过程中交换各种所需导管，减少血管壁损伤，从而减轻血肿形成。目前，Seldinger技术已经成为血管造影术中将穿刺鞘管导入血管内的经典技术。

（二）经导管动脉灌注技术

经导管动脉灌注（transcatheter arterial infusion，TAI）技术是在影像设备的导引下经导管动脉内灌注药物，以提高靶器官药物浓度而不增加外周血药物浓度的方法，是介入放射学中应用较广泛的技术之一。具体操作方法是采用经皮动脉穿刺并插管至靶动脉，将药物持续地灌注一定时间：一次冲击性灌注，常用30min或几个小时将药物注完；长期药物灌注，多指48h以上持续或间断性灌注。临床用于治疗恶性实体瘤、动脉痉挛或闭塞导致的缺血性病变、动脉内新鲜血栓形成的溶栓治疗等。因为药物疗效不仅与自身的药理作用和病变对药物的敏感性有关，而且与病变局部的药物浓度和药物与病变接触的时间长短等因素有关，因此应用灌注技术进行肿瘤治疗具有良好的效果。

（三）经导管动脉栓塞术

经导管动脉栓塞术（transcatheter arteral embolization，TAE）是在影像设备的导引下，经导管向靶血管内注入或送入栓塞物质并使之闭塞，中断血供，从而达到预期治疗目的的介入治疗技术。根据不同病变和治疗目的，栓塞物质可从毛细血管、分支至主干逐级栓塞，也可三者同时被栓塞。栓塞术对病变治疗作用的机制主要是：阻塞靶血管使肿瘤或靶器官缺血坏死；阻塞或破坏异常血管床、腔隙或通道；阻塞血管，使远端压力下降或直接从血管内封堵破裂的血管，以利于止血。

（四）成形术与支架置入术

经皮腔内血管成形术（percutaneous transluminal angioplasty，PTA）应用于血管狭窄的扩张，之后成形术又逐渐开始了瓣膜成形，以及心血管以外的管腔狭窄或阻塞性病变的治疗。通过此技术，使以前人体内血管、气管、消化道、胆管及尿路等软组织构成的中空管腔发生的狭窄或阻塞性病变只能采用外科手术复通的状况得以改观。20 世纪 80 年代中后期，逐渐出现了血管内支架置入术、动脉内血栓旋切术、激光及超声血管成形术等。

临床实践表明，PTA 加内支架置入术是目前血管成形的主要技术，包括血管以外的胆道支架置入术、气管与支气管支架置入术、食管支架置入术以及 TIPSS 等，一度成为这一时期介入放射学的热点。支架置入术是将支架置于狭窄或闭塞的血管、气管、食管或胆管等管腔内，依靠支架膨胀力支撑管腔并保持开通。支架置入人体后，一般需持续服用 1 年左右的抗凝药物。

（五）穿刺（抽吸）活检术

介入性穿刺活检术是用于鉴别病变组织良、恶性性质的一种简单易行且并发症较少的方法，对临床诊断和治疗具有重要价值。它包括抽吸活检术、切割活检术以及旋切活检术等。

抽吸活检术操作是在 X 射线透视、超声或 CT 影像定位下，将抽吸活检针穿入病灶中，一般肿瘤较大者其中心可发生坏死，而肿瘤边缘部分常生长活跃，此时取材应注意吸取其边缘部分或采用多向取材。操作时抽提针栓造成负压，以利于病变组织或细胞吸入针内；抽吸结束拔针时，当针即将退出皮下组织和皮肤时，要停吸负压以防止针内标本吸进针筒内，造成涂片困难；当针退出后，将针内标本轻轻推注在玻璃载片上，随即推片、固定并送病理。穿刺点用无菌纱布敷盖并稍加压迫以防出血。另外，采用无负压切割针，目前常用弹射式组织"活检枪"，进针速度极快，能最大限度地避免被切割组织的副损伤。

（六）灭能术

灭能术是指将灭能剂经皮或经导管直接注入肿瘤、囊肿、血管或神经内，使肿瘤坏死、囊壁破坏、血管闭塞和神经节功能丧失，以达到局部治疗的方法。目前常用于肿瘤和血管瘤（包括囊肿或神经节）的治疗，是实体肿瘤介入治疗的一项重要内容。穿刺方法基本与经皮穿刺活检术相同，因无水乙醇加入碘油后，CT 导向下可较为准确、清晰地显示药物在病灶内弥散与分布情况。直径小于 2cm 的瘤体，于瘤体中心注药即可弥散至整个病灶；较大的瘤体，应从瘤体穿刺点对侧开始注药，且注且退针至穿刺侧，也可在退针中转动针孔方向,让药液在瘤体内均匀散开。必要时行多点分次注药,且将药物均匀弥散至瘤体外0.5cm,尽量不遗漏周边的肿瘤细胞。

(七)引流术

引流术(drainage)是将人体组织器官内的生理管道或体腔的病理性积液、积血或积脓等引流到体外,达到诊断或治疗目的。介入放射学中的引流技术是在影像设备导引下进行的经皮穿刺性引流方法,如PTCD。此操作一般术前禁食2~4h,必要时术前30min应用镇静剂。手术时应参照影像学资料,确定最佳穿刺引流途径和体位。按常规消毒铺巾,局麻并确定进针方向和深度后,应用PTCD穿刺套针,平静呼吸下屏气穿刺,到位后嘱受检者平静浅呼吸,退出针芯,接注射器并回抽液体观察是否到位,如未到达靶部位,则在透视下边退针边回抽液体,直至到位,停止退针。然后注射对比剂至多数胆管显影,沿针鞘送入导丝,固定住导丝并退出套针,沿导丝引入引流导管;验证引流通畅后即固定引流管并装接引流袋,完成PTCD。引流术在临床常用于胆道及尿路梗阻;肝、脾及肾脓肿;肝及肾囊肿或囊性变等。

五、介入治疗的常见并发症

(一)穿刺部位出血

穿刺部位出血或血肿是血管介入性操作中最常见的并发症,表现为穿刺部位的皮下肿胀、胀痛不适和瘀斑;严重者可造成盆腔腹膜后大血肿,引起髂静脉、膀胱或股神经的压迫症状,出血多时甚至发生休克而危及生命。

经股动脉穿刺的出血并发症表现为局部出血或血肿、腹膜后出血或血肿、假性动脉瘤和动静脉瘘等。多由于穿刺不当、穿刺部位过高或过低、血管损伤、过度抗凝和压迫止血不当、术后过早下床活动等原因所致。若穿刺位置过高,穿刺点在腹股沟韧带以上,又有动脉前、后壁穿透或损伤时,出血或血肿则可上延至腹膜后引起腹膜后血肿。此时一般出血量大,早期难以发现,往往等到有血压下降快速补液后血压仍不能维持时才怀疑;若有贫血貌、血红蛋白或血细胞比容降低伴穿刺侧下腹部疼痛或压痛,则基本可以诊断,腹部超声发现腹膜后有积血有确诊价值。如果血肿在动脉穿刺处与动脉腔相通,则可形成假性动脉瘤,收缩期血流从动脉内流出到血肿腔内,舒张期则可回流到动脉内。查体时局部有搏动性肿块,伴血管杂音即可诊断,血管超声可确诊。由于此瘤壁无动脉壁组织,往往会不断长大甚至最终破裂。穿刺部位出血也可进入邻近静脉穿刺点,形成动静脉瘘,和假性动脉瘤一样,多在数天内出现,又不断增大,有破裂的危险,在穿刺部位可听到连续性杂音,血管超声显示动静脉之间有相互交通的通道。

(二)急性动脉内血栓形成和栓塞

血栓形成或栓塞是造成组织器官及肢体缺血坏死危害较大的并发症之一。多于插管时的动脉内膜损伤,或血液肝素化不够以致血液处于高凝状态和血管痉挛等原因引起,血栓和粥样硬化斑块的脱落可造成血管栓塞。血栓形成多于术后1~3h内出现。是由于动脉内膜受损,导丝、导管均能激活凝血系统,在其表面引起血小板沉积,逐渐形成血栓,血栓增大或脱落可引起动脉栓塞。其主要表现为非靶器官的栓塞及下肢动脉栓塞症状。

（三）动脉痉挛

多因导丝、导管反复刺激血管或在血管内停留时间过长引起,有动脉硬化病变或精神过度紧张、疼痛也是诱因之一。表现为术肢发麻、疼痛。动脉痉挛将影响手术操作,并引起血流减慢,血液黏稠度增加,若内皮损伤可发生血栓形成,严重者导致肢体缺血坏死。所以,及时有效的观察护理十分重要。

（四）栓塞后综合征

栓塞后综合征是指对任何组织或器官进行栓塞后 2～3d 内,因局部和周围组织缺血而引起的炎性反应。临床表现为发热(一般不超过 38.5℃)、局部疼痛、恶心、呕吐、乏力等。

1. 发热　由于栓塞局部组织的坏死、毒物的吸收或机体对化疗药物/栓塞物刺激的反应,多数受检者在术后均有不同程度的发热,体温在 37.5～38.5℃之间。

2. 疼痛　是栓塞术后较突出的一种不良反应,与栓塞部位缺血、肌瘤变性肿胀坏死及包膜牵拉,同时累及部分正常组织有关。

3. 恶心、呕吐、乏力　呕吐是栓塞治疗后常见的胃肠道反应,与栓塞反射性引起迷走神经兴奋有关。

（五）异位栓塞

异位栓塞是动脉内栓塞治疗中最严重的并发症,可由于操作不当而引起的误栓或栓子脱落而引起。

（六）动脉夹层形成

1. 动脉硬化迂曲、不规则狭窄时,由术者操作不当引起。

2. 因导丝及导管质量问题或选择不当引起。

3. 由高压注射器使用不当所致。由于血管病变的认识不足,注射压力过大造成。

（七）感染

操作时消毒不严密,加上受检者抵抗力低下可以发生局部或全身感染,严重者引起败血症。

（八）化疗药物不良反应

尽管动脉插管灌注化疗不良反应比全身用药要轻,但由于它是一次性给药,剂量大,故对受检者仍有不同程度的毒性反应,应引起医护人员的重视。

1. 造血系统反应　多为骨髓抑制,白细胞、血小板降低。

2. 消化系统反应　主要表现为恶心、呕吐或腹泻。其产生原因除了化疗药物直接刺激消化道黏膜外,还可由于血中化疗药物刺激延脑呕吐中枢或刺激第四脑室底的化学感受器引起。

3. 泌尿系统反应　大多数的化疗药物需经肾脏排泄,从而造成了对肾脏的损害。

（九）皮肤硬结

最常见是臀部及骶尾部硬结,由于髂内动脉的后支被栓塞,使臀部的肌肉和皮肤血供受阻,同时术后长时间平卧使臀部持续受压等因素,导致局部组织营养障碍,引起皮肤红肿、硬结伴明显触痛。

（十）导管打结或折断

由于导管质量问题、插管或拔管时无导丝引导或没有 X 射线监视下进行,或在超选插管时,导管成袢后过度旋转造成。

第四节　人体各部位的主要动脉及其分支

一、全身主要大动脉分支

全身主要大动脉分支结构见图 4-6-1。

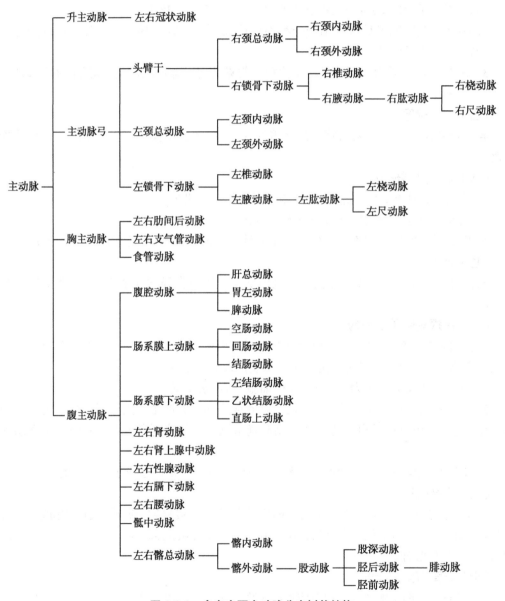

图 4-6-1　全身主要大动脉分支树状结构

二、升主动脉分支

升主动脉分支结构见图 4-6-2。

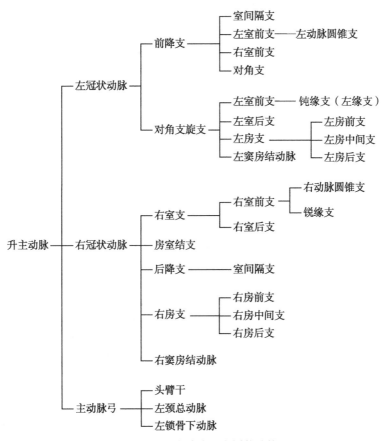

图 4-6-2　升主动脉分支树状结构

三、颈内动脉分支

颈内动脉分支结构见图 4-6-3。

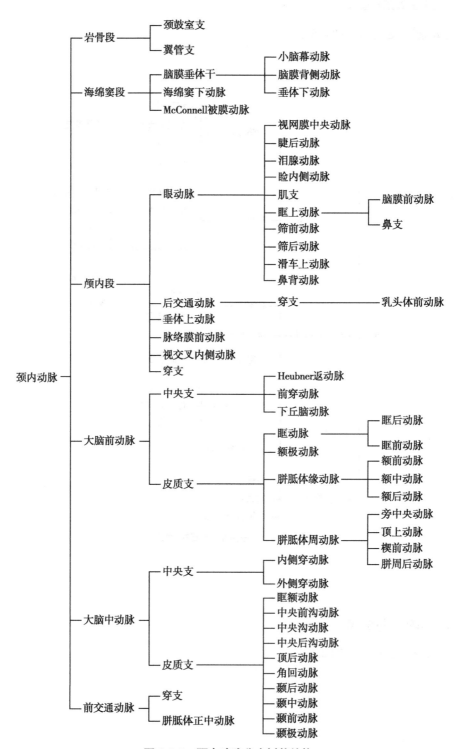

图 4-6-3　颈内动脉分支树状结构

四、颈外动脉分支

颈外动脉分支结构见图 4-6-4。

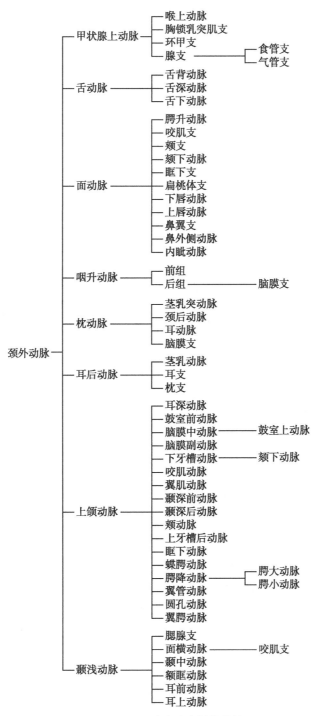

图 4-6-4　颈外动脉分支树状结构

五、锁骨下动脉和腋动脉分支

锁骨下动脉和腋动脉分支结构见图 4-6-5。

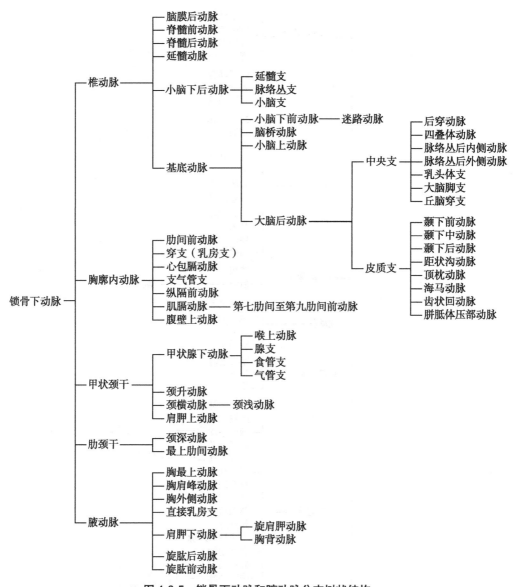

图 4-6-5　锁骨下动脉和腋动脉分支树状结构

六、上肢动脉分支

上肢动脉分支结构见图 4-6-6。

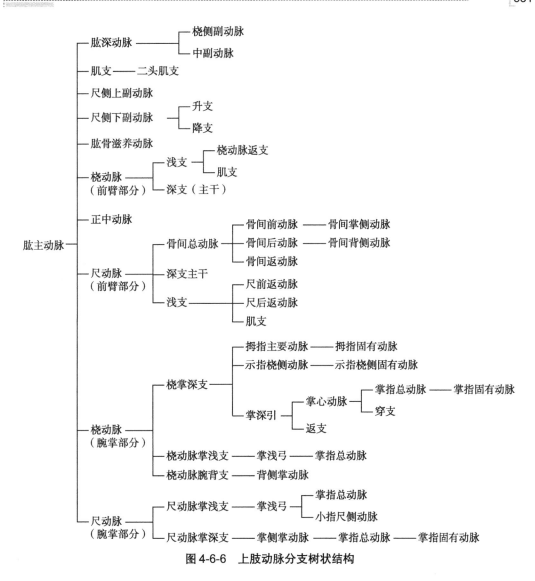

图 4-6-6 上肢动脉分支树状结构

七、胸主动脉分支

胸主动脉分支结构见图 4-6-7。

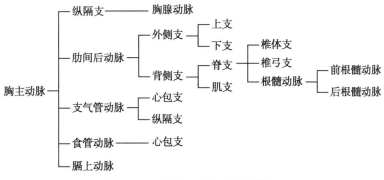

图 4-6-7 胸主动脉分支树状结构

八、腹主动脉分支

腹主动脉分支结构见图4-6-8。

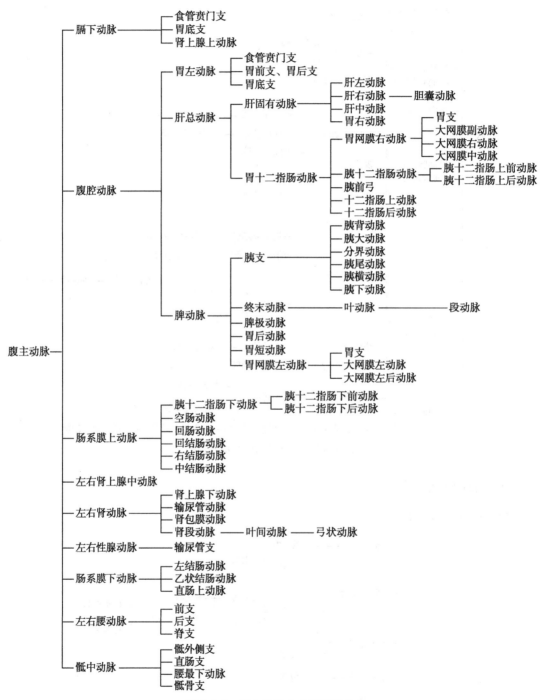

图4-6-8　腹主动脉分支树状结构

九、下肢主动脉分支

下肢主动脉分支结构见图 4-6-9。

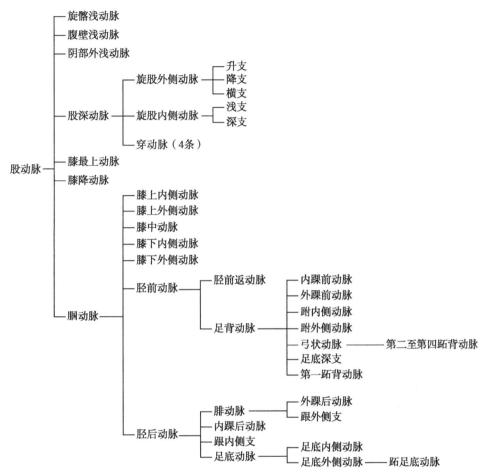

图 4-6-9　下肢主动脉分支树状结构

第七章
头颈部DSA

第一节　头颈部血管解剖

一、动脉系统

头部的动脉源于左心室发出的升主动脉，向右前上方斜行，到达第二胸肋关节高度移行为主动脉弓，从弓的凸侧发出的三条较大的动脉，自右向左为头臂干、左颈总动脉和左锁骨下动脉。头臂干又称无名动脉，在右侧锁骨关节上缘后方分为右颈总动脉和右锁骨下动脉。左、右锁骨下动脉分别有左椎动脉、右椎动脉、甲状颈干、肋颈干动脉发出。在行脊髓血管造影时，此部位的血管是必须要做的。

（一）颈外动脉及其分支

颈外动脉起始于颈内动脉的前内侧，然后跨过其前方绕至前外侧上行，穿腮腺实质，达下颌颈高度分为颞浅动脉和上颌动脉两个终支。

颈外动脉的分支有：

1. 甲状腺上动脉　向前下方行于颈总动脉与喉之间，到达甲状腺侧叶上端，分支分布于甲状腺上部和喉。

2. 舌动脉　平对舌骨大角处起自颈外动脉，经舌骨肌深面进入舌内，分支营养舌、腭扁桃体及舌下腺等。

3. 面动脉　在舌动脉稍上方起始，经下颌下腺深面至咬肌止点前缘绕过下颌骨体下缘到面部，又经口角和鼻翼至内眦，易名为内眦动脉，面动脉沿途分支至下颌下腺、面部和腭扁桃体。

4. 颞浅动脉　跨颧弓根至颞部皮下分布于额、颞、顶部软组织以及腮腺和眼轮匝肌等。颅内外低流量搭桥术，常选用此血管为"桥血管"。

5. 上颌动脉　又称颌内动脉。经下颌颈深面入颞下窝，沿途分支分布于外耳道、中耳、硬脑膜、颊部、腭扁桃体、上颌牙齿和牙龈、下颌牙齿和牙龈、咀嚼肌、鼻腔和腭部等。脑膜中动脉为上颌动脉的重要分支之一。

6. 枕动脉　与面动脉同高度发自颈外动脉后壁向后上方行走，在斜方肌和胸锁乳突肌止点之间穿出至枕部皮下，分支分布于枕顶部。

7. 耳后动脉　在枕动脉的稍上方，向后上方行走，分布于枕耳后部、腮腺和乳突小房。

8. 咽升动脉　自颈外动脉起端的内侧壁发出，沿咽侧壁上升达颅底，分支至咽、腭扁桃体、颅底和颈部深层肌。

(二) 颈内动脉及其分支

颈总动脉于甲状软骨水平分出颈内动脉和颈外动脉，颈内动脉起自颈总动脉的分叉部，先居颈外动脉的后方，继而转向颈外动脉的后内方。末端分为大脑前动脉和大脑中动脉，其行径以岩骨的颈动脉管外口为界分为颅外段和颅内段。颅外段没有分支，呈垂直方向走行，位于颈外动脉的后方（图 4-7-1）。

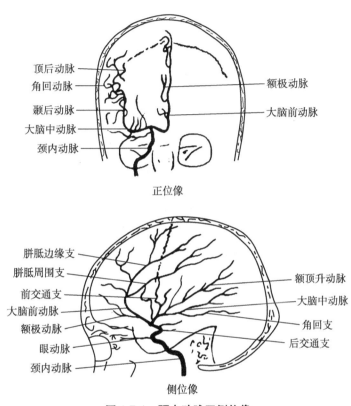

正位像

侧位像

图 4-7-1　颈内动脉正侧位像

1. 颅内段以下至上依次为 5 段。

(1) 神经节段：位于颈动脉管内。

(2) 海绵窦段：在海绵窦段沿蝶鞍外侧的颈动脉沟走行。

(3) 前膝段：接续于海绵窦段向前走行，继之向后弯曲并穿过硬膜窦。

(4) 池段：为颈内动脉出海绵窦并进入蛛网膜下腔的一段。

(5) 后膝段：向上至颈内动脉的末端。

2. 颈内动脉颅内段发出 5 支主要分支。

(1) 眼动脉：起自前膝段或与池段之间，向前进入眼眶。

(2) 后交通动脉：起自神经节段与海绵窦段之间，向后与大脑后动脉吻合。

(3) 脉络膜前动脉：起自神经节段向后发出，全长分为池部和脑室部两部分。池部走行于海马回与脑干之间，脑室部自侧脑的颞角经脑室至室间孔。

(4) 大脑前动脉：起自神经节段，主干在胼胝体沟内走行，发出分支分布到大脑半球的内侧面，顶枕裂之前和大脑半球外侧面的上缘。大脑前动脉主要分支有前交通动脉、眶顶动脉和额极动脉。

（5）大脑中动脉：是颈内动脉的直接延续，起始部横过前穿质向外，在蝶骨小翼附近进入大脑外侧裂，沿岛叶外侧面上行，并向后发出分支，然后转向后上沿脑表面后行。

（三）椎动脉及其主要分支

椎动脉左右各一条，起自锁骨下动脉，经第6至第1颈椎横突孔上行，从枕骨大孔的椎动脉孔入颅，入颅后由延髓外侧转向腹侧走行，两侧椎动脉在脑桥下缘汇合成基底动脉。

主要分支：

（1）小脑下后动脉：行走于延髓橄榄体下端向后绕行，至脑干背侧，末端分两支，一支至小脑下蚓部，另一支至小脑半球下面（图4-7-2）。

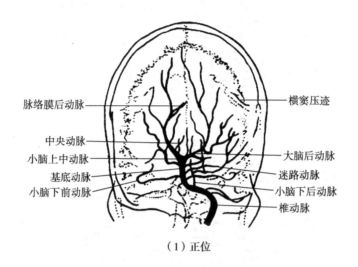

（1）正位

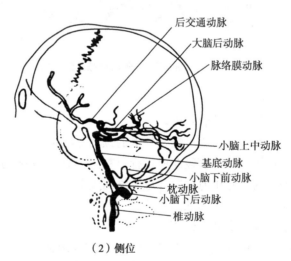

（2）侧位

图 4-7-2　椎动脉正侧位像

（2）脑膜后动脉：起自寰椎椎弓处，于枕骨大孔水平自椎动脉发出，在颅后窝行于颅骨与硬脑膜之间，供应大脑镰和枕骨附近的硬脑膜。

（3）脊髓前动脉：于椎动脉末端、接近桥延沟处起自椎动脉，在延髓前面向内下斜行。

左、右脊髓前动脉在延髓椎体交叉处合并成一个脊髓前动脉,沿途接受 5～8 支前动脉,下行至终丝。

(4)脊髓后动脉:起自延髓水平的椎动脉或小脑下后动脉,先沿延髓后外侧下行,出枕骨大孔后行于脊髓后外侧沟,主要供应脊髓后角和后索。

(四)基底动脉及其主要分支

基底动脉在脑干腹侧面中线上行终于脚间池,末端分为两个终支,即左、右大脑后动脉,它起自脑桥中缘附近、两侧动眼神经之间,发出分支分布于颞叶、顶叶、中脑、第三脑室和侧脑室的脉络丛及室管膜。主要分支有:

(1)小脑下前动脉:一般自基底动脉下 1/3 处发出,少数起于中 1/3 处,起始后沿展神经根于脑桥腹侧向下外行走,横过面神经和前庭神经,与该神经伴行至内耳门附近,形成一个动脉袢即内听动脉袢,内听动脉多起自袢顶,有时起自小脑下前动脉近端,甚至直接起自基底动脉。

(2)小脑上动脉:是基底动脉最后一个幕下分支。多为单干,起始部双侧常不对称,于脑桥上缘水平自基底动脉近终点处发出,从中脑外侧绕大脑脚,再经小脑前缘至四叠体后部,分布于小脑蚓部上面和小脑背后侧。走行路径与大脑后动脉很近,动眼神经从这两支动脉之间穿出。

(3)大脑后动脉:为基底动脉的终末支,由小脑上动脉起点稍上方发出,跨越动眼神经上方,经过大脑脚后行跨至小脑幕上,沿胼胝体压部下方,越过海马回,沿海马沟向后,再横过海马后端进入距状沟,分为距状沟动脉和顶枕动脉,其终支绕至大脑半球的背外侧面与大脑前动脉、大脑中动脉的终末支相吻合。

二、静脉系统

(一)大脑深静脉

主要汇入脑深部血液,包括丘脑纹状体表静脉、透明隔静脉、大脑内静脉、大脑大静脉和基底静脉。丘脑纹状体静脉接受丘脑、纹状体、胼胝体及侧脑室壁血液,在侧脑室侧壁尾状核和丘脑之间的沟内向前、向下、向内走行,在室间孔后壁与透明隔静脉混合,转折后成为大脑内静脉。左右大脑半球各一条大脑内静脉,沿第三脑室顶向后下,在胼胝体压部下汇合成大脑大静脉,大脑大静脉还接受四叠体、松果体和小脑上蚓的血液,其后方与下矢状窦汇合成直窦,基底静脉接受前穿质、基底节和岛叶的血液,沿大脑脚向后上汇入大脑大静脉。

(二)大脑浅静脉

主要收集大脑皮质血液。大脑上静脉每侧数条,经大脑表面注入上矢状窦。大脑中静脉由数分支汇合成一条,位于外侧裂,注入海绵窦。此外,还有大脑下静脉位于大脑底面,注入海绵窦和岩上窦。

(三)椎静脉

根据静脉引流的方向,后颅凹静脉可分为 3 个主要引流系统。

1. 上组向上引流至盖伦(Galen)系统的那些静脉,其中小脑中央前静脉和上蚓静脉引流小脑上部和前部,中脑后静脉和中脑前静脉引流脑干。

2. 前组引流至岩上窦的静脉,主要为岩静脉,它由引流小脑半球前部,以及引流脑桥和延髓前外面的多个尾支组成。

3. 后组向后、外引流入窦汇以及邻近直窦或侧窦的静脉,这组静脉引流小脑半球和扁桃体的后下面,主要为下蚓静脉和半球下静脉。

此外,天幕上组引流大脑后动脉及其分支供血的区域,并引流中脑、间脑的后部,侧脑室、枕叶、颞后叶和顶后叶,它连接大脑大静脉(Galen 静脉)、上矢状窦、直窦和侧窦。主要静脉有基底静脉、脉络膜丛和脉络上静脉、大脑内静脉和丘脑静脉。

(四) 颅外静脉

主要有面总静脉、枕静脉、耳后静脉等。面总静脉中的面前静脉收集颜面大部分血流,面后静脉由颞浅静脉和上颌静脉汇合而成。枕静脉和耳后静脉都汇入颈外浅静脉,面总静脉注入颈内静脉,而颈外浅静脉则注入锁骨下静脉。

(五) 静脉窦

静脉窦在颈动脉造影的深静脉期显示(图 4-7-3)。主要包括:

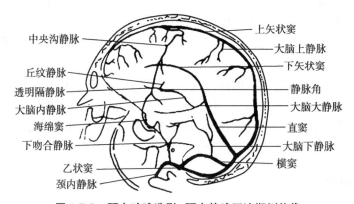

图 4-7-3　颈内动脉造影:颈内静脉回流期侧位像

1. 上矢状窦　位于大脑镰上缘,从鸡冠起向后直至窦汇。
2. 下矢状窦　位于大脑镰的游离缘之下,与上矢状窦平行,与大脑静脉汇合成直窦入窦汇。
3. 直窦　由大脑大静脉与下矢状窦汇合而成,向后经窦汇至横窦。
4. 横窦　成对,位于小脑幕后、外侧缘附着处的枕骨横沟内,连于窦汇与乙状窦之间。接受小脑半球下静脉、下吻合静脉(Labbé 静脉)、岩上窦和许多静脉的血液。
5. 窦汇　位于两侧小脑幕游离缘之间,由上矢状窦与直窦在枕内降凸处汇合而成,注入横窦。横窦与上矢状窦呈"T"字相交。乙状窦是横窦的延续,向下经颈静脉孔与颈内静脉相近。
6. 海绵窦　位于鞍旁,两侧海绵窦经海绵间窦互相沟通,它前接眼静脉,两侧接大脑中静脉,后经岩上窦与横窦相通,经岩下窦与乙状窦或颈内静脉相通。
7. 岩上窦　成对,位于颞骨岩部后缘处的岩上沟内,起自海绵窦的后端向后外行走,引流入横窦。
8. 岩下窦　成对,位于颞骨岩部后缘处的岩上沟内。起自海绵窦的后端,将海绵窦内的血液引向颈内静脉。

第二节　头颈部DSA技术要点

一、头颈部DSA目的与适应证

1. 颅内自发性出血的病因检查。

2. 脑血管疾病，如颅内动脉瘤、脑动静脉畸形、硬脑膜动静脉瘘、烟雾病及部分静脉性血管疾病的诊断、鉴别诊断等（图4-7-4、图4-7-5）。

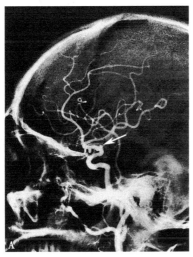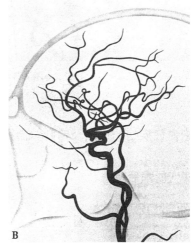

图4-7-4　动脉瘤
A. 蒙片图像；B. 减影图像。

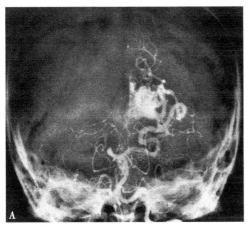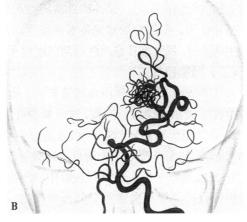

图4-7-5　动静脉畸形
A. 蒙片图像；B. 减影图像。

3. 了解脑肿瘤的血供情况。判断颅内占位性病变，明确肿瘤的形态、范围和供血，并进一步做定性诊断及栓塞治疗（图4-7-6）。

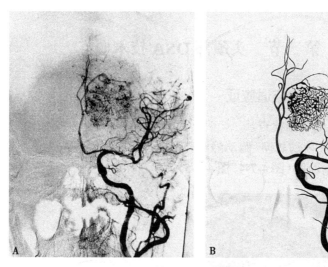

图 4-7-6　脑肿瘤
A. 蒙片图像；B. 减影图像。

4. 进行缺血性疾病的诊断及治疗，临床上有缺血症状、颈动脉及其分支和椎动脉狭窄或阻塞。

5. 颅内病变的术后随访。

二、头颈部 DSA 技术

（一）摄影体位

在颅脑 DSA 检查中，摄影体位应根据病情需要，以减少兴趣区内的血管重叠为原则。

脑血管造影常规是 25°～30° 汤氏位和水平侧位。侧位可较好地分辨颈内动脉虹吸部。如怀疑有病变，加摄左、右双斜位和旋转 DSA 及三维血管重建。双斜位常规是 45°，具体还要视受检者的血管情况而定。颈外动脉常规摄水平侧位，必要时加摄正位，正位不加角度，图像必须包括导管头。颈部血管常规是水平侧位，左、右 45° 斜位，显示不清楚时加做旋转 DSA。为了使主动脉弓、颈动脉及椎动脉根部清晰显示并彼此分离，可摄一侧或两侧 60°～65° 斜位像。

（二）摄影技术

1. 双向摄影系统　颅内血管造影时，最好用双方向摄影，即正位和侧位摄影，这样可以缩短检查时间和减少造影次数，也可减少并发症的发生，见表 4-7-1。

2. 立体摄影和旋转 DSA　血管造影中有时由于血管的重叠给判读影像带来困难，立体摄影和旋转 DSA 是获取立体信息的有效方法，利于动脉瘤存在的确认。

3. 放大摄影　在头部血管造影中，如何描出关系到提高诊断能力，在技术上很重要，放大摄影可以提高细小血管的空间分辨能力，显示出 100μm 的血管，提高了头部的微小血管显示能力。

头颈部 DSA 的对比剂注入部位、对比剂注入参数、要点的把握一定要结合临床病例来理解，下面将结合具体病例加以叙述。

（三）颅脑肿瘤

颅脑肿瘤进行造影检查时，必须对颈内动脉、颈外动脉、椎动脉分别造影，颈动脉、椎动脉通常取常规体位。但颅后窝有肿瘤时,颈外动脉需正位造影,采用与椎动脉正位(Towne摄影)同样的体位,更能将病变部位显示出来。

对比剂注入条件:只要不是特殊的狭窄及闭塞,用常规的条件注入即可。

要根据病变血管的情况,适时调整对比剂注射的参数,既保证图像质量又减少因造影而产生的并发症。

DSA 摄影的关键,是了解肿瘤的营养血管,确定有无肿瘤的染色,以及肿瘤染色的持续时间,必要时可摄取静脉期影像。

(四)脑动脉瘤

脑动脉瘤破裂时,受检者出现蛛网膜下腔出血症状;脑动脉瘤未破裂时,有时可出现神经症状;有的脑动脉瘤是在别的检查中偶然被发现。动脉瘤的好发部位,在主要血管的分叉部、粗血管分支及血管分叉处较多。动脉瘤的治疗,最早为外科开颅行动脉瘤夹闭手术,手术风险大、创伤大。随着介入设备、介入技术、介入材料的进步,脑动脉瘤介入栓塞术越来越成为受检者的首选治疗方法。因此在血管造影中,要求尽量清晰地显示动脉瘤的部位、大小、形状、狭窄的位置与周围动脉的关系。

蛛网膜下腔出血受检者的检查程序为:一旦由 CT 确认为蛛网膜下出血,则进行急诊的脑血管造影,造影血管为两侧颈总动脉和椎动脉,造影后可以确认动脉瘤的有无。动脉瘤的瘤颈显示不充分的时候很多,所以用能显示动脉瘤的颈部的特殊摄影角度非常必要。目前旋转 DSA 及三维血管重建已经成为脑血管造影的常规造影方法。一旦有怀疑的病变,必须加做旋转 DSA 和三维重建。

表 4-7-1　双向造影

动脉瘤的位置	摄影角度
前交通动脉	RAO 或 LAO20°+CAU15°
	RAO90°+CAU20°(RTICA)
颈内动脉 - 后交通动脉	LAO90°+CAU20°(LTICA)
	RAO 或 LAO100+CRA150
大脑中动脉分叉部	RAO90°+CAU20°(RTICA)
	LAO90°+CAU20°(LTICA)

注:RAO. 右前斜;LAO. 左前斜;CAU. 足侧倾斜;RTICA. 右侧颈内动脉;LTICA. 左侧颈内动脉。

DSA 的摄像关键是能显示动脉瘤以及与周围血管关系的图像,为了大小的测定,可放入比例尺。另外,为了明确动脉、动脉瘤、骨的位置关系,不进行减影的图像也是必要的。

下面列举有代表性的动脉瘤病例进行详细解说。

1. 前交通动脉的动脉瘤　大多情况下,在正位与大脑前动脉,在侧位与大脑前、中动脉相重叠,正位像和侧位像均很难分清前交通动脉动脉瘤的周边关系,应追加斜位摄影和旋转 DSA。

2. 颈内动脉的后交通动脉分叉部(IC-PC)动脉瘤　多数在正位像与颈内动脉重叠,但大多数情况用侧位图像可以作出诊断。动脉瘤的颈部及由后交通动脉分叉部末梢侧分支的前脉络动脉不能清晰显示时,应行旋转 DSA。

3. 大脑中动脉分叉部的动脉瘤　大脑中动脉分叉部的动脉瘤通常用正侧位像就可以

诊断,但是大脑中动脉分叉部的动脉瘤在分叉血管相互重叠,使用旋转DSA能明确显示出大脑中动脉及其末梢血管与动脉的关系。

4. 颅底动脉前端的动脉瘤　椎动脉区域为颅底动脉前端动脉瘤发生频度最高的部位,通常Towne摄影和侧位摄影即可诊断,动脉瘤突出到颅底的动脉延长线上时,摄颅脑正位。

(五)癫痫

颅侧叶引起的癫痫在进行手术切除前,首先要判定语言学习的优势半球,来决定手术方式。方法是先导管进入颈内动脉造影,之后将短时间作用性的巴比妥剂通过导管注入,将一侧大脑半球选择性地麻醉,检查语言学习功能。采用常规的对比剂注入条件,常规的颈内动脉造影体位。

DSA摄影的关键是显示动脉影像,也显示静脉像中下吻合静脉(Labbé静脉)及颅中窝静脉的连续动态影像。

(六)脑动静脉畸形

脑动静脉畸形为蛛网膜下腔出血和癫痫的发病原因之一。动静脉畸形在DSA检查时,动脉与静脉的直接吻合易被发现,在血管造影的图像上可以看到异常的血管团,扩张的静脉。

分别进行颈内和颈外动脉造影,也行椎动脉造影。采用颈动脉、椎动脉的常规造影体位,颅后窝处的病变追加摄颅脑正位。

DSA摄像的关键是使动脉早期的图像显示清晰,同时在摄影图像中放入比例尺,必要时可以增加摄影帧数。

(七)闭塞性脑血管障碍

脑梗死、一过性脑缺血发作、闭塞性脑血管障碍等病例,均可进行血管造影,因为这些病变多数情况是由于动脉硬化生成瘤斑,伴随发生狭窄而形成溃疡,溃疡处形成血栓,该血栓游离发生栓塞时引起上述症状。

疾病在大动脉的分叉部,颈总动脉分叉到颈内动脉和颈外动脉,锁骨下动脉分叉的椎动脉的起始部处也多有病变,所以这些血管的DSA检查也是必要的。

首先用左前斜(LAO)位进行主动脉弓造影,接着进行选择性造影。在颈动脉区域,颈总动脉造影从颈总动脉开始的颈内动脉及颈外动脉分叉部进行检查,一般分叉部的位置多为C_4的高度。透视时检查确认分叉部的高度,大多数病例中进行侧位摄影,有时也补充正位或斜位摄影。颅内血管的DSA检查,均进行两侧颈内动脉、颈外动脉及椎动脉造影。

DSA摄影的关键是注意观察动脉壁的不规整、狭窄、闭塞,采集其动脉期及静脉期的影像。

注意点:对于闭塞性脑血管疾病的受检者,在进行脑血管造影时,必须进行分级造影。

1. 先行主动脉弓造影　了解大动脉分叉部、无名动脉(头臂干)分叉部、两侧锁骨下动脉分叉部的狭窄及闭塞情况。

2. 在超选择椎动脉前必须先行锁骨下动脉造影,以明确椎动脉有无狭窄和斑块。

3. 在超选择颈内动脉前,必须先行颈总动脉造影,以明确颈内动脉起始部有无狭窄和斑块,以避免超选择血管时斑块脱落导致脑梗死加重。

(八)烟雾病

烟雾病是由基底动脉环(Willis动脉环)的狭窄或闭塞引起的病变。在血管造影上,显示为特征性的烟雾状异常血管网。可分为出血性和缺血性两大类,儿童和成人有不同的临床表现。儿童脑缺血较常见,包括偏瘫、单肢轻瘫、性格缺陷、头痛、癫痫发作、智力迟钝或持续神经功能障碍等;成人出血较常见,突发性脑室出血、蛛网膜下腔出血或脑出血等,缺血症状也可见于成人。

颈动脉区域的造影是为了明确颈内动脉狭窄或闭塞的程度,以及侧支循环的情况。常规进行椎动脉、颈动脉造影。

DSA 摄像在见到颈内动脉狭窄及闭塞严重时,基底部的血管扩张,形成侧支循环。椎动脉造影也可见到侧支循环。

注意点:由于烟雾病的受检者病变血管较为狭小,颈内动脉狭窄甚至闭塞,故在造影参数的选择上一定要根据血管的情况调整注射速率,选用相对较小的注射速率,以避免出现并发症。

(九) 硬脑膜动静脉瘘

硬脑膜的动脉与静脉直接吻合,在静脉处产生动脉压,此时静脉压上升,静脉回流异常。好发部位为海绵静脉窦,造影需对颈外动脉、颈内动脉分别进行。为了看清瘘口,可以适当调高采集帧数。

(十) 颈内动脉海绵静脉窦瘘

这种疾病多由外伤引起,海绵静脉窦部的颈内动脉处发生断裂,与海绵静脉窦之间形成动静脉瘘,症状为一侧的结膜充血及眼球突出,可闻及与心跳一致的血管杂音。

需要对颈内、外动脉选择性进行血管造影,采用颈动脉造影的常规体位。DSA 摄像的关键是显示动脉早期的动静脉瘘图像。

三、图像优化措施

(一) 补偿过滤器

在颅脑常规的 DSA 摄影中,使用补偿过滤器是必要的,常规摄影颅脑正位,中央部位与周边部位的中间密度为 1.8 时,所获得的图像密度值符合诊断范围,此时中央部的密度为 1.5,周边部为 2.2。有时出现 0.7 的密度差,此时要使用过滤器补偿。使用过滤器补偿,可以使全部密度更均一,充分显示血管。

补偿滤过对于 DSA 检查是个不可缺少的步骤,直接关系到图像的质量,采集时应将视野内密度低的部分加入一些吸收 X 射线的物质,使 X 射线在被照射区域的衰减接近均匀,以防止饱和状态伪影的产生,如颈内动脉造影的侧位像上,乳突部较厚,而眼眶、上颌窦部密度较低,这时应用遮光器,遮盖低密度区。

补偿滤过器应具备的条件:①有若干滤过器可更换;②可单独左右运动;③形状为楔形;④是易加工的材质。

(二) 摄影辅助用具

对于意识低下,不能配合的被检者,成像部位的固定是顺利进行检查并获得清晰图像的关键。固定的部位为双手、双足和头部,固定足部时,牢固地固定膝关节的上部效果较好。

四、相关的介入治疗

随着治疗技术的提高,超选择性造影导管的器材、栓塞物质,血管造影摄影装置的进步，在头颈部除了进行 DSA 检查也可行介入放射治疗。

（一）动静脉畸形

本病可行介入栓塞术、外科手术、放射治疗或介入＋放射复合治疗。脑血管造影，确认载瘤动脉之后，将微导管插入载瘤动脉，注入 OYNX、NBCA 等液态栓塞系统，将畸形团栓塞。大多情况下，仅单纯用介入栓塞术很难完全治愈，畸形团的大小不同其治疗方法不同。

（二）脑动脉瘤

脑动脉瘤最常采用外科夹闭术治疗，近年来导管栓塞的介入治疗也逐渐开展，通过将超选择性导管插入动脉瘤内，使用可解脱性铂金圈栓塞动脉瘤，该方法适用于外科手术困难者、高龄以及全身状态不良者。

（三）硬脑膜动静脉瘘

硬脑膜动静脉瘘是颈外动脉区域的硬膜支，在海绵窦处形成交通。此病进行介入治疗时，先行全脑血管造影，确认病变后插入超选择性导管，进行动脉栓塞，之后经静脉使用铂线圈栓塞海绵窦；或者在瘘口处注入液态栓塞系统进行栓塞。

（四）颈内动脉海绵静脉窦瘘

颈内动脉与海绵静脉窦之间形成的瘘孔，可以经导管进行栓塞治疗。操作时，在导管前端将球囊通过颈内动脉的瘘孔，插入海绵窦内，球囊进入海绵静脉之后膨胀、堵住瘘孔，连接导管造影，一旦确认瘘孔堵塞则脱离球囊，复查造影确认治疗效果。

第八章

心脏与冠状动脉 DSA

第一节 心脏与冠状动脉血管解剖

一、心脏解剖

心脏位于胸腔的中纵隔内,两肺之间,为一倒置的圆锥体,心尖朝向下方,心底朝向右后上方,心脏长轴倾斜,与正中矢状面成45°角。心底后方与血管相连,大部分为左房,小部分为右房组成。右房上、下各有上、下腔静脉注入。左房两侧有左右两对肺静脉注入。从右室发出的肺动脉主干向左上方,从左室发出升主动脉位于肺动脉后方,向右上方,二者相互交叉。左前下方的心尖由左室构成,心脏前面的前上方大部分由右房和右室构成,左侧一小部分由左心耳和左室构成。后下方的膈面大部分由左室小部分和右室构成。右缘垂直向下,由右房构成。左缘圆钝,斜向左下,大部分由左室,小部分由左心耳构成。心脏由房间隔、室间隔和房室瓣分成四个心腔,即左、右心房和左、右心室(图4-8-1)。

右心房是心腔中靠右侧的部分,前部为固有心房,后部为腔静脉窦。上下腔静脉开口于腔静脉窦,下腔静脉与右房室口之间有冠状窦开口,接受供应心脏的静脉回流血。固有心房前上部呈三角形突出,称右心耳。右心房的后内壁主要由房间隔组成,其下部有一线凹为卵圆窝,此处房壁最薄,为胎儿期卵圆孔闭合后留下的痕迹。右心房前下方为右心房室口,由此通向右室。

左心房位于右心房的左后方,为心脏最后的部分。左房后部较体部壁光滑,两侧有左、右肺静脉的开口。前部向左前方突出的为左心耳,左心房下部为房室口,向前下方通向左心室。

右心室位于右房左前下方,为心脏最靠前的部分。右心室按功能分成流入和流出及小梁部分,两者以室上嵴为界。室上嵴为一弓状肌性隆起,位于三尖瓣口与肺动脉瓣口之间,流入道的入口为右房室口,成人周径平均1.1cm左右,纤维环上附着三个瓣膜,即前、后瓣和隔瓣,瓣膜由腱索与乳头肌连接。心室收缩,瓣膜关闭,防止血液倒流。流入道内壁粗糙,由相互交错排列的肉柱即肌小梁构成。流出道偏前,是右室腔向左上方延伸的部分,向上逐渐变细,形似倒置漏斗,壁光滑,无肌小梁,称为动脉圆锥或漏斗部。其顶端为肺动脉口,通向肺动脉干。瓣环上有三个半月形瓣膜,即肺动脉瓣。

左心室位于右心的左后下方,心脏近似圆形,流入道和流出道以二尖瓣前瓣为界。流入道入口为左房室口,成人周径平均为1.0cm左右。瓣口周围的纤维环上附有二尖瓣。流出道是左室腔的前内侧部分,内壁光滑,顶端为动脉口,口周围的纤维环上附有三个半月形的主动脉瓣。瓣膜与主动脉壁之间的内腔称为主动脉窦。

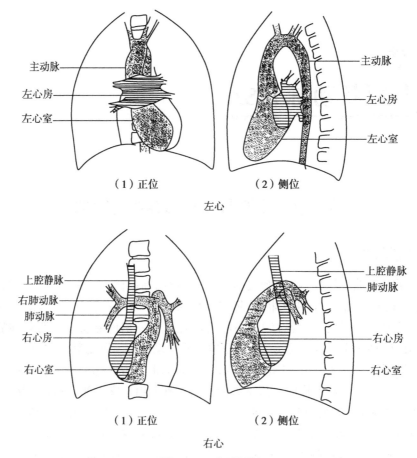

左心

右心

图4-8-1 心脏解剖

房间隔向左前斜,与正中矢状面约为45°倾斜,但呈弧形,室间隔下部较厚称肌部,上缘中部有一小卵圆形区域,非常薄,称膜部。

二、冠状动脉解剖

冠状动脉主干及其大分支主要在心脏表面的室间沟和房间沟内行走,前后室间沟形成一个襻,与心脏纵轴一致。左右房室沟围成一环,与室间沟大致垂直。主动脉根部与三个半月瓣相对应,有三个半月球状膨大部称为主动脉窦,分别是左冠窦、右冠窦、无冠窦。多数情况下,左冠状动脉口位于主动脉的左侧壁或稍偏后处,右冠状动脉开口位于主动脉的右前壁(图4-8-2)。

(一)左冠状动脉

左冠状动脉开口于左冠窦侧壁内面的1/3处,主要供应左半心,其主干位于肺动脉起始部与左心耳之间,长0.5~3cm,管径0.4~0.7cm,左冠状动脉主干分为前降支和回旋支。

1. 前降支 是左冠状动脉主干的直接延续,在前室间沟内走行,其末端可绕过心尖至后室间沟。供应左、右心室壁的一部分和室间隔的前上2/3。其主要分支为:

(1)前室间隔支:是前降支的特有标志,有6~10支不等,起自前降支的中远段,形如垂柳状排列,进入室间隔,供应室间隔的前2/3。

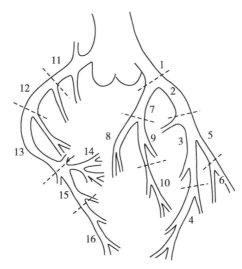

1. 左冠状动脉主干；2. 前降支近段（起始段到第一间隔支）；3. 前降支中段；4. 前降支远段；5. 对角支近段；6. 对角支远段；7. 回旋支近段；8. 回旋支远段；9. 锐缘支近段；10. 锐缘支远段；11. 右冠状动脉近段；12. 右冠状动脉中段；13. 右冠状动脉远段；14. 左室后支；15. 后降支近段；16. 后降支远段。

图 4-8-2 冠状动脉分支模式图

（2）对角支（左室支）：为前降支的较大分支，有 2～6 支不等，供应左心室前侧壁。有的对角支起自左冠状动脉主干，成为左冠状动脉的第三支，即中间支。

2. 回旋支 自左冠状动脉主干发出后，在左房室沟向后绕行，与身体冠状面约成 45°角，供应左心室外侧壁，左心房壁和右心室的一部分前壁和下壁。主要分支为：

（1）心室支：自回旋支向前发出，供应左心室的外侧壁，其数目不定，沿心左缘走行的一支位置比较固定，并且较为粗长，称为钝缘支或左缘支，钝缘支前发出的心室支称为左室前支，供应左室前侧壁；钝缘支后发出的心室支称为左室后支。

（2）心房支：自回旋支发出向后走行，至左心房表面，分别自右心房发出左房前支和左房后支。

（二）右冠状动脉

右冠状动脉开口于右冠窦，主要供应右心室和心脏的膈面。其主干在肺动脉起始部和右心耳之间进入冠状沟，向右下走行，绕右心缘至心脏膈面，继续沿冠状沟向左，到达房室交点，主要分支为：

1. 右圆锥支 为其第一较大的分支，起点距右冠状动脉开口约 2cm，向前上方走行，分布于右心室流出道和肺动脉根部。

2. 右心室支 为向心尖方向走行的分支，供应右心室游离壁。最恒定的分支是锐缘支，沿心脏右缘向右心室尖部走行。在锐缘支近侧的 1～2 支心室支称为右心室前支，锐缘支远侧称为右心室后支。右心室支供应右室前侧壁、前壁和后壁。

3. 后降支 又称为后室间隔支，为右冠状动脉主干的终支，由"U"形弯曲或稍前方发出，沿后室间沟下达心尖部。供应室间隔后下 1/3 和左右室的后壁。

4. 左心室后支 此支为左冠状动脉主干的另一终支，起自"U"形弯曲，在冠状沟内向左走行。供应左心室后壁的部分或全部。

5. 房室结支　房室结支在"U"形弯曲顶点或稍前方发出,经室间隔后下部向上走行,供应左房室结及邻近的组织。

6. 心房支　心房支有1~5支,右心房前支较为恒定。起自右冠状动脉近段,向后向上走行,至上腔静脉根部,供应左心房和右心耳,右心房前支若供应窦房结则称为窦房结支。右心房后支常从锐缘支后方的主干发出,供应右心房侧壁和后壁。

(三) 左右冠状动脉的类型

1. 右优势型　右冠状动脉较长,超过心脏膈面的房室交点供应到左心,而左冠状动脉回旋支较细短。

2. 左优势型　左冠状动脉较粗长,其回旋支超过房室交点而供应到右心。

3. 均衡型　左右冠状动脉粗细相仿,均止于房室交点。

第二节　心脏与冠状动脉造影技术

一、目的与适应证

1. 掌握心脏及关联部位的解剖结构,评估其整体及局部的功能。

2. 诊断大动脉疾病、大动脉瓣及周边组织有无异常。

3. 冠心病的诊断,与治疗方案的确定。

4. 急性心肌梗死介入治疗或溶栓治疗前的检查。

5. 冠状动脉疾病介入或外科治疗前的诊断。

6. 外科手术治疗前的冠状动脉检查及搭桥术后的评价、心脏瓣膜病变的术前检查。

7. 复杂先天性心脏病,如大动脉转位、动脉单干等,术前了解病变解剖变异和分布,指导手术操作,避免术中误伤。

二、造影技术

(一) 造影体位

1. 常用心脏造影体位

(1) 左前斜长轴斜位:探测器置左前斜(LAO)60°,同时向头侧倾斜(CRA)20°~30°。此位置能观察到主动脉和肺动脉,室间隔前半部,二尖瓣环切线位,左室流出道,肺动脉主干及左下肺动脉延续部等。此位置适用于室间隔缺损、法洛四联症等疾病的选择性左、右心室造影。

(2) 四腔位:探测器置左前斜(LAO)45°,同时向头侧倾斜(CRA)20°~30°。此位置能观察到整个房间隔和室间隔的切线位,房室四个腔互相分开,房室瓣也分开且呈正面观。此位置适用于房室通道型室间隔缺损(如心内膜垫缺损)、二尖瓣骑跨及单心室等疾病的选择性左心室造影;三尖瓣骑跨或三尖瓣闭锁时的选择性右心房造影;三尖瓣关闭不全、单心室或右室双出口的选择性右心室造影。

(3) 延长右前斜位:探测器置于右前斜(RAO)30°,同时向头侧倾斜(CRA)20°~30°。此位置能观察到右室流出道、肺动脉瓣、肺动脉主干及其右侧分支等。此位置适用于法洛四联症、右室双出口或单心室等疾病的右心室或肺动脉造影。

（4）半坐位（肺动脉轴位）：探测器向头侧倾斜（CRA）45°。此位置能观察到肺动脉瓣、主干、分叉及左右肺动脉分支，此时主、肺动脉也分开。此位置适用于肺动脉狭窄、异位肺动脉等疾病的右心室、肺动脉造影，或假性动脉干及主、肺动脉间隔缺损时的主动脉造影等。

（5）侧位：探测器置于左前斜（LAO）90°，此位置能观察到肺动脉瓣及瓣上、肺动脉主干等，适用于肺动脉瓣狭窄、动脉导管未闭等疾病的右心室、主动脉弓造影。

（6）正位：探测器置于零度位置，此位置能观察到房间隔缺损，三尖瓣下移畸形、三尖瓣闭锁等。

（7）右前斜位：探测器置于右前斜（RAO）30°～45°，此位置用于观察到二尖瓣反流、左室射血分数（LVEF）等。

对于先天性心脏病，需灵活选择复合倾斜角度进行体位摄影，有条件可行二维或三维旋转造影，以便清晰地显示心脏及血管病变。

2. 冠状动脉造影　冠状动脉造影的摄影体位是根据冠状动脉走行特点设计的。

（1）左冠状动脉造影常用体位

1）右前斜＋头位（右肩位）：探测器置右前斜（RAO）30°～50°并向头侧倾斜（CRA）15°～30°，显示左前降支中、远段及左主干，抬高并重叠回旋支影像。

2）右前斜＋足位（肝位）：探测器置右前斜（RAO）30°～50°并向足侧倾斜（CAU）15°～30°，能较好地显示左主干、前降支和回旋支关系，展示左主干及回旋支较好。

3）左前斜＋头位（左肩位）：探测器置左前斜（LAO）20°～45°并向头侧倾斜（CRA）20°～30°，显示前降支与回旋支夹角、分支走向及其中、远段为主。

4）左前斜＋足位（蜘蛛位）：探测器置左前斜（LAO）45°～60°并向足侧倾斜（CAU）15°～30°，显示左主干、中间支、前降支及回旋支分叉部及其各支近段为主。

5）头位：探测器向头侧倾斜（CRA）30°～45°，显示前降支（近、中、远段）、间隔支、对角支。

6）尾位：探测器向足侧倾斜（CAU）30°～45°，显示左主干、前降支近段、回旋支（近、中、远段）、钝缘支。

（2）右冠状动脉造影常用体位

1）左前斜（LAO）30°～50°：此位置常作为右冠状动脉造影插管体位，又作为摄影体位。一般情况下，右冠状动脉于此位常呈"C"字形切线显示。

2）右前斜（RAO）30°～45°：此位置下 X 射线几乎与心脏的右房室沟垂直，也即与右冠状动脉中段主干垂直，右冠状动脉常呈"L"形显示，分布于房、室两侧的分支易于区分，但后降支和左室后支重叠，有时不易分辨。

3）正位＋头位（CRA）15°～25°：常作为左、右前斜位的补充摄影体位，用于展开后降支和左室后支。

（二）造影操作和对比剂参数

1. 右心房、右心室和肺动脉造影　经股静脉穿刺，插入 5～7F 造影导管，按造影目的分别将导管置于右房、右室流出道、肺动脉主干或肺动脉左右分支等处进行选择性造影。

2. 左心房造影　经股静脉穿刺，插入 5～7F 造影导管置于右室或肺动脉主干进行选择性造影，经肺循环到左心房显影，也可行房间隔穿刺将导管送入左心房进行选择性造影。

3．左心室造影　经股动脉或桡动脉穿刺并将"猪尾"导管置入左心室进行选择性造影。

4．冠状动脉造影　经股动脉或桡动脉穿刺，现在主要采用桡动脉穿刺，将冠状动脉专用造影导管分别选择性插入左、右冠状动脉开口行冠状动脉造影。

临床上通常选择浓度为 300～370mgI/ml 非离子型对比剂，常用造影参数见表 4-8-1。

表 4-8-1　常用心脏造影参数

部位	对比剂量	流速 /(ml·s^{-1})	压限 /PSI
成人主动脉	25～40ml	15～25	800～1 200
成人左心室	25～35ml	15～20	800～1 100
成人左、右心房	20～25ml	10～12	800～1 000
成人右心室	15～35ml	12～20	800～1 000
婴幼儿心脏及大血管	1～2ml/kg*	2s 内注射完毕	600～1 000
左冠状动脉	5～7ml	手推	
右冠状动脉	4～6ml	手推	

*．表示患儿体重。

三、心脏与冠状动脉的介入治疗

（一）结构性心脏病的介入治疗

1．室间隔缺损（ventricular septal defect，VSD）　室间隔缺损是最常见的先天性心脏病，指室间隔在胚胎时期发育不全，形成异常交通，在心室水平产生左向右分流。

具体治疗方法是：经皮穿刺股动脉和股静脉成功后，放入血管鞘，先用"猪尾"导管行左心室造影。常规采用长轴斜位（左前斜 60°加向头侧倾斜 20°～30°）造影，长轴斜位与前部室间隔相切，并使室间隔适当拉长，常用于观察前部室间隔的病变，如膜部室间隔缺损、部分类型的肌部室间隔缺损等。若术前有彩超或 CT 提示为其他部位室间隔缺损，可灵活选用其他造影体位，如四腔位（左前斜 45°加向头侧倾斜 20°～30°）适用于观察房室通道型室间隔缺损等；有条件可行二维或三维旋转造影，不仅可以减少造影剂的使用，还可以为医生提供最佳观察角度和更多的诊断信息。造影确认室间隔缺损的位置、大小、形态及距主动脉瓣的距离后，再做主动脉瓣上造影，确认有无主动脉瓣脱垂及反流。然后建立股动脉 - 主动脉 - 左心室 - 室间隔缺损处 - 右心室 - 右心房 - 下腔静脉 - 股静脉的轨道，选择合适的封堵器及输送鞘管系统，将封堵器卡于缺损处，再以最佳观察角度或封堵器"腰"呈切线位的角度做左心室及主动脉瓣上造影，结合超声检查如其缺损处封堵效果满意且未影响主动脉瓣开放，即可释放封堵器，完成治疗（图 4-8-3）。

2．动脉导管未闭（patent ductus arteriosus，PDA）：动脉导管原本系胎儿时期肺动脉与主动脉间的正常血流通道，由于此时肺循环阻力较大，来自右心室的肺动脉血绝大部分经动脉导管进入降主动脉。出生后，肺膨胀并承担气体交换功能，肺循环和体循环各司其职，不久动脉导管因废用即自行闭合，如持续不闭合则形成动脉导管未闭。

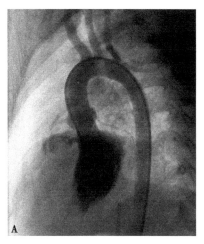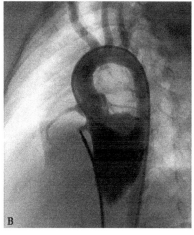

图 4-8-3　室间隔缺损的介入治疗
A. 室间隔缺损术前造影图像；B. 室间隔缺损封堵术后造影图像。

　　具体治疗方法是：经皮 Seldinger 穿刺股动脉、股静脉成功后，放入血管鞘，先用"猪尾"导管行降主动脉造影，常规采用左侧位投照，确认其动脉导管的位置、大小、形态。建立股静脉 - 右心房 - 右心室 - 肺动脉 - 动脉导管 - 降主动脉的轨道，选择合适的封堵器及输送鞘管系统，在透视下送入封堵器，卡于动脉导管内，复查降主动脉造影，无残余分流，即可释放封堵器，完成治疗（图 4-8-4）。

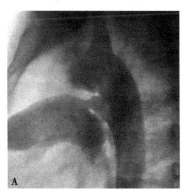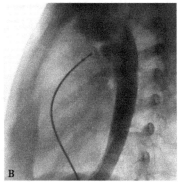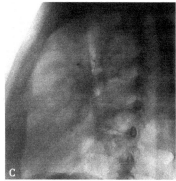

图 4-8-4　动脉导管未闭的介入治疗
A. 术前造影图像；B. 封堵术后造影图像；C. 封堵器完全释放后图像。

　　3. 房间隔缺损（atrial septal defect，ASD）　为临床上常见的先天性心脏畸形，是原始房间隔在胚胎发育过程中出现异常，致左、右心房之间遗留孔隙。
　　具体治疗方法是：经皮 Seldinger 穿刺股静脉成功后，置入血管鞘，导管经股静脉 - 下腔静脉 - 右心房 - 房间隔缺损处 - 左心房，置于左上肺静脉，导入加硬导丝，建立钢丝轨道。根据术前彩超测量房间隔缺损大小，选择合适的封堵器及输送鞘管系统，在透视下送入封堵器，卡于房间隔缺损处，行超声心动图评估房间隔堵闭器位置良好和无房间隔残余分流及无相邻瓣膜的影响，即可释放封堵器，完成治疗（图 4-8-5）。

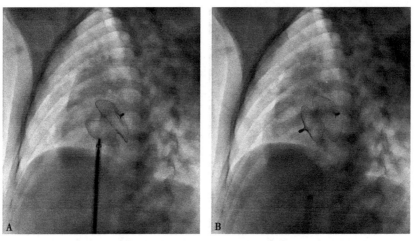

图 4-8-5　房间隔缺损的介入治疗
A. 房间隔缺损封堵器释放图像；B. 房间隔缺损封堵器完全释放图像。

4. 经皮球囊肺动脉瓣成形术（percutaneous balloon pulmonary valvuloplasty，PBPV）　肺动脉瓣狭窄发病率占先天性心脏病的 5%～10%，随着心脏介入技术的发展，常用的治疗方法是经皮球囊肺动脉瓣成形术。

具体治疗方法是：经皮 Seldinger 穿刺股静脉成功后导管经血管鞘进入右心室，测量肺动脉瓣上与瓣下的压力差，压差大于 50mmHg 以上就有扩张指征。换"猪尾"导管做右心室侧位造影，右心室造影可见肺动脉瓣处明显的"喷射征"，肺动脉总干的狭窄后扩张。测量肺动脉瓣环直径，选择合适的肺动脉瓣扩张球囊或二尖瓣扩张球囊，扩张肺动脉瓣，直至扩后球囊被压征象消失，测量肺动脉瓣跨瓣压差，压差小于 25mmHg，疗效较好（图 4-8-6）。

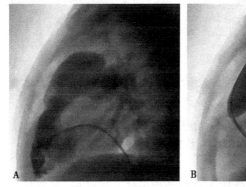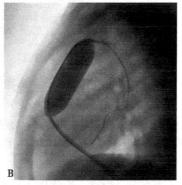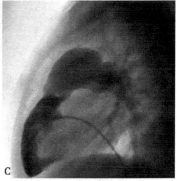

图 4-8-6　肺动脉瓣狭窄球囊扩张术
A. 肺动脉瓣狭窄术前造影图像；B. 肺动脉瓣狭窄球囊扩张图像；C. 肺动脉瓣狭窄术后造影图像。

5. 经皮球囊二尖瓣狭窄扩张术（percutaneous balloon mitral valvuloplasty，PBMV）　能够治疗因风湿性心脏病累及二尖瓣所带来的瓣膜疾病二尖瓣狭窄。

具体治疗方法是：经皮 Seldinger 穿刺股静脉成功后，放入血管鞘，行房间隔穿刺，导丝进入左心房，选择合适的球囊导管经股静脉 - 右心房 - 左心房 - 二尖瓣口，扩张二尖瓣，直至扩后球囊被压征象消失。扩张前后测量左心房压力,左心房压力下降为判断标准,不可过度扩张,以免造成二尖瓣关闭不全(图4-8-7)。

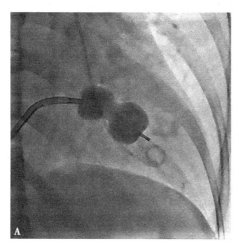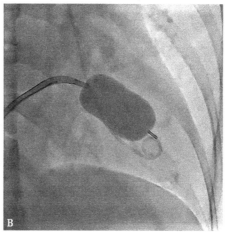

图4-8-7　二尖瓣狭窄球囊扩张术
A. 二尖瓣狭窄球囊扩张定位图像;B. 二尖瓣狭窄球囊扩张图像。

6. 左心耳封堵术(left atrial appendage closure,LAAC)　左心耳是左心房内狭长、弯曲的管状盲端,其特殊的解剖结构和纤维走行使心电活动在左心耳内的传导有别于左心房,不仅是血栓形成的常见部位,也是房性心律失常产生和维持的重要部位。

左心耳封堵术的具体方法是:术中全麻插管,经食管超声观察排除左心耳血栓,测量左心耳口部直径和深度,穿刺股静脉置入血管鞘,行房间隔穿刺后将"猪尾"导管定向到左心耳,采用右前斜(RAO)30° + 足侧倾斜(CAU)20° 行左心耳部造影,观察形态并测量,选择合适尺寸的封堵器,寻找左心耳中合适位置经导引鞘定位和操控释放封堵器,再次观察食管超声并造影,保证封堵器位置满意后释放,完成治疗(图4-8-8)。

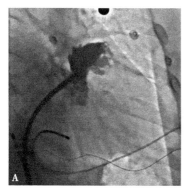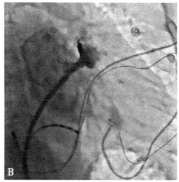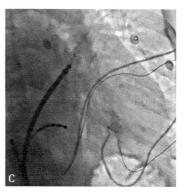

图4-8-8　左心耳封堵术
A. 左心耳封堵术前造影图像;B. 左心耳封堵术后造影图像;C. 左心耳封堵器完全释放后图像。

7. 经皮主动脉瓣置换术(transcatheter aortic valve replacement,TAVR)　适用于(主要针对的是)有严重症状的主动脉瓣狭窄而不适合外科开胸换瓣的受检者。

具体治疗方法是:术前通过全主动脉及冠状动脉 CT 血管成像进行术前评估,确定入路、瓣膜支架型号及使主动脉瓣形态及冠状动脉开口充分暴露的预测投照角度,穿刺预定入路后行主动脉造影。送导丝跨瓣进入心室建立轨道后使用球囊扩张主动脉瓣,送入瓣膜支架,精准定位后释放。通过主动脉造影和经食管超声观察瓣膜支架植入后反流情况,完成治疗(图4-8-9)。

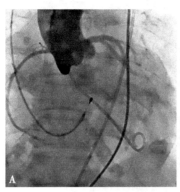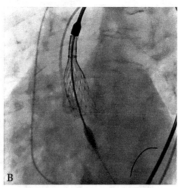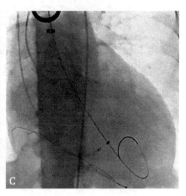

图4-8-9 主动脉瓣置换术

A. 主动脉瓣置换术前造影图像;B. 主动脉瓣支架释放图像;C. 主动脉瓣支架完全释放图像。

(二)冠状动脉的介入治疗

1. 经皮冠状动脉腔内成形术(PTCA) 经皮Seldinger穿刺冠状动脉造影,导丝通过狭窄段后,先注入对比剂显示导丝进入狭窄血管的情况,位置准确后深插导丝至病变血管远端,将球囊导管沿导丝送入狭窄段,确定球囊准确位于狭窄段后即可开始扩张,用压力泵或手推稀释的对比剂充胀球囊,透视下可见狭窄段对球囊的压迹,如压迹正好位于球囊的有效扩张段可继续加压注射,直至压迹消失,一般每次扩张持续10s,可重复2～3次,撤出球囊导管时应将其抽真空,以利于通过导管鞘,扩张结束后,复查血管造影,确保血管成形良好后结束治疗。由于单纯球囊扩张术再狭窄率高,所以目前绝大多数病例采用冠状动脉支架植入术(图4-8-10)。

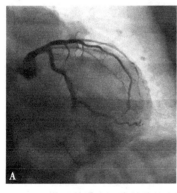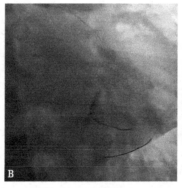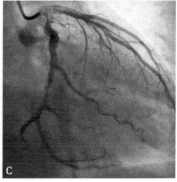

图4-8-10 经皮冠状动脉腔内成形术

A. 左冠状动脉造影图像;B. 左冠状动脉球囊扩张图像;C. 左冠状动脉球囊扩张术后造影图像。

2. 经皮冠状动脉支架植入术(PCI) 经皮Seldinger穿刺后行冠状动脉造影,用导丝通过狭窄段,将球囊导管沿导丝送入狭窄段并完成球囊扩张成形术。复看冠状动脉造影结果和球囊扩张时所摄影片,确认狭窄两端的解剖位置,选择合适长度及大小的支架,沿导丝输送准确到位后释放支架,通过球囊扩张使其贴壁良好,确保支架植入效果满意后结束治疗(图4-8-11)。

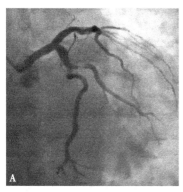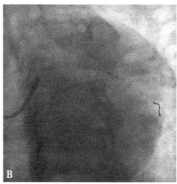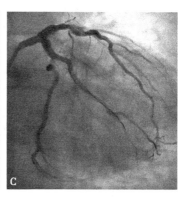

图4-8-11 经皮冠状动脉支架植入术

A. 左冠状动脉造影图像;B. 左冠状动脉支架定位图像;C. 左冠状动脉支架释放术后造影图像。

3. 经皮冠状动脉腔内旋磨术(PTCRA) 经皮冠状动脉腔内旋磨术对于冠状动脉重度钙化球囊无法扩张的病变是一种极为有效的介入治疗方法,采用呈橄榄形带有钻石颗粒旋磨头的导管在冠状动脉血管内高转速、选择性地去除纤维化或钙化严重的动脉硬化斑块,旋磨后的斑块被磨成微小颗粒,直径平均为 5μm,小于红细胞直径,存留于血液循环中,有待机体自然清除。经皮 Seldinger 穿刺后行冠状动脉造影,用导丝通过狭窄段,将旋磨头沿导丝送入钙化病变处高速旋磨,重复 2～3 次后,复查造影查看旋磨效果,再行球囊扩张和支架植入(图4-8-12)。

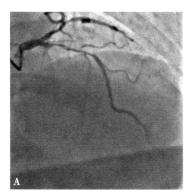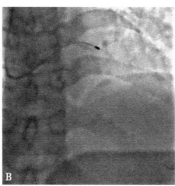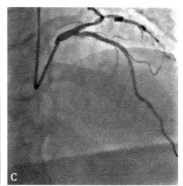

图4-8-12 经皮冠状动脉腔内旋磨术

A. 左冠状动脉造影图像;B. 左冠状动脉旋磨图像;C. 左冠状动脉支架释放术后造影图像。

四、冠状动脉血管腔内影像与功能检查技术

(一)冠状动脉血管腔内影像检查技术

1. 血管内超声(intravascular ultrasound, IVUS) 血管内超声是将微型化的超声换能器通过导管技术置入血管腔内,再经电子成像系统显示血管断面的形态。因此,血管内超声

可提供血管的横截面图像,从而不仅可以观察管腔的形态,还可以观察管壁的结构,直接显像位于管壁上的病变。

随着设备及处理软件的不断发展血管内超声目前已在临床上得到广泛应用,尤其在冠状动脉疾病的介入诊断和治疗中成为重要的辅助手段。

2. 光学相干断层成像(optical coherence tomography,OCT)　光学相干断层成像是一种应用近红外光干涉的成像技术,其原理是通过记录不同深度生物组织的反射光,由计算机构建出易于识别的血管图像。与血管内超声相比,光学相干断层成像有极高的分辨力,在评价易损斑块和指导支架置入,尤其是在急性冠脉综合征(acute coronary syndrome,ACS)等冠心病诊疗领域日益受到关注。

(二)冠状动脉血管腔内功能检查技术

1. 冠状动脉血流储备分数　是指存在狭窄病变情况下的冠状动脉提供给心肌的最大血流量与理论上无狭窄病变情况下心肌所获得的最大血流量之比,其结果介于 0(完全闭塞且没有侧支循环)和 1(没有功能学意义狭窄)之间。通过压力导丝实际测量能够真实反映当前情况下心肌灌注/缺血程度,提示血管重建的必要性和价值。

2. 冠状动脉定量血流分数　定量血流分数是一种基于造影评估冠状动脉狭窄功能学意义的方法,通过冠状动脉造影血管三维重建与血流动力学分析,辨别功能学上的血管狭窄程度,其诊断精度与传统的冠状动脉造影相比有显著提高,同时,因其不使用压力导丝,减少了侵入性损伤的发生率及手术费用。

第九章
胸部 DSA

第一节　胸部血管解剖

一、动脉系统

（一）主动脉

主动脉是人体内最粗大的动脉血管,体循环动脉的主干,全身各级动脉,均直接或间接自主动脉发出。主动脉自左心室起始,平第 3 胸肋关节面,斜向右上前方,至右侧第 2 肋软骨处,转向左后上方,达第 4 胸椎体下缘的左侧转向下,沿脊柱前面下降。经膈的主动脉裂孔至腹腔,到第 4 腰椎体前面分为左、右髂总动脉。根据主动脉的走行和位置,可将其分为升主动脉（主动脉升部）、主动脉弓和降主动脉（主动脉降部）3 段。其中降主动脉又以膈的主动脉裂孔为界,分为胸主动脉（主动脉胸部）和腹主动脉（主动脉腹部）。升主动脉长约 5cm,外径平均为 2.8～3.0cm,与肺动脉干共同被心包包绕。升主动脉起始处形成 3 个主动脉窦（aorticsinus）,与 3 个主动脉瓣相对应。冠状动脉是升主动脉唯一分支,起自左、右主动脉窦壁。

（二）锁骨下动脉

锁骨下动脉为一对粗大的上肢动脉主干,左侧直接起于主动脉弓,右侧在右胸锁关节上缘的后方起自头臂干,左锁骨下动脉较右锁骨下动脉稍长。它们分别沿左右肺尖的内侧上行,然后斜越胸膜顶的前面出胸廓上口到颈根部,呈弓状向外侧行,依次经斜角肌间隙、锁骨中点下方和第 1 肋的上面达其外缘移行为腋动脉进入腋窝。左锁骨下动脉起始较为恒定,据统计,约 99.8% 直接起于主动脉弓,只有 0.2% 与颈总动脉合成左头臂干起于主动脉弓。右锁骨下动脉 98% 起于头臂干,2% 直接起于主动脉弓。锁骨下动脉除主要运送血液至上肢外,沿途还发出分支分布于头颈部器官和胸壁。但其分支数目常不固定,其中常见的分支有椎动脉、胸廓内动脉、甲状颈干、肋颈干和颈横动脉等 4～5 支。锁骨下动脉的前下方有同名静脉伴行。

（三）肺动脉

肺动脉在左侧第 2 胸肋关节水平起自右心室,肺动脉位于心包内,延续于肺动脉瓣,斜向左后上方行走,全长一般为 3～4cm。在主动脉弓下方,第 5 胸椎水平气管分叉的前方分为左肺动脉和右肺动脉,右肺动脉比左肺动脉长,穿过纵隔斜行进入右侧肺门下方,左肺动脉为肺动脉的延续。肺动脉的各级分支与相应的支气管伴行,肺动脉段和亚段一般与支气管段或亚段平行,其管径逐渐变细。右肺动脉近似水平走行,位于升主动脉和上腔静脉的后方，右主支气管的前方，全长约 5cm。在离开纵隔之前分为右肺动脉上干和右肺动脉下干，右肺动脉下干又分为右中叶肺动脉和右下叶肺动脉。左肺动脉向左后上方走行，呈弓形跨越左上叶支气管，全长约 3cm，它又分为左上叶肺动脉和左下叶肺动脉。以上肺动脉支配相应的肺组织。

（四）支气管动脉

支气管动脉直接或间接多数从胸主动脉发出，发源升主动脉、锁骨下动脉及腹主动脉，变异很多。正常支气管动脉干的管径仅 1～2mm，一般有 2～4 支。右侧以 1 支多见，多数人与右上肋间动脉合成一干，称肋间 - 支气管动脉干，从主动脉的右侧壁偏后发出。在主动脉上单独开口的右支气管动脉多数从主动脉的前壁偏右发出。左侧通常有两支，分别供应上下肺区域，一般从主动脉前壁发出。少数人左、右支气管动脉呈单干，从主动脉前壁发出。但常有副支从主动脉发出供应肺的某一区域。支气管动脉在降主动脉上开口的位置大致集中在右支气管和隆突水平附近，约相当于第 5、第 6 胸椎的椎体处。个别支气管动脉也开口在主动脉弓，甚至迷走发源于锁骨下动脉及其属支，有的与脊髓前动脉交通。

（五）肋间动脉

一般肋间动脉自第 3 肋间开始，成对地开口于降主动脉后壁，呈两行排列，两侧开口水平可相差数毫米。右侧肋间动脉起始后稍向头端斜行进入相应的肋间隙，比同一水平发出的左肋间动脉高出一个肋间隙。在诸肋间动脉近端可有链状交通存在，第 6 肋间以诸肋间动脉与胸廓内动脉有吻合。在上下肋间动脉或左右肋间动脉存在吻合。肋间动脉主要供应肋间肌、椎旁肌肉，胸、背部肌肉、壁层胸膜和脊髓等组织。

（六）胸廓动脉

胸廓内动脉又称内乳动脉，起始于锁骨下动脉，起点与椎动脉起点相对应，下行进入胸腔，沿胸骨外缘行走胸前壁内面，分支分布于胸前壁、心包和膈肌，在第 6 肋软骨深面附近分为膈肌动脉和腹壁上动脉。胸廓内动脉全长 15～26cm（平均 20cm），左胸廓内动脉长于右胸廓内动脉。左胸廓内动脉为冠状动脉旁路移植的首选材料，尤其是前降支吻合。比较有意义的是乳腺供养动脉，它包括胸廓内动脉、腋动脉的分支和上位肋间动脉分支 3 组，其中胸廓内动脉分出 4 条穿支；腋动脉分支主要供应乳腺外侧区，包括胸肩峰动脉、胸外动脉、直接乳房支，胸背动脉；正常情况下，下肋间动脉供血不大。

支气管动脉和肋间动脉见图 4-9-1。

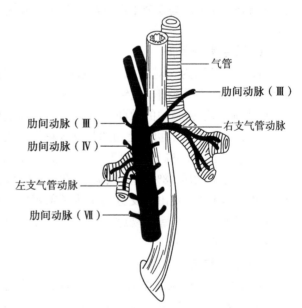

气管

肋间动脉（Ⅲ）

右支气管动脉

肋间动脉（Ⅲ）

肋间动脉（Ⅳ）

左支气管动脉

肋间动脉（Ⅶ）

图 4-9-1　支气管动脉和肋间动脉

二、静脉系统

（一）上下腔静脉

上腔静脉系的主干是上腔静脉（superior vena cava），主要收集头颈部、上肢、胸壁和部分胸腔器官的静脉血。上腔静脉是 1 条短而粗的静脉干,由左、右头臂静脉在右侧第 1 胸肋关节后方汇合而成,沿升主动脉右侧垂直下行,注入右心房。

下腔静脉系由下腔静脉及其属支组成,主要收集下肢、盆部和腹部的静脉血,其主干是下腔静脉。下腔静脉(inferior vena cava)在第 5 腰椎水平由左、右髂总静脉汇合而成,沿腹主动脉右侧上行,穿膈的腔静脉孔入胸腔,注入右心房。

(二) 锁骨下静脉

锁骨下静脉是位于颈根部的短静脉干,自第 1 肋骨外缘由腋静脉延续而成,向内行于胸锁关节后方与颈内静脉汇合成头臂静脉。锁骨下静脉与附近筋膜结合紧密,位置较固定,管腔较大,可作为较长期留置导管,以进行输液、测量中心静脉压等。锁骨下静脉的主要属支为颈外静脉,另外,肩胛上静脉和颈横静脉偶尔也直接注入锁骨下静脉。

(三) 肺静脉

左右各两支,分别称为左肺上静脉和左肺下静脉,右肺上静脉和右肺下静脉,起自肺门且分别注入左心房。

(四) 支气管静脉

经支气管动脉流入肺部的血液主要经两个途径回流。

1. 肺外围部分,在支气管壁内的静脉丛收集血液汇集成较大的静脉干,再进入肺静脉或直接回流入左心房。

2. 在内侧中央部分的少量血液经较细小的支气管静脉回流到奇静脉、上腔静脉或半奇静脉,最上肋间静脉等部位。

第二节　胸部 DSA 技术

一、目的与适应证

1. 咯血的定位诊断和支气管动脉栓塞治疗。
2. 肺癌的诊断和支气管动脉内灌注化疗。
3. 肺内孤立球形病变的鉴别诊断。
4. 疑支气管动静脉发育畸形或动脉瘤。
5. 先天性缺血型青紫性心脏病的术前,了解肺内侧支血管发育和分布。
6. 肺动脉血栓形成,了解肺内侧支循环建立,决定治疗方案。
7. 胸痛部的恶性肿瘤的介入治疗。

二、DSA 技术

(一) 摄影体位

主动脉造影:最佳体位是 45°～65° 的左前斜位,使升主动脉、主动脉弓、降主动脉呈平面显示。对特殊病变可在此基础上加照正位、侧位和左前长轴斜位(成像板向受检者左侧转动 65°～70°,同时向头端倾斜 25°～30°)。

肺动脉造影:肺动脉造影常规正侧位取像,肺栓塞者加斜位投射。必要时成像板向受检者头端倾斜 20°～35°;或右前斜 5°～10°,成像板向受检者头端倾斜 20°～30°;或肺动脉轴位亦称半坐位：即受检者仰卧，成像板向头端倾斜 30°～45°。可显示肺动脉瓣、主干、分叉和分支的全貌。

上腔静脉造影：常规取正位，为了多方位观察上腔静脉阻塞情况及侧支循环的情况，可采集侧位或斜位图像，便于确切诊断及介入治疗。

下腔静脉造影：常规正位，根据病变的显示情况加摄左、右斜位和侧位。

支气管动脉造影常规正位取像，必要时加摄侧位或斜位，锁骨下动脉、腋动脉、胸廓内动脉常规正位即可，必要时加照 15°～30° 斜位。

（二）摄影程序和对比剂注入量

肺动脉造影因心脏的运动选用超脉冲方式采集，每秒 25 帧，曝光采像至静脉回流左房。对比剂为 60% 复方泛影葡胺或相应浓度的非离子造影剂。肺动脉主干注药时，对比剂用量 30～40ml/ 次，流率 15～20ml/s，注射压力 400～600PSI，一侧肺动脉选择性造影时，对比剂用量每次 20～30ml/ 次，流率 15～20ml/s，严重肺动脉高压者对比剂量和流率须酌减。

支气管动脉造影可选用脉冲方式采集，屏气曝光，每秒 6 帧，直接显示实质期。对比剂用非离子型，浓度 200～300mg/ml 的碘帕醇或碘普罗胺。用量 5～10ml，流率 2～3ml/s，或手推对比剂行 DSA 采集。

（三）图像优化措施

1. 补偿过滤器（密度补偿）　当成像部位衰减值的动态范围常常超出了摄像机可精确复制的信号范围，视频峰值超出动态范围时（>100%）就产生饱和，在减影图像中出现均匀灰度值的饱和伪影，该区域内的诊断信息不可逆转失去。补偿滤过是在 X 射线管与受检者之间放入附加的衰减材料，在选择性的衰减特定的辐射强度区域，以提供更均匀的总的 X 射线衰减。密度过滤器对于 DSA 检查是一个不可缺少的步骤，直接关系到图像的质量。胸部 DSA 检查更显突出。采像时应将视野内密度低的部分加入一些吸收 X 射线的物质，使 X 射线在被照射区域的衰减接近均匀，以防止饱和状态伪影产生。补偿过滤器的材料有铅、含铅丙烯、增感纸、黏土、树脂等，应根据实际情况选用（图 4-9-2）。

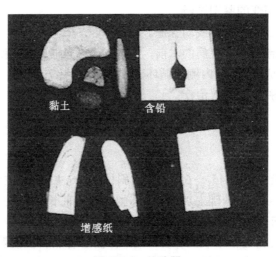

图 4-9-2　补偿器

2.呼吸性移动对策　DSA图像因呼吸性移动产生模糊阴影,造影前事先让受检者吸入氧气,可以使呼吸平稳,主要是训练呼吸状态,使其在曝光采像时屏气。

三、相关的介入治疗

(一)支气管动脉注入疗法

原发性肺癌是呼吸系统最常见的恶性肿瘤,根据部位,临床上分为中心型和周围型肺癌。肺癌的基本治疗方法是手术、放疗和化疗,肺癌主要由支气管动脉供血,根据这一循环特点,利用支气管动脉插管进行选择性支气管动脉造影,确定供血的支气管动脉后,将抗癌药物注入靶血管,达到在短时间内杀伤癌细胞的目的(图4-9-3)。

(二)支气管动脉栓塞术

咯血是指下呼吸道出血,经咳嗽从口腔咯出。根据咯血量分为痰血、小量、中等和大咯血。咯

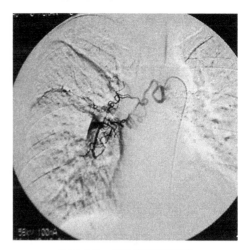

图4-9-3　支气管动脉造影

血的常见病有支气管扩张、肺结核、原发性肺癌、肺脓肿及霉菌感染等,咯血以往常采用内科保守治疗,内科治疗无效者,可紧急手术,切除病变肺叶,但手术死亡率高。应用支气管动脉栓塞术(bronchial artery embolization,BAE)治疗大咯血,取得了满意的临床效果。具体方法为:首先行支气管动脉造影,确定供血动脉及出血部位,找到出血部位的供血动脉后,释放栓塞物质,栓塞物质为明胶海绵、金属弹簧圈。一根支气管动脉栓塞后,再寻找其他供血动脉,直至出血部位的供血动脉完全栓塞为止(图4-9-4)。

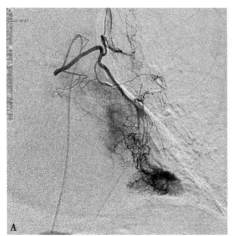
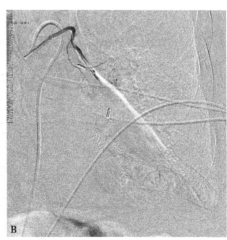

图4-9-4　肺癌并咯血的支气管动脉栓塞术
A.栓塞前;B.栓塞后。

第十章
腹部血管DSA

第一节　腹部血管解剖

一、腹部动脉系统

胸主动脉穿过膈肌沿脊柱左前方行至左右髂动脉分叉上方为腹主动脉。其自上而下主要分支为腹腔动脉、肠系膜上动脉、肾动脉、肠系膜下动脉，并于后壁发出四对腰动脉（图 4-10-1）。

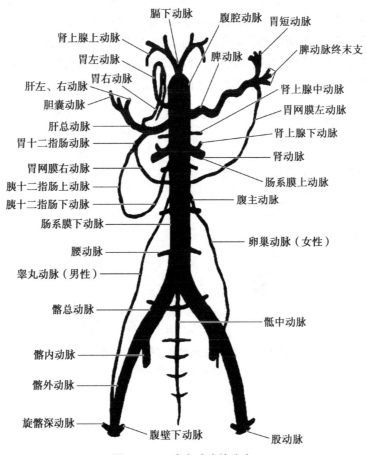

图 4-10-1　腹主动脉的分支

腹腔动脉起自腹主动脉，于第12胸椎下缘至第1腰椎水平处发出，沿途分别发出胃左动脉、肝总动脉和脾动脉（图4-10-2），典型分支呈三分叉。腹腔动脉是腹主动脉最大和最先分支，从腹主动脉腹侧发出，长2～4.5cm，直径4～10mm。胃左动脉起自腹腔动脉前上壁，沿胃小弯向左向上行，与胃右动脉相互吻合成弓，同时与脾动脉分支的胃短动脉亦有吻合支。胃右动脉多起自肝固有动脉，反向在胃小弯向左行走，与胃左动脉吻合，成为胃小弯的主要供血。

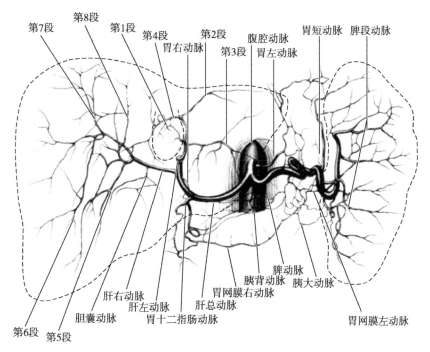

图4-10-2　腹腔动脉分支

胃网膜右动脉是胃十二指肠动脉的延续，与脾动脉分支和胃网膜左动脉吻合成弓，为胃大弯的主要供血动脉；胃十二指肠动脉的分支，胰十二指肠上动脉与胰十二指肠下动脉吻合成弓，是胰腺头部的主要供血动脉。

肝总动脉起自腹腔动脉右侧，向右前行至十二指肠上缘分出胃十二指肠动脉后，改名肝固有动脉，全长3～6cm。入肝门前分出肝右动脉和肝左动脉。

脾动脉是腹腔动脉最大一个分支，沿胰的上缘，脾静脉上方左进，经脾肾韧带达脾门，并分数支入脾。即胰腺支，胃短动脉，胃网膜左动脉，脾支。

肠系膜上动脉起自腹主动脉腹侧，腹腔动脉下方，是胰头、十二指肠、空肠、回肠和右半结肠的供血动脉。第一分支为胰十二指肠下动脉，与胃十二指肠动脉的分支胰十二指肠上动脉相互吻合成弓，它们是胰腺头部的主要供血动脉。依次向右分出中结肠动脉、右结肠动脉、回结肠动脉。向左分出小分支依次为空肠动脉和回肠动脉，为相应小肠的供血动脉（图4-10-3）。

肠系膜下动脉起自腹主动脉下段腹侧偏左侧壁，相当于第3腰椎水平，是左半结肠、乙状结肠和直肠的供血动脉。第一分支为左结肠动脉，分成上行支和下行支，上行支至结肠脾区,与中结肠动脉之间有吻合支;下行支至降结肠中下部,再分为数支至乙状结肠,其终支为直肠上动脉。来自肠系膜上动脉的右结肠动脉与肠系膜下动脉的左结肠动脉之间亦有吻合支,称之为 Riolan 吻合支(图 4-10-4)。

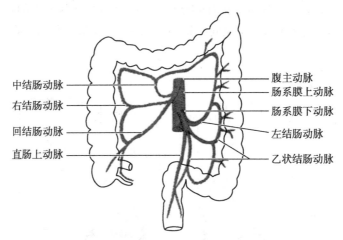

图 4-10-3　肠系膜上动脉分支

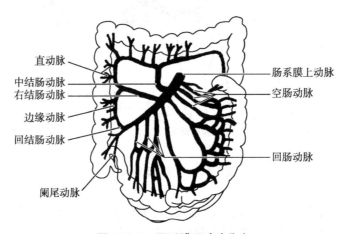

图 4-10-4　肠系膜下动脉分支

(一)肝脏

肝的血流是门静脉和肝动脉的双重支配,正常肝脏其比率为 3:1(门静脉:肝动脉),而肝肿瘤的血供 90% 来自肝动脉。肝动脉提供肝胆系统营养性血液,约占肝脏全部血供的1/4,其余 3/4 血供来自门静脉,提供功能性血液。两者通过肝窦后变为静脉血,经肝静脉注入下腔静脉而回流至右心。

按 Couinaud 分段法可将肝脏分为 8 段,各段的编号依据顺时针进行,门静脉分支分布于肝段内,而肝静脉位于肝段间。每段功能上是独立的,有独立的血液、胆汁引流道;每段的中心是门静脉、肝动脉和胆管,周围是血液流出的肝静脉。尾状叶为 I 段,左外上、下叶为 II、III 段,左内叶为 IV 段(Bismuth 分类法,第 4 段又分为 4a 和 4b 段),右前叶上、下为 V、VIII 段,右后叶上、下为 VI、VII 段。门静脉将肝脏分为上、下部分,门静脉左、右支发出上、下分支,分别进入每段的中心。肝中静脉将肝脏分为左叶和右叶,肝左静脉将肝左叶分为内侧段（Ⅱ、Ⅲ）和外侧段（Ⅳ），肝右静脉将肝脏分为右前段（Ⅴ、Ⅷ）和右后段（Ⅵ、Ⅶ）。各段按顺时针方向排列，Ⅰ段（尾状叶）在后方。

肝动脉起源多样化，存在各种各样的变异。肝右叶变异的动脉较多，来源于肠系膜上动脉和胃十二指肠动脉，而肝左叶主要来源于胃左动脉。肝肿瘤除肝动脉供血外，常有肝外多支供血的可能，还要考虑是否进行肠系膜上动脉、膈动脉或其他动脉的造影。

（二）胰腺

胰腺血供来源丰富，主要来自于胃十二指肠动脉的分支胰十二指肠上动脉，肠系膜上动脉的分支胰十二指肠下动脉和脾动脉胰腺支（胰背动脉、胰大动脉、胰尾动脉）。

（三）肾脏

肾动脉多数发自腹主动脉的前外侧壁，起于第 1 腰椎中部至第 2 腰椎中部水平，右肾动脉起点稍高于左肾动脉，且长于左肾动脉。横行向外，达肾门入肾，在肾门处分为前支和后支，前支粗大占全肾血运的 3/4 以上，多数肾动脉分为 5 支肾段动脉，即为上段、中段、下段、后段和尖端动脉，每支肾段动脉供应一定区域的肾实质。肾动脉的变异颇多，多见双肾动脉，肾脏的血运很丰富，正常成人安静时每分钟约有 1 200ml 的血液流过两肾，通常所说的肾血流量主要是指肾皮质的血流量。

肾上腺动脉分三组动脉供血肾上腺，即为肾上腺上、中、下动脉，分别多起于膈下动脉、腹主动脉、肾动脉近段。

二、腹部静脉系统

肠系膜上静脉收集小肠和右半结肠的血液，在第 1 腰椎平面与脾静脉汇合。脾静脉收集胃短静脉、胃冠状静脉、肠系膜下静脉、胃网膜静脉和胰静脉的血液。

门静脉系统包括所有引流胃肠道、脾、胰和胆囊等静脉。由肝内和肝外两大部分组成。门静脉主干由肠系膜上静脉和脾静脉汇合而成，门静脉进入肝内后与肝动脉、胆管相伴行并逐渐分支，最终与肝动脉共同开口于肝窦，逐渐形成肝静脉，再注入下腔静脉。

下腔静脉是收集胸部以下的静脉血的主干，于第 4～5 腰椎水平处的髂静脉汇合，上行椎体的前方稍偏右，穿通横膈进入右心房，其间有左右肾静脉、右肾上腺静脉、右睾丸（卵巢）静脉、肝右静脉、肝中静脉、肝左静脉流入。

肾静脉走行于肾动脉前方，由肾窦走出的 4～6 支静脉干汇合而成，向内注入下腔静脉，肾静脉较粗大，直径为动脉的 2 倍。左肾静脉较右侧长，在肠系膜上动脉根部的下方越过腹主动脉，因此有可能被压迫，造成回流不畅。

三、盆腔动脉系统

髂总动脉于腹主动脉在第 4 腰椎平面分成左、右髂总动脉，在骶髂关节平面，分为髂内、髂外动脉。髂外动脉沿腰大肌内侧下降，发出腹壁下动脉，末端分出旋髂深动脉，经腹股沟韧带深面至股骨移行为股动脉。股动脉于股前部转至股骨内侧至腘窝移行为腘动脉，腘动脉向下分为胫后动脉和胫前动脉两终支。髂内动脉从髂总动脉后中转向前至骶部，分成脏支和壁支，壁支是盆腔的营养动脉，包括髂腰动脉、骶外侧动脉、臀上动脉、臀下动脉；脏支包括脐动脉、膀胱上下动脉、直肠中动脉、子宫动脉（女）、前列腺动脉（男）、阴部内动脉、闭孔动脉（图 4-10-5）。

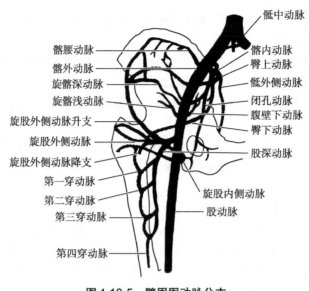

图 4-10-5 髋周围动脉分支

第二节 腹部 DSA 技术

一、目的与适应证

腹部 DSA 用于腹部的血管性及肿瘤性病变的诊断和治疗。

1. 血管性疾病 动脉硬化症、血管瘤、血管畸形、血管狭窄或闭塞、血栓形成等的诊断和治疗，建立人工通路。

2. 肿瘤性疾病 肿瘤的诊断与治疗，肿瘤术前栓塞和阻塞性黄疸引流治疗等。

3. 出血性疾病 外科术后出血、产后出血、消化道出血和肿瘤破裂出血等的诊断与治疗。

二、DSA 技术

（一）摄影体位

腹部血管造影常规采用后前位显示病变，根据后前位造影后的情况，确定是否加摄斜位。一般情况采用同侧斜位造影，角度的选择是肝动脉为 20°～30°，肾动脉为 10°～15°。对于解剖结构复杂的血管性病变，如动脉瘤、血管重叠等，使用 3D-DSA 技术，以明确病变、血管开口及其走行。3D-DSA 技术中涉及 X 射线延时时间，对比剂注射速度及总量和受检者的屏气配合等重要因素。

（二）摄影程序和对比剂注入量

血管造影的 DSA 程序，一般选择脉冲方式采集，每秒 3～6 帧，可以根据受检者检查部位，在相应的动脉期、毛细血管期、静脉回流期等不同阶段，选择适合的帧数。采集图像时间足够长，尤其间接门静脉造影时，采集时间不少于 20s。

对比剂在使用中要考虑相关因素，即对比剂的黏稠度、导管种类、导管内径和长度、连接管长度、靶血管直径、压限、线性上升速率等。不同部位血管对比剂注射参数参考值见表4-10-1。

表4-10-1　腹部各部位血管对比剂注射参数

部位	对比剂量/ml	流速/(ml·s⁻¹)	压限/PSI
腹主动脉	25～40	15～20	600～1 000
腹腔动脉	18～24	5～7	300～600
肝总动脉	15～18	4～6	300～600
脾动脉	15～21	5～7	300～600
肠系膜上动脉	15～21	5～7	300～600
肠系膜下动脉	9～12	2～4	300～600
肾动脉	15～21	5～7	300～600
髂内动脉	10～15	5～7	300～600
髂外动脉	10～15	5～7	300～600
子宫动脉	9～12	3～5	300～600
下腔静脉	20～30	10～15	300～600

注：肝总动脉3D造影的对比剂量18～24ml/次，流率3～4ml/s，压力500～600PSI，X射线延时3～4s。

三、图像的优化措施

（一）密度补偿过滤器

在侧腹部，肺肝交界的横膈处，密度差异较大；消化道内的气体产生饱和状伪影，应作相应的密度补偿。由于使用平板探测器替代了影像增强器，宽容度大，目前很少使用。

（二）呼吸性移动训练

腹部由于腹式呼吸，以及肠管的蠕动，容易产生运动性伪影，使得减影图像模糊。可以训练受检者屏气，在完全屏气的情况下采集图像，或肌内注射抑制蠕动运动的药物，减少肠道运动。

（三）药理学的血管造影法

利用血管收缩剂及血管扩张剂，提高成像区域的动脉像、静脉像的质量，增强病变部位的显示效果。

1. 血管收缩剂　利用肿瘤血管对血管收缩剂无反应的特性，使用肾上腺素等药物，使肿瘤血管成像更清晰。

2. 血管扩张剂　经肠系膜上动脉间接门静脉造影时，为得到良好的门静脉图像，注入罂粟碱，可以一次性地增加血流量，同时相应地注入大剂量对比剂，增加血管的显影效果。

在血管收缩剂注入后1min以内，和血管扩张剂注入后1～3min以内曝光采像图像效果较好。

四、特殊应用

（一）经动脉门静脉造影CT

导管置于肠系膜上动脉，CT延时25s扫描，注入30～40ml且1∶1稀释的对比剂，注射速率为3ml/s，边注入边扫描全肝。敏感性高，可提高肝内病灶的检出率，此为经动脉门静脉造影CT（CT arterial portography，CTAP）。

（二）肝动脉造影CT

导管置于肝总动脉，CT延时7s扫描，注入15ml且1∶1稀释的对比剂，注射速率为1.0~1.5ml/s，边注入边扫描全肝。第一次CT扫描后10s再次扫描。特异性高，提高肝内小肿瘤病灶的检出率。肝动脉造影CT（CT hepatic arteriography，CTHA）在CTAP后5min进行，两种方法联合应用进行定性诊断。

（三）C臂CT

肝脏肿瘤的介入治疗，化疗栓塞目前是首选方法，术后的疗效对进一步治疗极为关键。C臂CT可以在每次术后即刻扫描，用以观察肿瘤区域的碘油沉积情况，评判效果。

（四）超声血管造影

在超声引导下进行检查，导管插入肝动脉，持续注入扩散速度快的CO_2对比剂，连续动态观察。对肝肿瘤性质的诊断有着重要意义，具有安全、无过敏、实时性的优点。

五、相关的介入治疗

（一）肝动脉化疗栓塞术

肝脏肿瘤晚期受检者的介入治疗，化疗栓塞目前是首选方法。经导管肝动脉化疗栓塞术是将导管选择性或超选择插入到肿瘤供血动脉后，以适当的速度注入适量的栓塞剂，使靶动脉闭塞，引起肿瘤组织的缺血坏死。

造影可以确定肿瘤的形态、大小、分布，显示肝血管的解剖和血供情况，明确门静脉系统有无受累，为治疗方案的设计提供必不可少的资料。首先进行腹腔动脉造影和选择性肝总动脉造影，注意导管不宜过深而导致胃左动脉遗漏，采用后前位和同侧斜位的体位。血管解剖结构复杂，肿瘤供血动脉开口重叠时，可以考虑应用3D-DSA技术，以最佳角度显示开口情况，然后在二维或三维路径的引导下进行超选择的插管，从而实施精准的肿瘤栓塞。栓塞时要透视观察栓塞剂的流动及肿瘤的染色情况，防止栓塞剂反流到非靶动脉中。

目前对肝脏肿瘤的栓塞大部分采用碘油加抗肿瘤药物，有时使用颗粒性栓塞物（明胶海绵或PVA颗粒）、载药微球进行栓塞（图4-10-6）。

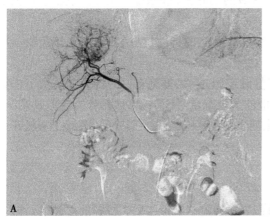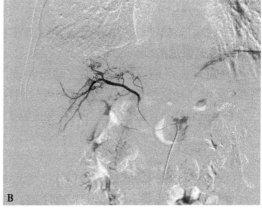

图4-10-6　肝癌碘油栓塞治疗
A. 肿瘤染色图像；B. 肿瘤栓塞图像。

（二）肝脏肿瘤射频消融治疗

肝脏肿瘤的介入治疗中，单一的技术方法不易达到治疗的理想效果，综合治疗是发展方向，常用肝动脉栓塞化疗联合射频消融治疗技术。消融治疗主要指在影像引导下对肿瘤靶向定位，采用物理或化学的方法直接杀灭肿瘤组织的一类治疗手段。目前临床常用的肿瘤消融方式主要分两大类：热消融和化学消融。射频治疗时引导的设备主要有超声、CT、MRI 和 DSA。

（三）肝海绵状血管瘤的介入治疗

肝海绵状血管瘤是最常见的肝脏良性肿瘤，受检者通常无症状，造影的特殊表现，结合临床和实验室检查，一般不难作出诊断。特殊征象是爆米花样染色、异常血管湖样改变。栓塞剂通常使用平阳霉素加碘化油，平阳霉素是一种缓慢硬化剂，破坏血管内皮细胞，促进血小板黏着，微血栓形成，继而产生纤维化的作用。碘化油本身是一种栓塞剂，同时也起到引导栓塞的量和范围的目的。

（四）门静脉高压介入治疗

门静脉高压症是肝硬化发展过程中的重要病理生理环节，也是肝硬化失代偿期的重要临床表现之一。肝硬化致门静脉入肝血流阻力增加，引起门静脉高压，肝硬化不断加重，门静脉压力逐渐升高，门静脉直径逐渐增大，脾脏逐渐增大，胃冠状静脉及其分支逐渐增粗，食管-胃底静脉曲张逐渐加重，引发曲张静脉破裂出血。

经颈静脉肝内门腔静脉分流术（transjugular intrahepatic portosystemic shunt，TIPS）是针对治疗门静脉高压症设计的腔内治疗方式。通过在肝静脉与门静脉之间的肝实质内建立分流道，是降低门静脉压力的关键措施。TIPS 可有效治疗食管-胃底静脉曲张出血和顽固性腹水等门静脉高压相关并发症。

（五）经皮肝穿胆道引流术

炎症、结石、肿瘤等原因引起胆道梗阻病变，经皮肝穿胆道引流术（PTCD）是姑息性治疗方法，可以很快缓解肝内胆管的张力，明显减轻黄疸，改善症状。分为外引流和内外引流两种方式，内外引流指引流管通过梗阻部位，留置于梗阻远端或进入十二指肠；外引流指引流管在梗阻段近端。常规行右侧胆管引流，必要时再做左侧引流。

注意对比剂的用量过多，使肝管内压力增加，大量胆汁流入血管，引起毒血症。

（六）肾动脉造影及栓塞

介入治疗中，与肾脏相关的疾病主要有肾癌、肾血管平滑肌脂肪瘤、肾穿刺术后出血、取石术后出血等。造影顺序是：先行腹主动脉造影，不仅要了解双肾动脉供血情况，而且还要观察肾外邻近动脉的分布；再行双肾动脉主干造影，明确病变后，进行病变侧的超选择造影，进而精准栓塞。肾癌的治疗不仅要完全栓塞肾动脉，而且要寻找是否有邻近的供血动脉，如膈下动脉、腰动脉等。治疗出血时，对操作入路途经的动脉要逐一造影排除，如腰动脉。

（七）肾动脉支架成形术

肾动脉狭窄引起，肾血管性高血压在我国比较常见，其主要病因是：动脉粥样硬化、大动脉炎、肌纤维结构异常。经腹主动脉-肾动脉造影证实后，行肾动脉扩张术，为防止扩张段弹性回缩导致再狭窄，狭窄段置入支架，支架留在腹主动脉的部分不能太多。对于肾血管性高血压介入治疗，肾动脉造影的意义在于了解狭窄的部位、程度以及患侧肾的形态，是否有萎缩及程度,前者指导介入治疗途径及方法,后者常可预测肾功能的恢复情况。

(八) 脾动脉部分栓塞术

脾肿大或脾功能亢进的受检者,利用栓塞部分脾动脉既可以减少脾功能亢进,又可以抑制由于免疫功能低下所引起的感染的发生。栓塞剂使用明胶海绵或 PVA 颗粒,可以栓塞到脾容量 50%～60% 的程度。进行选择性分支栓塞,若栓塞率少则达不到治疗效果,若过多则发生严重的副作用。

造影时,持续至脾静脉及门静脉显影,因此采集时间预设时要足够长。术前术后对比造影实质期的图像,借此可以了解所栓塞的面积。

(九) 消化道出血介入治疗

出血活动期,每分钟超过 0.5ml 者,造影时可见对比剂直接外溢的征象,即对比剂通过破裂的血管溢出到胃肠道内,产生清晰的密度增高阴影,常常显示该处的黏膜。对于慢性少量出血,出血间歇期,或已用止血剂进行造影时,有时难以发现出血部位。

选择性腹腔动脉、肝动脉和肠系膜上动脉造影,通常可满足上消化道出血的诊断。选择性胃左动脉和胃十二指肠动脉造影分别用于胃窦及十二指肠的出血;下消化道出血,可采用肠系膜上动脉、肠系膜下动脉及髂内动脉造影。

超选择动脉造影适用于活动性出血,对于可疑的部位进行多体位摄影,减少干扰,明确出血部位并确认是否可以行介入栓塞治疗。

(十) 腹主动脉瘤腔内治疗

腹主动脉瘤指动脉壁永久性的局限性扩张超过正常直径的 50%,目前比较公认的是:肾动脉下某一主动脉阶段直径超过 3cm 或者直径是肾上主动脉直径的 1.5 倍称为腹主动脉瘤。瘤体破裂是腹主动脉瘤最严重的后果,一旦破裂,死亡率高达 90%。

肾下动脉瘤是最简单的形式,对于累及内脏动脉的肾旁或肾上腹主动脉瘤来说,随着开窗技术、烟囱技术等的成熟,使越来越多原本需要行开腹手术治疗的复杂腹主动脉瘤倾向于腔内治疗,但也受到一些解剖因素的限制,如开口狭窄、扭曲和严重成角。

术前和术中测量主要参数有:瘤颈直径和长度,瘤颈成角,瘤体最大直径和长度,肾动脉下至髂动脉分叉处的实际长度,双髂、股动脉直径及扭曲角度,双髂、股动脉受累及情况,确定行腔内修复术的策略及可行性。结合 DSA 和 CTA 的测量结果,而且更应看重 CTA 的测量结果。术后造影确定支架远近端有无内漏情况。

(十一) 下腔静脉滤器置入

主要是为了预防下肢深静脉血栓栓子脱落,阻挡较大的栓子进入肺动脉导致肺栓塞而死亡。滤器既能截获栓子,又能保持下腔静脉通畅,置入前必须做下腔静脉造影,了解形态,有无解剖变异,管径有无弯曲,有无血栓,并确定双肾静脉开口位置,做好标记。滤器一般放置于肾静脉开口下缘以下的下腔静脉内。滤器需要取出时,仍需再行下腔静脉造影进行评估,判断是否可以取,如下腔静脉有较大血栓,溶栓后方可再取出滤器或永久保留。

(十二) 布 - 加综合征介入治疗

布 - 加综合征(Budd-Chiari syndrome)是指下腔静脉或肝静脉部分或完全阻塞,导致下腔静脉回心血流或肝静脉出肝血流受阻,出现一些临床症状,主要为肝脾大、腹水、下肢水肿等。下腔静脉造影可明确阻塞部位和程度,同时可以确定肝静脉是否有阻塞。根据阻塞情况分为膜状狭窄及闭塞、阶段性狭窄及闭塞和肝静脉狭窄及闭塞。前两种情况采用球囊扩张或加支架植入术，后者则行颈静脉途径使之再通。

（十三）子宫动脉栓塞术

作为妇产科的常用介入治疗方法，主要应用在子宫癌、卵巢癌、子宫肌瘤、子宫腺肌症、产后出血、异位妊娠刮宫术前、胎盘植入等疾病。选择性地先行对侧髂内动脉造影，继而插入对侧子宫动脉，了解子宫动脉的血供情况，注入栓塞剂栓塞，术后进行造影评估栓塞效果，尽可能保留子宫动脉主干。使用同样造影方法，在同侧实施子宫动脉栓塞。

（十四）球囊导管闭塞下逆行性静脉栓塞术

治疗食管 - 胃底静脉曲张引起的上消化道出血，适用于有胃 - 肾分流道或脾 - 肾分流的受检者，与 TIPS 都是食管 - 胃底静脉曲张出血的有效治疗方法。球囊导管闭塞下逆行性静脉栓塞术（balloon-occluded retrograde transvenous obliteration，BRTO）指的是股静脉穿刺，经左肾静脉将球囊置入脾肾分流支，充盈球囊，阻断脾肾分流支血流，注入硬化剂将脾肾分流支和胃底静脉曲张彻底闭塞，从而达到止血或者预防出血的目的。

（十五）外伤出血的介入治疗

外伤损伤腹部血管，造影时可以见到的影像征象有：对比剂外溢，血管阻塞，外伤性血肿的推压所致血管移位，无血管区域充盈缺损，外伤性动静脉瘘，脏器破裂毛细血管期可见实质脏器的边缘失去连续性等。介入诊治时，至少使用两种体位进行造影，寻找出血部位，作出相应的治疗。

第十一章
四肢血管DSA

第一节　四肢血管解剖

一、上肢血管

（一）上肢动脉

双侧上肢动脉都是锁骨下动脉的延续。左锁骨下动脉起自主动脉弓,右侧起自无名动脉。向上出胸廓上口并沿第一肋骨上缘向外下方走行,至第一肋骨外侧缘改名为腋动脉。此段主要分支是椎动脉和胸廓内动脉(图4-11-1)。

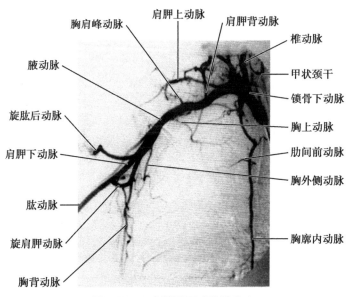

图4-11-1　右锁骨下动脉的分支

腋动脉位于腋窝深部,系从第一肋外侧缘至肱骨外科颈之间的动脉段,出腋窝后改名为肱动脉。腋动脉主要分支有胸肩峰动脉、胸外侧动脉、肩胛下动脉等。

肱动脉于肱骨前内侧走行至肘窝中点分为桡动脉和尺动脉两大支,分别沿桡骨和尺骨走行并发出分支,最后在腕部,桡动脉末端与尺动脉的掌深支构成掌深弓,尺动脉末端与桡动脉的掌浅支构成掌浅弓,再由深、浅两弓分出掌心动脉、掌背动脉和掌指动脉(图4-11-2)。

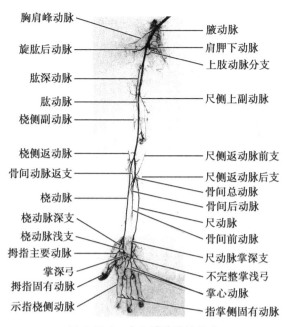

图 4-11-2　右上肢动脉的分支

胸肩峰动脉 —— 腋动脉
旋肱后动脉 —— 肩胛下动脉
—— 上肢动脉分支
肱深动脉 ——
肱动脉 —— 尺侧上副动脉
桡侧副动脉 ——
桡侧返动脉 —— 尺侧返动脉前支
骨间动脉返支 —— 尺侧返动脉后支
—— 骨间总动脉
桡动脉 —— 骨间后动脉
—— 尺动脉
桡动脉深支 —— 骨间前动脉
桡动脉浅支 ——
拇指主要动脉 —— 尺动脉掌深支
掌深弓 —— 不完整掌浅弓
拇指固有动脉 —— 掌心动脉
示指桡侧动脉 —— 指掌侧固有动脉

（二）上肢静脉

上肢的浅静脉变异较大，深静脉的分支、走行与同名动脉伴行。深、浅静脉均有静脉瓣。

二、下肢血管

（一）下肢动脉

股动脉续于髂外动脉，在腘窝续为腘动脉，主要分支有膝上、中、下动脉以及胫前动脉和胫后动脉。胫前动脉下行延续为足背动脉，末端形成足背脉弓和足底深支；胫后动脉为腘动脉的直接延续，主要分支有腓动脉、胫骨滋养动脉、足底外侧动脉等。其中，足底外侧动脉与胫前动脉的足底深支吻合成足底动脉弓（图 4-11-3～图 4-11-5）。

（二）下肢静脉

主要有浅静脉、深静脉和交通静脉。浅静脉位于皮下组织和深筋膜外，深静脉与同名静脉伴行，深、浅静脉之间有交通静脉连结。浅静脉主要由小隐静脉和大隐静脉构成，小隐静脉起自足背外侧缘静

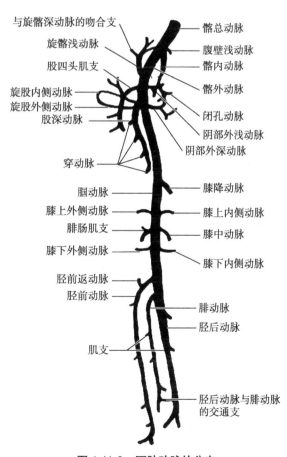

与旋髂深动脉的吻合支 —— 髂总动脉
旋髂浅动脉 —— 腹壁浅动脉
股四头肌支 —— 髂内动脉
旋股内侧动脉 —— 髂外动脉
旋股外侧动脉 —— 闭孔动脉
股深动脉 —— 阴部外浅动脉
穿动脉 —— 阴部外深动脉
腘动脉 —— 膝降动脉
膝上外侧动脉 —— 膝上内侧动脉
腓肠肌支 —— 膝中动脉
膝下外侧动脉 —— 膝下内侧动脉
胫前返动脉 ——
胫前动脉 —— 腓动脉
—— 胫后动脉
肌支 ——
—— 胫后动脉与腓动脉的交通支

图 4-11-3　下肢动脉的分支

脉，沿外踝后方上行，在膝关节注入腘静脉；大隐静脉起自足背内侧缘静脉，沿大腿内侧上行注入股静脉。下肢静脉皆有瓣膜。

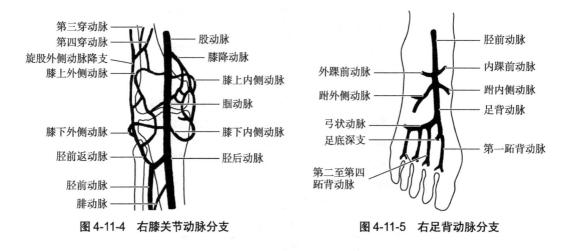

图 4-11-4　右膝关节动脉分支　　　　　图 4-11-5　右足背动脉分支

第二节　四肢 DSA 技术

一、目的与适应证

(一) 目的

四肢动、静脉血管造影的目的大致分两种，一种是血管本身病变的诊断，另一种为肿瘤浸润范围及其性质的诊断。血管造影是四肢血管疾病诊断最重要的方法，对决定治疗方案至关重要。

(二) 适应证

1. 四肢动脉造影　　用于血管闭塞性疾病、动脉瘤、血管畸形、功能性疾病以及骨、软组织肿瘤等处。

(1) 闭塞性疾病：可分为急性动脉闭塞症和慢性动脉闭塞症。急性闭塞症有动脉栓塞症状，这时受检者要行急诊造影检查，造影可见动脉栓塞的征象，然后实施急诊血流再通术（手术或介入放射治疗）。临床上可有动脉腔缓慢闭塞而形成的闭塞性动脉硬化症（ASO）和血栓闭塞性脉管炎（TAO）两种疾病，后者称为 Buerger 病，两者的鉴别比较困难。一般说，闭塞性动脉硬化症高龄受检者较多见，并有全身动脉系统广泛动脉硬化，也可看到粥样硬化，通过造影动脉阻断处可见"虫蛀"的影像。血栓闭塞性脉管炎多发生于青壮年，以下肢的足部和上肢的前腕至手部的末梢动脉多见。另外，根据造影可显示出侧支血流路径，对评价手术及治疗显得更为重要。

(2) 动脉瘤：根据发生的原因，可分为先天性和后天性。后天性主要是因为动脉硬化、外伤、动脉炎、细菌感染等各种原因导致的。形状上有囊状、纺锤状。

(3) 血管畸形：血管畸形有动静脉瘘和血管扩张症状，通过造影可以看到血液从动脉流入静脉或扩张的蛇形血管。

(4) 功能性疾病：包括血管痉挛、雷诺病（Raynaud 病）、胸廓出口综合征、腘窝动脉捕捉症候群等。雷诺病是动脉血管壁不规整或血管普遍变狭窄；胸廓出口综合征的受检者，举起上肢，造影可见动脉阻断、狭窄。

（5）骨、软组织肿瘤：大多可以通过 CT、MRI 诊断，血管造影可以鉴别良恶性肿瘤、肿瘤的大小、范围、血管的形状，支配血管的确定、评价手术的治疗效果或介入放射治疗方案的确定。

2. 四肢静脉造影　用于闭塞性疾病、血栓症、静脉瘤等。

（1）闭塞性疾病：是由于大静脉系统的血流障碍引起，可由上肢、肺及纵隔肿瘤等原因引起大静脉狭窄，通过造影可见血流动态、侧支循环的情况。

（2）血栓症：血栓一般多发于下肢深部静脉，上肢发生血栓症状很少见，静脉造影是发现静脉血栓非常有效的方法。

（3）静脉瘤：是静脉异常扩张而形成的，多发生于下肢表浅静脉。静脉造影不仅了解静脉瘤的形态，对深静脉的形状、静脉形成异常等情况也起重要作用。另外，静脉功能造影，对深处及交通静脉瓣功能的评价作用较大。

二、DSA 技术

（一）摄影体位

上肢动脉和静脉造影，常规体位是正侧位。由于显影血管相互重叠，可根据正侧位血管的显影情况，加照不同角度的斜位，以明确病变的形态、范围、狭窄程度以及动脉瘤的根部、动静脉瘘的分流处、静脉瓣功能等。

下肢血管造影的体位，正常用正位即可。对于狭窄或闭塞的血管病变或动脉瘤，或病变血管相重叠，则应多方位观察而加摄左或右前斜位。必要时摄侧位影以明确病变范围、程度和形态。

（二）摄影程序和对比剂注入量

对比剂的注入量、注入速度、注入压力，根据检查目的、受检者的状态、血管直径的个体差异、导管的种类、部位、摄影装置等的不同而定。

上肢动脉造影，对比剂浓度不超过 70%，因为肢体血管对对比剂的敏感性极高，高浓度的刺激，可引起受检者的剧烈疼痛，应选择毒性反应较小的非离子型对比剂，必要时选用与人体渗透压接近的等渗对比剂，如碘克沙醇。对比剂流率 3～5ml/s，单次总量 8～12ml 压限 100～200PSI。对于血管阻塞或狭窄性病变而需观察前臂或手掌时，应先注射对比剂后再曝光。以免有限的曝光时间不能满足手端血管的显示，或出现运动性伪影，使减影图像模糊不清。至于注药提前多少时间视血管狭窄和闭塞的程度而定。掌握不好这个时间就会出现对比剂先流走而采集的图像不含对比剂或曝光时间结束，兴趣区还没有对比剂到达的情况。

上肢静脉造影，对比剂浓度 50%～70%，手背穿刺时流速 1～2ml/s，肘正中静脉或贵要静脉穿刺或插管时，注射流率 3～6ml/s，单次总量 8～12ml。对于静脉栓塞性病变，观察前臂或上臂时，应先注药后曝光。

下肢 IA-DSA 对比剂浓度不超过 70%。髂总动脉造影，对比剂总量 8～12ml，注射流率 3～5ml/s，压限 200PSI。髂外动脉造影，对比剂总量 6～9ml，注射流率 3～5ml/s，压限 200PSI。若将造影导管前端置于股动脉上段行小腿动脉和足背动脉造影，则对比剂总量

10～15ml，注射流率3～5ml/s，压限150PSI。对于狭窄或闭塞性动脉病变，对比剂量可增加到20ml。

IV-DSA的逆行性静脉造影，造影导管前端置于患侧髂外静脉远端内或股总静脉，对比剂浓度50%～70%，对比剂总量25～30ml，注射流率1～3ml/s，压限150PSI。

IV-DSA的顺行下肢静脉造影，对比剂浓度50%～70%，对比剂总量20～30ml，注射流率1ml/s或30～40ml/min，压限150PSI。注射速度过慢，静脉影像过淡而显示不佳。由于对比剂在静脉内流动很慢，有时IV-DSA难以获得理想的减影效果，此时应去掉减影选择，行普通的静脉造影。

上、下肢动静脉造影均可选用DSA脉冲方式成像，2帧/s。曝光采集至毛细血管期显示为止。因对比剂用量较大，术前可予以地塞米松肌内注射。

另外，下肢动脉DSA的重要问题是，注射延迟还是曝光延迟。延迟的时间为多少，是否正确的决定，关系到DSA检查的成败。而选择何种延迟、延迟时间多少，则应根据不同病变而定。不同类型的血管病变，对动脉血流的影响很大，有动-静分流的疾病，血流速度明显加快，采集时间应提前即注射延迟；动脉阻塞性疾病，血流速度明显减慢，采集时间应适当延迟即曝光延迟。

正常对比剂在下肢动脉内流动速度为5～15cm/s，根据正常下肢的血液灌注时间，可大致确定不同部位的合适采像时间。

在实际工作中，较难确定的是动脉阻塞性病变注射对比剂的提前时间。注射时间掌握因病变而异，动脉有不全狭窄和完全闭塞，病变有局限性和广泛多发性。造影导管前端有的置于股动脉上段，有的置于股动脉中段，有的置于股动脉下段，所以对于下肢动脉阻塞性病变提前注射对比剂的时间，则应根据当时的情况而定。比较先进的DSA成像，如步进式血管造影、对比剂跟踪血管造影技术，对于下肢动脉阻塞性病变的DSA成像质量有帮助。由于对比剂跟踪技术是对造影的血管进行一次实验性的注射对比剂，从而测量对比剂在该全程血管的流动速度，以决定正式造影采像时导管床的运行速度。所以，不担心提前注射对比剂的时间，同时，一次注药解决了全程血管的显像问题。

（三）路径图技术

四肢血管比较细小，分支较多，常规插管不易进入靶血管。为了有目标的顺利地将导管插入目标血管，实行超选择性插管，必须借用路径图技术，减少操作时间，减少辐射剂量。具体方法是：打开Roadmap功能，在透视下手推注入对比剂，当显示屏上血管显示最佳时，停止透视，再次透视时原来注射的血管图像将停留在显示器上，形成白色路径，将此图像作为基像，实时透视的导管或导丝呈黑色"嵌入"白色血管路径中，导管或导丝在路径图中走行，可以明确走向，从而使操作者能够有目标的准确的将导管或导丝顺利插入目标血管。

（四）步进数字减影血管造影

步进式血管造影技术是一次性注射对比剂，通过自动跟踪造影获得整个下肢血管及分支的图像，解决了普通数字减影血管造影技术需要分段、多次采集才能达到效果的问题。

该项功能用于双下肢血管病变的诊疗，特点为对比剂用量少，追踪显影，显示双下肢血管并可行双侧对比，利于病变血管的显示及正常变异的识别，尤其适用于不宜多用对比剂的受检者。目前应用于临床的步进数字减影血管造影有单向的，即从头侧向足侧者，亦有双向的，即既能从头侧向足侧，也可以从足侧向头侧观察。

下肢动脉造影采用 Bolus 技术时，应尽量选用非离子型造影剂，并对下肢进行固定。对比剂进行稀释或采用等渗对比剂进行造影，可以减少受检者的疼痛。

三、图像优化的措施

(一)补偿过滤器(密度补偿)

由于四肢动脉形状不同、细长，X 射线成像区域密度相差很大，容易造成 DSA 成像中饱和状伪影，造成成像区域的图像缺失。因此，必须使用密度补偿，使成像区域的 X 射线强度分布趋于一致，以便获得优质的图像。

四肢血管摄影中，最需密度补偿的是前腕、小腿、手、足部。补偿过滤器的形状，应使视野内的密度均一，且操作性良好。过滤器材料轻易得到。如铜板、铝板、铅板、丙烯板、增感纸、烧石膏、米粉等各种物质。

(二)其他

1. 四肢末梢血管显像　在四肢动脉造影中，上肢的手部血管、下肢的足部血管有时显像不满意，即使使用大量的对比剂，有时也不能得到满意的图像。此种情况下，利用术前加热被摄部位——温热法、血管扩张剂药物的利用、将摄影部位压迫数分钟解除后进行摄影等方法，可以使末梢部的造影得以改善。若受检者不配合，可给予镇痛、镇静类药物，必要时可全麻。

2. 下肢静脉造影　为使深静脉流入充分的对比剂，对比剂注入前在下肢的踝部上方加止血带。不加止血带进行摄影时，对比剂流入一部分浅静脉而不能显示深静脉。

为使深静脉和浅静脉同时显示，对比剂在约注入 2/3 程度时，解开止血带，在注入剩余对比剂后摄影。摄下肢全长的深静脉时，也要在下肢的踝部上方扎止血带。深静脉显像困难时，整个小腿进行弹性包带后进行摄影。

四、相关的介入治疗

四肢血管的介入治疗，有对应的血管狭窄扩张术、对应的动脉血栓症溶解术、对应的肿瘤栓塞术。

(一)血管扩张术和支架置入术

对于血管狭窄过闭塞部位的经皮腔内血管成形术(PTA)，作为四肢动脉创伤少的有效的治疗方法，被广泛地应用于临床。PTA 是使用球囊导管来扩张狭窄的血管，最近正在开发用激光的 PTA、特殊导管等。

支架置入术是在血管扩张的基础上，经导丝送入支架到病变部位释放，若造影提示残余狭窄或支架贴壁不良，可使用球囊进行再扩张。

(二)血管溶栓术

血管溶栓术是对于动脉闭塞的受检者，经导管向血栓内直接注入溶栓药物的方法，必要时也可行置管溶栓术。

(三)栓塞术

栓塞术是向动脉及肿瘤内选择性地注入栓塞物质的方法。栓塞术用于外伤性出血、术前肿瘤血管的营养阻断等介入治疗，肿瘤术前处置是谋求术中的出血量减少。动静脉畸形的栓塞术作为保守性治疗，可以使疼痛、溃疡、出血等症状改善。

附　　录

附录1　全国医疗设备使用人员业务能力考评CT技师专业考试大纲

普通X线诊断技术部分考试大纲

单元	细目	要点	DSA/CT/MR 掌握	DSA/CT/MR 熟悉	DSA/CT/MR 了解
第1章 X线物理学基础	1. X线的发现与产生	1.1　X线的发现	√		
		1.2　X线的产生	√		
	2. X线产生的原理	2.1　X线产生的原理	√		
		2.2　连续放射	√		
		2.3　特征放射	√		
	3. X线的本质与特性	3.1　X线的本质	√		
		3.2　X线特性	√		
		3.3　X线的产生效率	√		
	4. X线强度	4.1　X线强度的定义	√		
		4.2　影响X线强度的因素	√		
		4.3　X线质的表示方法	√		
		4.4　X线的不均等性		√	
	5. X线与物质的相互作用	5.1　相干散射	√		
		5.2　光电效应	√		
		5.3　康普顿效应	√		
		5.4　电子对效应与光核反应	√		
		5.5　相互作用效应产生的概率	√		
	6. X线的吸收与减弱	6.1　X线的吸收与减弱		√	
		6.2　连续X线在物质中的减弱特点		√	
		6.3　X线的滤过		√	
		6.4　X线在物质中的指数减弱规律		√	
		6.5　减弱系数		√	
		6.6　影响X线减弱的因素		√	
		6.7　X线诊断能量中的X线减弱	√		
第2章 X线信息影像的形成及影像质量分析	1. X线信息影像的形成与传递	1.1　摄影的基本概念		√	
		1.2　X线信息影像的形成与传递		√	
		1.3　X线照片影像的形成		√	
	2. X线照片影像质量的分析基础	2.1　影响影像质量的基本因素	√		
		2.2　对比度	√		
		2.3　清晰度	√		
		2.4　颗粒度	√		
		2.5　影响影像质量因素间的相互关系	√		

续表

单元	细目	要点	DSA/CT/MR		
			掌握	熟悉	了解
第3章 X 线影像 质量的评 价及其 标准	1. 影像质量的主 观评价	1.1 ROC 曲线的概念			√
		1.2 ROC 曲线的应用			√
	2. 影像质量的客 观评价	2.1 影像质量的客观评价		√	
		2.2 客观评价在屏 / 片体系成像质量分析中的 价值		√	
		2.3 客观评价在焦点成像质量分析中的价值			√
		2.4 客观评价在体位设计的质量分析中的价值			√
	3. 影像质量的综 合评价	3.1 综合评价的概念	√		
		3.2 胸部后前位影像质量的综合评价标准	√		
		3.3 其他部位影像质量的综合评价标准	√		
第4章 数字 X 线 成像技术	1. 数字成像技术 概述	1.1 数字成像技术的简史		√	
		1.2 模拟与数字		√	
		1.3 数字 X 线摄影的发展与需求		√	
		1.4 X 线数字影像的获取方式与比较		√	
		1.5 数字成像基本用语		√	
		1.6 数字图像的形成		√	
		1.7 影响数字成像质量的因素		√	
	2. 计算机 X 线摄 影（CR）	2.1 CR 的简史		√	
		2.2 CR 系统的构成		√	
		2.3 CR 的成像原理		√	
		2.4 CR 的图像处理		√	
		2.5 PCM		√	
	3. 数字 X 线摄影 （DR）	3.1 DR 的简史		√	
		3.2 DR 的成像原理	√		
		3.3 平板探测器	√		
		3.4 DR 的图像处理	√		
		3.5 DR 的特殊功能及应用			
		3.6 时间减影			
		3.7 数字减影血管造影			
第5章 激光打印 技术	1. 激光打印机的 构成与工作原理	1.1 激光打印的优点	√		
		1.2 激光打印机的构成		√	
		1.3 激光打印机的工作原理	√		
		1.4 激光打印机的分类	√		
	2. 激光胶片	2.1 激光胶片的分类	√		
		2.2 激光胶片的结构与特性		√	
		2.3 激光打印机与激光胶片的匹配	√		
	3. 激光热成像	3.1 激光热成像胶片的构成		√	
		3.2 激光热成像胶片成像层各组分的功能		√	
		3.3 激光热成像胶片的种类		√	
		3.4 激光热成像的成像过程		√	
		3.5 激光热成像干式激光打印机		√	
		3.6 激光热成像的优势		√	
	4. 直热式热敏 成像	4.1 微胶囊式直热热敏成像			√
		4.2 有机羧酸银式直热热敏成像—TG 成像			√

续表

单元	细目	要点	DSA/CT/MR		
			掌握	熟悉	了解
第6章 放射卫生 防护	1. 电离辐射的生物效应	1.1　电离辐射生物效应的基本概念	√		
		1.2　随机性效应－致癌效应	√		
		1.3　随机性效应－遗传效应	√		
		1.4　确定性效应（组织反应）	√		
		1.5　影响辐射损伤的因素	√		
		1.6　辐射权重因子与组织权重因子			
	2. 辐射量和单位	2.1　照射量与照射量率			√
		2.2　吸收剂量与吸收剂量率			√
		2.3　比释动能与比释动能率			√
		2.4　当量剂量与当量剂量率			√
		2.5　有效剂量			√
	3. 辐射防护原则 与标准	3.1　辐射防护原则	√		
		3.2　我国放射卫生防护标准	√		
		3.3　对被检者的防护	√		

CT 技师部分考试大纲

单元	细目	要点	CT/MR		
			掌握	熟悉	了解
第1章 CT 成像 技术概述	1. CT 的发展和 应用	1.1　CT 的发展历史			√
		1.2　CT 的应用范围			√
		1.3　CT 的优点和缺点	√		
		1.4　各代 CT 机的结构特点	√		
		1.5　CT 的发展趋势		√	
	2. 专用和临床研 究型 CT 扫描仪	2.1　CT 透视扫描仪			√
		2.2　电子束 CT 扫描仪			√
		2.3　动态空间重建扫描仪			
		2.4　移动式 CT 扫描仪			√
		2.5　微型 CT 扫描仪			√
		2.6　双源 CT 扫描仪	√		
	3. CT 机的基本 结构	3.1　X 线发生装置		√	
		3.2　X 线检测器装置		√	
		3.3　机械运动装置		√	
		3.4　计算机设备		√	
		3.5　图像显示及存储设备		√	
第2章 CT 成像 原理	1. CT 成像基本 原理	1.1　CT 与普通 X 线摄影的差异	√		
		1.2　X 线的衰减与衰减系数	√		
		1.3　CT 数据采集基本原理	√		
		1.4　CT 值的计算和人体组织 CT 值	√		
		1.5　CT 窗口技术			
	2. CT 的基本概 念和术语	2.1　体素与像素	√		
		2.2　采集矩阵与显示矩阵	√		
		2.3　原始数据	√		
		2.4　重建与重组	√		

单元	细目	要点	CT/MR		
			掌握	熟悉	了解
第2章 CT成像 原理	2. CT的基本概念和术语	2.5　算法、重建函数与滤波函数			√
		2.6　卷积			√
		2.7　内插			√
		2.8　准直宽度、层厚与有效层厚	√		
		2.9　螺距	√		
		2.10　扫描时间和周期时间	√		
		2.11　重建间隔	√		
		2.12　重建时间	√		
		2.13　扫描视野和重建视野（FOV）	√		
		2.14　时间分辨力	√		
		2.15　层厚敏感曲线（SSP）			√
		2.16　球管热容量和散热率			
		2.17　部分容积效应	√		
		2.18　周围间隙现象	√		
		2.19　常规/普通与螺旋CT扫描方式	√		
		2.20　逐层扫描与容积扫描	√		
		2.21　纵向分辨力	√		
		2.22　动态范围			
		2.23　零点漂移	√		
		2.24　扫描覆盖率		√	
		2.25　灌注参数	√		
		2.26　单扇区和多扇区重建			
		2.27　准直螺距和层厚螺距	√		
		2.28　共轭采集和飞焦点采集重建	√		
		2.29　窗口技术	√		
		2.30　各相同性			√
第3章 螺旋CT 概要	1. 单层螺旋CT	1.1　单层螺旋CT的扫描方式	√		
		1.2　单层螺旋CT的硬件改进	√		
		1.3　单层螺旋CT的扫描特性	√		
		1.4　单层螺旋CT的图像重建			
		1.5　单层螺旋CT的优缺点			√
	2. 多层螺旋CT	2.1　4层和其他多层螺旋CT的探测器	√		
		2.2　数据采集通道和螺距			
		2.3　多层螺旋CT的图像重建		√	
		2.4　多层螺旋CT的优点		√	
第4章 CT的临床应用概要	1. CT扫描的方法	1.1　常规扫描	√		
		1.2　增强扫描	√		
		1.3　定位扫描	√		
		1.4　高分辨力扫描			√
		1.5　CT定量测定			√
		1.6　胆系造影CT扫描			√
		1.7　多期扫描			
		1.8　灌注成像		√	√
		1.9　心脏门控成像			
		1.10　CT血管造影	√		

续表

单元	细目	要点	CT/MR		
			掌握	熟悉	了解
第4章 CT的临床应用概要	2. CT的图像后处理	2.1 图像评价处理		√	
		2.2 二维、三维图像重组处理		√	
	3. CT检查程序	3.1 病人的登记接待			√
		3.2 扫描前病人的准备	√		
		3.3 CT机的准备	√		
		3.4 扫描程序	√		
	4. CT扫描检查的基本要点	4.1 关于病人的准备工作	√		
		4.2 扫描参数的选择	√		
		4.3 增强扫描对比剂的使用	√		
第5章 常规螺旋CT扫描的临床应用	1. 颅脑螺旋CT扫描	1.1 颅脑扫描定位线	√		
		1.2 颅脑扫描技术	√		
		1.3 颅脑CT横断面解剖	√		
		1.4 颅脑常见病诊断要点			
	2. 头颈部螺旋CT扫描	2.1 头颈部非螺旋扫描技术	√		
		2.2 头颈部CT横断面解剖	√		
		2.3 头颈部常见病诊断要点			
	3. 胸部螺旋CT扫描	3.1 胸部非螺旋扫描技术	√		
		3.2 胸部CT横断面解剖	√		
		3.3 胸部常见病诊断要点			
	4. 腹部螺旋CT扫描	4.1 腹部非螺旋扫描技术	√		
		4.2 腹部CT横断面解剖	√		
		4.3 腹部常见病诊断要点			
	5. 盆腔螺旋CT扫描	5.1 盆腔非螺旋扫描技术		√	
		5.2 盆腔CT横断面解剖		√	
		5.3 盆腔常见病诊断要点			
	6. 脊柱螺旋CT扫描	6.1 脊柱非螺旋扫描技术		√	
		6.2 脊柱CT横断面解剖		√	
		6.3 脊柱常见病诊断要点			
第6章 螺旋CT特殊扫描的临床应用	1. 颅脑与颈部螺旋CT扫描的临床应用	1.1 颅脑CTA	√		
		1.2 颅脑灌注CT	√		
		1.3 颈部CTA	√		
	2. 胸部螺旋CT扫描的临床应用	2.1 胸部高分辨力CT	√		
		2.2 胸部低辐射剂量普查	√		
		2.3 胸部肺动脉栓塞	√		
		2.4 胸部肺功能评估	√		
		2.5 心脏冠状动脉CTA	√		
		2.6 心脏冠状动脉钙化计分	√		

单元	细目	要点	CT/MR		
			掌握	熟悉	了解
第6章 螺旋CT 特殊扫描 的临床 应用	3. 腹部螺旋CT 扫描的临床应用	3.1 腹主动脉CT扫描	√		
		3.2 肝脏多期CT扫描	√		
		3.3 胰腺多期CT扫描	√		
		3.4 胃CT扫描		√	
		3.5 肾脏CT扫描	√		
		3.6 结肠CT扫描	√		
		3.7 肾脏、输尿管、膀胱CT扫描			
	4. 四肢螺旋CT 扫描	4.1 上下肢CTA			√
第7章 CT的图 像质量	1. 常用CT图像 质量测试方法	1.1 分辨力测试			√
		1.2 体模测试			√
	2. CT的图像质量	2.1 空间分辨力	√		
		2.2 密度分辨力	√		
		2.3 噪声	√		
		2.4 伪影	√		
	3. 影响CT图像 质量的因素	3.1 X射线源		√	
		3.2 几何因素	√		
		3.3 重建算法	√		
		3.4 影响空间分辨力的因素	√		
		3.5 影响密度分辨力的因素			
		3.6 影响噪声的因素			
	4. CT图像质量 控制	4.1 质量保证的基本概念			√
		4.2 CT质量控制的内容			√
		4.3 质量控制的基本方法			√
		4.4 验收测试和质控测试			√
	5. 质控基本内容 的测试方法（在 每条中加入测试 标准规范）	5.1 水模平均CT值测试			√
		5.2 CT值的均匀性测试			√
		5.3 噪声水平的测试			√
		5.4 高对比度分辨力的测试			√
		5.5 低对比度分辨力的测试			√
		5.6 层厚的测试（非螺旋扫描）			√
		5.7 层厚测试（螺旋扫描）			√
		5.8 检查床定位精确性测试			√
		5.9 定位线指示灯的精确性测试			√
		5.10 散射线剂量和防护测试			√
	6. CT的辐射防护	6.1 概述	√		
		6.2 CT受检者的剂量及防护	√		

附录2　全国医疗设备使用人员业务能力考评 MRI 技师专业考试大纲

普通 X 线诊断技术部分考试大纲

单元	细目	要点	DSA/CT/MR 掌握	熟悉	了解
第1章 X 线物理学基础	1. X 线的发现与产生	1.1　X 线的发现	√		
		1.2　X 线的产生	√		
	2. X 线产生的原理	2.1　X 线产生的原理	√		
		2.2　连续放射	√		
		2.3　特征放射	√		
	3. X 线的本质与特性	3.1　X 线的本质	√		
		3.2　X 线特性	√		
		3.3　X 线的产生效率	√		
	4. X 线强度	4.1　X 线强度的定义	√		
		4.2　影响 X 线强度的因素	√		
		4.3　X 线质的表示方法	√		
		4.4　X 线的不均等性		√	
	5. X 线与物质的相互作用	5.1　相干散射	√		
		5.2　光电效应	√		
		5.3　康普顿效应	√		
		5.4　电子对效应与光核反应	√		
		5.5　相互作用效应产生的概率	√		
	6. X 线的吸收与减弱	6.1　X 线的吸收与减弱		√	
		6.2　连续 X 线在物质中的减弱特点		√	
		6.3　X 线的滤过		√	
		6.4　X 线在物质中的指数减弱规律		√	
		6.5　减弱系数		√	
		6.6　影响 X 线减弱的因素		√	
		6.7　X 线诊断能量中的 X 线减弱	√		
第2章 X 线信息影像的形成及影像质量分析	1. X 线信息影像的形成与传递	1.1　摄影的基本概念		√	
		1.2　X 线信息影像的形成与传递		√	
		1.3　X 线照片影像的形成		√	
	2. X 线照片影像质量的分析基础	2.1　影响影像质量的基本因素	√		
		2.2　对比度	√		
		2.3　清晰度	√		
		2.4　颗粒度	√		
		2.5　影响影像质量因素间的相互关系	√		
第3章 X 线影像质量的评价及其标准	1. 影像质量的主观评价	1.1　ROC 曲线的概念			√
		1.2　ROC 曲线的应用			√
	2. 影像质量的客观评价	2.1　影像质量的客观评价		√	
		2.2　客观评价在屏 / 片体系成像质量分析中的价值		√	
		2.3　客观评价在焦点成像质量分析中的价值			√
		2.4　客观评价在体位设计的质量分析中的价值			√
	3. 影像质量的综合评价	3.1　综合评价的概念	√		
		3.2　胸部后前位影像质量的综合评价标准	√		
		3.3　其他部位影像质量的综合评价标准	√		

续表

单元	细目	要点	DSA/CT/MR		
			掌握	熟悉	了解
第 4 章数字 X 线成像技术	1. 数字成像技术概述	1.1　数字成像技术的简史		√	
		1.2　模拟与数字		√	
		1.3　数字 X 线摄影的发展与需求		√	
		1.4　X 线数字影像的获取方式与比较		√	
		1.5　数字成像基本用语		√	
		1.6　数字图像的形成		√	
		1.7　影响数字成像质量的因素		√	
	2. 计算机 X 线摄影（CR）	2.1　CR 的简史		√	
		2.2　CR 系统的构成		√	
		2.3　CR 的成像原理		√	
		2.4　CR 的图像处理		√	
		2.5　PCM		√	
	3. 数字 X 线摄影（DR）	3.1　DR 的简史		√	
		3.2　DR 的成像原理	√		
		3.3　平板探测器	√		
		3.4　DR 的图像处理	√		
		3.5　DR 的特殊功能及应用			
		3.6　时间减影			
		3.7　数字减影血管造影			
第 5 章 激光打印技术	1. 激光打印机的构成与工作原理	1.1　激光打印的优点	√		
		1.2　激光打印机的构成		√	
		1.3　激光打印机的工作原理	√		
		1.4　激光打印机的分类	√		
	2. 激光胶片	2.1　激光胶片的分类	√		
		2.2　激光胶片的结构与特性		√	
		2.3　激光打印机与激光胶片的匹配	√		
	3. 激光热成像	3.1　激光热成像胶片的构成		√	
		3.2　激光热成像胶片成像层各组分的功能		√	
		3.3　激光热成像胶片的种类		√	
		3.4　激光热成像的成像过程		√	
		3.5　激光热成像干式激光打印机		√	
		3.6　激光热成像的优势		√	
	4. 直热式热敏成像	4.1　微胶囊式直热热敏成像			√
		4.2　有机羧酸银式直热热敏成像—TG 成像			√
第 6 章 放射卫生防护	1. 电离辐射的生物效应	1.1　电离辐射生物效应的基本概念	√		
		1.2　随机性效应—致癌效应	√		
		1.3　随机性效应—遗传效应	√		
		1.4　确定性效应（组织反应）	√		
		1.5　影响辐射损伤的因素	√		
		1.6　辐射权重因子与组织权重因子			
	2. 辐射量和单位	2.1　照射量与照射量率			√
		2.2　吸收剂量与吸收剂量率			√
		2.3　比释动能与比释动能率			√
		2.4　当量剂量与当量剂量率			√
		2.5　有效剂量			√
	3. 辐射防护原则与标准	3.1　辐射防护原则	√		
		3.2　我国放射卫生防护标准	√		
		3.3　对被检者的防护	√		

CT 部分考试大纲

单元	细目	要点	CT/MR		
			掌握	熟悉	了解
第1章 CT成像 技术概述	1. CT 的发展和应用	1.1　CT 的发展历史			√
		1.2　CT 的应用范围			√
		1.3　CT 的优点和缺点	√		
		1.4　各代 CT 机的结构特点	√		
		1.5　CT 的发展趋势		√	
	2. 专用和临床研究型 CT 扫描仪	2.1　CT 透视扫描仪			√
		2.2　电子束 CT 扫描仪			√
		2.3　动态空间重建扫描仪			
		2.4　移动式 CT 扫描仪			√
		2.5　微型 CT 扫描仪			√
		2.6　双源 CT 扫描仪	√		
	3. CT 机的基本结构	3.1　X 线发生装置		√	
		3.2　X 线检测器装置		√	
		3.3　机械运动装置		√	
		3.4　计算机设备		√	
		3.5　图像显示及存储设备		√	
第2章 CT成像 原理	1. CT 成像基本原理	1.1　CT 与普通 X 线摄影的差异	√	√	
		1.2　X 线的衰减与衰减系数	√		
		1.3　CT 数据采集基本原理	√		
		1.4　CT 值的计算和人体组织 CT 值	√		
		1.5　CT 窗口技术			
	2. CT 的基本概念和术语	2.1　体素与像素	√		
		2.2　采集矩阵与显示矩阵	√		
		2.3　原始数据	√		
		2.4　重建与重组	√		
		2.5　算法、重建函数与滤波函数			√
		2.6　卷积			√
		2.7　内插			√
		2.8　准直宽度、层厚与有效层厚	√		
		2.9　螺距	√		
		2.10　扫描时间和周期时间	√		
		2.11　重建间隔	√		
		2.12　重建时间	√		
		2.13　扫描视野和重建视野（FOV）	√	√	
		2.14　时间分辨力	√		
		2.15　层厚敏感曲线（SSP）			√
		2.16　球管热容量和散热率			
		2.17　部分容积效应	√		
		2.18　周围间隙现象	√		
		2.19　常规/普通与螺旋 CT 扫描方式	√		
		2.20　逐层扫描与容积扫描	√		
		2.21　纵向分辨力	√	√	
		2.22　动态范围			
		2.23　零点漂移	√		
		2.24　扫描覆盖率		√	
		2.25　灌注参数	√		
		2.26　单扇区和多扇区重建			
		2.27　准直螺距和层厚螺距	√		
		2.28　共轭采集和飞焦点采集重建	√	√	
		2.29　窗口技术			
		2.30　各相同性	√		√

单元	细目	要点	CT/MR		
			掌握	熟悉	了解
第3章 螺旋CT概要	1. 单层螺旋CT	1.1 单层螺旋CT的扫描方式	√		
		1.2 单层螺旋CT的硬件改进	√	√	
		1.3 单层螺旋CT的扫描特性	√		
		1.4 单层螺旋CT的图像重建			
		1.5 单层螺旋CT的优缺点			√
	2. 多层螺旋CT	2.1 4层和其他多层螺旋CT的探测器	√	√	
		2.2 数据采集通道和螺距			
		2.3 多层螺旋CT的图像重建		√	
		2.4 多层螺旋CT的优点		√	
第4章 CT的临床应用概要	1. CT扫描的方法	1.1 常规扫描	√		
		1.2 增强扫描	√		
		1.3 定位扫描	√		
		1.4 高分辨力扫描			√
		1.5 CT定量测定			
		1.6 胆系造影CT扫描			√
		1.7 多期扫描			√
		1.8 灌注成像		√	
		1.9 心脏门控成像			√
		1.10 CT血管造影	√		
	2. CT的图像后处理	2.1 图像评价处理		√	
		2.2 二维、三维图像重组处理		√	
	3. CT检查程序	3.1 病人的登记接待			√
		3.2 扫描前病人的准备	√		
		3.3 CT机的准备	√		
		3.4 扫描程序	√		
	4. CT扫描检查的基本要点	4.1 关于病人的准备工作	√		
		4.2 扫描参数的选择	√		
		4.3 增强扫描对比剂的使用	√		
第5章 常规螺旋CT扫描的临床应用	1. 颅脑螺旋CT扫描	1.1 颅脑扫描定位线	√		
		1.2 颅脑扫描技术	√		
		1.3 颅脑CT横断面解剖	√		
		1.4 颅脑常见病诊断要点			
	2. 头颈部螺旋CT扫描	2.1 头颈部非螺旋扫描技术	√		
		2.2 头颈部CT横断面解剖	√		
		2.3 头颈部常见病诊断要点			
	3. 胸部螺旋CT扫描	3.1 胸部非螺旋扫描技术	√		
		3.2 胸部CT横断面解剖	√		
		3.3 胸部常见病诊断要点			
	4. 腹部螺旋CT扫描	4.1 腹部非螺旋扫描技术	√		
		4.2 腹部CT横断面解剖	√		
		4.3 腹部常见病诊断要点			
	5. 盆腔螺旋CT扫描	5.1 盆腔非螺旋扫描技术		√	
		5.2 盆腔CT横断面解剖		√	
		5.3 盆腔常见病诊断要点			
	6. 脊柱螺旋CT扫描	6.1 脊柱非螺旋扫描技术		√	
		6.2 脊柱CT横断面解剖		√	
		6.3 脊柱常见病诊断要点			

续表

单元	细目	要点	CT/MR		
			掌握	熟悉	了解
第6章 螺旋CT 特殊扫描 的临床 应用	1. 颅脑与颈部螺旋CT扫描的临床应用	1.1 颅脑CTA	√		
		1.2 颅脑灌注CT	√		
		1.3 颈部CTA	√		
	2. 胸部螺旋CT扫描的临床应用	2.1 胸部高分辨力CT	√		
		2.2 胸部低辐射剂量普查	√		
		2.3 胸部肺动脉栓塞	√		
		2.4 胸部肺功能评估	√		
		2.5 心脏冠状动脉CTA	√		
		2.6 心脏冠状动脉钙化计分	√		
	3. 腹部螺旋CT扫描的临床应用	3.1 腹主动脉CT扫描	√		
		3.2 肝脏多期CT扫描	√		
		3.3 胰腺多期CT扫描	√		
		3.4 胃CT扫描		√	
		3.5 肾脏CT扫描	√		
		3.6 结肠CT扫描	√		
		3.7 肾脏、输尿管、膀胱扫描			
	4. 四肢螺旋CT扫描	4.1 上下肢CTA			√
第7章 CT的图 像质量	1. 常用CT图像质量测试方法	1.1 分辨力测试			√
		1.2 体模测试			√
	2. CT的图像质量	2.1 空间分辨力	√		
		2.2 密度分辨力	√		
		2.3 噪声	√		
		2.4 伪影	√		
	3. 影响CT图像质量的因素	3.1 X射线源		√	
		3.2 几何因素	√	√	
		3.3 重建算法	√	√	
		3.4 影响空间分辨力的因素	√		
		3.5 影响密度分辨力的因素			
		3.6 影响噪声的因素			
	4. CT图像质量控制	4.1 质量保证的基本概念			√
		4.2 CT质量控制的内容			√
		4.3 质量控制的基本方法			√
		4.4 验收测试和质控测试			√
	5. 质控基本内容的测试方法（在每条中加入测试标准规范）	5.1 水模平均CT值测试			√
		5.2 CT值的均匀性测试			√
		5.3 噪声水平的测试			√
		5.4 高对比度分辨力的测试			√
		5.5 低对比度分辨力的测试			√
		5.6 层厚的测试（非螺旋扫描）			√
		5.7 层厚测试（螺旋扫描）			√
		5.8 检查床定位精确性测试			√
		5.9 定位线指示灯的精确性测试			√
		5.10 散射线剂量和防护测试			√
	6. CT的辐射防护	6.1 概述	√		
		6.2 CT受检者的剂量及防护	√		

MRI 技师部分专业考试大纲

单元	细目	要点	DSA/CT/MR		
			掌握	熟悉	了解
第 1 章 磁共振成像的物理学基础	1. 概述	1.1　磁共振成像的起源及定义	√		
		1.2　磁共振成像特点及局限性	√		
	2. 原子核共振特性	2.1　原子核的自旋		√	
		2.2　原子核在外加磁场中的自旋变化		√	
		2.3　核磁共振现象		√	
	3. 核磁弛豫	3.1　弛豫过程		√	
		3.2　核磁共振信号	√		
	4. 磁共振成像的空间定位	4.1　MRI 的数据采集方法		√	
		4.2　MRI 断层平面信号的空间编码		√	
		4.3　MR 图像重建理论			√
第 2 章 射频脉冲与脉冲序列	1. 脉冲序列的基本概念	1.1　脉冲序列的概念	√		
		1.2　脉冲序列的构成	√		
		1.3　脉冲序列的基本参数	√		
	2. 自旋脉冲回波序列	2.1　自旋回波脉冲序列（SE）	√		
		2.2　T1 加权像	√		
		2.3　T2 加权像	√		
		2.4　质子密度加权像	√		
	3. 反转恢复脉冲序列	3.1　反转恢复脉冲序列的理论基础		√	
		3.2　快速反转恢复脉冲序列（FIR）		√	
		3.3　短 TI 反转恢复脉冲序列		√	
		3.4　液体衰减反转恢复脉冲序列（FLAIR）		√	
	4. 梯度回波脉冲序列	4.1　梯度回波脉冲序列的基础理论	√		
		4.2　稳态梯度回波脉冲序列			
		4.3　扰相位梯度回波脉冲序列		√	
		4.4　快速梯度回波脉冲序列		√	
		4.5　磁化准备快速梯度回波脉冲序列		√	
	5. 快速自旋回波脉冲序列	5.1　RARE 技术的概念	√		
		5.2　快速自旋回波脉冲序列	√		
		5.3　半傅里叶采集单次激发快速自旋回波序列	√		
	6. 回波平面成像脉冲序列	6.1　K 空间轨迹	√		
		6.2　EPI 的概念	√		
		6.3　EPI 序列的分类	√		
		6.4　反转恢复 EPI 序列		√	
		6.5　PRESTO 序列			√
	7. 梯度自旋回波序列				√
	8. 磁共振成像特殊序列	8.1　并行采集		√	
		8.2　脂肪抑制	√		
		8.3　磁化传递			√
		8.4　化学位移成像		√	
		8.5　水脂分离			√

续表

单元	细目	要点	DSA/CT/MR		
			掌握	熟悉	了解
第3章 磁共振成像系统的组成	1. 引言			√	
	2. 磁体系统	2.1 磁体系统的组成	√		
		2.2 磁体的性能指标			√
		2.3 MRI 设备磁体类型	√	√	
		2.4 MRI 超导型磁体性能及其相关性		√	√
		2.5 磁屏蔽			
		2.6 匀场及匀场线圈			
	3. 梯度系统	3.1 梯度系统和梯度磁场的组成	√	√	
		3.2 梯度磁场性能指标		√	
		3.3 梯度磁场的作用			
	4. 射频系统	4.1 射频系统的组成和作用	√		
		4.2 射频脉冲	√	√	
		4.3 射频线圈			
		4.4 射频脉冲发射单元			√
		4.5 射频脉冲接收单元			√
		4.6 射频屏蔽			√
	5. 信号采集、图像重建系统及主控计算机	5.1 信号采集			√
		5.2 数据处理和图像重建系统			√
		5.3 主控计算机及图像显示系统			√
		5.4 图像显示			√
		5.5 主控计算机中的软件			√
		5.6 高级影像后处理工作站			√
	6. MRI 设备的平台技术	6.1 数字光纤射频平台技术			√
		6.2 全身一体化射频线圈平台技术			√
		6.3 多源发射射频平台技术			√
	7. 软硬件平台技术	7.1 配电系统			√
		7.2 照明系统			√
		7.3 氦压缩机及水冷系统		√	
		7.4 安全和监测设施		√	
第4章 磁共振的成像质量及其控制	1. 磁共振成像的质量控制及其影响因素	1.1 磁共振成像的质量控制			√
		1.2 空间分辨率	√		
		1.3 信号噪声比	√		
		1.4 对比噪声比		√	
		1.5 均匀度		√	
	2. 图像对比度	2.1 概述		√	
		2.2 TR 对图像对比度的影响		√	
		2.3 TE 对图像对比度的影响		√	
		2.4 TI 对图像对比度的影响		√	
		2.5 翻转角对图像对比度的影响		√	
		2.6 增强用对比剂对图像对比度的影响		√	
	3. 磁共振成像的伪影	3.1 装备伪影	√		
		3.2 运动伪影	√		
		3.3 金属异物伪影	√		

续表

单元	细目	要点	DSA/CT/MR		
			掌握	熟悉	了解
第4章 磁共振的 成像质量 及其控制	4. 磁共振成像技 术参数及其对图 像质量的影响	4.1　层数	√		
		4.2　层厚	√		
		4.3　层面系数		√	
		4.4　层间距	√		
		4.5　接收带宽		√	
		4.6　扫描野（FOV）	√		
		4.7　相位编码和频率编码方向	√		
		4.8　矩阵	√	√	
		4.9　信号平均次数		√	
		4.10　预饱和技术		√	
		4.11　门控技术	√		
		4.12　重复时间（TR）	√		
		4.13　回波时间（TE）	√		
		4.14　反转时间（TI）	√		
		4.15　翻转角		√	
		4.16　回波次数		√	
		4.17　回波链		√	
		4.18　流动补偿技术		√	
		4.19　呼吸补偿技术			
		4.20　扫描时间			
第5章 磁共振成 像系统对 人体和环 境的影响	1. 静磁场的生物 效应	1.1　温度效应		√	
		1.2　磁流体动力学效应		√	
		1.3　中枢神经系统效应		√	
	2. 射频场的生物 效应	2.1　射频能量的特殊吸收率	√		
		2.2　射频场对体温的影响	√		
	3. 梯度场的生物 效应	3.1　感应电流与周围神经刺激效应	√	√	
		3.2　心血管效应		√	
		3.3　磁致光幻视		√	
		3.4　梯度场安全标准		√	
		3.5　梯度噪声			
	4. 磁场对环境的 影响		√		
	5. 环境对磁场的 影响	5.1　静干扰		√	
		5.2　动干扰		√	
	6. 磁共振成像的 安全性	6.1　铁磁性物质	√		
		6.2　体内置入物	√		
		6.3　梯度场噪声	√		
		6.4　孕妇的MRI检查	√		
		6.5　幽闭恐惧症	√		
第6章 磁共振成 像技术临 床应用 概论	1. 人体正常组织 的MR信号特点	1.1　水	√		
		1.2　脂肪与骨髓	√		
		1.3　肌肉	√		
		1.4　骨骼	√		
		1.5　淋巴	√		
		1.6　气体	√		

续表

单元	细目	要点	DSA/CT/MR		
			掌握	熟悉	了解
第6章 磁共振成像技术临床应用概论	2. 人体病理组织的 MR 信号特点	2.1　水肿	√		
		2.2　出血	√		
		2.3　梗塞	√		
		2.4　坏死	√		
		2.5　钙化	√		
		2.6　囊变	√		
	3. 磁共振检查的适应证与禁忌证	3.1　适应证	√		
		3.2　禁忌证	√		
	4. 磁共振检查前的准备		√		
	5. 磁共振的特殊成像技术及其应用	5.1　心电触发及门控技术	√		
		5.2　脉搏触发技术	√		
		5.3　呼吸门控技术			
		5.4　脂肪抑制技术			
第7章 磁共振成像对比剂	1. 磁共振对比剂的分类	1.1　根据细胞内、外分布分类	√		
		1.2　根据磁敏感性的不同分类	√		
		1.3　根据对比剂特异性的不同分类	√		
	2. 磁共振对比剂的增强机制	2.1　顺磁性对比剂的增强机制		√	
		2.2　超顺磁性对比剂和铁磁性对比剂的增强机制		√	
	3. 主要磁共振对比剂简述	3.1　传统磁共振对比剂			√
		3.2　新型造影剂的研发			√
	4. 磁共振对比剂的副反应及临床应用安全性	4.1　MRI 对比剂的毒理学	√		
		4.2　安全性与副反应	√		
	5. Gd-DTPA 的使用方法和临床应用	5.1　Gd-DTPA 的使用方法	√		
		5.2　Gd-DTPA 的临床应用	√		
第8章 磁共振成像技术临床应用各论	1. 颅脑部 MR 成像技术	1.1　颅脑的 MR 正常解剖	√		
		1.2　颅脑常规扫描技术	√		
		1.3　颅脑常见病变的特殊检查要求	√		
	2. 脑垂体 MR 成像技术	2.1　鞍区及鞍旁 MR 正常解剖	√		
		2.2　垂体常规扫描技术	√		
		2.3　垂体区常见病变的特殊检查要求	√		
	3. 眼眶 MR 成像技术	3.1　眼眶的 MR 正常解剖		√	
		3.2　眼眶常规扫描技术		√	
		3.3　眼眶常见病变的特殊检查要求		√	
	4. 颞颌关节 MR 成像技术	4.1　颞颌关节的 MR 正常解剖		√	
		4.2　颞颌关节常规扫描技术		√	
	5. 耳部 MR 成像技术	5.1　耳部的 MR 正常解剖		√	
		5.2　耳部常规扫描技术		√	
	6. 鼻咽部 MR 成像技术	6.1　鼻咽部的 MR 正常解剖	√		
		6.2　鼻咽部常规扫描技术	√		

续表

单元	细目	要点	DSA/CT/MR		
			掌握	熟悉	了解
第8章磁共振成像技术临床应用各论	7. 口咽部、颅颈部MR成像技术	7.1　口咽部MR正常解剖		√	
		7.2　口咽部、颅颈部常规扫描技术		√	
		7.3　口咽部、颅颈部常见病变的特殊检查要求		√	
	8. 喉部MR成像技术	8.1　喉部MR正常解剖		√	
		8.2　喉部常规扫描技术		√	
		8.3　喉部常见病变的特殊检查要求		√	
	9. 腰骶椎、腰髓MR成像技术	9.1　腰椎、脊髓及椎间盘的MR正常解剖	√		
		9.2　腰骶椎、腰髓常规扫描技术	√		
		9.3　腰骶椎、腰髓常见病变的特殊检查要求	√		
	10. 胸椎、胸髓MR成像技术	10.1　胸椎的MR正常解剖	√		
		10.2　胸椎、胸髓的MR成像技术	√		
		10.3　胸椎、胸髓常见病变的特殊检查要求	√		
	11. 颈椎、颈髓MR成像技术	11.1　颈椎的MR正常解剖	√		
		11.2　颈椎、颈髓常规扫描技术	√		
		11.3　颈椎、颈髓常见病变的特殊检查要求	√		
	12. 胸部MR成像技术	12.1　胸部的MR正常解剖		√	
		12.2　胸部常规扫描技术		√	
		12.3　胸部常见病变的特殊检查要求		√	
	13. 心脏、大血管MR成像技术	13.1　心脏MR正常解剖		√	
		13.2　心脏、大血管常规扫描技术		√	
		13.3　心脏、心血管的特殊检查要求		√	
	14. 乳腺MR成像技术	14.1　乳腺MR正常解剖		√	
		14.2　乳腺常规扫描技术		√	
		14.3　乳腺扫描的特殊检查技术		√	
		14.4　乳腺动态增强成像技术		√	
	15. 肝、胆、脾MR成像技术	15.1　肝、胆、脾MR正常解剖	√		
		15.2　肝、胆、脾常规扫描技术	√		
		15.3　肝、胆、脾常见病变的特殊检查要求	√		
	16. 胰腺MR成像技术	16.1　胰腺的MR正常解剖	√		
		16.2　胰腺常规扫描技术	√		
		16.3　胰腺扫描特殊检查要求	√		
	17. 肾脏MR成像技术	17.1　肾脏的MR正常解剖	√		
		17.2　肾脏常规扫描技术	√		
	18. 肾上腺MR成像技术	18.1　肾上腺MR正常解剖	√		
		18.2　肾上腺常规扫描技术	√		
	19. 磁共振胰胆管成像技术	19.1　胆道系统的MR正常解剖	√		
		19.2　成像原理	√		
		19.3　MRCP扫描技术	√		
	20. 磁共振尿路成像技术	20.1　泌尿系MR正常解剖		√	
		20.2　MRU成像原理		√	
		20.3　MRU扫描技术		√	
	21. 前列腺MR成像技术	21.1　男性盆腔的MR正常解剖	√		
		21.2　前列腺常规扫描技术	√		
	22. 女性盆腔MR成像技术	22.1　女性盆腔的MR正常解剖	√		
		22.2　女性盆腔常规扫描技术	√		

单元	细目	要点	DSA/CT/MR		
			掌握	熟悉	了解
第8章 磁共振成像技术临床应用各论	23. 髋关节 MR 成像技术	23.1　髋关节常规扫描技术	√		
	24. 膝关节 MR 成像技术	24.1　膝关节常规扫描技术	√		
	25. 肩关节 MR 成像技术	25.1　肩关节常规扫描技术	√		
	26. 腕关节 MR 成像技术	26.1　腕关节常规扫描技术		√	
	27. 踝关节 MR 成像技术	27.1　踝关节常规扫描技术		√	
	28. 多时相动态增强扫描技术	28.1　多时相动态增强扫描的适应证及其扫描要求			√
		28.2　多时相动态增强扫描的步骤			√
		28.3　各部位多时相动态增强扫描技术			√
第9章 磁共振流体成像技术	1. 血流的基本类型	1.1　血流的 MR 信号特点	√		
		1.2　血流的常见形式	√		
	2. 表现为低信号的血流	2.1　流空效应		√	
		2.2　扫描层面内质子群位置移动造成的信号衰减		√	
		2.3　层流流速差别造成的失相位		√	
		2.4　层流引起分子旋转造成的失相位		√	
		2.5　湍流		√	
		2.6　预饱和技术		√	
	3. 表现为高信号的血流	3.1　流入增强效应		√	
		3.2　舒张期假门控现象		√	
		3.3　流速非常缓慢的血流		√	
		3.4　偶回波效应		√	
		3.5　梯度回波序列		√	
		3.6　利用超短 TR 和 TE 的稳态进动梯度回波序列		√	
		3.7　利用对比剂和超短 TR 和 TE 的梯度回波 T1WI 序列		√	
		3.8　影响血管内信号强度的因素		√	
	4. 磁共振血管成像的基本原理	4.1　时间飞跃法 MRA（TOF）	√		
		4.2　相位对比 MRA（PC）		√	
		4.3　CE-MRA			
	5. 磁共振血管成像技术	5.1　二维 TOFMRA 的技术		√	
		5.2　三维 TOF MRA 的技术		√	
		5.3　PC-MPA 技术		√	
		5.4　CE-MRA 技术		√	
		5.5　三维 CE-MRA 技术		√	
		5.6　其他 MRA 成像技术		√	
	6. 磁共振血管成像的临床应用	6.1　TOF MRA 的临床应用		√	
		6.2　PC 法 MRA 与 CE-MRA 的临床应用		√	

单元	细目	要点	DSA/CT/MR		
			掌握	熟悉	了解
第10章磁共振成像新技术	1. 磁共振扩散加权及扩散张量成像	1.1 磁共振扩散的基本概念			√
		1.2 DWI的原理			√
		1.3 常用的DWI序列			√
		1.4 DWI的技术要点			√
		1.5 扩散系数和表观扩散系数			√
		1.6 DWI的临床应用			√
		1.7 全身DWI技术			√
		1.8 扩散张量成像及白质纤维束示踪技术			√
	2. MR灌注加权成像技术	2.1 对比剂首次通过法灌注加权成像			√
		2.2 非对比剂灌注加权成像			√
	3. 脑功能成像	3.1 BOLD效应			√
		3.2 基于BOLD效应fMRI的基本原理			√
		3.3 基于BOLD效应fMRI的优缺点			√
		3.4 基于BOLD效应fMRI任务设计的基本知识			√
	4. 磁共振波谱技术	4.1 MRS的基本原理			√
		4.2 MRS的谱线			√
		4.3 MRS的特点			√
		4.4 在体MRS空间定位技术			√
		4.5 MRS的临床应用			√
	5. 磁敏感加权成像	5.1 组织磁敏感性特点			√
		5.2 采集处理及参数设置			√
		5.3 临床应用			√
	6. 磁共振弹性成像	6.1 概述			√
		6.2 MRE基本原理			√
		6.3 MRE技术目前的临床研究现状			√
	7. K空间螺旋桨采集成像技术	7.1 概述			√
		7.2 基本原理			√
		7.3 临床应用			√
	8. 分子影像学	8.1 概述			√
		8.2 分子影像学的概念			√
		8.3 分子影像学的基本原理			√
		8.4 分子探针			√
		8.5 分子影像学技术			√
		8.6 小结与展望			√
第11章磁共振后处理技术	1. 概述				√
	2. 自动拼接技术	2.1 全脊柱拼接			√
		2.2 血管拼接			√
	3. 3D重建技术	3.1 MIP			√
		3.2 mMIP			√
		3.3 CPR			√
		3.4 MPR			√
	4. 数据分析技术				√

附录3 全国医疗设备使用人员业务能力考评DSA技师专业考试大纲

DSA技师专业考试大纲

单元	细目	要点	DSA 掌握	DSA 熟悉	DSA 了解
第1章 数字减影血管造影（DSA）概述	1. DSA 的发展史		√		
	2. DSA 的临床应用特点	2.1 DSA 与传统血管造影的比较	√		
		2.2 动脉 DSA 与静脉 DSA 比较	√		
	3. DSA 设备的构成	3.1 X 线高压发生装置		√	
		3.2 X 线管		√	
		3.3 影像增强器（LI）		√	
		3.4 光学系与 TV 摄像机		√	
		3.5 探测器系统		√	
		3.6 AEC		√	
		3.7 显示器		√	
		3.8 准直器		√	
		3.9 附加滤过		√	
		3.10 导管床与机架		√	
	4. 高压注射器	4.1 高压注射器基本结构与性能	√		
		4.2 高压注射器的工作原理	√		
		4.3 高压注射器参数设置及其临床应用	√		
第2章 DSA 实践中的辐射与防护	1. DSA 实践中的辐射	1.1 DSA 实践中的辐射		√	
		1.2 介入诊疗辐射场的分布		√	
	2. DSA 实践中的辐射防护	2.1 X 射线防护用品		√	
		2.2 近台防护装置		√	
		2.3 附加滤过		√	
		2.4 影像增强器（探测器）与被照体间距离		√	
		2.5 数字脉冲透视		√	
第3章 对比剂与手术感染控制	1. 对比剂分类	1.1 离子型对比剂		√	
		1.2 非离子型对比剂		√	
		1.3 二聚体型对比剂		√	
	2. 对比剂副反应及其作用机理	2.1 过敏样反应		√	
		2.2 副反应发生频率		√	
		2.3 水溶性		√	
		2.4 离子性		√	
		2.5 高渗透压性		√	
		2.6 黏稠度		√	
	3. 手术感染控制	3.1 患者的感染途径及其对策			√
		3.2 医护人员的感染途径及其对策			√

续表

单元	细目	要点	DSA		
			掌握	熟悉	了解
第4章 DSA 的成像技术与处理方式	1. DSA 的成像原理	1.1 DSA 的成像原理	√		
		1.2 DSA 的减影程序	√		
		1.3 DSA 的信号与幅度		√	
	2. DSA 图像的形成	2.1 图像采集		√	
		2.2 图像的灰度量化		√	
		2.3 图像的转换		√	
		2.4 图像的表示方法		√	
	3. DSA 的成像链及减影方式	3.1 DSA 成像链	√		
		3.2 DSA 减影方式	√		
	4. DSA 的成像技术	4.1 IV-DSA	√		
		4.2 IA-DSA	√		
		4.3 动态 DSA	√		
		4.4 DSA 类 CT 技术	√	√	
		4.5 各种成像方法的选择原则			
	5. DSA 的图像处理	5.1 窗口技术	√		
		5.2 空间滤过	√		
		5.3 再蒙片与像素移位	√		
		5.4 图像的合成或积分	√		
		5.5 补偿滤过	√		
		5.6 界标与感兴趣区处理	√		
第5章 DSA 图像的存储与质量控制	1. 图像存储	1.1 DSA 图像存储目的和性能要求			√
		1.2 图像压缩技术			√
		1.3 图像保存标准化			√
		1.4 图像存储时的注意事项			√
		1.5 图像存储的展望			√
	2. 影响 DSA 系统图象质量的因素	2.1 对比度		√	
		2.2 分辨力特性		√	
		2.3 噪声特性		√	
		2.4 伪影	√		
		2.5 注射参数的因素	√		
第6章 DSA 临床应用概要	1. 适应证、禁忌证与并发症	1.1 适应证和禁忌证			√
		1.2 并发症			√
	2. 术前准备	2.1 术前准备		√	
		2.2 手术操作		√	
		2.3 造影器械		√	
	3. 介入放射学	3.1 概述		√	
		3.2 血管介入	√		
		3.3 非血管介入	√		
		3.4 介入放射学的相关技术	√		
	4. 人体各部位的主要动脉及其分支	4.1 全身主要大动脉分支	√		
		4.2 升主动脉分支	√		
		4.3 颈内动脉分支	√		

续表

单元	细目	要点	DSA 掌握	熟悉	了解
第6章 DSA 临床 应用概要	4. 人体各部位的主要 动脉及其分支	4.4　颈外动脉分支	√		
		4.5　锁骨下动脉和腋动脉分支	√		
		4.6　上肢动脉分支	√		
		4.7　胸主动脉分支	√		
		4.8　腹主动脉分支	√		
		4.9　下肢主动脉分支	√		
第7章 头颈部 DSA	1. 头颈部血管解剖	1.1　动脉系统	√		
		1.2　静脉系统	√		
	2. 头颈部 DSA 技术	2.1　适应证	√		
		2.2　DSA 技术	√		
		2.3　图像优化的措施	√		
		2.4　对应的 IVR	√		
第8章 心脏与冠 状动脉造 影技术	1. 心脏与冠状动脉血 管解剖	1.1　心脏解剖	√		
		1.2　冠状动脉解剖	√		
	2. 心脏与冠状动脉造 影技术	2.1　适应证	√		
		2.2　造影技术	√		
		2.3　对应的 IVR	√		
第9章 胸部 DSA	1. 胸部血管解剖	1.1　肺动脉	√		
		1.2　支气管动脉	√		
		1.3　肺静脉	√		
		1.4　支气管静脉	√		
		1.5　肋间动脉与静脉	√		
		1.6　胸廓动脉与静脉	√		
	2. 胸部 DSA 技术	2.1　适应证	√		
		2.2　DSA 技术	√		
		2.3　对应的 IVR	√		
第10章 腹部血管 DSA	1. 腹部血管解剖	1.1　腹部动脉	√		
		1.2　肝、胰、肾动脉	√		
		1.3　腹部静脉	√		
		1.4　骨盆血管	√		
	2. 腹部 DSA 技术	2.1　适应证	√		
		2.2　DSA 技术	√		
		2.3　图像的优化措施	√		
		2.4　DSA 和 CT 检查的组合	√		
		2.5　对应的 IVR	√		
第11章 四肢血管 DSA	1. 四肢血管解剖	1.1　上肢血管	√		
		1.2　下肢血管	√		
	2. 四肢 DSA 技术	2.1　适应证	√		
		2.2　DSA 技术	√		
		2.3　图像优化的措施	√		
		2.4　对应的 IVR	√		